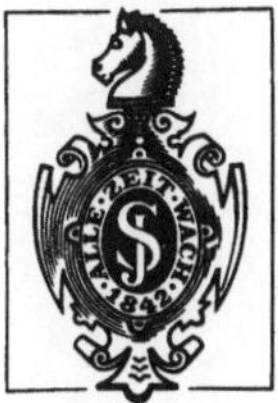

U. Deichert · V. Duda · R. Schlief

Funktionelle Sonographie in Gynäkologie und Reproduktionsmedizin

Morphologie
Physiologie
Pathologie
Neue Techniken
Differentialdiagnostik
Entscheidungshilfen

Unter Mitarbeit von
H. Bartels, M. Boes, E. Cramer, E. Daume, R. K. Goswamy,
W. Michaels, G. Rode, V. Wetzel

Mit einem Geleitwort von B.-J. Hackelöer

Mit 459 teilweise farbigen Abbildungen
in 878 Einzeldarstellungen und 67 Tabellen

Springer-Verlag
Berlin Heidelberg New York
London Paris Tokyo
Hong Kong Barcelona
Budapest

Priv.-Doz. Dr. med. ULRICH DEICHERT
Lt. OA Frauenklinik II
Zentralkrankenhaus St. Jürgen-Straße
St. Jürgen-Straße 1
28205 Bremen, Deutschland

Dr. med. VOLKER DUDA
OA Zentrum für Frauenheilkunde und Geburtshilfe
Pilgrimstein 3
35037 Marburg, Deutschland

Dr. med. REINHARD SCHLIEF
Leiter Magnet-Resonanz
und Ultraschall-Kontrastmittel
Klinische Entwicklung Diagnostika
Schering AG
Postfach 650311
13342 Berlin, Deutschland

Titelmotiv:
Sprungreifer Follikel mit Cumulus oophorus (*Eihügel*)
und Darstellung der Eizelle darin (*Pfeil*)

ISBN-13: 978-3-642-93478-0 e-ISBN-13: 978-3-642-93477-3
DOI: 10.1007/978-3-642-93477-3

Die Deutsche Bibliothek – CIP-Einheitsaufnahme
Funktionelle Sonographie in Gynäkologie und Reproduktionsmedzin:
mit 67 Tabellen / U. Deichert ... Unter Mitarb. von H. Bartels ... Mit einem Geleitw. von B.-J. Hackelöer. – Berlin; Heidelberg; New York; London; Paris; Tokyo; Hong Kong; Barcelona; Budapest: Springer, 1993
ISBN-13: 978-3-642-93478-0
NE: Deichert, Ulrich

Softcover reprint of the hardcover 1st edition 1993

Reproduktion der Abbildungen: Gustav Dreher GmbH, Stuttgart
Satz: K+V Fotosatz GmbH, Beerfelden
Einbandgestaltung: Konzept+Design, Ilvesheim

21/3130-5 4 3 2 1 0 – Gedruckt auf säurefreiem Papier

Unseren Kindern
Theresa, Lutz und Sarah

Geleitwort

Medizinische Methoden erbringen immer dann die besten Ergebnisse, wenn nicht nur eine einzige Überlegung oder Technik angewandt wird, sondern verschiedene Untersuchungen miteinander kombiniert werden. Innerhalb der gynäkologischen Sonographie ist die Uterus- und Ovardarstellung im menstruellen Zyklus eine Besonderheit, da tägliche funktionelle Veränderungen der Organe beobachtet werden können. Hier konnten wir bereits in den 70er Jahren Grundlagen schaffen, allerdings nur mit der transabdominalen Sonographie. Neue Möglichkeiten eröffnete die transvaginale Sonographie und in neuester Zeit die Anwendung spezieller US-Kontrastmittel.

U. Deichert kam Anfang der 80er Jahre über Arbeiten der geburtshilflichen Sonographie in meine Arbeitsgruppe und widmete sich dann rasch und intensiv den Fragen der Fertilität.

V. Duda – mein Doktorand und langjähriger Mitarbeiter – hat sich vor allem in der Mammadiagnostik breite Anerkennung erworben. Er hat aber auch mit Untersuchungen über Ovar- und Endometrium-Screening Überlegungen angestellt, die meiner Meinung nach für die Krebsvorsorge ähnliche Bedeutung erlangen werden wie die der Sonographie in der Schwangerenvorsorge. R. Schlief hat als Arzt und Physiker mit Ideen und Initiative Pionierarbeiten in der Echokontrastmittelentwicklung vorangetrieben. Am Beispiel der Kontrastsonographie zeigt sich, wie wichtig es ist, daß Ärzte in Kliniken und in klinisch-industrieller Forschung kooperieren und ihre Ideen austauschen.

Vor allem der vollkommen neue Ansatz der gleichzeitigen Anwendung hochauflösender US-Geräte mit Doppler- und Farbdopplerverfahren und neuer US-Kontrastmittel, an deren Entwicklung die Gruppe maßgeblich beteiligt war, geben dem Buchtitel "Funktionelle Sonographie in Gynäkologie und Reproduktionsmedizin" seine Berechtigung.

Dieses Buch beeindruckt durch die umfassende Darstellung der Ultraschalldiagnostik am Genitale mit exzellentem Bildmaterial, die bisher nicht in dieser Breite dargestellte Kontrast-Sonographie, die intraoperative Sonographie und die Darstellung ultraschallgeführter Punktionsverfahren.

Über ein neues US-Buch geht es jedoch hinaus, da die Verbindung zur Klinik in Gynäkologie und Reproduktionsmedizin ständig aufgezeigt wird und dadurch die klinische Relevanz gegeben ist. So ist dieses Buch nicht nur für jeden Gynäkologen, der Sonographie betreibt, wichtig, sondern auch für jeden

Arzt, der in die Diagnostik und Behandlung der Sterilität und Infertilität sonographische Methoden einsetzt. Es ist vor allem deshalb ein wertvolles Buch, weil die Autoren zeigen, daß sie nicht nur Techniken beherrschen, sondern auch klinische Wichtigkeiten und Zusammenhänge sehen. Ich bin froh, über eine lange intensive Zusammenarbeit mit den Autoren vielleicht auch etwas zum Geist des Buches beigetragen zu haben.

H.-Joachim Hackelöer

Vorwort

Die Voraussetzungen zur US-Diagnostik in der Gynäkologie sind durch eine Reihe technischer Neuentwicklungen in den letzten Jahren erheblich verbessert worden. Hohe Bildauflösung der Geräte, neue, nicht nur vaginale Applikatoren sowie die Anwendungsmöglichkeit von Dopplertechnik und US-Kontrastmitteln haben hierzu beigetragen. Ältere Techniken, wie die Abdominalsonographie, sind in der gynäkologischen Ultrasonographie zwar in den Hintergrund getreten, haben aber weiterhin einen Indikationsbereich und erfordern eine Gegenüberstellung. Die neuen Darstellungsmöglichkeiten im kleinen Becken erbringen mehr Informationen über physiologische und pathologische Befunde. Folglich lassen sich die dynamischen Veränderungen am Uterus und am Ovar im Verlauf des weiblichen Zyklus viel differenzierter beobachten und ermöglichen dadurch Rückschlüsse auf deren Funktion.

Vor diesem Hintergrund ist es das Anliegen der Autoren, mit neuem Bildmaterial nicht nur über die neuen technischen Möglichkeiten und bewährte etablierte Methoden zu informieren, sondern dem Gynäkologen in Klinik und Praxis Wege aufzuzeigen, die heutige US-Diagnostik als umfassende aussagekräftige Methode in den klinischen Entscheidungsprozeß zu integrieren. In logischer Konsequenz führt dieser Anspruch über einen reinen US-Atlas hinaus. So wird im vorliegenden Buch der US-Befund beispielsweise in die Kasuistik eingebunden oder als funktioneller Wegbereiter der Therapieentscheidung vorgestellt. Zahlreiche Tabellen und Fließdiagramme unterstützen hierbei das praktische Vorgehen.

Inhaltlich ist das Buch so aufgebaut, daß zunächst die Grundkenntnisse in der gynäkologischen US-Diagnostik vermittelt, dann die komplexeren Befunde erörtert und die neue Techniken in ihren Anwendungsbereichen vorgestellt werden.

Neben den physikalischen Voraussetzungen werden die US-Bildartefakte und erstmals die Eigenschaften neuer US-Kontrastmittel erläutert. Ein weiteres Kapitel beschäftigt sich mit den psychologischen Aspekten der Vaginalsonographie, um der zunehmenden Aktualität dieser Fragestellung Rechnung zu tragen.

Nach den Normalbefunden des weiblichen Genitale werden die zyklischen Veränderungen am Uterus und Ovar erstmals ausführlich in ihrer Dynamik und der therapeutischen Konsequenz beschrieben. Dieses Kapitel bildet die Grundlage zum Verständnis der nachfolgenden Sonopathologie der Genitalorgane und Sonomorphologie bei Zyklusstörungen und genitalen Fehlbildungen. Die „Dopplersonographischen Studien" führen in die neuen diagnostischen Möglichkeiten der Zyklusphysiologie und gynäkologischen Onkologie ein.

Neue US-Techniken, ihre Anwendungsbereiche und Integration in die Therapieentscheidung werden in den Kapiteln über die transvaginale Hysterosalpingokontrastsonographie, den intraoperativen Ultraschall und die Anwendungen ultraschallkontrollierter und ultraschallgeleiteter Punktionsverfahren vorgestellt. Weiter wird ausführlich gezeigt, daß die Vaginalsonographie eine detailliertere Beurteilung der Intaktheit der Frühschwangerschaft ermöglicht und wichtige frühe Hinweise auf Fehlbildungen liefern kann.

Tabellen über differentialdiagnostische Überlegungen bei auffälligen Befunden im kleinen Becken unterstützen den klinischen Wert der Sonographie für die Diagnose. Die Darstellung funktioneller Veränderungen an der Mamma rundet die gynäkologische US-Diagnostik ab. Die sonographische Befundbeurteilung des

Skrotums ermöglicht dem Frauenarzt, der sich mit der Reproduktionsmedizin beschäftigt, einen Einblick in die andrologische US-Diagnostik.

Eine Reihe von Helfern hat zur Entstehung dieses Buches beigetragen. Wir danken den Mitarbeitern des Springer-Verlags, besonders Frau Dr. Heilmann für die emsige Wegbereitung und Beratung, Frau Wittig, die uns bei der Bearbeitung des Manuskripts unterstützt hat, und Herrn Stoll, der die redaktionelle Realisierung zügig fortgeführt hat. Unser größter Dank aber gilt unseren Frauen und Kindern, die so häufig auf uns verzichten mußten. Ohne ihr Verständnis und ihre Rücksichtnahme wäre dies Buch nicht möglich geworden.

Das Eingehen neuer Techniken und Verfahren in die Ultraschalldiagnostik hat die Entwicklung neuer Ideen geradezu katalysiert. Daraus erwuchs die Grundidee für dieses Buch, das als Aufforderung verstanden werden soll, die neuen Erkenntnisse zum Nutzen unserer Patientinnen einzusetzen.

Sommer 1993

U. Deichert
V. Duda
R. Schlief

Inhaltsverzeichnis

Abkürzungen

17α-OHP	17-α-Hydroxy-Progesteron
A.	Arteria
Aa.	Arteriae
a.-p.	anterior-posterior
BTK	Basaltemperaturkurve
C.l.	Corpus luteum
ca.	circa
Clomiph.	Clomiphen
CRL	crown rump length
CT	Computertomogramm
CVS	chorionic villi sampling
CW	continuous wave
DD	Differentialdiagnose
d.h.	das heißt
DHEAS	Dehydroepiandrosteron-sulfat
DIPI	direkte intraperitoneale Insemination
E, End.	Endometrium
E_2	Östradiol
EUG	Extrauteringravidität
Flid	Flüssigkeit im Douglas
FSH	Follikelstimulierendes Hormon
FVW	Flow velocity waveform (Dopplerflußkurve)
ggf.	gegebenenfalls
GIFT	gamete intrafallopian transfer, intratubarer Gametentransfer
GnRH	Gonadotropin-Releasing-Hormon
HCG	Human chorionic gonadotropin
HKSG	Hysterosalpingokontrast-sonographie
HMG	Human menopausal gonadotropin
HSG	Hysterosalpingographie
i.allg.	im allgemeinen
i.d.R.	in der Regel
IOUS	intraoperativer Ultraschall
IUD, IUP	intrauterine device, Intrauterinpessar
IUI	intrauterine Insemination
IVF	In-vitro-Fertilisation
LH	Luteinisierendes Hormon
LHRH	Luteinisierendes Hormon – Releasing-Hormon
LIC	lifted cumulus, abgehobener Cumulus
LUF	luteinized unruptured follicle
Mod.	modifiziert
MRT	magnetic resonance tomography
Ov.Str.	Ovarielle Strukturen: Follikel, Corpus luteum
P, Prog.	Progesteron
P-Typ	Proliferationstyp
p.m.	post menstruationem
PFMT	peritoneal fluid sperm mobility test
phys.	physiologisch
PI	Pulsatilitätsindex
POST	intraperitonealer Gametentransfer
PROST	Transfer im Pronukleusstadium
PW	pulsed wave, gepulst
RI	Resistance Index
SHBG	sexualhormonbindendes Globulin
SPTA	spartial peak temporal average
SSL	Scheitel-Steiß-Länge
SSW	Schwangerschaftswoche
STH	Somatotropin
St.n.	Status nach
T, Test.	Testost., Testosteron
T_3	Trijodthyronin
T_4	Thyroxin
TEST	Intratubarer Embryotransfer
TSH	Thyroidea stimulierendes Hormon
TTI	transtubare Insemination
TV	transvaginal
US	Ultraschall
V.	Vena
z.B.	zum Beispiel
Z.T.	Zyklustag = d (in Abbildungen)
ZIFT	intratubarer Zygotentransfer

Adressenverzeichnis

Dr. med. HENNING BARTELS
Chefarzt der Urologischen Klinik
Evangelisches Krankenhaus Weende
An der Lutter 24
37075 Göttingen, Deutschland

Dipl.-Psych. MARLIES BOES
Psychologisches Institut
Philipps-Universität Marburg
Gutenbergstraße 18
35037 Marburg, Deutschland

Dr. Dipl.-Phys. ECKEHART CRAMER
Schering AG
PH-Informationssysteme
Postfach 65 03 11
13342 Berlin, Deutschland

Prof. Dr. med. ERHARD DAUME
Leiter der Klinik für
Gynäkologische Endokrinologie
und Reproduktion der
Universität Marburg
Pilgrimstein 3
35037 Marburg, Deutschland

Priv.-Doz. Dr. med. ULRICH DEICHERT
Lt. OA Frauenklinik II
Zentralkrankenhaus St. Jürgen-Straße
St. Jürgen-Straße 1
28205 Bremen, Deutschland

Dr. med. VOLKER DUDA
OA Zentrum für Frauenheilkunde
und Geburtshilfe
Pilgrimstein 3
35037 Marburg, Deutschland

Dr. med. RAJAD K. GOSWAMY
The IVF Centre at the Churchill Clinic
80 Lambeth Road
London SE1, PW, U.K.

Cand. med. WIEBKE MICHAELS
An der Ziegelhütte 28
66540 Neunkirchen, Deutschland

Dr. med. GABRIELE RODE
Zentrum für Frauenheilkunde
und Geburtshilfe
Pilgrimstein 3
35037 Marburg, Deutschland

Dr. med. REINHARD SCHLIEF
Leiter Magnet-Resonanz
und Ultraschall-Kontrastmittel
Klinische Entwicklung Diagnostika
Schering AG
Postfach 65 03 11
13342 Berlin, Deutschland

Dr. med. VOLKER WETZEL
Karlsruher IVF-Programm
AG für Fortpflanzungsmedizin
Kaiserstraße 142
76133 Karlsruhe, Deutschland

1 Physikalische und technische Grundlagen der Sonographie

R. SCHLIEF, E. CRAMER

1.1 Einleitung

In den folgenden Abschnitten wird nicht versucht, das physikalische Basiswissen eigenständig abzuhandeln, weil es dazu hervorragende Lehrbücher gibt und außerdem Kapitel dieser Art in einem klinisch orientierten Buch erfahrungsgemäß eine geringere „Lesequote“ haben.

Andererseits ist die Ultraschalldiagnostik im Gegensatz zu anderen bildgebenden Verfahren eine interaktive Diagnostik, die ein gutes Zusammenspiel zwischen geeignetem Gerät und erfahrenem Untersucher voraussetzt. Für den praktischen Zweck der Auswahl eines geeigneten Geräts, für die Wahl geeigneter Sonden oder zur Bewertung nicht alltäglicher Bildbefunde ist es hilfreich, sich einiger grundlegender Eigenschaften und Besonderheiten der Ultraschallausbreitung (einschließlich der physikalisch-technischen Limitierungen) bewußt zu sein oder ggf. hierzu etwas nachlesen zu können. Diesem Zweck möchte der folgende Beitrag dienen.

Nach kurzer, grundsätzlicher Darstellung des Aufbaus eines Ultraschallgeräts und z. Z. verfügbarer Gerätetypen werden anwendungsrelevante Funktionsprinzipien des Schallkopfs, Scanarten, Bildaufbau und Signalverarbeitung sowie Bildartefakte diskutiert. Hinsichtlich der zunehmenden Durchführung quantitativer Auswertungen, wie z. B. Vermessung von Abständen und Berechnung von Volumina, ist die Berücksichtigung dieser Zusammenhänge beim Bildaufbau von besonderer Bedeutung.

1.2 Aufbau eines Ultraschallsystems

Man kann ein diagnostisches Ultraschallsystem in bezug auf jeweils angesprochene unterschiedliche physikalisch-technologische Zusammenhänge grob in 3 Hauptkomponenten gliedern, die Zentraleinheit (Ultraschallgerät), die Ausgabeeinheit (Monitor) und die Ultraschallsonde (Transducer).

1.2.1 Zentraleinheit (Ultraschallgerät)

Die Zentraleinheit, das eigentliche Ultraschallgerät, enthält alle Hard- und Softwarekomponenten zum Betrieb der Ultraschallsonden (Transducer) und zur bildhaften Wiedergabe (Monitor, Drucker). Die elektronischen Komponenten dienen der Erzeugung und Formung des Ultraschallstrahls (s. 1.3) und der Echosignalverstärkung und -verarbeitung (dies beinhaltet auch die dazu notwendige Steuerungs- und Regelelektronik). Endprodukt der Signalverarbeitung sind die Videosignale für die jeweilige Ultraschallschnittbilddarstellung auf dem Monitor. Wie später detaillierter dargestellt, gehen im Verlauf der Signalverarbeitung programmierte Vereinfachungen und pauschale Annahmen über Schallgeschwindigkeiten und deren Abschwächung im Körper ein, die bei Abweichungen von diesen Vereinfachungen und Annahmen zu Bildartefakten führen können (s. 1.3.2).

1.2.2 Ausgabeeinheit (Monitor)

Die in der Zentraleinheit durch Echosignalverarbeitung gewonnene Information über das Objekt (Ultraschallschnittbild) wird entweder über ein Videosignal auf einem Monitor dargestellt und ggf. per Videoband gespeichert bzw. per Kamera dokumentiert oder über einen Drucker ausgedruckt.

Im gesamten diagnostischen Prozeß ist der Monitor die Schnittstelle zum Untersucher, der das dargestellte Bild mit Hilfe seiner räumlich-anatomischen Vorstellungskraft und speziellen Erfahrungen analysiert und bewertet. Dabei müssen auch spezielle Eigenschaften des Ultraschalls („Ultraschall-Optik“) z. B. zur Erkennung von Bildartefakten berücksichtigt werden, die sowohl störend als auch diagnostisch hilfreich sein können.

1.2.3 Ultraschallsonde (Transducer, Applikator, Wandler)

Die Ultraschallsonde dient sowohl der Ultraschallerzeugung als auch dem Empfang der Echosignale aus dem Körper.

Da Ultraschall auf elastischen Schwingungen basiert, ist seine Ausbreitung an geeignete Materie gebunden und im Gegensatz z. B. zu Röntgenstrahlen durch Vakuum nicht möglich. Da weiterhin zwischen Luft und Körpergeweben ein sehr großer Unterschied in der Schallausbreitungsgeschwindigkeit besteht, muß die Ultraschallsonde in luftfreien Kontakt mit dem Körper bzw. der zu untersuchenden Region gebracht werden. Das läßt sich bei transkutaner Beschallung in der Regel nur mit Hilfe geeigneter Kontaktmedien (Ultraschallgel) oder insbesondere bei endosonographischen oder intraoperativen Untersuchungen auch mit Hilfe von wäßrigen Flüssigkeiten (z. B. phys. Kochsalzlösung) erreichen.

Ähnlich wie bei der Musikwiedergabe über Lautsprecher sind Schallsonden durch die Angaben von Frequenzbereich, Schallfeldcharakteristik (Fokussierung) und Leistung technisch charakterisiert, jedoch nicht umfassend beschrieben. Spezielles Know-how über die Sondenherstellung und das Zusammenwirken der Sonde mit dem Ultraschallgerät hat wie der jeweilige Anwendungsbereich (der beschallte Raum) Einfluß auf die Bildqualität. Die Vielzahl verschiedener Sonden, die in den letzten Jahren auf den Markt kamen, spiegelt sowohl eine wachsende Anwendungsbreite des diagnostischen Ultraschalls wider als auch das Bestreben nach jeweils spezieller Anwendungsoptimierung.

1.3 Vom Ultraschallimpuls zum Echobild

1.3.1 Physikalische Grundlagen der Ultraschallausbreitung

Elektrische Spannungsimpulse stehen am Anfang und am Ende des Weges eines Ultraschallimpulses, von der Ultraschallsonde in den Körper hinein und als Echo aus ihm heraus. Die Umwandlung des elektrischen Impulses in einen Ultraschallimpuls und zurück geschieht mit Hilfe sog. piezoelektrischer Materialien.

Der zugrundeliegende physikalische Effekt („Piezoeffekt“, J. und P. Curie 1880) besteht in einer mechanischen Bewegung (Kontraktion oder Ausdehnung) bei Anlegung einer elektrischen Spannung – oder umgekehrt in der Entstehung einer elektrischen Spannung bei Druckbelastung des Materials (z. B. spezielle Quarze). Im täglichen Leben wird dieser Effekt z. B. in Piezofeuerzeugen zur Zündfunkenerzeugung genutzt. Während auch heute noch z. B. bei Transducern von Piezokristallen gesprochen wird, werden jedoch jetzt überwiegend polykristalline Materialien verwendet (Piezokeramiken).

Die Ausbreitung des vom Transducer in den Körper gesandten Wellenzuges (Impuls) läßt sich mit physikalischen Begriffen und Gesetzmäßigkeiten aus der Optik beschreiben. In homogenen Medien, z. B. Flüssigkeiten, breitet sich der Ultraschall geradlinig mit der der Flüssigkeit eigenen Schallgeschwindigkeit aus (z. B. in Wasser bei 37 °C mit 1540 m/s). An großen Grenzflächen zu Gebieten mit anderem Wellenwiderstand (akustische Impedanz) teilt sich die Ultraschallwelle in einen Anteil, der nach Richtungsänderung (Brechung) weiterläuft, und einen Anteil, der reflektiert wird (Reflexion). Dabei ist die Größe des reflektierten Anteils der Ultraschallenergie sowohl von dem Impedanzunterschied der Materialien abhängig als auch vom Winkel zwischen Schallstrahl und Grenzfläche (Einfallswinkel).

Bei Annäherung an 0°, d. h. bei senkrechtem Aufprall, ist der zum Transducer zurückreflektierte Anteil maximal. Werden nur kurze Wellenzüge (Impulse) ausgesendet, so nennt man den so reflektierten Anteil *Echo*. Wie weiter unten ausgeführt, bilden diese Echos die Basis der Bildentstehung z. B. im Sektorscanner.

Echos haben bezüglich Bildgebungseigenschaften unterschiedliche Qualitäten. Stammen die zur Schallquelle (Transducer) reflektierten Signale von makroskopischen Grenzflächen, d. h. Strukturen, die größer sind als die Wellenlänge (einige mm oder mehr wie z. B. Organgrenzen, Herzklappen), so wird diese reflektierende Oberfläche als solche erkennbar, sofern der Einfallswinkel ausreichend günstig ist. Echos, die von solchen Makrostrukturen stammen, nennt man *Spiegelechos* (Abb. 1.1). Echos von Strukturen, die kleiner sind als die Wellenlänge (z. B. einzelne Organzellen), werden in alle Richtungen gestreut und heißen *Streuechos* (s. Abb. 1.1).

In der Ultraschalldiagnostik treten beide Echoqualitäten nebeneinander auf. Organgrenzen und Gefäße werden entsprechend der räumlichen Verhältnisse im Körper abgebildet. Anatomische Feinstrukturen kleiner als die Wellenlänge (z. B. ca. 0,5 mm bei 3 MHz in Wasser) führen zu Phänomenen von „Beugung“ und Streuung. Das Resultat im Echobild ist dabei nicht mehr auf einfach zu interpretierende Weise mit der anatomischen Struktur korreliert. Dieses Gewebeechomuster wird auch „Speckle“-Muster oder „Textur“ genannt und in der Befundbeschreibung bezüglich der Grundhelligkeit (echoarm, echoreich bzw. echogen) und bezüglich der Körnigkeit (feinkörnig, grobkörnig) bewertet.

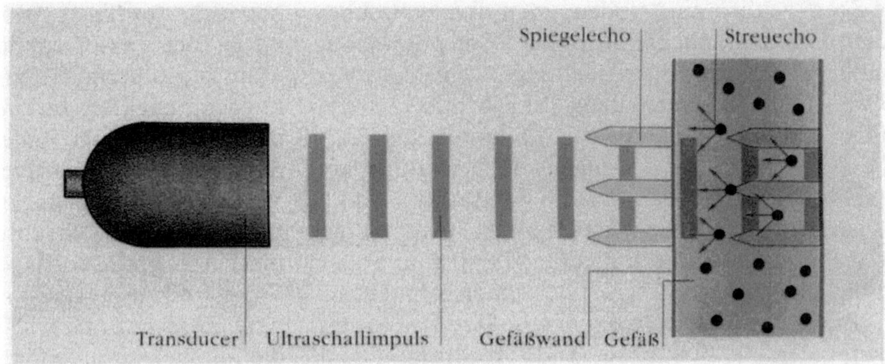

Abb. 1.1. Spiegelechos entstehen an Objekten, die wesentlich größer sind als die benutzte Wellenlänge. Streuechos werden durch Objekte verursacht, die kleiner sind als die Wellenlänge

Das Specklemuster ist jedoch nicht nur von der anatomischen Feinstruktur, sondern auch von Geräteparametern und hier besonders von der Frequenz abhängig.

Identische Objekte (z. B. Gewebemodelle) werden mit unterschiedlichen Geräten und Frequenzen verschiedene Texturen erzeugen.

1.3.2 Konstruktion einer Echobildzeile

Nach Aussenden eines kurzen Ultraschallwellenzugs schaltet der Transducer auf Empfang und registriert Echoimpulse, die aus dem Körper zurückkommen. Ein wichtiges Ordnungskriterium für die Konstruktion einer Echobildzeile ist die Ankunftszeit des Echos nach Aussendung des Impulses. Diese *Laufzeit* des Echos wird als Maß für die Entfernung der Struktur vom Transducer angenommen, wobei eine konstante Schallgeschwindigkeit auf dem Weg des Echos vorausgesetzt wird. Abweichungen von dieser Annahme führen zu geometrischen Artefakten (s. 1.7).

Die *Echointensität* (Amplitude) wird in einen Helligkeitswert umgewandelt. Die Beziehung zwischen der am Transducer registrierten Echointensität und der Bildpunkthelligkeit ist im Gerät zum Teil durch die Verstärkungskennlinien und andere nur dem Hersteller bekannte Funktionen der Signalverarbeitung vorgegeben. Zum anderen Teil ist sie jedoch über die Tiefenausgleichsregelung und in Abhängigkeit vom Gerät in verschiedenem Ausmaß durch unterschiedliche Kennlinien für die Grauwertdarstellung nahezu beliebig vom Untersucher einstellbar. Deshalb sind Bewertungen der Echogenität im Bild nur vergleichend möglich.

1.3.3 Scanarten

Werden die vom Transducer registrierten Echos in zeitlicher Reihenfolge ihres Eintreffens als Amplitudenzacken dargestellt (Abb. 1.1A), so erhält man eine sogenannte *A-Mode*-Darstellung (A = Amplitude). Die Höhe der Amplituden entspricht der Intensität der registrierten Echos. Jede Amplitude entspricht einer Grenzfläche zwischen zwei Strukturen unterschiedlicher akustischer Impedanz entlang des Schallstrahls (auch *Scanlinie* genannt).

Werden die Echos als Punkte dargestellt, deren Helligkeit der Echointensität proportional ist, so erhält man eine *B-Mode*-Darstellung (B = Brightness, Helligkeit; Abb. 1.1A). Löst man den B-Mo-

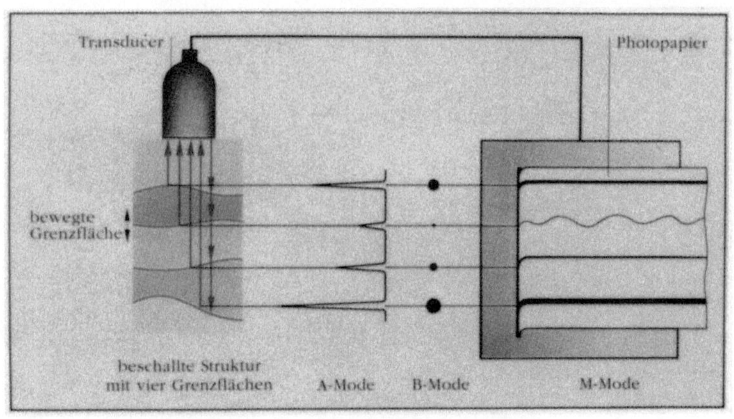

Abb. 1.1A. Eindimensionale Darstellungsarten von Ultraschallechos

de-Scan zeitlich auf, indem man ihn z.B. über einen Oszillographenschirm oder über photoempfindliches Papier lenkt, dann entsteht eine *M-Mode-* oder *TM*-Darstellung (M = Motion, Bewegung; T = Time, Zeit; Abb. 1.1A). Durch die zeitliche Auflösung wird vor allem die Bewegung von Strukturen darstellbar. Die M-Mode-Darstellung hat deshalb in der Echokardiographie Bedeutung, da z.B. die Bewegungen der Herzklappen in hoher zeitlicher Auflösung registriert werden können.

Ein *zweidimensionales Echoschnittbild* erhält man, indem die zu untersuchende Struktur mit dem Ultraschallstrahl entlang einer Ebene (Schnittebene) sequentiell abgetastet („gescannt") wird. Dabei wird eine Serie von nebeneinander liegenden B-Mode-Echobildzeilen erzeugt, die zusammen genommen einen sogenannten zweidimensionalen *B-Scan* wiedergeben (Abb. 1.1B).

Überschreitet die Bildfolgesequenz 15–20 Bilder pro Sekunde, so entsteht ein flimmerarmes Bild, das auch bewegliche Objekte wie z.B. das Herz in Echtzeit darstellen kann (Real-Time-Scan).

Entsprechend der geometrischen Form des Schnittbildes unterscheidet man zwischen Sektorscans und Linearscans (Abb. 1.1C). Aufgrund seiner fächerförmigen Anordnung der Scanlinien benötigt der Sektorscanner nur eine relativ kleine Transduceroberfläche und liefert deshalb auch bei kleinen Schallfenstern verwertbare Echoschnittbilder. Sektorscanner finden deshalb insbesondere in der Vaginalsonographie und Echokardiographie Verwendung. Linearscanner werden insbesondere für Leber- und Nierensonographie verwendet, da hier dafür große Auflageflächen möglich sind. Ein Vorteil des Linearscans ist die konstruktionsbedingt bessere Lateralauflösung in der Tiefe durch die parallel verlaufenden Scanlinien.

Die schnelle Auslenkung des Ultraschallstrahls zur Erzeugung des Real-Time-Scans erfolgt entweder *mechanisch* durch rotierende Transducer-Elemente oder durch elektronische Ansteuerung mehrerer kleiner Transducer-Elemente (Multielement-Transducer mit bis zu 128 Elementen).

1.3.4 Schallabschwächung

Die vom Schallkopf auf den Körper übertragene Ultraschallenergie wird auf ihrem Weg durch das Körpergewebe abgeschwächt. Wird die Schallabschwächung in Beziehung zur Eindringtiefe gesetzt,

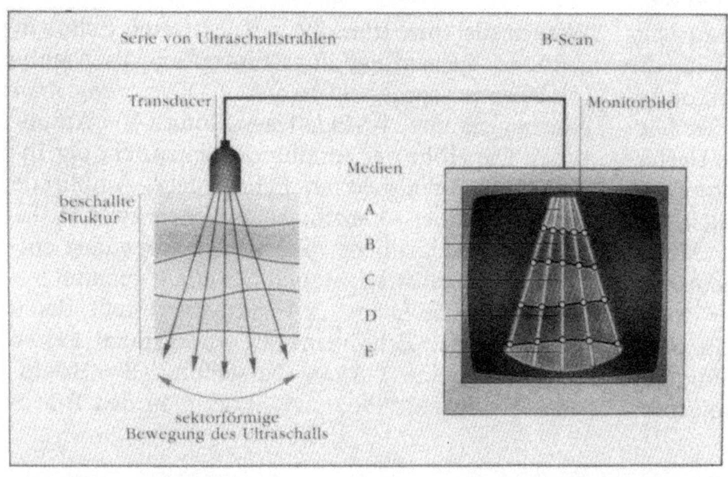

Abb. 1.1B. Entstehen eines zweidimensionalen Echoschnittbildes (B-Scan)

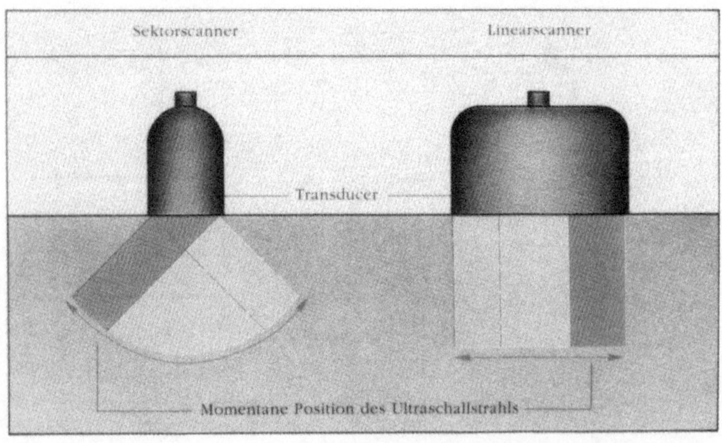

Abb. 1.1C. Sektorscanner mit fächerförmiger sequentieller Abtastung der Scanlinien im Vergleich zum Linearscanner mit paralleler sequentieller Abtastung

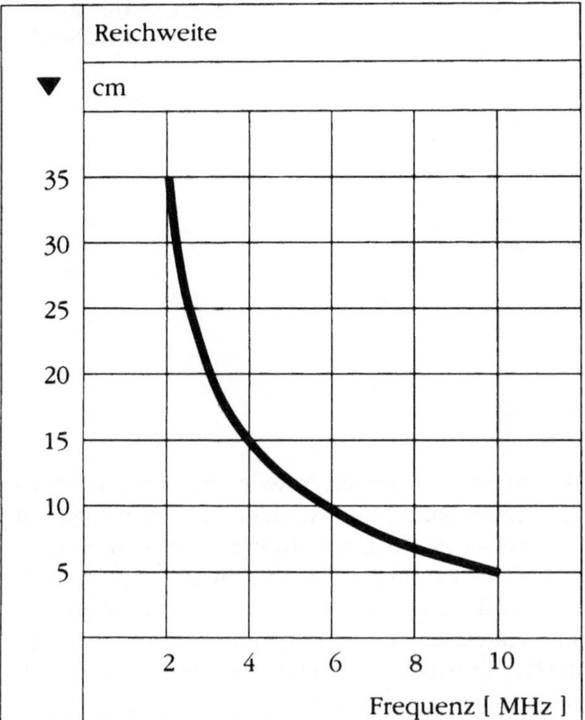

Abb. 1.2. Die Eindringtiefe von Ultraschallwellen in das Körpergewebe hängt von der benutzten Frequenz ab. Die Abbildung zeigt, daß hochfrequenter Ultraschall (8–10 MHz oder mehr) nur für oberflächlich liegende Strukturen Verwendung finden kann

so entsteht ein exponentieller Kurvenverlauf (Abb. 1.2), wie er z. B. auch beim radioaktiven Zerfall zu sehen ist. Der in diesem Zusammenhang bekannte Begriff „Halbwertszeit" ist in Analogie hier übertragbar und wird „Halbwertsschicht" oder anschaulicher „Halbenergieabstand" genannt. Das ist die Wegstrecke, die der Ultraschallstrahl in dem betreffenden Gewebe zurücklegt, bis seine Energie auf die Hälfte der Ausgangsenergie abgesunken ist. Welche großen Unterschiede der Schallabschwächung in verschiedenen Medien existieren, zeigt Tabelle 1.1.

Aus Tabelle 1.1 geht z. B. hervor, daß für 2 MHz in Weichteilgeweben eine mehr als 100fach stärkere Schallabschwächung als in Wasser existiert, da der Halbenergieabstand um das ca. 100fache geringer ist.

Die Schallabschwächung hat physikalisch 2 grundsätzlich verschiedene Ursachen:

Eine Ursache ist die *Streuung* der Ultraschallenergie. Dabei geht keine Ultraschallenergie verloren, sondern sie wird nur in andere Richtungen als die des Strahls „umgelenkt". Die zweite Ursache ist die *Dämpfung* von Ultraschallenergie durch Umwandlung in Wärmeenergie. Die Wärmeentwicklung bei den diagnostisch angewandten Systemen

Tabelle 1.1. Halbenergieabstände für verschiedene Gewebearten

Material	Halbenergieabstand für 2 MHz [cm]
Wasser	380
Blut	15
Weichteile (außer Muskeln)	1–5
Muskulatur	0,6–1
Knochen	0,2–0,7
Lunge	0,05

ist so gering, daß der Patient subjektiv davon nichts spürt.

Insgesamt kann somit die Bildinformation aus tiefer gelegenen Körperregionen durch 3 wesentliche Faktoren und deren Kombinationen behindert werden:

1. starke Spiegelreflexion z. B. an Knochen, Knorpel (Rippen), luftgefüllten Hohlräumen (Magenblase, Darmschlingen, Lunge) oder Verkalkungen (Herzklappen, Nierenstein) bzw. unmittelbar am Transducer bei schlechter Ankoppelung;
2. starke Streuung in den Hautschichten (individuell verschieden stark), Organen;
3. starke Dämpfung in den näher zum Transducer liegenden Gewebeschichten (insbesondere Haut), Gallensteinen (Kombination von Spiegelreflexion und Absorption, „Schallschatten").

Praktisch bedeutet dies, daß der Untersucher den Schallkopf so aufsetzen muß, daß kein Knochengewebe oder lufthaltiges Gewebe (Lunge, Darm) zwischen dem Transducer und dem zu untersuchenden Organ liegt, z. B. Rippen bei echokardiographischer Untersuchung (Aufsuchen eines geeigneten „Schallfensters").

1.4 Eigenschaften eines Ultraschallwandlers

Für die Beurteilung der Eigenschaften eines Ultraschallwandlers sind 2 grundlegende Größen, nämlich die Frequenz und die Apertur, entscheidend. Die meisten anderen Eigenschaften lassen sich daraus ableiten.

1.4.1 Frequenz

Mit der Frequenz f eines Ultraschallwandlers bezeichnet man die Anzahl der Schwingungen pro Sekunde der abgestrahlten Schallwelle. In der Ultraschalldiagnostik liegt die Frequenz im Bereich von 2–10 MHz. Allerdings werden hier nur zeitlich sehr begrenzte Pulse von etwa 2–3 Schwingungen verwendet. Die Dauer eines solchen Impulses liegt dann in der Größenordnung von einer Millionstelsekunde. Die räumliche Ausdehnung einer Schwingung, die Wellenlänge L, hängt von der Schallgeschwindigkeit c in dem jeweiligen Ausbreitungsmedium ab und ist über den folgenden Zusammenhang mit der Frequenz verknüpft: L = c/f. Nimmt man beispielsweise die Schallgeschwindigkeit von Wasser bei 37 °C, die 1540 m/s beträgt, so ergeben sich daraus für den diagnostischen Ultraschall Wellenlängen von 0,8–0,15 mm und entsprechend Pulslängen von etwa 2,4–0,3 mm. Da auch das Auflösungsvermögen (s. 1.5.6) und die Dämpfung starke Abhängigkeiten von der Wellenlänge zeigen, ist die Frequenzangabe eine wichtige Kenngröße für einen Ultraschallwandler.

1.4.2 Apertur

Mit Apertur bezeichnet man die geometrische Ausdehnung der aktiven Fläche eines Ultraschallwandlers. Sie liegt üblicherweise bei 20–30 Wellenlängen, also im Bereich von 1 cm. Dies ist ein Kompromiß zwischen günstigen Schallfeldeigenschaften und Applizierbarkeit.

1.5 Schallfeldcharakteristik

Die räumliche Ausdehnung des abgestrahlten Ultraschallimpulses wird durch die Schallfeldcharakteristik beschrieben. Der Idealfall wäre ein weitgehend punktförmiger Puls, der sich entlang einer Linie ausbreitet. In der Realität gibt es mehr oder weniger starke Abweichungen von diesem Ideal, die insoweit interessant sind, als sie das dargestellte Bild beeinflussen.

Die Ausdehnung des Pulses in axialer Richtung, also in Ausbreitungsrichtung, beträgt auf Grund der Pulscharakteristik etwa 2–3 Wellenzüge und bleibt über die ganze Tiefe nahezu konstant. Im Gegensatz dazu ändert sich die laterale Auflösung deutlich im Verlauf der Ausbreitung (Abb. 1.3). Dabei werden 3 Bereiche unterschieden: das Nahfeld, der Fokusbereich und das Fernfeld.

1.5.1 Nahfeld

Das Nahfeld ist der Bereich in unmittelbarem Anschluß an den abstrahlenden Wandler. Er zeichnet sich durch eine starke inhomogene Interferenzstruktur aus. Diese Interferenzen entstehen durch unterschiedliche Entfernungen eines Punktes im Schallfeld zu allen Punkten auf dem Wandler, so daß die verschiedenen Anteile mit unterschiedlichen Phasen aufaddiert werden. Dies kann sogar zu punktweiser Auslöschung führen. Die Ausdehnung des Nahfeldes nimmt sowohl mit der Apertur als auch mit der abgestrahlten Frequenz zu. Wegen der großen lateralen Ausdehnung und der ausgeprägten Interferenzstruktur ist dieser Bereich für die Bilddarstellung nicht auswertbar.

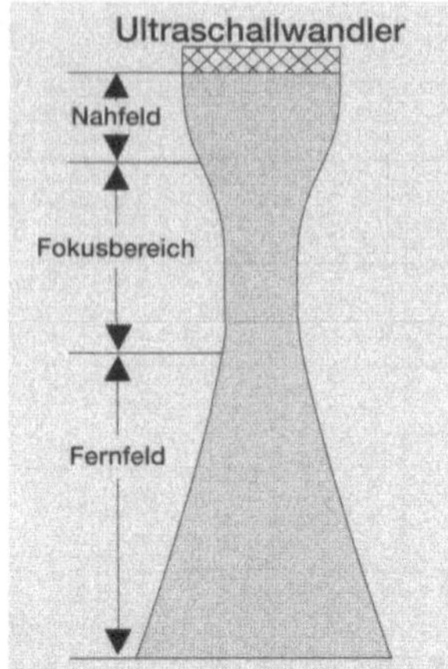

Abb. 1.3. Aufbau eines Ultraschallfeldes

1.5.2 Fokuszone

Die Fokuszone ist der Bereich, in dem sich die Laufwegunterschiede von verschiedenen Punkten des Wandlers nicht mehr so stark auswirken und damit die einzelnen Teile „in Phase“ sind. Daraus resultiert ein Einschnürungseffekt (Beugung) und eine Verstärkung des Pulses. Die Verstärkung wächst sowohl mit der Apertur als auch mit der Frequenz des Wandlers.

1.5.3 Fernfeld

An diesen Bereich schließt sich das Fernfeld an. Es zeichnet sich dadurch aus, daß sich mit weiter zunehmendem Abstand vom Wandler der Ultraschallimpuls kontinuierlich verbreitert. Diese Verbreiterung fällt um so geringer aus, je größer die Apertur und die Frequenz des Wandlers sind.

Für optimale Bedingungen in der Fokuszone und dem Öffnungswinkel im Fernfeld sind die Apertur und die Frequenz des Wandlers möglichst groß zu wählen. Dies bedeutet auf der anderen Seite ein stark ausgeprägtes und räumlich ausgedehntes Nahfeld, das für die Bildgebung wenig brauchbar ist. Deshalb muß die Auslegung der Schallfeldcharakteristik eines Ultraschallwandlers immer ein Kompromiß zwischen Nahfeldlänge einerseits und Breite und Öffnungswinkel andererseits sein. Liegt das Untersuchungsgebiet zu nahe am Ultraschallwandler, so bleibt als Ausweg nur die Verwendung von Vorlaufstrecken.

1.5.4 Vorlaufstrecken

Vorlaufstrecken sind entweder flüssigkeitsgefüllte Kissen oder Kissen aus weichen Kunststoffen, die zwischen den Ultraschallwandler und die Oberfläche des Untersuchungsgebietes gelegt werden. Ihre Dicke wird so gewählt, daß das Nahfeld des Wandlers innerhalb der Vorlaufstrecke liegt und sich die Fokuszone somit in dem interessierenden Untersuchungsgebiet befindet. Allerdings führt die Verwendung von Vorlaufstrecken zu zusätzlichen Artefakten, die bei der Interpretation des Bildes unbedingt berücksichtigt werden müssen (s. 1.7.4).

1.5.5 Mechanische/elektronische Fokussierung

Neben der natürlichen Fokussierung des Ultraschallstrahls in der Fokuszone kann die Fokussierung durch technische Maßnahmen weiter verstärkt werden. Eine Möglichkeit ist die mechanische Fokussierung durch eine Krümmung der abstrahlenden Fläche des Ultraschallwandlers (Hohlspiegeleffekt) oder durch Vorsetzen einer akustischen Sammellinse.

Mit elektronischen Mitteln und einer Unterteilung des Ultraschallwandlers in viele kleine Wandler läßt sich eine elektronische Fokussierung erreichen. Dabei werden die Effekte der mechanischen Fokussierung wie Hohlspiegeleffekt und Sammellinse durch verzögerte Ansteuerung der einzelnen Wandlerelemente nachgebildet. Der Vorteil der elektronischen Fokussierung liegt darin, daß man die Fokuseinstellung während des Betriebes über große Bereiche variieren kann, während die mechanische Fokussierung durch den Wandleraufbau unveränderbar festgelegt ist („Fix-Fokus-System").

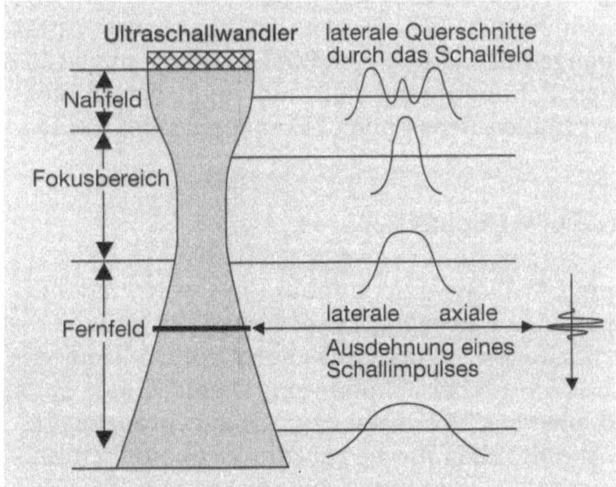

Abb. 1.4. Axiale Abbildungsbereiche im Ultraschallfeld und zugehörige Struktur in lateraler Richtung

Bei der elektronischen Fokussierung kann man auch eine getrennte Sende- und Empfangsfokussierung vornehmen. Bei ersterer wird der abgesendete Impuls fest fokussiert, da er im Laufe der Ausbreitung natürlich nicht weiter vom Sender beeinflußt werden kann. Dagegen kann während des Empfangs dynamisch fokussiert werden. Dabei wird der Ultraschallwandler im Laufe des Empfangs auf immer größere Tiefen fokussiert, da spätere Echos auch aus größeren Tiefen kommen. Weiter kann die Apertur durch Abschalten einzelner Wandlerelemente dynamisch auf die Tiefenlage der Echos angepaßt werden.

Mit dieser Kombination aus getrennter Sende- und Empfangsfokussierung und dynamischer Apertursteuerung lassen sich zur Zeit die besten Bildergebnisse erzielen.

1.5.6 Auflösungsvermögen

Die oben beschriebene Schallfeldcharakteristik wirkt sich auf das dargestellte Bild aus und wird mit dem Begriff „Auflösungsvermögen" beschrieben. Dabei geht es wie bei jedem Abbildungsverfahren um die Frage, welchen minimalen Abstand 2 Objekte noch haben dürfen, um in dem entstandenen Bild gerade noch voneinander getrennt abgebildet zu werden. Für das Auflösungsvermögen ist die räumliche Ausdehnung des Ultraschallimpulses entscheidend. Wie oben beschrieben, ist die Ausdehnung in axialer und lateraler Richtung unterschiedlich.

Axial, also in Schallausbreitungsrichtung, wird das Auflösungsvermögen von der Länge des Ultraschallimpulses bestimmt, die typischerweise 2–3 Wellenlängen beträgt. Mit der Puls-Echo-Methode verdoppelt sich diese Auflösung, da die Pulse von 2 hintereinanderliegenden Reflektoren wegen Hin- und Rücklauf des Pulses den doppelten Abstand haben.

Das *laterale Auflösungsvermögen* wird durch die Breite des Ultraschallstrahls bestimmt (Abb. 1.4). Die Breite im Bereich der tiefsten Einschnürung beträgt typischerweise 3–4 Wellenlängen. Obwohl dieser Wert die Abbildungseigenschaften nur eingeschränkt beschreibt, wird er meist von den Herstellern angegeben.

Aus dem oben Gesagten folgt, daß das Auflösungsvermögen mit steigender Frequenz, d. h. kleiner werdender Wellenlänge, zunimmt und prinzipiell in axialer Richtung besser ist als in lateraler Richtung. Das führt auch dazu, daß punktförmige Objekte im Bild immer als kleine Ovale dargestellt werden.

Die obigen Definitionen für die Auflösung gelten für die Reflexion an gleich stark reflektierenden Objekten. Oft liegt aber die Situation vor, daß ein sehr starker und ein sehr schwacher Reflektor dicht nebeneinander liegen. Für die Differenzierung von dicht beieinander liegenden sehr großen und kleinen Echos ist entscheidend, wie scharf der Rand des Ultraschallstrahls begrenzt ist. Je schärfer diese Randzone ausgeprägt ist, desto besser lassen sich kleine Echos neben großen Echos darstellen. Diese Art der Auflösung wird oft mit *Kontrastauflösung* bezeichnet. Die hier entscheidenden Abweichungen im Promillebereich werden wesentlich durch Aufbau und Herstellung des Wandlers beeinflußt und machen die wahre Qualität eines Ultraschallwandlers aus.

1.5.7 Ultraschalleistung

Auch die angegebene Ultraschalleistung ist ein wesentliches Merkmal eines Ultraschallwandlers. Der zeitlich gemittelte Wert für die Ultraschalleistung ist niedrig, da wegen der pulsförmigen Aussendung der Schalleistung zwischen den Zeiten für Senden und Empfangen ein Verhältnis von etwa 1 : 500 besteht. Deshalb wird häufig der „SPTA-Wert" (*s*patial *p*eak *t*emporal *a*verage) angegeben. Er beschreibt den räumlichen Spitzen- und zeitlichen Mittelwert. In praktisch nicht dämpfenden Medien wie z. B. Wasser liegt er für medizinische Ultraschalldiagnostikgeräte innerhalb der Fokuszone im Bereich von 10 – 100 mW/cm^2. In biologischem Gewebe mit seiner starken Absorption wird dieser Wert bei weitem nicht erreicht.

1.6 Der Dopplereffekt

1.6.1 Grundlagen

Bisher wurde nur beschrieben, wie die empfangenen Echos hinsichtlich ihrer Amplitude für eine bildliche Darstellung ausgewertet werden. Die Echos enthalten jedoch weitere Informationen, wie z. B. Geschwindigkeitsinformationen.

Christian Johann Doppler (1803 – 1853) zeigte, daß sich die Frequenz von Schallwellen, die von einem bewegten Objekt ausgesandt oder reflektiert werden, ändert. Wenn die Wellen von einer ruhenden Quelle einen ruhenden Beobachter erreichen, nimmt dieser genau so viele Schallwellen pro Sekunde wahr, wie von der Quelle ausgesandt wurden. Wenn sich aber die Schallquelle dem Beobachter nähert, so nimmt er mehr Schwingungen pro Sekunde wahr, da später ausgesandte Wellenzüge einen kürzeren Weg zurückzulegen haben und damit auch weniger Zeit zum Erreichen des Beobachters brauchen. Entfernt sich die Schallquelle vom Beobachter, nimmt er entsprechend eine niedrigere Frequenz wahr. Diesen *Dopplereffekt* kennen wir aus dem Alltagsleben, wenn z. B. ein Rettungswagen mit Martinshorn an uns vorbeifährt. Sobald uns der Wagen passiert hat, sich also seine relative Bewegungsrichtung ändert, klingt der Ton des Horns deutlich tiefer.

Wenn Ultraschallwellen vom Blutstrom reflektiert werden, erzeugen die sich bewegenden Zellen eine sog. Dopplerverschiebung in der Ultraschallfrequenz des rückgestreuten Signals. Die Größe dieser Dopplerverschiebung hängt sowohl von der Geschwindigkeit der Reflektoren als auch von dem Winkel zwischen Bewegungsrichtung der Reflektoren und des Ultraschallstrahls ab (Abb. 1.5). Der Zusammenhang läßt sich folgendermaßen darstellen:

$$f_{Doppler} = v\,2f\cos\alpha/c$$

Dabei bedeuten $f_{Doppler}$ die Dopplerverschiebung, f die Frequenz des Ultraschallwandlers, c die Schallgeschwindigkeit, α der Winkel zwischen Geschwindigkeitsrichtung und Ultraschallstrahl. Da der Winkel α in die Berechnung eingeht, ergeben sich 2 Konsequenzen. Der Wert $\cos\alpha$ nimmt Werte zwischen 0 (Winkel von 90°) und 1 (Winkel von 0°) an. Für eine möglichst genaue Messung, insbesondere von kleinen Geschwindigkeiten, sollte er nahe bei 1 liegen, damit die resultierende Dopplerverschiebung möglichst groß wird. (Im anderen Extrem, bei einem rechten Winkel zwischen Geschwindigkeitsrichtung und Ultraschallstrahl, tritt keine Dopplerverschiebung auf.) Es ist notwendig, den Winkel zu kennen, um einen brauchbaren Wert für die Geschwindigkeit zu erhalten. In modernen Ultraschallgeräten kann dieser Winkel im zweidimensionalen Echobild eingestellt und somit dem System zur genauen Berechnung bekannt gemacht werden.

1.6.2 CW-Doppler

Beim CW-Doppler (continous wave) wird ein kontinuierliches Ultraschallsignal ausgesandt und mit einem zweiten Ultraschallwandler ein kontinuierliches Echosignal empfangen. Damit erhält man Dopplerverschiebungen bzw. die zugeordneten Geschwindigkeiten für die ganze erreichbare Tiefe entlang des ausgesandten Schallstrahls. Das bedeutet, daß der Geschwindigkeitswert nur durch anatomische Kenntnisse einem bestimmten Gebiet zugeord-

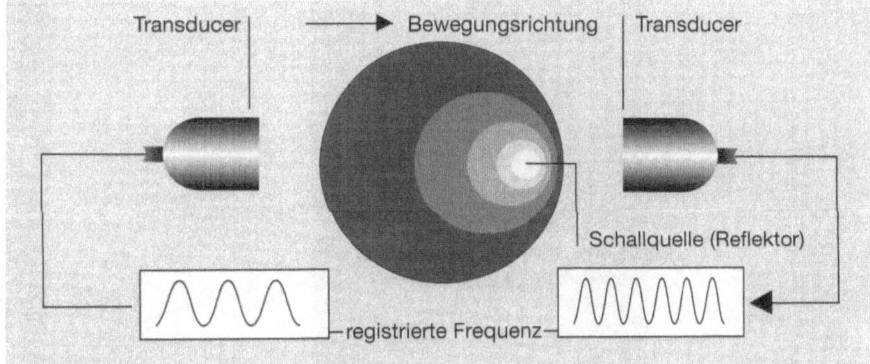

Abb. 1.5. Dopplereffekt. Entscheidend für die quantitative Messung der Geschwindigkeit mittels Dopplereffekt ist der Winkel zwischen Ultraschallstrahl und Fluß

net werden kann. Der Vorteil dieser Technik liegt darin, daß Geschwindigkeitsspitzen besser erfaßt werden können.

1.6.3 PW-Doppler

Beim PW-Doppler (pulse wave) werden Ultraschallpulse verwendet. Hier dient wieder ein Wandler als Sender und Empfänger. Diese Technik hat den Vorteil, daß über die Laufzeit der Pulse den Geschwindigkeiten auch ein Tiefenwert zugeordnet werden kann. Der Nachteil liegt darin, daß die maximal erfaßbaren Geschwindigkeiten begrenzt sind. Diese Grenze liegt um so niedriger, je tiefer das untersuchte Gebiet liegt. Der Grund dafür ist, daß vor Absendung eines neuen Pulses erst das Echo des vorigen abgewartet werden muß. Dieser Effekt („Aliasing") ist z. B. zu beobachten, wenn sich in einem Film ein schnell drehendes Speichenrad (Pferdekutsche) plötzlich scheinbar sehr langsam oder sogar in die entgegengesetzte Richtung dreht. Es ist also darauf zu achten, daß hohe Geschwindigkeiten unter Umständen auch als niedrige Negative im Bild erscheinen und auch eine nicht vorhandene Turbulenz vorgetäuscht werden kann. Um diese Grenze nach oben zu schieben, gibt es verschiedene technische Tricks, so daß die Herstellerangaben über maximal meßbare Geschwindigkeiten zu beachten sind.

1.7 Bildaufbau und Bildartefakte

1.7.1 Grundannahmen des Bildaufbaus

Um aus den Echos, die aus dem Körpergewebe rückgestreut werden, ein zweidimensionales Bild aufzubauen, müssen bestimmte Annahmen über das Untersuchungsgebiet gemacht werden. Diese Annahmen sind oft sehr stark vereinfachend und führen zu anatomischen Darstellungen, die die realen geometrischen Verhältnisse nicht in allen Punkten richtig widergeben. Solche Artefakte können zu Fehlern bei quantitativen Bestimmungen von Durchmessern, Volumen etc. führen. Sie können in bestimmten Fällen aber auch bei Kenntnis der Vorgänge und bei entsprechender Erfahrung des Untersuchers zu diagnostischen Zwecken ausgewertet werden.

Wesentliche Annahmen – und Abweichungen sind:

- „Der Schallimpuls läuft immer geradlinig."
  Dabei ist die oft in biologischem Gewebe auftretende Beugung oder Brechung nicht berücksichtigt.
- „Zurückkehrende Echos sind nur an einer einzigen Grenzfläche reflektiert worden."
  Mehrfachreflexionen werden nicht vorhandenen Grenzflächen zugeordnet und erzeugen sog. Geisterechos im Bild.
- „Die Schallimpulse unterliegen einer konstanten Dämpfung von etwa 0–4 dB/(MHz·cm)."
  Die Dämpfung in biologischem Gewebe kann u. U. stark von diesem Wert abweichen (z. B. in Zysten, Konkrementen).
- „Der Schallimpuls läuft mit konstanter Schallgeschwindigkeit."
  Unterschiede der Schallgeschwindigkeit in biologischem Gewebe werden vernachlässigt.

Zu welchen Änderungen im dargestellten Bild diese Abweichungen von den Annahmen führen können, wird im folgenden an einigen schematischen Beispielen erläutert (s. Abb. 1.6–1.20). Dabei ist jeweils links die abzubildende Situation im Schnittbild mit dem prinzipiellen Ausbreitungsweg des Ultraschallimpulses gezeichnet und rechts daneben die mögliche Abbildung mit einem Linear-array-Applikator bzw. mit einem Sektorapplikator angegeben. Mit anderen Applikatoren treten ähnliche Effekte auf, die sich alle auf die hier dargestellten zurückführen lassen.

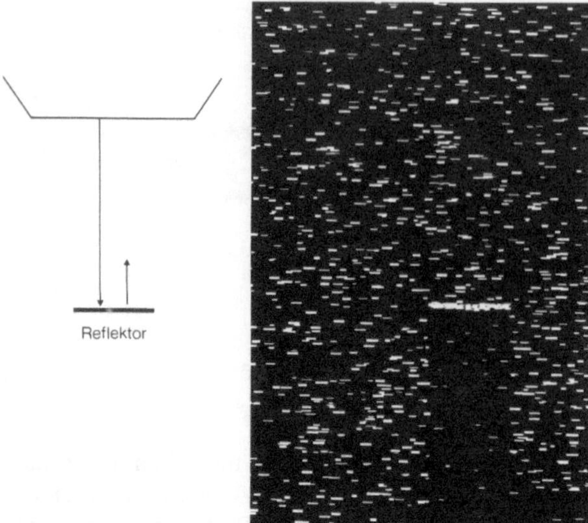

Abb. 1.6. Schallschatten bei senkrechtem Einfall. Bei starken Reflektoren wird der Bereich hinter dem Reflektor nicht mehr von Schallimpulsen erreicht und auch nicht abgebildet. Der Reflektor selbst erscheint sehr hell

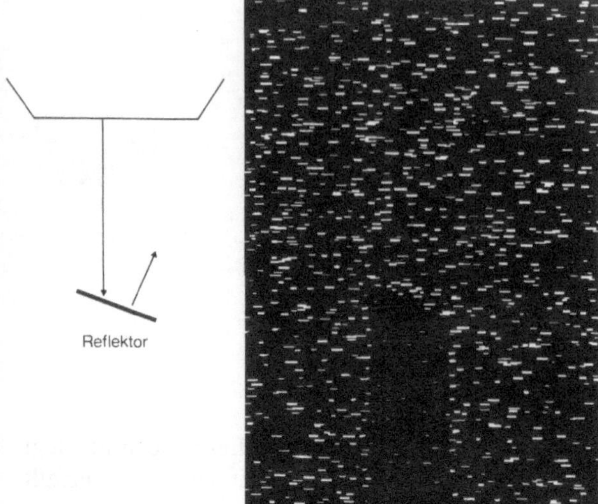

Abb. 1.8. Schallschatten bei schrägem Einfall. Wird der Impuls bei schrägem Einfall nicht zum Wandler zurückreflektiert, so erscheint zwar auch der Schallschatten, der Reflektor selbst ist aber nicht sichtbar

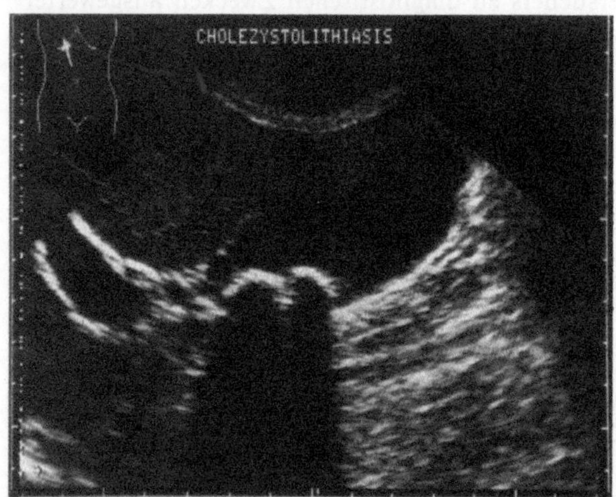

Abb. 1.7. Schallschatten an Gallensteinen

1.7.2 Schallschatten

Trifft der sich geradlinig ausbreitende Ultraschallimpuls auf eine Änderung der akustischen Impedanz, so wird ein Teil des Pulses als Echo reflektiert, ein Teil geht durch die Grenzfläche hindurch und wird wieder teilweise an tieferliegenden Grenzflächen reflektiert. Ist nun dieser Impedanzsprung sehr hoch, z.B. beim Übergang von Gewebe auf Knochen oder Luft, so wird der Ultraschallimpuls vollständig reflektiert und von evtl. tiefer liegenden Reflektoren kann dann kein Echo mehr reflektiert werden. Die Folge ist, daß sich hinter dem Reflektor scheinbar keine reflektierenden Strukturen befinden. Der Reflektor selbst wird dabei sehr hell dargestellt, wenn er senkrecht zur Schallausbreitungsrichtung liegt. Diese Situation ist in Abb. 1.6 dargestellt. Abbildung 1.7 zeigt als ein typisches klinisches Äquivalent die Darstellung von Gallensteinen.

Liegt die reflektierende Grenzfläche nicht senkrecht zur Schallausbreitungsrichtung, so wird das Echo seitlich gestreut; der Reflektor ist im Ultraschallbild nicht zu sehen, der Abschattungseffekt ist aber trotzdem vorhanden (Abb. 1.8).

Da der Anteil der reflektierten Welle mit zunehmendem Winkel zur Ausbreitungsrichtung bis zur

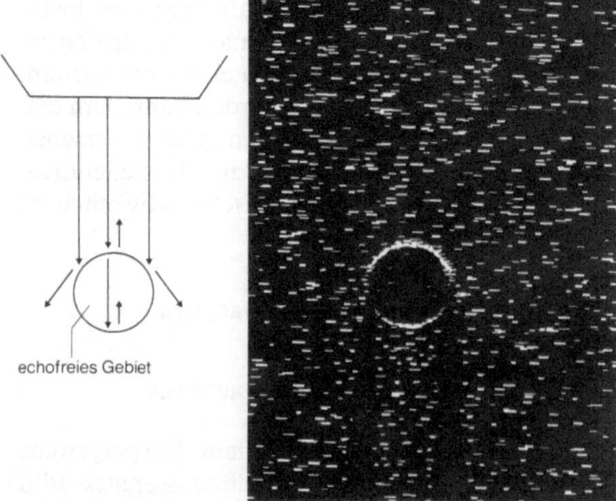

Abb. 1.9. Schallschatten bei tangentialem Einfall. Da es bei tangentialem Einfall praktisch zur Totalreflexion kommt, erzeugen die Randstrukturen im abgebildeten Beispiel einen Schallschatten

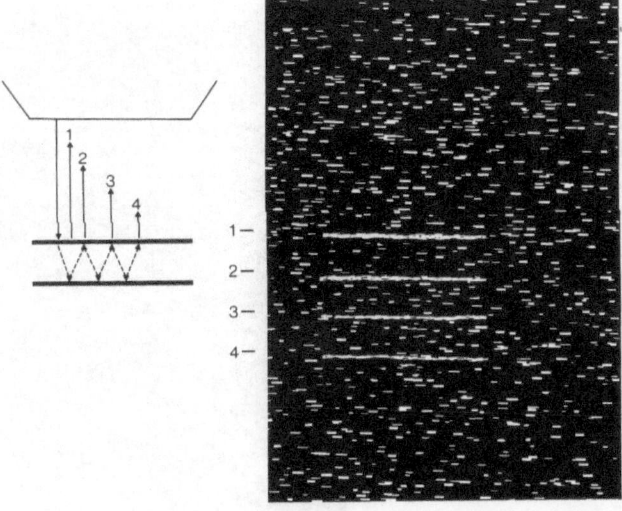

Abb. 1.10. Mehrfachreflexionen. Trifft ein Schallimpuls auf Grenzflächen zwischen Medien mit unterschiedlicher akustischer Impedanz, wird jeweils ein Teil reflektiert, der andere tritt hindurch. Dadurch kann es zu Mehrfachreflexionen kommen

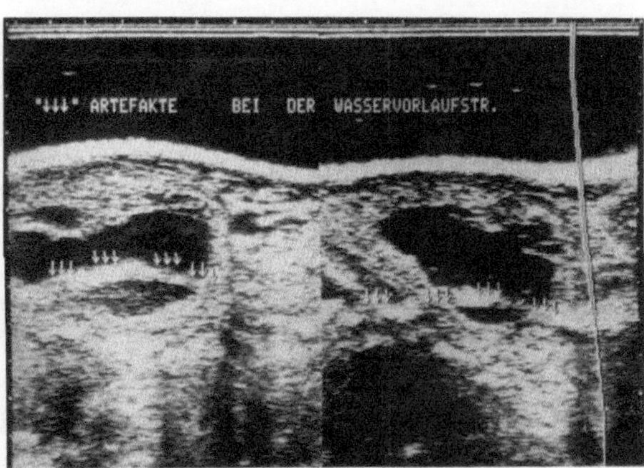

Abb. 1.12. Vorlaufstreckenartefakte (*Pfeile*) bei einer Patientenuntersuchung

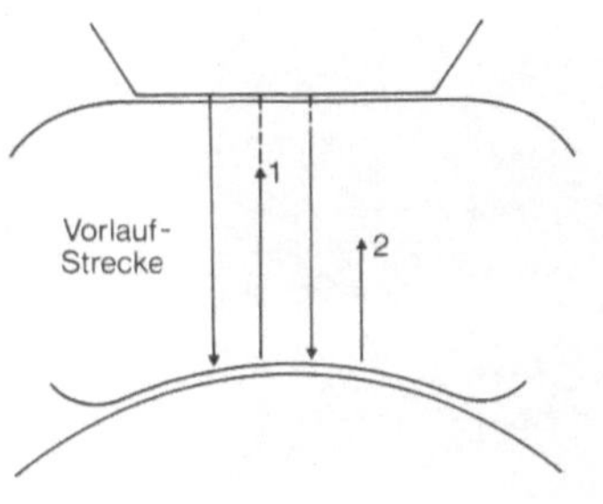

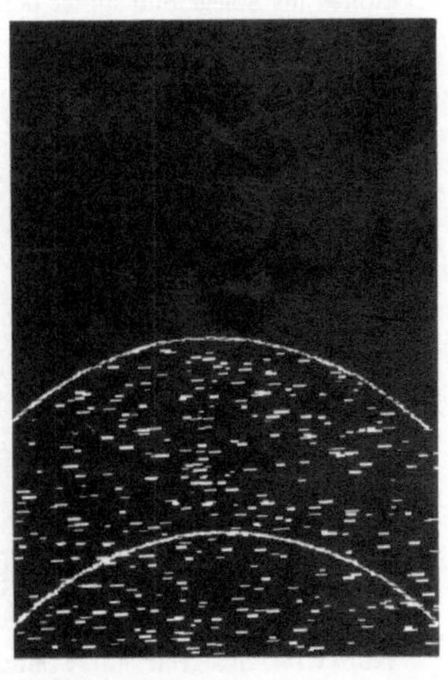

Abb. 1.11. Vorlaufstrecken. Schallimpulse werden in der Vorlaufstrecke weniger gedämpft als im Gewebe, so daß das Wiederholungsbild stärker als das erste Bild ausfallen kann, da in der Signalverarbeitung von Gewebedämpfung ausgegangen wird

Totalreflexion steigen kann, können Seitenflächen von gekrümmten Objekten Schallschatten nach sich ziehen. Diesen Effekt zeigt Abb. 1.9.

1.7.3 Mehrfachreflexionen

In den Annahmen wird vorausgesetzt, daß ein zurückkehrendes Echo nur einmal reflektiert wurde. In Schichten zwischen 2 Grenzflächen können aber auch Mehrfachreflexionen auftreten, die die Grenzflächen mehrfach im Bild erscheinen lassen (Abb. 1.10). Die Mehrfachreflexionen können sogar stärker sein als das darunterliegende Originalbild, wenn sie wie bei Vorlaufstrecken in wenig dämpfenden Gebieten entstehen (Abb. 1.11 und 1.12). Sind die Grenzflächen stark reflektierend, z. B. Pleura, Darmschlingen, kann es sogar zu Spiegelbildern kommen (Abb. 1.13 und 1.14).

Deichert et al. diskutierten 1987 die interessante Kasuistik einer Geminigravidität in der 28. Woche, die aufgrund von Wiederholungsartefakten bei massivem Hydramnion sonographisch als Drillingsgravidität imponierte.

1.7.4 Artefakte durch die laterale Auflösung

Bei Annahme einer linienförmigen Ausbreitung des Ultraschallimpulses kann die endliche laterale Auflösung zu Artefakten im dargestellten Bild führen. Zum Beispiel können bei schmalen echoarmen Ob-

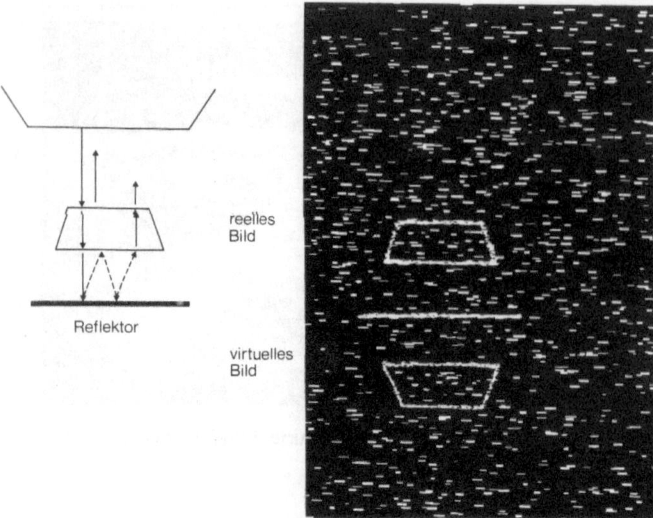

Abb. 1.13. Spiegelartefakt durch Mehrfachreflexion. Objekte vor einem starken Reflektor können durch Mehrfachreflexionen als Spiegelbild hinter dem Reflektor erscheinen

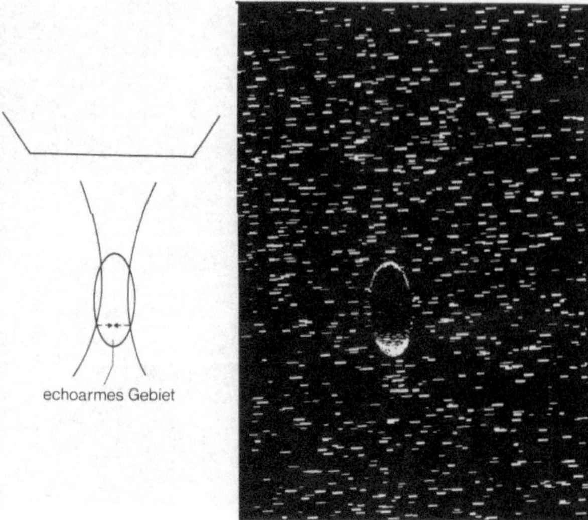

Abb. 1.15. Pseudosedimentation. Bei schmalen Objekten werden durch die laterale Ausdehnung des Schallfeldes von einem Schallstrahl durch die Mitte des Objekts auch die Ränder miterfaßt und in die jeweilige Bildzeile projiziert

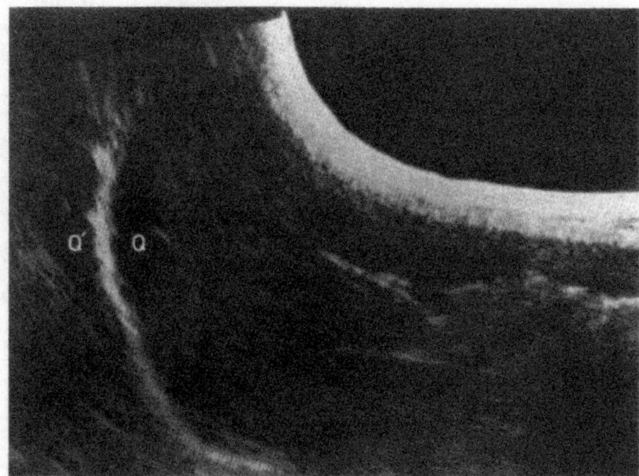

Abb. 1.14. Spiegelartefakte einer echoarmen Leberläsion (*Q*) am Zwerchfell (*Q'*)

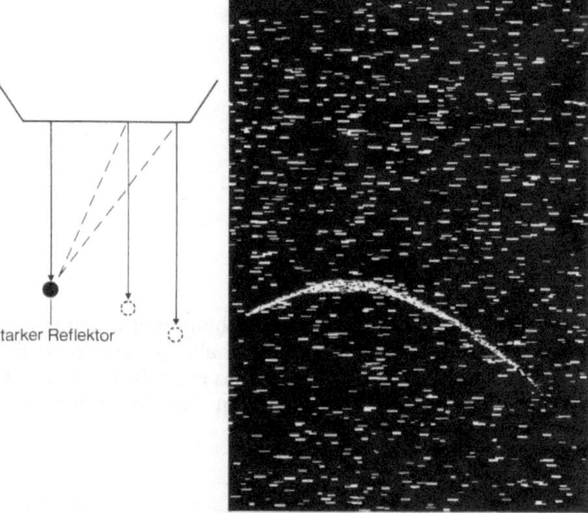

Abb. 1.16. Echobogen. Starke Reflektoren bringen auch die schwachen Ausläufer des Schallfeldes (laterale Auflösung) zur Abbildung, wodurch ein Echobogen entsteht, da mit zunehmendem Abstand vom Reflektor die Laufzeiten zum Schallwandler immer größer werden

jekten die Ränder in Richtung zur Objektmitte hin abgebildet werden (Abb. 1.15). Bei sehr starken Reflektoren können auch noch an den Rändern des Schallimpulses Echos entstehen, die wegen der größer werdenden Laufzeit mit zunehmendem Abstand von Objekt und Ultraschallzeile immer tiefer erscheinen. Dadurch entsteht ein Echobogen (Abb. 1.16).

1.7.5 Unterschiedliche Schalldämpfung

Normalerweise werden Echos aus tieferen Gebieten mehr verstärkt, um die mit der Tiefe aufgrund des längeren Laufweges zunehmende Dämpfung auszugleichen. Liegt in dem Schallweg ein schwach dämpfendes Gebiet wie in Abb. 1.17 (z. B. Zyste), so erscheinen wegen der niedrigeren Dämpfung darunterliegende Gebiete heller („Schallverstärkung“).

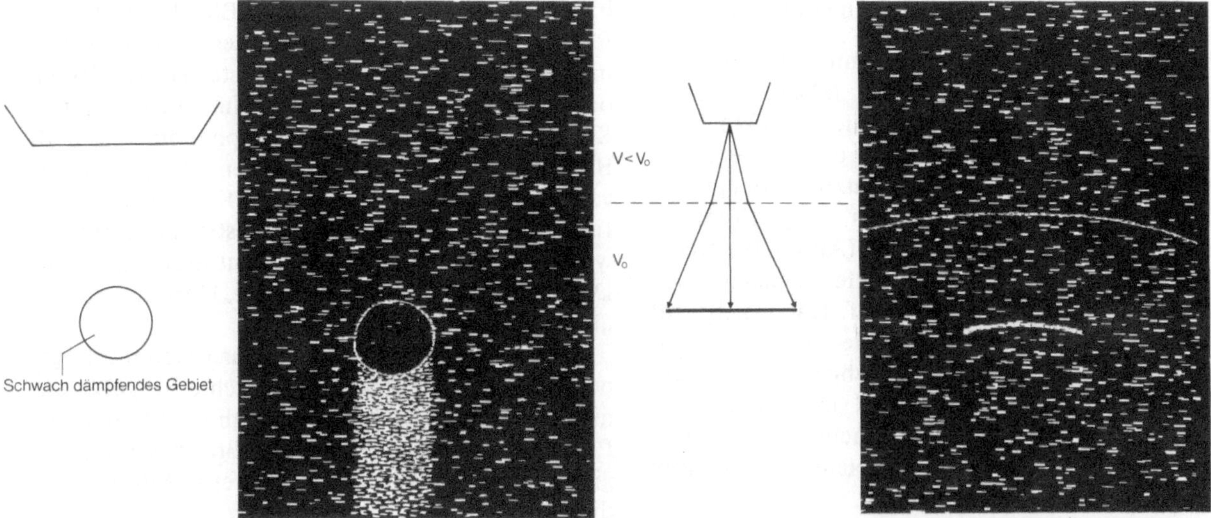

Abb. 1.17. Scheinbare Schallverstärkung hinter schwach dämpfenden Regionen

Abb. 1.19. Durch den teils schrägen Durchtritt der Schallstrahlen eines Sektorscans durch die Grenzfläche zwischen Gebieten mit unterschiedlicher Schallgeschwindigkeit kommt es durch Brechung zu zusätzlichen Verzerrungen

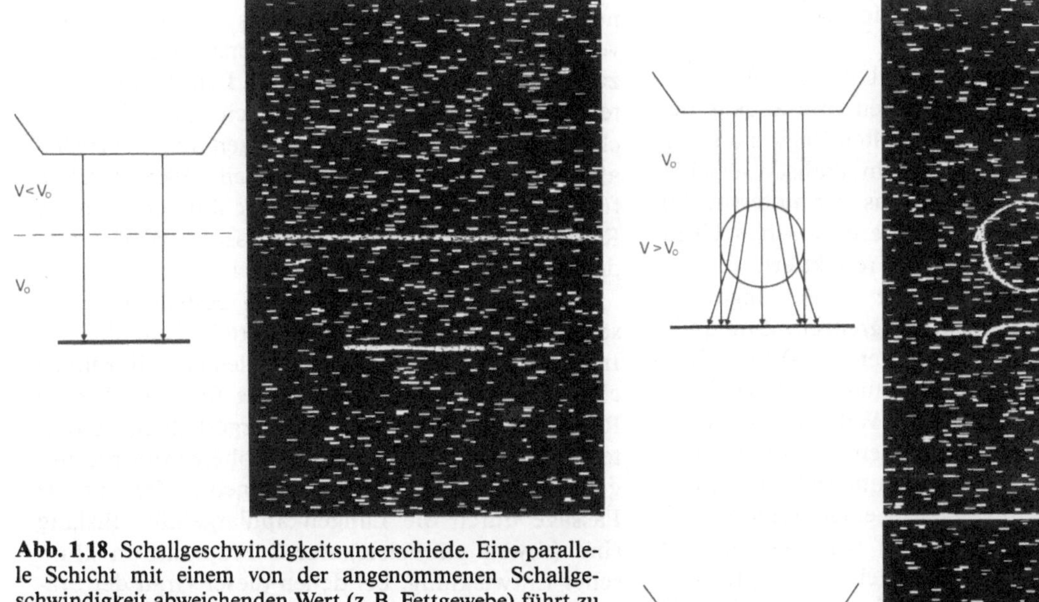

Abb. 1.18. Schallgeschwindigkeitsunterschiede. Eine parallele Schicht mit einem von der angenommenen Schallgeschwindigkeit abweichenden Wert (z. B. Fettgewebe) führt zu einer Verschiebung der dahinterliegenden Objekte. In dem abgebildeten Fall ist das Objekt zu größeren Tiefen hin verschoben, weil die Schallgeschwindigkeit der darüberliegenden Schicht geringer ist

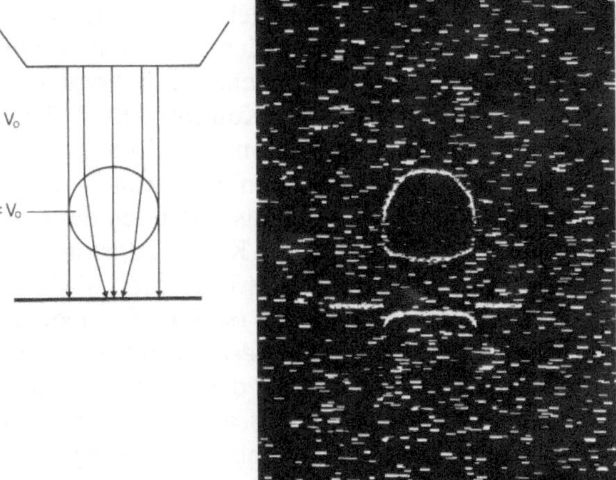

Abb. 1.20 a, b. Schallgeschwindigkeitsartefakte bei Linearscan. Bei komplizierten Strukturen mit unterschiedlichen Schallgeschwindigkeiten treten auch beim Linearscan Verzerrungen auf. In **a** herrscht innerhalb des umkreisten Gebietes eine höhere, in **b** eine geringere Schallgeschwindigkeit

1.7.6 Änderungen der Schallgeschwindigkeit

Abweichungen von der angenommenen mittleren Schallgeschwindigkeit führen zu falschen Tiefendarstellungen (Abb. 1.18). Bei nicht senkrechtem Durchtritt durch Gebiete mit unterschiedlicher Schallgeschwindigkeit treten zusätzliche Beugungseffekte auf. Wird das Objekt aus Abb. 1.18 mit einem Sektorapplikator abgebildet (Abb. 1.19), treten zusätzlich zu den falschen Tiefenangaben noch Verzerrungen durch Beugung auf. Das gleiche gilt auch, wenn kompliziertere Gebilde mit unterschiedlichen Schallgeschwindigkeiten abgebildet werden. Zwei prinzipielle Beispiele sind in Abb. 1.20a, b aufgeführt. Dabei ist auch zu beachten, welche Gebiete die höhere und welche Gebiete die niedrigere Schallgeschwindigkeit aufweisen.

1.8 Ultraschallkontrastmittel

1.8.1 Grundlegendes zur Entwicklung

Die Echosignalintensitäten im Ultraschallbild und damit auch die Kontraste hängen vom akustischen Rückstreuverhalten der beschallten Region ab. Wie in 1.3.1 beschrieben, gibt es 2 physikalisch verschiedene Qualitäten von Echos aus der untersuchten Region. Zum einen werden die elastischen Ultraschallwellen an Grenzflächen reflektiert, die wesentlich größer sind als die Wellenlänge (ca. 0,3 – 1 mm), wie z. B. an Organgrenzen. Zum anderen entstehen Streuechos (Binnenechos) und Überlagerungsmuster (Textur) an anatomischen Strukturen, die kleiner sind als die Wellenlänge. Neben den Reflexlinien der Organgrenzen führen auch diese Unterschiede in der summarischen Echosignalintensität („Echogenität") einer Region sowie ihre Textur zur Abgrenzbarkeit von anatomischen Strukturen im Untersuchungsgebiet („Kontraste").

Folglich können grundsätzlich alle Medien, die eine vom Körpergewebe abweichende Echogenität und/oder Textur haben, als „Kontrastmittel" Verwendung finden. Echoarme Kontrastmittel können die Erkennung von echogenen Grenzflächen erleichtern. Zum Beispiel kann das Auffüllen des Cavum uteri mit physiologischer Kochsalzlösung die Beurteilung des Endometriums oder die Lokalisation von Myomen erleichtern (s. Kap. 9). Jedoch haben *„echoarme"* oder *„echoleere"* Kontrastmittel die grundsätzlichen Nachteile der fehlenden Eindeutigkeit (fehlende Echos aus anderen Gründen) und der fehlenden Darstellung von Bewegungs- bzw. Flußphänomenen wie z. B. Blutflüssen in Gefäßen. Deshalb versteht man unter „Echokontrastmittel" üblicherweise echosignalsteigernde Medien oder *echogene* Kontrastmittel. Nur mit echogenen Kontrastmitteln sind Strömungsphänomene im B-Bild direkt beobachtbar, können Dopplersignale verstärkt werden bzw. kann das Kontrastmittel als Indikatorlösung zur Funktionsbestimmung benutzt werden (z. B. Hysterosalpingokontrastsonographie, Darstellung kardialer Shuntflüsse, Herzleistung aus „Kontrastverdünnungskurve").

Die Entwicklung von reproduzierbaren echogenen Kontrastmitteln war keine leichte Aufgabe, was nicht zuletzt darauf zurückzuführen ist, daß ein Präparat entwickelt werden mußte, das physiologisch abbaubare akustische Streuer in Mikrometerdimensionen enthält.

In der Echokardiographie ist seit den Pionierarbeiten von Gramiak u. Shah 1968 und Meltzer et al. 1980 bekannt, daß kleine Gasbläschen („Mikrobläschen") sehr effektive Ultraschallstreuer sind. Sie sind die eigentlich echogen wirksame Komponente der in der Kardiologie als „Kontrastmittel" verwendeten agitierten Injektionslösungen. Alle zur Zeit bekannten industriellen Echokontrastmittelentwicklungen basieren letztlich auf Mikrobläschen (Ophir u. Parker 1989). Wegen ihrer speziellen akustischen Eigenschaften spielen Mikrobläschen für Ultraschallkontrastmittel eine ähnlich wichtige Rolle wie Jod für Röntgenkontrastmittel oder Gadolinium für MRT-Kontrastmittel.

Ein grundsätzliches Problem besteht ohne zusätzliche stabilisierende Hilfsmittel in der kurzen In-vivo-Lebensdauer solcher kleiner Mikrobläschen. Das ist eine Hauptursache für die fehlende Reproduzierbarkeit der selbsthergestellten, agitierten Injektionslösungen. Noch höhere Anforderungen an die Bläschenstabilität ergeben sich für die Passage durch die Lungenkapillargefäße. Bislang sind (soweit publiziert) nur 2 Präparate in klinischer Entwicklung, bei denen dieser Grad der Stabilisierung erreicht wurde und Echosignalverstärkung auch im linken Herzen und im arteriellen Gefäßbett nach einer intravenösen Injektion erreichbar sind (Albunex™, Fa. Molecular Biosystems, San Diego und SHU 508 A, Schering AG, Berlin).

1.8.2 Typen echogener Kontrastmittel

Zur Zeit bekannte echogene Kontrastmittel lassen sich in 3 physikalisch verschiedene Typen einteilen:

1. *Mikrobläschenhaltige Flüssigkeiten* („Mikroschaum"). Dazu gehören die von Untersuchern

selbsthergestellten (agitierten) Lösungen, einschließlich der „Sonication"-Methode.

2. *Gasgefüllte Mikrohohlkugeln* aus speziell vorbehandeltem Humanalbumin, die in einer wäßrigen Trägerlösung zur Verfügung stehen und vor Injektionen resuspendiert werden müssen, da sie in Ruhe aufsteigen und auf der Trägerlösung schwimmen.

   Dazu gehört neben publizierten Eigenproduktionen (Reisner et al. 1989) insbesondere die bereits genannte industrielle Entwicklung Albunex™ (Schlief u. Deichert 1991).

3. *Mikrobläschenhaltige Suspensionen aus speziell hergestellten Galaktosemikropartikeln*, die als trockenes Granulat zur Verfügung stehen und vor Anwendung in einer wäßrigen Trägerlösung durch Aufschütteln suspendiert werden.

   Dazu gehören die industriellen Entwicklungen SHU454 (Echovist®) und SHU508A.

Während die akustisch aktiven Mikrostrukturen der Kontrastmittel vom Typ I (Mikroschaum) und III (Mikropartikelsuspension) sich im Blutstrom nach Injektion auflösen, ist über den Abbau der Mikrohohlkugeln wenig publiziert. Sehr wahrscheinlich werden sie durch Phagozytose vom RES eliminiert.

1.8.3 Eigenschaften der echogenen Galaktosemikropartikelmedien SHU454 und SHU508A

Das grundlegende Prinzip von SHU454 (Echovist®) und SHU508A ist identisch. In einem speziellen Produktionsprozeß hergestelltes Galaktosemikropartikelgranulat wird kurz vor der Anwendung durch Aufschütteln entweder in Galaktoselösung (Echovist) oder sterilem Wasser (SHU508A) suspendiert. Abbildung 1.21 zeigt das Mikropartikelgranulat und die Suspendierungsflüssigkeit sowie die anwendungsfertige milchige Suspension. Nach Injektion der mikrobläschenhaltigen milchigweißen Suspension wird das Blut vorübergehend während der Boluspassage echogen, bis diese akustischen Mikrostrukturen sich im Blutstrom aufgelöst haben.

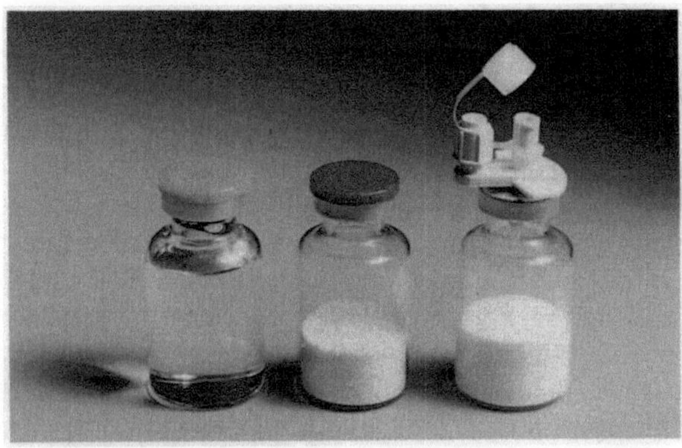

Abb. 1.21. Galaktosemikropartikelgranulat (*mittleres Fläschchen*) und Suspendierflüssigkeit (*linkes Fläschchen*) ergeben nach Aufschütteln (ca. 5 s) eine stark echogene, milchig-weiße Suspension (*rechtes Fläschchen*)

Eigenschaften von SHU454 (Echovist®)

SHU454 löst sich nach Verlassen des rechten Herzens infolge der Vermischung und Verdünnung mit Blutserum auf, bevor das linke Herz erreicht wird. Es ist deshalb für die kontrastechokardiographische Untersuchung des rechten Herzens mittels B-Mode, Sektorscan und Doppler sowie für die Untersuchung des venösen Gefäßsystems geeignet. Darüber hinaus wird es als echogene Indikatorlösung zur sonographischen Darstellung der Eileiterdurchgängigkeit angewendet (s. 9.2). Nach transzervikaler Applikation und Pertubation führen Temperaturerhöhung und die Verdünnung mit Körperwasser zur Auflösung der Mikrostrukturen und nachfolgender Resorption der Galaktose.

Eigenschaften von SHU508A

SHU508A besitzt gegenüber SHU454 eine größere intravaskuläre Stabilität, die durch eine kleine galenische Veränderung (physiologische Fettsäure als Additiv) erreicht werden konnte.

Damit wird ein Echogenitätsanstieg im Blut erreicht, der nach intravenöser Injektion die Lungenpassage überdauert und so das arterielle Gefäßbett erreicht. Der während der Boluspassage echogene Blutstrom führt bei entsprechender Dosierung zu einer echogenen Kontrastierung der rechten und linken Herzhöhlen im Sektorbild oder bereits in geringerer Dosis zu einem Anstieg der Dopplersignalintensität.

Physiologischer Abbauweg

Nach Auflösung der akustisch aktiven Mikrostrukturen wird die verbleibende Galaktose insulinunabhängig ihrem physiologischen Abbauweg vorwiegend in der Leber zugeführt. Galaktose ist ein nichttoxisches Monosaccharid und besitzt kein bekanntes allergenes Potential. Bei SHU508A führt auch der sehr geringe Anteil von physiologischer Fettsäure nach i.v.-Injektion zu keiner unphysiologischen Belastung bzw. meßbaren Erhöhung der Blutfette. Die geringe Gesamtluftmenge in den Mikrobläschen (etwa 100 µl) wird über die Atmung ausgeschieden.

Akustische Eigenschaften

Die akustischen Eigenschaften von Echokontrastmitteln sind wichtig im Zusammenhang mit potentiellen Bildartefakten, die bei signifikanten Abweichungen von physiologischen Werten der Schallgeschwindigkeit und der Dämpfung auftreten können. Gemessene Schallgeschwindigkeitswerte von SHU454 und SHU508A in diagnostischen Konzentrationen liegen im Bereich physiologischer Werte (1450±50 m/s). Somit ist keine relevante Änderung geometrischer Verhältnisse im Ultraschallbild auch bei Darstellung größerer kontrastmittelgefüllter Räume zu erwarten.

Die durch SHU454 und SHU508A verursachte Schallabschwächung ist abhängig von der Konzentration des Kontrastmittels und von der verwendeten Ultraschallfrequenz. Bei diagnostischen Konzentrationen von 200 mg/ml für die HKSG (s. 9.2) und 300 mg/ml für die Echokardiographie kann ein adäquater Echogenitätsanstieg erreicht werden, ohne relevante Abschattung tieferliegender Strukturen im Bild. Daß dies mit SHU454 und SHU508A erreichbar ist, zeigen die später folgenden Bildbeispiele aus klinischen Prüfungen.

Grundsätzlich zeigen hier ungekapselte Mikrobläschen ein günstigeres physikalisches Streuverhalten als rein partikuläre Medien. Sowohl mit SHU454 als auch mit SHU508A sind Abschattungsartefakte deshalb kein prinzipielles Problem, sondern durch Dosierung und Injektionsmodus steuerbar.

1.8.4 Ergebnisse klinischer Studien mit SHU454 und SHU508A

SHU454 (Echovist®)

Die diagnostische Wirksamkeit und Verträglichkeit von SHU454 konnte in einer Reihe von klinischen Studien belegt werden. Bisher wurden insgesamt mehr als 2500 Patienten im Rahmen klinischer Prüfungen untersucht. Die intravenöse Applikation dieses Kontrastmittels wurde gut vertragen, insbesondere wurden keine substanzbedingten schweren Nebenwirkungen beobachtet. Klinisch relevante Veränderungen der Herz-Kreislauf-Funktion und von Laborparametern traten nicht auf. Ausgeschlossen von der Untersuchung wurden dabei lediglich Patienten mit Galaktosämie und Patienten in akut kritischem Allgemeinzustand.

Umfangreiche Erfahrungen aus klinischen Prüfungen liegen in den Hauptindikationen Echokardiographie (>1850 Patienten), venöse Gefäße (>200 Patienten) und Hysterosalpingokontrastsonographie (>500 Patientinnen) vor.

Echokardiographie

Die Kontrastechokardiographie des rechten Herzens mit SHU454 eignet sich insbesondere zur Diagnostik von Shunts auf Vorhof- oder Ventrikelebene sowie zum Nachweis einer Klappeninsuffizienz. Darüber hinaus wird durch die echogene Kontrastierung der rechten Herzhöhlen die Endokardabgrenzung verbessert. Gerade die im Normalfall *nicht* zu erwartende Lungenpassage des echogenen Kontrasteffekts nach Echovist ist für die Diagnostik kleiner Shunts, insbesondere auch eines offenen Foramen ovale, von Vorteil.

Der Einsatz von SHU454 in der Farbdopplerechokardiographie steigert die Sensitivität der Blutflußdetektion und kann so insbesondere bei Patienten mit schlechten Dopplersignal-Rausch-Verhältnissen nicht sicher nachweisbare Shunts oder Klappeninsuffizienzen eindeutig darstellbar machen (Becher et al. 1988; Bibra et al. 1988). Abbildung 1.22 zeigt einen Shuntfluß von links nach rechts bei Vorhofseptumdefekt, der erst nach Signalverstärkung mittels Echovist darstellbar wurde.

Phlebokontrastsonographie

Die Kontrastierung des venösen Rückstroms in peripheren und zentralen Gefäßen erlaubt die Beobachtung der Hämodynamik im B-Mode oder eine Intensitätssteigerung dopplersonographischer

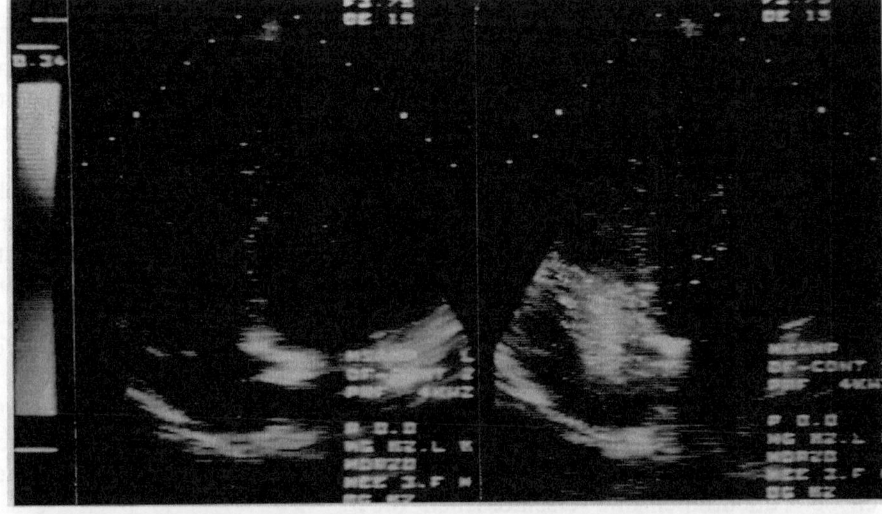

Abb. 1.22. Farbdopplerechokardiographische Darstellung eines Vorhofseptumdefektes vor (*linkes Bild*) und nach Injektion von SH U 454 (*rechtes Bild*). Erst die Signalverstärkung durch das echogene Kontrastmittel macht den Shuntfluß sichtbar

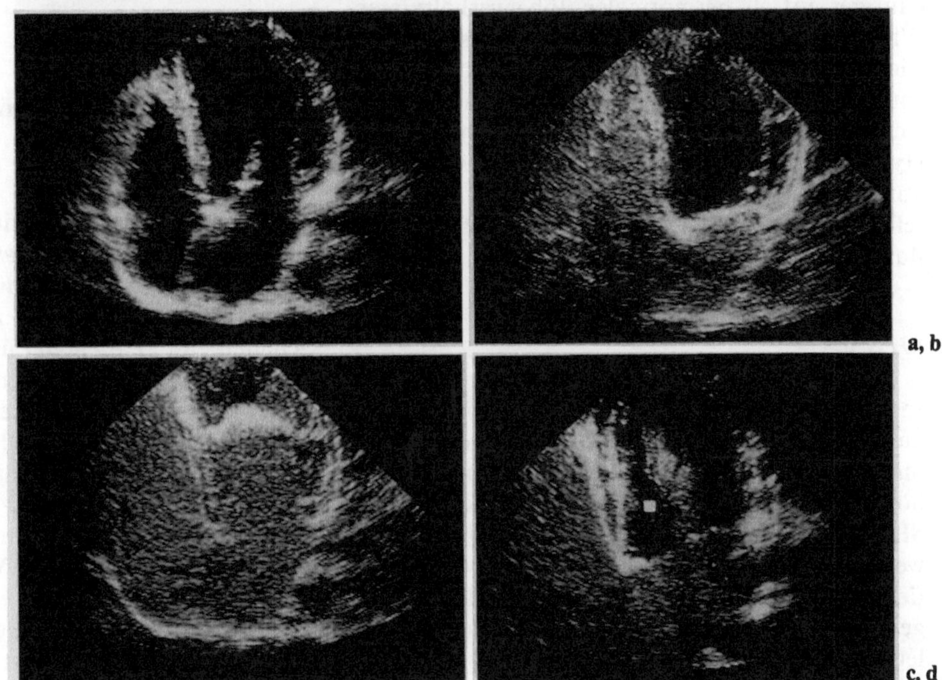

Abb. 1.23 a – d. Echokardiographischer apikaler Vierkammerblick vor (**a**) und nach (**b – d**) Injektion von SHU 508 A. **b** zeigt den echogen markierten Blutfluß in den rechten Herzhöhlen sowie den Einstrom in den linken Vorhof nach Lungenpassage. **c** Erster diastolischer Einstrom in den linken Ventrikel. **d** Korrespondierende endsystolische Phase mit konstrastiertem Residualblut

Flußsignale. Diagnostische Vorteile ergeben sich daraus für den Ausschluß von Thrombosen und Gefäßverschlüssen in nativ unsicheren Fällen, in der Verlaufskontrolle unter Lysetherapie, für den Nachweis venöser Insuffizienzen sowie für die funktionelle Beurteilung von Dialyseshunts und Vena-cava-Filtern (Vorwerk et al. 1990).

Hysterosalpingokontrastsonographie (HKSG)

Mit Einsatz des ersten echogenen Kontrastmittels SHU 454 (Echovist®), insbesondere in Kombination mit transvaginaler Untersuchungstechnik, war es möglich, eine sonographische Alternativmethode zur Röntgenhysterosalpingographie zu entwickeln (Deichert et al. 1989, Hüneke et al. 1989). Neben der Diagnostik von Uterusanomalien läßt sich durch transzervikale Applikation und Pertubation von Echovist sonographisch eine freie Tubenpassage nachweisen. Gegenüber konventionellen Verfahren wie HSG oder Chromolaparoskopie bestehen die Vorteile dieser Methode im Wegfall einer Strahlenbelastung, allergoider Kontrastmittelreaktionen oder operativer Risiken. Eine On-line-Beobachtung der Untersuchung und Ergebnisdemonstration zusammen mit der Patientin ist möglich.

Eine sehr detaillierte Beschreibung der Untersuchungstechnik sowie differentialdiagnostische Diskussion von Befunden findet sich in Kap. 9.

Multizentrische klinische Studien ergaben für die Erkennung durchgängiger Tuben in der Hysterosalpingokontrastsonographie (HKSG) im Vergleich zur konventionellen Diagnostik (Laparoskopie, Röntgen-HSG) eine Spezifität von 100% und eine Sensitivität von 88% (Schlief u. Deichert 1991).

Generell war die Verträglichkeit von Echovist in den klinischen Studien gut und ohne substanzspezifische Risiken. Wie von der Röntgen-HSG bekannt, können bei Patienten ohne Anästhesie vorübergehende Schmerzen auftreten. In unmittelbarem zeitlichen Zusammenhang traten Schmerzreaktionen bei Patientinnen mit verschlossenen Tuben häufiger auf als bei normalen Tubenverhältnissen. Wie bei jeder Pertubation sollte das unspezifische Risiko einer aszendierenden Genitalinfektion durch entsprechende Vordiagnostik und Untersuchungstechnik minimiert werden. Insgesamt bietet sich die Hysterosalpingokontrastsonographie als ein zukünftiges, wenig invasives und von Gynäkologen selbst durchzuführendes Screeningverfahren im Rahmen der Sterilitätsdiagnostik an.

SHU 508 A

In einer ersten kontrastechokardiographischen Studie an Probanden konnte eine reproduzierbare und intensive echogene Kontrastierung der linken Herzhöhlen nach periphervenöser Injektion von SHU 508 A gezeigt werden (Schlief et al. 1990). In weiteren klinischen Phase-II-Studien wurden Patienten mit unterschiedlichen kardiologischen Fragestellungen untersucht. Vorläufige Ergebnisse belegen die erwartete diagnostische Wirksamkeit sowie gute Verträglichkeit von SHU 508 A. Abbildung 1.23 zeigt eine Folge von apikalen Vierkammerblicken während der Kontrastmittelpassage in beiden Herzhöhlen. Die Abgrenzbarkeit der anatomischen Strukturen wird durch die echogene Markierung des Blutes dank der diskutierten günstigen akustischen Eigenschaften nicht verschlechtert.

Erste Erfahrungen liegen auch für die kontrastmittelverstärkte Farbdopplersonographie des linken Herzens vor (Becher et al. 1990). Bei schlechter Schallbarkeit bzw. ungenügender Detektion der Flußsignale ermöglicht die Anwendung von SHU 508 A eine deutliche Verbesserung der qualitativen Diagnostik, z. B. von Klappeninsuffizienzen.

Ergebnisse klinischer Pilotstudien haben gezeigt, daß der Echogenitätsanstieg im arteriellen Blut nach i.v.-Injektion von SHU 508 A die diagnostische Aussagekraft und das diagnostische Spektrum insbesondere von Gefäßdoppleruntersuchungen erweitern kann.

Themen zukünftiger klinischer Studien sind transkranielle Dopplersonographie, ein- und zweidimensionale Doppleruntersuchungen zentraler und peripherer Gefäße einschließlich der Hauptstämme der Koronararterien (per transösophagealer Ableitung) sowie farbdopplersonographische Tumorabgrenzung.

Ob Vorteile von SHU 508 A gegenüber Echovist im Rahmen der HKSG bestehen, wird durch vergleichende Studien zu untersuchen sein.

1.9 Zur Theorie der Schädigungsmöglichkeit durch Ultraschall

Trotz einer Vielzahl von durchgeführten Untersuchungen gibt es bislang *keine* Ergebnisse von Studien, die aufzeigen, daß die Anwendung von diagnostischem Ultraschall zu klinisch relevanten Schäden an Patienten und/oder Untersuchern führt. Als aktuelle bewertende Übersichtsartikel zu dieser Frage sind die Darstellungen von Rott (1990) und von Reece et al. (1990) zu nennen.

Es gibt jedoch Studienergebnisse, die belegen, daß bei Wahl ausreichend hoher Bestrahlungsleistung und -dauer sowie unter speziellen In-vitro-Bedingungen schädigende Wirkungen erzeugt werden können.

Im folgenden werden die 2 grundsätzlichen physikalischen Mechanismen potentieller Schädigungsmöglichkeiten zusammenfassend dargestellt:

1.9.1 Thermische Effekte

Wie in den Abschnitten über physikalische Grundlagen beschrieben, wird die vom Schallkopf auf den Körper übertragene Energie auf ihrem Weg kontinuierlich abgeschwächt und dabei zum ganz überwiegenden Teil in Wärmeenergie umgewandelt. Bei entsprechend hohen Einstrahlleistungen kann dann im bestrahlten Gebiet eine meßbare Temperaturerhöhung feststellbar sein. Mit Ausnahme von CW-(Continuous-wave-)Doppler-Registrierungen arbeiten allerdings diagnostische Geräte mit kurzen Ultraschallimpulsen, die jeweils von vielfach längeren Zeiten des „Hinhörens" für die Registrierung der Echos unterbrochen sind. Die für eine Aufheizung relevante Größe des zeitlichen Mittelwertes der eingestrahlten Intensität ist deshalb sehr klein und bleibt unter 20 mW/cm^2, was keine klinisch relevanten Temperaturerhöhungen von mehr als 1 °C erzeugt (Reece 1990). Außerdem wird erst bei Temperatursteigerungen von 2,5 °C und mehr von klinisch relevanten Schädigungsmöglichkeiten in Tierexperimenten berichtet (Reece 1990).

1.9.2 Kavitationseffekte

Mit dem Begriff „Kavitation" werden physikalische Phänomene bezeichnet, die unter speziellen In-vitro-Bedingungen bei sehr hohen Druckamplituden der Ultraschallwelle in der bestrahlten Flüssigkeit zur Bildung von Dampf- oder Gasblasen führen. Im weiteren Verlauf kann es dann durch die Wechselwirkung mit dem Ultraschallwellenfeld zur Größenzunahme der Blasen bis in sichtbare Dimensionen und/oder bei Resonanzschwingungen der Blasen zu schädigenden Effekten durch schnelle Bewegungen im Ultraschallfeld oder durch Blasenkollaps kommen (Williams et al. 1991). In Zusammenhang mit der Steinzertrümmerung durch Stoßwellen lassen sich z. B. regelmäßig im Fokusbereich der Stoßwelle Bläschenbildungen beobachten bzw. durch Ultraschall nachweisen. Bislang sind jedoch keine Ergebnisse von Studien bekannt, die ein Auftreten von Kavitationseffekten mit klinisch relevanter Zellzerstörung *in vivo* bei Verwendung von *diagnostischen* Ultraschallgeräten nachweisen konnten (Reece et al. 1990).

In Zusammenarbeit mit A. R. Williams konnten in In-vitro-Studien mit Humanblut nur bei unphysiologisch niedrigen Zellkonzentrationen unterhalb von 5% und bei Verwendung von therapeutischen Ultraschallenergien und kontinuierlicher Einstrahlung Zellschäden durch Hämolyse nachgewiesen werden. Bei höheren Zellkonzentrationen waren keine Kavitationswirkungen mehr zu beobachten; auch nicht nach Zugabe von mikrogasbläschenhaltiger Suspension (Echovist) (Williams et al. 1991).

In der Tat ist bei Verwendung von diagnostischen Energien und Pulsbetrieb die Wahrscheinlichkeit für das Auftreten von Kavitationswirkungen in vivo sehr gering. Ein generelles Problem der Risikobewertung von Ultraschalluntersuchungen ist jedoch die Tatsache, daß ein Ausschluß von schädigenden Wirkungen oder die Angabe von Grenzwerten nicht möglich ist. Praktische Richtlinien speziell für die Anwendung von Dopplergeräten werden im Artikel von Taylor u. Kremkau (1988) zitiert:

1. Da ein Risiko nicht auszuschließen ist, sollten derartige Untersuchungen nicht aus trivialen Anlässen erfolgen.
2. Der Anwender sollte sich der Expositionsbedingungen bewußt sein und sollte die niedrigste Intensität benutzen, bei der das gewünschte Ergebnis noch zu erhalten ist. Die Untersuchung sollte so zügig wie möglich vorgenommen werden.
3. In der Geburtshilfe sollte bei Beginn der Untersuchung die geringste Geräteleistung eingestellt sein.
4. Für geburtshilfliche Fragestellungen sollte lediglich solches Gerät angeschafft werden, das bei hinreichend niedrigen Intensitäten zufriedenstellend arbeitet.
5. Bei experimentellen Fragestellungen sollte das Einverständnis vom Ethikkomitee und vom Patienten eingeholt werden, wenn die Intensität über 94 mW/cm^2 liegt.

Expertengremien der Ultraschallgesellschaften („Watchdogs") führen zur aktuellen Bewertung des Untersuchungsrisikos regelmäßige Treffen durch und publizieren die zusammenfassenden Ergebnisse (World Federation of Ultrasound in Medicine and Biology, WFUMB; American Institute of Ultrasound in Medicine, AJUM; European Society of Ultrasound in Medicine and Biology, ESUMB).

Literatur

Becher H, Zähler K, Grube E, Schlief R, Lüderitz B (1988) Verbesserung der Farb-Doppler-Echokardiographie der rechten Herzhöhlen nach intravenöser Injektion von SHU454. Z Kardiol 77:227–232

Becher H, v. Bibra H, Glänzer K, Schlief R, Aupperle B, Vetter H (1990) Contrast enhanced colour doppler imaging of left heart chambers. Circulation [Suppl] 82/4: Abstract Nr. 375

Bibra H von, Hartmann F, Petrick M, Schlief R, Reuner U, Blömer H (1988) Kontrast-Farbdoppler-Echokardiographie. Verbesserte Rechtsherzdiagnostik nach intravenöser Injektion von Echovist. Z Kardiol 78:101–108

Deichert U, Kühn Chr, Daume E (1987) Wiederholungsartefakte am Beispiel einer Pseudodrillingsgravidität in der 28. Schwangerschaftswoche. Ultraschall Klin Prax 2:57–62

Deichert U, Schlief R, van de Sandt M, Juhnke I (1989) Transvaginal hysterosalpingo-contrast-sonography (Hy-Co-Sy) compared with conventional tubal diagnostics. Hum Reprod 4/4:418–424

Feinstein SB, Cheirif J, Ten Cate FJ et al. (1990) Safety and efficacy of a new transpulmonary ultrasound contrast agent: initial multicenter clinical results. J Am Coll Cardiol 16/2:316–324

Gramiak R, Shah PM (1968) Echocardiography of the aortic root. Invest Radiol 3:356

Hüneke B, Lindner C, Braendle W (1989) Untersuchung der Tubenpassage mit der vaginalen gepulsten Kontrastmittel-Doppler-Sonographie. Ultraschall Klin Prax 4:192–198

Meltzer RS, Tickner G, Sahines TP, Popp RL (1980) The source of ultrasound contrast effect. J Clin Ultrasound 8:121

Mottley J, Everbach EC, Schwarz KQ, Schlief R, Meltzer RS (1990) Decay of ultrasound integrated backscatter from a saccharide contrast agent is accelerated by increased pressure. Circulation [Suppl III] 82/4: Abstract 111

Ophir J, Parker KJ (1989) Contrast agents in diagnostic ultrasound. Ultrasound Med Biol 15/4:319–333

Reece EA, Assimakopoulos E, Zheng XZ, Hagay Z, Hobbins JC (1990) The safety of obstetric ultrasonography: concern for the fetus. Obstet Gynecol 76:139–146

Reisner AS, Shapiro JR, Amico AF, Meltzer RS (1989) Contrast agents for myocardial perfusion studies. In: Meerbaum S, Meltzer R (eds) Myocardial contrast two-dimensional echocardiography. Kluwer, Dordrecht, pp 45–56

Rott H-D (1990) Watchdog – Berichte 1989. Ultraschall Klin Prax 5:124–127

Schlief R (1988) Echovist®: Physikalisch-pharmakologische Eigenschaften, Ergebnisse klinischer Prüfungen und Anwendungspotential eines neuartigen Ultraschall-Kontrastmittels. In: Gockel HP (Hrsg) Jahrbuch der Radiologie, Regensberg & Biermann, Münster, S 163–170

Schlief R, Deichert U (1991) Hysterosalpingo-contrast-sonography: results of a clinical trial with a novel US contrast medium in 120 patients. Radiology 178:213–215

Schlief R, Staks T, Mahler M, Rufer M, Fritzsch T, Seifert W (1990) Successful opacification of the left heart chambers on echocardiographic examination after intravenous injection of a new saccharide based contrast agent. Echocardiography 7:61–64

Taylor KJW, Kremkau FW (1988) Diminishing exposure to Doppler ultrasound; the sonograph's role. J Diagn Med Sonograph 4:5–8

Vorwerk D, Gehl H-B, Schlief R, Nelles A, Günther RW (1990) Dynamische kontrastmittelgestützte Ultraschallkavographie bei Kavafilterpatienten. Ultraschall Med 11:146–149

Williams AR, Kubowicz G, Cramer E, Schlief R (1991) The effects of the microbubble suspension SHU454 (Echovist) on ultrasound-induced cell lysis in a rotating tube exposure system. Echocardiography 8:423–433

2 Die Ultraschalluntersuchung aus psychologischer Sicht

M. Boes

2.1 Einleitung

Dieser Beitrag befaßt sich mit dem Erleben und Verhalten von Patientinnen, bei denen eine gynäkologische Ultraschalldiagnostik durchgeführt wird.

Das Hauptaugenmerk wird dabei auf sog. „schwierige Patientinnen" gelegt, deren mißtrauisch-kontrollierendes Verhalten dem Arzt gegenüber eine vergleichsweise einfache und harmlose Untersuchung erschweren kann.

Dieses Problem soll unter dem Aspekt der Streßreaktivität dargestellt werden, wobei eine Bewertung der Belastungen durch die Ultraschalluntersuchung angestrebt ist.

Es sollen im weiteren auch Lösungs- und Handlungsmöglichkeiten für schwierige Untersuchungssituationen vorgestellt werden.

Per definitionem werden hier verschiedene Stressoren (allgemeine Belastungen) unterschieden:

a) Äußere Belastungen in Form der Untersuchung.
b) Innerpsychische Belastungen in Form von Abhängigkeits- und Ohnmachtsgefühlen, die Ängste und das Gefühl von Hilflosigkeit bis hin zu Depressivität bedingen können.

Der nun folgende Beitrag versucht die Fragen zu klären, inwieweit die Ultraschalldiagnostik eine psychische Belastung für Patientinnen darstellt und wie Mißempfindungen bei ihnen als eine Belastungs- oder Streßreaktion interpretiert werden können.

Dabei liegen die thematischen Schwerpunkte auf dem interindividuellen Erleben des Ultraschalls in der gynäkologischen Praxis bei der Betreuung von schwangeren Frauen sowie auf dem Erleben der Vaginosonographie in der Sterilitätssprechstunde.

Das Erleben von malignen Befunden, die durch den Ultraschall sichtbar gemacht werden, sowie entwicklungspsychologische Fragestellungen, die sich mit der Erfassung von späterem Verhalten noch ungeborener Kinder beschäftigen, werden hier nicht behandelt. Dazu sei auf die entsprechende Literatur hingewiesen (vgl. Anderson et al. 1989; deVries et al. 1985; VanVliet et al. 1985; Piontelli 1987).

2.2 Streß und Notfallreaktion

Jeder Mensch reagiert auf unerwartete äußere Belastungen. Taucht eine Belastung auf oder eine Situation, die vom Individuum als „gefahrvoll" bewertet wird, so werden sehr schnell alle verfügbaren Kräfte mobilisiert, um eine Verteidigung vorzubereiten. Schneller Herzschlag, schnellere Atmung und Umverteilung des Bluts in die Muskulatur sind dabei Aktivierungen, die vom Körper als eine Notfallreaktion bereitgestellt werden. Es werden somit Kampf und/oder Fluchtverhalten vorbereitet. Auf psychischer Ebene signalisieren Unbehagen, Unsicherheit, Ärger und/oder Angst die Handlungsbereitschaft zur Gegenwehr.

„Heutige Gefahren" sind andere als die, die unsere Vorfahren erlebt haben. Hetze, Zeitdruck, wiederkehrende soziale Konflikte ohne ausreichenden sozialen Rückhalt und hohe Verausgabungsbereitschaft bei mangelnder sozialer Anerkennung sind nur einige Probleme von Menschen in unserer jetzigen Gesellschaft. Interessant ist aber, daß diese Stressoren mit den oben beschriebenen Notfallreaktionen auftreten, wenn das Individuum nur wenige oder keine Möglichkeiten sieht, sich diesen Gefahren zu entziehen. Es kommt zu einem hohen physiologischen Anspannungsniveau, das in der Regel mit Gefühlen von Angst und Unsicherheit gepaart ist.

Liegt einmal ein hohes Anspannungsniveau vor, so wird jede zusätzliche Belastung vergleichsweise schlimmer empfunden, als sie objektiv tatsächlich ist.

Von diesem Punkt ausgehend stellt sich hier die Frage: Wie ist eine Untersuchung mit Ultraschall als äußerer Stressor zu beurteilen und welche psychischen Erlebensaspekte der Patientinnen spielen bei subjektiven Mißempfindungen während der Untersuchung eine Rolle?

2.3 Belastungen durch die Sonographie

Grundsätzlich ist die diagnostische Sonographie eine Methode, die nach bisherigen Untersuchungen keine schädigende Wirkung auf den Organismus hat. Das gilt sowohl für die körperliche als auch für die psychische Verfassung der Patientin (Reading et al. 1982; Reading u. Cox 1982; Villeneuve et al. 1988).

Für den Arzt ist die Ultraschalluntersuchung ein wichtiges Instrumentarium, das schnell und direkt Informationen bietet, ohne daß auf die Aufbereitung von Bildern (wie beim Röntgen) zu warten wäre oder lange Laborberichte gelesen werden müßten.

Die Ultraschalldiagnostik erbringt wertvolle Hinweise für die Planung von Operationen und Behandlungen, wie eine retrospektive Studie von Schrade et al. (1987) zeigt. Hier wurden bei 1168 Patientinnen die richtig gestellten präoperativen Diagnosen durch Tastuntersuchungen mit einer Kombination von Tastuntersuchung und Ultraschall verglichen. Es zeigte sich, daß die Kombination von Tastuntersuchung und Ultraschall mit 961 richtigen Diagnosen zusätzlich 12,4% korrekte klinische Diagnosen erbrachte.

Leider fehlen hier Angaben der Patientinnen, wie sie die Tastuntersuchung alleine im Vergleich zu der Kombination von Tastuntersuchung und Ultraschall empfunden haben.

Hier stellt sich die Frage, wie Patientinnen auf verschiedene diagnostische Methoden bezüglich der Belastungen, die auf sie zukommen, reagieren.

Um diese Frage für die Ultraschalldiagnostik zu beantworten, müßte eine Gegenüberstellung verschiedener Ultraschallmethoden im Hinblick auf das Erleben der Patientinnen durchgeführt werden. Für die gynäkologische Praxis bietet sich hier der Vergleich der abdominalen und der vaginalen Ultraschalltechnik an. In der Universitätsfrauenklinik in Marburg versuchte man durch eine Befragung von 112 Patientinnen der Sterilitätssprechstunde dieser Frage nachzugehen (Albring 1986). Eine Zusammenstellung der Ergebnisse ergab folgendes Resultat hinsichtlich der Abdominalsonographie:

1. Beim Abdominalschall wurden die Patientinnen gebeten, in kurzer Zeit möglichst viel Flüssigkeit zu sich zu nehmen, damit diese Untersuchung durchgeführt werden konnte. Zum Füllen der Blase mußte bei den Patientinnen eine Zeit von einer halben bis zu 4 Stunden mit Trinken angesetzt werden, während der die Patientinnen von einem halben bis zu eineinhalb Liter Flüssigkeit zu sich nahmen. Das Trinken wurde von 71% der Patientinnen als unangenehm empfunden.
2. Von Seiten des Arztes konnte dabei der richtige Zeitpunkt für den Untersuchungsbeginn nicht genau abgeschätzt werden.
3. Das Warten mit voller Blase störte 86% der Patientinnen. 53% der Frauen gaben an, daß die Untersuchung mit der vollen Blase *sehr* störend gewesen sei.
4. Schmerzen beim abdominalen Ultraschall wurden von 35% der Patientinnen angegeben.
5. Von Seiten des Arztes mußte bei adipösen Patientinnen mit Schwierigkeiten beim Abdominalschall gerechnet werden, weil die Auflösung des Bildmaterials für diagnostische Zwecke unzureichend war.
6. Häufig mußte auch ein Termin verschoben werden, weil die Patientinnen aufgrund einer Magen-Darm-Verstimmung nicht die erforderliche Flüssigkeitsmenge trinken konnten.

Gerade in der Sterilitätssprechstunde ging so häufig wertvolle Zeit verloren, die für die genaue Bestimmung des Eisprungs wichtig war. Diesen Schwierigkeiten konnte mit der Einführung der Vaginosonographie begegnet werden.

112 Frauen mit unerfülltem Kinderwunsch lernten in der Marburger Universitätsfrauenklink beide Verfahren kennen und wurden gebeten, die Methoden hinsichtlich ihrer Belastung zu vergleichen. Dabei zeigte sich, daß eindeutig die Vaginosonographie bevorzugt wurde. 94% der befragten Patientinnen gaben an, die vaginale Methode zu bevorzugen, während nur 2% der abdominalen Methode den Vorzug gaben. Eine objektive Reduzierung von Belastungen der Frauen im Vorfeld der abdominalen Untersuchung (wie beispielsweise das Trinken zum Füllen der Blase) wird also nicht von subjektiven Belastungen in Form von vermehrten Angst- und Schamgefühlen durch den vaginalen Ultraschall ersetzt (Albring 1986).

In dieser Untersuchung wurde aber leider versäumt, die Fragestellung dahingehend zu erweitern, wie sich psychische Belastung auf das Erleben des vaginalen Ultraschalls auswirken kann. Diese Frage ist deshalb wichtig, weil immer wieder in der Praxis beobachtet wird, daß vergleichsweise schonende Untersuchungen von Patientinnen als schmerzhaft und unangenehm erlebt werden, ohne daß ein Hinweis gefunden werden kann, daß Fehler bei der Untersuchung unterlaufen sind oder organische Faktoren bei der Patientin die Untersuchung erschwert haben. Es wird somit die Frage aufgeworfen, ob bei Schwierigkeiten in einer tolerablen Belastungssituation der subjektiv empfundene Streß dafür verantwortlich sein kann, daß vergleichsweise harmlose ärztliche Routineuntersuchungen für die Patientin zu schwer erträglichen Belastungen werden können.

2.4 Subjektive Belastung und das Erleben von ärztlichen Routineuntersuchungen

Neuere Forschungsergebnisse in der Psychologie weisen immer wieder darauf hin, daß in Abhängigkeit von einem allgemeinen hohen physiologischen Anspannungsniveau viele Angstreaktionen und damit auch Belastungsempfindungen verstärkt auftreten (vgl. Margraf u. Schneider 1989). Ein objektiv großes (berufliches oder familiäres) Arbeitspensum kann dabei die allgemeine Anspannung ebenso erhöhen wie ein subjektives Leistungsstreben, gepaart mit Unruhe und Rastlosigkeit.

Erste Anzeichen einer Erschöpfungsreaktion sind Belastungsüberempfindlichkeiten.

Werden diese Überlegungen auf medizinische Untersuchungen wie die Ultraschalldiagnostik übertragen, so bedeutet das, daß sog. schwierige Patientinnen schon im Vorfeld der Untersuchung hoch angespannt sein müssen. Welche Hinweise gibt es dafür?

Untersuchungen aus der Schwangerenvorsorge belegen, daß der erste Ultraschall, der das ungeborene Kind zeigt, für die angehenden Mütter angst- und unsicherheitsreduzierend wirkt (Langer et al. 1988). Die Ultraschalluntersuchung kann weiterhin dazu beitragen, daß sich die Einstellung zum Kind bei schwangeren Frauen und deren Partnern positiv verändert. Auch die Einstellung von Frauen ohne Partner profitierte vom Anblick der Ultraschallaufnahmen (Langer et al. 1988). Des weiteren wurde beobachtet, daß sich auch Schwangerschaftsbeschwerden, wie z. B. häufiges Erbrechen, aufgrund der Ultraschalldemonstration signifikant reduzierten (Michelacci et al. 1988).

Diese Erkenntnisse wurden auch an Frauen gewonnen, die eine komplikationslose Schwangerschaft erlebten. Tsoi u. Hunter (1987) zeigten in einer eigenen Untersuchung, daß diese Ergebnisse nicht auf Frauen übertragbar sind, die sich in spezifischen Konfliktlagen befinden. An 60 Frauen, die wußten, daß bei ihnen in der Schwangerschaft erhöhtes Alphafetoprotein vorlag, wiesen die Autorinnen nach, daß die Ultraschalluntersuchung vergleichsweise belastender erlebt wurde als von Frauen mit risikoloser Schwangerschaft. Die belasteten Frauen schätzten dabei die Beeinträchtigung durch die Sonographie schon im Vorfeld der Untersuchung signifikant höher ein.

Hier zeigt sich, daß die Angst vor einer eventuellen Schädigung des ungeborenen Kindes eine höhere Anspannung bei Patientinnen erzeugen kann, die wiederum mit dem Belastungserleben während einer diagnostischen Untersuchung in Verbindung steht.

Ob auch subjektive Belastungen beim Erleben der Vaginosonographie eine Rolle spielen, wurde bisher noch nicht explizit erforscht.

Exemplarisch sei aber eine Untersuchung von Shatford et al. (1989) herausgegriffen, die sich mit dem Belastungsempfinden von Frauen auseinandersetzt, die eine vaginalsonographisch geführte Follikelpunktion vornehmen ließen (vgl. hierzu auch Kap. 11 in diesem Buch).

Die Fragestellung dieser Studie war, inwieweit Schmerzempfindungen bei diesem Eingriff mit Belastungsreaktionen wie Angst und Depressivität in Verbindung stehen können. 164 Frauen, die in einem IVF-Programm (In-Vitro-Fertilisation) der Universität Vancouver über einen Zeitraum von 10 Monaten rekrutiert wurden, befragte man zu Schmerzempfindungen bei einer vaginalsonographisch geführten Follikelpunktion. Des weiteren legte man ihnen Fragebögen zur Erfassung von Angst, Depression und des Strebens nach persönlicher Sicherheit vor.

Die Intensität von Schmerzempfindungen wurde dabei von den Frauen auf einer zehnstufigen Skala angegeben, zwischen den Polen „keine Schmerzempfindung" bis hin zu „unerträglichem Schmerz".

Durch eine Adjektivliste sollten die Patientinnen zusätzlich die Qualität des Schmerzes beschreiben, wobei Eigenschaften wie „pulsierend, stechend, bohrend" etc. vorgegeben waren. Die erste Befragung erfolgte direkt nach der transvaginalen ultraschallgeführten Follikelpunktion und die zweite eine Stunde später. Die 164 Patientinnen unterschieden sich nicht hinsichtlich soziodemographischer Merkmale.

Bei dieser Befragung gaben 55% der Frauen geringe Schmerzintensität an. Dem standen 6% Patientinnen gegenüber, die intensiven Schmerz beschrieben.

Die Schmerzintensität unmittelbar nach dem medizinischen Eingriff korrelierte dabei signifikant mit Depression und Angst im Vorfeld des Eingriffs. Das bedeutet, daß diejenigen Frauen, die sich vor dem Eingriff als ängstlich und depressiv beschrieben, auch die meisten unangenehmen Empfindungen während der Follikelpunktion hatten.

Diese Ergebnisse sind daher als Hinweise zu werten, daß ein höheres Anspannungsniveau mit Mißempfindungen (hier höhere Schmerzintensität) bei einem ärztlichen Routineeingriff in Verbindung steht.

2.5 Sozialer Rückhalt und Belastungsreduktion

Bisher wurde völlig aus den Augen verloren, daß sich auch Beziehungen zwischen den an der Untersuchung beteiligten Personen (i. d. R. Arzt, Krankenschwester, Patientin) entwickeln und eine spezifische Kommunikation stattfindet, wie sie von Langer (1989) in Anlehnung an Watzlawick et al. (1985) analysiert wurde. Abschließend sei daher auf die Bedeutung der sozialen Beziehung während einer medizinischen Untersuchung hingewiesen.

Neuere Untersuchungsergebnisse unterstreichen immer wieder die Bedeutung der subjektiv wahrgenommenen guten sozialen Unterstützung durch das soziale Umfeld, das zur Reduktion von Streßempfindungen beiträgt (vgl. Siegrist 1986; Schulze et al. 1988).

Besondere Beachtung verdient dabei auch die Beziehung zwischen Arzt und Patientin, wobei es speziell um Anregungen geht, wie selbst psychisch belastete Patientinnen in die Vorzüge der angstreduzierenden Wirkung des Ultraschalls kommen können. Eine Untersuchung von Wittmann und Cox (1989) konnte zeigen, daß die Ultraschalluntersuchung nicht nur informativ, sondern auch gefühlsmäßig zufriedenstellend ist, wenn Einzelheiten am Bildschirm gründlich erklärt werden. Die Autoren haben dazu 2 Gruppen von Patientinnen untersucht, wobei an 133 erstgebärenden Frauen zwischen 18 und 33 Jahren in der ersten Vorsorgeuntersuchung einmal eine Gruppe sehr genau (High-Feedback) und eine weniger genau informiert wurde (Low-Feedback). Die High-Feedback-Gruppe erhielt dabei eine sehr ausführliche Erklärung am Bildschirm, während die Low-Feedback-Gruppe den Bildschirm nicht sehen konnte und nur kurz darüber informiert wurde, daß alles in Ordnung sei. Hierbei erwies sich, daß die Gruppe mit der hohen Rückmeldung positivere Verhaltensveränderungen zeigte, wie z. B. Reduzierung von Angstgefühlen. Auch die Untersuchung mit dem Ultraschall wurde als zufriedenstellender erlebt. Die Frauen gaben sich ferner selbstbewußter, informierter und fühlten sich bei der Betreuung des Kindes mehr beteiligt. Diese Ergebnisse konnten an einer Gruppe von Frauen mit Risikoschwangerschaft reproduziert werden. Auch hier zeigte sich unter der Bedingung „High-Feedback" eine signifikante Verringerung der Angstgefühle.

Bemerkenswerterweise ist auch eine positive Veränderung der Einstellung der Partner der Patientinnen zu erkennen, wenn sie bei der Sonographie unter der High-Feedback-Bedingung anwesend waren. Hier ist es denkbar, daß sich positive Gefühle des Partners auch sozial unterstützend bei den schwangeren Frauen auswirken können.

Für den Arzt ist es zusätzlich zu der angstreduzierenden Wirkung der Ultraschalldiagnostik bedeutsam, daß sich die aktive Mitarbeit und Unterstützung der Patientin bei der medizinischen Behandlung (Compliance) verbessern läßt, wenn per visueller und sprachlicher Rückmeldung am Bildschirm die Patientin ärztliche Ratschläge versteht und daher befolgt.

2.6 Zusammenfassende Bewertung

Der Ultraschall ist eine wenig belastende und informative diagnostische Methode gerade für die gynäkologische Praxis.

Auffällig ist, daß neben der umfassenden Literatur zu den technischen Neuentwicklungen die Fragen nach dem Erleben und Verhalten der Personen, die an der diagnostischen Untersuchung mit Ultraschall beteiligt sind, eine untergeordnete Rolle spielen. Die Geburtshilfe hat dabei noch eindeutig mehr Forschungsarbeit zu den Auswirkungen der immer weiter verbesserten Technik auf die Patientinnen vorzuweisen als die Gynäkologie.

Beide Gebiete der Frauenheilkunde haben aber immer wieder mit „schwierigen Patientinnen" zu tun. Treten gerade bei vergleichsweise wenig belastenden Untersuchungen Probleme auf, so scheint ein streßbedingtes Anspannungsniveau auf Seiten der Patientin schon im Vorfeld der Untersuchung eine sehr wichtige Rolle zu spielen. Solche Situationen müssen hinterfragt werden, wenn auch schwierige Patientinnen in den Genuß der Angst- und Unsicherheitsreduktion während einer diagnostischen Untersuchung mit Ultraschall kommen sollen. Lehrbücher der Gynäkologie (Pschyrembel 1991) betonen daher den Ratschlag an den Arzt, die Gesprächssituation mit Patientinnen genau zu analysieren. Das wiederum setzt aber voraus, daß dem Arzt seine eigenen emotionalen Reaktionen auf die Gesprächspartnerin bewußt werden. Aufkommender Ärger über die Patientin während einer Untersuchung oder eines Gesprächs sind beispielsweise ein Hinweis dafür, daß die Patientin aus unerfindlichen Gründen nicht zuhört. Eine Hinterfragung der Gesprächssituation kann hier Klarheit bringen, warum aneinander vorbeigeredet wurde.

Aber auch eigene Belastungsreaktionen, die aus Hetze und Zeitdruck im Klinik- oder Praxisalltag herrühren können, sind für den Arzt zu berücksichtigen, weil sie auch bei ihm eine hohe Anspannung bewirken können, so daß der Umgang mit schwierigen Patientinnen zusätzlich erschwert ist.

In der diagnostischen Situation mit Ultraschall findet der Arzt noch eine besondere Situation vor:

Er muß sofort in der Lage sein, die zeitlich direkt erfolgende Information durch den Ultraschall der Patientin weiter zu vermitteln. Langer (1989) beschreibt das Problem, das hier alle an der Sonographie beteiligten Personen betrifft, dergestalt, daß es für den Arzt kaum eine Möglichkeit gibt, sich die Erklärungen und Worte für das Informationsgespräch mit der Patientin zurechtzulegen, und ebensowenig kann sich die Patientin auf die Mitteilung einer unter Umständen folgenschweren Diagnose vorbereiten.

Die Position des Arztes ist in diesem Zusammenhang sehr schwierig, denn von ihm werden ein gutes Gespräch, Informationsvermittlung, Aufmunterung, Trost und Anregungen für das weitere Vorgehen und die Festlegung der weiteren Behandlung verlangt. Die eigene Betroffenheit bei der Information über eine u. U. schwere Erkrankung hat in diesem System keinen Platz, obwohl den Gefühlen der Patientin Verständnis und Unterstützung entgegengebracht werden soll. Daß aber auch hier die eigenen Gefühle als ärztlicher Gesprächsleiter eine wichtige Rolle spielen, wird von vielen Seiten immer wieder belegt. Gerade Fragen von Patientenseite, die für den Arzt emotional belastend sind, werden häufig nur unzureichend beantwortet (vgl. Siegrist 1988).

Zusammenfassend kann hier festgestellt werden, daß die technischen Verbesserungen der medizinischen Behandlung und Untersuchung wichtige und nützliche Aspekte sind, die aber die zusätzlichen Vorzüge einer qualitativ guten zwischenmenschlichen Beziehung nicht aufwiegen.

Um ein gutes und wichtiges Gespräch führen zu können, ist daher eine der wichtigsten Regeln zur Bewältigung der eigenen Betroffenheit, sich Raum und Zeit zu verschaffen, um sich seiner eigenen Gefühle bewußt zu werden. Diese Zeit kann auch dazu dienen, die Informationen für die Patientin individuell vorzubereiten.

Ganz praktisch-handlungsorientiert gesehen, kann nach dem Abdominalschall die Zeit, in der die Patientin die Toilette aufsucht, zur kurzen Vorbereitung des Gesprächs benutzt werden.

Beim Vaginalschall sollte es zur Faustregel werden, die Patientin erst nach dem Ankleiden zur Befundbesprechung zu bitten.

Literatur

Albring C (1986) Transabdominale und transvaginale Sonographie von Endometrium und Follikeln: Ein Vergleich zweier Methoden. Dissertation, Universität Marburg, Fachbereich Humanmedizin

Anderson BL, Anderson B, DeProsse C (1989) Controlled prospective longitudinal study of women with cancer: II. Psychological outcomes. J Consult Clin Psychol 57/6:692–697

Langer M (1989) Ultraschall als Kommunikationsmedium. Ultraschall 10:7–9

Langer M, Ringler M, Reinhold E (1988) Psychological effects of ultrasound examination: changes of body perception and child image in pregnancy. J Psychosom Obstet Gynecol 8/3:199–208

Margraf J, Schneider S (1989) Panik, Angstanfälle und ihre Behandlung. Springer, Berlin Heidelberg New York Tokyo

Michelacci L, Fava G, Grandi S, Biovicelli L (1988) Psychological reaction to ultrasound: examination during pregnancy. Psychother Psychosom 50/1:1–4

Piontelli A (1987) Infant observation from before birth. Int J Psychoanal 68/4:453–463

Pschyrembel W, Strauß G, Petri E (1991) Praktische Gynäkologie für Studium, Klinik und Praxis. De Gruyter, Berlin

Reading AE, Cox DN (1982) The effects of ultrasound examination on maternal anxiety levels. J Behav Med 5:237–247

Reading AE, Campbell S, Cox DN, Sledmere M (1982) Health beliefs and health care behavior in pregnancy. Psycholog Med 12:379–383

Schrade GK, Pfeiffer H, Schindler AE (1987) Über den Stellenwert der gynäkologischen Sonographie im Rahmen der präoperativen Diagnostik – Teil I: Retrospektive Bewertung klinischer und sonographischer Verdachtsdiagnosen bei 1168 Patientinnen. Geburtshilfe Frauenheilk 47:466–470

Schulze C, Florin I, Matschin E, Sougioultzi C, Schulze H-H (1988) Psychological distress after hysterectomy – a predictive study. Psychological Health 2:1–12

Shatford LA, Brown SE, Yuzpe AA, Nisker A, Casper RF (1989) Assessment of experienced pain associated with transvaginal ultrasonography-guided oocyte recovery in invitro fertilization patients. Am J Obstet Gynecol 160: 1002–1006

Siegrist K (1986) Sozialer Rückhalt und kardiovaskuläres Risiko. Minerva, Köln

Siegrist J (1988) Medizinische Soziologie. Urban & Schwarzenberg, München

Tsoi MM, Hunter M (1987) Ultrasound scanning in pregnancy: Consumer reactions. J Reprod Infant Psychol 6/1:43–48

VanVliet MA, Martin CB, Nijhuis JG, Prechtl HF (1985) Behavioral states in the fetuses of nulliparous women. Early Hum Dev 12/2:121–135

Villeneuve C, Laroche C, Lippman A, Marrache M (1988) Psychological aspects of ultrasound imaging during pregnancy. Can J Psychiatry 33/6:530–536

Vries de JI, Visser GH, Prechtl HF (1985) The emergence of fetal behavior: II. Quantitative aspects. Early Hum Dev 12/2:99–120

Watzlawick P, Beavin JH, Jackson DD (1985) Menschliche Kommunikation. Formen, Störungen, Paradoxien. Hans Huber, Bern

Wittmann BK, Cox DN (1989) Der psychologische Einfluß der Ultraschalluntersuchung auf Patienten, Angehörige und Untersucher. Ultraschall 10:2–6

3 Normale Sonoanatomie und -morphologie des weiblichen Genitale

V. DUDA, G. RODE

3.1 Untersuchungstechniken: Allgemeine Einführung zum praktischen Vorgehen

3.1.1 Historisch-technische Entwicklung

Ian Donald (Donald et al. 1958) begründet 1958 den Einsatz der Ultraschalldiagnostik in der Gynäkologie und Geburtshilfe. Zunächst benutzt er ein eindimensionales (A-Bild-)Verfahren, das sich jedoch für die gynäkologischen Fragestellungen als unzureichend erweist. Den schließlich verwendeten B-Mode appliziert Donald mit Hilfe eines gemeinsam mit Mac Vicar und Brown 1958 entwickelten Kontaktscans. Der Schallkopf wird hierbei mit einem Kontaktgel luftdicht an die Haut der Patientin angekoppelt. – Zu diesem Zeitpunkt wertet Donald seine sonographischen Darstellungen eher kritisch und warnt vor einer Beeinflussung der Diagnosestellung durch sonographische Ergebnisse. Dennoch führt er seine Untersuchungen fort und veröffentlicht 1961 gemeinsam mit Brown (Donald u. Brown 1961) Ultraschallbilder eines Pseudomuzinkystoms und anderer Ovarialtumoren im B-Mode. 1963 berichtet Donald über eine wichtige Neuerung in der Untersuchungstechnik, nämlich der Verwendung der *gefüllten Harnblase als akustisches Fenster* zur besseren Darstellung der Organe des kleinen Beckens. Durch die gefüllte Harnblase werden störende Darmschlingen aus dem kleinen Becken verdrängt, und gleichzeitig wird eine „interne Wasservorlaufstrecke" geschaffen. So ist es möglich, die interessierenden Organe im optimalen Fokusbereich des Schallkopfes abzubilden. Diese Technik läßt sich auch zur exakteren Darstellung von Frühschwangerschaften nutzen (Donald 1967/68).

Eine Beobachtung der physiologischen Vorgänge im Ovar durch sonographische Verfolgung des Follikelwachstums gelingt Hackelöer u. Robinson 1977 (Hackelöer u. Robinson 1978). Im gleichen Jahr empfehlen Hackelöer et al. (1977) die sonographische Kontrolle bei gonadotropinstimulierten Ovarien. Im Zuge dieser Untersuchungen definieren Hackelöer u. Nitschke-Dabelstein (1980) die Ovarialgefäße als Referenzstrukturen zur sicheren Identifizierung der Ovarien. Zuvor dienten die Iliakalgefäße als Referenzstrukturen. Sie stehen jedoch nicht in einem festen anatomischen Verhältnis zu den Ovarien, weshalb sie eine sichere Identifizierung der Eierstöcke nicht ermöglichen.

Eine von der transabdominalen Sonographie relativ unabhängige Entwicklung nimmt die *endokavitäre Sonographie.* Bereits 1957 entwickeln Wild und Reid einen transrektalen Schallkopf mit einer Frequenz von 10 – 15 MHz. Die im Sonogramm erscheinenden Ringstrukturen interpretieren die Untersucher als Darmschleimhaut und Muskularis. 1965 greift auch Micsky die Idee der endokavitären Sonographie auf und stellt einen transurethralen Schallkopf vor. Gleichzeitig erwähnt er die Möglichkeit, diesen stabförmigen Schallkopf in Vagina, Zervix und Corpus uteri einzuführen. Durch die geringe Entfernung zu den zu untersuchenden Organen kann er höhere Frequenzen verwenden und erreicht so eine bessere Auflösung. Ebenso wie Micsky verwendet Kratochwil (1969) einen Kristall, der die Ultraschallwellen senkrecht zur Stabachse abstrahlt. Die Schallköpfe können um 360° rotiert und in Längsrichtung verschoben werden, um möglichst alle Regionen des kleinen Beckens zu erfassen. 1969 veröffentlicht Kratochwil die ersten Bilder mit seinem transvaginalen Prüfkopf. Die Idee eines transvaginalen Ultraschalls diskutiert Kratochwil jedoch schon 1966 und stellt 1968 bereits 2 unterschiedliche Prüfkopfmodelle vor. 1983 greifen Morimoto et al. den Gedanken einer endokavitären Sonographie erneut auf und verfolgen von der Scheide aus das Follikelwachstum. Die besseren Ergebnisse der transvaginalen Methode führen sie auf die geringere Distanz zwischen Follikel und Schallkopf zurück. Schwimmer u. Lebovic versuchen 1984, auf dem transvaginalen Weg den optimalen Zeitpunkt für eine In-vitro-Fertilisation herauszufinden. Sie verwenden hierfür einen 5-MHz-Schallkopf. Das bei diesem Kontaktscan benötigte Ultraschallgel wird in ein Kondom appliziert, das über den Schallkopf gestreift wird. Der Schallkopf wird dann ca. 6 – 8 cm in die Vagina eingeführt. Schwimmer sieht die Zukunft dieses Verfahrens nicht nur in der Follikelmessung, sondern auch in der Abgrenzung von Uterus- und Adnexprozessen.

Die folgenden Jahre haben diese Zukunftsprognose in überraschend schneller Weise zur Realität gemacht. In vielen Einsatzbereichen ist die Vaginalsonographie zur Alternativmethode für die konventionelle abdominelle Sonographie geworden.

3.1.2 Gynäkologische Abdominalsonographie

Die wichtigste Voraussetzung für die transabdominale Sonographie bei gynäkologischen Fragestellungen ist die gefüllte Harnblase der Patientin. Dies kann mit erheblichen Schwierigkeiten verbunden sein, da z. B. inkontinente Patientinnen nicht in der Lage sind, die Blase optimal zu füllen, oder Patientinnen in einem reduzierten Allgemeinzustand eine entsprechende Trinkmenge nicht bewältigen können. Abhilfe bietet die Zufuhr der benötigten Flüssigkeitsmenge entweder per infusionem oder direkt in die Blase mittels Katheter. Letzteres beinhaltet stets das Risiko einer aufsteigenden Harnwegsinfektion; zudem kann es sich bei inkontinenten Patientinnen als sehr schwierig erweisen, ein Abfließen des Urins neben dem Katheter zu verhindern. Da diese Schwierigkeiten in der Methodik der transabdominalen Sonographie begründet liegen, muß bei einem Teil der Patientinnen eine Untersuchung mit suboptimaler Blasenfüllung toleriert werden.

Die Untersuchung beginnt mit einem sagittalen Längsschnitt bei einer Schallkopfposition knapp oberhalb des Mons pubis. Diese Schallebene wird dann nach rechts- und linkslateral verschoben, um neben dem zunächst dargestellten Uterus auch die Adnexe beurteilen zu können. Danach erfolgt eine Drehung der Schallebene um 90° in die Querschnittrichtung, wobei nochmals Uterus und Ovarien nacheinander aufgesucht werden. Die Fensterwirkung der gefüllten Harnblase sollte dabei optimal ausgenutzt werden, so daß z. B. das rechte Ovar eher von linkslateral angeschallt wird und umgekehrt.

3.1.3 Vaginalsonographie

Für die sonographische Untersuchung mit dem Vaginalschallkopf bedarf es keiner vorbereitenden Maßnahmen an der Patientin, die Blasenfüllung entfällt. Die Untersuchung kann gleich im Anschluß an die Inspektion und Palpation auf dem gynäkologischen Untersuchungsstuhl durchgeführt werden oder in Rückenlage auf einer flachgestellten Liege, wobei die Patientin beide Beine anstellt und die Knie leicht nach außen fallen läßt. Nach einer weltweiten Umfrage benutzen dabei von den Untersuchern, die auf die Umfrage geantwortet haben – entspr. 33% der Befragten – 55% den gynäkologischen Stuhl und 45% die Untersuchungsliege (Bernaschek et al. 1990). Die Praktikabilität für den Untersucher sollte hier bei der Vaginalsonographie auf dem gynäkologischen Untersuchungsstuhl nicht überbewertet werden. Die psychische Belastung der Patientin, die dabei mit mehreren unbehaglichen Situationen gleichzeitig konfrontiert wird, sollte stets auf ein Minimum reduziert werden, zumal beide Verfahrensweisen qualitätsmäßig dieselben Ergebnisse liefern.

Auf die Spitze des Vaginalscanners wird eine kleine Menge Ultraschallgel aufgetragen, als Hygieneschutz überzieht man den Schallkopf mit einem Einmalkondom, das nach jeder Untersuchung erneuert wird. Damit ist die Untersuchung auch bei vaginalen Blutungen und Entzündungen möglich, eine Beeinträchtigung des Scheidenmilieus erfolgt nicht. Als Einführhilfe wird der mit einem Kondom überzogene Schallkopf mit etwas lauwarmem Wasser oder Gel befeuchtet. Das Einführen erfolgt mit der einen Hand, während die andere behandschuhte Hand die kleinen Labien spreizt. Die Applikation erfolgt langsam und vorsichtig über den Damm, was in den meisten Fällen zur Akzeptanz und zur Entspannung der Beckenmuskulatur führt. Der Schallkopf wird zunächst ca. 4 cm gerade in die Vagina eingeführt. Standardmäßig wird die Untersuchung in der a.-p.-Ebene mit einem Längsschnitt des Uterus begonnen. Läßt sich bei dieser Einstellung der Uterus nicht deutlich abgrenzen, kann man das Gesäß der Patientin mit einem Kissen hochlagern oder die Patientin auffordern, ihre Fäuste unter das Gesäß zu schieben (Abb. 3.1). Erscheint der Uterus nach dem Einführen nicht gleich im Blickfeld, dann handelt es sich oft um eine Retroflexio uteri. Durch Kippen des Schallkopfs nach dorsal kommt allerdings auch ein retroflektierter Uterus ins Bild. Er läßt sich häufig bei normalem Ankopplungsdruck aber nur schlecht darstellen. Erhöht man mit dem Vaginalschallkopf den Ankopplungsdruck etwas, dann zeichnen sich die Organgrenzen in der Regel deutlicher ab (Abb. 3.2).

Zur Orientierung kann eine geringe Blasenfüllung hilfreich sein. Dabei dürfen Ausläufer der Blase oder Harnblasendivertikel nicht mit Zysten verwechselt werden (Abb. 3.3). Durch Kippen des Schallkopfs in die Frontalebene erhält man einen Uterusquerschnitt, anhand dessen auch die Auffindung der Ovarien durch seitliches Abkippen möglich ist. Als Referenzstrukturen bieten sich dafür in

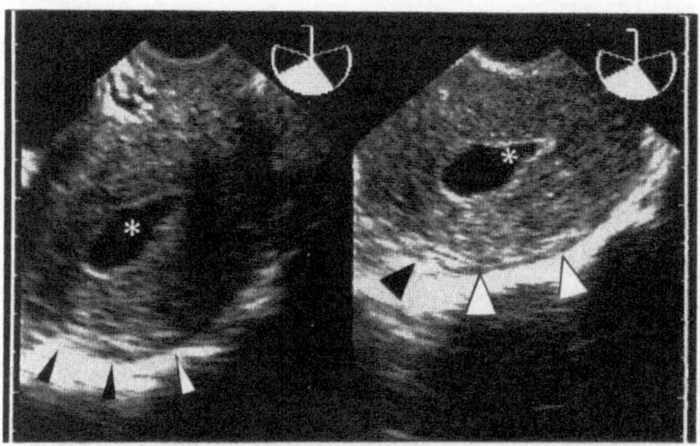

Abb. 3.1. Uteruslängsschnitt. Z.n. Abrasio mit zystisch aufgeweitetem Cavum uteri (*). *Links* Uterus (▬►) im Corpusbereich nur flau abgrenzbar; *rechts* gleiche Situation nach Hochlagerung des Gesäßes, nun scharfe Abgrenzbarkeit (►)

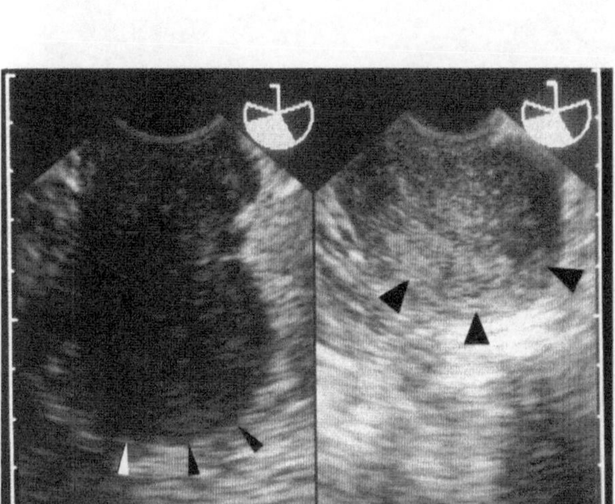

Abb. 3.2. Uteruslängsschnitt. *Links* Uterus (▬►) retrovertiert/retroflektiert; *rechts* gleiche Situation mit erhöhtem Ankopplungsdruck (►)

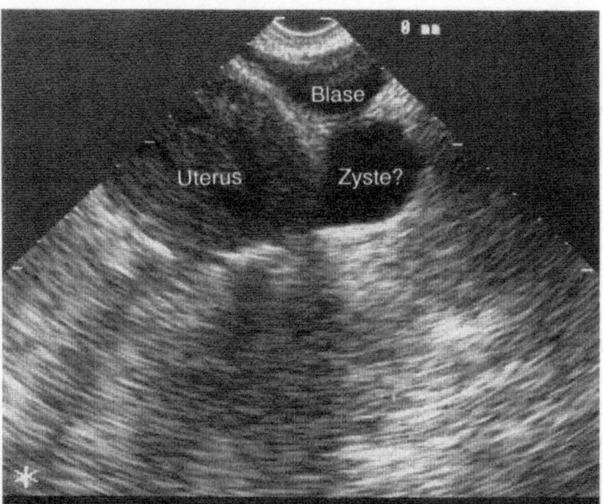

a

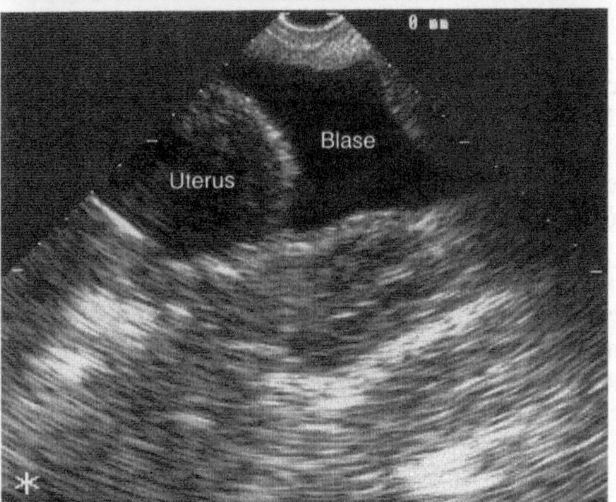

b

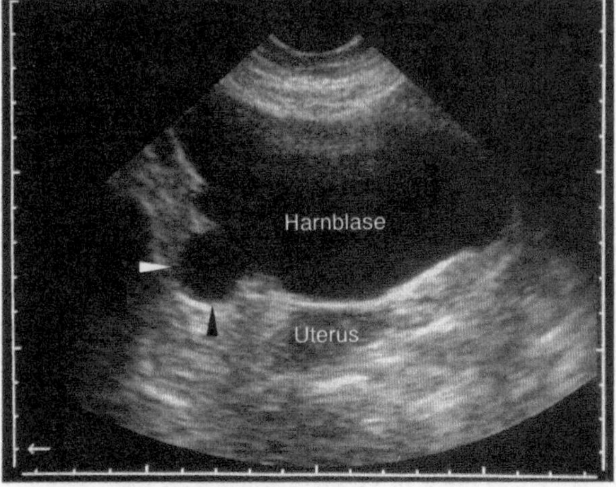

c

Abb. 3.3. a Fragliche zystische Struktur lateral des Uterus. **b** Die zystische Struktur läßt sich als Ausläufer der Blase identifizieren. **c** Echtes Harnblasendivertikel, von abdominal geschallt (▬►)

analoger Weise zum Vorgehen beim Abdominalschall die A. und V. ovarica sowie die A. und V. iliaca an. Praktischerweise verfolgt man dazu die Adnexabgänge vom Uterus nach lateral unter entsprechender Abwinkelung des Schallkopfs nach dorsal oder ventral je nach Verlauf der Adnexe.

Zur Differenzierung sonographischer Auffälligkeiten ist häufig eine direkte Korrelation zum Palpationsbefund unerläßlich. Mitunter läßt sich aber ein solches Problem bereits dadurch lösen, daß man die Vorteile der Real-time-Sonographie in Kombination mit passiven Bewegungsphänomenen nutzt.

Vaginale Kompression

Ein wichtiges Kriterium für die Beurteilung eines pathologischen Prozesses ist seine Abgrenzung zum umgebenden Gewebe. Eine klare Aussage hierüber zu treffen ist wesentlich für den Versuch einer Dignitätseinschätzung und damit für die präoperative Diagnostik. Es zeigt sich, daß durch die Kompression zystischer Befunde mit dem Vaginaltransducer ein höherer Ankopplungsdruck erreicht werden kann und so die Begrenzung eines Prozesses deutlicher sichtbar wird. Zysten, die zunächst durch Streuechos leichte Unebenheiten in der Berandung erkennen lassen, zeigen sich durch den verstärkten Druck als deutlich glatt berandet (Abb. 3.4).

Anders stellt sich die Situation bei malignen Prozessen dar, die als zystische Gebilde imponieren. Es finden sich hier häufig Unregelmäßigkeiten in der Berandung, die sich bei Kompression nicht aufheben lassen. Zum Teil führt die Kompression sogar zur Verdichtung dieser echogebenden Strukturen und verstärkt den Eindruck von soliden randständigen Anteilen (Abb. 3.5).

Bei zystischen Prozessen läßt sich durch die vaginale Kompression z. T. auch eine Verformung hervorrufen (Abb. 3.6). Gerade bei der Unterscheidung zwischen soliden Tumoren und nur solid erscheinenden (wie z. B. eingebluteten Zysten) kann auch eine solche Beobachtung wegweisend für die Diagnose sein.

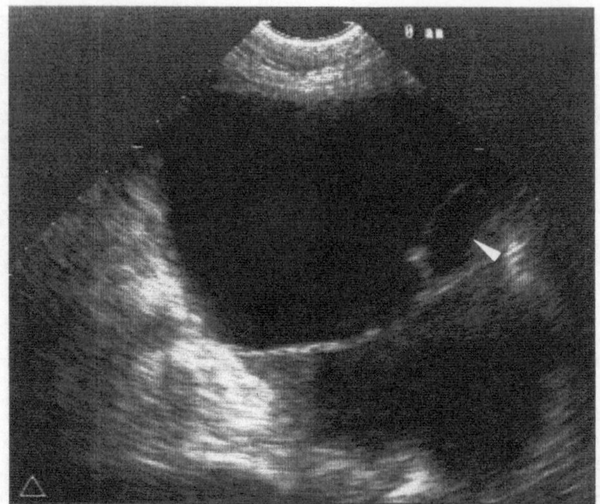
a

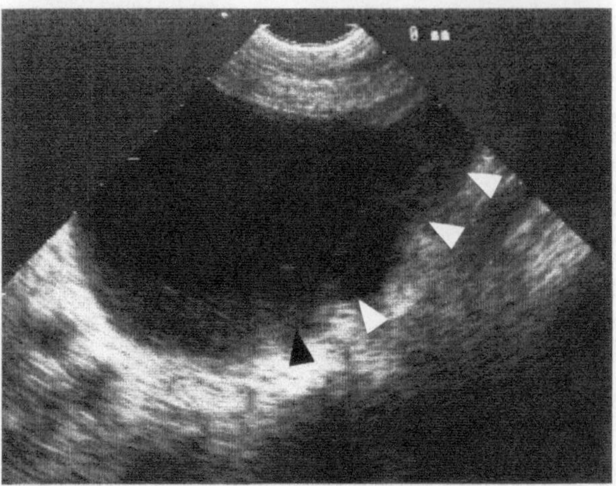
b

Abb. 3.5 a, b. Papilläres Ovarialkarzinom. **a** Zyste ohne Kompression, unregelmäßig berandete Struktur mit deutlichen Randechos (►). **b** Zyste mit Kompression, Verdichtung der randständigen Strukturen (►)

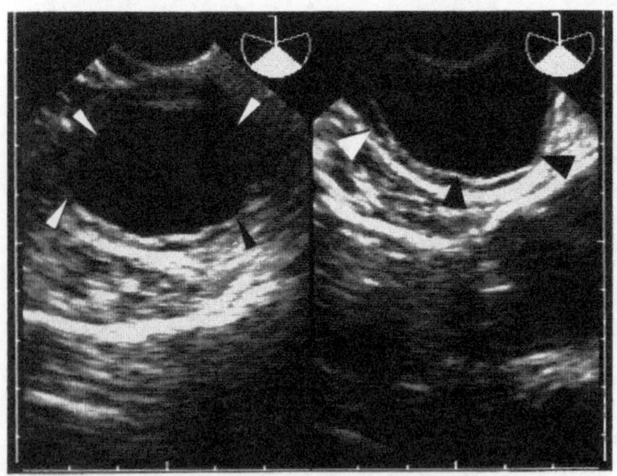

Abb. 3.4. Zystendarstellung. *Links* Zyste ohne Kompression (flaue, z. T. unscharfe Berandung ►); *rechts* Zyste mit Kompression (deutlich glatte Berandung ►)

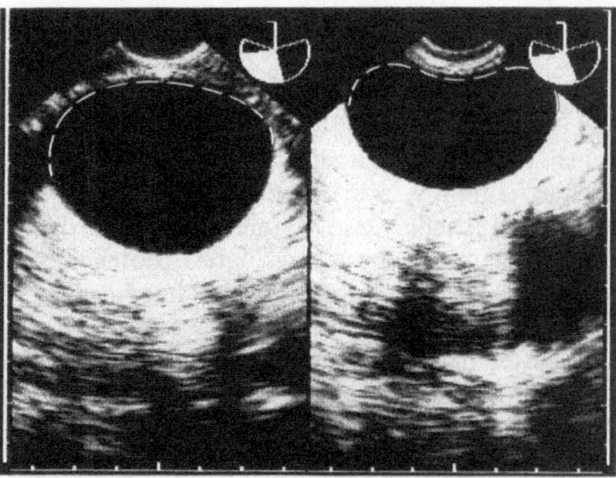

Abb. 3.6. Follikelzyste. *Links* ohne Kompression, *rechts* mit Kompression, deutliche Verformung der Zyste

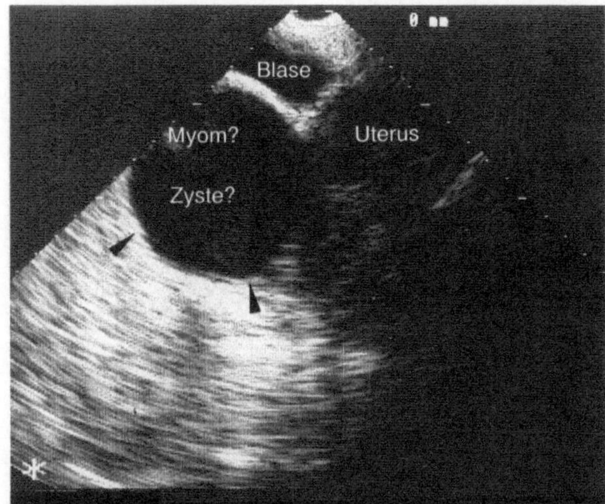

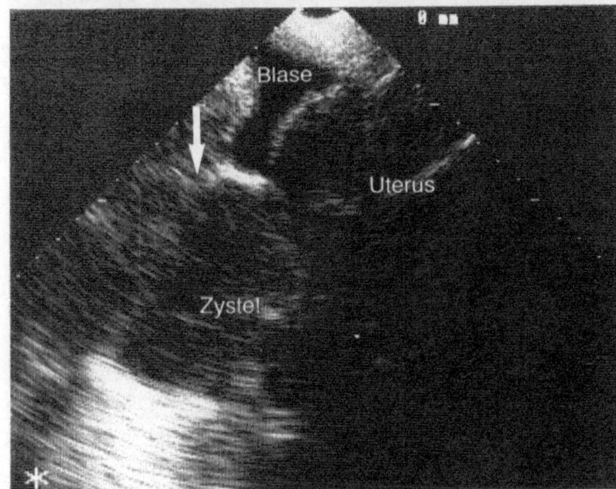

Abb. 3.7. a Zystische Struktur, am Uterusfundus gelegen (►). **b** Abschieben der Zyste vom Uterus durch abdominale Palpation (→)

3.1.4 Vorzüge und Nachteile der einzelnen Techniken

Aus den Schilderungen der verschiedenen Untersuchungstechniken lassen sich methodenspezifische Vor- und Nachteile ableiten, wie sie in Tabelle 3.1 aufgeführt sind.

Bei der sonographischen Darstellung der Ovarien und der damit verbundenen Bilddokumentation besteht eine Übereinkunft darin, daß das linke Ovar am rechten Bildrand, das rechte Ovar hingegen am linken Bildrand erscheinen soll (Abb. 3.8). Bei der abdominalsonographischen Längsschnittdarstellung des Uterus ist es allgemein üblich, daß der rechte Bildrand die kaudale und der linke die kraniale Richtung wiedergibt (Abb. 3.9). Der Schalleinfallswinkel wird abdominalsonographisch am oberen Bildrand abgebildet. Um eine „augenblickliche" Unterscheidung vaginalsonographischer von abdominalsonographischen Bildern möglich zu machen, wird von einem Teil der Untersucher der Schalleinfallswinkel bei den Vaginalsonogrammen am unteren Bildrand wiedergegeben. Die meisten der modernen Ultraschallgeräte mit Vaginaltransducer erlauben eine solche Bildumkehr.

Da beim Wechsel der Untersuchungsrichtungen von abdominal zu vaginal eine Änderung von 90° vollzogen wird, der Schalleinfallswinkel vom oberen zum unteren Bildrand aber eine Änderung von 180° vollzieht, können hier Verständnisprobleme auftauchen. Besonders deutlich wird diese Problematik, wenn es um die Abbildung von Flüssigkeits-

Abdominale Palpation

Für die präoperative Diagnostik, Organzuordnung und Dignitätsbeurteilung eines pathologischen Prozesses ist es wichtig, seine Beziehung zur Umgebung festzustellen. Die Vaginalsonographie ermöglicht dies durch die abdominale Stoßpalpation bei gleichzeitig durchgeführtem Ultraschall. Gibt die Struktur dem Druck nach und weicht aus, so handelt es sich um einen eigenständigen Prozeß, der nicht mit der Umgebung verbacken ist (Abb. 3.7). Ein gegenteiliges Verhalten ist bei organzugehörigen oder adhärenten Prozessen zu beobachten, die sich nicht gegen das umliegende Gewebe verschieben lassen.

Tabelle 3.1. Vergleich von Abdominal- und Vaginalsonographie

Abdominal			Vaginal
Blasenfüllung	–	+	keine Blasenfüllung notwendig (geringe Füllung oft hilfreich)
Beurteilbarkeit der			
– Blasenwand	+	–	
– Vagina	+	(+)	Nur von perineal
Untersuchung unter Zeit- bzw. Blasendruck	–	+	Untersuchung ohne Zeitdruck
Nichtinvasiv	+	–	Semiinvasiv (Scham, Infektionsangst)
Oft schwierige Beurteilbarkeit durch suboptimale Blasenfüllung	–	+	Bessere Auflösung und Detailerkennbarkeit

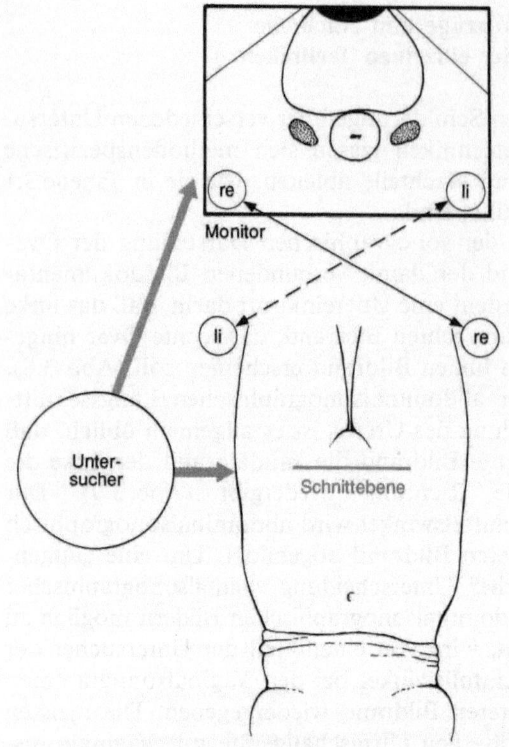

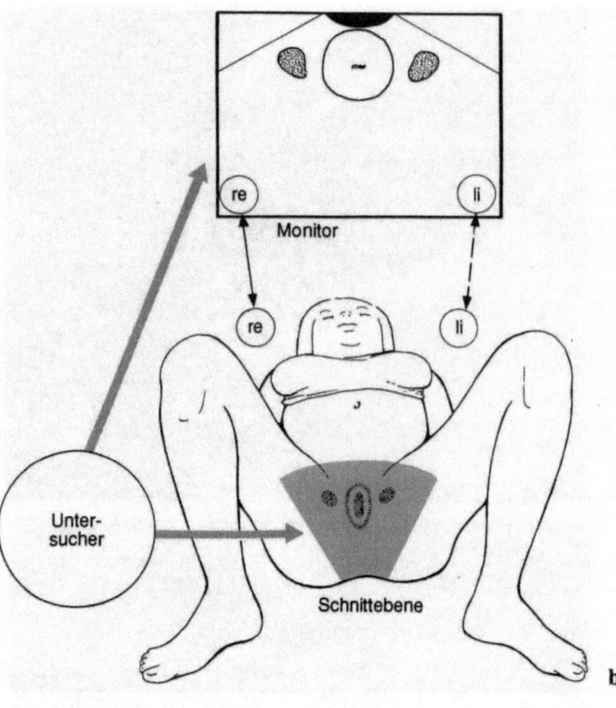

Abb. 3.8 a, b. Erzeugung eines Unterbauchschnittbilds zur Darstellung der Adnexe. **a** Abdominaler Querschnitt, **b** vaginaler Frontalschnitt. *Unterschiede:* Wechselt die Lage der Patientin zwischen abdominaler und vaginaler Sonographie um 180°, dann wechselt auch die untersuchernahe Körperseite der Patientin. *Übereinstimmungen:* Orientierung am Monitorbild (rechtes Ovar am linken Bildrand, linkes Ovar am rechten Bildrand)

spiegeln in Adnextumoren (Abb. 3.10), aber auch im Uterus geht (Abb. 3.11). Beim Uterus wird die Sachlage noch dadurch kompliziert, daß der Wegfall der Blasenfüllung bei der Vaginalsonographie im Vergleich zu Abdominalsonogrammen mit gefüllter Harnblase eine Ausrichtungsänderung des Uterus um etwa 90° erzeugt!

Durch die gegebenen Umschaltmöglichkeiten ist es natürlich möglich, den Uterus stets in derselben Ausrichtung im Bild trotz unterschiedlicher Untersuchungsrichtungen zu zeigen. Diese Möglichkeit ist gar nicht so abwegig, da die Schallwellen sowohl bei abdominaler Schallrichtung mit gefüllter Harnblase als auch bei vaginaler Richtung ohne Harnblasenfüllung immer zuerst auf die Uterusvorderwand bei antevertiert/anteflektiert liegendem Uterus treffen (Abb. 3.12).

Nach einer weltweiten Umfrage bilden 59% derer, die die Umfrage beantwortet haben, bei Vaginalsonogrammen den Schalleinfall von unten, 41% von oben ab (Bernaschek u. Deutinger 1990) (Abb. 3.13).

Die Vaginalsonographie bietet derzeit bis auf wenige der Abdominalsonographie vorbehaltene Einsatzbereiche so viele Vorteile, daß sie als primäres Untersuchungsverfahren bei gynäkologischen und z. T. auch bei geburtshilflichen Fragestellungen propagiert werden sollte (Abb. 3.14).

Abb. 3.9 a, b. Erzeugung eines Uteruslängsschnittbilds bei antevertiert/anteflektiert liegendem Uterus. **a** adominalsonographischer Längsschnitt, **b** Vaginalsonographischer a.–p.-Schnitt. *Unterschiede:* Patientin um 180° in der Längsebene gedreht (fakultativ); Blickrichtung in der Längsebene um 90° verändert; Veränderung des Winkels zwischen Vagina und Uterus um mindestens 90° durch den unterschiedlichen Füllungszustand der Harnblase. *Übereinstimmungen:* Uterus steht waagrecht zu den einfallenden Schallwellen ►

Monitor
Transducer
Transducer
Schnittebene
Bildebene
Untersucher

3.9 a

Monitor
Monitor
(fakultativ)
anterior
Transducer
Bild-
ebene
posterior
Schnittebene
Transducer
Untersucher

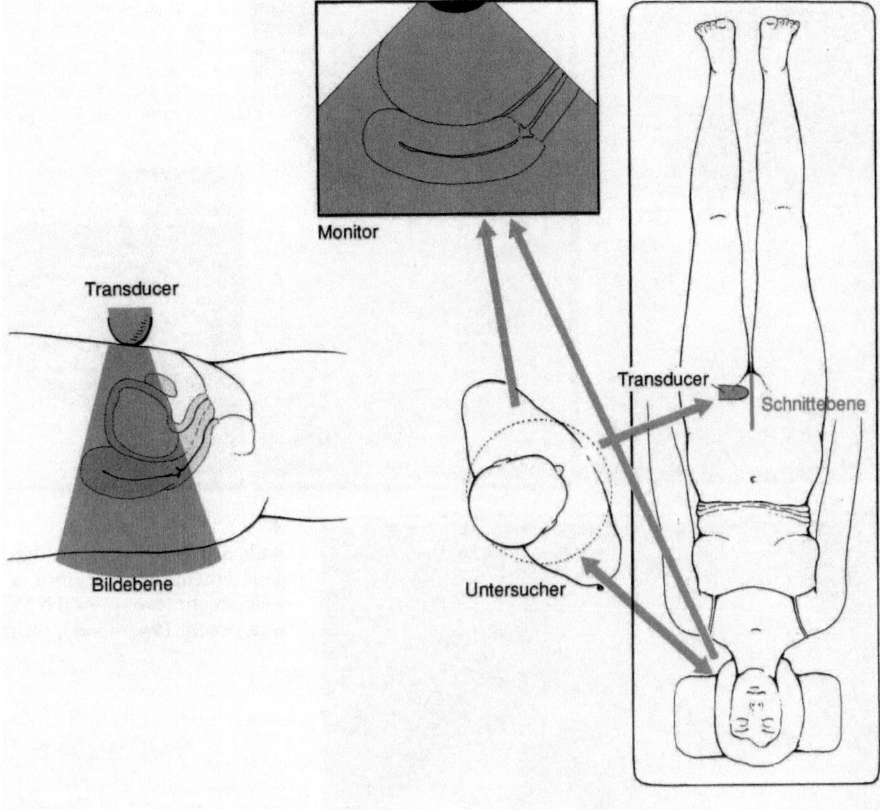

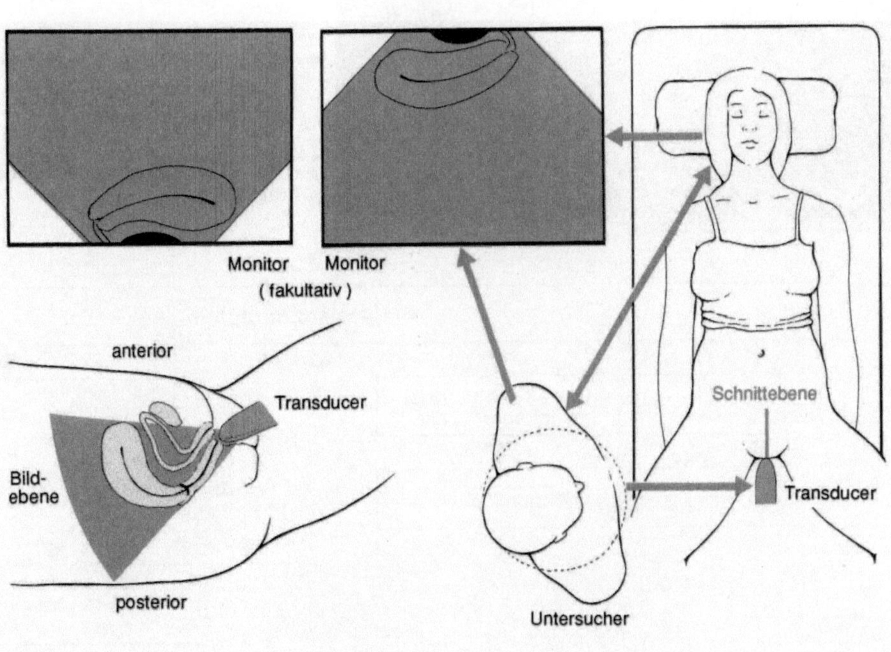

3.9 b

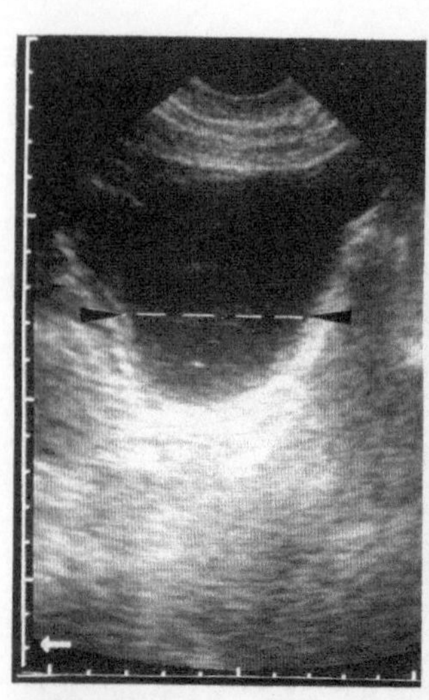

a

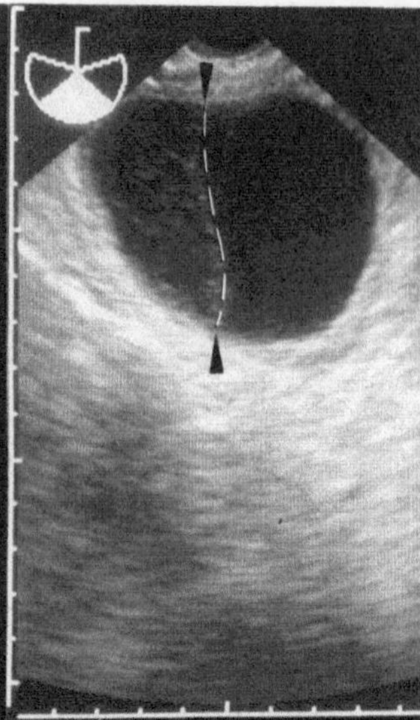

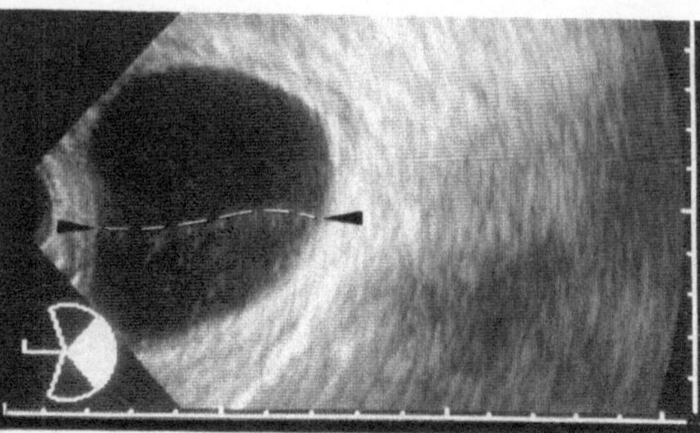

b

▲
Abb. 3.10 a, b. Spiegelbildung durch Sedimentationsvorgänge in einem Ovarialtumor. **a** Abdominalschall: Spiegel steht waagerecht (►---◄). **b** Vaginalschall: Spiegel steht wieder waagerecht (►---◄), wenn das Bild um 90° gedreht wird

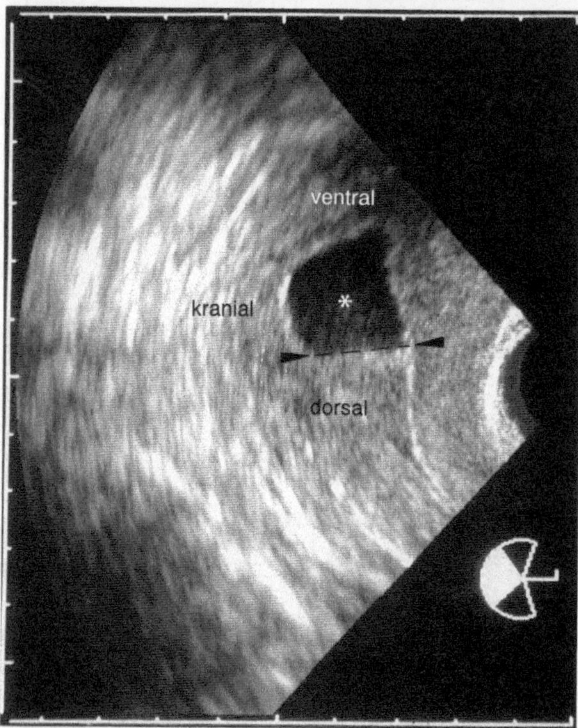

◄ **Abb. 3.11.** Im Liegen postoperativ entstandener „Sedimentationsspiegel" (►---◄) bei Z.n. Abrasio mit aufgespreiztem Cavum uteri (*)

Abb. 3.14. Sonographisches Prozedere bei gynäkologischen Fragestellungen
▼

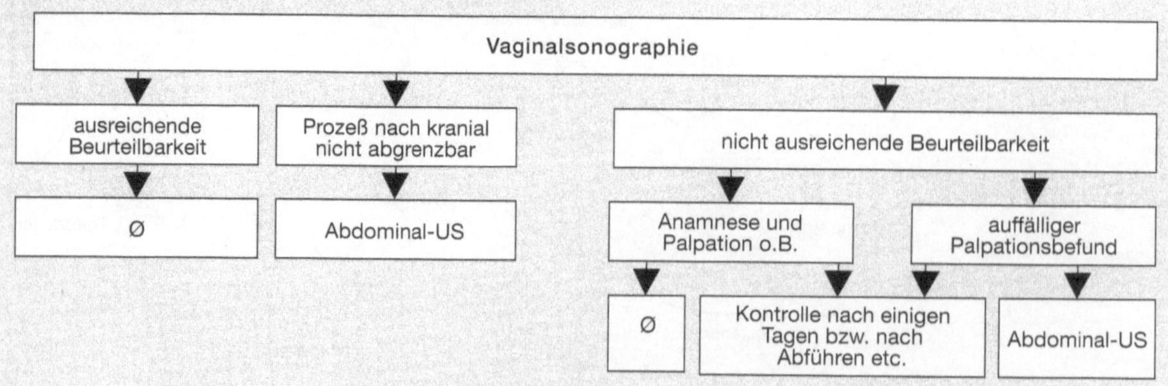

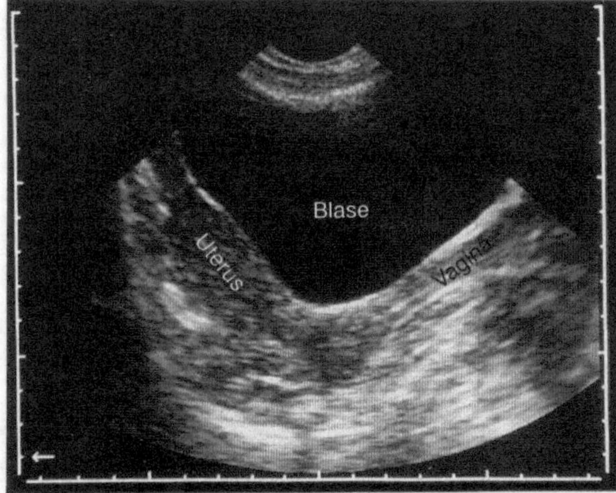

a

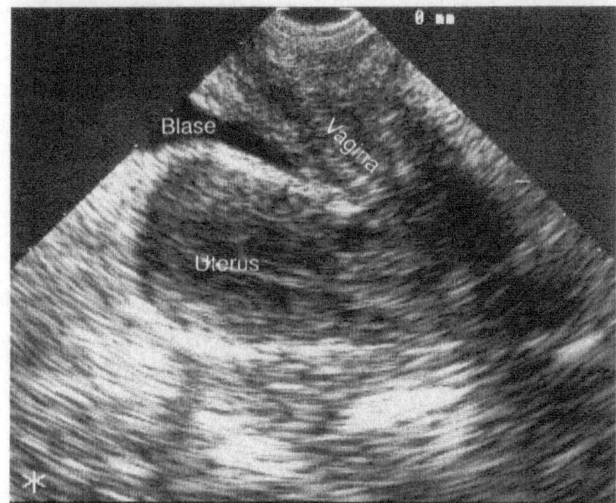

b

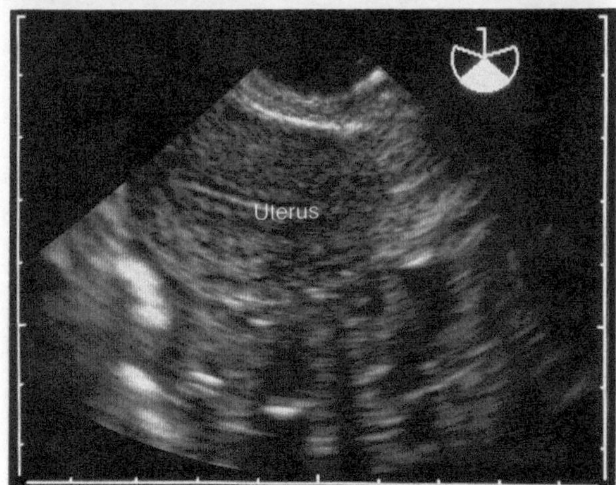

c

Abb. 3.12 a – c. Vergleichbare Abbildungen des Uterus im sagittalen Längsschnitt. **a** Abdominalschall, **b** Perinealschall, **c** Vaginalschall

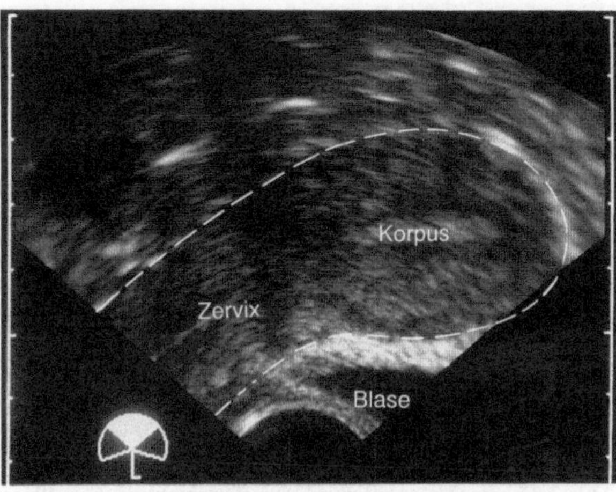

Abb. 3.13. „Vaginalsonographiespezifische" Uterusabbildung mit Schalleinfall vom unteren Bildrand

3.2 Sonoanatomie der inneren Genitalorgane und der Harnblase

3.2.1 Uterus

Der zwischen der Harnblase und dem Enddarm gelegene Uterus zeigt sich meist von der Richtung der Vagina aus nach ventral abgeknickt (antevertiert) und als ein in sich auch noch nach ventral gebogenes (anteflektiertes) walzen- bis birnenförmiges Gebilde mit rundem bis ovalem Querschnitt. Die Beziehungen des Uterus zu seinen Nachbarorganen lassen sich am besten veranschaulichen, wenn er unabhängig von dem ihn normalerweise umgebenden Darm zwischen der vollen Harnblase und freier Flüssigkeit im Abdomen zu sehen ist (Abb. 3.15). Aber auch bei direkt dem Uterus anliegendem Darm sind die Organgrenzen in der Regel gut darstellbar. Transabdominal können bei retroflektierten Uteri Schwierigkeiten in der Abgrenzbarkeit auftreten, die bei der vaginalen Untersuchungsmethode kaum beobachtet werden (Abb. 3.16).

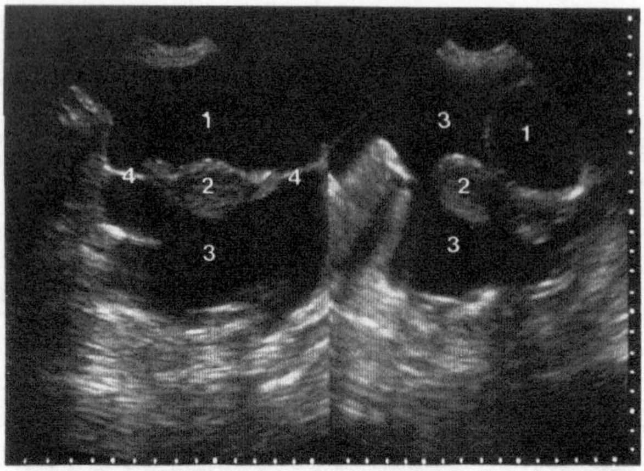

Abb. 3.15. *Rechts* sagittaler Uteruslängsschnitt (*1* = Blase, *2* = Uterus, *3* = Aszites); *links* Uterusquerschnitt (*1* = Blase, *2* = Uterus, *3* = Aszites, *4* = Parametrien)

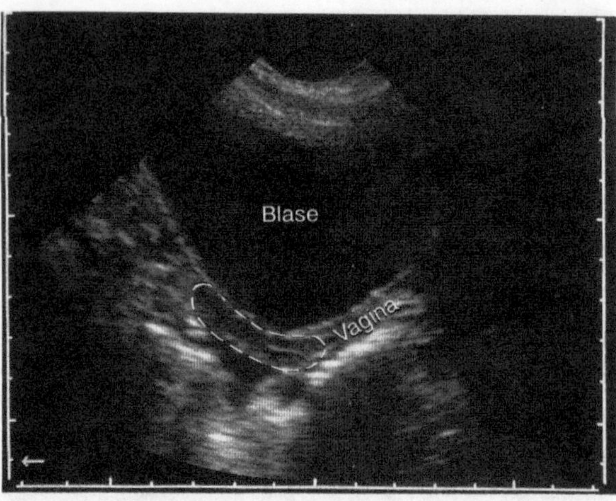

Abb. 3.17. 3 cm langer und 1 cm dicker präpubertärer Uterus bei einem 13jährigen Mädchen

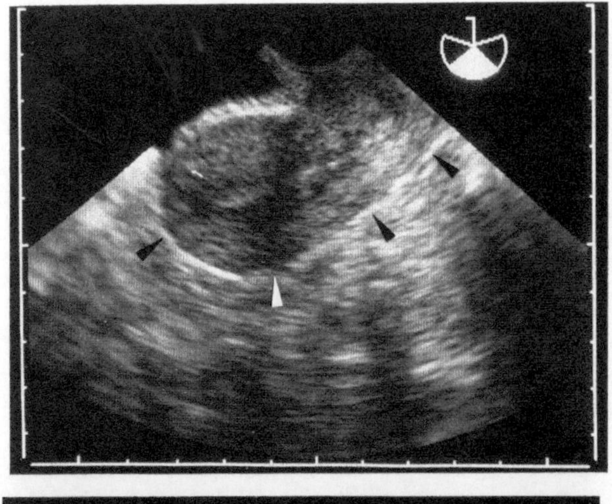

a

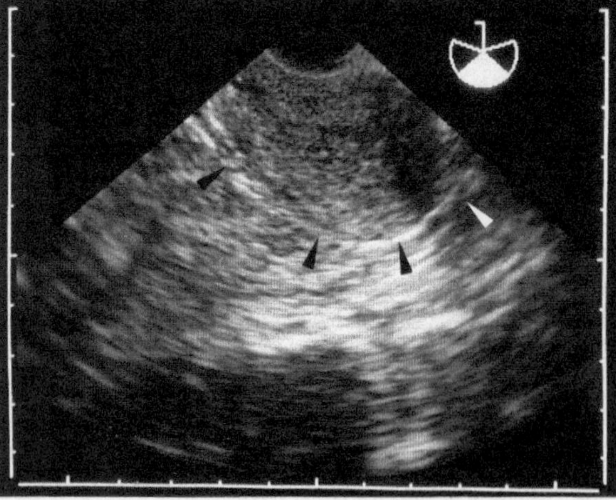

b

Abb. 3.16. a Antevertiert/anteflektiert gelegener Uterus (▶) **b** retrovertiert/retroflektiert gelegener Uterus (▶)

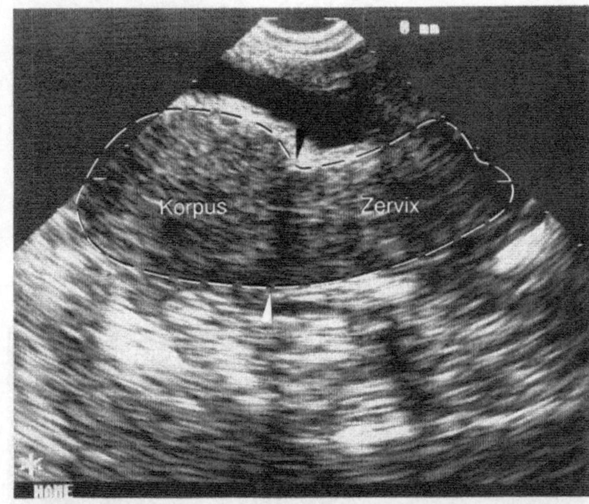

a

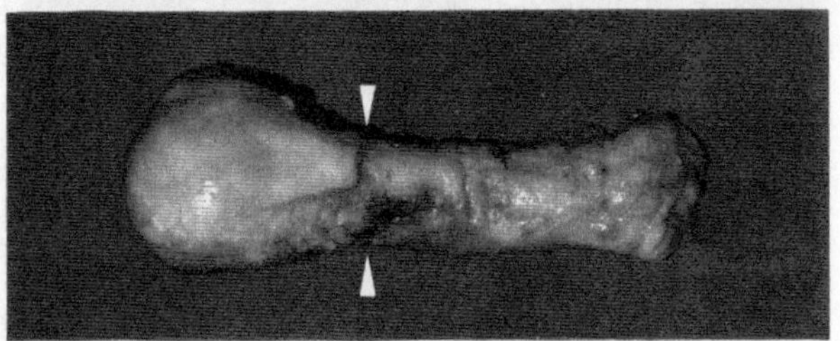

b

Abb. 3.18 a, b. Elongatio colli. **a** Sonogramm (Zervix-Korpus-Grenze: ▼▲), **b** Operationspräparat

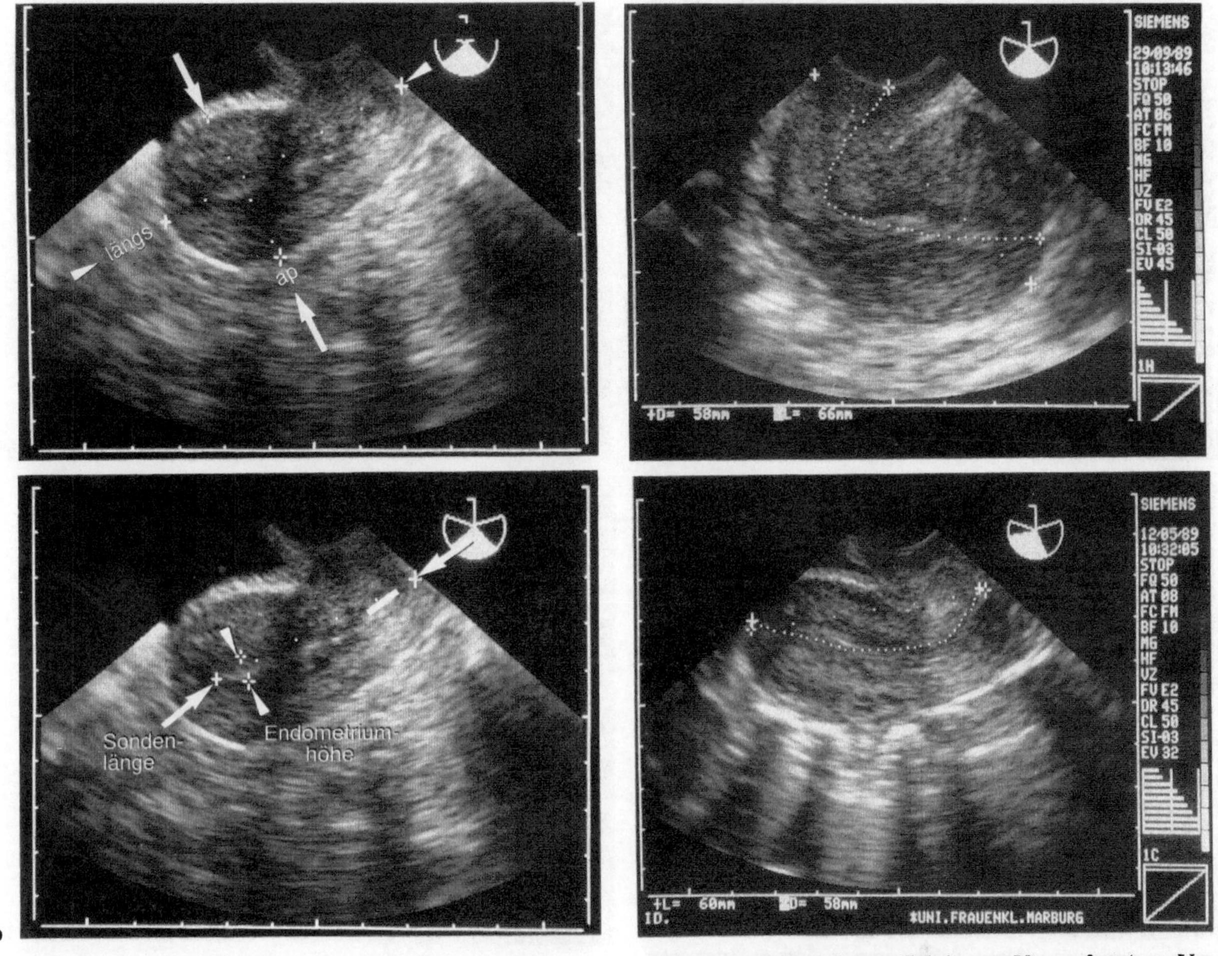

Abb. 3.19. a Uteruslänge (⟶) und -a.-p.-Durchmesser (►), **b** Sondenlänge (⟶) und Endometriumhöhe (►)

Abb. 3.20. a Bei stark retroflektiertem Uterus fast 1 cm Unterschied zwischen direkter und indirekter Längenmessung; **b** bei wenig anteflektiertem Uterus so gut wie keine Differenz zwischen direkter und indirekter Längenmessung

Präpubertär erscheint der Uterus als 3–5 cm langes walzenförmiges Organ, bei dem der Zervixanteil etwa 2 Drittel der Länge einnimmt und das Corpus uteri ein Drittel ausmacht (Abb. 3.17). Während und nach der Pubertät erreicht der Uterus dann eine Größe von 6–8 cm Länge und einen a.-p.-Durchmesser von 3–4 cm, wobei jetzt das Corpus uteri etwa 2 Drittel der Länge einnimmt (Fleischer et al. 1978). Nur selten zeigt sich auch in der geschlechtsreifen Phase noch eine Dominanz des Zervixanteils wie bei der „Elongatio colli" (Abb. 3.18). Die Beibehaltung der präpubertären Uterusform findet sich häufig bei amenorrhoischen Patientinnen mit Anorexia nervosa.

Von der Uterusbiometrie her sind die wichtigsten Meßstrecken:

- die Uteruslänge } (Abb. 3.19a)
- der a.-p.-Uterusdurchmesser

- die maximale Endometriumhöhe } (Abb. 3.19b)
- die Sondenlänge

Gerade für die Messung der Längsachse oder der Sondenlänge kann es bei starker Knickung des Uterus besser sein, die Längsachse direkt abzugreifen, da eine Verbindungsachse zwischen Fundus und äußerem Muttermund ein zu kurzes Maß ergeben würde (Abb. 3.20a). Meist reicht jedoch diese Hilfslinie aus, da zwischen den beiden Methoden bei nicht übermäßiger Knickung kaum ein Unterschied zu verzeichnen ist (Abb. 3.20b).

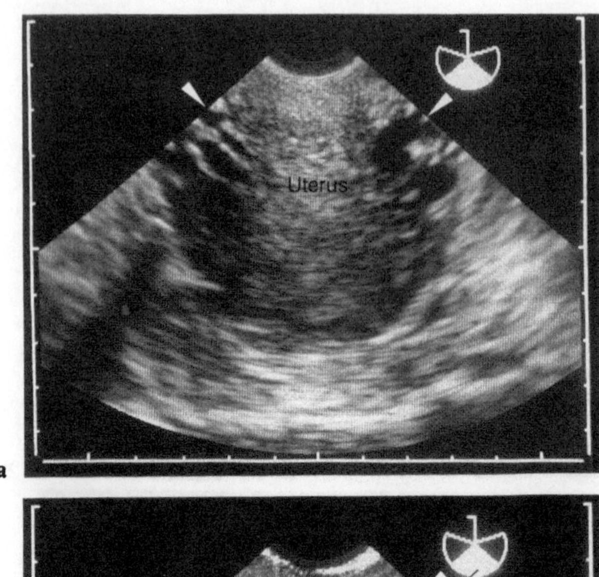

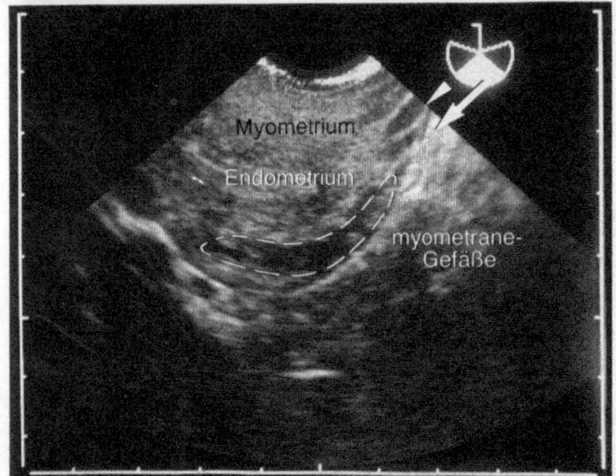

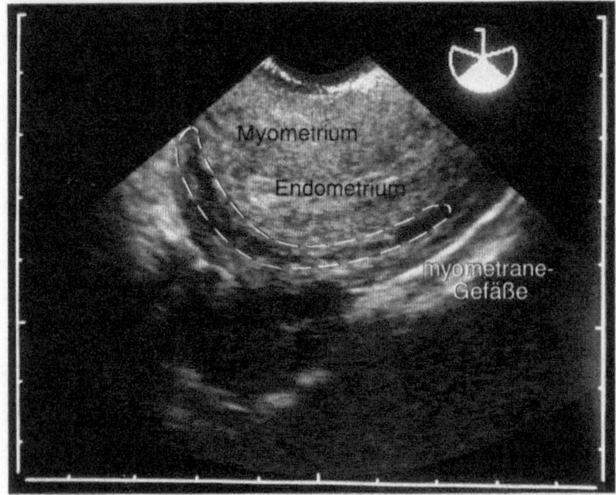

Abb. 3.21. **a** Seitlich zum Uterus ziehende Aa. uterinae (▶); **b, c** Arteria (⟶) und Vena (▶) uterina sowie myometrane Gefäße (**b** quer, **c** längs)

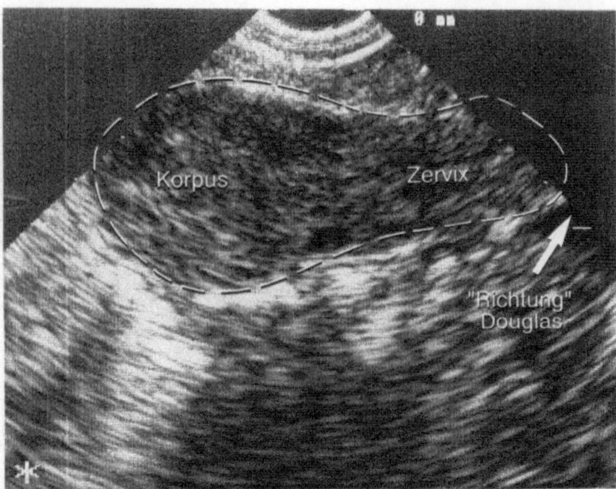

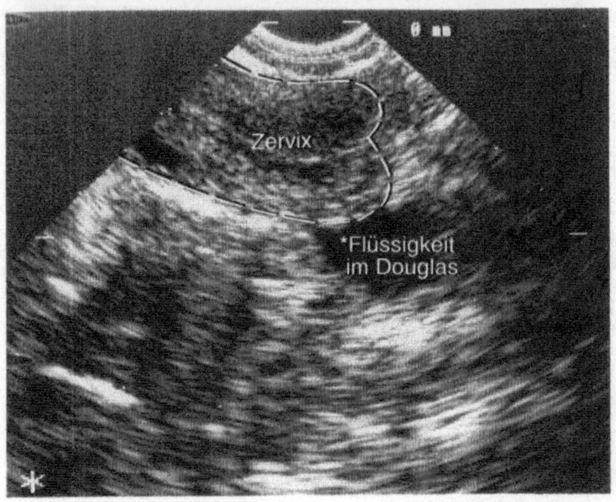

Abb. 3.22. **a** Antevertiert/gestreckt liegender Uterus mit unauffälliger Begrenzung nach dorsal. **b** Erst bei gezieltem Blick in Richtung Douglas-Raum zeigt sich dort etwas freie Flüssigkeit (*)

Die Blutversorgung des Uterus erfolgt hauptsächlich über die beidseits von lateral zum Isthmusbereich ziehenden Aa. uterinae (Abb. 3.21). Dorsal des Uterus liegt mit dem Douglas-Raum der am weitesten kaudal gelegene Punkt der freien Bauchhöhle. Hier sammelt sich nicht selten etwas Flüssigkeit an, die sich oft erst bei genauerer Inspizierung auch im Sonogramm zeigt (Abb. 3.22).

3.2.2 Harnblase

Während sich der Uterus und die Ovarien sowohl von vaginal mit leerer Harnblase als auch von abdominal mit gefüllter Harnblase sonographieren lassen, ist für die Darstellung der Harnblase selbst ebenso wie für die der Vagina oder für die Abgrenz-

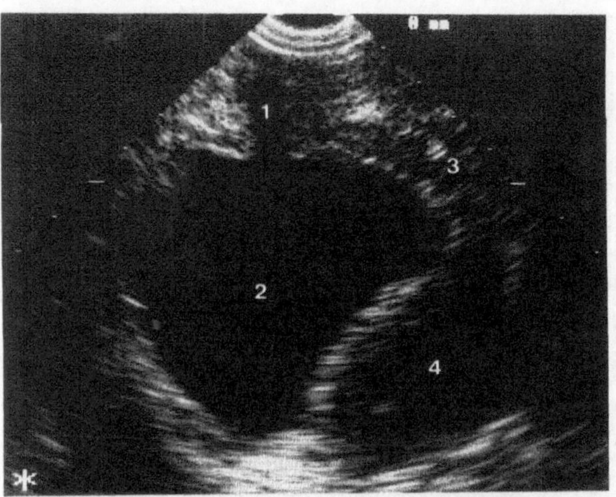

Abb. 3.23. Vom Introitus vaginae aus dargestellte Urethra (*1*) und Harnblase (*2*) in typischer Kleeblattform; dahinter bzw. daneben die Vagina (*3*) und der nur schemenhaft abgrenzbare Uterus (*4*)

barkeit der Uterusvorderwand zur Harnblase eine gewisse Füllung unabdingbar. Bei perinealer Schallrichtung oder aber auch bei der Vulva aufgesetztem Schallkopf zeigt sich dann in typischer Kleeblattform die Urethra und die Harnblase (Abb. 3.23). Auch die Einmündung der Ureteren ist sonographisch nachweisbar (Abb. 3.24a und b). Selbst die Entleerungsfunktion der Ureteren läßt sich per Ultraschall nachweisen, wenn der in die Blase einströmende Urin dort Turbulenzen erzeugt, die sich sonographisch als „Jetphänomen" zeigen (Abb. 3.24c); dies ermöglicht eine nichtinvasive Beurteilung der Ureterfunktion!

3.2.3 Adnexe

Durch parasagittale Verschiebungen vom Uterus aus oder durch entsprechende Quer- bzw. Frontalschnittbilder lassen sich die Adnexregionen sonographisch einsehen. Transabdominal gelingt die Auffindung der *Ovarien* vielleicht durch die Verdrängung des Darms leichter, ihre exakte Beurteilung aber häufig genug nur unbefriedigend (Abb. 3.25a) und bei der Beurteilung der Beckenwandstrukturen kann es zur Fehldiagnose „Adnextumor" kommen (Abb. 3.25b).

Von vaginal aus gelingt die Beurteilung der Ovarien dagegen problemloser. Gerade in der Reproduktionsphase lassen sie sich immer wieder schon durch kleinste marginale Follikel identifizieren (Abb. 3.26). Analog zu den von Hackelöer et al. (1980) für die abdominale Sonographie als Referenzstrukturen zur Auffindung und Erkennung der Ovarien beschriebenen iliakalen und ovariellen Gefäße leisten diese auch beim vaginalen Vorgehen ihre bewährt guten Dienste (s. Abb. 3.26).

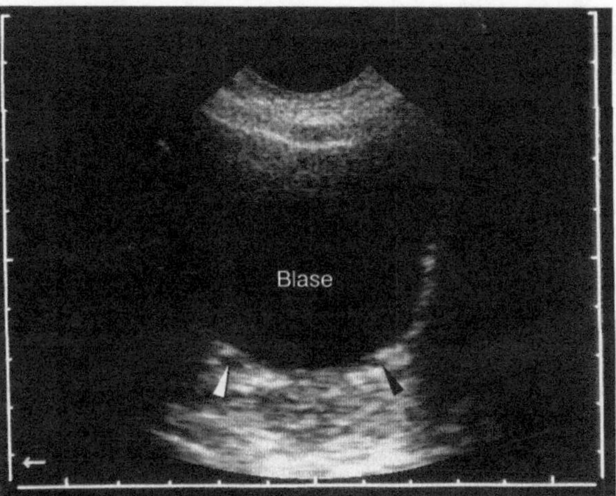

a

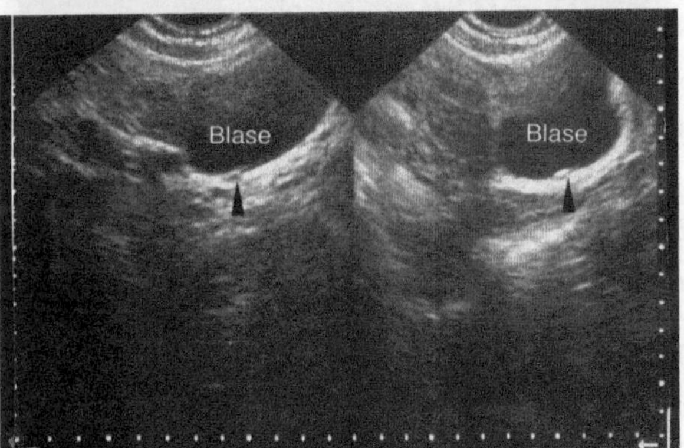

b

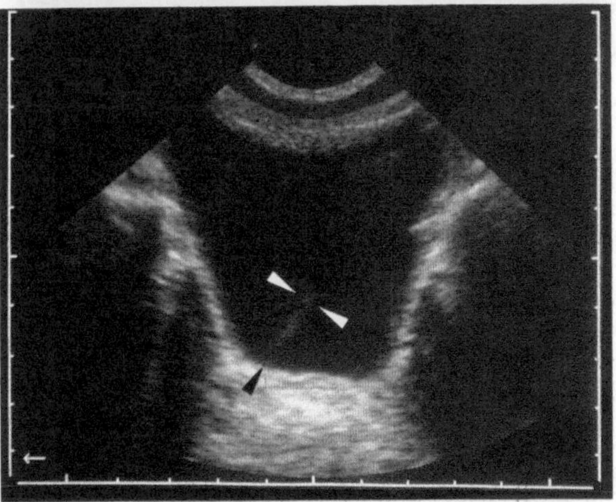

c

Abb. 3.24a–c. Darstellung der Uretereneinmündungen in die Blase (►). **a** Querschnitt, **b** Längsschnitt, **c** Jetphänomen beim Einströmen des Urins in die Harnblase (►)

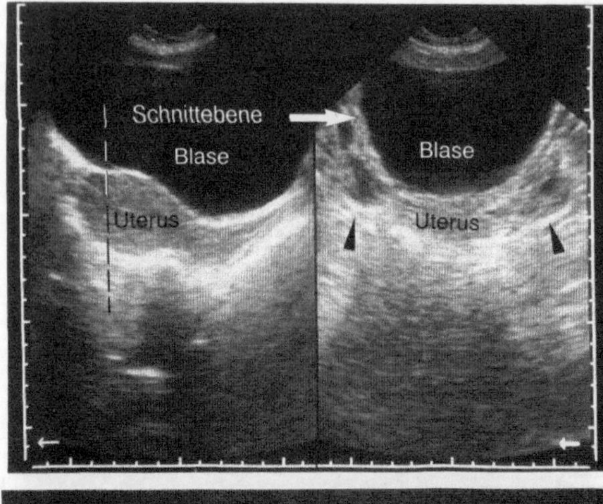

a

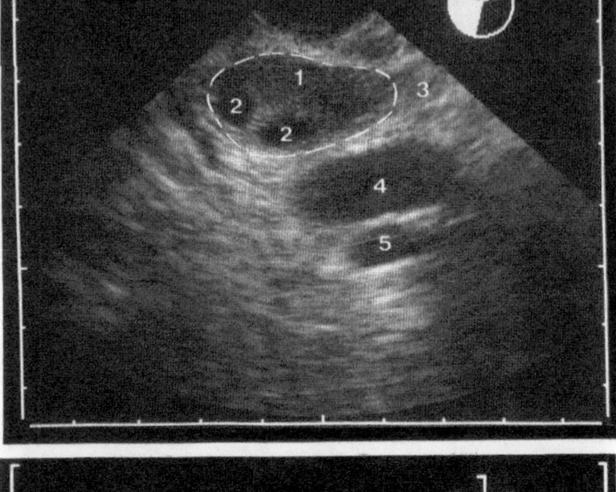

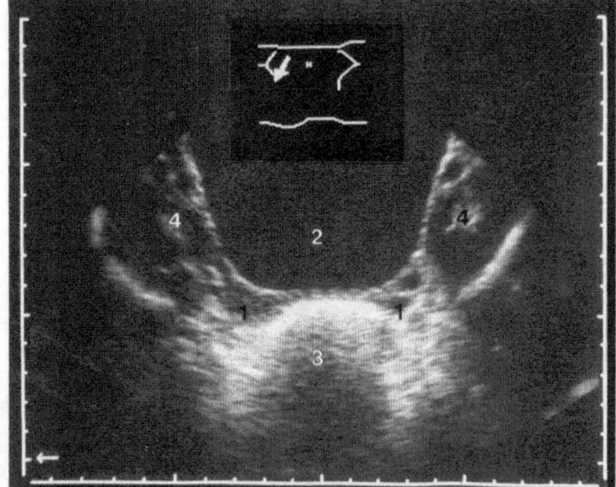

b

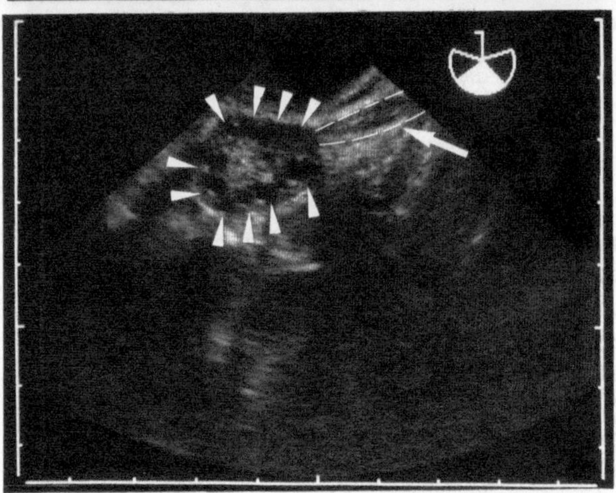

Abb. 3.25. a Abdominaler sagittaler Uteruslängsschnitt (*links*) und Querschnitt im oberen Fundusbereich (*Schnittebene*) mit Darstellung der Adnexe (▶). **b** Adnexe (*1*), Harnblase (*2*), Enddarm (*3*), Beckenwandstrukturen (*4*), cave: Verwechslungsgefahr mit Adnextumoren bei suprasymphysärem, weit nach kaudal gekipptem Querschnitt

Abb. 3.26. a Identifizierung des Ovars (*1*) anhand kleiner Follikel (*2*), des Ligamentum infundibulopelvicum (*3*) sowie der Vena (*4*) und Arteria (*5*) iliaca interna. **b** Ovar mit kleinsten marginalen Follikeln (▶) und dem zuführenden Gefäßstiel (A. und V. ovarica) (⟶)

Größenmäßig zeigt das Ovarvolumen (a·b·c·0,523) eine Entwicklung von durchschnittlich etwa 3 cm^3 präpubertär auf ca. 10 cm^3 während der Reproduktionsphase, um dann postmenopausal wieder auf Werte um 3–6 cm^3 abzufallen (Tabelle 3.2).

Die *Tube* ist im Normalfall durch ihren geschlängelten Verlauf im Ultraschallschnittbild nicht zu erfassen und auch nicht vom vergleichbar dicken Ligamentum rotundum zu unterscheiden. Gelegentlich kommt dem Betrachter aber auch hier wieder das Vorhandensein freier Flüssigkeit im Abdomen zur Hilfe (Abb. 3.27).

Tabelle 3.2. Altersbezogene Ovargröße. (Nach Cohen et al. 1990)

Alter in Jahren	Ovarialvolumen [cm^3]	
	Mittelwert	95% Streubreite
0–9	2	≦5
10–19	8	2–19
20–29	10	3–23
30–39	10	3–21
40–49	9	2–21
50–59	6	2–14
60–69	6	1–15

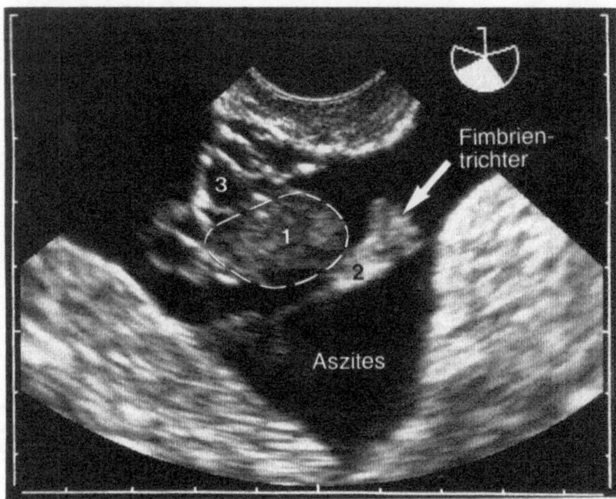

Abb. 3.27 Im Aszites schwimmende Adnexe von vaginal: Ovar (*1*), Tube (*2*), Gefäße (*3*)

Literatur

Bernaschek G (1989) Empfehlungen für eine einheitliche endosonographische Dokumentation in Geburtshilfe und Gynäkologie. Ultraschall Klin Prax 4:45–48

Bernaschek G, Deutinger J (1990) Vaginosonographie 1990: Ergebnisse einer weltweiten Umfrage. Ultraschall Klin Prax 5/3:151

Cohen HL, Tice HM, Mandel FS (1990) Ovarian volumes measured by US: bigger than we think. Radiology 177:189–192

Dodson MG, Deter RL (1990) Definition of anatomical planes for use in transvaginal sonography. J Clin Ultrasound 18:239–242

Donald I (1963) Use of ultrasonics in diagnosis of abdominal swellings. Br Med J II:1154–1168

Donald I (1967/68) Sonar in obstetrics and gynecology. Yearbook of Obstetrics and Gynecology 1967/68. Greenhill, Chicago, pp 242–266

Donald I, Brown TG (1961) Demonstration of tissue interfaces within the body by ultrasonic echo sounding. Br J Radiol 34:539–546

Donald I, MacVicar J, Brown TG (1958) Investigation of abdominal masses by pulsed ultrasound. Lancet I:1188–1194

Duda V, Rode G, Thein C, Schulz KD (1990) Vaginalsonographie: Pilotstudie für den Einsatz als Ovarial-Screening-Verfahren. Geburtshilfe Frauenheilkd 50:388–393

Fleischer AC, James AE jr, Millis JB, Julian C (1978) Differential diagnosis of pelvic masses by gray-scale sonography. AJR 131:469–476

Hackelöer B-J, Nitschke-Dabelstein S (1980) Ovarian imaging by ultrasound: an attempt to define a reference plane. J Clin Ultrasound 8:497–500

Hackelöer B-J, Robinson HP (1978) Ultraschalldarstellungen des wachsenden Follikels und Corpus luteum im normalen physiologischen Zyklus. Geburtshilfe Frauenheilkd 38:163–168

Hackelöer B-J, Nitschke-Dabelstein S, Daume E, Sturm G, Buchholz R (1977) Ultraschalldarstellung von Ovarialveränderungen bei Gonadotropinstimulierung. Geburtshilfe Frauenheilkd 37:185–190

Kratochwil A (1966) Die diagnostische Anwendung des Ultraschalls in der Geburtshilfe und Gynäkologie. Zentralbl Gynäkologie 88:1033–1042

Kratochwil A (1968) Ultraschalldiagnostik in Geburtshilfe und Gynäkologie. Thieme Verlag Stuttgart

Kratochwil A (1969) Ein neues vaginales Schnittbildverfahren. Geburtshilfe Frauenheilkd 29:379–385

Micsky LI (1965) Ultrasonic tomography in obstetrics and gynecology. In: Grosman CC (ed) Diagnostic ultrasound: proceedings of the first conference, Univ. of Pittsburgh, pp 348–368

Morimoto N, Noda Y, Takai I, Yamada I, Toso S (1983) Ultrasonographic observations of ovarian follicular development via vaginal route. Nihon Saka Fujinka Gakkai Zasshi 35:151–158

Orsini LF, Salardi S, Pilu G, Bovicelli L, Cacciari E (1984) Pelvic organs in premenarcheal girls: real-time ultrasonography. Radiology 153/1:113–116

Sample WF, Lippe BM, Gyepes MT (1977) Gray-scale ultrasonography of the normal female pelvis. Radiology 125:477–483

Schwimmer SR, Lebovic J (1984) Transvaginal pelvic ultrasonography. J Ultrasound Med 3:381–383

Wild JJ, Reid JM (1957) Progress in the techniques of soft tissue examination by 15 MC pulsed ultrasound. In: Kelly E (ed) Ultrasound in biology and medicine. American Institute of Biological Sciences, Washington, pp 30–49

4 Zyklische Veränderungen am Uterus

U. DEICHERT, W. MICHAELS

4.1 Vorbemerkung

Der weibliche Zyklus und die damit verbundenen morphologischen Veränderungen in den Ovarien mit Follikelbildung, Ovulation und Gelbkörperentwicklung gehen mit hormonellen Umstellungen innerhalb einer relativ kurzen Zeit einher. Sie sind ein dynamischer Vorgang. Unter dem Einfluß der Hormone verändern sich Funktion und Morphologie des Gebärmutterhalses, der Gebärmutterschleimhaut und der Eileiter. An zentraler Stelle stehen die Veränderungen in den Ovarien selbst.

Eine sichere Beurteilung der *Genitalfunktion* ist nur über eine *Verlaufsbeobachtung* möglich.

Dies gilt für alle genannten Organe. Man sollte daran insbesondere bei der Einschätzung pathologischer Befunde im kleinen Becken denken. Über eine sonographische Verlaufsbeobachtung kann man dann beispielsweise bei zystischen oder auch soliden Befunden im Adnexbereich wertvolle Hinweise auf Ätiologie und funktionelle oder organische Genese erhalten. Eine solche dynamische Betrachtungsweise bildet die Grundlage zum Verständnis der Entstehungsmechanismen von funktionellen Ovarialtumoren (s. Kap. 6) und deren Behandlung.

4.2 Uterus

4.2.1 Anatomisch-physiologische Grundlagen

Der Uterus der geschlechtsreifen Frau ist birnenförmig und etwa 7–10 cm lang. Er besteht im wesentlichen aus glatter Muskulatur, dem Myometrium, mit der stärksten Ausprägung im Fundus. Das Innere des Uterus ist mit dem Endometrium ausgekleidet, das aus Drüsen und Stroma besteht. Im Cavum uteri ist die Wandung glatt, im Zervikalkanal gefaltet.

Die Relation zwischen der Länge des Corpus uteri zu der der Zervix variiert im Laufe des Lebens. Vom infantilen Verhältnis Korpus zu Zervix wie 1 : 3 wächst der Uterus zu dem endgültigen Reifeverhältnis von 3 : 1 aus. Von dieser Zeit an ist die Gebärmutter in 2 Dritteln der Fälle anteflektiert, im restlichen Drittel retroflektiert (Abb. 4.1 und 4.2).

Der infantile Uterus ist auch in der Geschlechtsreife durch das Verhältnis 1 : 3 zwischen Korpus und Zervix charakterisiert. Demgegenüber entspricht die Relation Korpus zu Zervix beim hypoplastischen Uterus der der normalen Gebärmutter, die Gesamtgröße ist jedoch kleiner, als es der Norm entspricht.

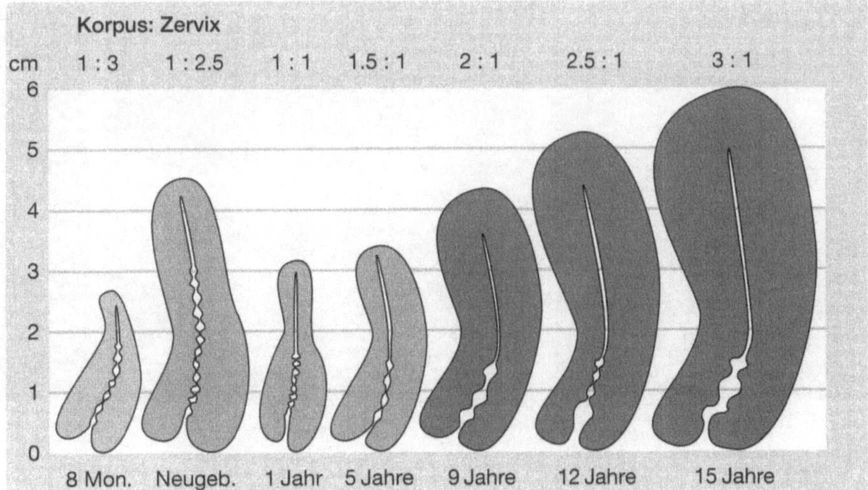

Abb. 4.1. Größenwachstum des Uterus und Relation von Korpus zu Zervix von der Geburt bis zur Geschlechtsreife

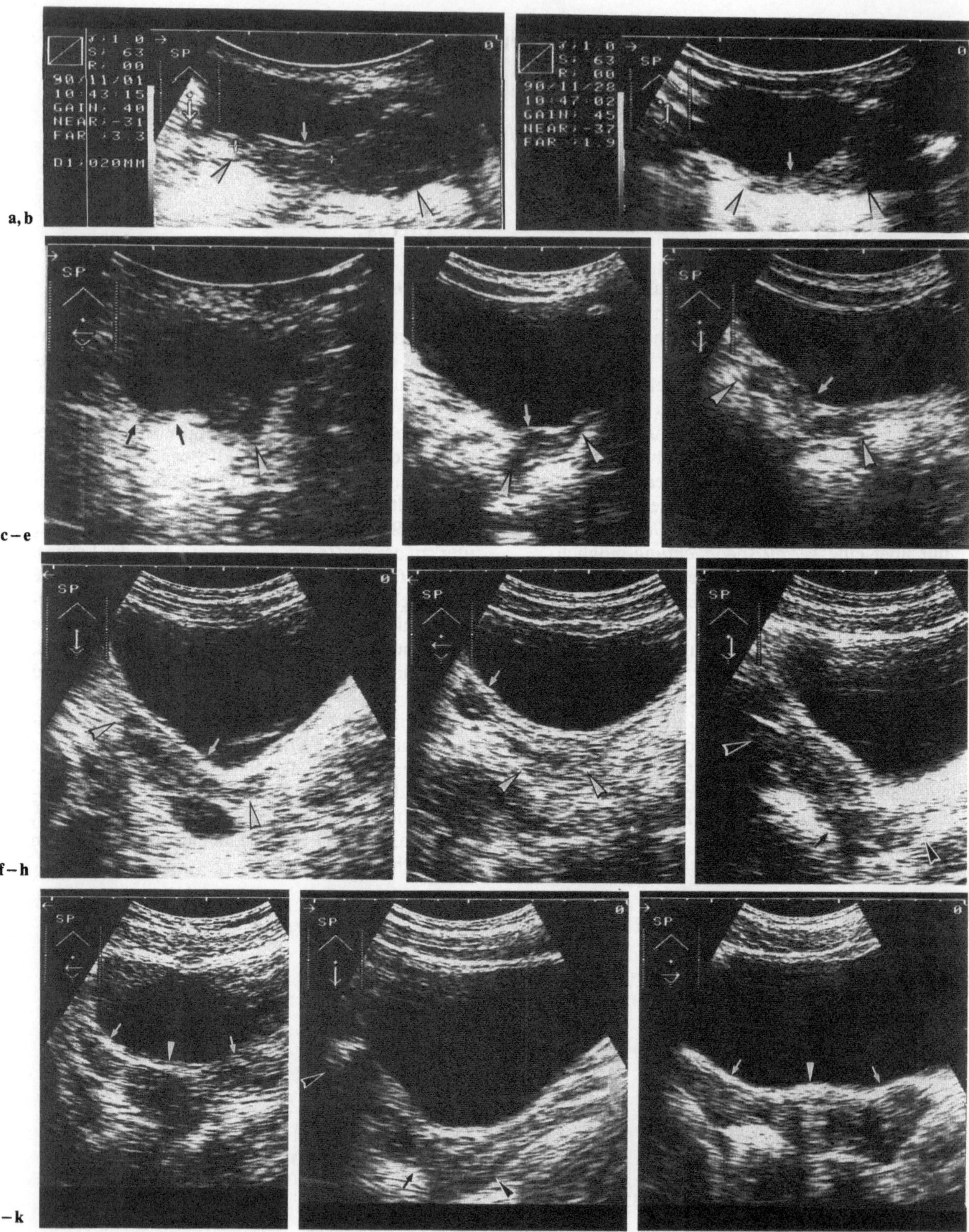
a, b
S: 63
R: 00
90/11/01
10:43:15
GAIN: 40
NEAR: -31
FAR: 3.3
D1: 020MM
SP
S: 63
R: 00
90/11/28
10:47:02
GAIN: 45
NEAR: -37
FAR: 1.9
SP
c – e
SP
SP
f – h
SP
SP
SP
i – k
SP
SP
SP

◄ **Abb. 4.2 a – k.** Ultraschallübersicht der *Größenrelation von Corpus und Cervix uteri sowie der Ovarien von der Geburt bis zur Geschlechtsreife.* **a, b** Uterus von 2 Neugeborenen (►). Isthmus uteri (→). Längsschnitt. *Beachte:* gleiche Relation von Korpus zu Zervix, jedoch unterschiedliche Absolutgrößen (je nach Östrogeneinfluß der Mutter). **c** Rechtes Ovar des Neugeborenen von **b** (→). Uterus (►). Querschnitt. **d** Uterus, 1 1/2 Jahre (►◄). Isthmus uteri (→). Längsschnitt. **e** Uterus, 4 1/2 Jahre (►◄). Isthmus uteri (→). Längsschnitt. **f** Uterus, 10 Jahre (►◄). Isthmus uteri (→). Längsschnitt. Linkes Ovar im Douglas. **g** Rechtes Ovar von **f** (→). Uterus (►◄). Querschnitt. **h** Uterus, 12 Jahre (►◄). Isthmus uteri (→). Längsschnitt. **i** Ovarien (→) und Uterus (►) von **h**. Querschnitt. **j** Uterus, 15 Jahre (►◄). Isthmus uteri (→). Längsschnitt. **k** Ovarien (→) und Uterus (►) von **j**. Querschnitt. (Die Abbildungen verdanken wir Herrn Prof. Dr. H.-G. Grundner, Medizinisches Zentrum für Kinderheilkunde, Universität Marburg.)

4.2.2 Sonographische Grundlagen

Darstellung

Der Uterus wird abdominal- oder vaginalsonographisch zur Beurteilung von Größe und Form zunächst im Längsschnitt und danach im Querschnitt eingestellt. Zu beachten ist, daß die Ausmessung der gekrümmten Uteruslängsachse in *einem* Meßabgriff sowie die Bestimmung des Umfangs wegen kleinerer Schallwinkel mancher Ultraschallgeräte nicht immer gewährleistet ist (s. Kap. 3).

Entwicklung vom Kindesalter zur Geschlechtsreife

Entwicklung und Vergrößerung des Uterus erfolgen beim Kind und beim heranwachsenden Mädchen entsprechend der hormonellen Stimulation. Bei neugeborenen Mädchen stellt sich sonographisch ein tropfenförmiger Uterus von im Mittel 4,0 cm Länge und $3{,}6 \pm 1{,}9\ cm^3$ Volumen dar. Er nimmt im Laufe des 1. Lebensjahres wieder etwas an Größe ab (Abb. 4.3). In der anschließenden Ruhephase, die etwa bis zum 8. Lebensjahr dauert, beträgt die Uteruslänge um 2,8 cm und das Volumen $1{,}2 \pm 0{,}4\ cm^3$. Die Uterusform ist zu diesem Zeitpunkt tubulär. Etwa 1–2 Jahre vor dem Auftreten sekundärer Pubertätszeichen, wie Wachstumsschub, Brustentwicklung und Pubesbehaarung, zeigt sich sonographisch der Beginn des pubertären Uteruswachstums, wobei sich das Uterusvolumen

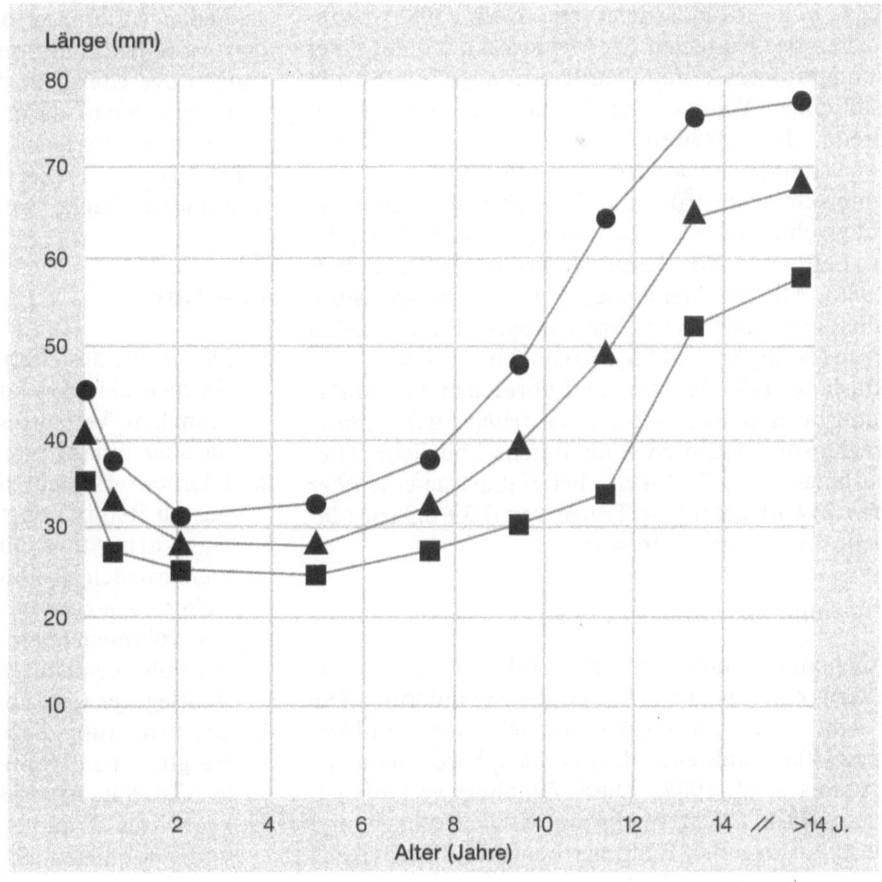

Abb. 4.3. Graphische Darstellung der *Uteruslänge* und der einfachen Standardabweichung in den verschiedenen Altersgruppen (n = 150). (Aus Bundscherer u. Deeg 1988)

Tabelle 4.1. Sonographisch gemessene Größen von Uterus, Corpus uteri und Zervix, Mittelwerte von täglichen Messungen während des Zyklus; erhoben an 19 Nulliparae mit Normalzyklen (24–31 Tage)

	$\bar{x} \pm \sigma$	min.	max.
Uterus			
Länge [cm]	7,3±0,9	5,3	9,9
Breite [cm]	3,5±0,4	2,3	4,9
a.-p. [cm]	4,2±0,5	2,8	5,8
Vol. [cm³][a]	56,6±15,2	23,0	112,7
Korpus			
Länge [cm]	5,2±0,8	3,2	8,8
Vol. [cm³][a]	39,8±11,8	12,8	100,2
Zervix			
Länge [cm]	2,2±0,3	1,6	3,7
Breite [cm]	0,8±0,2	0,4	1,7
a.-p. [cm]	1,1±0,3	0,8	2,5
Vol. [cm³][a]	1,1±0,5	0,28	4,9

[a] Volumen-Berechnungsformel: $\frac{4}{3}\pi \cdot \frac{d_1}{2} \cdot \frac{d_2}{2} \cdot \frac{d_3}{2}$.

ca. um das Dreifache vergrößert (s. Abb. 4.3). Mit 11–13 Jahren ist ein erstes Größenmaximum erreicht. Postpubertär, nach dem 14. Lebensjahr, ist der Uterus rund 7 cm lang und bietet die typische Birnenform, das mittlere Volumen beträgt dann 33 ± 22 cm^3. Bundscherer und Deeg (1988) beobachten das Einsetzen der Menarche nie unter einer sonographisch ermittelten Uteruslänge von 50 mm und einem Volumen von 15 cm^3. Die große Streubreite der Meßwerte während der pubertären Wachstumsphase spiegelt den interindividuell sehr unterschiedlichen Beginn des pubertären Entwicklungsschubes des Uterus wider (s. Abb. 4.3). (André u. LeBihan 1985; Largo u. Prader 1987; Tanner 1986). Mit der Menarche ist das Uteruswachstum allerdings noch nicht abgeschlossen. Bei der reifen Frau (Nulliparae und Mehrparae) mit normaler Zykluslänge (25–35 Tage) und normalem Sexualhormonstatus fanden wir für die *frühe Follikelphase* vaginosonographisch eine durchschnittliche Uteruslänge von 9,2±1,4 cm, bei Nulliparae eine *über den Zyklus* gemittelte Länge von 7,3±0,9 cm (Tabelle 4.1, s. auch Abb. 4.4).

Dynamik im normalen Zyklus

Auch im normalen weiblichen Zyklus unterliegt der Uterus einer dynamischen Größenveränderung. Die Fläche des Corpus uteri nimmt bei Frauen mit Normalzyklen während der Follikelphase stetig zu (Adams et al. 1988). Diese Zunahme verläuft gemeinsam mit dem Wachstum des Leitfollikels und dem Anstieg der Endometriumdicke. Wie eigene vaginalsonographische Untersuchungen zeigen, nimmt das Volumen des Uterus nach Erreichen eines ersten Größenmaximums in Zyklusmitte in der Lutealphasenmitte nochmals zu (Abb. 4.4 und 4.5).

Abdominalsonographisch ist die Größenzunahme des Uterus hauptsächlich in der Länge und Breite meßbar, im a.-p.-Durchmesser kaum, was durch den Druck der vollen Harnblase bedingt sein könnte (Bartl et al. 1984). Vaginalsonographisch (leere Blase!) läßt sich die Uterusgrößenzunahme in Länge, Breite und auch im a.-p.-Durchmesser darstellen.

4.2.3 Funktionelle Anwendung

Da die Uterusgröße mit den Veränderungen des Serumöstradiols zusammenhängt, gibt die Wachstumsdynamik vor allem des Corpus uteri einen Anhalt über die hormonelle Stimulation. Die Messung der dynamischen Uterusgröße kann über die endokrine Aktivität der Ovarien informieren. Ein progredienter Anstieg der Uterusgröße in Verbindung mit einem wachsenden Follikel bedeutet, daß der Follikel Östrogene sezerniert. Demgegenüber läßt die Entwicklung eines „Follikels“ ohne Veränderung der Uterusgröße auf eine funktionelle Zyste schließen (Adams et al. 1988). Zur Abschätzung der ovariellen Funktion haben die Größenveränderungen des Uterus in der Praxis jedoch keine Bedeutung erlangt, da die Veränderungen relativ gering und andere leicht erfaßbare Parameter aussagekräftiger sind (Zervixscore, Endometriumhöhe und -morphologie, Veränderungen im Ovar selbst).

4.2.4 Fazit

1. Die Größe des Uterus nimmt im Laufe der Kindesentwicklung und in Abhängigkeit der hormonellen Verhältnisse bis zur Menarche und darüber hinaus in charakteristischer Weise zu.
2. Hierbei verschiebt sich das Verhältnis von Korpus zu Zervix von 1:3 auf 3:1.
3. Das Corpus uteri nimmt im Mittel während des menstruellen Zyklus zur Zyklusmitte hin und weiter noch zur Lutealphasenmitte an Größe zu. Die Volumenzunahme in der ersten Zyklushälfte erfolgt gemeinsam mit Follikelwachstum und Anstieg der Östradiolspiegel.
4. Die Beachtung dieser Größendynamik des Uterus gibt einen Hinweis auf die zyklische ovarielle Aktivität, neben anderen, jedoch leichter erkennbaren Parametern, wie Follikelwachstum und Endometriumdynamik (s. 4.4 und Kap. 5).

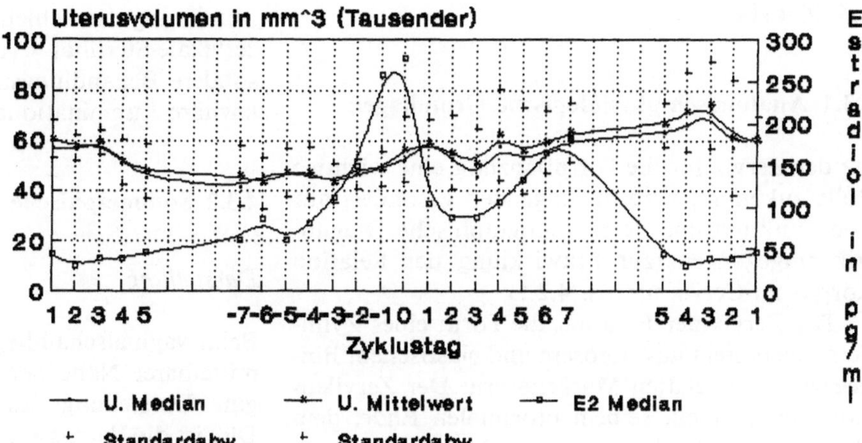

Abb. 4.4. *Größendynamik* des vaginalsonographisch ermittelten *Uterusvolumens* im Vergleich mit dem Serumöstradiol im Verlaufe des Zyklus, erhoben an 6 Nulliparae mit physiologischen Zyklen. „Physiologisch": sonographisch nachgewiesene Ovulation, keine Hyperandrogenämie, mittleres Serumprogesteron in Lutealphasenmitte >10 ng/ml (von Tag +6, +7, +8), Lutealphasenlänge >11 Tage. Die Werte wurden auf den Zyklusbeginn, den Tag der Ovulation und das Zyklusende synchronisiert

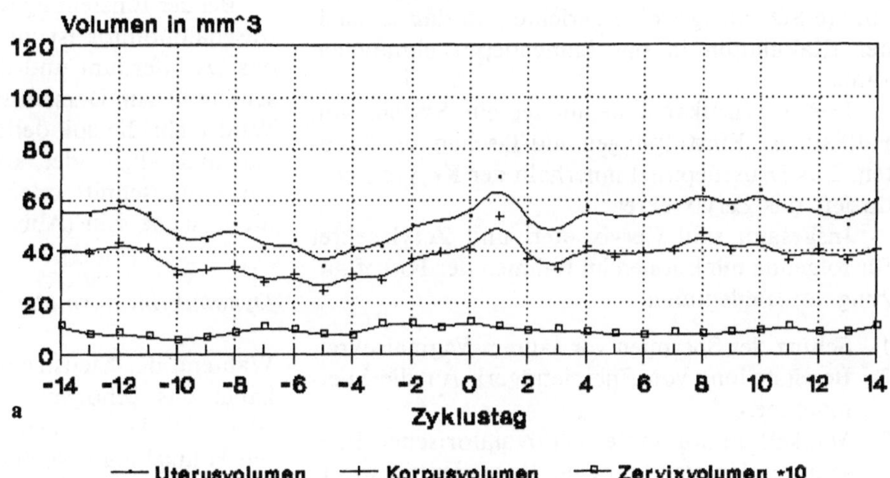

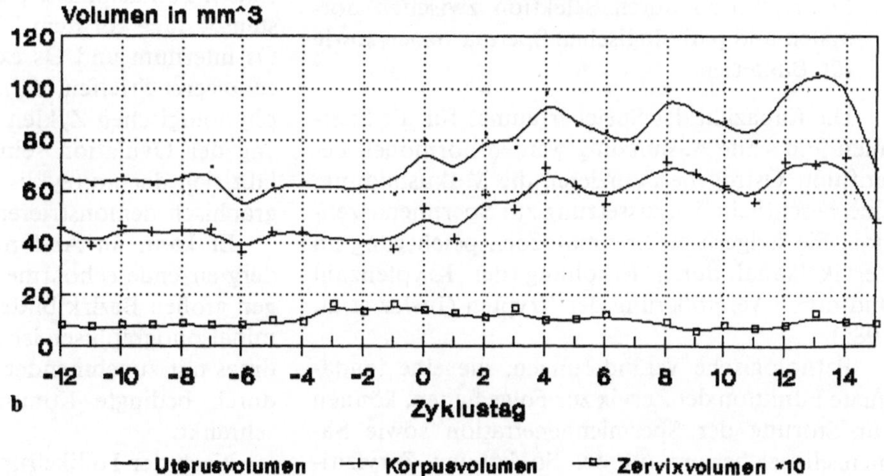

Abb. 4.5 a, b. Zwei Patienten-Beispiele für unterschiedliche Größendynamik des Uterusvolumens in der zweiten Zyklushälfte

4.3 Zervix

4.3.1 Anatomisch-physiologische Grundlagen

Da der Zervix für die Fortpflanzung eine wichtige Rolle zukommt, wird im folgenden gesondert auf ihre Funktion und deren sonographische Diagnostik eingegangen (zur Entwicklung der Relation Korpus zu Cervix uteri s. 4.2.1).

Die Zervix der Frau hat die Form eines Zylinders. Sie besteht aus fibrösem und elastischem Bindegewebe mit glatten Muskelfasern. Der Zervikalkanal mündet mit seinem proximalen Ende, dem Os internum, ins Cavum uteri. Das distale Ende, das Os externum, mündet in den oberen Teil der Vagina. Es ist beim anteflektierten Uterus gegen das hintere Scheidengewölbe gerichtet, so daß es nach der Ejakulation in das Samendepot eintauchen kann.

Der Zervikalkanal beinhaltet ein System von Fältelungen, Einstülpungen und Taschen, die Krypten. Das Drüsenepithel innerhalb der Krypten produziert das Zervixsekret.

Insgesamt sind Cervix uteri und Zervixsekret für folgende Funktionen im Rahmen der Fortpflanzung von Bedeutung:

1. Schutz der Spermien vor saurem Vaginalsekret,
2. Bereitstellung von Energieträgern für die Spermatozoen,
3. Vehikelfunktion in der periovulatorischen Phase durch Unterstützung des Spermientransports von der Scheide zum Uteruskavum,
4. Reservoirfunktion durch sukzessive Freigabe von Spermatozoen ins Uteruskavum,
5. Filterfunktion durch Selektion zwischen normalen und pathologischen Spermatozoen sowie für Bakterien.

Die Kapazität des Speicherraumes für die Spermien und seine Ausnutzung werden hormonell beeinflußt. Östrogene induzieren die Mukusbildung, eine wesentliche Voraussetzung zur Spermienaszension. Sie steigern die Spermatozoenspeicherung im Zervikalkanal durch Erhöhung der Kryptenzahl und durch Vergrößerung der Krypten (Insler et al. 1985).

Pathologische Veränderungen, die eine inadäquate Funktion der Zervix zur Folge haben, können zur Störung der Spermienpenetration sowie Samenzellspeicherung führen. So können Zervizitiden, eine ausgedehnte Verschorfung der Portio mit Einschluß der Endozervix oder eine Konisation mit erheblicher Verkürzung des Zervikalkanals eine Minderung der Schleimproduktion und somit eine zervikale Sterilität verursachen. Diese erfordert besondere Behandlungsmaßnahmen wie hohe intrakavitäre Inseminationen.

4.3.2 Sonographische Grundlagen

Darstellung

Beim Vaginalschall liegt der Ultraschallkopf in unmittelbarer Nähe der Zervix, was eine besonders gute Darstellung des Zervikalkanals ermöglicht. Dies ist die Voraussetzung für den sonographischen Nachweis funktioneller Zervixveränderungen im Zyklus.

Bei der Einstellung der Cervix uteri auf dem Ultraschallmonitor ist zu beachten, daß gleichzeitig das Os internum und das Os externum im Ultraschallbild zur Darstellung kommen (Abb. 4.6a, b). Wird nicht die spindelförmige Struktur des Zervikalkanals abgebildet, könnte ein Tangentialschnitt, ein Schrägschnitt oder eine abnorme Zervixform die Ursache sein (Abb. 4.6c–e).

Dynamik im normalen Zyklus

Während der Menstruation zeigt sich im Zervikalkanal das echogene Band einer Blutungsstraße (Abb. 4.7). Post menstruationem und bis zur mittleren Follikelphase verändert sich das sonomorphologische Bild des Gebärmutterhalses nicht: Vorder- und Hinterwand der Zervix liegen eng aneinander, der Zervikalkanal ist geschlossen (Abb. 4.8). In der späten Follikelphase, periovulatorisch, aber frühestens 4 Tage vor dem Eisprung erscheint zwischen Os internum und Os externum ein echoarmer bis echoleerer Streifen, d. h. die Zervix öffnet sich. In physiologischen Zyklen erreicht dieser Streifen am Tag der Ovulation seine maximale Weite. Damit läßt sich der mittzyklische zervikale Mukus sonographisch demonstrieren.

Er kann im Abdominalschall kleine aneinandergrenzende echoarme Areale bis zu einem einzigen großen Bezirk bilden (Hill et al. 1987). Abdominalsonographisch ist die Mukusdarstellung allerdings mit zunehmender Blasenfüllung und die dadurch bedingte Kompression der Zervix eingeschränkt.

Nach der Follikelruptur bildet sich das echoarme Band rasch bis zum zweiten postovulatorischen Tag zurück, d. h., der Zervikalkanal ist wieder geschlossen (Abb. 4.8–4.12). Auf diese Weise lassen

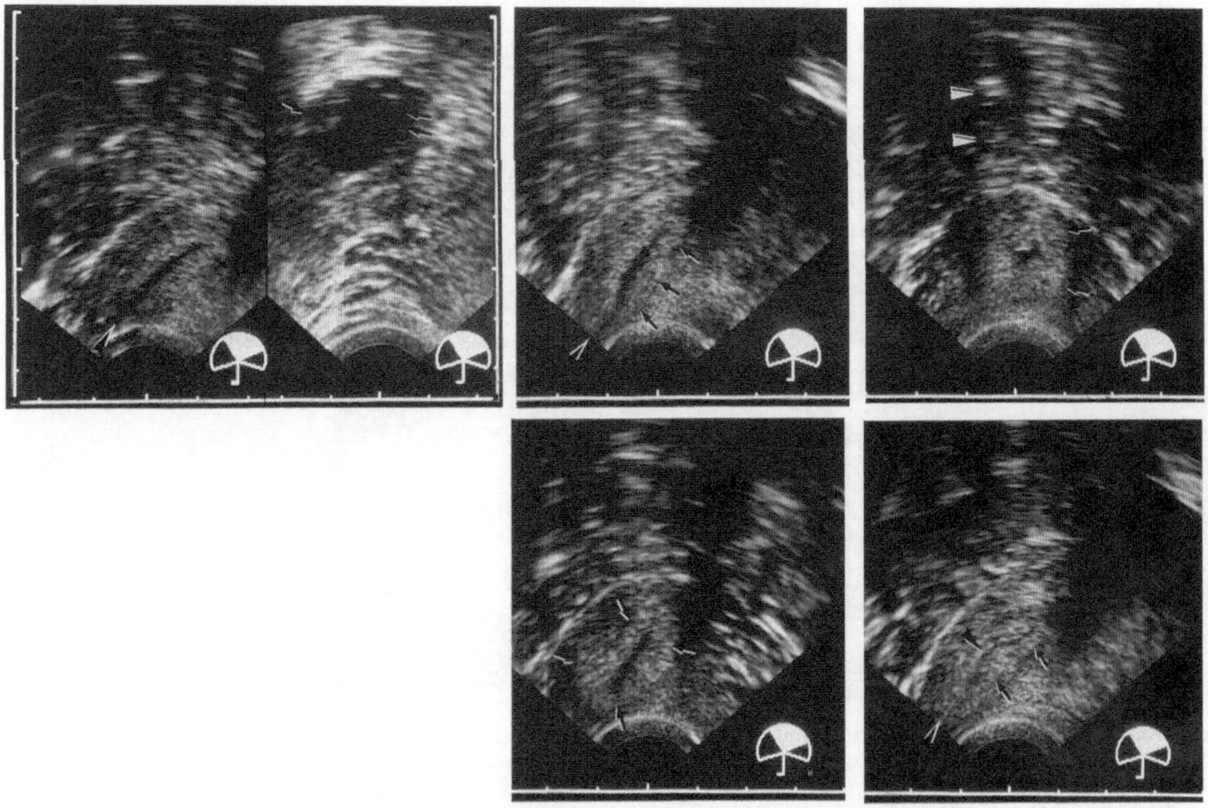

a–c

d, e

sich 3 sonographische Erscheinungsbilder des Zervikalkanals, der Z-, der O- und der W-Typ, um die Zyklusmitte herum differenzieren (Tabelle 4.2). Dieser Ablauf wird sowohl in normalen Spontanzyklen als auch in medikamentös behandelten Zyklen beobachtet (Abb. 4.13).

Idealerweise entwickelt sich aus einem Z-Typ ein O-Typ und am Ovulationstag daraus ein W-Typ. Nach unseren Beobachtungen sind fließende Übergänge zwischen den Erscheinungsbildern möglich. Aus dem Z-Typ kann sich am nächsten Tag direkt ein W-Typ entwickelt haben.

Abb. 4.6 a – e. *Zervixsonographie* bei retroflektiertem Uterus am Tag der Ovulation. Vaginalschall. **a** *Links:* geöffneter Zervikalkanal. Os externum cervicis uteri (➤). Medianer Längsschnitt. *Rechts:* sprungreifer Follikel vom selben Tage mit Cumulus oophorus (→) und abgehobener Follikelwandung (⇉) als Zeichen der bevorstehenden Ovulation (s. auch 5.2.2). **b** Der spindelförmig geöffnete Zervikalkanal. Os externum (>). Das Zervixdrüsenepithel (→) zeigt im mittleren Anteil die größte Dicke. Medianer Längsschnitt. **c** Querschnitt von **b**. Das Zervixdrüsenepithel (→) grenzt sich sonomorphologisch deutlich von der angrenzenden Muskulatur ab und erzeugt im Bild eine dorsale Schallverstärkung (➤). **d** Im Ultraschall-Schrägschnitt der Zervix wird eine größere Dicke des Drüsenepithels vorgetäuscht (→). **e** Im Ultraschall-Tangentialschnitt des Zervikalkanals (▬►) erscheint die Dicke des Drüsenepithels (→) eher geringer. Os externum (➤)

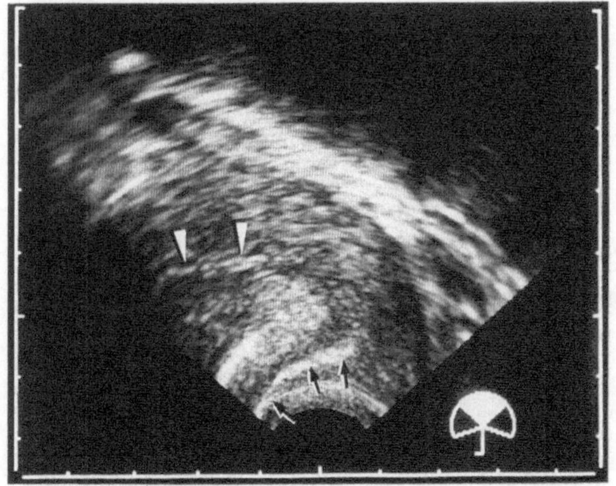

Abb. 4.7. Zervix (→) während der Menstruation (▬► Menstrualblut im Cavum uteri) bei steil anteflektiertem Uterus. Längsschnitt

a–d

e–g

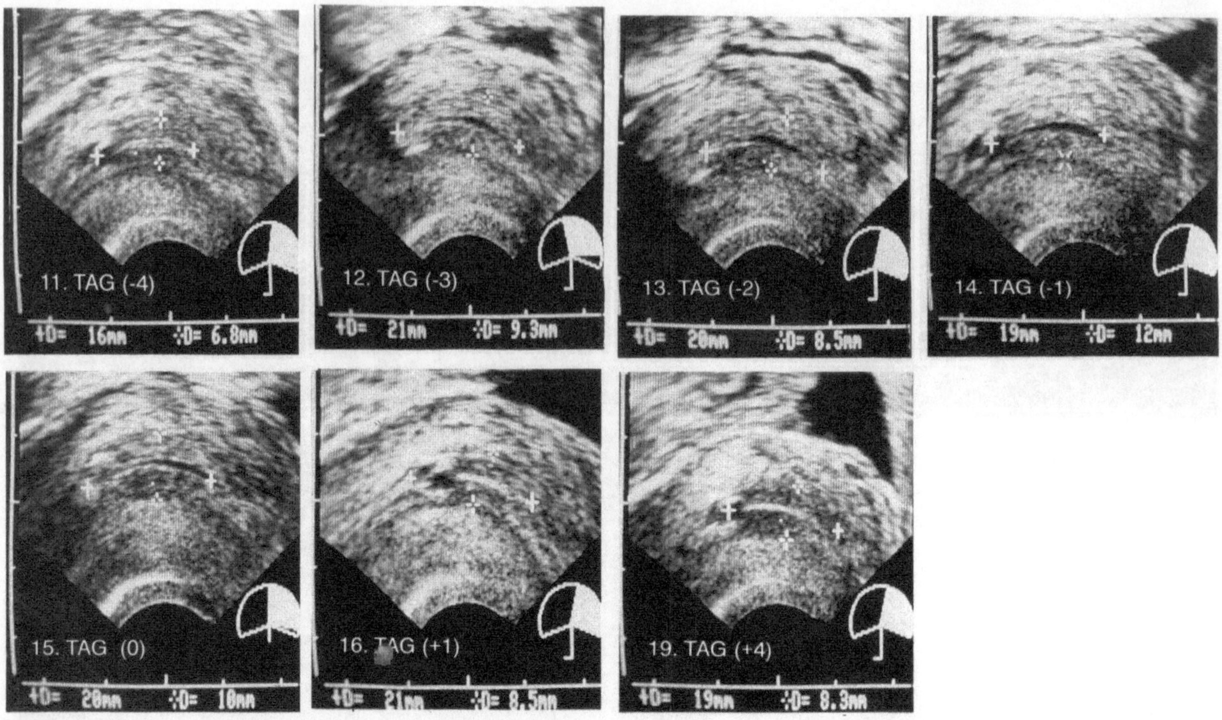

Abb. 4.8a–g. Sonomorphologie und Dynamik des Zervikalkanals im *Spontanzyklus*. Am Tag −4 (11. Zyklustag) liegen die Schleimhäute von Zervixvorder- und -hinterwand hier noch eng – aber unterscheidbar – aneinander (Übergang vom Z-Typ zum O-Typ). Drei Tage vor der Ovulation öffnet sich der Zervikalkanal deutlich (W-Typ) und bleibt dann wieder ab dem 1. postovulatorischen Tag (+1) und während der gesamten Lutealphase geschlossen (Z-Typ) (s. auch Tabelle 4.2). **a** 4 Tage, **b** 3 Tage, **c** 2 Tage, **d** 1 Tag vor der Ovulation, **e** Ovulationstag, **f** 1 Tag, **g** 4 Tage nach der Ovulation. Längsschnitte

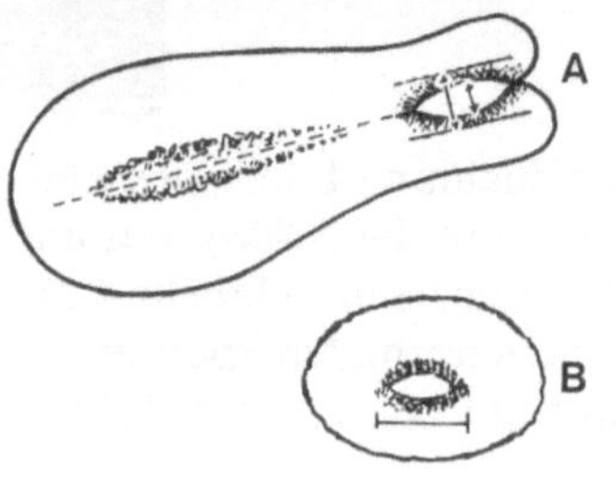

Abb. 4.9. Skizze zur Zervixvermessung: *A* Uterus im Längsschnitt, Messung des Zervixepithels (◄–►) bzw. der Zervixweite (←→) im a.-p.-Durchmesser. *B* Querdurchmesser des Zervixepithels

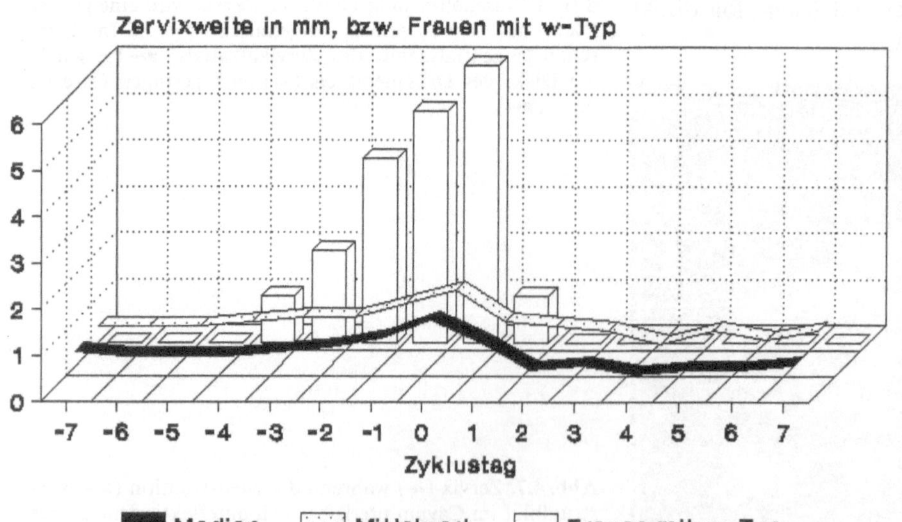

Abb. 4.10. Dynamik der mittleren Zervixweite (a.-p. im Längsschnitt) aus 6 physiologischen Zyklen (s. Abb. 4.4). Die Weite des Zervikalkanals nimmt im Median 3 Tage vor der Ovulation (Tag −3) langsam und ab Tag −2 deutlicher zu bei insgesamt geringen Meßunterschieden (Geräteanzeige mit Zehntelmillimeterangabe! Siehe auch Abb. 4.13). Nach Erreichen des Maximums am Ovulationstag ($p < 0,05$) nimmt die Zervixweite rasch wieder ab

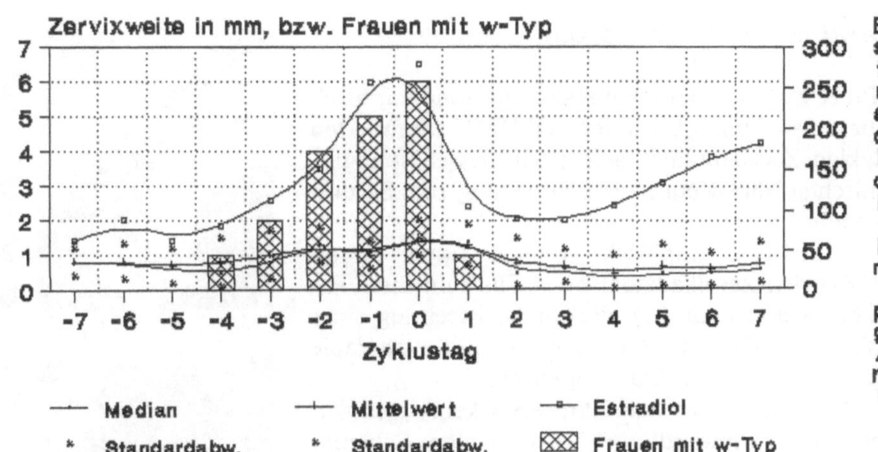

Abb. 4.11. Dynamik der mittleren Zervixweite (a.-p. im Querschnitt) im Vergleich mit den Östradiolserumspiegeln aus 6 physiologischen Zyklen. Die periovulatorische Weite der Zervixöffnung korrespondiert – wie vom Insler-Score bekannt – mit dem Anstiegsverhalten des Serumöstradiols. Sonomorphologisch nimmt die Häufigkeit des W-Typs zum Tag der Ovulation hin zu und danach rasch wieder ab

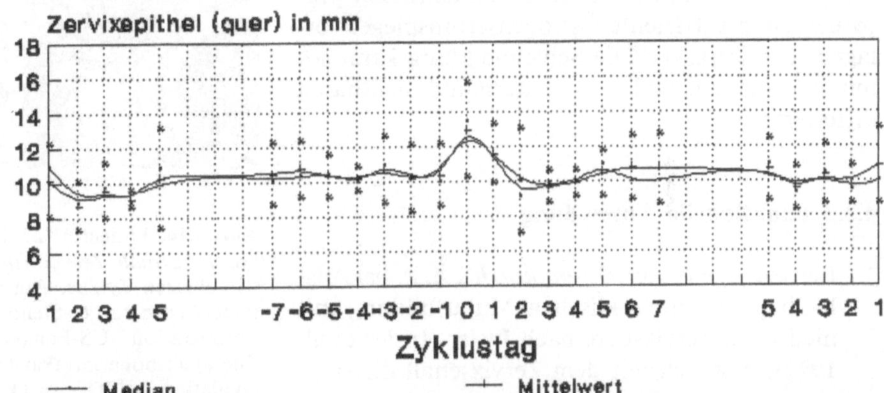

Abb. 4.12. Dynamik des mittleren queren Durchmessers des Zervixdrüsenepithels aus 6 physiologischen Zyklen. Im Vergleich zur Weite des Zervikalkanals ist die Zunahme im Querdurchmesser noch enger um den Ovulationszeitpunkt konzentriert. (Die Werte wurden auf den Zyklusbeginn, das Zyklusende und die Ovulation synchronisiert.)

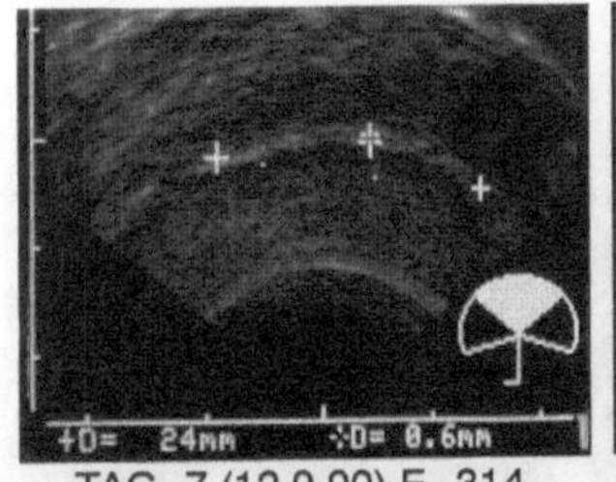
TAG -7 (12.9.90) E_2 314

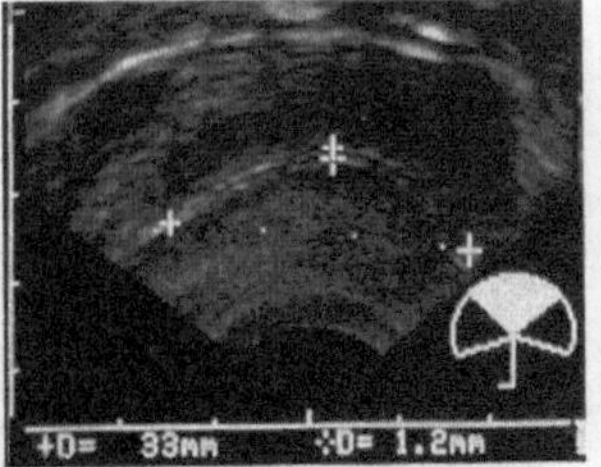
TAG -6 (13.9.90) E_2 363

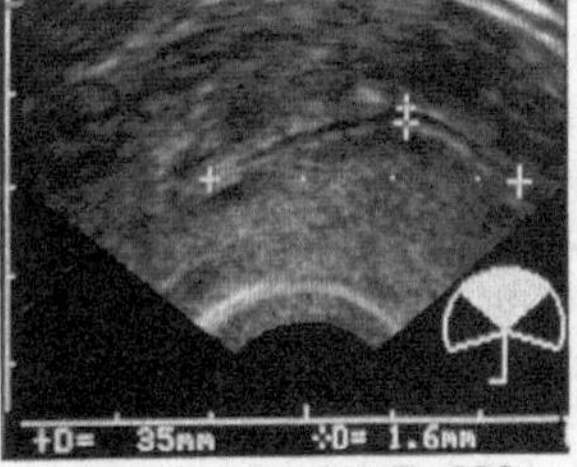
TAG -3 (16.9.90) E_2 693

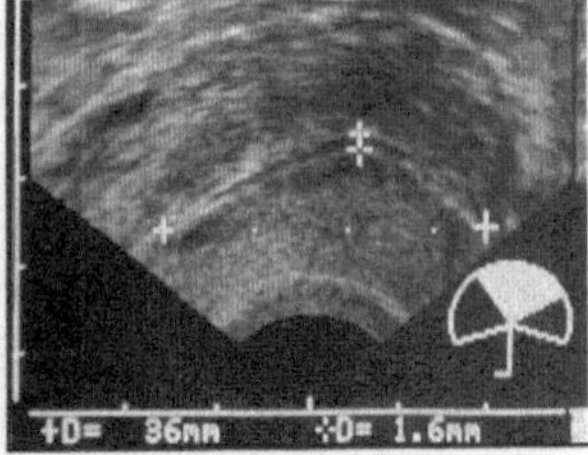
TAG -1 (18.9.90) E_2 1716

a–d

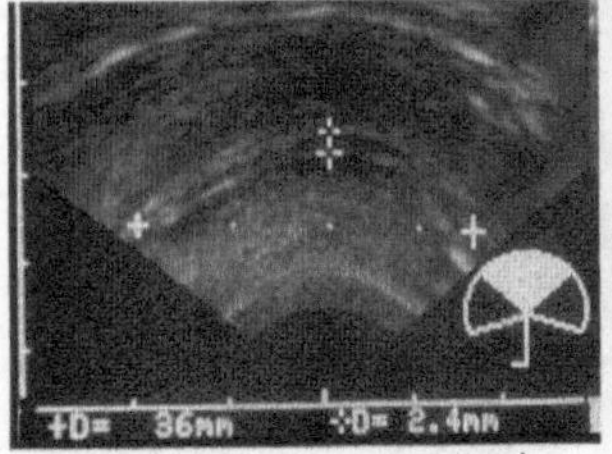
TAG 0 (19.9.90) E_2 1862

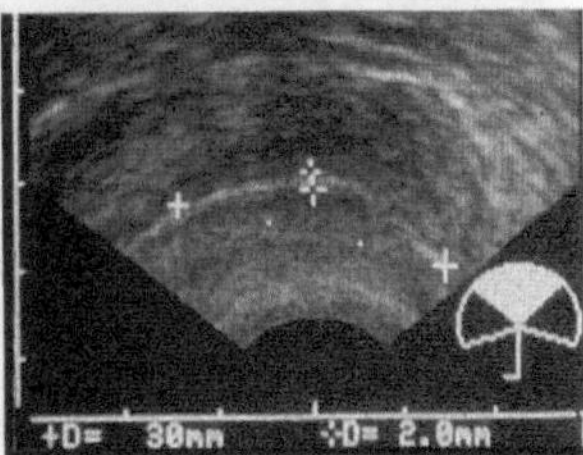
TAG +2 (21.9.90) E_2 693

e, f

Abb. 4.13 a–f. Sonomorphologie und Dynamik des Zervikalkanals im *Stimulationszyklus* (Buserelin/HMG/HCG). Die Patientin konzipierte in diesem Zyklus nach In-vitro-Fertilisation und Embryotransfer. **a** Am Tag –7 Übergang vom Z-Typ zum O-Typ. **b** Tag –6 O-Typ. **c–e** Ab Tag –3 bis zum Tag der Follikelpunktion (Tag 0) W-Typ. **f** Tag +2 mit Z-Typ (s. auch Tabelle 4.2). US-Längsschnitte. E_2-Serumwerte (pg/ml)

Tabelle 4.2. Mittzyklische *Sonomorphologie des Zervikalkanals*, Vaginalschall (s. auch Abb. 4.8 und 4.11)

1. Z(zu)-Typ	Geschlossener Zervikalkanal, der sich im Ultraschall als durchgezogener echogener Streifen darstellt
2. O(offen)-Typ	Beginnende Öffnung des Zervikalkanals, der im Ultraschall als echogene Doppelkontur erscheint
3. W(weit)-Typ	Periovulatorisch weit geöffneter Zervikalkanal, der im Ultraschall als ein ununterbrochenes, breites echoarmes bis -leeres Band mit echogener Begrenzung erscheint.

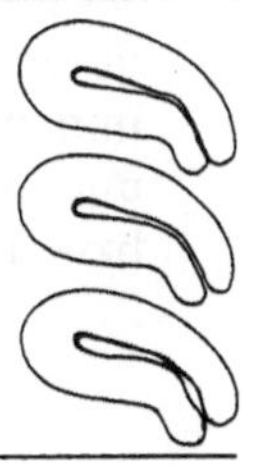

Zervikale Funktion im Zyklus

Hill et al. (1987) konnten abdominalsonographisch nur in 5% der mit Clomifen und HMG stimulierten Zyklen Zervixmukus nachweisen, dessen sonographisch erfaßte Menge keine Beziehung zum Serumöstradiol hatte.

Vaginalsonographisch konnten Eppel et al. (1987) den Zervikalkanal bei 4 Fünfteln ihrer Patientinnen (16 von 21), die zur Vorbereitung einer IVF eine Clomifen/HMG-Kombinationstherapie bekommen hatten, klar abgrenzen.

Bei 3 der 16 wies die Ektozervix keine „präovulatorische Umwandlung", d. h. keinen Schleimpfropf auf, obwohl bei allen 21 Patientinnen präovulatorisch suffiziente Östrogenserumspiegel vorlagen. Die intrazervikale Schleimbildung kann somit von der am äußeren Muttermund sichtbaren differieren.

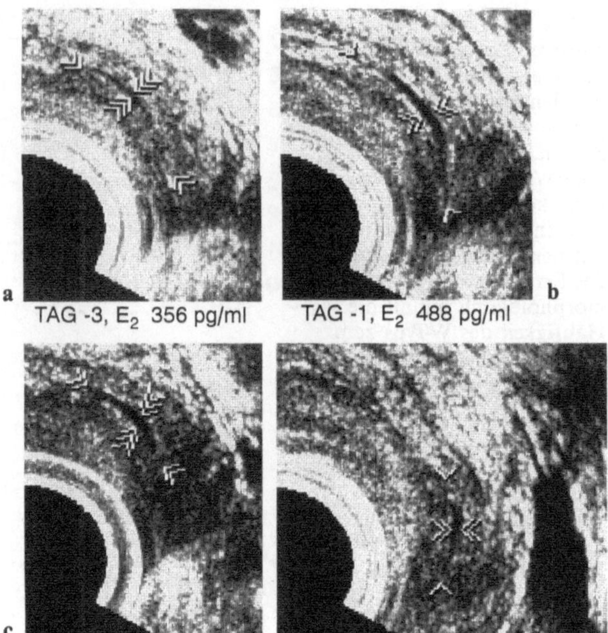

Abb. 4.14. Patientin, 27 Jahre, *Dysmukorrhö und mittzyklisch normale Zervixöffnung* im mit Clomifen (50 mg/die) stimulierten Zyklus. Am Ovulationstag (Tag 0) W-Typ bei Insler-Score von 6. Stenose des Os externum cervicis ohne Voroperation. US-Längsschnitte. E_2-Serumwerte (pg/ml). Therapie: hohe intrakavitäre Inseminationen. **a** 3 Tage vor Ovulation; **b** 1 Tag vor Ovulation; **c** Ovulationstag; **d** 1 Tag nach Ovulation

4.3.3 Funktionelle Anwendung

1. Bei Vorliegen einer *Dysmukorrhö*, d. h. bei Ausbleiben der mittzyklischen Mukusbildung mit niedrigem Zervixscore nach Insler (Insler et al. 1972), läßt sich mit dem Zervixschall differenzieren, ob die Dysmukorrhö allein durch eine ungenügende Öffnung des äußeren Muttermundes bedingt ist – bei durch Mukus weitem Zervikalkanal (Abb. 4.14) – oder ob sich mittzyklisch überhaupt keine Öffnung des Zervikalkanals eingestellt hat (Abb. 4.15). Der gleichzeitige Nachweis eines Follikels in Sprungreife sichert die periovulatorische Situation. Zervikale bzw. hohe intrauterine Inseminationen zum Konzeptionsoptimum sind die entsprechenden Therapiemaßnahmen bei der Dysmukorrhö, die sich durch Östrogengaben oder antibiotische Behandlung im Falle einer Zervizitis nicht normalisieren läßt (s. auch 5.4.1).
2. Im Falle einer Zervixstenose, nach Entzündungen oder Voroperationen kann das Einführen des Katheters zur *Insemination* schwierig sein. Zur Vermeidung einer Via falsa ist es dann ratsam, die hohe intrakavitäre Insemination bei voller Blasenfüllung der Patientin und gleichzeitiger abdominalsonographischer Kontrolle durchzuführen. Der Verlauf des Zervikalkanals und die Katheterführung lassen sich verfolgen und eine Traumatisierung der Zervix vermeiden bzw. minimieren (s. Kap. 12).

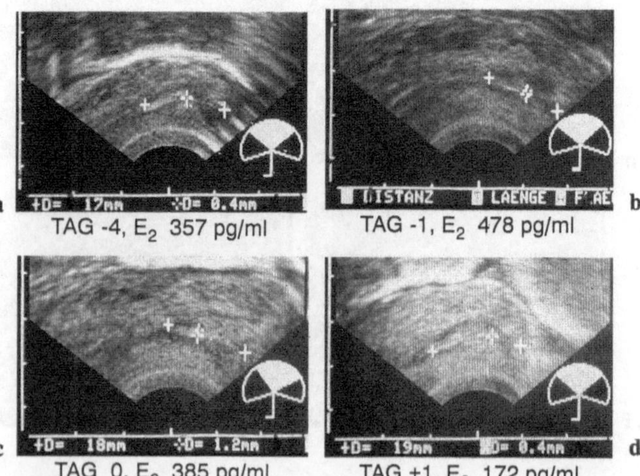

Abb. 4.15. Patientin, 26 Jahre, *Dysmukorrhö und periovulatorisch geschlossener Zervikalkanal* (Z-Typ) im mit Clomifen (50 mg/die) stimulierten Zyklus. Am Ovulationstag (Tag 0) Inslerscore von 6. Keine anatomische Besonderheiten bei Inspektion und Sondierung der Zervix. US-Längsschnitte. E_2-Serumwerte (pg/ml). Therapie: hohe intrakavitäre Inseminationen

3. Die sonographische Darstellung der Öffnung und Verbreiterung des Zervikalkanals (W-Typ) weist in physiologischen und in Stimulationszyklen auf die innerhalb der nächsten 4 Tage *bevorstehende Follikelruptur* hin.

   Damit kündigt das Phänomen zwar die bevorstehende Ovulation an, nicht jedoch den exakten Tag. Die fehlende Weitstellung der Zervix – in Form der intrazervikalen Öffnung – schließt den bevorstehenden Eisprung allerdings nicht aus (Eppel et al. 1987; Schmack et al. 1990). Für die genauere Ovulationsvorhersage sind LH-Bestimmungen im Urin oder im Serum die Methode der Wahl.

4.3.4 Fazit

1. Die Weite des Zervikalkanals (a.-p. im Längsschnitt) nimmt 1–4 Tage vor der Ovulation im normalen Zyklus zu und danach rasch wieder ab.
2. Die Zervixsonographie erweitert die Differentialdiagnostik der Dysmukorrhö. Ein pathologischer Zervixscore nach Insler kann mit dem vaginosonographischen Erscheinungsbild des Zervikalkanals in Zyklusmitte verglichen werden zur Abklärung, ob die Dysmukorrhö dem im Ultraschall geschlossenen Zervikalkanal (Z-Typ) entspricht oder ob ein niedriger Zervixscore trotz nachweisbar geöffnetem Zervikalkanal (W-Typ) besteht.
3. Die mittzyklische Weitstellung des Zervikalkanals kündigt in Spontanzyklen und in medikamentös behandelten Zyklen zwar die bevorstehende Ovulation an, nicht jedoch den exakten Tag.

4.4 Endometrium

4.4.1 Anatomisch-physiologische Grundlagen

Das Endometrium ist zu Zyklusbeginn am Schnittpräparat 1,5–2 mm dick. Es geht ohne Submukosa in das Bindegewebe der Muskelschicht über. Das im Corpus uteri weiche und glatte Endometrium wird in der Zervix dicker und fester und bildet dort in den Zervixkrypten ein palmblattartiges Faltensystem.

Im Zyklus kommt es in der Funktionalis, der oberflächlichen Schleimhautschicht, im Bereich des Korpus und der oberen Cervix uteri zu charakteristischen morphologischen Veränderungen. In der ersten Zyklusphase erfolgt unter Östrogeneinwirkung die Proliferation der Funktionalis, die dann 3–4 mm dick wird. Histologisch kommt es dabei zu einem leichten Schleimhautödem, das sich in der späten Proliferationsphase wieder etwas zurückbildet, was mit einer vorübergehenden Abnahme der Schleimhauthöhe und einer verstärkten Schlängelung der sich weiter verlängernden Drüsen verbunden ist (Dallenbach-Hellweg 1981). In der zweiten Phase bewirkt Progesteron die sekretorische Umwandlung des Endometriums, wodurch sich die Schleimhautdicke weiter auf 6–9 mm je Lage erhöht. In der Mitte der Lutealphase tritt erneut ein Stromaödem auf, das am 8. postovulatorischen Tag seinen Höhepunkt erreicht und mit dem Gipfel bzw. Plateau der Östrogen- und Progesteronsekretion in der Lutealphase zusammentrifft. Histologisch dilatieren in dieser Zeit die stark geschlängelten Endometriumdrüsen und füllen sich mit Glykogen. Die morphologischen Veränderungen des Endometriums in der Sekretionsphase insgesamt führen zu einer Verdopplung seines Gesamtvolumens. 4 Tage vor Blutungsbeginn beginnt das Endometrium durch die abnehmende Gelbkörperaktivität zu schrumpfen. In Konzeptionszyklen bleiben die Schrumpfungsvorgänge aus (Dallenbach-Hellweg 1988). Im Gegensatz zur Follikelphase kann während der Lutealphase die zeitliche Entwicklung des Endometriums präzise anhand seiner typischen Strukturveränderungen histologisch datiert werden. Während der ersten Hälfte der Lutealphase basiert die Zeitbestimmung hauptsächlich auf Veränderungen der Drüsenepithelien, während der zweiten Hälfte vor allem auf dem täglichen Wechsel des Stromabildes (Dallenbach-Hellweg 1981).

4.4.2 Sonographische Grundlagen

Vorbemerkung

Die ersten Untersuchungen des Endometriums wurden im Abdominalschall vorgenommen (Christie 1981; Sakamoto u. Nakamo 1982; Bald u. Hackelöer 1983; Fleischer et al. 1984; Glissant et al. 1985; Rabinowitz et al. 1986; Deichert et al. 1986). Die Abdominalsonographie setzt eine gefüllte Blase voraus. Die sonographische Endometriumdicke kann sich hierbei je nach

- Blasenfüllung,
- Einfallswinkel des Schallstrahls,
- Dicke des subkutanen Fettgewebes und/oder
- relativer Abgrenzbarkeit der Endometrium-Myometrium-Lagen verändern (Fleischer et al. 1986).

Die Messung wird außerdem schwierig bei Retroflexio/Retroversio uteri. Mit den verbesserten Untersuchungsbedingungen des Vaginalschalls bekommt die sonographische Endometriumbeurteilung zur Funktionsdiagnostik einen neuen Stellenwert.

Darstellung und Meßtechnik

Zur Endometriumdarstellung wird der Uterus zunächst im Längsschnitt möglichst genau in dessen Medianlinie eingestellt. Die Sonomorphologie des Endometriums, seine Dicke und der Douglas-Raum, zum Nachweis retrouteriner Flüssigkeit, werden beurteilt.

Zur Dickenmessung wird die im Längsschnitt breiteste Endometriumdicke im Fundus uteri aufgesucht. Die Meßpunkte werden jeweils an der Grenze der Lamina basalis zum Myometrium gesetzt, und zwar auf einer zur zentralen Längsachse des Corpus uteri gedachten senkrechten Linie. Die maximale Endometriumdicke wird so anterior-posterior, d. h. von der Vorderwand zur Hinterwand, vermessen (Abb. 4.16). Der echoarme, das Endometrium umgebende Bereich wird *nicht* in die Messung mit einbezogen (Abb. 4.17). Er entspricht der inneren, gut vaskularisierten Schicht des Myometriums.

Die Abgrenzung der basalen Schleimhautschicht vom benachbarten, als Referenz dienenden Myometrium wird mit zunehmender Echogenität des Endometriums in der Periovulationsphase und vor allem in der Lutealphase deutlicher und damit sicherer.

Es ist zu beachten, daß die sonographische Endometriumdicke je nach Literatur unterschiedlich angegeben wird. Einige Autoren nennen als Meßergebnis die Strecke von Lamina basalis zu Lamina

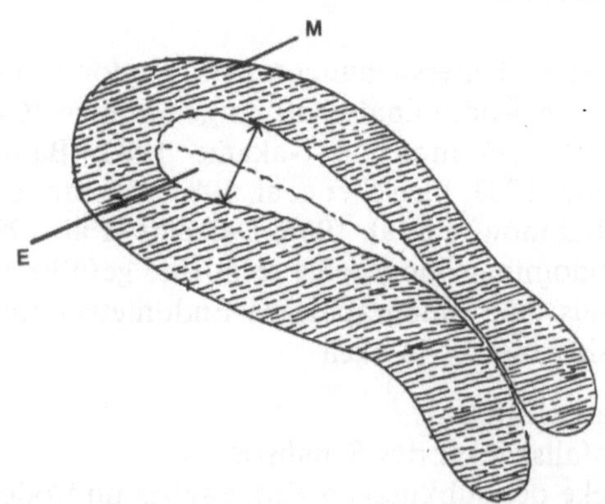

Abb. 4.16. Skizze zur Vermessung der Endometriumdicke von Lamina basalis zu Lamina basalis (*Doppelpfeil*) im Längsschnitt. *E* Endometrium, *M* Myometrium

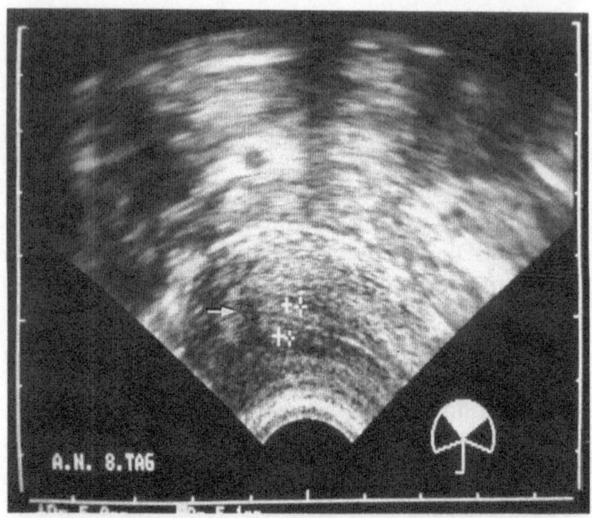

a

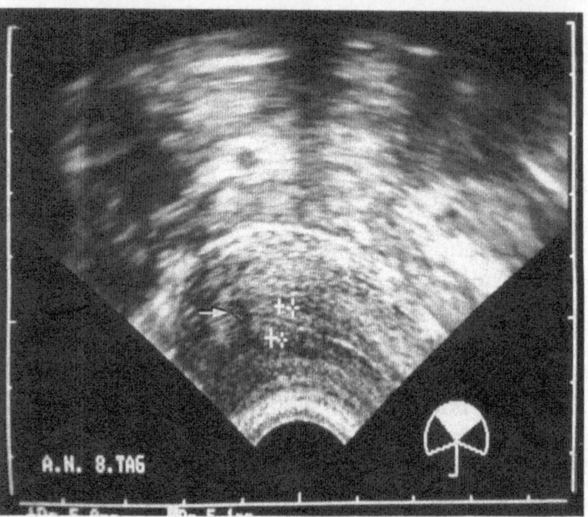

b

Abb. 4.17 a, b. Niedriges Endometrium der mittleren Proliferationsphase beim anteflektierten Uterus. Die echoarme innere Myometriumschicht (→) läßt sich gut vom Endometrium und vom äußeren Myometrium abgrenzen. **a** Längsschnitt, **b** Querschnitt

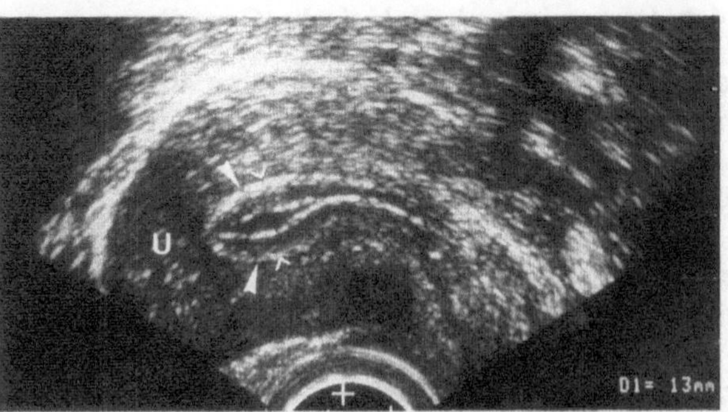

Abb. 4.18. Endometrium der späten Proliferationsphase mit geöffnetem Kavumspalt. Endometriumlagen (➤) der Vorder- und Hinterwand dadurch gut abgrenzbar. Längsschnitt

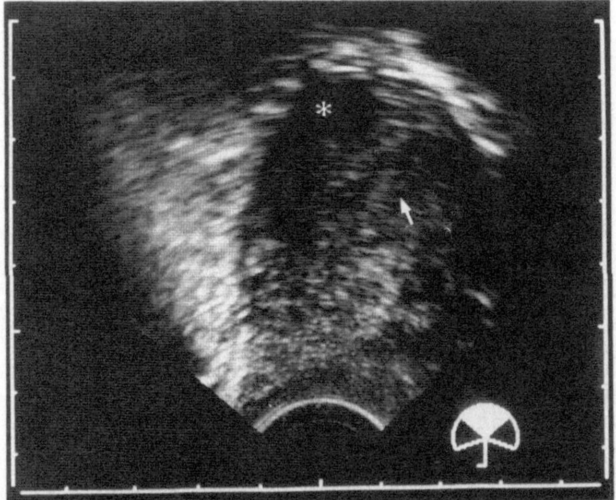

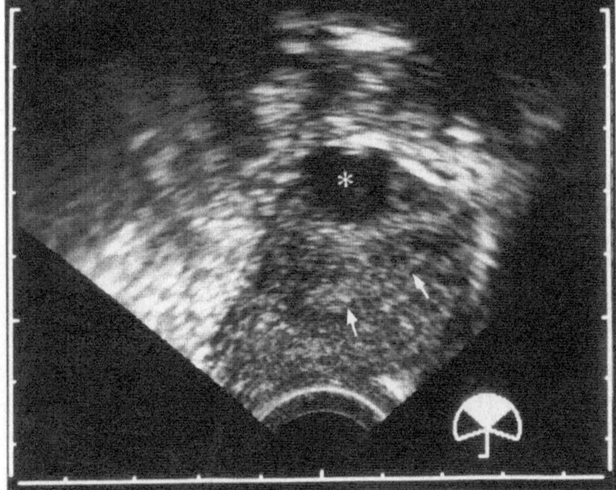

Abb. 4.19 a, b. Endometrium präovulatorisch bei gestrecktem Uterus, *Vaginalschall*. Längsschnitte. **a** Endometriumbeurteilung durch Schallkopfferne erschwert. **b** Durch Vorschieben des Schallkopfes ins hintere Scheidengewölbe und Gegenhalten der äußeren Hand wird der Uterus retroflektiert, dadurch der Fundus uteri der Ultraschallsonde genähert und das Endometrium (→) besser darstellbar. Fundusmyom (*)

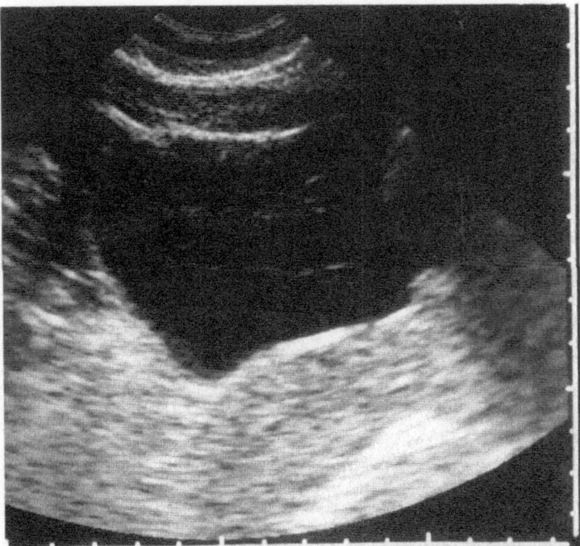

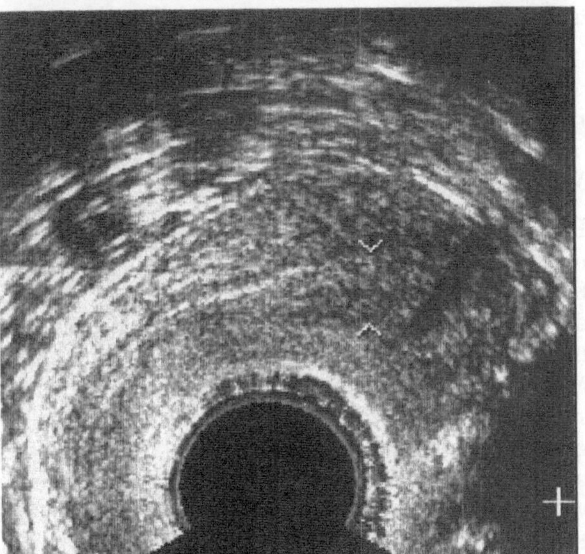

Abb. 4.20 a, b. Endometrium präovulatorisch bei Retroflexio uteri. Längsschnitte. **a** Der Aufbau des Endometriums ist durch die Schallkopfferne im *Abdominalschall* kaum erkennbar, **b** im *Vaginalschall* dagegen gut zu beurteilen (*Pfeilspitzen*)

basalis als Gesamtwert für beide Endometriumschichten von Vorder- und Hinterwand. Andere messen in derselben Weise, nennen jedoch als Resultat den halbierten Wert, somit die Dicke nur einer Endometriumschicht. Leider wird in der Literatur nicht immer auf die jeweilige Meßtechnik hingewiesen. Da die Endometriumschichten meist direkt aneinanderliegen, haben wir der Einfachheit halber seit jeher die Gesamtdicke des Endometriums, also die Summe des Endometriums von Vorder- und Hinterwand, angegeben (Deichert et al. 1986).

Insbesondere zu Zyklusbeginn und in der späten Proliferationsphase kann der Kavumspalt geöffnet sein. Dann wird die Distanz auf die gleiche, wie oben beschriebene Weise vermessen und die Breite des Kavumspalts vom Gesamtwert der Meßstrecke Basalis zu Basalis subtrahiert (Abb. 4.18).

Bei gestrecktem Uterus wird die *vaginal*sonographische und bei retroflektierter Gebärmutter die *abdominal*sonographische Messung wegen der vergrößerten Distanz Schallkopf–Schallobjekt ungenauer (Abb. 4.19 und 4.20). Die Endometriumvermessung anterior-posterior im Quer- bzw. Frontalschnitt ist kaum gebräuchlich, da die Stelle der maximalen Endometriumdicke im Fundus uteri im Longitudinalschnitt leichter aufgefunden wird (s. Abb. 4.17). Im Querschnittsbild des Uterus läßt sich aber erkennen, daß die größte Schleimhautdicke nicht immer in der mittleren Längsachse des Uterus, sondern in seinen lateralen Anteilen zu messen ist (s. Abb. 4.26 unten). Der Unterschied beträgt im selben Schnittbild nur 1–2 mm. Im Rahmen der Zyklusüberwachung folgt der Endometriumbeurteilung die der Ovarien (s. Kap. 5).

4.4.3 Kriterien der Endometriumsonographie

1. Welche Information bringt die vaginosonographische Endometriumbeurteilung für die Zyklusdiagnostik, einschließlich der Einschätzung der Corpus-luteum-Funktion, und
2. wie kann sie bei anderen funktionellen Fragestellungen eingesetzt werden?

Endometriumdicke

Wachstumsdynamik

Im Ultraschall nimmt die Endometriumdicke während der Menstruation zunächst ab, im Mittel von 8 auf 6,5 mm und weniger (Abb. 4.21). Während der Proliferationsphase verbreitert sich die Endometriumdicke bis zu einem periovulatorischen Maximum analog zum Follikelwachstum und den steigenden Östradiolspiegeln. In der Lutealphase nimmt sie meist noch zu. Individuell sind jedoch unterschiedliche Verläufe des Endometriumdickenwachstums in der Sekretionsphase möglich, zum Beispiel:

– Die Endometriumdicke nimmt postovulatorisch leicht ab und zur Lutealphasenmitte hin wieder zu (Abb. 4.22 a).
– Die Endometriumdicke nimmt über das periovulatorische Maximum hinaus (ohne vorübergehende Abnahme) bis zur Lutealphasenmitte stetig zu (Abb. 4.22 b).

In Spontan- und in zur IVF überstimulierten Zyklen ist die Wachstumsdynamik der Endometriumdicke über den Gesamtzyklus trotz signifikant unterschiedlicher Östrogenserumspiegel prinzipiell gleich (Fleischer et al. 1986; Sakamoto et al. 1988; Imoedemhe et al. 1987; Randall et al. 1989; Deichert 1989).

Zu korrespondierenden Zeitpunkten unterscheidet sich die Endometriumdicke behandelter Zyklen von der unbehandelter insgesamt nur unwesentlich (Randall et al. 1989) bzw. im Mittel gar nicht (Tabelle 4.3).

Bleibt eine Schwangerschaft aus, geht die Endometriumdicke ca. 2 Tage vor Einsetzen der Menstruation wieder zurück.

Endometriumdicke und Lutealfunktion

Es gibt in der Lutealphase keine sichere Korrelation zwischen der Endometriumdicke im Ultraschall und den Progesteron- oder den Östradiolspiegeln im Serum (Giorlandino et al. 1987; Rabinowitz et al. 1986; Deichert 1989) (Abb. 4.23). Das heißt, die luteale Endometriumdicke nimmt nicht in gleicher Weise zu, wie die peripheren Sexualhormonspiegel steigen. Bei einer Endometriumdicke von 13 mm zum Beispiel wurden in Lutealphasenmitte mittlere Progesteronserumspiegel zwischen 6,7 ng/ml und 52,8 ng/ml gemessen (Deichert 1989). Neben den

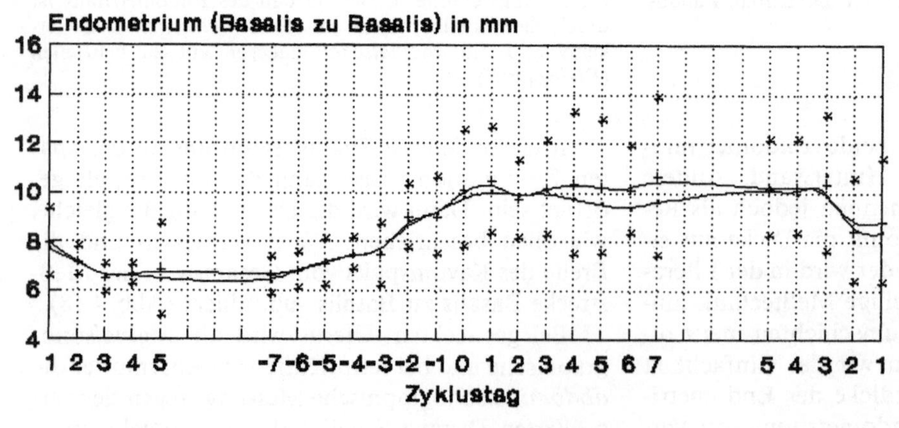

Abb. 4.21. Verlauf der Endometriumdicke im physiologischen Zyklus (nach US-Kriterien ovulatorisch und suffiziente Lutealphase ≥ 12 Tage, 3 mittluteale Serum-Progesteronwerte jeweils > 10 ng/ml). Die Werte wurden auf den Zyklusbeginn, den Tag der Ovulation (Tag 0) und das Zyklusende synchronisiert

Abb. 4.22a, b. Zwei individuelle Verläufe des Endometriumdickenwachstums (der Tag 0 ist der Tag der Ovulation). **a** Geringe Dynamik der Endometriumdicke, **b** große Dynamik der Endometriumdicke

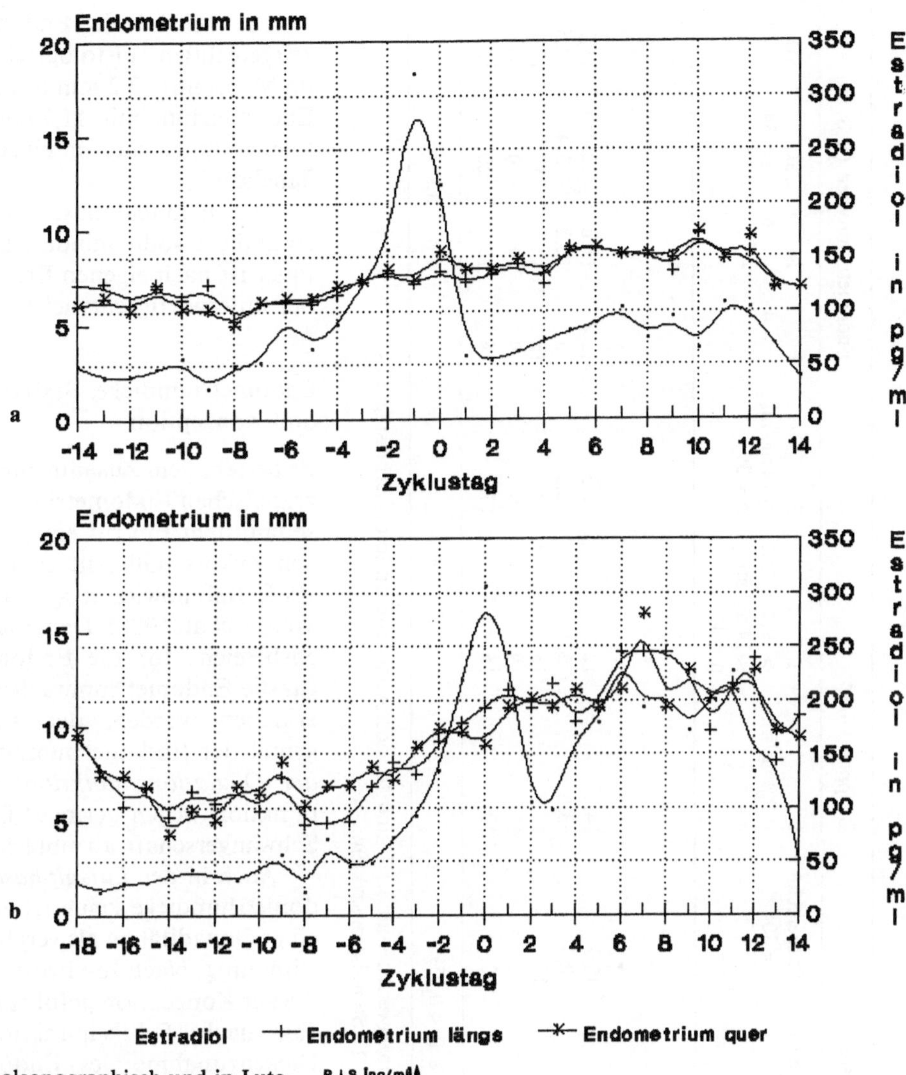

Abb. 4.23. Vergleich der vaginalsonographisch und in Lutealphasenmitte (7. Tag post ovulationem ±1) gemessenen Endometriumdicke mit dem Progesteronserumspiegel (P.i.S.) vom selben Tage im Kollektiv aus Tabelle 4.3: keine Korrelation

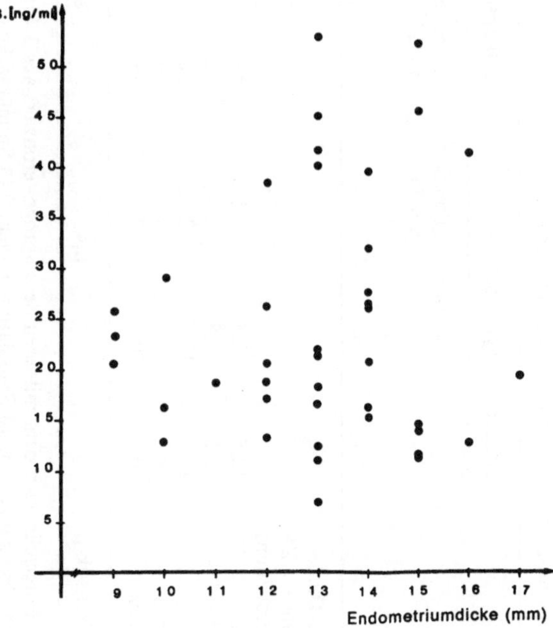

Sexualhormonen beeinflussen noch andere Parameter, wie der Steroidrezeptorgehalt im Endometrium, dessen Entwicklung (Wentz 1979).

Daß die luteale Endometriumentwicklung nicht allein von der Hormonsekretion des Corpus luteum abhängt, verdeutlicht der Vergleich der Befunde bei histologisch zeitgerecht und nicht zeitgerecht (unterwertig) entwickelter Schleimhaut (Tabelle 4.4): Bei Corpus-luteum-*Insuffizienz* kommt es zwar häufiger zu einer verzögerten Endometriumreaktion, eine *normale* Corpus-luteum-Funktion (normale Progesteronserumspiegel) führt aber nicht zwangsläufig zu einer zeitgerechten Endometriumentwicklung (Tabelle 4.5).

Tabelle 4.3. *Vaginosonographische Endometriumdicke in 56* – nach US-Kriterien – *ovulatorischen Zyklen* unterteilt nach Medikation, Endometriumentwicklung, Corpus-luteum-Funktion und Endometriumtypen

	Gesamt	Zyklusart		E-Biopsie		Gruppen 1 – 3[a]			Endometriumtypen (s. S. 60)			
	n = 56	Spontan n = 21	Stimuliert n = 35	Unterwertig n = 25[b]	Zeitgerecht n = 30[c]	1 <9,4 ng/ml n = 5	2 > 9,4 ng/ml <14 ng/ml n = 11	3 >14 ng/ml n = 39	P n = 4	M n = 6	SI n = 34	SII n = 11
E-Dicke am + 7. Zt. p.o. (mm)												
$\bar{x}$	12,5	12,5	12,5	11,7	13,2	14,0	12,1	12,3	12,8	11,8	12,9	11,7
± s	2,5	2,8	2,3	2	2,7	3,5	2,4	2,3	3	2,2	2,4	2,5
$\tilde{x}$	12	12	12	12	13	13	13	12	13	12	13	12
min.	9	9	9	9	9	11	9	9	9	9	9	9
max.	20	20	17	16	20	20	16	17	16	15	20	16
Statistik p	–	n.s.		s ($p<0{,}05$)			n.s.			n.s.		

[a] Eingeteilt nach dem mittleren Serumprogesteronwert aus 3 Einzelwerten vom 5., 7. und 10. postovulatorischen (p.o.) Zyklustag.
[b] 9 Spontanzyklen, 16 Stimulationszyklen. [c] 13 Spontanzyklen, 17 Stimulationszyklen.

Die mittluteale Endometriumdicke liegt bei zeitgerechtem histologischen Schleimhautbefund im Mittel mit 13,2 mm höher als bei unterwertigem Endometrium mit 11,7 mm ($p<0{,}05$). Die Überschneidungen sind im einzelnen allerdings groß (s. Tabelle 4.3).

Die in Lutealphasenmitte gemessene Endometriumdicke sollte mindestens 10 mm betragen. Darunter ist nach eigenen Erfahrungen zu 70% mit einer unterwertig entwickelten Schleimhaut zu rechnen.

Endometriumdicke, Sexualhormonspiegel und Konzeption

Es besteht kein Zusammenhang zwischen der sonographischen Endometriumdicke in der *Follikelphase* und dem Eintritt einer Schwangerschaft im selben Zyklus (Glissant et al. 1985; Fleischer et al. 1986; Rabinowitz et al. 1986; Adams et al. 1988; Welker et al. 1988). Daher lassen sich keine Vertrauensbereiche für die Endometriumdicke und/oder für die Endometriumwachstumsrate nennen, die es erlauben würden, den Behandlungszyklus aufgrund der Endometriumvermessung am Tag *nach der Ovulationsinduktion*, aber *vor* der Follikelpunktion wegen geringer Erfolgsaussicht auf eine Schwangerschaft abzubrechen.

Auch in der *Lutealphase* läßt das Maß der Endometriumdicke keine frühere Prognose zur Frage einer Gravidität zu als vergleichsweise die HCG-Bestimmung. Nach In-vitro-Fertilisationsbehandlung, die zur Konzeption geführt hat, ist zwar ab dem 12. Tag nach Follikelpunktion eine beschleunigte Dickenzunahme des Endometriums festzustellen (Rabinowitz et al. 1986). Zu diesem Zeitpunkt wären dann aber auch – nach Ausschluß einer HCG-Substitution in der Lutealphase – die HCG-Titer positiv.

Rabinowitz et al. (1986) propagierten eine Mindestdicke des Endometriums von 13 mm am 9. Tag nach der Follikelpunktion als günstige Voraussetzung zur Konzeption, da bei ihnen in IVF-Zyklen

Abb. 4.24. a – d. Unterschiedliche Erscheinungsbilder des Endometriums während der Menstruation. Längsschnitte. **a** Vor der vollständigen Desquamation. Die Schleimhautdicke ist noch relativ hoch (7 mm). **b** Desquamation, 4. Zyklustag. Kavum breit geöffnet. Flottierender Schleimhautstreifen. Blutungsstraße im Zervikalkanal. **c** Nach der Desquamation, ausklingende Regelblutung; 5. Zyklustag. Kavum im Fundus leicht geöffnet. Hyperreflektive Echos der Blutungsstraße vom Fundus (→). **d** Nach der Desquamation, ausklingende Regelblutung; 4. Zyklustag. Kavumspalt leicht geöffnet. Endometriumdicke je Lage maximal 2 mm. Blutungsstraße in Korpusmitte (→) ▶

Tabelle 4.4. *Corpus-luteum-Funktion in Lutealphasenmitte im Vergleich zur Endometriumentwicklung* (Histologie am +12. Tag p.o.)

Progesteron (ng/ml)	Gesamtstichprobe (n = 68)	Zyklusart		E-Biopsie	
	(alle nach US-Kriterien ovulatorisch)	Spontanzyklen (n = 27)	Stimulationszyklen (n = 41)	Unterwertig (n = 32)	Zeitgerecht (n = 34)
P-Mittelwert[a]: $\bar{x} \pm s$	18,86 ± 12,69	13,48 ± 5,54	22,90 ± 14,97	20,72 ± 17,10	17,46 ± 8,05
$\tilde{x}$	14,96	12,73	19,82	14,53	15,81
min.-max.	5,25 – 83,73	6,76 – 28,64	5,25 – 83,73	5,25 – 83,73	6,86 – 30,06
Statistik p	–	s. ($p < 0,05$)		n.s.	

[a] Aus 3 Einzelwerten vom +5., +7. und +10. Zyklustag post ovulationem.

Tabelle 4.5. *Endometriumentwicklung im Vergleich zu den sonomorphologischen Endometriumtypen und zur Corpus-luteum-Funktion* in 3 Gruppen

Histologie	Endometriumtypen				Gruppen (s. Tabelle 4.3)		
	P (n = 4)	M (n = 6)	SI (n = 33)	SII (n = 11)	1 (n = 6)	2 (n = 15)	3 (n = 44)
Unterwertig (n)	4	3	13	4	5	5	23
Zeitgerecht (n)	0	3	20	7	1	10	21
Histo-Dating							
$\bar{x} \pm s$[a]	−5,66 ± 0,57	−2,80 ± 2,77	−1,84 ± 1,70	−2,00 ± 2,82	−3,33 ± 2,25	−2,06 ± 2,54	−2,46 ± 2,14
$\tilde{x}$[a]	−6	−2	−2	−1	−3	−1	−2

[a] Minusdiskrepanz zwischen histologisch ermittelter Endometriumentwicklung und erwarteter Entwicklung des Entnahmetags. *Beachte:* In allen Fällen mit P-Typ war die Endometriumentwicklung histologisch unterwertig.

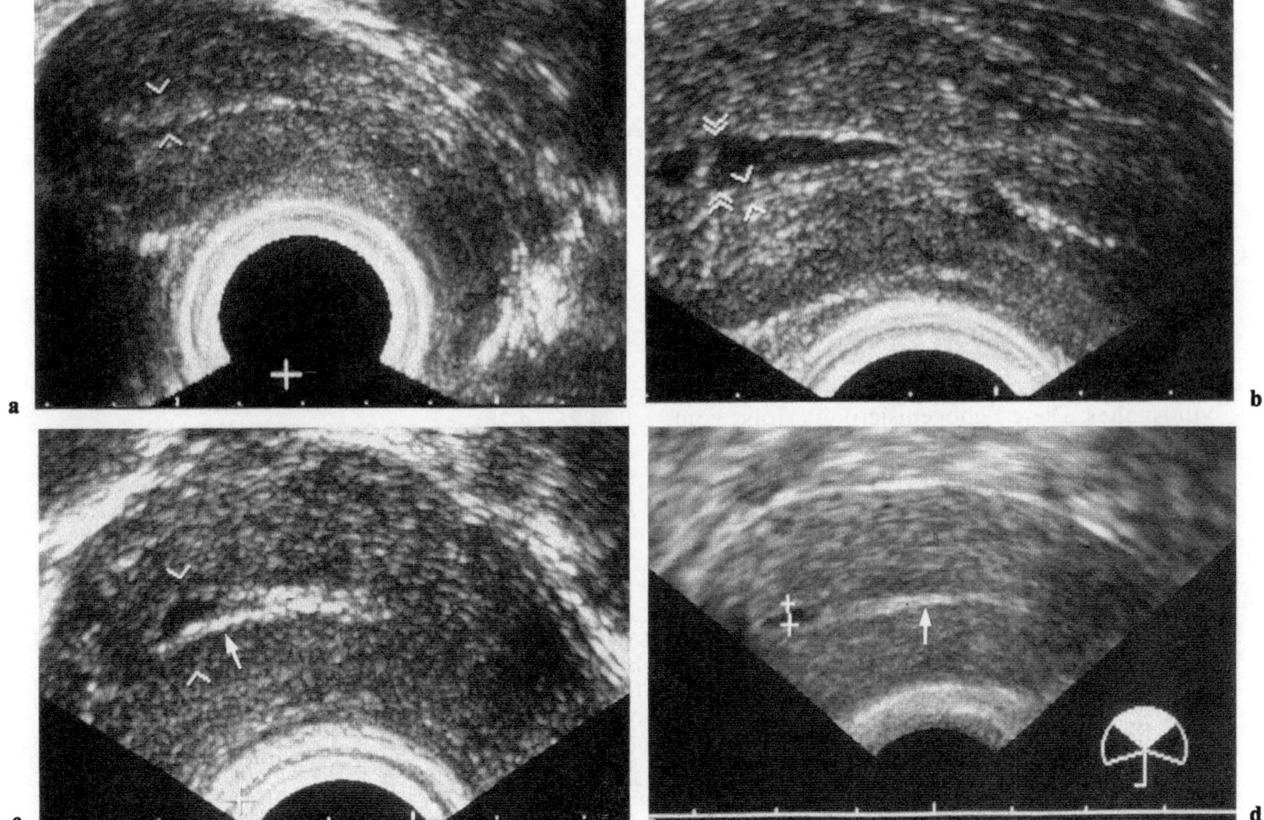

nur unter dieser Bedingung eine Schwangerschaft eintrat.

Sonographische Endometriumtypen
(s. Abb. 4.24–4.26)

Während der Menstruation bietet das Endometrium im Ultraschall ein vielfältiges Bild. Zu Beginn der Regelblutungen ist es normalerweise noch relativ hoch aufgebaut, der Kavumspalt eventuell geöffnet, mit einer Blutungsstraße vom Fundus zur Zervix und mit einem feinen echogenen Randsaum zum Myometrium (Abb. 4.24).

Nach der Menstruation werden vaginalsonographisch 4 Endometriumtypen unterschieden. Diese sind reproduzierbar und nach ihrem Auftreten in den Zyklusphasen funktionell benannt (Abb. 4.25 und 4.26):

1. *Proliferationstyp* (*P- oder Typ 1*): Ein echoarmes Endometrium, im wesentlichen gleicher Echodichte wie das umgebende Myometrium. Es ist nach der Menstruation in der frühen bis mittleren Proliferationsphase zu finden. Mitunter stellt sich ein zartes Mittelecho dar.
2. *Mittzyklischer oder Periovulationstyp* (*M- oder Typ 2*): Ein deutlicher echogener Randsaum zum angrenzenden Myometrium und ein deutliches durchgezogenes Mittelecho zur Begrenzung der Endometriumanteile von Uterusvorder- und -hinterwand treten in der späten Proliferationsphase auf und sind insgesamt für die Zyklusmitte charakteristisch. Das Ultraschallphänomen findet sich in unterschiedlicher Ausprägung sowohl prä- als auch postovulatorisch.
3. *Sekretionstyp I* (*S_1- oder Typ 3*): Der Beginn der frühen Lutealphase ist gekennzeichnet durch eine zunehmende Echogenisierung des Endometriumbildes und ein allmähliches Zurückweichen des Mittelechos im Bereich des Kavumspaltes. Diese Echogenisierung erfolgt vom Randsaum in Richtung Cavum uteri, also zentripetal, wobei aber noch ein deutlicher echoärmerer Bereich im Zentrum, d. h. im dem Kavum zugewandten Anteil des Endometriums zu erkennen ist.
4. *Sekretionstyp II* (*S_2- oder Typ 4*): Das Bild des S_1-Typs – teilweise mit durchbrochenem Mittelecho – bleibt in einigen Zyklen über die Lutealphasenmitte in gleicher Echotextur bestehen. Es kann sich in charakteristischer Weise weiterverändern, indem die Echogenisierung des Endometriums zum Cavum uteri weiter zunimmt und ein völlig echoreiches Endometriummuster als Sekretionstyp II entsteht.

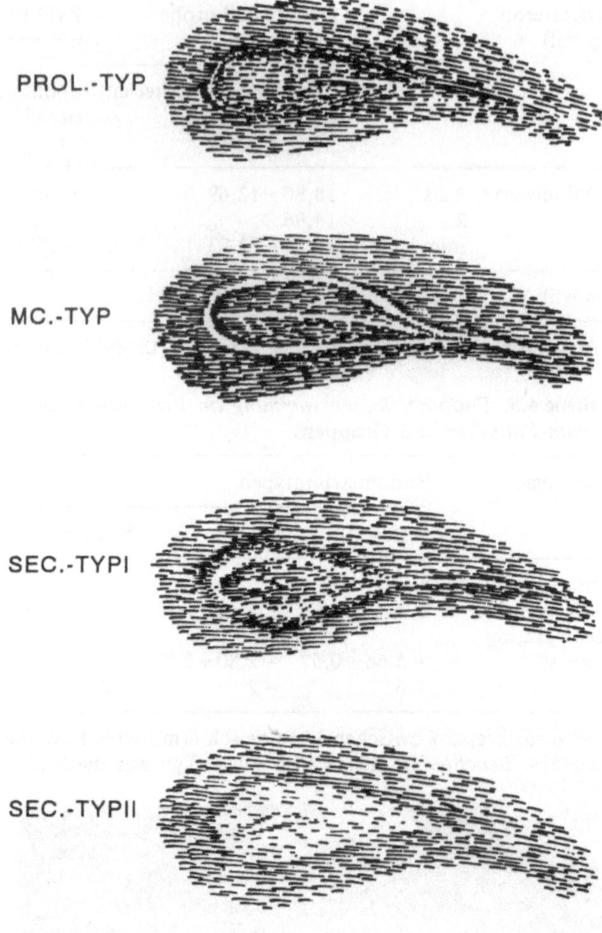

Abb. 4.25. Die 4 Endometriumtypen im Vaginalultraschall: Proliferationstyp, mittzyklischer Typ, Sekretionstyp I und II

Die Endometriumtypen 2–4, insbesondere der S_2-Typ, weisen in der Vaginosonographie eine dorsale Schallverstärkung auf (s. Abb. 4.25–4.28).

Abb. 4.26. Vaginosonographische Erscheinungsbilder der 4 Endometriumtypen: Proliferationstyp (Prol.-T.) mit hyporeflektivem Endometrium (→), Mittzyklischer Typ (MC.-T.) mit Randsaum (→) und Mittelecho, Sekretionstyp I (Sec.-T.I) mit verdicktem Randsaum und zurückweichendem Mittelecho, Sekretionstyp II (Sec.-T.II) mit völlig hyperreflektivem Endometrium und dorsaler Schallverstärkung (➤) ▶

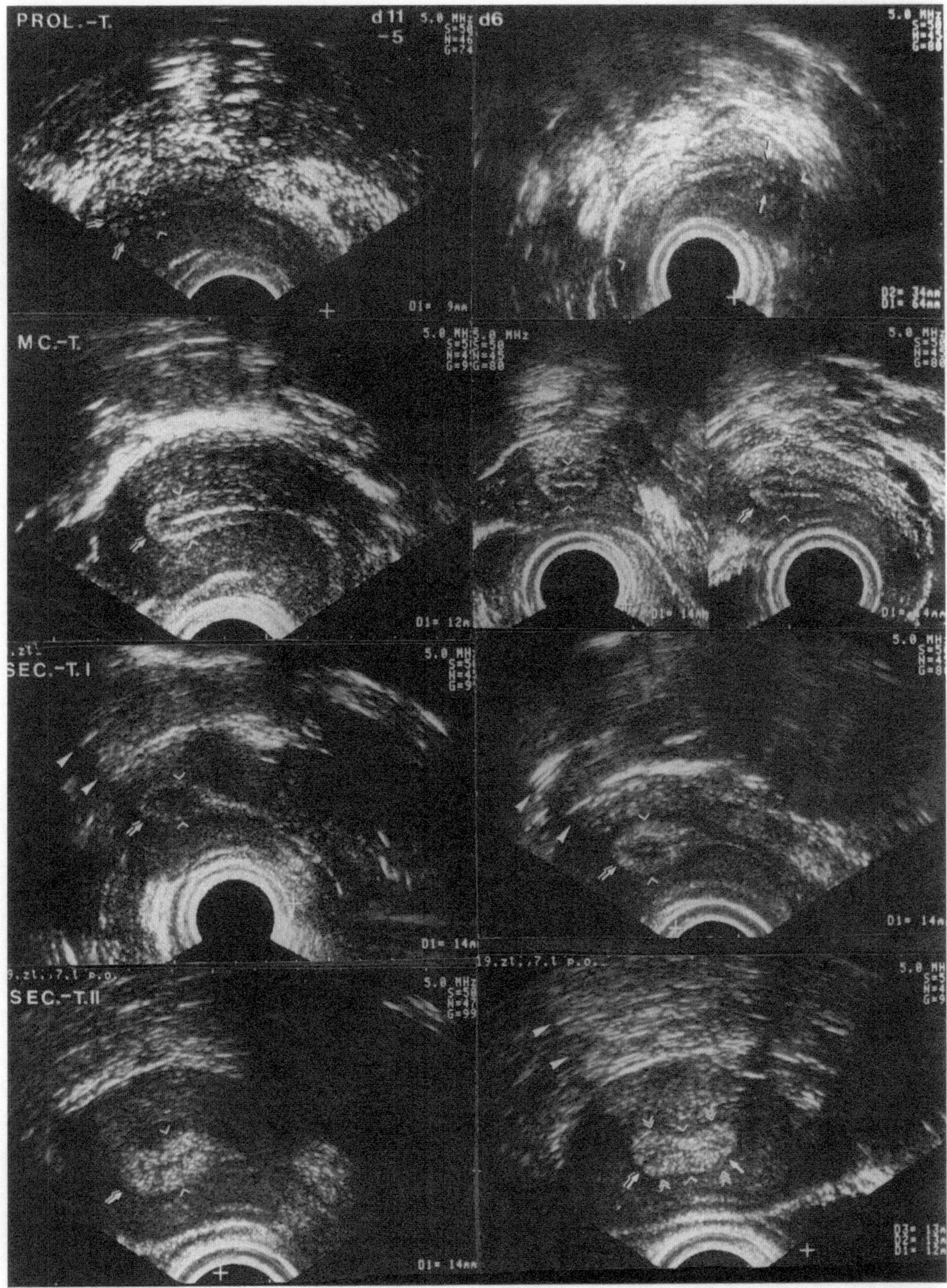
PROL.-T.
d11
-5
d6
MC.-T.
SEC.-T. I
SEC.-T. II

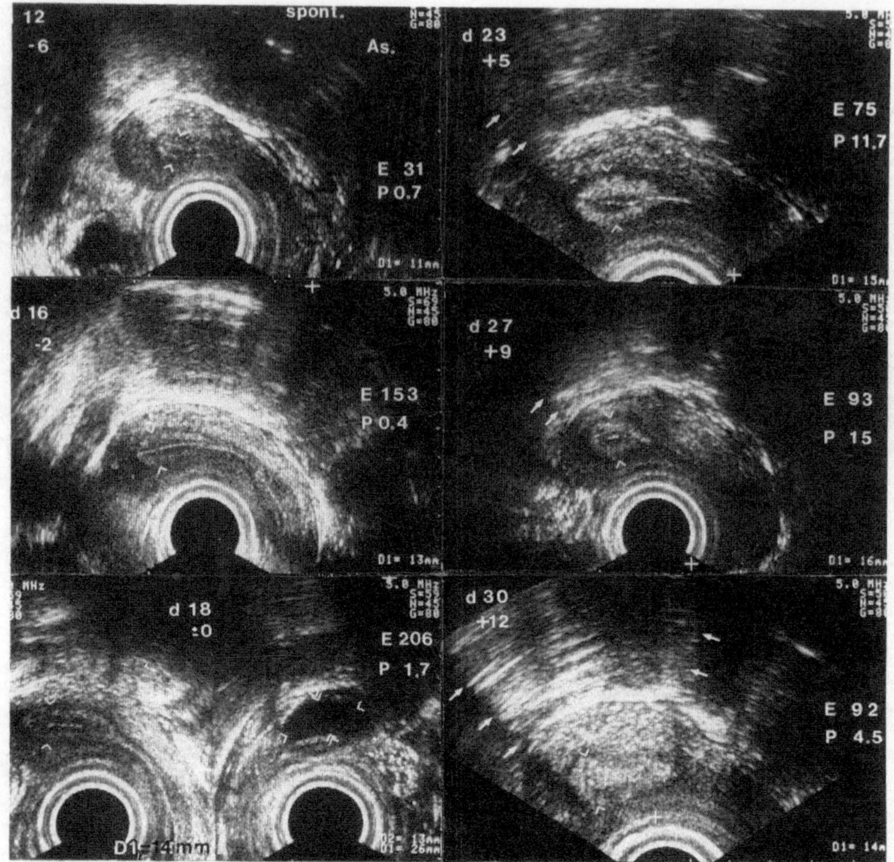

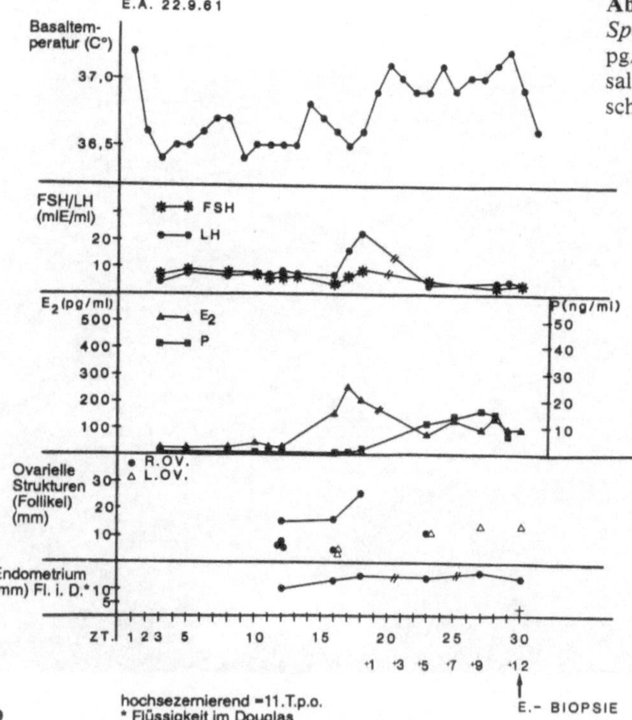

Abb. 4.27. **a** Dynamik der Endometriumentwicklung im *Spontanzyklus* mit Angabe der jeweiligen Östradiol-(E_2, pg/ml) und Progesteron-(P)Serumspiegel (ng/ml) (→ dorsale Schallverstärkung). **b** Hormonelles und sonographisches Zyklusmonitoring

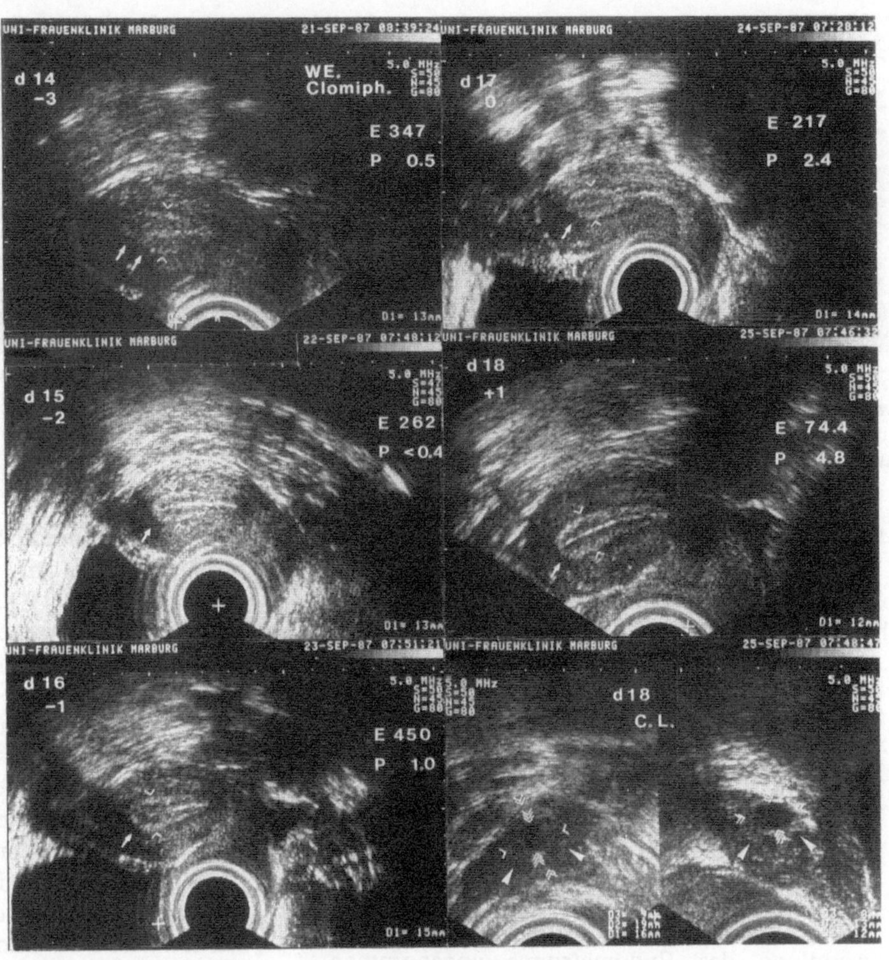

Abb. 4.28. a Mittzyklische Dynamik der Endometriumentwicklung (→) im mit *Clomifen* behandelten Zyklus (➤ Corpus luteum). **b** Hormonelles und sonographisches Zyklusmonitoring

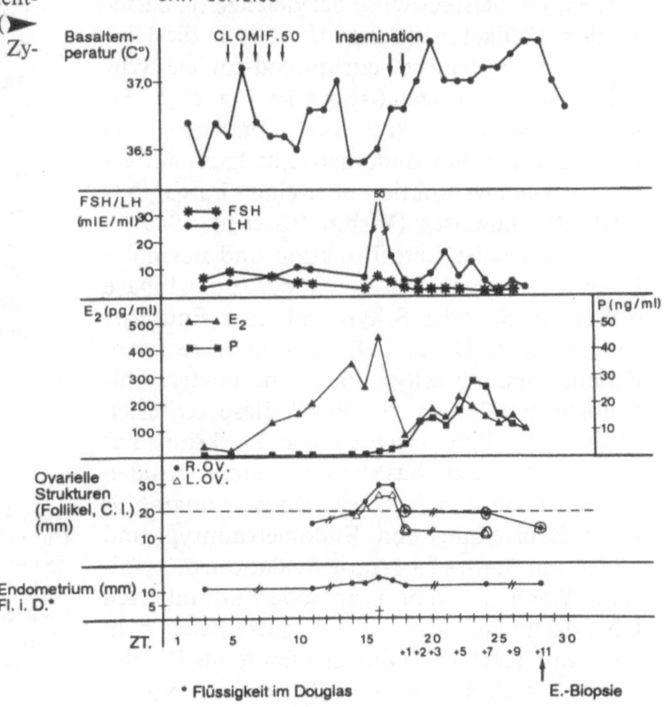

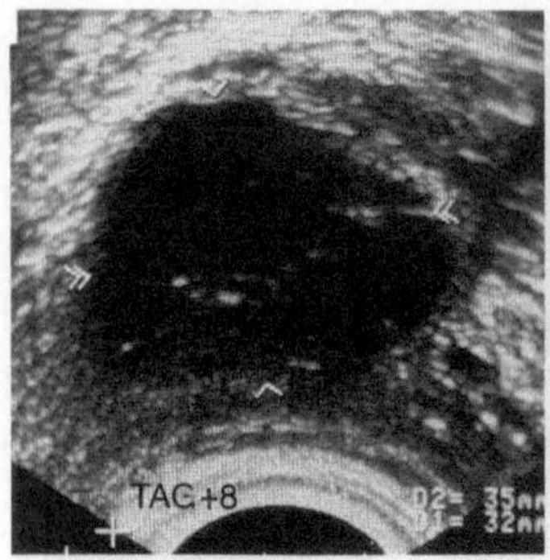

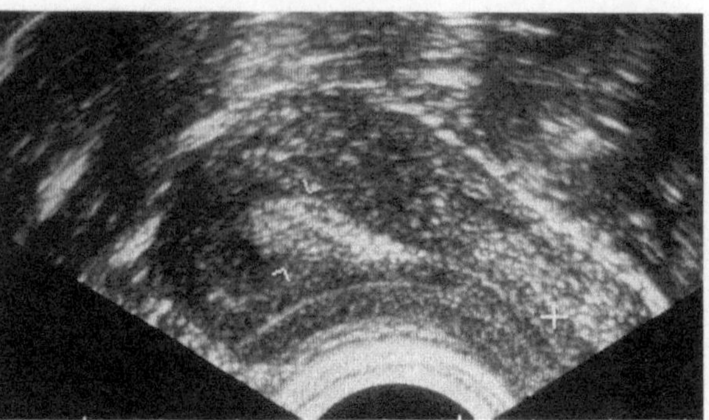

Abb. 4.29. a Luteinisierter Follikel. Binnenechos (*Pfeilspitzen*). **b** Dazugehöriges hyperreflektives (luteales) Endometrium: Sekretionstyp II. Serum-E_2 193 pg/ml, P 10,2 ng/ml, Lutealphase 13 Tage. Längsschnitt

4.4.4 Funktionelle Anwendung

Folgende Anwendungsbereiche des Endometriumschalls haben praktische Bedeutung:

1. *Bestimmung der Zyklusphase:* Sowohl im Abdominal- als auch im Vaginalschall ermöglicht die Zuordnung des Endometriumbildes zu einem der beschriebenen Typen eine zuverlässige zeitliche Orientierung über die Zyklusphase (Sakamoto 1985; Forrest et al. 1988; Yoshimutsu et al. 1989; Deichert 1989).

   Unter klinischen Aspekten kann mit Vorliegen des S_1- oder S_2-Typs eine sekretorische Umwandlung des Endometriums angenommen werden, um beispielsweise bei gleichzeitig bestehendem Follikel in sprungreifer Größe die Diagnose eines Luteinized-unruptured-follicle-Syndroms zu unterstützen (Abb. 4.29, s. auch 5.33).
2. *Lutealphasendiagnostik:* Ein abnormes Erscheinungsbild des Endometriums kann auf eine ovarielle Dysfunktion oder einen Lutealphasendefekt hinweisen (Yoshimitsu et al. 1989).

   Bei normaler Lutealfunktion und normaler Endometriumreaktion ist in der Lutealphase mit einem S_1- oder S_2-Typ und einer Endometriumdicke im Ultraschall $\geq$ 10 mm zu rechnen. Patientinnen mit zeitgerechter Endometriumhistologie erfüllen in der Regel diese Kriterien (Abb. 4.30). Eine *orientierende* Funktionsdiagnostik der Lutealphase bzw. des endometrialen Faktors kann daher mittels *vagino*sonographischer Beurteilung von Endometriumtyp und -dicke am Tag $+7 \pm 1$ post ovulationem erfolgen. Wenn in spontanen oder stimulierten Überwachungszyklen 1. ein auffälliger, d. h. nicht zeitgerechter Endometriumtyp als P- oder – mit Einschränkung – M-Typ vorliegt oder 2. die Endometriumdicke < 10 mm beträgt, kann im selben Zyklus am 12. postovulatorischen Tag – bei negativen HCG-Titer im Serum – eine Endometriumbiopsie zur histologischen Abklärung durchgeführt werden. Sonographisch ist bei allem Fortschritt im Auflösungsvermögen der Geräte auch heute das Endometrium nur grob beurteilbar. Diese *groben Auffälligkeiten* der Endometriumsonomorphologie und -dicke können aber dann der *histologischen* Beurteilung zugeführt werden. Jedoch sichert ein *normales* Endometriumbild im Ultraschall zur Zeit noch *nicht* eine zeitgerechte Endometriumentwicklung, und sie ersetzt auch nicht die Progesteronbestimmung zur Beurteilung der Corpus-luteum-Funktion (Abb. 4.31 – 4.33).
3. *Suppressionsbehandlung:* Der Effekt einer Behandlung mit GnRH-Analoga zur Down-Regulation der hypophysären LH-Pulsatilität läßt sich am Endometriumbild im Ultraschall verfolgen. Während ein Sekretionstyp mit hoch aufgebautem Endometrium eine unzureichende oder zu kurze Therapie aufzeigt (Abb. 4.34 unten), läßt ein echoarmes niedriges Endometrium einen Rückschluß auf die erreichte hormonelle Suppression zu (Abb. 4.34 oben).

Abb. 4.31. Vergleich der Endometriummuster zweier mit Clomifen stimulierter Patientinnen in der Mitte und am Ende der Lutealphase. US-Längsschnitte. *Obere Reihe:* Histologisch *zeitgerechtes* Endometrium mit S_1-Typ am Tag +8 (→), daneben Endometrium Tag +11 (→). *Untere Reihe:* Histologisch *nicht zeitgerechtes* Endometrium, unterwertig mit beginnender sekretorischer Umwandlung mit P-Typ am Tag +8, daneben Endometrium Tag +12 (→) ►

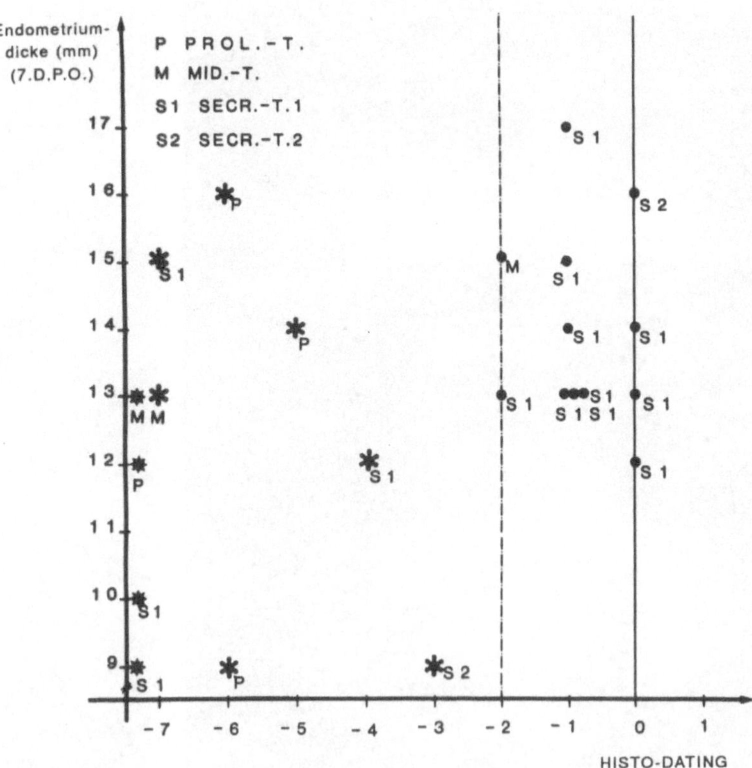

Abb. 4.30. Verteilung der vaginalsonographisch ermittelten *Endometriumtypen im Vergleich mit Histo-Dating* (histologischer Beurteilung) *und Endometriumdicke* im Vaginalschall aus dem Kollektiv der Tabelle 4.3. Die Fälle mit unterwertig entwickelter Schleimhaut hatten hier eine niedrige Endometriumdicke und/oder häufig ein auffälliges Endometriumbild im Ultraschall

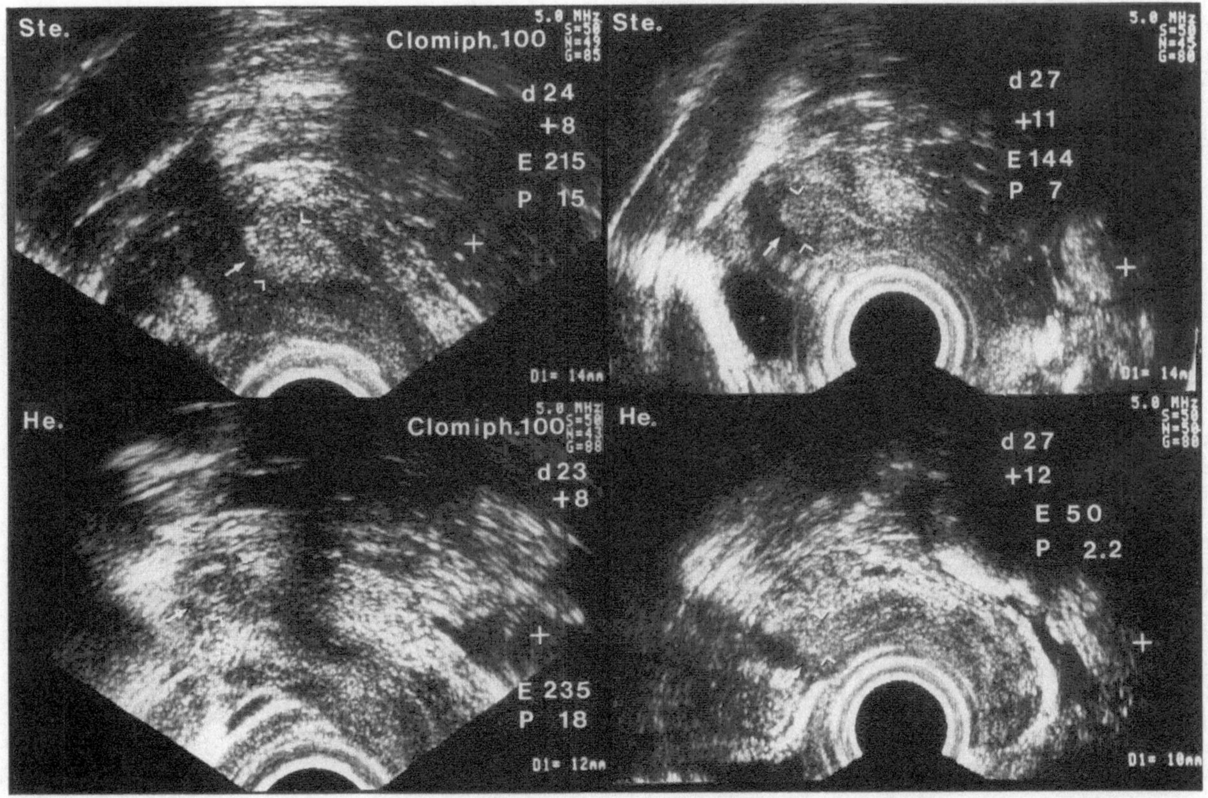

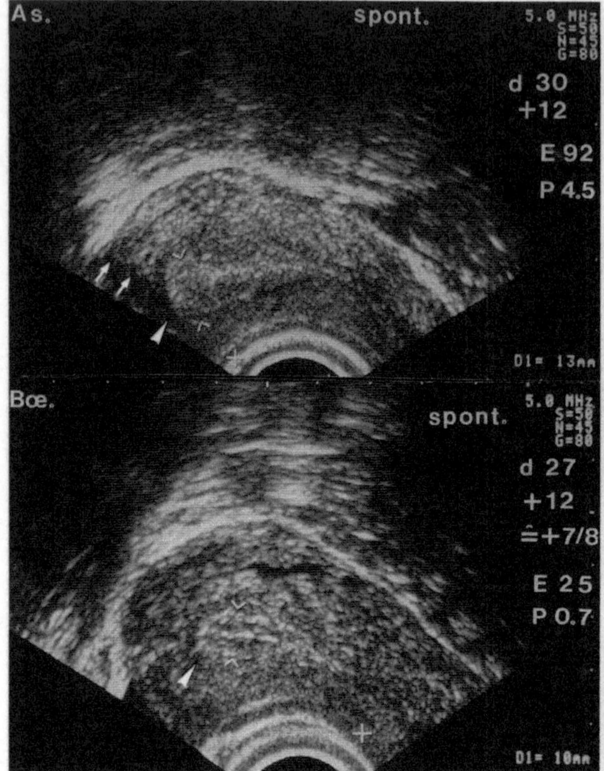

a

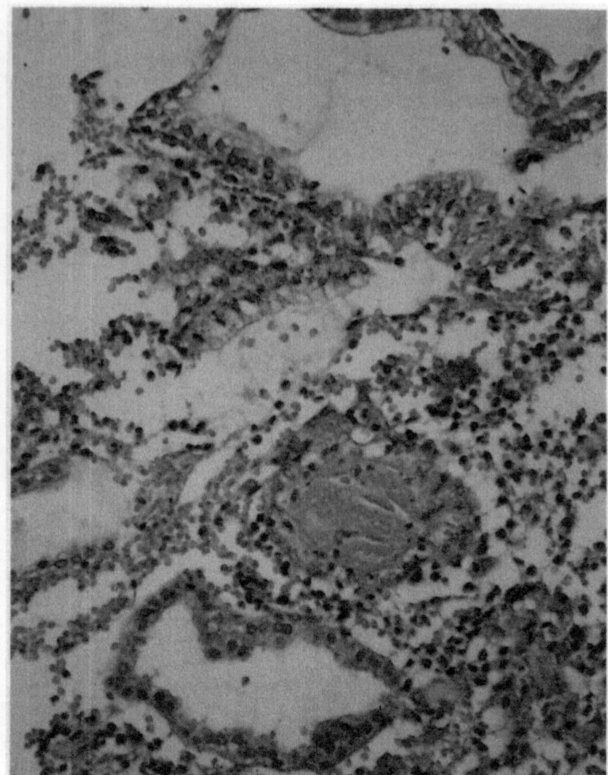

b

Abb. 4.32 a, b. Vergleich der Endometriummuster zweier Patientinnen im *Spontanzyklus* (spont.) in der Mitte und am Ende der Lutealphase. US-Längsschnitte. **a** *Unten:* Anamnestisch am Tag +8 P-Typ, am Tag +12 niedriges Endometrium (10 mm ➤) und M-Typ; die histologische Endometriumentwicklung entsprach nur dem Tag +7/8 mit vorzeitiger Abstoßung (siehe b). *Oben:* Patientin mit histologisch zeitgerechter Endometriumentwicklung (→ dorsale Schallverstärkung). **b** Histologisches Schnittbild von Patientin Bœ. Thrombus in Bildmitte

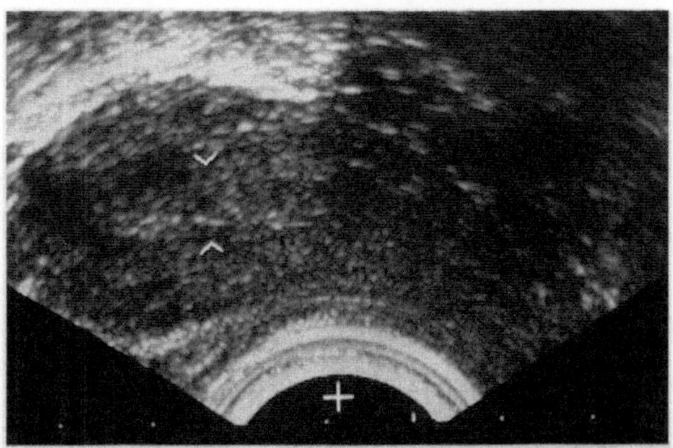

a

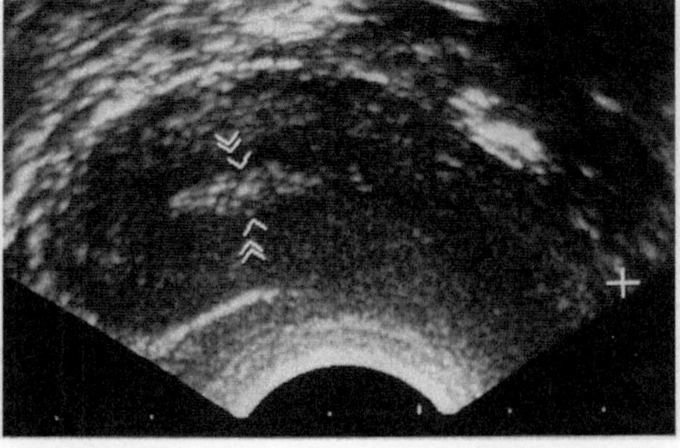

b

Abb. 4.33 a, b. Extrem unterwertige Endometriumentwicklung im mit *Clomifen* stimulierten Zyklus trotz normaler Serum-Progesteronspiegel. Kinderwunsch seit 7 Jahren, adrenogenitales Syndrom, Hydrocortison 20 mg/die. Wegen mehrfach auffälliger sonographischer Endometriumbefunde in der Lutealphase unter verschiedenen Stimulationstherapien Lutealdiagnostik mit Endometriumbiopsie. Längsschnitte. **a** Endometrium (*Pfeilspitzen*) am Tag +6 mit P-Typ und geringer Dicke (max. 9 mm), E_2 290 pg/ml; Prog. 22,6 ng/ml; Prolaktin 7,1 ng/ml. **b** Am Tag +10 zwar Sekretionstyp, aber 6 mm Dicke. Das Histo-Dating vom Tag +12 entsprach nur einer Entwicklung des 3.–4. Tag post ovulationem (*Doppelpfeilspitze* angrenzende Myometriumschicht) (Tag +8: E_2 239 pg/ml, Prog. 20,2 ng/ml)

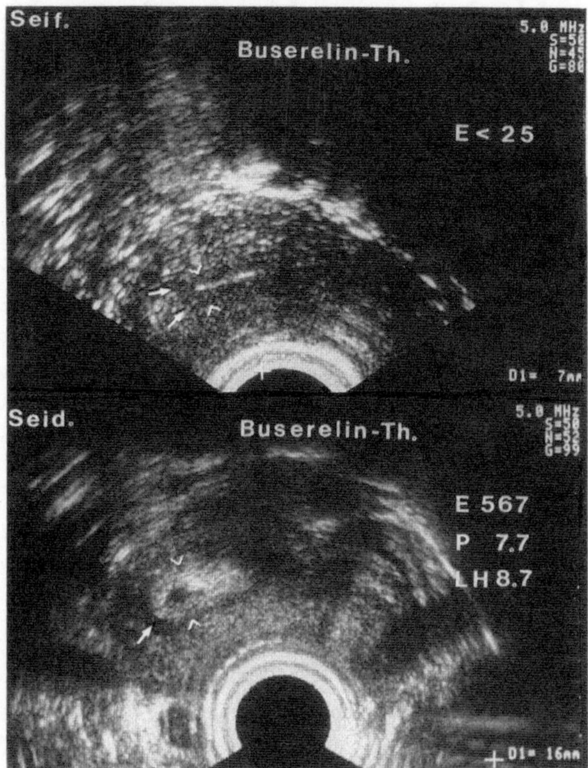

Abb. 4.34. Endometriumbilder unter *GnRH-Analogon* (hier: Buserelin) zur Ovarialsuppression. US-Längsschnitte. *Oben* (Seif.): Endometrium, mit 7 mm dünn, hyporeflektiv (*Pfeile*), folglich gute Suppression (Serum-E_2 <25 pg/ml); *unten* (Seid.): Endometrium, mit 16 mm hoch aufgebaut, hyperreflektiv (= luteinisiert), somit ungenügende Suppression

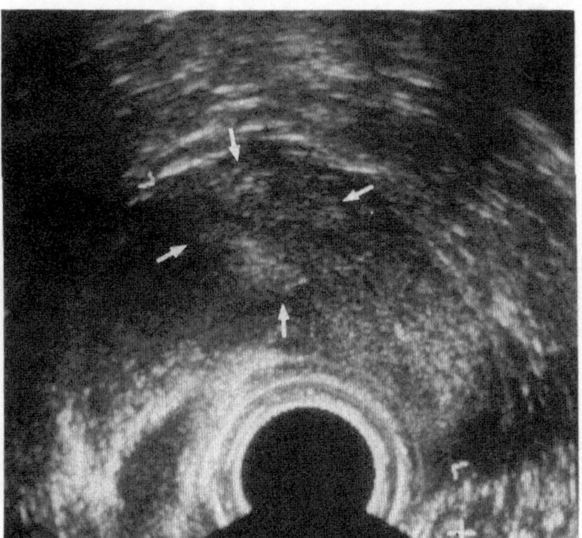

Abb. 4.35. Uterus duplex. US-Längsschnitt. Das zweimal vorhandene hyperreflektive Endometriumecho (→) der Sekretionsphase weist auf 2 Cava uteri hin

4. *Amenorrhödiagnostik:* Die Beurteilung des Endometriums kann die Abklärung einer Amenorrhö unterstützen. Ein Endometrium mit größerer Dicke im US ($\geq$ 10 mm) und mit Proliferationstyp in Kombination mit einer zystischen ovariellen Struktur kann auf eine Follikelpersistenz hinweisen. Klinisch läßt sich die hormonelle (östrogene) Aktivität dazu oft durch einen guten Zervixscore nach Insler (>8 Punkte) erfassen, so daß man im Gestagentest mit einer positiven Reaktion (Blutung) rechnen kann. Bei der gestagennegativen Amenorrhö wird man ein niedrig aufgebautes Endometrium antreffen (s. Kap. 8).
5. *Diagnostik und Uterusfehlbildungen:* Im Falle der Diagnostik von Uterusmalformationen dient die sonographische Darstellung des Endometriums als Hilfe zur Abgrenzung des Uteruskavums (Fleischer et al. 1986). Insbesondere in der Sekretionsphase lassen der echogene S_1- bzw. S_2-Typ eine bessere Differenzierung von Fehlbildungen zu (Abb. 4.35; s. auch Kap. 8).

4.4.5 Fazit

Endometriumdickenverlauf:

- Die Endometriumdicke nimmt hauptsächlich von der mittleren zur späten Proliferationsphase zu, bleibt i. allg. postovulatorisch konstant und erreicht mit einem Anstieg unterschiedlicher Ausprägung zur mittleren Lutealphase das absolute Maximum.
- Verlauf der Endometriumdickenzunahme und der Endometriumsonomorphologie sind in unbehandelten (spontanen) und in medikamentös behandelten (stimulierten) Zyklen prinzipiell gleich.
- Die Endometriumdicke nimmt präovulatorisch mit dem Anstieg des Serumöstradiols zu.
- Eine Prognose bezüglich einer Konzeption läßt sich anhand der periovulatorischen Endometriumdicke nicht und anhand der mittlutealen Endometriumdicke nicht sicher vornehmen.

Endometriumsonomorphologie:

- Sonomorphologisch lassen sich nach der Menstruation im Verlauf des Zyklus 4 Endometriumtypen differenzieren: der echoarme Proliferations-(P)-Typ, der mittzyklische (M)-Typ mit echogenem Randsaum und Mittelecho, die Sekretionstypen, der S_1-Typ mit verbreitertem

Randsaum und zurückweichendem Mittelecho und der S_2-Typ mit völlig echogenem Endometrium und dorsaler Schallverstärkung.

- Die Kombination eines stehenden Follikels in sprungreifer Größe mit dem sonographischen Endometriumtyp S_1 oder S_2 unterstützt die Diagnose eines luteinisierten nichtrupturierten Follikels (LUF).
- Orientierende Funktionsdiagnostik der Lutealphase: Ein histologisch zeitgerecht entwickeltes Endometrium zeigt in der Regel im Ultraschall in Lutealphasenmitte eine Mindesthöhe von 10 mm oder darüber und sonomorphologisch einen S_1- oder S_2-Typ. Empfehlung: bei P-Typ (eventuell auch M-Typ) und/oder einer Endometriumdicke < 10 mm in Lutealphasenmitte Abklärung durch mindestens 2 Progesteronbestimmungen in der Lutealphase und Endometriumbiopsie am 12. postovulatorischen Tag (bei negativem HCG).
- Da Endometriumdicke und -Echogenität hormonabhängig sind, lassen sich aus der sonographischen Endometriumbeurteilung auch Hinweise auf eine endogene (Amenorrhödiagnostik) wie auch auf eine medikamentöse Ovarialsuppression bei Therapie mit GnRH-Analoga gewinnen.

Literatur

Adams JM, Tan SL, Wheeler MJ, Morris DV, Jacobs HS, Franks S (1988) Uterine growth in the follicular phase of spontaneous ovulatory cycles and during luteinizing hormone – releasing hormone – induced cycles in women with normal or polycystic ovaries. Fertil Steril 49:52–55

Andre C, Le Bihan B (1985) Sonographie der Beckenorgane. In: Kalifa Cy (Hrsg) Sonographie in der Pädiatrie. VCH, Weinheim, S 387

Bald R, Hackelöer BJ (1983) Ultraschalldarstellung verschiedener Endometriumformen. In: Otto R, Jan FX (Hrsg) Ultraschalldiagnostik 1982. Thieme, Stuttgart

Bartl W, Nasr F, Bernaschek G (1984) Die Beeinflussung zyklusabhängiger Größenveränderungen der Gebärmutter durch Einnahme hormonaler Kontrazeptiva. Ultraschall 5:74–76

Bundscherer F, Deeg K-H (1988) Die sonographische Beurteilung der Uterusentwicklung im Kindesalter. Monatsschr Kinderheilkd 136:246–250

Christie AD (1981) Ultrasound and infertility-fundamentals. In: Christie AD (ed) Ultrasound and infertility. Chartwell Bratt, Old Ochard, pp 1–14

Dallenbach-Hellweg G (1981) Endometrium, 2. Aufl. Springer, Berlin Heidelberg New York, S 49–82

Dallenbach-Hellweg G (1988) The endometrium in natural and arteficial luteal phases. Hum Reprod 2:165–168

Deichert U (1989) Endokrinologische und sonographische Untersuchungen zur Corpus luteum-Funktion. Habilitationsschrift, Marburg

Deichert U, Hackelöer B-J, Daume E (1986) The sonographic and endocrinologic evaluation of the endometrium in the luteal phase. Hum Reprod 1:219–222

Eppel W, Schurz B, Knogler W, Huber J, Reinhold E (1987) Sonographische Darstellung funktioneller Zervixveränderungen im Rahmen der Sterilitätsabklärung. In: Hansmann M, Koischwitz D, Lutz H, Trier H-G (Hrsg) Ultraschalldiagnostik 86. Springer, Berlin Heidelberg New York, S 306–308

Fleischer AC, Pittaway D, Beard L, Thieme G, Bundy A, James A, Wentz A (1984) Sonographic depiction of endometrial changes occuring with ovulation induction. J Ultrasound Med 3:344

Fleischer AC, Kalemeris GC, Entman SS (1986) Sonographic depiction of the endometrium during normal cycles. Ultrasound Med Biol 12:271–277

Forrest TS, Elyaderani MK, Muilenburg MI, Bewtra C, Kable WT, Sullivan P (1988) Cyclic endometrial changes: US assessment with histologic correlation. Radiology 167/1:233–237

Giorlandino C, Gleicher N, Nanni C, Vizzone A, Gentili P, Taramanni C (1987) The sonographic picture of endometrium in spontaneous and induced cycles. Fertil Steril 47:508–511

Glissant A, de Mouzon J, Frydman R (1985) Ultrasound study of the endometrium during in vitro fertilization cycles. Fertil Steril 44:786–790

Hill LM, Coulam CB, Kislak SL, Peterson CS, Runco CJ (1987) Sonographic evaluation of the cervix during ovulation induction. Am J Obstet Gynaecol 157: 1170–1174

Imoedemhe DAG, Shaw RW, Kirkland A, Chan R (1987) Ultrasound measurement of endometrial thickness on different ovarian stimulation regimes during in-vitro fertilization. Hum Reprod 2:545–547

Insler V, Melmed H, Eichenbrenner I, Serr D, Lunenfeld B (1972) The cervical score. Int J Gynaecol Obstet 10:223–228

Insler V, Glezerman M, Gaton E (1985) Der zervikale Faktor als Sterilitätsursache: Pathophysiologie und klinische Aspekte. In: Distler W, Hofmann N (Hrsg) Fertilitätsstörungen. Thieme, Stuttgart, S 53–61

Largo RH, Prader A (1987) Somatische Pubertätsentwicklung bei Mädchen. Monatsschr Kinderheilkd 135: 479–484

Lauritzen C (1987) Normale Entwicklung von der Kindheit zur Pubertät. In: Käser O, Friedberg V, Ober KG, Thomsen K, Zander J (Hrsg) Gynäkologie und Geburtshilfe. Bd I/1. Thieme, Stuttgart, S. 6–10

Rabinowitz R, Laufer N, Lewin A, Navot D, Bar I, Margalioth E, Schenker JJG (1986) The value of ultrasonographic endometrial measurement in the prediction of pregnancy following in vitro fertilization. Fertil Steril 45:824–828

Randall JM, Fisk NM, McTavish A, Templeton AA (1989) Transvaginal ultrasonic assessment of endometrial growth in spontaneous and hyperstimulated menstrual cycles. Br J Obstet Gynaecol 96:954–959

Sakamoto C (1985) Sonographic criteria of phasic changes in human endometrial tissue. Int J Gynaecol Obstet 23:7–12

Sakamoto C, Nakano H (1982) The echogenic endometrium and alterations during menstrual cycle. Int J Gynaecol Obstet 20:255–259

Sakamoto C, Yoshimitsu K, Nakamura G, Ootsuka H, Yoshida K (1988) Sonographic study of the endometrial responses to ovarian hormones in patients receiving ovarian stimulation. Int J Gynaecol Obstet 27:407–414

Schmack M, Michaels W, Deichert U (1990) Varginosonographische Beurteilung des Zervikalkanals als Ovulationsparameter. Ultraschall Klin Prax 5/3:213

Tanner JM (1986) Wachstum und Reifung der Kinder. In: Gupta D (Hrsg) Endokrinologie der Kindheit und Adoleszens. Thieme, Stuttgart, S 421–463

Welker B, Gembruch U, Diedrich K, Krebs D (1988) Endosonography of the endometrium with respect of IVF outcome. Hum Reprod 3 [Suppl I]:42

Wentz AC (1979) Physiologic and clinical considerations in luteal phase defects. Clin Obstet Gynaecol 22:169

Yoshimitsu K, Nakamura G, Nakano H (1989) Dating sonographic endometrial images in the normal ovulatory cycle. Int J Gynaecol Obstet 28:33–39

5 Zyklische Veränderungen am Ovar

U. DEICHERT, E. DAUME

5.1 Physiologische Grundlagen

Die Kinderlosigkeit in der Ehe beruht zu etwa 40% auf andrologischen Störungen und zu ca. 40–50% auf Ursachen bei der Frau, der restliche Anteil wird durch gestörte Interaktionen der Substrate Genitaltraktsekret und Sperma verursacht oder bleibt unklar.

40% der sterilen Frauen werden wegen Fehlfunktionen der Eierstöcke nicht schwanger. Funktionsstörungen der Ovarien lassen sich zum großen Teil anamnestisch an Unregelmäßigkeiten der Blutungsintervalle oder am Ausbleiben der Regelblutung erkennen. Mitunter weisen Veränderungen des äußeren Erscheinungsbildes wie Abweichung im Behaarungstyp mit Hirsutismus oder Virilisierung auf eine Hyperandrogenämie als Ursache hin. Subjektive Beschwerden mit Hitzegefühl, Schweißausbrüchen und Herzjagen kommen beim Klimakterium praecox vor, dem vorzeitigen Verlust reaktionsfähiger Follikel im Ovar. Auch eine Hyperprolaktinämie und/oder eine gestörte Schilddrüsenfunktion können ursächlich an der Störung der Ovarialfunktion beteiligt sein.

Nach klinischer Untersuchung liefern der Verlauf der Basaltemperatur und die Zervixscorebestimmung nach Insler um die Zyklusmitte erste diagnostische Hinweise. Eine weitere Abklärung der Ursachen erfolgt durch endokrinologische und sonographische Untersuchungen.

Sowohl Verständnis als auch adäquate Therapie der Störungen basieren auf der Kenntnis der Physiologie der Ovarialfunktion. Ein ovarieller Zyklus dauert im Mittel 28 Tage. Die Ovulation stellt den Endpunkt der Follikelreifung und den Übergang der Follikelphase in die Lutealphase dar. Diese ist gekennzeichnet durch die beginnende Progesteronproduktion im Corpus luteum, erkennbar am Temperatursprung im Basaltemperaturverlauf und am Rückgang des Zervixscores (Spinnbarkeit, Menge, Farnkrautphänomen des Zervixschleims und Muttermundsweite).

Die Reifung einer Eizelle bis zur Ovulation wird durch die Interaktionsmechanismen zwischen Hypothalamus, Hypophyse und Ovar hormonell kontrolliert (Abb. 5.1). Das menschliche Zwischenhirn besitzt einen sogenannten LH-RH-Pulsgenerator, der etwa im Abstand von 60–90 min durch Sekretion von Gonadotropin-Releasing-Hormon via Portalgefäßsystem die Hypophyse zur Ausschüttung von LH und FSH stimuliert, das für LH ein

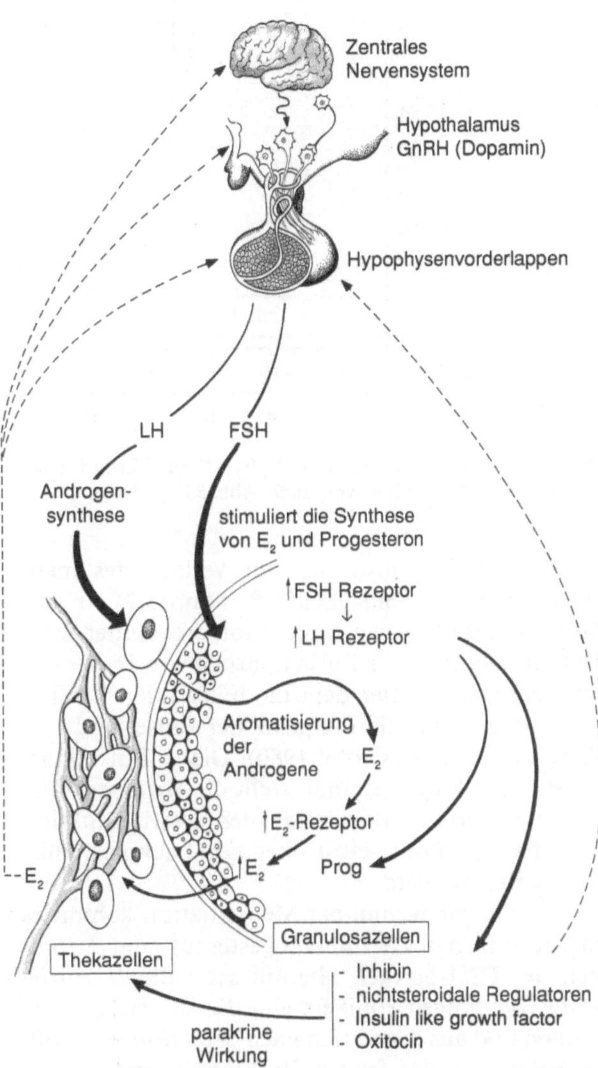

Abb. 5.1. Hormonelle Interaktionsmechanismen von Hypothalamus, Hypophyse und Ovar

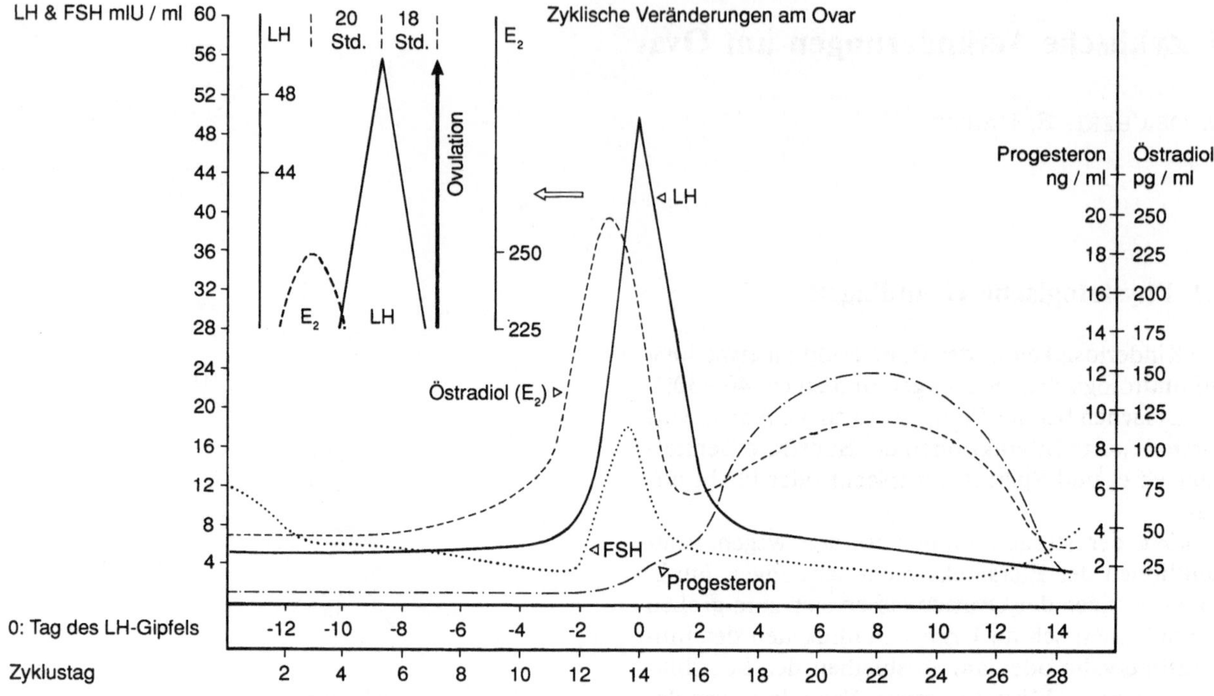

Abb. 5.2. Verlauf von FSH, LH, E_2+P im Verlauf eines physiologischen Zyklus (vgl. auch Abb. 5.8 u. 5.40)

typisches Sekretionsmuster im Verlauf des menstruellen Zyklus entstehen läßt (Abb. 5.2). In der Follikelphase liegt ein Muster mit frequenten LH-Pulsen und niedriger Pulsamplitude vor. In der Lutealphase sinkt unter dem modulierenden Einfluß des Progesterons die Frequenz der Pulse, und ihre Amplitude steigt (Knobil 1980). Dieses Pulsationsmuster, „spiking" genannt, stellt die Voraussetzung für eine normale Regulation der Ovarialfunktion dar, die vom Ovar selbst über Feedbackmechanismen gesteuert wird.

Bereits vor Beginn der Menstruation kommt es mit Absinken des Serum-Progesterons zum Ansteigen der FSH-Spiegel. Hiermit setzt die *Rekrutierung* von einigen Follikeln ein, die zu wachsen beginnen und aus denen sich nach *Selektion* der größte Follikel in der frühen Proliferationsphase, der *dominante Follikel*, entwickelt. Dieser wird dann durch den LH-Peak zur Ovulation gebracht, während die übrigen ursprünglich in diesem Zyklus mitstimulierten Follikel atretisch geworden sind bzw. werden (Abb. 5.3).

Zwei Zelltypen in den Follikeln sind Zielpunkte von LH und FSH. In den Thekazellen regt LH unter Mitwirkung von insulin like growth factor ($IG \cdot F_1$) und Inhibin, die in Granulosazellen gebildet werden, die Produktion der Androgene als Östrogenvorstufen an. FSH bewirkt die Proliferation und Differenzierung der Granulosazellen, sorgt zusammen mit Aktivin über die Aktivierung der Aromatase für die Umwandlung der in die Granulosazellen diffundierten Androgene in Östrogene und induziert die Bildung von LH-Rezeptoren (s. Abb. 5.1) (Baird 1977; McNatty et al. 1979; Hillier 1981 und 1991).

Die Reifung des dominanten präovulatorischen Follikels geht mit einem schnellen Anstieg der Östradiolserumkonzentrationen einher. Nach Erreichen eines Schwellenwertes um 200 pg Östradiol/ml und mehr wird ein rascher LH-Anstieg induziert, der innerhalb von 38 ± 1 h zur Ovulation und nachfolgend zur Corpus-luteum-Bildung führt. Das Maximum, der LH-Peak, liegt ca. 12–24 h und im Mittel 18,4 h vor dem Follikelsprung (Yussman u. Taymor 1970; Croxatto et al. 1972; Young u. Jaffe 1976; Pauerstein et al. 1978; WHO 1980; Testart u. Frydman 1982).

Für die Corpus-luteum-Funktion sind 2 Faktoren verantwortlich:

1. die Vaskularisierung des Gelbkörpers und
2. die luteotrophe Wirkung von LH.

Die maximale Kapillarisierung des Corpus luteum ist ungefähr eine Woche nach der Ovulation erreicht (Reynolds 1973). Sie geht mit der maximalen Progesteronsekretion des Corpus luteum einher (Baird et al. 1975; Bjersing 1981). Trotz einer zeit-

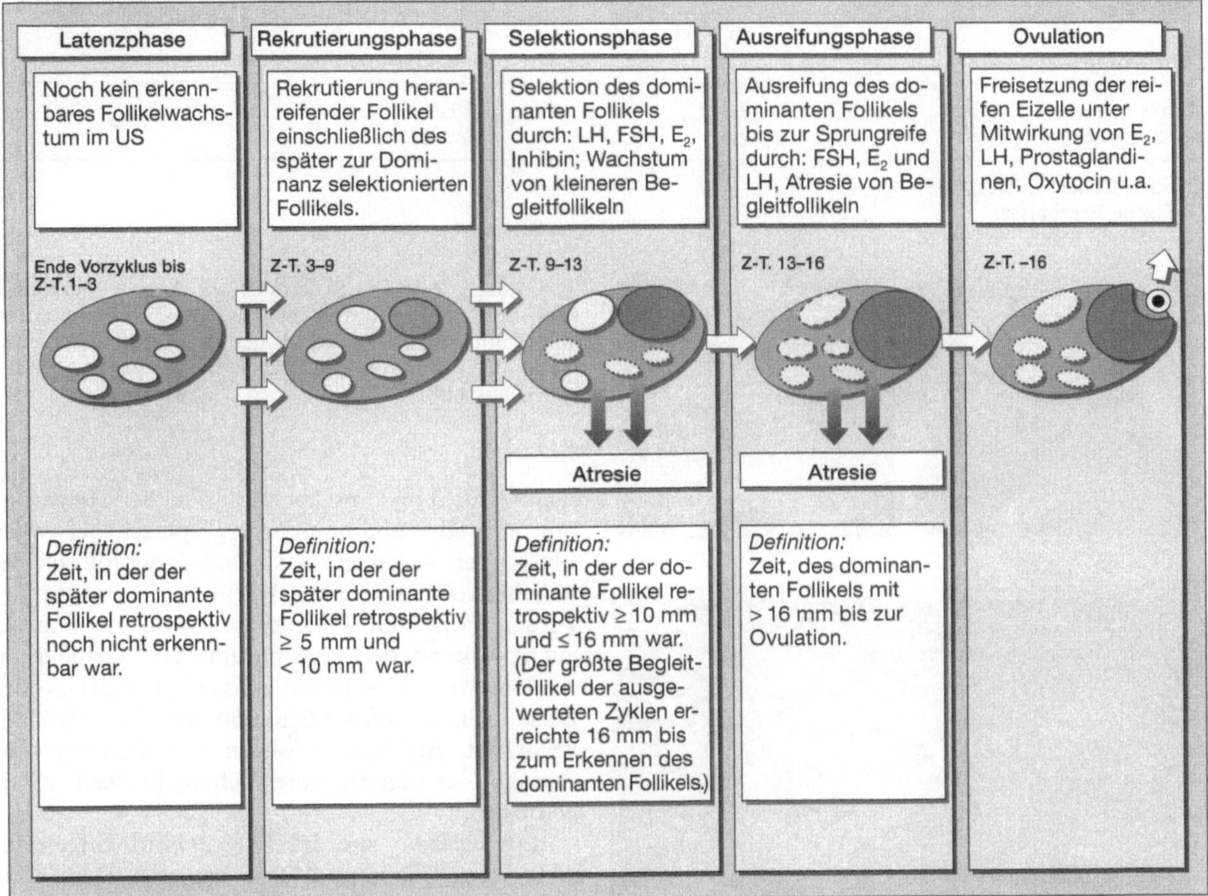

Abb. 5.3. *Follikeldynamik* im physiologischen Zyklus (auf der Grundlage von täglichen vaginosonographischen Follikelmessungen in 6 Normalzyklen, Zykluslänge 28–33 Tage, s. auch Kap. 4, S. 47)

weiligen Eigenständigkeit des Gelbkörpers in der frühen Lutealphase ist für die normale menschliche Lutealfunktion eine intermittierende Stimulation des Corpus luteum durch LH erforderlich (Filicori et al. 1984). Dies ist in der normalen Lutealphase durch basale Serumspiegel des LH gewährleistet, was die Gelbkörper-Funktion für etwa 12–14 Tage aufrechterhält.

5.2 Sonographie der Ovarien

5.2.1 Ovargröße

Die durchschnittliche Ovargröße liegt vor der Menarche um 3–4 cm^3 und postmenopausal um 7 cm^3 (Tabelle 5.1). Bei der erwachsenen Frau beträgt sie zu Zyklusbeginn zwischen 8 und 9 cm^3. Durch das nachfolgende Follikelwachstum, die Ovulation und die Corpus-luteum-Dynamik nimmt die Gesamtovargröße entsprechend zu und zum Zyklusende hin wieder ab.

5.2.2 Follikulometrie

Darstellung, Meßtechnik, Untersuchungsintervalle

Sollen Follikelwachstum und Ovulation im Rahmen einer Sterilitätsbehandlung sonographisch überwacht werden, so ist es ratsam, innerhalb der ersten 3 Zyklustage eine Basisultraschalluntersuchung zum Ausschluß von zystischen Strukturen *in* den Ovarien oder *in der Nähe* der Ovarien durchzuführen. Im Spontanzyklus wird dadurch im weiteren Verlauf die Verwechslung mit einem sprungreifen Follikel vermieden. Ist eine Stimulationstherapie geplant, wird man zunächst die Rückbildung der Zysten abwarten oder diese medikamentös (mit Gestagenen oder einer Östrogen-Gestagen-Kombination) unterstützen (Abb. 5.4 und 5.5). Diese Ba-

Tabelle 5.1. Durchschnittliche Ovargröße (in cm^3)

Ovarien	Vor Menarche[a]	Geschlechtsreife zu Zyklusbeginn[a]	Geschlechtsreife zu Zyklusbeginn keine Hyperandrogenämie[b]	Postmenopause
Links ($\bar{x} \pm \sigma$)	3,9	9,2	8,6 ± 4,2	7,25
Rechts ($\bar{x} \pm \sigma$)	3,4	9,6	8,4 ± 3,3	

[a] Nach Cohen u. Tice 1989.
[b] Eigene Ergebnisse.

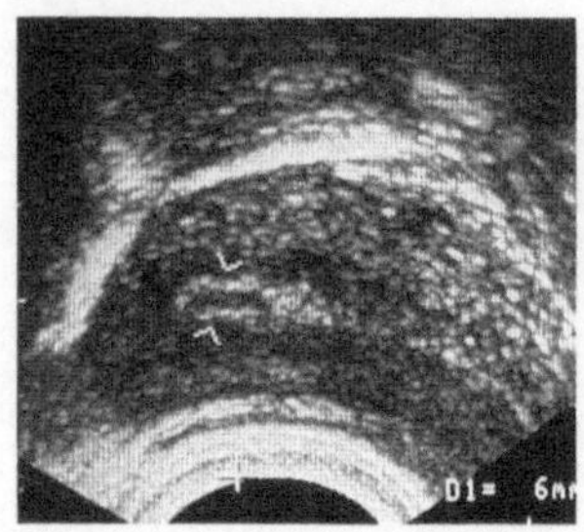
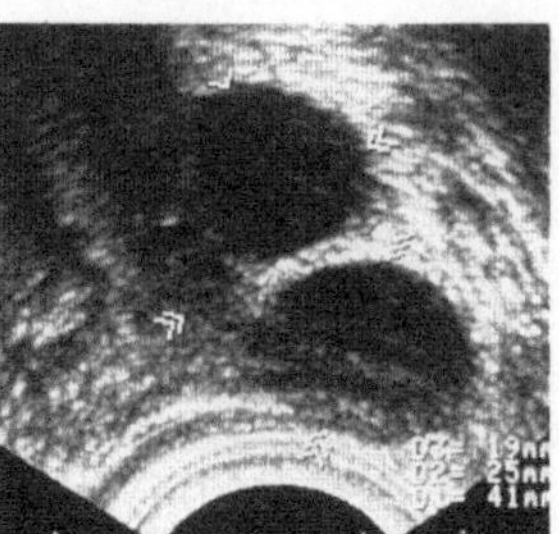

a, b

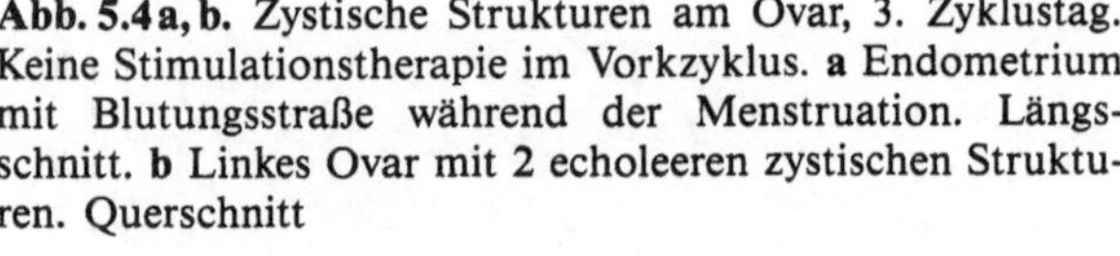

Abb. 5.4 a, b. Zystische Strukturen am Ovar, 3. Zyklustag. Keine Stimulationstherapie im Vorkzyklus. **a** Endometrium mit Blutungsstraße während der Menstruation. Längsschnitt. **b** Linkes Ovar mit 2 echoleeren zystischen Strukturen. Querschnitt

sisuntersuchung kann auch während der Menstruation entweder abdominalsonographisch bei voller Blase oder – besser – vaginalsonographisch bei üblicherweise entleerter Harnblase durchgeführt werden. Von den Patientinnen wird zunehmend auch während der Regelblutung zur Vermeidung der Umstände und Belästigung, die mit der „Volle-Blase-Technik" verbunden sind, der Vaginalschall bevorzugt. Auf beiden Wegen – abdominal und vaginal – erfolgt die Untersuchung in gleicher Reihenfolge:

Der Uterus wird im Längsschnitt eingestellt, nach Lage, Größe und Form beurteilt. Dann werden Douglas-Raum, Endometrium und Ovarien dargestellt, zur Orientierung gewöhnlich zunächst das rechte, dann das linke jeweils im Längsschnitt, darauf quer bzw. in der Längsachse des Eierstocks. Der bzw. die größten Follikel werden aufgesucht und vermessen. Bei einer Größe unter 15 mm im Maximaldurchmesser genügt *ein* Meßabgriff (Abb. 5.6a). Bei einer Größe ≥ 15 mm in der ersten Meßstrecke erfolgt senkrecht dazu eine zweite Messung (Abb. 5.6b), bei Bedarf – z. B. länglicher Kontur des Follikels – ein dritter Meßabgriff in der vertikal zur ersten Meßfläche stehenden Ebene (Abb. 5.6c). Die Werte werden gemittelt: Summe der Durchmesser dividiert durch die Anzahl der Meßabgriffe.

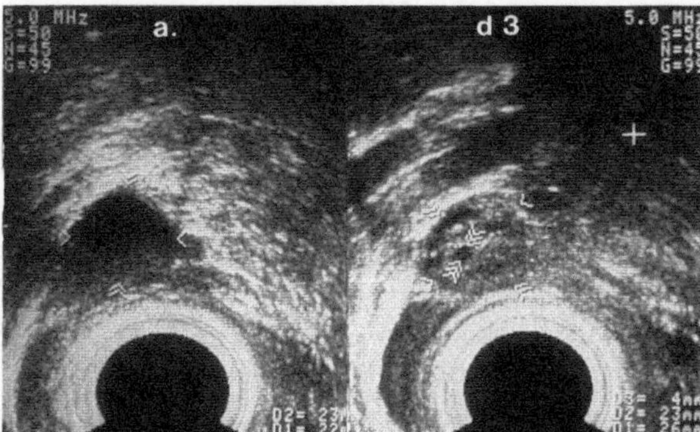
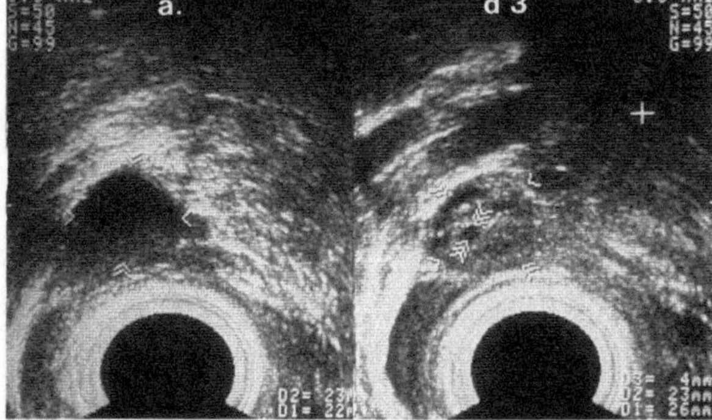

a

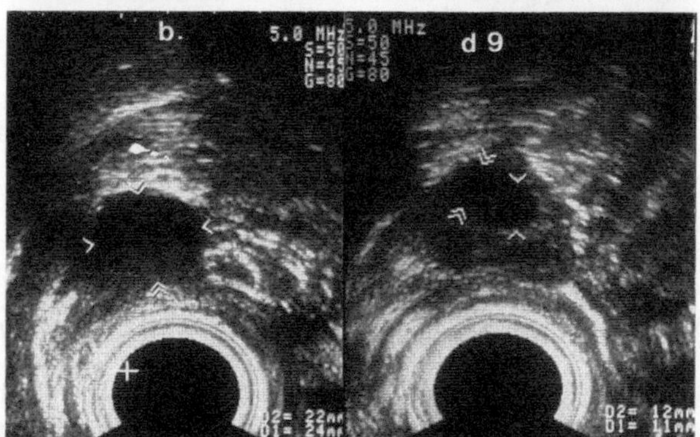

b

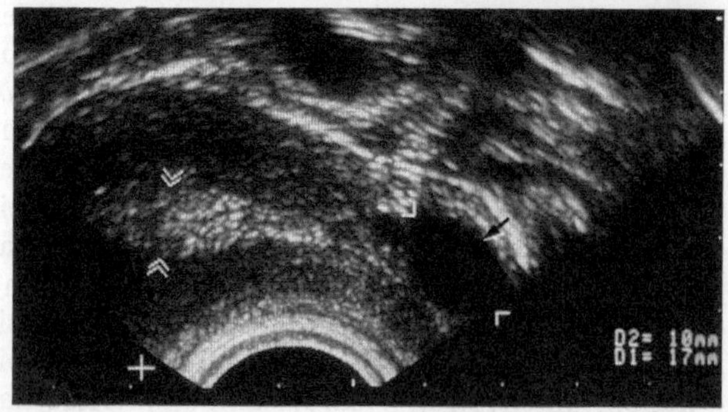

c

Abb. 5.5 a – c. *Verwechslungsmöglichkeiten* mit einem Follikel. **a** 3. Zyklustag: zystische Struktur (*links*) in der Nähe des rechten Ovars, das Ovar selbst ist unauffällig (*rechts*). **b** Am 9. Zyklustag im Ovar kleine Follikel, daneben die bekannte zystische Struktur in gleicher Größe, so daß jetzt keine Verwechslungsgefahr mit einem sprungreifen Follikel besteht: später laparoskopisch nachgewiesene Hydatide. Querschnitte. **c** Zervikale Zyste (→) die unter US-Kontrolle abpunktiert wurde. Längsschnitt

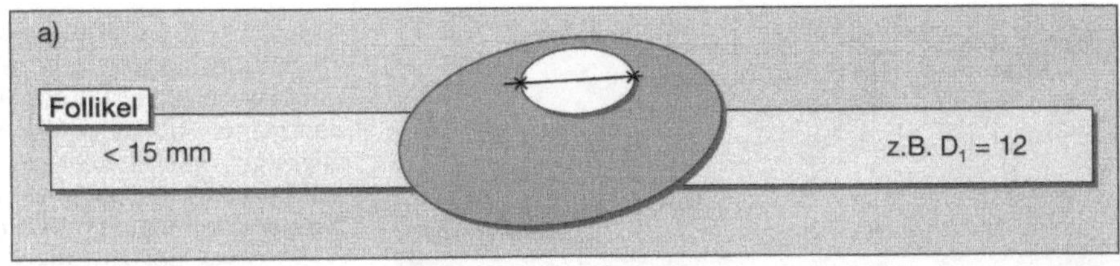

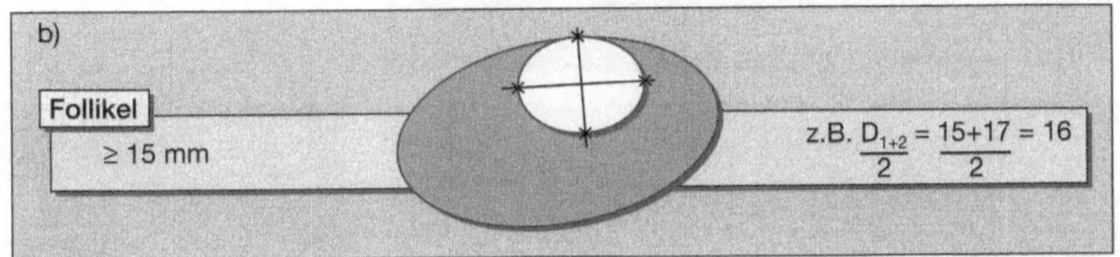

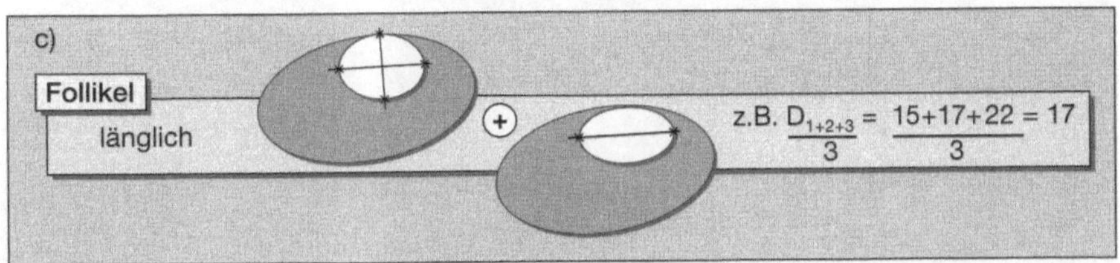

Abb. 5.6 a – c. Schema zur *Follikelvermessung*

Die Genauigkeit der sonographisch ermittelten Follikelgrößen ist durch ihren Vergleich mit der laparoskopisch aspirierten Follikelflüssigkeit nachgewiesen (O'Herilihy et al. 1980; Kerin et al. 1981). Ab einem mittleren Follikeldurchmesser über 15 mm ist eine *tägliche* Ultraschallkontrolle sinnvoll: einmal wegen der Möglichkeit eines schnellen Follikelwachstums bis zur Sprungreife vor allem in medikamentös stimulierten Zyklen (Abschn. „Wachstumsdynamik", s. unten); zum anderen sind gerade bei Sterilitätspatientinnen Ovulationsstörungen im Sinne vorzeitiger Luteinisierungen oder des Luteinized-unruptured-follicle-Syndroms häufiger, die nur über enge periovulatorische Untersuchungsintervalle zu erfassen und aus dem Verlauf zu interpretieren sind (s. 5.3.2).

Mittzyklisch, bei Follikeln in sprungreifer Größe, ist auf präovulatorische, d. h. den Eisprung ankündigende Kriterien zu achten. Bei Veränderungen der Follikelstruktur(en), auffälliger Vergrößerung, Verkleinerung oder unregelmäßigen Konturen, kann dann anhand der sonographischen Ovulationsparameter beurteilt werden, ob die Follikelruptur erfolgt ist oder (noch) nicht. Im letzteren Fall wird am *folgenden Tag* wieder einbestellt. Die *tägliche Ultraschalluntersuchung* sollte bis zum Nachweis der Ovulation bzw. einer Ovulationsstörung durchgeführt werden. Bei der retrospektiven Zyklusanalyse kann mit einiger Sicherheit nur unter Einbeziehung der sonographischen Ovulationskontrolle festgestellt werden, ob die Behandlung zu einem ovulatorischen Zyklus geführt hat. Da Unregelmäßigkeiten im Follikelwachstum und periovulatorische Auffälligkeiten aber auch in unbehandelten Zyklen beobachtet werden, sollte man auf den sonographischen Ovulationsnachweis bei Sterilitätspatientinnen auch im Spontanzyklus nicht verzichten.

Wachstumsdynamik der Follikel

Sonographisch lassen sich *zu Beginn* eines normalen Zyklus zunächst mehrere Follikel, d. h. eine Follikelkohorte, nachweisen (Abb. 5.7). Sie haben eine Größe von 2 – 4 mm (Ritchie 1985; McNatty et al. 1979).

Das Wachstum der Follikelkohorte verläuft in den ersten Zyklustagen zunächst parallel (Abb. 5.8). Mit Erreichen des Zyklustages 5 bis 7 findet man eine variable Zahl von Follikeln vor. Im Ultraschall sind sie erkennbar als dichte, kreisrunde oder ovaläre Zysten, die vom umgebenden Ovarialgewebe scharf demarkiert sind (s. Abb. 5.7 a).

Zu dieser Zeit erfolgt häufig schon die Selektion des dominanten Follikels, der an seinem Wachstumsvorsprung gegenüber den anderen erkannt

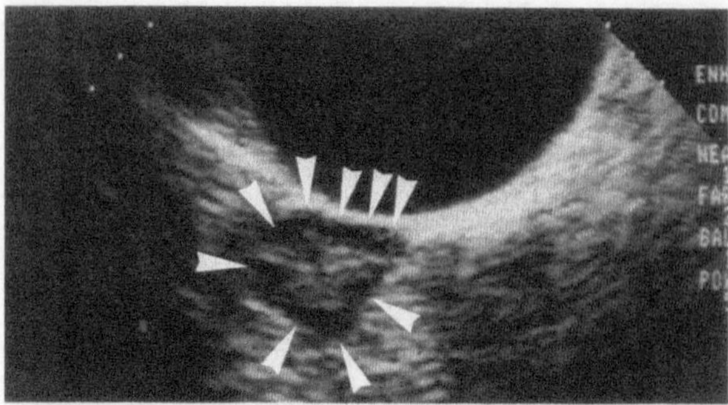

a

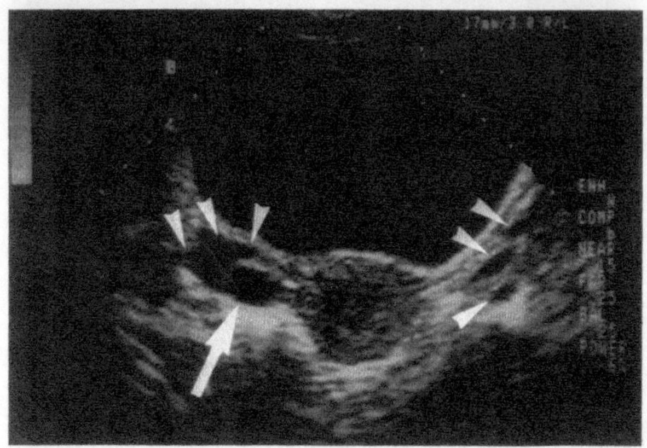

b

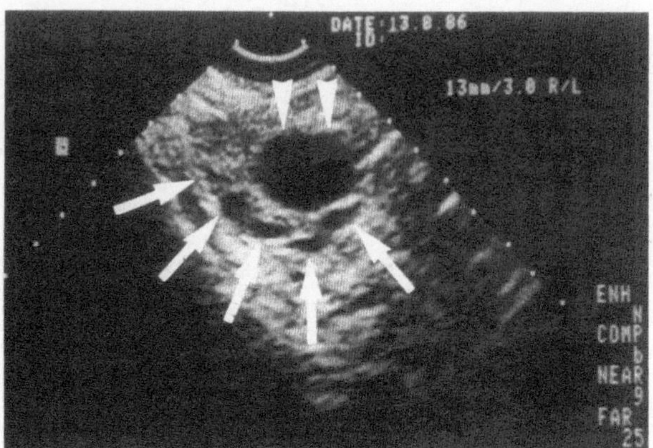

c

Abb. 5.7 a – c. Follikelwachstum, Selektion und Dominanz. **a** Zu Zyklusbeginn Follikelkohorte (➤) in der Rekrutierungsphase. Längsschnitt. **b** Im rechten Ovar hat sich der dominante Follikel (→) mit einem Wachstumsvorsprung abgesetzt, Selektionsphase. Im linken Ovar kleinere Begleitfollikel (➤). Querschnitt. **c** Am Ende der Selektionsphase hat der dominante Follikel (➤) seine sprungreife Größe erreicht (→ Begleitfollikel). Längsschnitt, Vaginalschall

Tabelle 5.2. Phasen der Follikeldynamik im Ultraschall

Geisthövel 1985	Tage $\bar{x} \pm \sigma$	min – max	Eigene Untersuchungen[a]	Tage $\bar{x}$ ($\tilde{x}$)	min – max
	–	–	*Latenzphase* (Zyklusbeginn bis erster Nachweis des später dominanten Follikels)	3 (2,5)	0 – 5
	–	–	*Rekrutierungsphase* (dominanter Follikel retrospektiv 5 bis < 10 mm groß)	6 (6,5)	2 – 9
Selektionsphase (Zyklusbeginn bis Dominanz) erkennbar	9 ± 4	5 – 19	*Selektionsphase* (dominanter Follikel retrospektiv 10 – 16 mm groß)[b]	4 (4)	3 – 7
Ausreifungsphase (dominanter Follikel bis Ovulation)	5 ± 3	2 – 11	*Ausreifungsphase* (dominanter Follikel > 16 mm bis Ovulation)	3 (2,5)	1 – 5
Follikelphase	14 ± 3	11 – 24	*Follikelphase*	16 (15,5)	13 – 19

[a] 6 Spontanzyklen: tägliche vaginosonographische Follikulometrie und Hormonanalyse ab. 1. Zt., nach US-Kriterien ovulatorisch, Lutealphase suffizient (> 11 Tage, P-Serumwert, von Tag + 6, + 7, + 8 jeweils > 10 ng/ml), Zykluslänge 28 – 33 Tage.

[b] Die Grenzzahl 16 mm wurde retrospektiv festgelegt. Der größte Begleitfollikel in insgesamt 20 untersuchten Spontanzyklen mit täglicher Follikulometrie erreichte einen mittleren Maximaldurchmesser von 16 mm.

werden kann (Hodgen 1982; Fritz u. Speroff 1982). Er ist mindestens 2 mm größer als die Begleitfollikel. Sein morphologischer Vorsprung geht mit einer funktionellen Dominanz, einer höheren Östrogenbildung, einher. Die Länge der Zeit vom Zyklusbeginn bis zur Erkennbarkeit des dominanten und später zur Ovulation gelangenden Follikels beträgt durchschnittlich 9 ± 4 Tage, der mittlere Durchmesser dieses Follikels 10 ± 3 mm (Geisthövel 1985). Nach eigenen Untersuchungen beträgt die Zeit des später dominanten Follikels, in der er von 10 auf 16 mm wächst, im Mittel 4 Tage (Tabelle 5.2). Die meisten der initial stimulierten Follikel fallen der Atresie anheim, die in der Regel 4 Tage nach der Se-

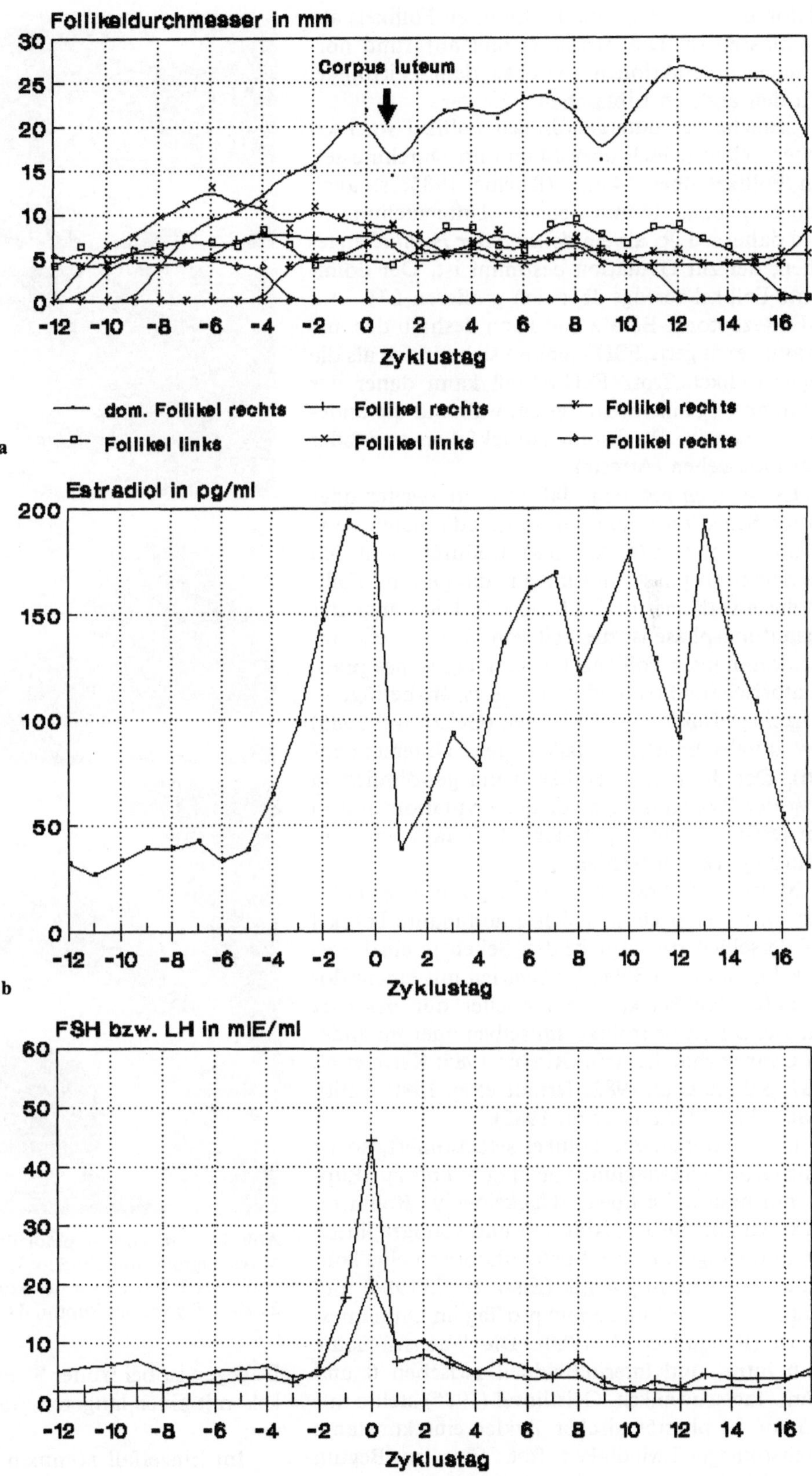

Abb. 5.8. a *Wachstum einer Follikelkohorte* in einem physiologischen Zyklus. (Es fehlen 6 kleinere Follikel <5 mm. Der dominante Follikel wird im *zweiten* Schub selektioniert.) Verlauf von **b** Estradiol und **c** FSH und LH zum Wachstum der Follikelkohorte

lektion des zum Eisprung bestimmten Follikels abgeschlossen ist. Die Atresie erfolgt aufgrund hormoneller Interaktionen zwischen dem Leitfollikel und den anderen Eibläschen.

Manche der untergeordneten Follikel wachsen weiter, selten jedoch über 14 mm im Durchmesser. Ein Follikel über 14 mm (Ritchie 1985, s. auch Abb. 5.3) bzw. 16 mm (eigene Untersuchungen) wird daher i. d. R. als ein *dominanter Follikel* angesehen, der zur Ovulation bestimmt ist. Der dominante Follikel verfügt über den größeren LH- und FSH-Rezeptoren-Besatz und kann deshalb das insgesamt verringerte FSH mehr an sich binden als die Begleitfollikel. Trotz FSH-Abfall kann daher der dominante Follikel weiterreifen, während die anderen Follikel im Wachstum zurückfallen und/oder zugrunde gehen (Atresie).

Es ist auch möglich, daß erst ein zweiter oder dritter Selektionsschub von einer adäquaten Ausreifung gefolgt ist (s. Abb. 5.8). Dadurch kann sich die Selektionsphase und mit ihr die gesame Follikelphase verlängern (s. Tabelle 5.2). Die Länge der Ausreifungsphase ist die Zeit vom Tag des erkennbar dominanten Follikels bis zum Tag seines präovulatorischen Maximaldurchmessers, sie beträgt – je nach Definition – 5 ± 3 Tage (Geisthövel 1985) bzw. durchschnittlich 3 Tage (eigene Untersuchungen). Der dominante Follikel kann gewöhnlich in 60% der Zyklen 4 Tage vor der Ovulation und in den restlichen 40% spätestens 2–3 Tage vor dem Eisprung erkannt werden.

Meist kommt es zur Ausreifung nur eines Follikels. In 5–11% können sich 2 dominante Follikel auf derselben bzw. auf beiden Seiten je einer entwickeln. In bis zu 80% der Ovarien mit einem dominanten Follikel kann ein zweiter nur *begrenzt* wachsender Begleitfollikel im selben oder im anderen Ovar vorhanden sein (Ritchie 1985; Kerin et al. 1981; Sallam et al. 1982; Terinde et al. 1980; Smith et al. 1980; Marinho et al. 1982).

Ist der dominante Follikel selektioniert, so ist seine Größenentwicklung vom Tag –5 bis zur Ruptur normalerweise linear (Hackelöer u. Robinson 1978; Ritchie 1985; s. Abb. 5.8) und sonographisch gut zu verfolgen. Er zeigt präovulatorisch eine konstante Wachstumsdynamik (Eissa et al. 1986) und nimmt zwischen 1 und 3 mm pro Tag im Durchmesser zu (Renaud et al. 1980). Die Wachstumsrate kann intra- und interindividuell zwischen 0 und 6 mm/Tag schwanken. Geisthövel (1985) stellte nur in 5 von 14 physiologischen Zyklen eine konstante Wachstumsgeschwindigkeit fest. Eine zu Beginn hohe Wachstumsgeschwindigkeit führt zu einer kurzen Ausreifungsphase mit baldiger Ovulation.

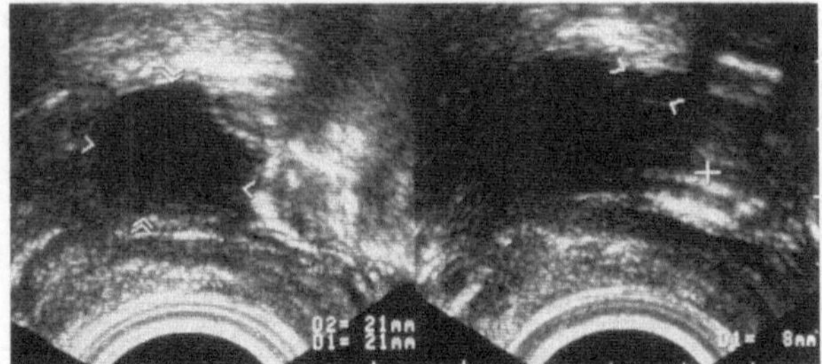
a

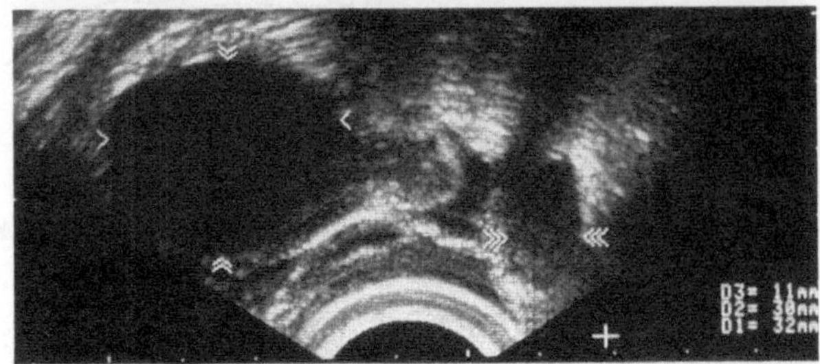
b

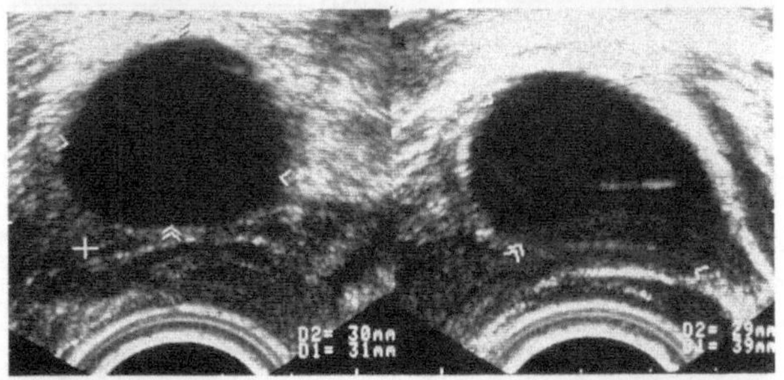
c

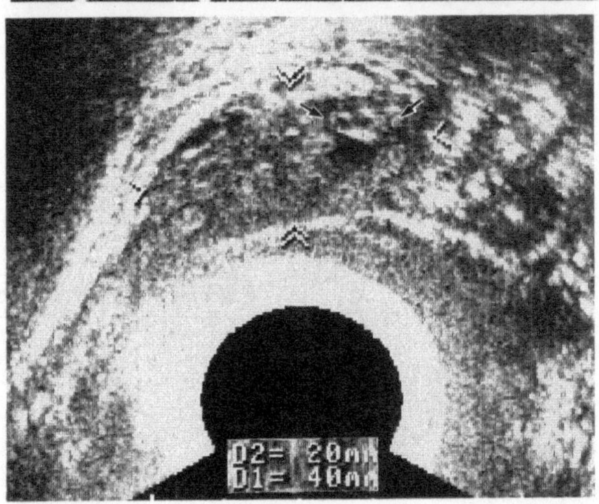

d

Abb. 5.9 a–d. Großer präovulatorischer Follikel mit einer Maximalgröße von $30 \times 31 \times 39$, $\bar{x} = 33$ mm. **a** Mit Cumulus oophorus 5 Tage (!) vor der Ruptur, **b, c** weiteres Wachstum 2 bzw. 1 Tag vor der Ruptur, **d** Corpus luteum (→) am Folgetag

Dagegen ist bei früher Selektion eines kleinen Follikels mit einer längeren Ausreifungsdauer zu rechnen.

Im Einzelfall kommen auch eine nicht signifikante präovulatorische Wachstumsverzögerung, ein sprunghaftes präovulatorisches Follikelwachstum,

Tabelle 5.3. Größe des präovulatorischen (Graaf-)Follikels in Normalzyklen. *mD* maximaler Durchmesser (m̄D Mittelwert); *mD (l, t, s)* Mittelwert aus maximalem transversalem, longitudinalem und sagittalem Durchmesser; Meßtechnik wie in Kap. 5.2.2 angegeben; *SEM* standard error of the mean; *SD* standard deviation). (Modifiziert nach Hackelöer 1985)

Autoren	Größe [mm]	Zyklen (n)	Patientinnen (n)	Meßtechnik	Ultraschallgerät
Hackelöer et al. (1979)	20,0 ± 0,9 (SEM)[b]	14	25	mD (l, t, s)	Compoundscanner
Robertson et al. (1979)	25,0	12	11	mD	Compoundscanner
O'Herlihy et al. (1980)	20,1 ± 1,6 (SD)[c] 0,22 (SEM)	53	33	mD (l, t, ,s)	Real-time-Scanner (entspricht 9 mit Compoundgerät erfaßten Zyklen)
Queenan et al. (1980)	21,2 ± 3,5 (SD)	18	–	mD (l, t, ,s)	Sektorscanner
Renaud et al. (1980)	27,0 ± 0,3 (SEM)	10	10	mD (l, t, ,s)	Compoundscanner (2 MHz)
Smith et al. (1980)	25,5 ± 0,1 (SEM)	19	–	–	Compoundscanner
Fleischer et al. (1981)	20,0	15	15	m̄D	Compound- und Sektorscanner
Kerin et al. (1981)	23,2 ± 0,3 (SEM)	6	56	mD	Compoundscanner
Nitschke-Dabelstein et al. (1981)	20,9 – 0,9 (SEM)	8	6	mD (l, t, ,s)	Compoundscanner (2,5 + 3,5MHz)
Bryce et al. (1982)	24,6 ± 2,3 (SD)	24	14	mD	Compoundscanner
Nilsson et al. (1982)	21,4 ± 0,8 (SD)	16	–	–	Compoundscanner (2,5 MHz)
	19,3 ± 1,1 (SD)	10	–	–	
Zandt-Stastny et al. (1989)	21,3 (17 – 26)	22	17	mD	Transvaginalsonde (7,5 MHz)
Eigene Untersuchungen	18,1 ± 1,7 (SD)[a]	7	7	mD	Transvaginalsonde (5 MHz)
Eigene Untersuchungen	22,7 ± 3,1 (SD)[b]	24	24	mD	Transvaginalsonde (5 MHz)
Eigene Untersuchungen	20,5 ± 2,2 (SD)[c] (17 – 23,2)	6	6	mD (l, t, ,s)	Transvaginalsonde (7,5 MHz)

[a] Ovulatorische Spontanzyklen.
[b] Ovulatorische Stimulationszyklen (s. Tabelle 5.5).
[c] Physiologische Spontanzyklen: ovulatorisch, suffiziente Lutealphase (Def. s. Tabelle 5.2), keine Hyperandrogenämie.

ein lineares Wachstum mit präovulatorischer Verminderung, aber auch ein exponentielles Wachstum vor (Hackelöer et al. 1979; Queenan et al. 1980; de Crespigny et al. 1981 b; Lemay et al. 1983; Geisthövel 1985; Zitnik et al. 1988). Vor allem in Konzeptionszyklen wurde vor der Follikelruptur auch ein Stillstand des Follikelwachstums von 24 h beobachtet (Zegers-Hochschild et al. 1984).

Einerseits könnten den differierenden Angaben über die Follikeldynamik unterschiedliche Untersuchungsintervalle zugrunde gelegen haben. Andererseits bleibt zu fragen, ob manche dieser Wachstumswerte wirklich physiologische Varianten sind oder Ausdruck einer Follikelreifungsstörung mit eventuellen pathologischen Konsequenzen für die Periovulationsperiode und die Lutealphase (vgl. eigene Ergebnisse in 5.3.2).

Zeichen der bevorstehenden Ovulation

Follikeldurchmesser

Verschiedene Untersuchungen belegten, daß der maximale Follikeldurchmesser mit dem LH-Gipfel, dem Progesteronanstieg und dem Tiefpunkt der Basaltemperaturkurve zusammenfällt (Hackelöer u. Robinson 1978; Terinde et al. 1979; Robertson et al. 1979; Queenan et al. 1980; O'Herlihy et al. 1980; Nitschke-Dabelstein et al. 1981; Kerin et al. 1981; Fleischer et al. 1981; Bryce et al. 1982).

Mit einem mittleren Durchmesser von 20 – 24 mm soll der dominante Follikel seine präovulatorische Maximalgröße erreicht haben (Hackelöer u. Robinson 1978; O'Herilihy et al. 1980; Queenan et al. 1980; Fleischer et al. 1981; Kerin et al. 1981) (Tabelle 5.3). Diese variiert jedoch von 17 bis über 25 mm, ja bis zu einer Maximalgröße des Leitfollikels von 30 × 31 × 39 (mittlerer Durchmesser von 33 mm, Abb. 5.9). Diese Variationsbreite schränkt den Wert des Follikeldurchmessers im Ultraschall zur Vorhersage des Eisprungs ein. Die Ovulation wird um so wahrscheinlicher richtig prognostizierbar, je mehr die Follikelgröße über 23 mm hinausgeht. Zur exakten Vorhersage des Eisprungs wird daher die LH-Bestimmung im Urin herangezogen.

Mittlere Anzahl und maximale Größe der Follikel sind in Altersgruppen zwischen 25 und 48 Jahren gleich (Aoki et al. 1988).

Transabdominal und transvaginal gemessene Follikeldurchmesser sind statistisch vergleichbar und zwischen 2 Untersuchern reproduzierbar (Gon-

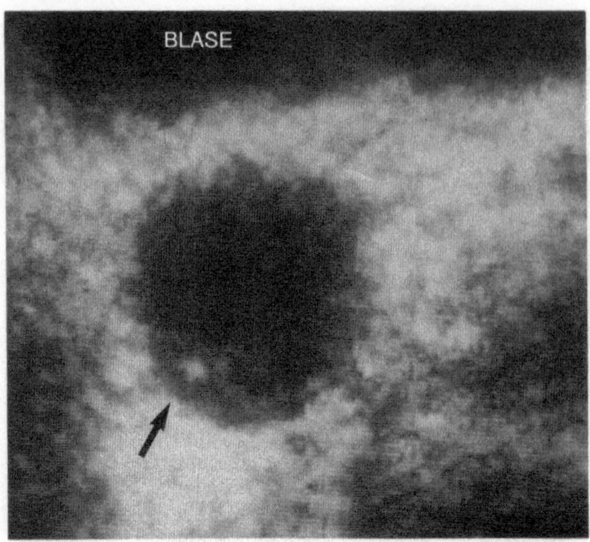

Abb. 5.10. Sprungreifer Follikel mit Cumulus oophorus und erkennbarer Oozyte (→). Abdominalschall, Compoundscan

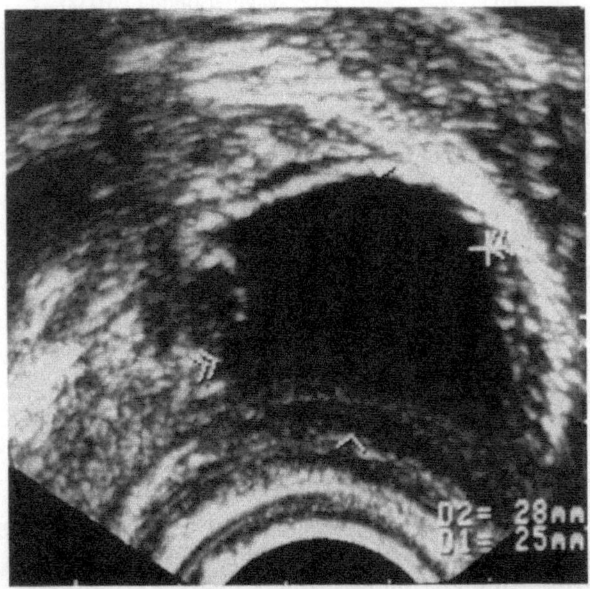

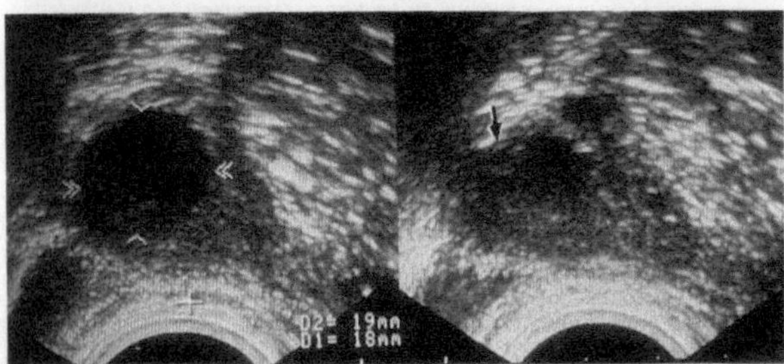

Abb. 5.11. a Sprungreifer Follikel mit Cumulus oophorus. Clomiphen/HCG. Vaginalschall. **b** Sprungreifer Follikel am 29. Tag der Behandlung mit der GnRH-Pumpe. Konzeptionszyklus. *Links:* Der Cumulus oophorus ist bei Einstellung des Maximaldurchmessers nicht zu sehen. *Rechts:* Nach schrittweisem Absuchen auch kleinerer Querschnitte Cumulusdarstellung möglich (→)

zales et al. 1988). Die etwas größere Standardabweichung mit dem Abdominalschall stellt den Vaginalschall als akkuratere Methode für das tägliche Follikelmonitoring heraus (Andreotti et al. 1989).

Cumulusdarstellung

In zeitlich kürzerem und genauerem Zusammenhang mit der Ovulation steht die sonographisch erfaßbare Cumulus-oophorus-Entwicklung. Bomsel-Helmreich et al. (1981, 1985) zeigten in vergleichenden sonographischen und histologischen In-vitro-Untersuchungen an menschlichen Follikeln und an Schafsovarien, daß die Darstellung des Cumulus oophorus im Ultraschall in seinem dissoziierten Zustand während der Cumulusexpansion gelingt, und zwar in den letzten 20 Stunden vor der Ovulation, andere geben 36 Stunden an (Hackelöer et al. 1979; Kerin et al. 1981). Hodgen hatte 1982 beschrieben, daß unmittelbar vor der Follikelruptur die Cumulus-Oozyten-Zellmasse in der Follikelflüssigkeit flottiert. Der sonographische Nachweis des Cumulus oophorus ist daher als Reifezeichen des präovulatorischen Follikels zu werten (Abb. 5.10 und 5.11).

Nach eigenen Erfahrungen gelingt es in behandelten oder unbehandelten Zyklen häufig – aber selbst im Vaginalschall nicht regelmäßig –, den präovulatorisch dissoziierten Cumulus in Follikeln über 17 mm darzustellen. So konnten wir die Cumulusstruktur in 2 Ebenen nur in 7 von 16 ovulatorischen Spontanzyklen mit täglicher US-Untersuchung nachweisen. Hackelöer et al. (1979) und Lenz et al. (1985) geben demgegenüber die Darstellbarkeit des Cumulus mit 80% an.

Auch folgt nicht nach jeder Darstellung des Cumulus bis zum nächsten Tage die Follikelruptur. In diesen Ausnahmefällen kündigt sich mit einer Persistenz dieses sonographischen Befundes eine Ovulationsvariante oder -störung an (s. 5.3.2).

Zusätzliche Zeichen

Als weitere intraovarielle (intrafollikuläre) Zeichen für die bevorstehende Ovulation wurden im Abdominalschall beschrieben:

1. ein *Streifen verminderter Echogenität* um den Follikel, der 24 h vor der Ovulation beobachtet wurde und einem Ödem der Thekaschichten um den Follikel entsprechen soll (bei 12 von 12 Patientinnen, Picker et al. 1983) (Abb. 5.12);
2. ein *Zackenmuster* an der Innenwand des Follikels, das unmittelbar (6–10 h) vor der Ovulation gesehen (bei 4 von 12 Patientinnen) und als Separierung der Granulosazellschicht von der Follikelwand gedeutet wurde (s. Abb. 5.12).

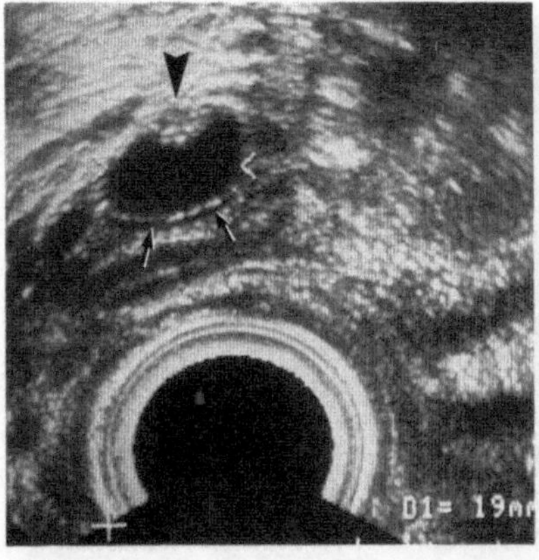

30.11.89

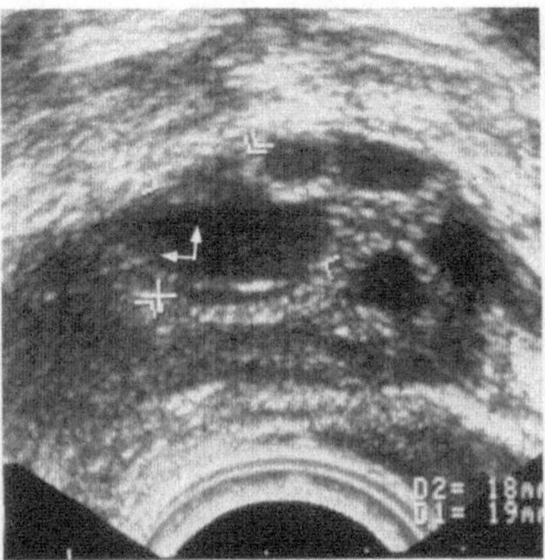

30.11.89

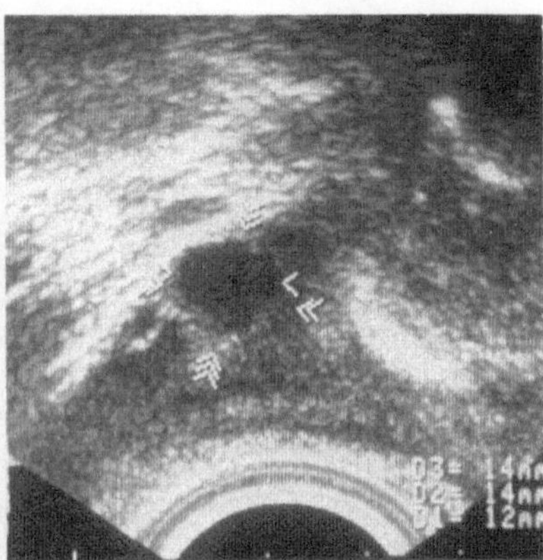

1.12.89

a–c

Abb. 5.12 a–c. *Zeichen der bevorstehenden Ovulation* in ein und demselben Follikel. **a** Cumulus oophorus (➤). Basaler hyporeflektiver Streifen (→) möglicherweise durch Ödem der Thekaschichten bedingt. **b** „Zackenmuster" (→) an der Follikelinnenwand. **c** Nach der Follikelruptur am Folgetag: zystisches Corpus luteum

Zandt-Stastny et al. (1989) konnten diese 3 im Abdominalschall entdeckten Parameter zur Ovulationsvorhersage – Cumulus, Streifen, Zackenmuster – in vaginalsonographischen Untersuchungen von 17 Frauen nicht nachvollziehen und interpretierten sie als Artefakte oder Verwechslungen mit postovulatorischen Erscheinungsbildern. Allerdings untersuchten sie nur jeden zweiten Tag, wodurch ihnen wahrscheinlich wichtige präovulatorische sonomorphologische Veränderungen im sprungbereiten Follikel entgangen sind.

Als indirekte Hinweise auf die baldige Ovulation werden das Auftreten *retrouteriner Flüssigkeit* und Veränderungen der *Endometriumstruktur* im Ultraschall beobachtet (s. 4.3.2) sowie die auch vaginalsonographisch nachweisbare *Öffnung des Zervikalkanals* (s. 4.2.3).

Über die *mittlere Dauer der Ausreifungsphase* kann – indirekt – eine mittel- und kurzfristige Ovulationsvorhersage erfolgen. Diese Phase hängt ab vom Selektionszeitpunkt des dominanten Follikels, seiner Größe und seiner Wachstumsgeschwindigkeit. Im Spontanzyklus ist nach dem Erkennbarwerden des dominanten Follikels 2–4 Tage später mit der Ovulation zu rechnen.

Follikelruptur

Veränderungen des präovulatorischen Follikelbildes, wie die Binnenreflektivität und Größenveränderungen der präovulatorisch darstellbaren zystischen Struktur, wurden als Indiz für die erfolgte Ovulation und die Entstehung eines Corpus luteum angesehen, ohne daß aber seinerzeit der histologische Nachweis eines Corpus luteum erbracht wurde (Hackelöer u. Robinson 1978; Nitschke et al. 1980; Nitschke-Dabelstein et al. 1980; Queenan et al. 1980; deCrespigny et al. 1981 a, b; Wetzels u. Hoogland 1982; Geisthövel et al. 1984; Lenz 1985).

Der ovulatorische Follikelkollaps läuft innerhalb von 1–35 Minuten ab, so daß in manchen Fällen der sonographische Nachweis der unmittelbaren ovulatorischen Ruptur mit einer Flüssigkeitsstraße in den Douglas und einer „Restzyste" im Ovar gelingt. Da sich dieser Vorgang innerhalb der genannten kurzen Zeit ereignen kann, ist er sehr selten zu beobachten. Sowohl in Spontan- sowie in Stimulationszyklen ist mitunter kaum ein „zystischer Rest" zu sehen, so daß die Bezeichnung Follikelkollaps angebracht ist (deCrespigny et al. 1981 b; Nitschke-Dabelstein et al. 1981; Hackelöer und Sallam 1983) (Abb. 5.13–5.15).

Nach der Ruptur entsteht durch die Auffüllung des Follikelbetts mit Blut und durch Gefäßeinsprossung das Corpus luteum haemorrhagicum. Als runde, zystische, binnenechoreiche Formation entspricht es dem Frühstadium der Gelbkörperentwicklung (Abb. 5.16). Durch den frühen Nachweis dieser Veränderungen ist in den meisten Fällen der Ovulationsnachweis gut zu führen und die Ovulation zeitlich einzugrenzen.

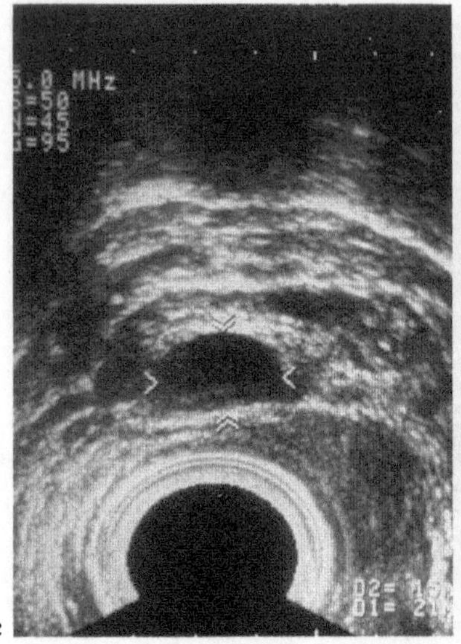

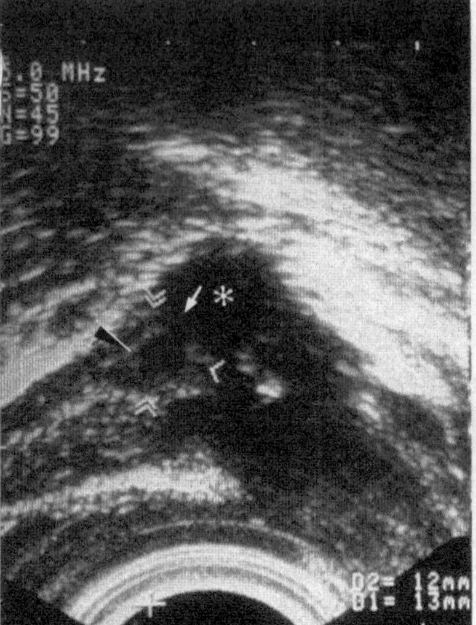

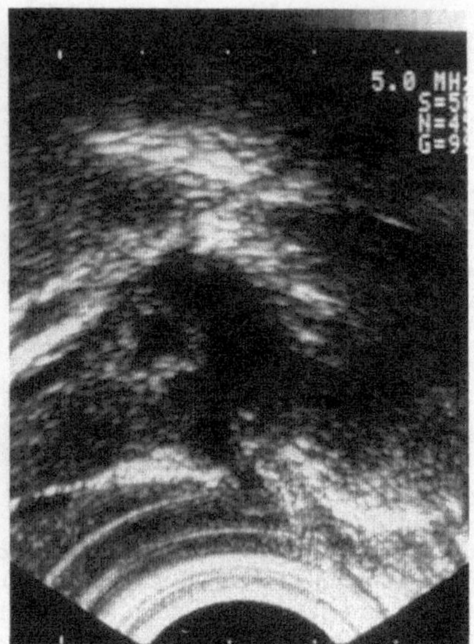

a–c

Abb. 5.13 a–c. *Follikelruptur.* **a** Präovulatorischer Follikel, **b** Follikelruptur am Folgetag, gerade kollabierter Follikel (►) mit Öffnung in der Follikelwand: Stigma (→), umgebende Flüssigkeit (*), **c** 5 Minuten später: direkte Eiabnahme des flüssigkeitsgefüllten Fimbrientrichters, der sich um das Ovar gelegt hat (Skizze)

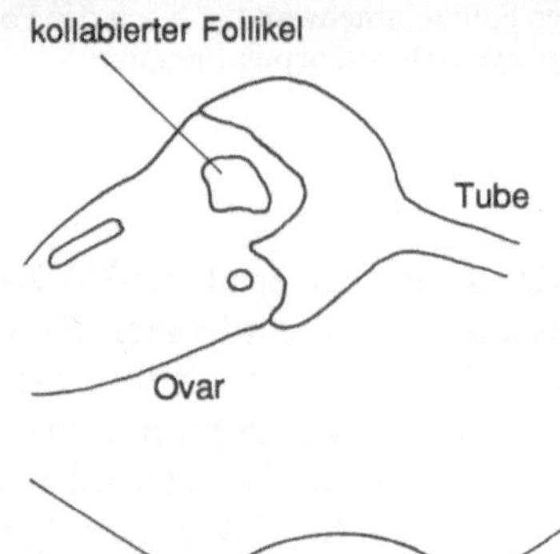

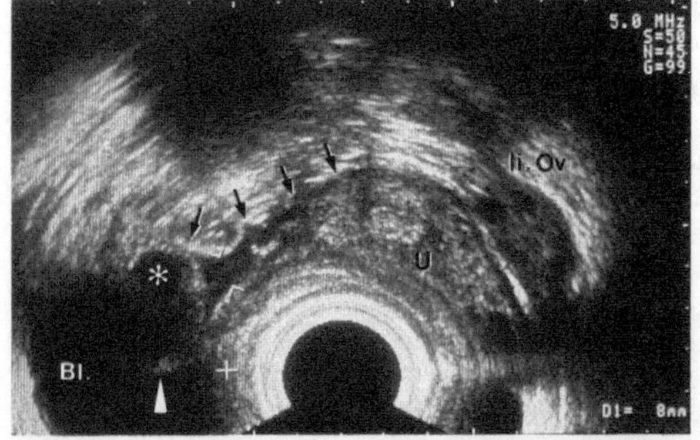

a

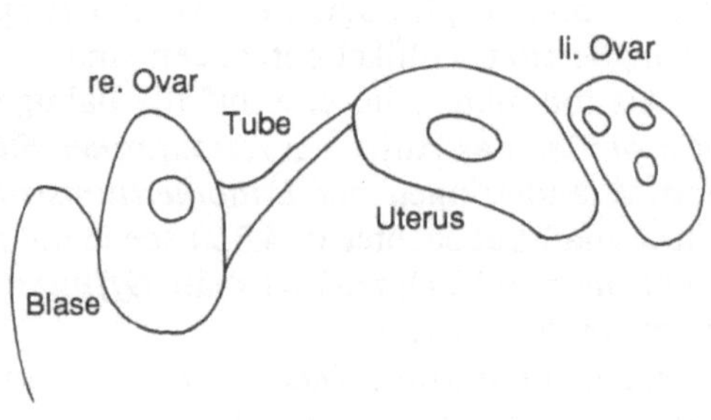

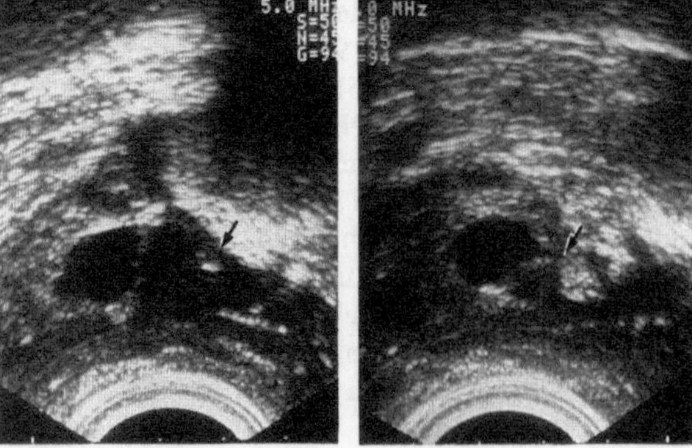

b, c

Abb. 5.14 a–c. *Follikelruptur.* Querschnitt. **a** Die flüssigkeitsgefüllte Tube (→) bei der Eiabnahme, rechtes Ovar (►) mit „Restfollikel" (*); *li Ov.* linkes Ovar, *U* Uterus, *Bl* Blase. **b** Nach dem Follikelkollaps (12×15 mm); anliegender Fimbrientrichter (→). **c** Ovulationsstigma (→)

Abb. 5.15. „Flüssigkeitsstraße in den Douglas" (→). Querschnitt. *U* Uterus, *Bl* Blase, Corpus luteum (➤)

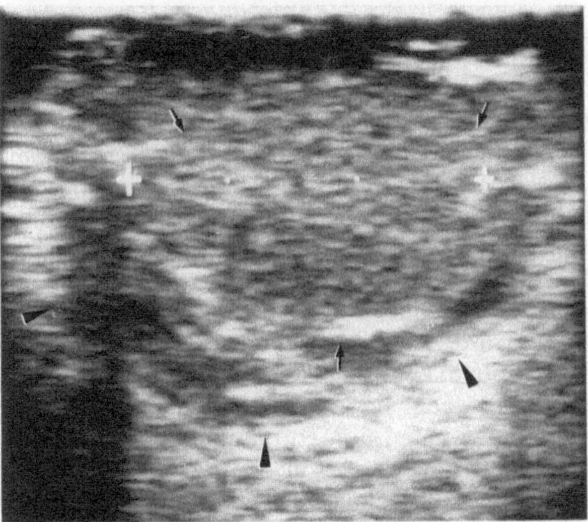

Abb. 5.16. Corpus luteum haemorrhagicum (→) 1 h nach Follikelruptur, während der Laparotomie am offenen Situs intraoperativ geschallt (7,5 MHz). Ovarumriß (➤). Vgl. hierzu Abb. 5.17

5.2.3 Sonomorphologie des Corpus luteum

Im Gegensatz zur technisch einfacheren Follikeldarstellung ist die Darstellung des Corpus luteum schwieriger.

Dies kann einmal mit den gegebenen Untersuchungsbedingungen – vor allem beim Abdominalschall – zusammenhängen: Adipositas, schlecht gefüllte Harnblase, im Douglas gelegene Ovarien oder polyfollikuläre Entwicklung, zum anderen mit den Ultraschallerfahrungen des Untersuchers.

Bisherige Beschreibungen einer Gelbkörperstruktur im Ultraschallbild beschränken sich auf „eine Zyste, eine Auflockerung, eine irreguläre Zyste, eine Zyste mit zu- oder abnehmendem Durchmesser, einen echogenen oder einen echofreien Bereich" (Hackelöer u. Robinson 1978; Queenan et al. 1980; Nitschke-Dabelstein et al. 1981; de Crespigny et al. 1981a, b; Wetzels u. Hoogland 1982; Coulam et al. 1983; Geisthövel et al. 1984; Lenz 1985; Hackelöer 1985; Deichert et al. 1987).

Die US-Bilder von Corpora lutea in Rinderovarien, die im Wasserbad geschallt wurden, sind mit denen menschlicher Gelbkörper in situ vergleichbar, da das Rinder-Corpus-luteum in seinem morphologischen Aufbau von Mark und Rinde dem der Frau gleicht (König 1981) (Abb. 5.17).

An Corpora lutea tragenden Rinderovarien sind 6 Kriterien zur Identifizierung des Gelbkörpers im Ultraschall zu unterscheiden (Abb. 5.18), die in unterschiedlicher Häufigkeit auch bei Frauen gefunden werden.

Abb. 5.17. a Rinderovar im Wasserbad-US (5 MHz), solide C.-l.-Formation, kreisrund. **b** Makroskopisches Bild nach Halbierung in der US-Schnittebene von **a**; Vergr. 1,5 : 1
▼

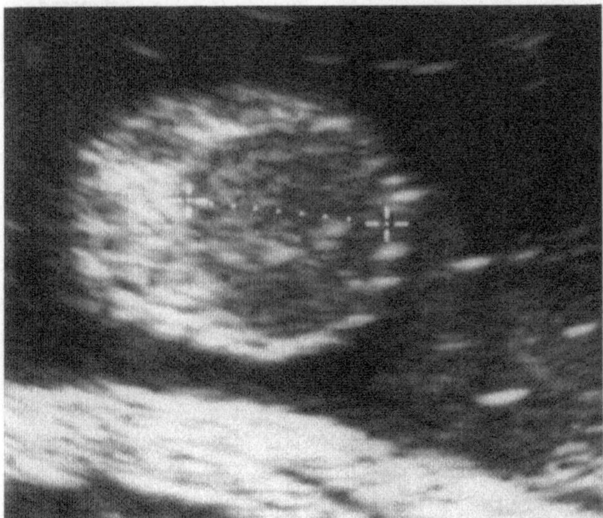

a

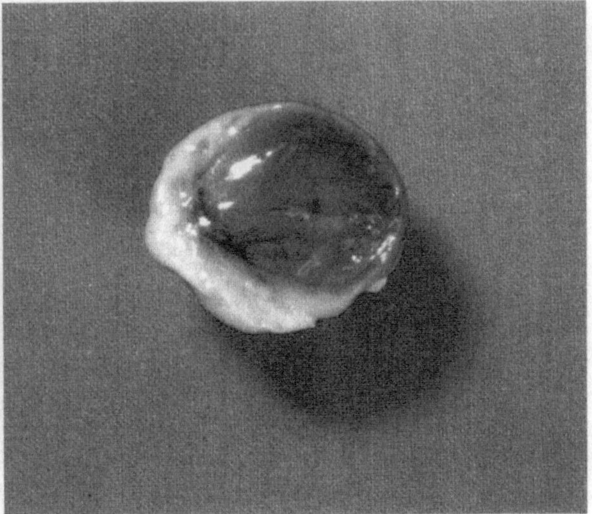

b

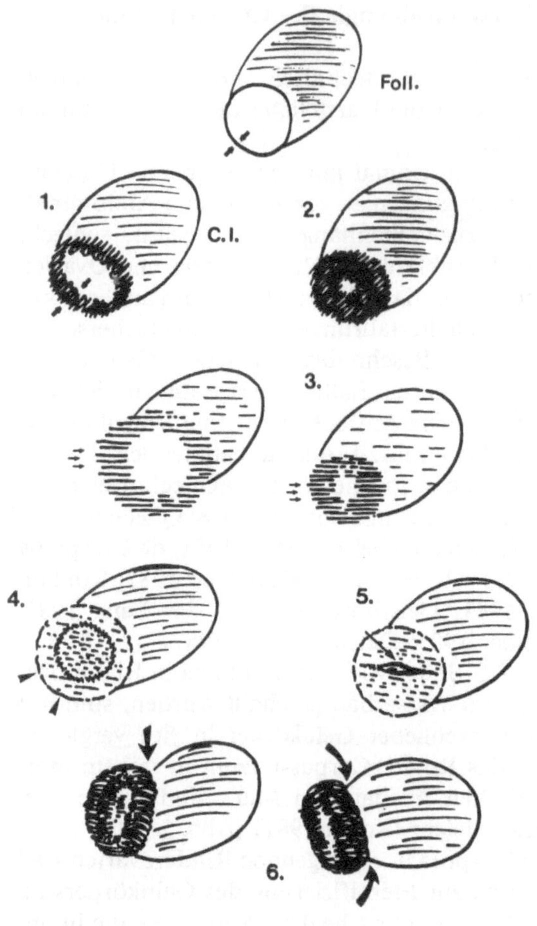

Abb. 5.18. Die *6 sonomorphologischen Kriterien des C. l. im Schema. 1.* Zystische C.-l.-Formation mit peripher dicker Wandung (*Pfeile*) im Unterschied zur peripher dünnen Wandung des Follikels (*Foll., Pfeile*). *2.* Solide Formation. *3.* Trabekelstruktur bei zystischer bzw. zystisch-solider Formation. *4.* Echoreiche Außen- (*Pfeile*), echoarme Binnenstruktur bei solider Gesamtformation. *5.* Horizontales Mittelecho (*Pfeil*). *6.* Kontursprünge im Ovarumriß (*Pfeile*)

Kriterium 1 und 2: Corpora lutea mit bzw. ohne Hohlraumbildung (Abb. 5.19–5.23)

- zystische (Hohlraum ≥ 10 mm)
- solide und (als Zwischenform)
- zystisch-solide mit einem Hohlraum unter 10 mm.

Bei unseren Sterilitätspatientinnen kam es postovulatorisch in ca. 2 Dritteln zur Ausbildung einer zystischen und in ca. 1 Drittel zur Entwicklung einer soliden bzw. zystisch-soliden C-.l.-Formation.

Während zystische Strukturen im Ovar der Frau leicht zu differenzieren sind, ist die Abgrenzung solider Corpus-luteum-Strukturen gegen das Ovarialstroma nur bei Beachtung von Echodichteunterschieden möglich (s. Abb. 5.23). So ist es zu verstehen, daß oft allein über ein mittzyklisches Verschwinden des Follikels ohne Nachweis einer C.-l.-Formation im Ultraschall eine Ovulation angenommen wurde oder in 15–40% der Fälle in Lutealphasenmitte keine C.-l.-Formation dargestellt werden konnte (Queenan et al. 1980; Geisthövel et al. 1984; Lenz 1985; Hackelöer 1985).

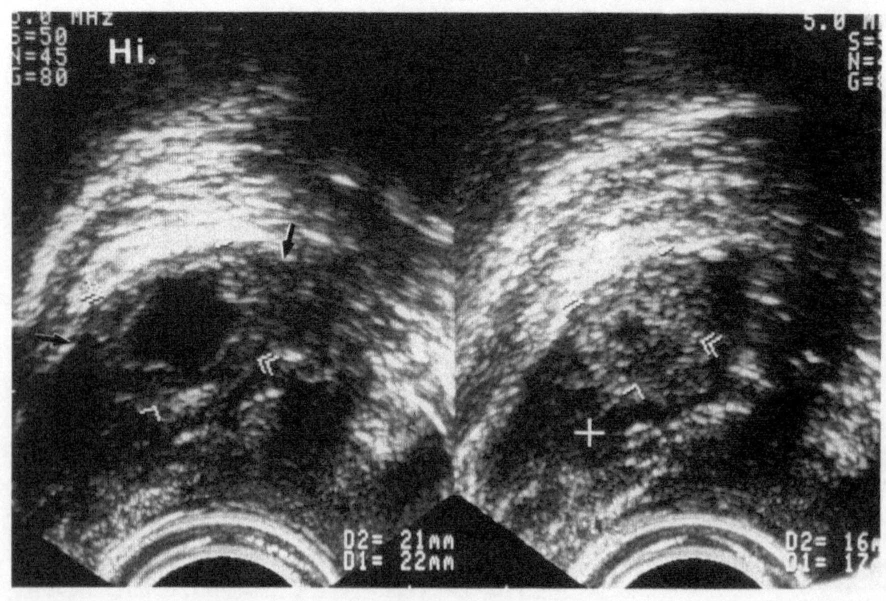

Abb. 5.19. Humanes Ovar mit *zystischem* C.l. im Vaginal-US (5 MHz), Spontanzyklus. *Links:* US-Schnitt im mittleren Anteil des C.l., Protuberanz (→). *Rechts:* US-Schnitt im seitlichen Anteil desselben C.l., solider Bereich

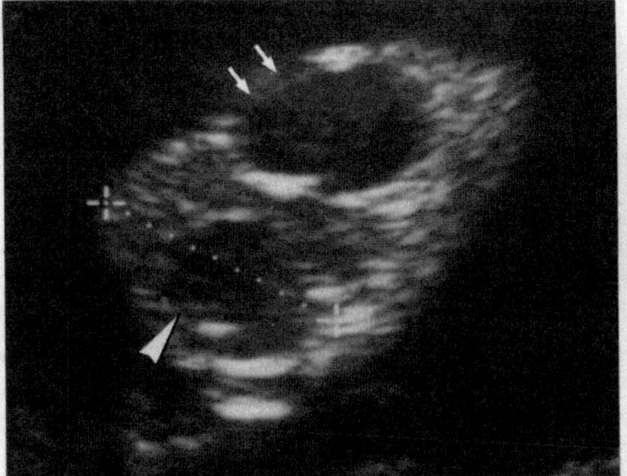

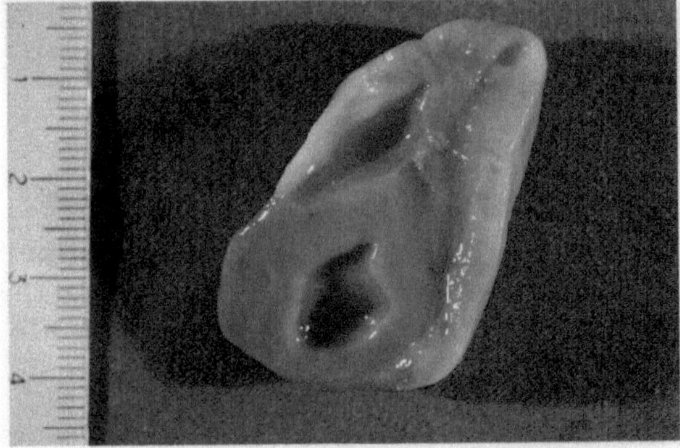

Abb. 5.20. a Rinderovar im Wasserbad-US (5 MHz), *zystische* C.-l.-Formation (+ . . . +), (➤) C.l.-Hohlraum, darüber ein Follikel (→) mit peripher dünner Wandung. **b** Ovar von **a** in der US-Schnittebene halbiert. Der Follikel ist beim Schneiden kollabiert, zystisches C.l.

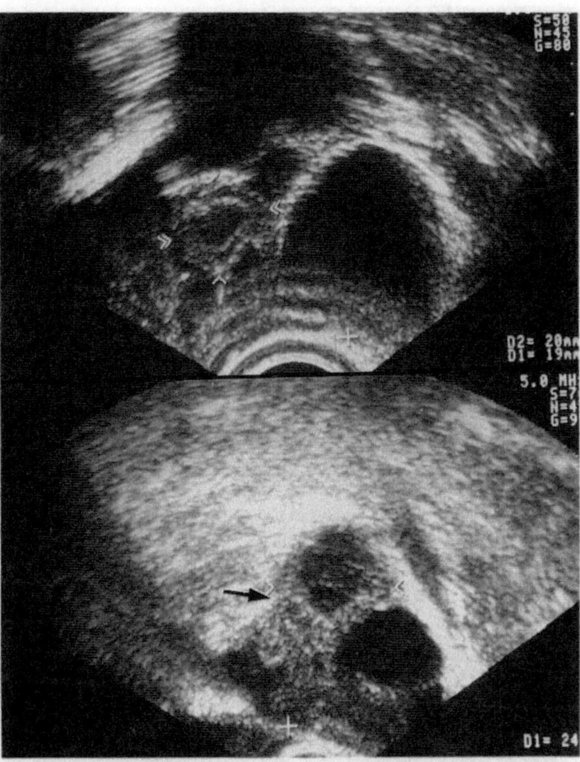

Abb. 5.21. Humane Ovarien mit C.-l.-Formationen im Stimulationszyklus nach Follikelpunktion im Vaginal-US (5 MHz). *Oben:* zystische Formation in Lutealphasenmitte. *Unten:* C.l. haemorrhagicum (> <), 2. Tag nach Follikelpunktion, echoreiche Außen- und echoarme Binnenstruktur, Kontursprung (→)

Abb. 5.22. Humanes Ovar (➤) mit C.l. (→) mit kleinem Hohlraum (> > >), zystisch-solide; 2. postovulatorischer Tag (2 d p.o.), Kontursprung (*schattierte Pfeile*)

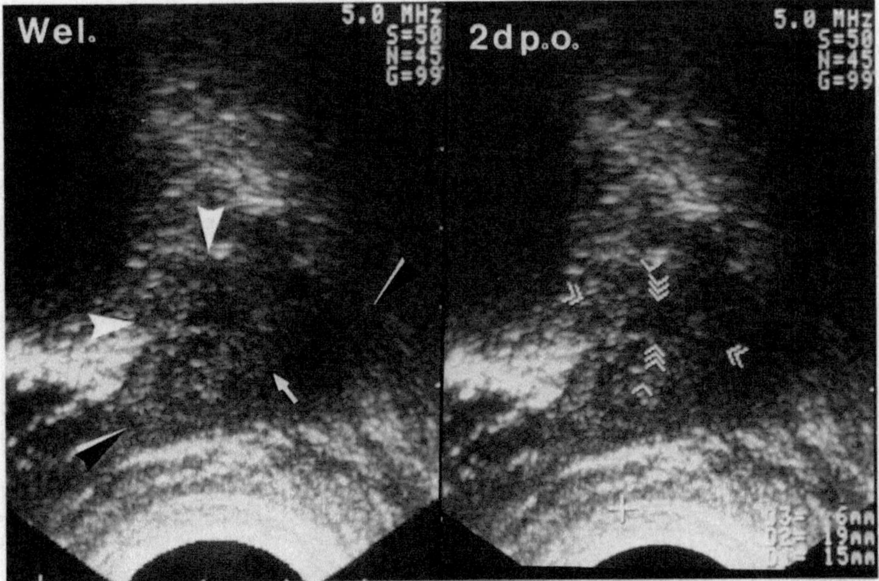

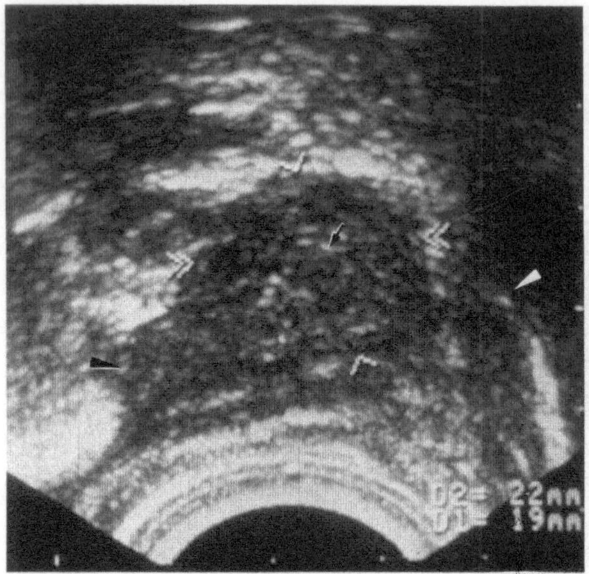

Abb. 5.23. Humanes Ovar (►) mit solider C.l.-Formation; zentrale Auflockerung (→), jedoch kein erkennbarer Hohlraum, 11. postovulatorischer Tag, keine Medikation. Querschnitt

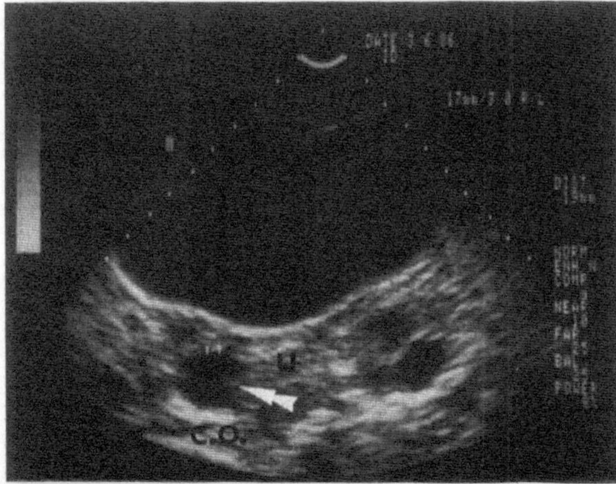

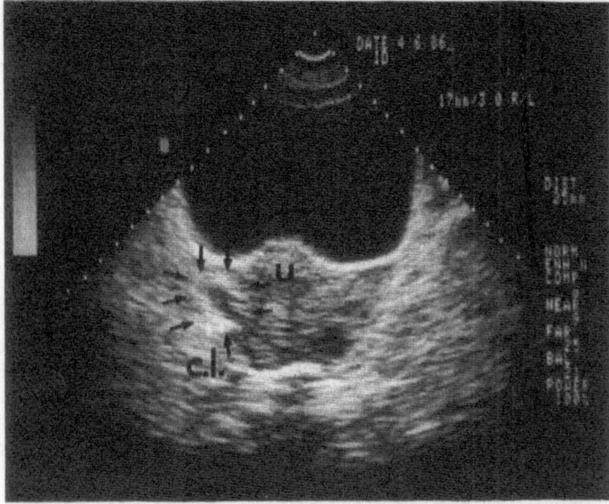

Kriterium 3: Äußere Trabekelstruktur (Abb. 5.24)

Die äußere Trabekelstruktur, die die solide oder zystische C.-l.-Formation umgeben kann, ist ein aus parallelen Wiederholungsechos bestehendes Phänomen.

Im Rinder-Corpus-luteum besteht das anatomische Korrelat aus Gelbkörperläppchen, die von streng zentripetal ausgerichteten Septumarterien umgeben werden und bei Corpora lutea ohne Hohlraum das Zentrum des Organs erreichen (König u. Amselgruber 1986a, b). Durch den Wechsel von radiär angeordneten Septumgefäßen und dazwischenliegenden Zellverbänden mit wirbelförmig umgebenden Kapillarnetzen sind hier ausgeprägte Impedanzsprünge zur Entstehung des Trabekelmusters denkbar. Das Erscheinungsbild ist mit der 3,5-MHz-Ultraschallsonde häufiger erfaßbar als mit der 5-MHz-Sonde (s. Abb. 5.24).

Kriterium 4: Echoreiche Außen- und echoarme Binnenstruktur bei solider Gesamtformation (s. Abb. 5.21)

Der echoarme Binnenbezirk kann ringförmig von der Außenstruktur umgeben sein, so daß von einer Ringformation gesprochen wird. Morphologisch entspricht dieser Binnenraum beim Rind organisiertem Blut, einem Koagulum oder bereits wieder lockerem Bindegewebe (Boos et al. 1987). Dieses Bild stellt sich bei der Frau 1–2 Tage postovulatorisch im jungen Corpus luteum haemorrhagicum dar (s. Abb. 5.21), wo der echoärmere, aber nicht echoleere Binnenbezirk dem zunächst mit einem Blutkoagel gefüllten Hohlraum entspricht.

Kriterium 5: Balkenförmiges bzw. doppelkonturiges Mittelecho (Abb. 5.25 und 5.28)

Im Vergleich mit Schnittbildern von Rindergelbkörpern entspricht dieses US-Phänomen als länglicher Spaltraum dem zentralen Corpus-luteum-Gang (s. Abb. 5.25). Dieser ist als anatomischer Rest eines Obliterationsprozesses des Corpus luteum jeglicher Phase zu verstehen (Horstmann 1971). Die Grenzflächenbildung Lutealgewebe – flüssigkeitsgefüllter Spalt – Lutealgewebe bedingt die Entstehung des balkenförmigen Mittelechos. Deshalb ist es optimal abbildbar, wenn die Schallausbreitungsrichtung senkrecht zum Spaltraum liegt. Bei der Frau läßt sich das Kriterium 5 eher selten nachweisen (s. Abb. 5.28).

Abb. 5.24. Abdominal-US. Querschnitte. U Uterus. *Oben:* sprungreifer Follikel mit Cumulus oophorus (c.o., ►►). *Unten:* Solides Corpus luteum mit äußerer Trabekelstruktur (⇄) am Folgetag

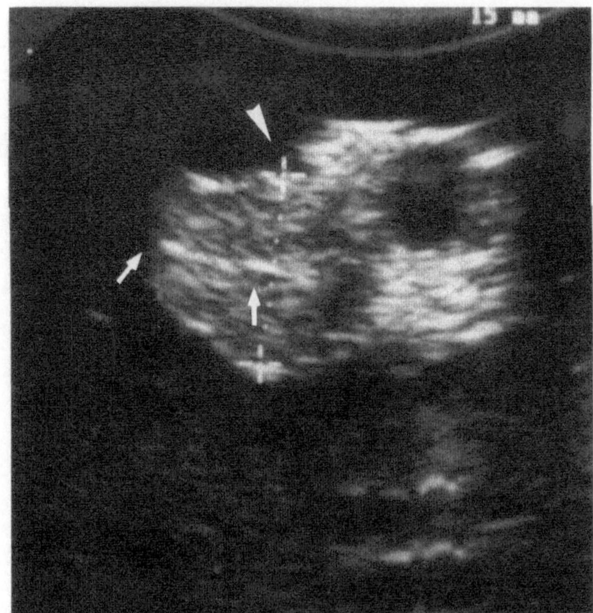

a

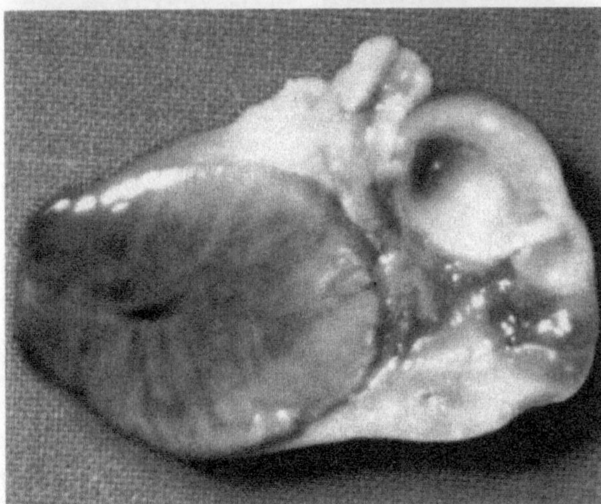

b

◄ **Abb. 5.25. a** Rinderovar im Wasserbad-US, solide C.-l.-Formation mit balkenförmigem Mittelecho (→) und Kontursprung (➤) zum übrigen Ovar. **b** Makroskopisches Bild nach Halbierung in der US-Schnittebene von **a**. Dem Mittelecho entspricht der zentrale C.-l.-Gang

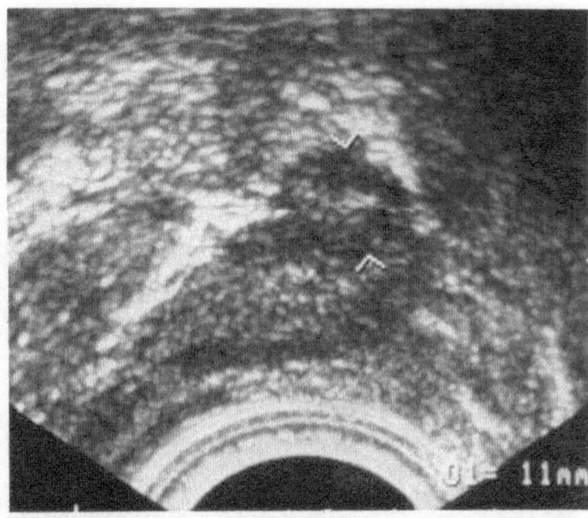

Abb. 5.26. Humanes Ovar mit solider C.-l.-Formation. Kugelige Vorwölbung des C.l. aus dem Ovarumriß. Lutealphasenmitte: P: 22,6 ng/ml; E_2: 290 pg/ml. Querschnitt

Kriterium 6: Kontursprung
(s. Abb. 5.19, 5.21 – 5.23, 5.25 – 5.30)

Für rund 50% boviner Corpora lutea ist kennzeichnend, daß sie die Ovaroberfläche überragen, wobei im US-Schnitt charakteristische Konturverläufe entstehen. Wir differenzieren eine kugelige Vorwölbung von einer Protuberanz:

Bei der *kugeligen Vorwölbung* überragt mindestens die Hälfte der Corpus-luteum-Formation die Gesamtovarkontur (s. Abb. 5.27).

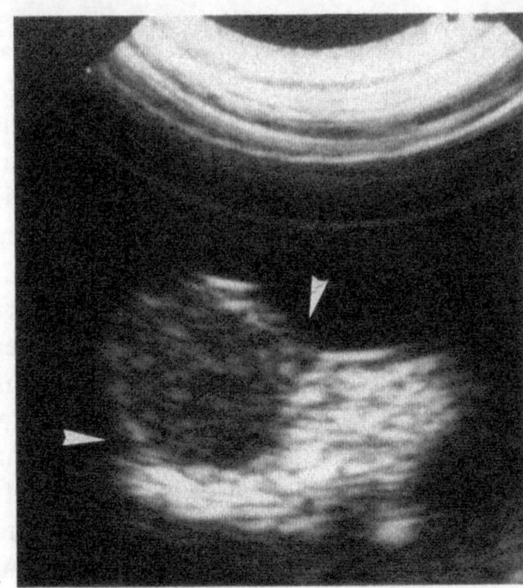

a

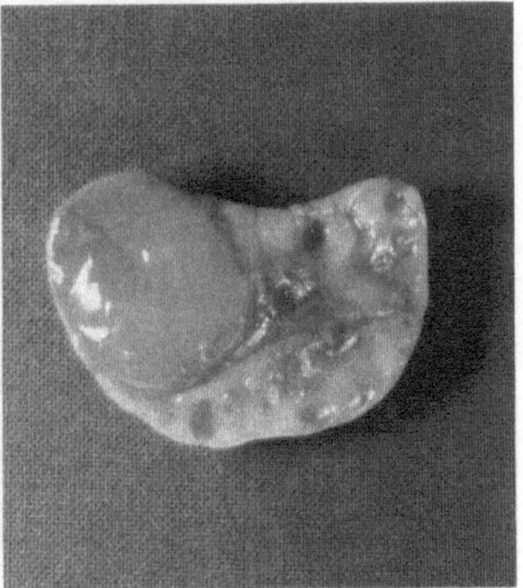

b

Abb. 5.27. a Rinderovar im Wasserbad-US, solide C.-l.-Formation überragt kugelförmig die Ovaroberfläche (➤). **b** Makroskopisches Bild nach Halbierung in der US-Schnittebene von **a** Kelchförmige Umschließung des C.l. durch das eingrenzende Ovarialstroma

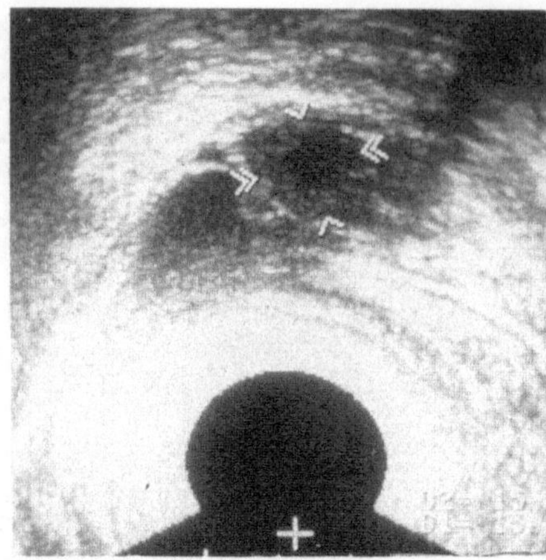
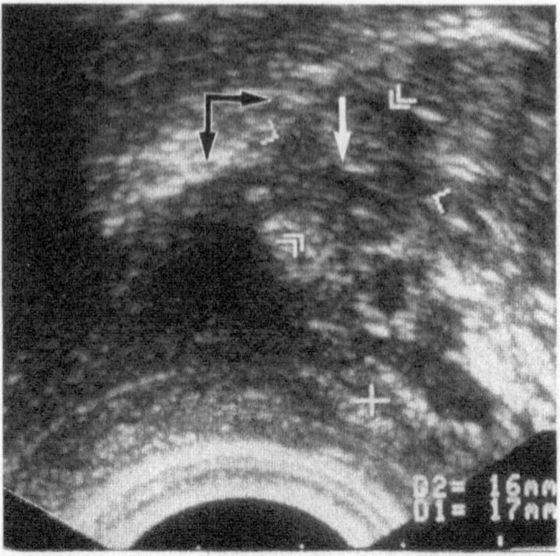

Abb. 5.28 a, b. Corpus-luteum-Dynamik im Spontanzyklus. US-Querschnitte in derselben Ebene. **a** Postovulatorisches C.l. mit echoarmer Binnenstruktur, Tag +1. **b** Dasselbe C.l. in Lutealphasenmitte, Tag +7, P: 10,2 ng/ml; E_2: 193 pg/ml, balkenförmiges Mittelecho (*weißer Pfeil*), Kontursprung (*schwarze Pfeile*) zwischen Restovar und C.l.

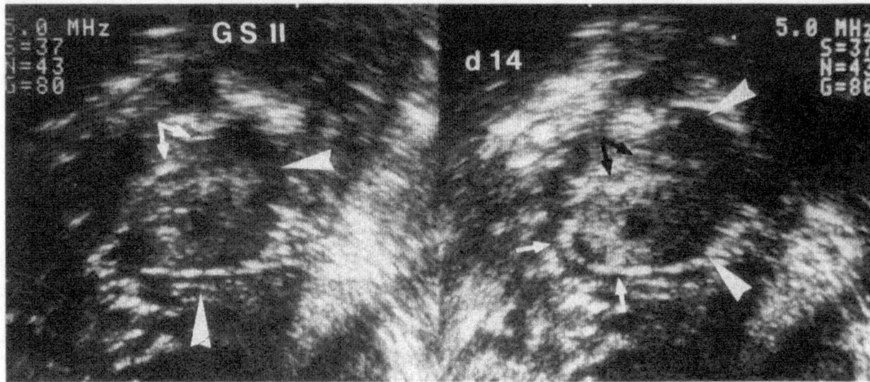

Abb. 5.29. Postovulatorisches *zystisch-solides* C.l. mit kleinem Hohlraum und kugeliger Vorwölbung (→); Gesamtovar (➤), Kontursprung (↱). Querschnitt

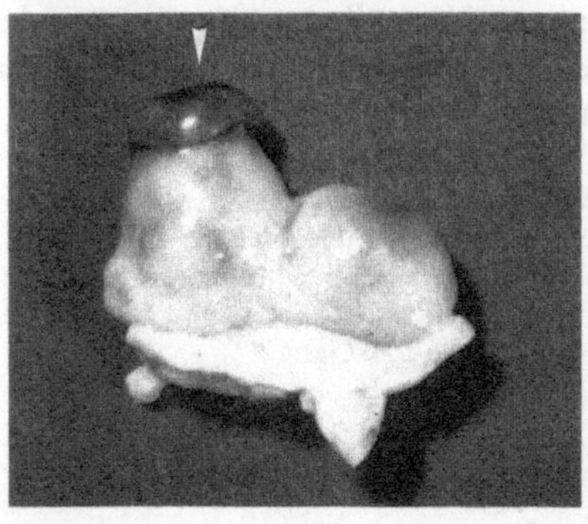
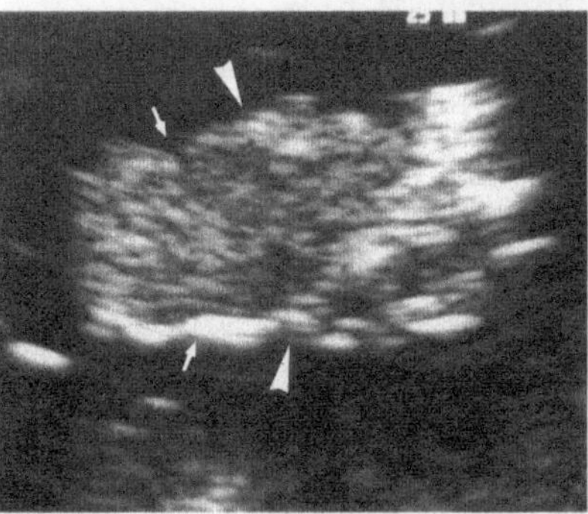
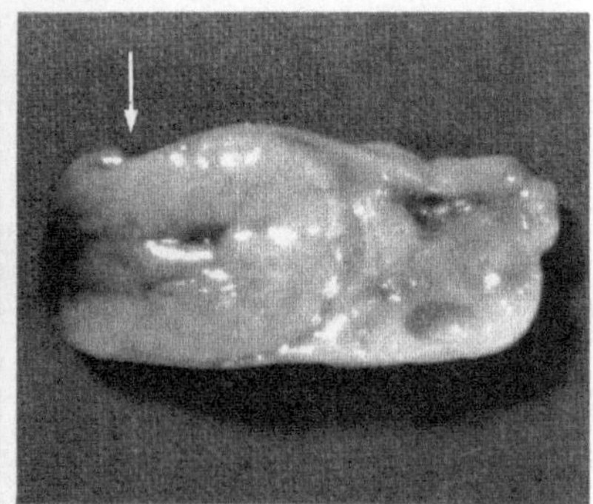

a–c

Abb. 5.30. **a** Rinderovar mit pilzförmiger Vorwölbung des C.l., Pfeil (➤) zeigt Schnittrichtung des US von **b** an; **b** Ovar von **a** im Wasserbad-US, solide Formation mit Kontursprung (➤) und Halsbildung (→). **c** Makroskopisches Bild nach Halbierung in der US-Schnittebene von **b**, C.-l.-Hals (⟶)

Als *Protuberanz* wird das Vorspringen eines Corpus-luteum-Anteils aus dem Bild des Gesamtovars bezeichnet, wobei der größere Teil des Gelbkörpers von dem Echomuster des Ovarialstromas umschlossen und die Protuberanz eventuell halsartig eingeschnürt wird. Dieser Halsteil des Corpus luteum zeigt sich mitunter echoreicher als die übrige Gelbkörperformation. Am Schnittpräparat entspricht der Corpus-luteum-Hals der Rupturstelle des ehemaligen Follikels (Grunert 1982, s. Abb. 5.30). Die Halsbildung von bovinen Corpora lutea ist kennzeichnend dafür, daß eine Ovulation stattgefunden hat (Peukert-Adam et al. 1983). Als solche dient sie der Unterscheidung zystischer Corpora lutea von Follikelluteinzysten. In welchem Umfang die Halsbildung auftritt, ist eine Frage der Follikellokalisation. Wenn der ovulierende Follikel relativ tief im Ovar liegt, kommt es zu einer stärkeren Halsbildung, als wenn er weiter zur Oberfläche hin gelegen ist (Peukert-Adam et al. 1983).

Bei der Frau lassen sich sonomorphologisch Kontursprünge zumindest bei der zystischen Formation des Corpus luteum regelmäßig beobachten, bei der soliden in Abhängigkeit von der Schnittebene (s. Abb. 5.23, 5.26, 5.28, 5.29). Eine ausgesprochene Halsbildung am Gelbkörper der Frau ist uns im Ultraschall bisher nicht aufgefallen.

Abdominal- wie vaginosonographisch liegt die Corpus-luteum-Gesamtgröße in behandelten wie unbehandelten Zyklen bei mittleren 17-18-21 mm mit einer Variationsbreite von 8–27 mm (Deichert 1989) (s. Tabelle 5.5, S. 109).

5.2.4 Ovulationskriterien

Ovulationsstigma: Als direkter, aber invasiver Beleg des Eisprungs wird der laparoskopische Nachweis eines Ovulationsstigmas am frischen Corpus luteum angegeben mit oder ohne Ergänzung durch Steroidbestimmungen in der Peritonealflüssigkeit (Koninckx et al. 1978). Allerdings wird dieser „Beweis“ für eine Oozytenfreisetzung angezweifelt (Schenken et al. 1986), da Ovumretentionen bei der Frau (Craft et al. 1980; de Crespigney et al. 1981) und intrafollikuläre Oozytenfreisetzungen im Tierversuch beschrieben sind (Spanel-Borowski et al. 1986).

Der Ultraschall ist hingegen als nichtinvasives Verfahren zur Ovulationskontrolle gut geeignet, wenn man um diese Zeit täglich untersucht und die oben genannten Kriterien zugrunde legt.

Sonographische Corpus-luteum-Formationen: Der Nachweis der zystischen, soliden oder zystisch-soliden Formation, insbesondere die Darstellung der

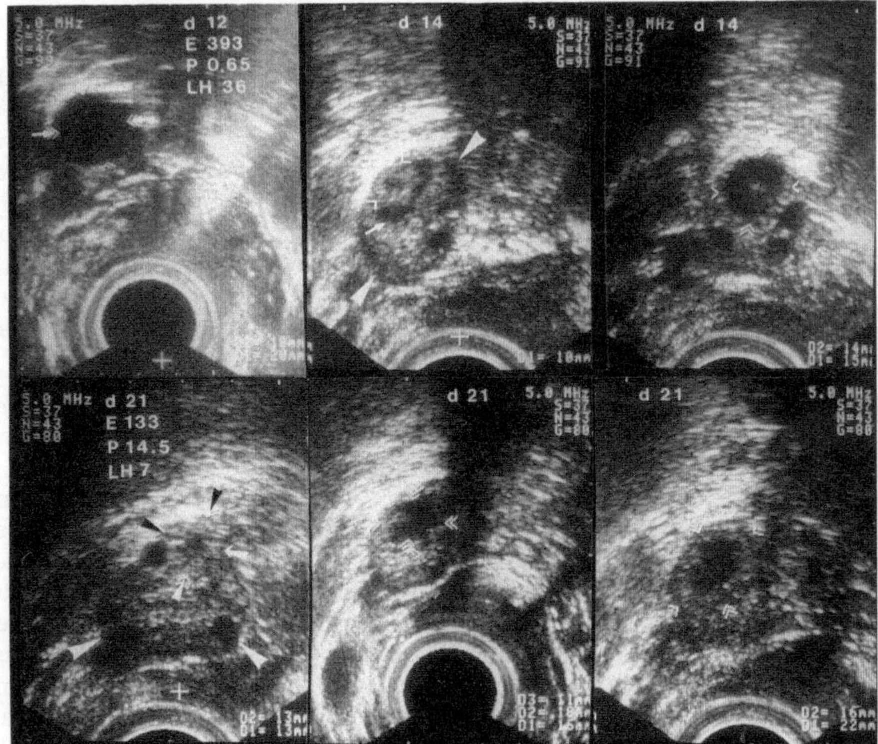

Abb. 5.31. a *Normaler biphasischer Zyklus* mit Follikelbildung und Ovulation im rechten Ovar (R.Ov.) nach Epimestrolmedikation. **b** Ovarieller Verlauf im US, *monofollikulärer Zyklus*, zystisches C.l. (→) am 14. ZT., verschiedene US-Querschnitte durch das C.l. (➤) am 21. ZT. (Tag +8), *trabekuläre* Begrenzung, Kontursprung

Trabekelstruktur (Kriterium 3) und die von Kontursprüngen (Kriterium 6) in 46 bzw. 90% verhelfen zur Abgrenzung des Corpus luteum und damit zur Diagnose „Follikelruptur" (Abb. 5.31–5.33). Im Falle eines luteinisierten nichtrupturierten Follikels (s. 5.3.2) findet sich weder

- eine deutliche Verkleinerung des periovulatorischen maximalen Follikeldurchmessers
- noch die periphere Dickwandigkeit des Corpus luteum im größten einstellbaren Durchmesser des zystischen Binnenraums (im Vergleich zur peripher dünnen Wandung des Follikels),
- noch eines der US-Merkmale für das Corpus luteum.

Mitunter kann beim LUF-Syndrom lediglich die Bildung von trabekulären, allerdings *schmalen* Randechos an der Zystenwand beobachtet werden (s. Abb. 5.52b, S. 112).

Andere beschriebene Charakteristika des „postovulatorischen" US-Bildes sind weniger zuverlässig:

Intrafollikuläre Echos: Das abdominalsonographische Bild „intrafollikulärer Echos in einer irregulären Zyste" („loss of the clear demarcation of the follicular cyst wall in the appearance of intrafollicular echoes", Coulam et al. 1983) ist allein nicht als sicheres Ovulationskriterium anzusehen. Denn ein ähnliches US-Bild wird auch beim luteinisierten nichtrupturierten Follikel beschrieben („irregular intrafollicular echoes", Coulam et al. 1982). Vaginalsonographisch erweisen sich die C.-l.-Formationen eher regulär strukturiert, mit mehr oder weniger großem zystischen Binnenanteil. Auffällige intrafollikuläre Echos und Septierungen werden dagegen meist in Zyklen mit mittzyklischen Störungen gesehen (Bomsel-Helmreich 1985; Deichert 1989) (Abb. 5.34a, b; s. auch 5.3.2).

Flüssigkeit im Douglas: Retrouterine freie Flüssigkeit kann während des gesamten Menstruationszyklus beobachtet werden: in 26% kurz nach der Ovulation, in 30% innerhalb von 5 Tagen vor Beginn der Periodenblutung bei ovulierenden Frauen, aber auch in 26% bei Frauen, die orale Antikonzeptiva eingenommen hatten (Abb. 5.35).

Präovulatorisch ließ sich bei 46% unserer Patientinnen (17 von 37) deutlich retrouterine Flüssigkeit nachweisen, dabei aber auch in 5 Fällen mit „Ovulationsstörungen", davon bei 4 mit LUF-Syndrom. Dem entspricht, daß die laparoskopisch nachgewiesene Flüssigkeitsmenge bei Frauen mit luteinisiertem nichtrupturiertem Follikel in ähnlicher Größenordnung liegt wie bei Frauen mit Ovulationsstigmata am Follikel (Koninckx et al. 1980). Daher ist das Erscheinen von Flüssigkeit im Douglas als sonographisches Ovulationskriterium unsicher (Marinho et al. 1982; Davis u. Gosink 1986).

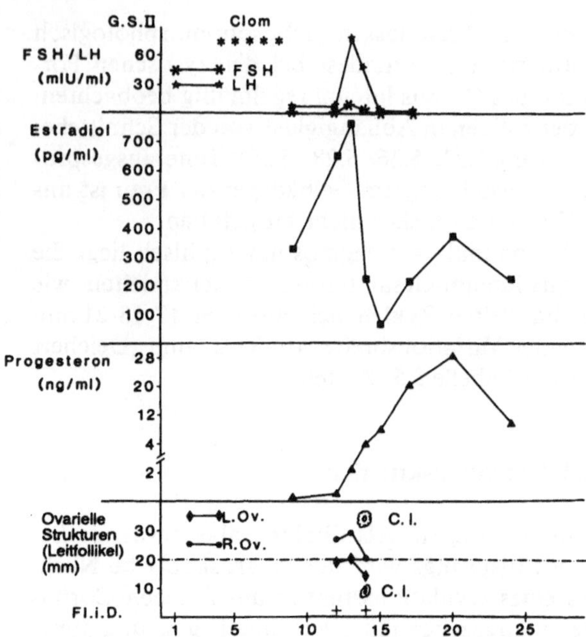

Abb. 5.32. Biphasischer Zyklus, *Clom* Clomiphenmedikation, Ovulation jeweils im rechten (*R.Ov.*) und linken Ovar (*L.Ov.*)

Wenn die relative Menge der retrouterinen Flüssigkeit postovulatorisch etwas zunimmt, dann kaum durch den Beitrag der Flüssigkeit aus dem rupturierten Follikel. Vielmehr hängt dies mit der mittzyklisch signifikant zunehmenden Durchblutung in den Beckenarterien zusammen, die nach dem Anstieg des LH allerdings unabhängig von der Ruptur des sprungbereiten Follikels, somit auch bei LUF-Syndrom, einsetzt und vermehrt peritoneale Flüssigkeit durch Exsudation aus dem aktiven Ovar und seinen Gefäßen entstehen läßt (Koninckx et al. 1980; de Crespigney et al. 1981b; Donnez et al. 1982; Bomsel-Helmreich 1985) (Abb. 5.36c).

Endometriales Ringzeichen: Das als Ovulationskriterium im US beschriebene „endometrial ring sign" stellt eine Änderung des endometrialen Reflexverhaltens dar, die mit dem Progesteronanstieg eintritt. In Stimulationszyklen kann es bereits präovulatorisch zu Progesteronanstiegen um 3 ng/ml und mehr kommen, was erklärt, daß sich in diesen Fällen schon *vor* der Follikelruptur ein „endometrial ring sign" beobachten läßt. Da man außerdem in Zyklen mit LUF-Syndrom hormonell mitunter keine Unterschiede zu ovulatorischen Zyklen feststellen kann, sind auch am Endometrium keine Unter-

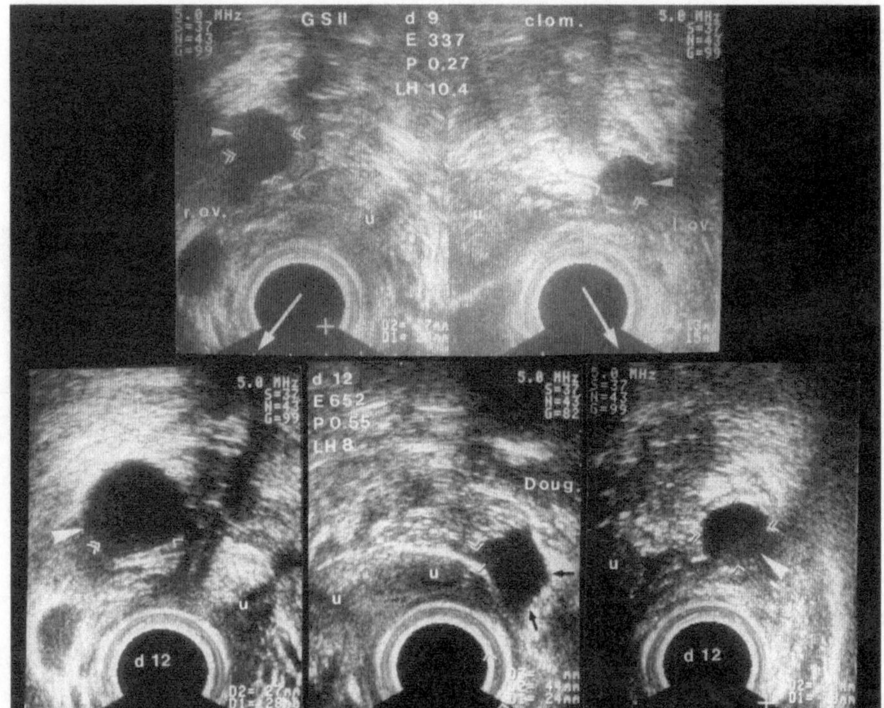

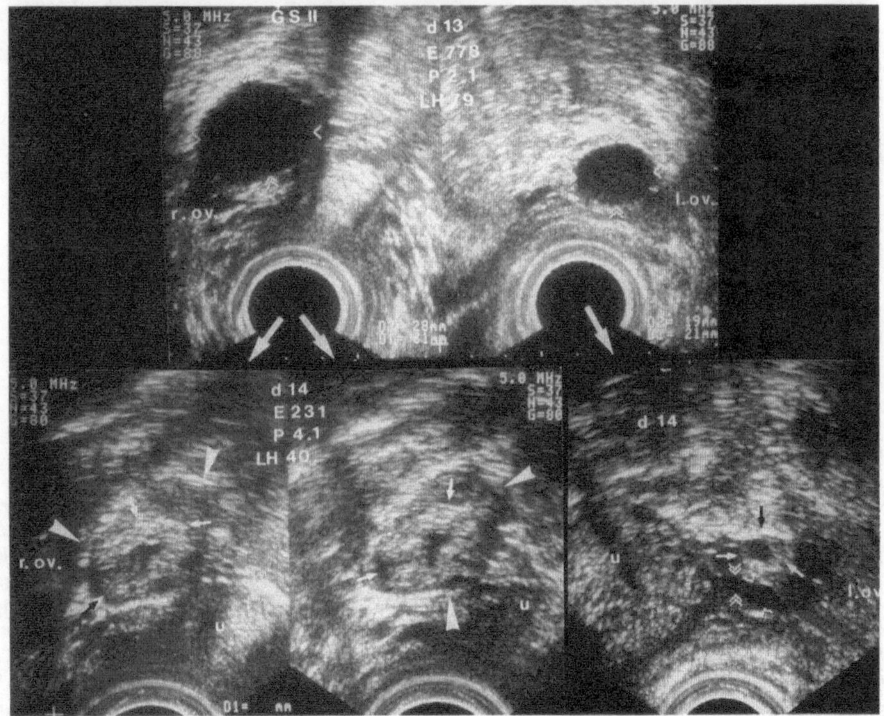

Abb. 5.33 a, b. Ovarieller Verlauf im US zu Abb. 5.32, *bifollikulärer Zyklus.* **a** Der dominante Follikel im rechten Ovar (*r.ov.*) hat bereits am 9. ZT. sprungreife Größe, „wartet" aber auf den kleineren, kodominanten Begleitfollikel im linken Ovar (*l.ov.*) bis zu dessen Sprungreife (13. ZT.). **b** Am 14. ZT. 2 C.-l.-Formationen (→) mit kleinem Hohlraum im rechten (*r.ov.* >) bzw. linken (*l.ov.*) Ovar. *Trabekuläre* Begrenzung. Am 12. ZT. (**a**) präovulatorisch eine deutliche Flüssigkeitsansammlung im Douglas. *U* Uterus, Längs- und Querschnitte

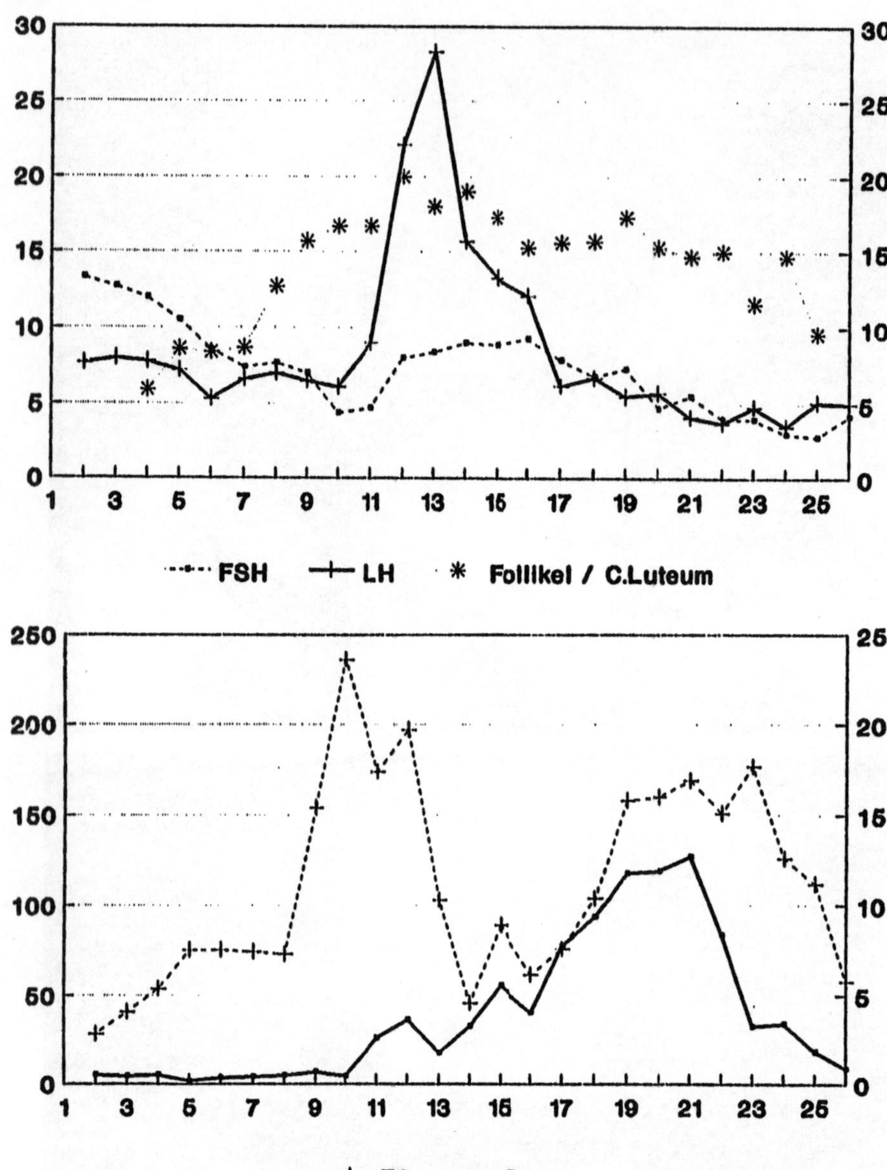

▲ **Abb. 5.34. a** *Fraglich-ovulatorischer Zyklus bei vorzeitiger Luteinisierung:* zunächst lineares Wachstum des selektionierten Follikels, dann mittzyklische Plateauphase (Wachstumsstillstand), vorzeitiger Progesteronanstieg am 11. ZT. mit deutlicher Echogenisierung des Follikels *vor* dem LH-Peak am 13. ZT. **b, c** Ovarieller Verlauf im US. **b** Am 11. ZT. zunehmende Echogenisierung des sprungreifen Follikels bis zum 12. ZT. Man beachte die Uhrzeit. Gleiche Geräteeinstellung. Kein Follikelkollaps. **c** Am 13. und 14. ZT. (*oben*) zunehmende Verdichtung und Demarkierung der C.l.(?)-Formation vom übrigen Ovargewebe. Nach dem 19. ZT. (+7. Tag) Rückbildung der soliden Struktur ►

schiede zu erwarten (Christie 1981; Bald 1983; Bald u. Hackelöer 1983; Aksel 1987) (Abb. 5.36a–d, s. auch 5.3.2, S. 106).

Anhand der Endometriumsonomorphologie kann mit Vorliegen der Sekretionstypen lediglich der Eintritt der sekretorischen Umwandlung des Endometriums festgestellt, nicht jedoch eine Follikelruptur bewiesen werden.

Auch neuere Untersuchungsergebnisse von Uterussekretproteinen bei Ovulationsstörung sprechen für eine Unabhängigkeit des Endometriumfaktors von der Follikelruptur bzw. Ovulation (Deichert et al. 1990).

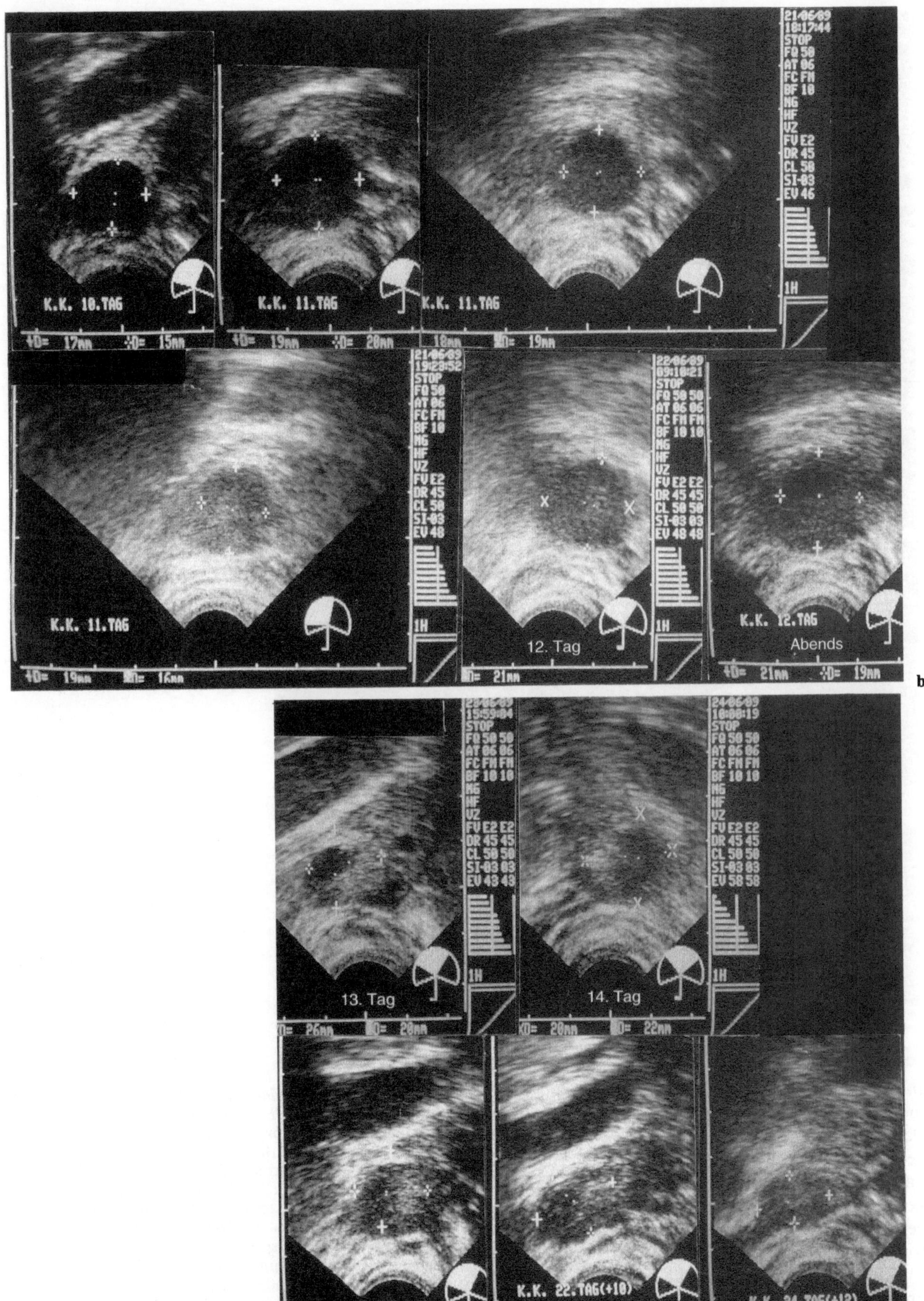
K.K. 10.TAG
K.K. 11.TAG
K.K. 11.TAG
K.K. 11.TAG
12. Tag
K.K. 12.TAG
Abends
b
13. Tag
14. Tag
K.K. 18.TAG (+6)
K.K. 22.TAG(+10)
K.K. 24.TAG(+12)
c

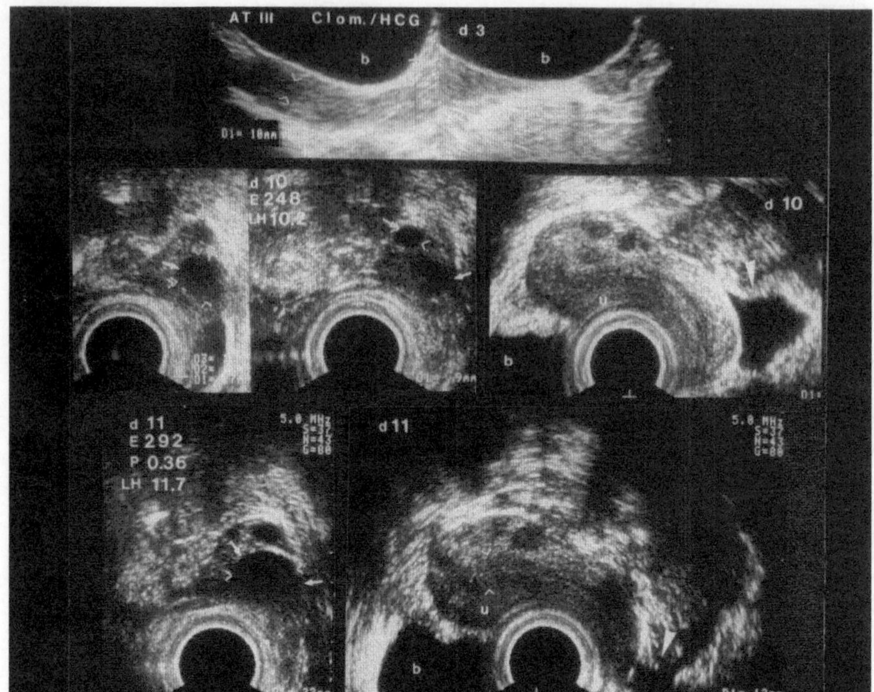

a

Abb. 5.35 a, b. *Prä- und postovulatorische Flüssigkeitsansammlung im Douglas-Raum im ovulatorischen Stimulationszyklus* (Clomiphen/HCG). Ovarieller Zyklus im US. **a** *Oben:* Unauffälliger Situs am 3. ZT. Clomiphen/HCG-Medikation. *b* Blase. *Mitte:* 10. ZT.: Heranwachsen des dominanten Follikels (→). *Unten:* 11. ZT.: Uterus (*u*) und retrouterine Flüssigkeitsansammlung (➤). **b** *Oben:* 12. ZT.: sprungreifer Follikel (→) geringe Flüssigkeitsmenge im Douglas (➤). *Unten:* 13. ZT. postovulatorisch, *links:* größere Flüssigkeitsmenge im Douglas, *rechts:* zystisches C.l. (→)

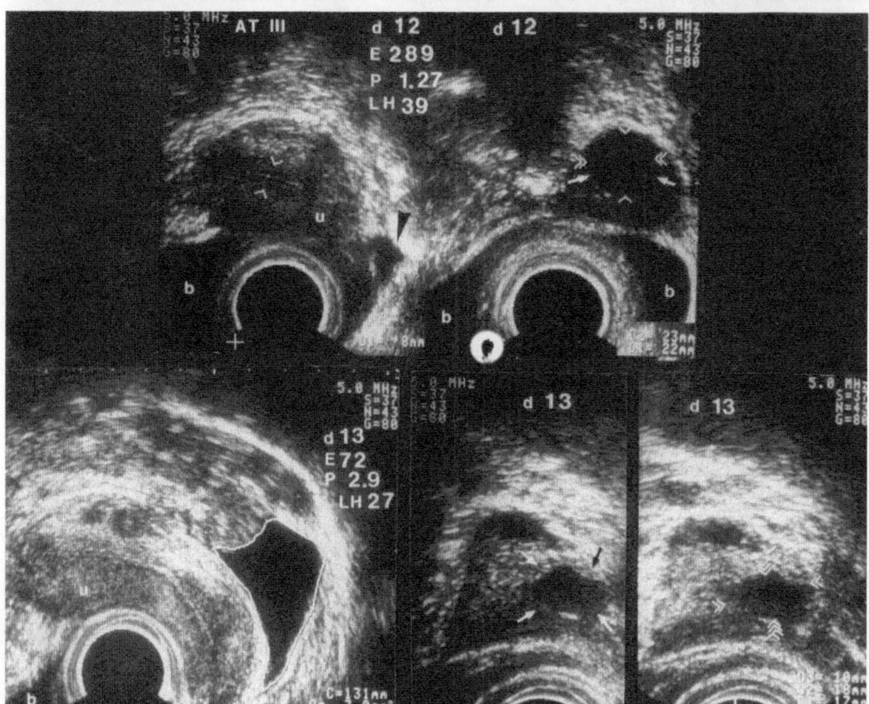

b

Intrauterine Flüssigkeit: Im Rahmen der medikamentösen Stimulationstherapie kann mitunter bei Patientinnen nach der *Follikelpunktion* zur Eizellgewinnung intrakavitäre Flüssigkeit im Uterus vaginalsonographisch und per Katheteraspiration nachgewiesen werden (Varga et al. 1987). Es ist jedoch verfrüht, dieses Phänomen als „Ovulationsindikator" zu bezeichnen (Abb. 5.37).

Zusammenfassend sind die wesentlichen sonographischen Ovulationskriterien in Abbildung 5.38 dargestellt.

Abb. 5.36 a – d. *Endometriales Ringzeichen und „Flüssigkeit im Douglas" im LUF-Zyklus.* **a** Biphasischer Zyklus nach Epimestrolmedikation, jedoch ohne Anzeichen einer Ovulation. **b** 1. ZT.: unauffälliger Situs im Abdominal-US, 9. ZT.: links Follikel in sprungreifer Größe, 12. ZT.: Wachstum des Follikels, 14. ZT.: Follikel persistiert nach Anstieg des Urin-LH auf 200 U/l, 15. ZT.: Follikel weitergewachsen, persistiert, HCG-Gabe (➤ Follikel). **c** Leitfollikel (→) persistiert, zweiter Follikel in sprungreifer Größe (→); Serum-P und echogenes Endometrium (S_2-Typ) – als Ringzeichen – sprechen für eine beginnende Luteinisierung. Flüssigkeitsansammlung im Douglas (➤). **d** 21. ZT.: Luteinisierte Follikel wachsen weiter (➤), Echogenisierung (Binnenechos ⟶); 23. ZT.: hyperreflektives (= luteales) Endometrium (*unten*) ▶

5000 IU 5000 IU HCG
S.G.
Epimestrol d 3-12
Basal-
temperatur
37.0
36.5
(ºC)
FSH/LH
(mIU/ml)
HiGo 50 25 200 25
FSH
LH
15
10
5
Estradiol
(pg/ml)
200
150
100
50
Progesteron
(ng/ml)
8
4
2
L.Ov.
R.Ov.
Ovarielle
Strukturen
(mm)
30
20
10
Cyst.
1 5 10 15 20 25 1 3

a

S.G.
b
b
d 1
l.ov.
d 9
d 12
d 14
E 101
P 0.78
LH 9.2
HCG
d 15

b

S.G.
d 19
E 149
P 4
LH 10.9
HCG
u

c

S.G.
l.ov.
d 21
E 135
P 8.3
d 23
E 190
P 8.3
LH 9.1
d 23

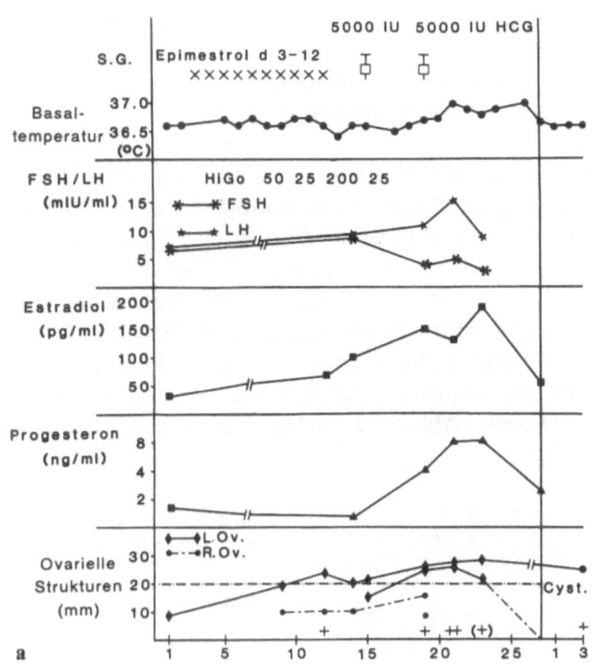

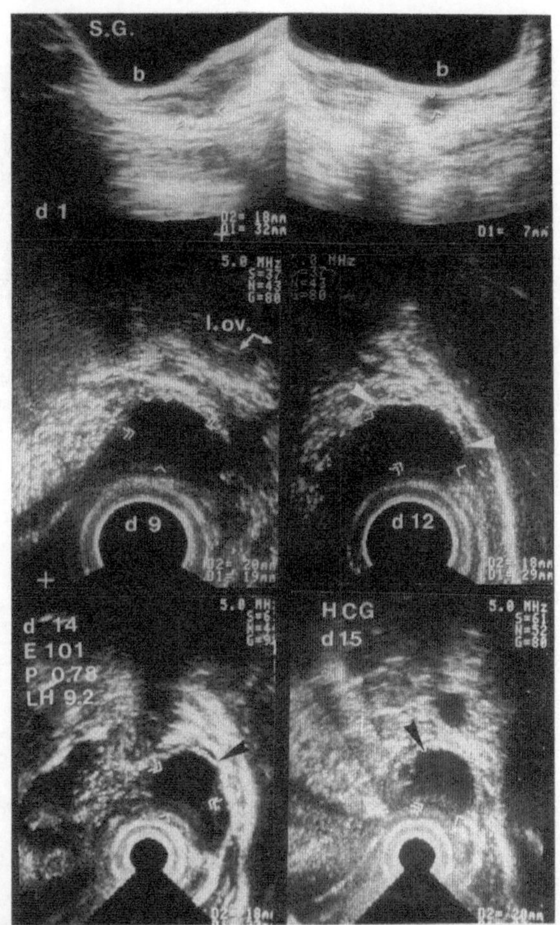

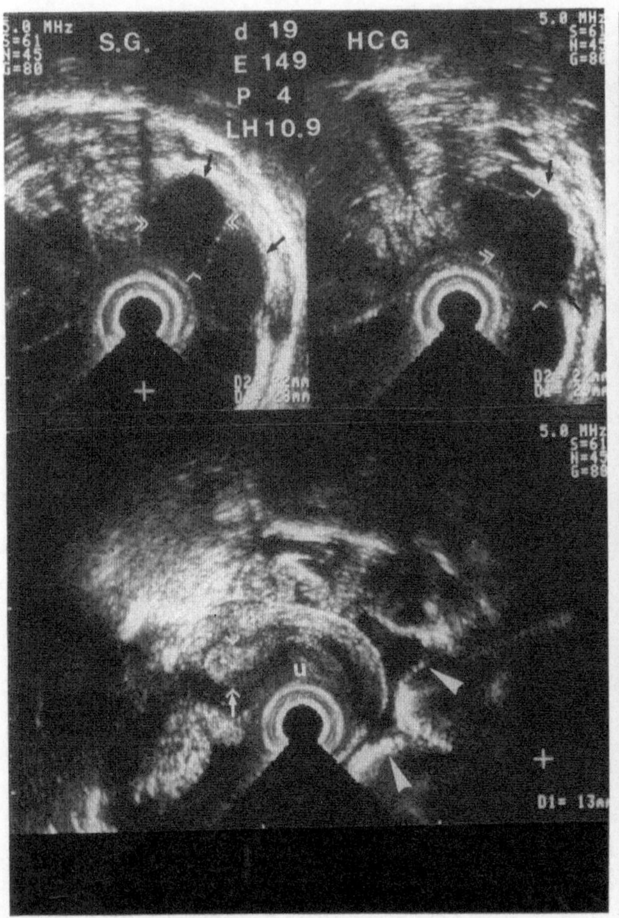

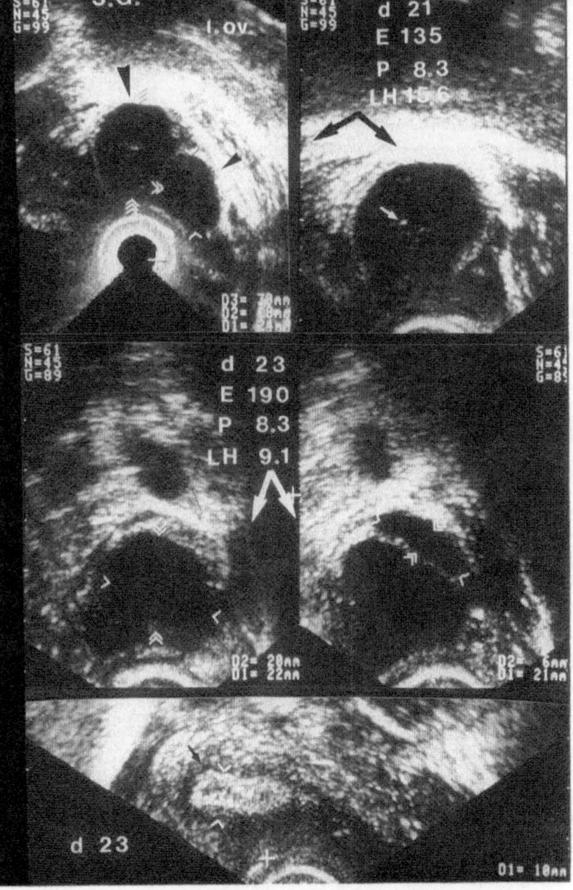

d

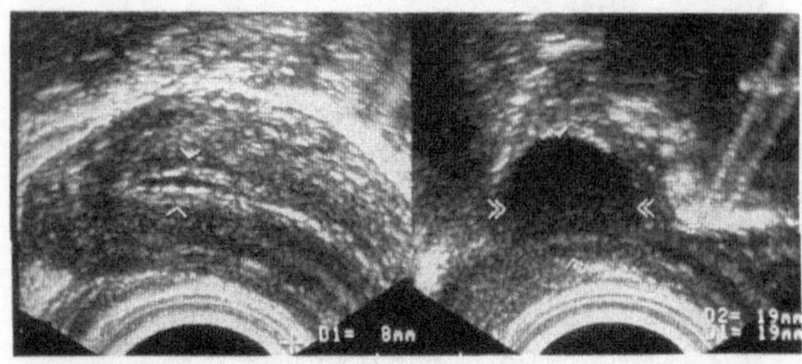

Abb. 5.37. *Intrauterine Flüssigkeit* am 23. ZT. bei sprungreifem Follikel und niedrigem Endometrium, die hier jedoch durch eine Zwischenblutung vom 19.–22. ZT. bedingt ist. LH: 3,3 mU/ml, E_2: 178 pg/ml, Progesteron: 0,4 ng/ml

5.2.5 Corpus-luteum-Dynamik und Lutealfunktion

Das neugebildete Corpus luteum der Frau zeigt eine gewisse Dynamik, es verändert sich sonomorphologisch und in seiner Größe. Das junge Corpus luteum wird im unbehandelten Zyklus meist als zystisch-solide Struktur angetroffen. Diese kann zur Lutealphasenmitte hin konstant bleiben oder sich in eine andere Formation – Corpus luteum cysticum oder solidum oder zystisch-solide Struktur – entwickeln (Abb. 5.39–5.41; s. auch Abb. 5.28 und 5.31).

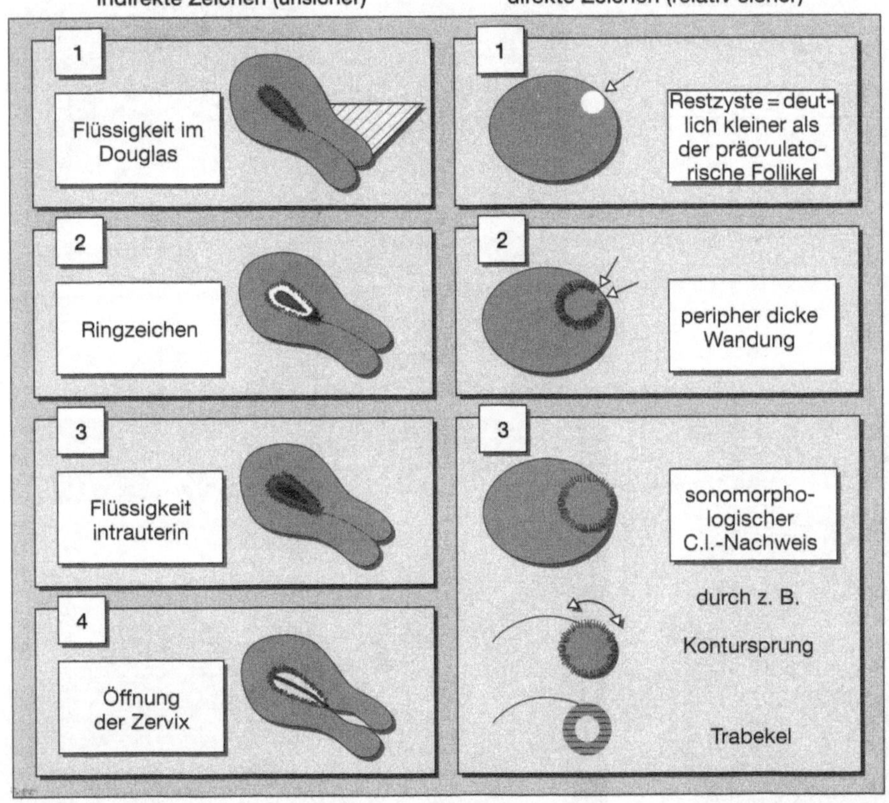

Abb. 5.38. Sonographische Ovulationskriterien

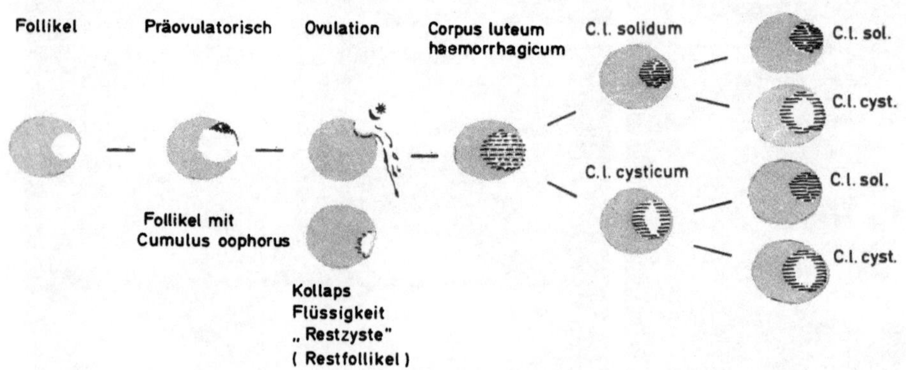

Abb. 5.39. Corpus-luteum-Dynamik im ovulatorischen Zyklus

In Konzeptionszyklen werden häufiger zystische Corpora lutea beobachtet als solide (Deichert et al. 1986) (Abb. 5.42). Zystische Corpora lutea in Lutealphasenmitte sind im Mittel signifikant größer als solide, was sich in jeweils höheren Östradiol- und Progesteron-Serumkonzentrationen widerspiegeln kann.

Große Corpora lutea gehen mit hohen E_2- und P-Spiegeln einher (Deichert et al. 1987). Während der Progesteronwert im Serum sein Maximum um den 7. postovulatorischen Tag eines Spontanzyklus – in der Regel als Plateau – erreicht, variiert das Größenmaximum des Gelbkörpers etwa vom 6. bis zum 12. postovulatorischen Tag (Abb. 5.43; Tabelle 5.4; s. auch Abb. 5.40).

In In-vitro-Untersuchungen von Rinder-Corpora-lutea konnte gezeigt werden, daß zystische Gelbkörper – ohne Berücksichtigung der Zystenflüssigkeit – signifikant höhere Östradiolwerte und einen signifikant höheren Progesterongehalt im Lutealgewebe aufweisen als solche ohne Hohlraum, wobei die Lutealvolumina (d. h.: der reine Gewebeanteil) der zystischen Corpora lutea nicht signifikant größer waren als die solider (Deichert 1989). Da beim Rind die Progesteronkonzentrationen im Lutealgewebe mit den Progesteronserumspiegeln korrelieren (Okuda 1982), ist eine orientierende Funktionsdiagnostik des Corpus luteum über seine Ultraschallvermessung denkbar.

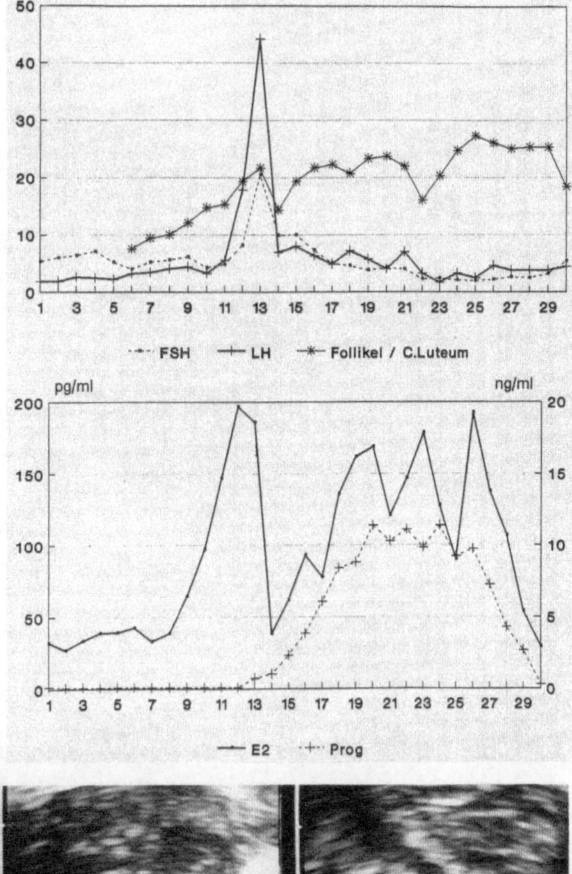

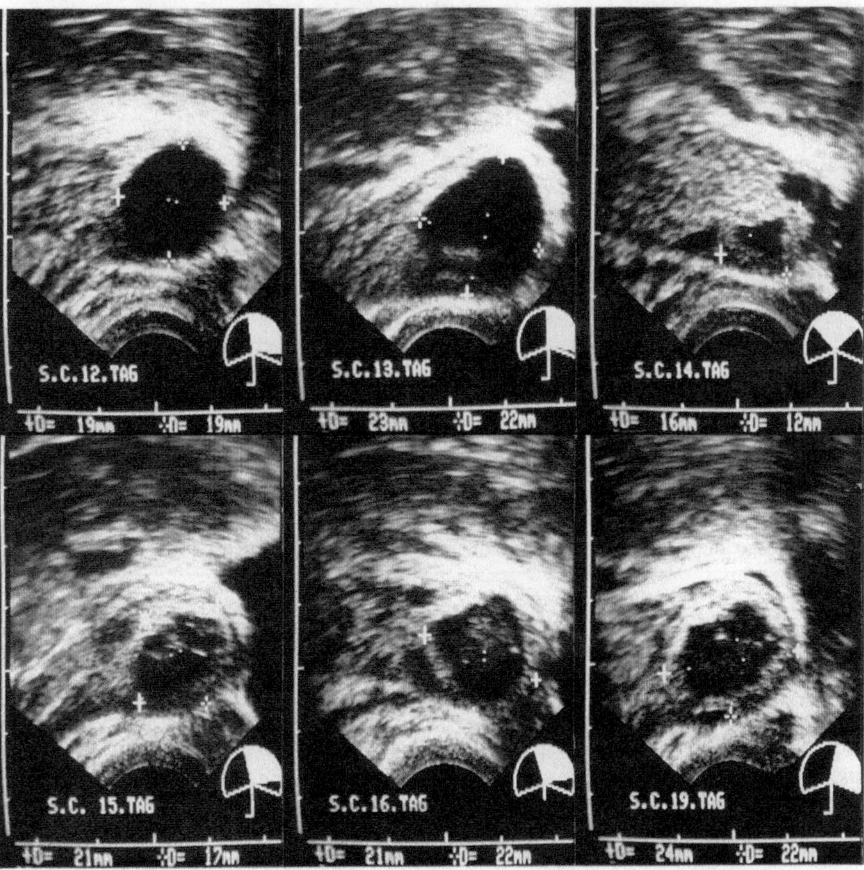

Abb. 5.40 a, b. *Corpus-luteum-Dynamik im physiologischen Zyklus, zystisches C.l.* **a** *Oben:* Lineares Follikelwachstum, Ovulation vom 13. auf den 14. ZT., 2-Phasen-Wachstum des C.l., 1. Größenmaximum am 7., 2. am 12. postovulatorischen ZT. *Unten:* Progesteronplateau um 10 ng/ml Serum vom 7. bis zum 13. postovulatorischen ZT. **b** 14. ZT.: zystisches C.l., rasches Wachstum bis zum 19. ZT. (Tag +6) hauptsächlich durch Zunahme des zystischen Anteils. *Beachte:* Weite Untersuchungsintervalle (z. B. vom 12. bis zum 16. ZT.) könnten hier die Differenzierung zum LUF erschweren

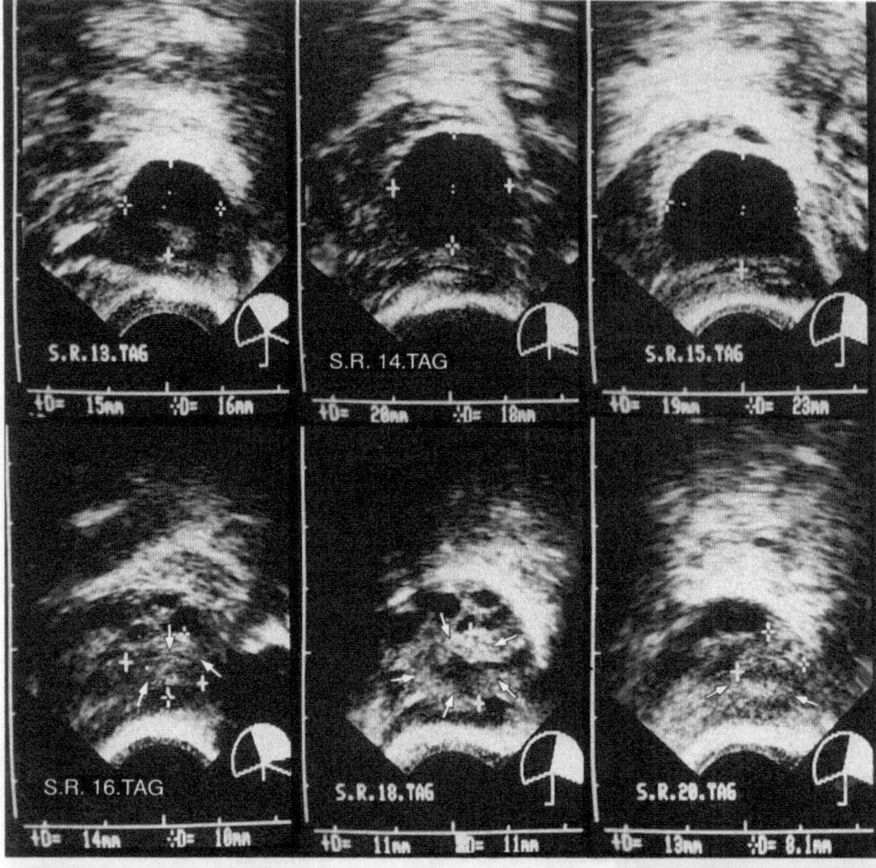

Abb. 5.41. *Corpus-luteum-Dynamik im physiologischen Zyklus. Solides C.l.* Lineares Follikelwachstum, Ovulation vom 15. auf den 16. ZT.: solides C.l. (→) mit Mittelecho (→, entspricht dem C.-l.-Gang); 18. ZT. (Tag +3): Entwicklung eines zystischen Binnenanteils, der am 20. ZT. (Tag +5) wieder verschwunden ist

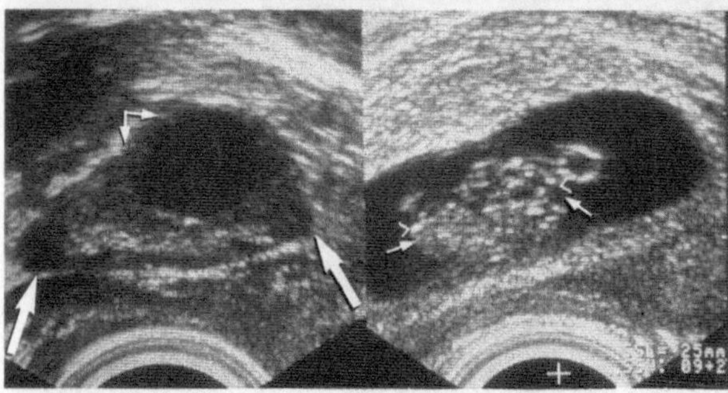

a

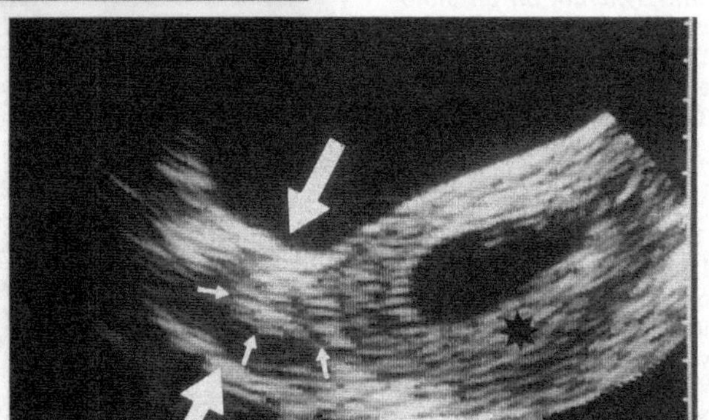

b

Abb. 5.42 a, b. C.l. in graviditate. Querschnitte. **a** *Links:* rechtes Ovar (⟶) mit *zystischem* C.l., Kontursprung (→). *Rechts:* Embryo entsprechend 9+2 SSW., Scheitel-Steiß (→). **b** Rechtes Ovar (⟶) mit *solidem* C.l., Trabekelstruktur (→), Uterus (*) mit Fruchtblase

Tabelle 5.4. Maximale Corpus-luteum-Größen in der 2. Zyklushälfte

	Physiologische Zyklen[a] (n = 6, Lutealphasenlänge 12 – 17 Tage)	Zyklen mit Lutealphasendefekt[a] (n = 4, Lutealphasenlänge 12 – 14 Tage)	Zyklen mit kurzer Lutealphase[a] (n = 6, Lutealphasenlänge 4 – 11 Tage)
Bereich des Größenmaximums	Tag +7 bis +12 $\bar{x} \pm \sigma$ von 6 Maxima = 23 mm ± 4,5 mm	Tag +4 bis +7 $\bar{x} \pm \chi$ von 4 Maxima = 20 mm ± 1,1 mm	Tag +2 bis +8 $\bar{x} \pm \sigma$ von 6 Maxima = 19 mm ± 3,1 mm
Kleinstes Maximum	17 mm	18 mm	15 mm
Größtes Maximum	27,7 mm	20,3 mm	24,5 mm

[a] Definition, s. 5.3.1, S. 100.

Abb. 5.43a–c. Dynamik des Corpus luteum in sechs physiologischen Zyklen (Definition s. S. 100). **a** Gesamtdurchmesser des Corpus luteum (die Werte wurden auf die Tage nach der Ovulation und das Zyklusende synchronisiert. Zykluslänge: 28–33 Tage, Lutealphasenlänge: 12–17 Tage. Das Größenmaximum des C.l. liegt etwa 5 Tage vor Zyklusende). **b** Durchmesser der Wanddicke des Corpus luteum. **c** Durchmesser des zystischen Anteils. Der zweigipflige Kurvenverlauf ist durch den weiten Bereich der Lutealphasenlänge von 12–17 Tagen in den 6 Zyklen bedingt

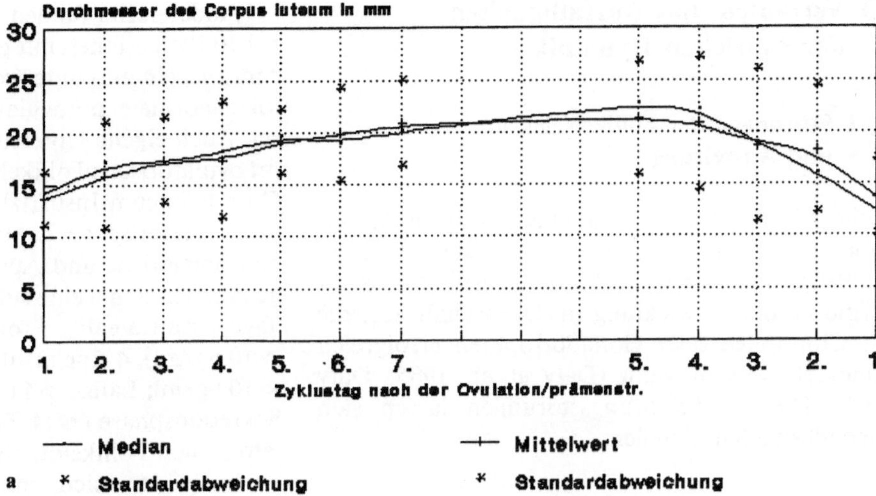

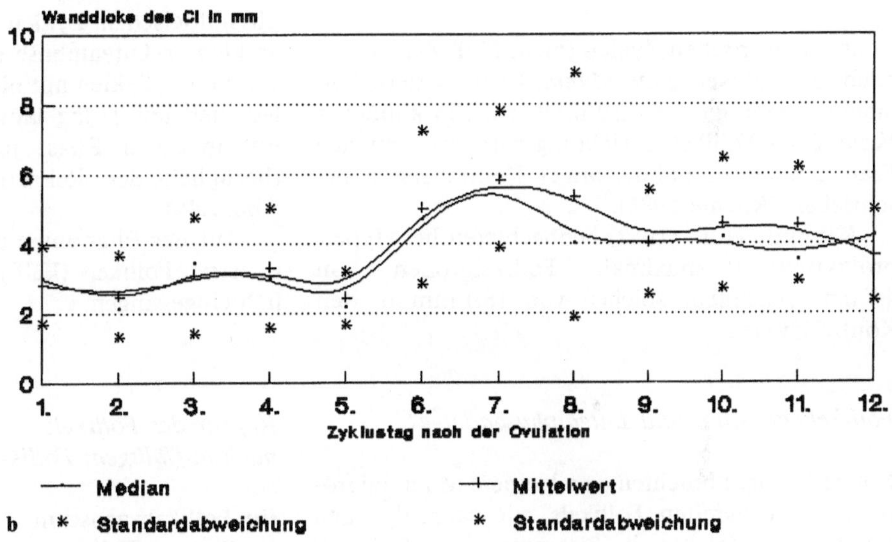

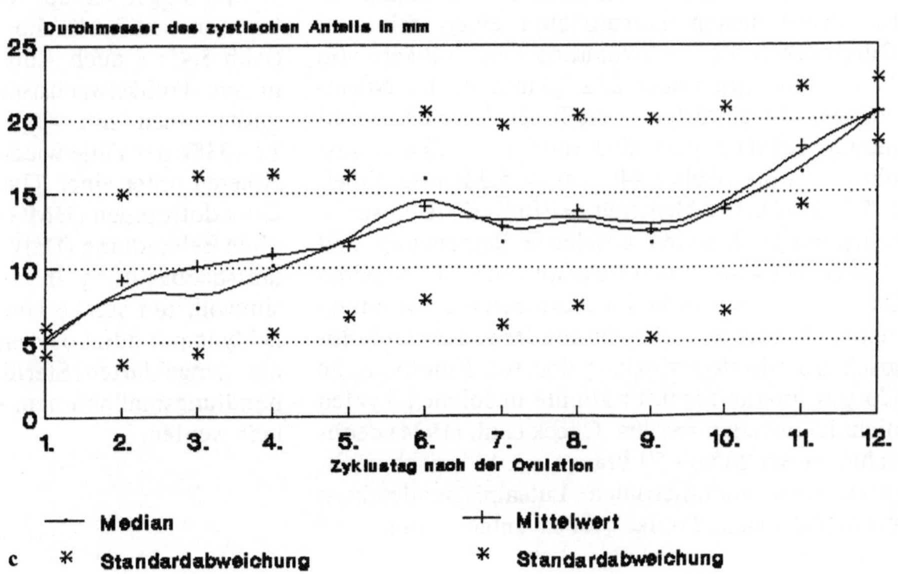

5.3 Varianten und Auffälligkeiten der ovariellen Dynamik

5.3.1 Störungen der Follikelselektion und Ausreifung

Nicht jeder Leitfollikel gelangt zur völligen Ausreifung, nicht jeder rupturiert. So weisen 12–23% der Patientinnen mit ungeklärter Sterilität eine abnorme Follikelentwicklung im Ultraschall auf, die mit Clomiphen oder Gonadotropinen erfolgreich behandelt werden kann (Daly et al. 1985, Daly 1989). Die Follikelreifungsstörungen lassen sich folgendermaßen einteilen:

Anovulatorische Zyklen

In anovulatorischen Zyklen (nicht LUF-Zyklen) erreicht ein Follikel *selten 14 mm*. Er persistiert, kollabiert vorzeitig oder wird atretisch. Ein ähnlicher Verlauf der Follikelentwicklung wird bei manchen Frauen unter Einnahme oraler Kontrazeptiva beschrieben (Ritchie 1986).

Kauppila et al. (1982) beobachteten bei Hyperprolaktinämie maximale Follikelgrößen von 4,7 mm gegenüber solchen von 18,1 mm in den Kontrollzyklen.

Follikelwachstum und Lutealphasendefekt

Einige Autoren brachten eine kleinere Maximalgröße des sprungreifen Follikels mit nachfolgenden Lutealphasendefekten in Zusammenhang. Geisthövel et al. (1983) fanden bei nach der Basaltemperatur insuffizienten Lutealphasen einen mittleren Durchmesser des präovulatorischen Follikels von $17{,}7 \pm 3$ mm gegenüber $23 \pm 2{,}3$ mm in der Normgruppe. Der gestörten Ausreifungsphase des dominanten Follikels ging eine verlängerte Selektionsphase voraus (Abb. 5.44; s. auch 5.2.2 und Tabelle 5.2, S. 76). Die kleineren Leitfollikel fielen sonomorphologisch durch unscharfe Begrenzung und Binnenechos auf. Die Östradiol- und LH-Maxima im Serum lagen zwar im Normbereich, stimmten zeitlich häufig jedoch nicht mit der sonomorphologischen Follikelentwicklung überein. Eine typische Corpus-luteum-Struktur konnte in solchen Zyklen nicht identifiziert werden. Check et al. (1984) beobachteten bei 20 von 50 Frauen mit bioptisch nachgewiesenen endometrialen Lutealphasendefekten präovulatorische Follikelgrößen unter 17 mm.

Andererseits fanden McNeilly u. Soules (1988) bei 10 Patientinnen mit erniedrigten Progesteronserumspiegeln und unterwertiger Endometriumhistologie normale präovulatorische Follikeldurchmesser. Auch eigene Untersuchungen ergaben normale präovulatorische Follikeldurchmesser in Zyklen mit Corpus-luteum-Insuffizienz: Von 16 Probandinnen mit ovulatorischen Zyklen, normaler Zykluslänge, Normalgewicht und Ausschluß einer Hyperandrogenämie hatten 6 eine suffiziente Lutealphase (> 11 Tage, mittluteale Progesteronserumwerte 3mal > 10 ng/ml), 4 eine insuffiziente (Progesteron 3mal < 10 ng/ml; Länge > 11 Tage) und 6 eine verkürzte Sekretionsphase (≤ 11 Tage). Die mittleren präovulatorischen Follikeldurchmesser in den 3 Gruppen unterschieden sich mit 20–21 mm *nicht*. Die Wachstumsphase des jeweiligen Leitfollikels (ab 12 mm Durchmesser bis zur Ovulation) betrug in physiologischen Zyklen wie auch in solchen mit verkürzter Lutealphase gleichermaßen 6 Tage. Sie war in den Zyklen mit niedrigen Progesteronwerten lediglich um 1 Tag länger. Das Follikelwachstum war in dieser Phase in allen 3 Gruppen linear (bezüglich der Rekrutierungsphase vgl. jedoch Abb. 5.44).

Auf das Phänomen des luteinisierten nichtrupturierten Follikels (LUF) wird unter 5.3.2 ausführlich eingegangen.

Ruptur des Follikels nach auffälligem Follikelwachstum

Ein Follikelwachstum < 1 mm/die über 3 Tage oder ein Plateau (Follikelwachstumsstillstand) über 2 Tage und länger vor der Ruptur kann von auffälligen hormonellen Verläufen begleitet sein (Daly 1989) (Abb. 5.45; s. auch Abb. 5.34a–c, S. 92). Eine abnorme Follikelwachstumsdynamik kann sich bei Patientinnen mit sog. ungeklärter Sterilität in 12–33% der Fälle wiederholen. Diese Frauen konzipieren unter einer Therapie mit Clomiphen oder Gonadotropinen (HMG/HCG) signifikant eher als ohne Behandlung (Daly 1989). Eine Ultraschallverlaufsbeobachtung in der Follikelphase ist daher sinnvoll, um solche Unregelmäßigkeiten der Follikeldynamik aufzudecken, insbesondere im Falle einer „ungeklärten Sterilität", bevor invasivere Behandlungsmaßnahmen, wie GIFT oder IVF, veranlaßt werden.

Follikelentwicklung bei Hyperandrogenämie und Syndrom polyzystischer Ovarien

Die Hyperandrogenämie der Frau stellt kein einheitliches Krankheitsbild dar. Es kann sich klinisch vielfältig ausdrücken in: Akne, Seborrhö, Alopezie, Hirsutismus, Virilismus, Zyklusanomalien und Sterilität.

Hauptsächliche Ursachen für die Ausbildung androgenetischer Symptome sind vermehrte Androgensekretion aus Ovar oder Nebennierenrinde und/oder eine erhöhte Sensibilität der Zellen des Erfolgsorgans in der Peripherie auf Rezeptorebene.

Während für den Nachweis einer Nebennierenrindenhyperplasie die Sonographie der Ergänzung durch das Computertomogramm bedarf, lassen sich am Ovar typische Bilder mit polyzystischer Struktur gut darstellen, sie geben Hinweise auf das polyzystische Ovarsyndrom (PCO-S).

Das PCO-S tritt mit androgenetischer Symptomatik, Lutealphasendefekt, Anovulation, Oligo- bzw. Amenorrhö und Sterilität in Erscheinung (s. Kap. 8). Unter 39 Patientinnen mit androgenetischer Symptomatik fand sich bei 18 eine polyfollikuläre Reaktion (Nachweis von mehr als 3 Follikeln

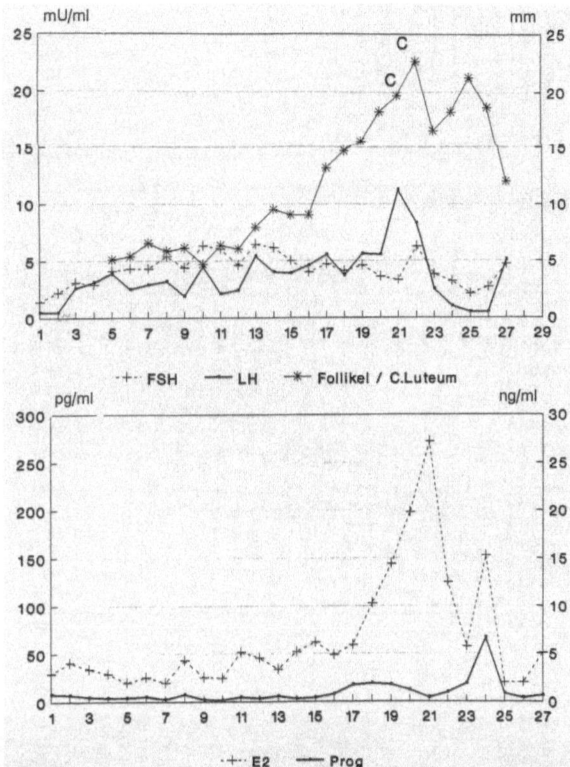

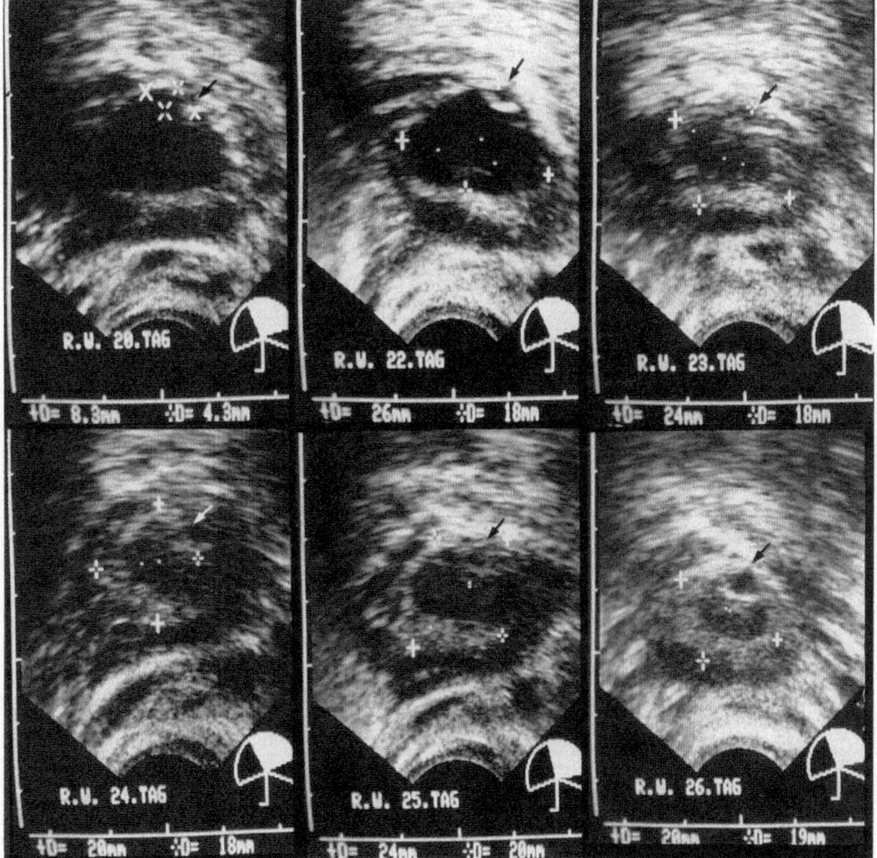

Abb. 5.44 a, b. *Verzögertes Follikelwachstum im Spontanzyklus und Lutealphasendefekt.* **a** *Oben:* Verlängerte Rekrutierungsphase mit Wachstumspause vom 14.–16. ZT., dann lineares Follikelwachstum, Persistenz des Cumulus oophorus vom 21.–22. ZT., wahrscheinliche Follikelruptur vom 22. auf den 23. ZT. Maximale C.-l.-Größe bereits 3 Tage später (25. ZT.). Sofern erfaßt, niedriger LH-Peak, am selben Tag E_2-Peak. *Unten:* Vorzeitiger Progesteronanstieg vom 17.–19. ZT. Maximaler P-Wert nur um 6 ng/ml Serum bereits am 24. ZT. (Tag +2). **b** 20. ZT.: Cumulusstruktur angedeutet (→), 21. ZT. (nicht abgebildet) und 22. ZT.: deutlicher Cumulus (→). 23. ZT.: Corpus luteum, wobei hier und an den Folgetagen (24., 25., 26. ZT.) die Cumulusstruktur weiterhin nachweisbar scheint (→): Verdacht auf Oozytenretention bei Lutealphasendefekt

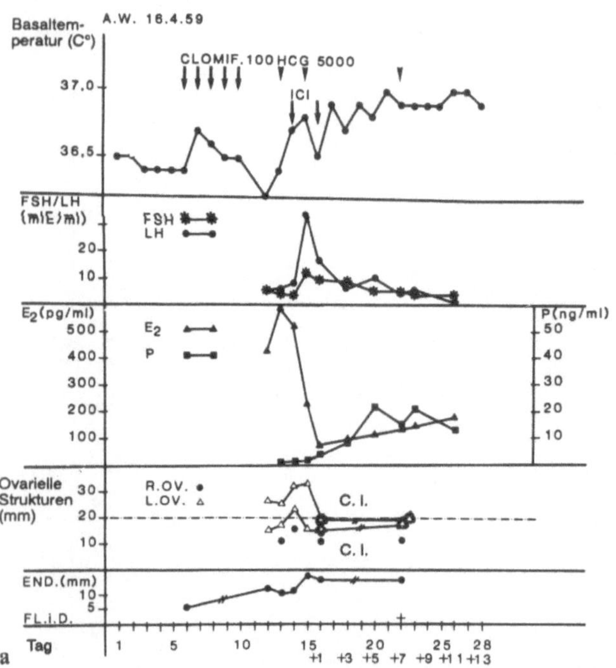

a

pro Ovar im Abdominalschall) ohne Ausreifung des maturen Follikels, wobei die Follikelzysten eine Größe von 5–17 mm erreichten (Geisthövel 1985).

Die polyfollikuläre Reaktion – als pathomorphologisches Korrelat – weist meist in Verbindung mit erhöhten Testosteron-, aber normalen DHEA-S-Poolserumwerten auf das Vorliegen eines PCO-S hin. Der fehlende sonographische Nachweis zystischer Strukturen in normal großen Ovarien schließt ein PCO-S aus (s. auch Kap. 8).

5.3.2 Ovulationsvarianten und Ovulationsstörungen

Im Zyklus kommt es nach der Follikelreifung normalerweise zur Follikelruptur mit Freisetzung der Eizelle, der eigentlichen Ovulation. Dieser folgt die Formierung des Corpus luteum.

Präovulatorisch unterscheiden wir 3 Phasen, denen jeweils typische sonographisch erfaßbare

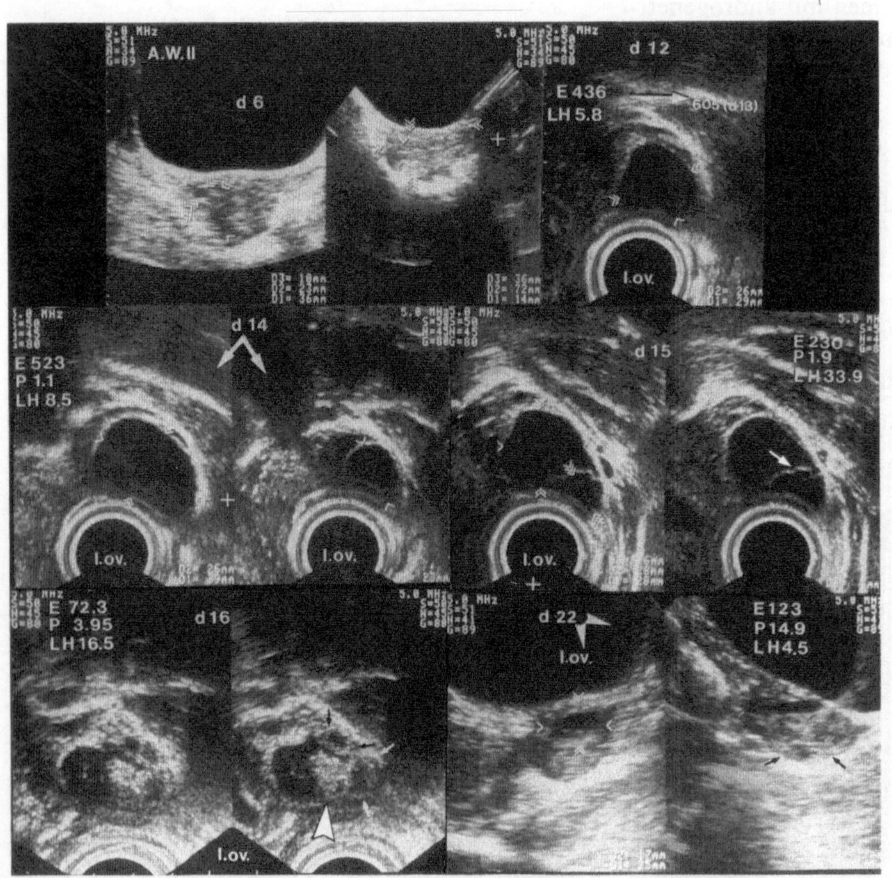

b

Abb. 5.45 a, b. *Auffällige Follikel-Dynamik und periovulatorischer Ablauf im bifollikulären Clomiphenzyklus.* Kasuistik. **a** Vorstimulation mit Clomiphen 100, anschließend HCG-Gabe zur Ovulationsauslösung, intrakavitäre Insemination (ICI). E_2-Peak am 13. ZT., LH-Peak erst 2 Tage später (15. ZT.), Follikelruptur vom 15. auf 16. ZT. **b** 6. ZT. (d6): unauffälliger Situs, keine Zysten; Querschnitt; daneben Uterus im Längsschnitt. 12. ZT.: sprungreifer Follikel, der bis zum 15. ZT. weiterwächst! Am 14. ZT. ein zweiter präovulatorischer Follikel, der am 15. ZT. eine teilweise kollabierte Wand (→) aufweist. Am 16. ZT. 2 nebeneinanderliegende zystisch-solide Strukturen im Ovar mit C.-l.-Merkmalen (→) nach innen folgt in die „Restzyste" ragend ein hyperreflektiver unregelmäßiger Bezirk (➤), vermutlich Koagulum. 22. ZT. (Abdominal-US): zystisches C.l. (*links*) und solide C.-l.-Struktur (*rechts*, →)

Veränderungen zukommen und die durch den LH-Anstieg abgegrenzt werden:

- die präovulatorische Phase bis zum LH-Anstieg (Follikel in Sprungreife),
- die periovulatorische während der gipfelartigen LH-Ausschüttung bis zur Freisetzung der Eizelle (Darstellung der Cumulusstruktur),
- schließlich die postovulatorische mit der Corpus-luteum-Bildung (Corpus-luteum-Formation).

In jeder dieser Phasen sind Störungen möglich.

Diese lassen sich mit der Vaginosonographie von der normalen Zyklusdynamik abgrenzen und als Ovulations- oder Follikelrupturstörungen bzw. -varianten erkennen (Abb. 5.46): Bei zweien kommt es *nicht* zu sonographischen Anzeichen der Follikelruptur. Die dritte stellt eine Kombination von Follikelruptur und „Rupturstörung" im multifollikulären Zyklus dar und die vierte den verzögerten Ablauf der periovulatorischen Dynamik, möglicherweise eine follikuläre Ruhephase. Eine 5. Variante ist das sog. „empty follicle syndrome", dessen Existenz jedoch kritisch hinterfragt werden muß.

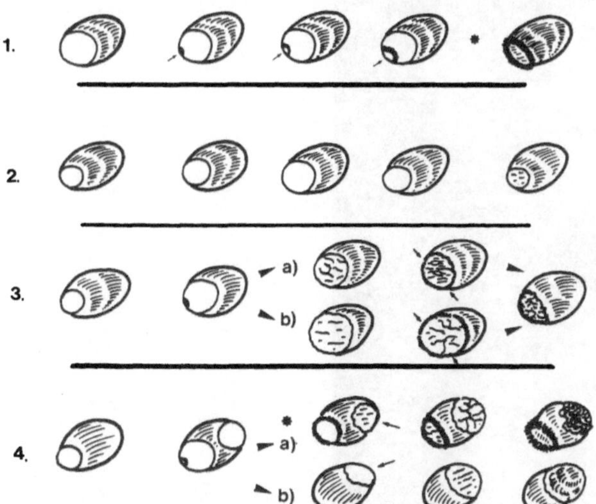

Abb. 5.46. *Schema zur Einteilung der mittzyklisch auffälligen Verläufe im US:* Follikelentwicklung, Cumulus oophorus, Ovulation/Anovulation, C.-l.-Bildung. *1.* Ovulationsverzögerung mit dem Bild des abgehobenen Cumulus (LIC-Phänomen), Persistenz des Cumulus (→), Ovulation (*). *2.* Mittzyklische Persistenz der zystischen Struktur (des Follikels), weitgehend ohne Echogenisierung. *3.* Mittzyklische Persistenz der zystischen Struktur (des Follikels) mit Echogenisierung (LUF-S) *a)* ohne, *b)* mit Wachstumstendenz. *4.* Begleitende Zystenbildung im *a)* ipsi- (bezogen auf die ovulatorische Seite) oder *b)* kontralateralen Ovar. Erläuterungen s. Text

Mittzyklische Persistenz

Bei der mittzyklischen Persistenz eines Follikels bleibt das echofreie oder echoarme Bild der zystischen Struktur in sprungreifer Größe konstant über mehrere Tage bestehen. Kommt es zu *keiner* Luteinisierung, so besteht das klassische Bild der Follikelpersistenz (s. Abb. 5.46/2).

Kommt es zum plötzlichen Eintrüben der bislang echofreien oder echoarmen Binnenformation – der Echogenisierung –, so geht dieser Vorgang gewöhnlich mit einer Luteinisierung, einem Anstieg des Serumprogesterons, einher.

Die Persistenz einer zystischen, scharf begrenzten intraovariellen Struktur kann zyklisch auftreten und mit der Menstruation wieder verschwinden, aber auch länger bestehen bleiben. Eine „inkomplette Luteinisierung", d. h. ein Anstieg des Serumprogesterons auf weniger als 5 ng/ml, ist dabei möglich (Abb. 5.47).

LIC-Phänomen (LIC = lifted cumulus, Ovulationsvariante mit dem Bild des abgehobenen Cumulus)

Der Cumulus oophorus des Follikels expandiert in den letzten 20–36 Stunden vor der Ovulation spektakulär. Daher ist die sonographische Darstellung des dissoziierten Cumulus in Spontan- wie auch in Stimulationszyklen als ein Kriterium der unmittelbar bevorstehenden Ovulation zu werten (Bomsel-Helmreich 1985; Eissa et al. 1986) (s. auch Abb. 5.10, 5.11 und Abschn. „Follikelruptur" in 5.2.2, S. 80).

Beim LIC-Phänomen zeigt sich i. d. R. über 3 Tage und länger die zystische Struktur eines Follikels in sprungreifer Größe mit ≥ 18 mm im mittleren Durchmesser. Gleichzeitig läßt sich darin – insbesondere durch die bessere Bildauflösung der Vaginalsonographie – ein dichtes marginales Randecho, der Cumulus oophorus, darstellen. Dieser hebt sich bei täglicher Beobachtung allmählich, zum Teil halbmondförmig, von der Follikelwand ab, bis es schließlich zu den sonographischen Anzeichen einer Follikelruptur durch Nachweis der Corpus-luteum-Zeichen kommt (s. Abb. 5.46/1).

Wir sahen sowohl in Spontanzyklen, in Clomiphen-HCG- als auch in HMG-HCG-Zyklen vor der Ovulation das LIC-Phänomen (Abb. 5.48–5.50).

LIC und endokrinologischer Hintergrund

Die Follikel bei LIC-Phänomen sind im Maximaldurchmesser in Spontan- und in mit Clomiphen bzw. HMG-HCG stimulierten Zyklen im Mittel

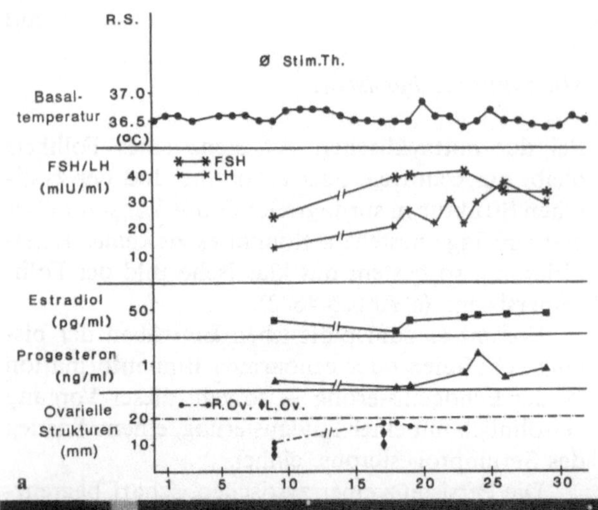

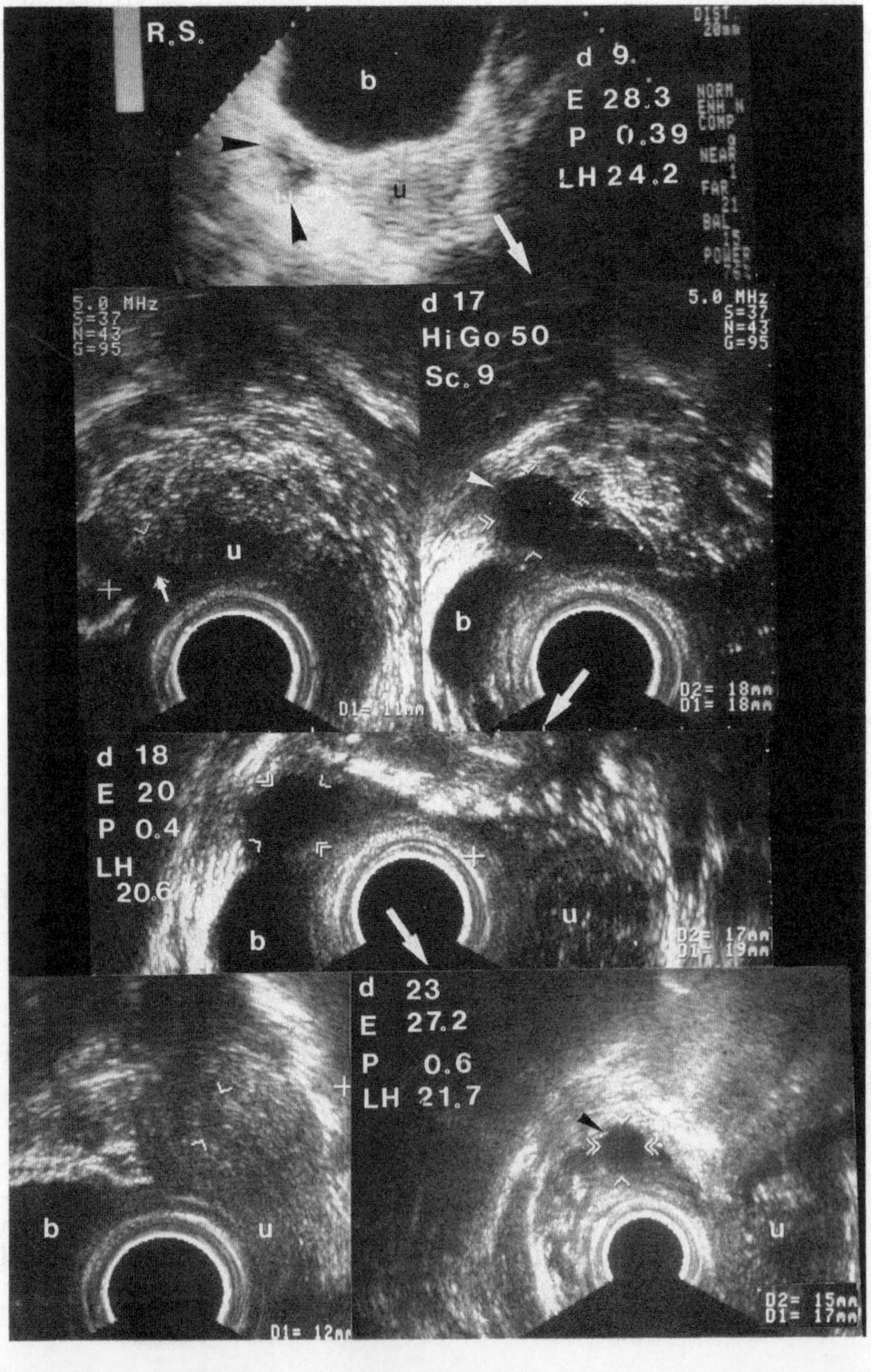

Abb. 5.47 a, b. *Mittzyklische Persistenz der zystischen Struktur mit inkompletter Luteinisierung* bei niedrigen Östradiol- und hohen Gonadotropin-Spiegeln. Kasuistik. **a** Spontanzyklus. Ein erhöhtes FSH/LH weist auf eine gewisse Reduktion des Keimepithels hin. Follikel in sprungreifer Größe am 16. und 17. ZT., kein adäquater E_2-Serumspiegel, erst am 24. ZT. steigt das Serum-P auf über 1 ng/ml an. Basaltemperaturkurve monophasisch. Im Folgezyklus der Patientin die gleiche Störung mit maximalem Serum-P von 5 ng/ml. **b** 9. ZT. (d9): unauffälliges rechtes Ovar (➤); 17. ZT.: Endometrium 11 mm, Follikel (➤) rechts 18 mm, LH im Urin (HiGonavis) zeigt Anstieg auf 50 E/l; 18. ZT.: Follikel persistiert, E_2 mit 20 pg/ml niedrig, LH mit 20,6 IE/l erhöht; 23. ZT.: Follikel (➤) gering kleiner mit 16,5 mm. *u* Uterus, *b* Blase

b

Abb. 5.48 a, b. *Ovulationsverzögerung mit LIC-Phänomen und Lutealphasendefekt, Spontanzyklus.* **a** *Oben:* Lineares Follikelwachstum. Cumulusstruktur vom 11. bis zum 13. ZT. darstellbar, Ovulation vom 13. auf den 14. ZT, 2-Phasen-Wachstum des C.l. *Unten:* Corpus luteum-Insuffizienz, nur 1 P-Wert liegt um 10 ng/ml Serum. **b** Der Cumulus (→) hebt sich allmählich von der Follikelwandung ab. 14. ZT.: solides C.l. (➤), dessen Binnenstruktur zum 15. ZT. etwas auflockert

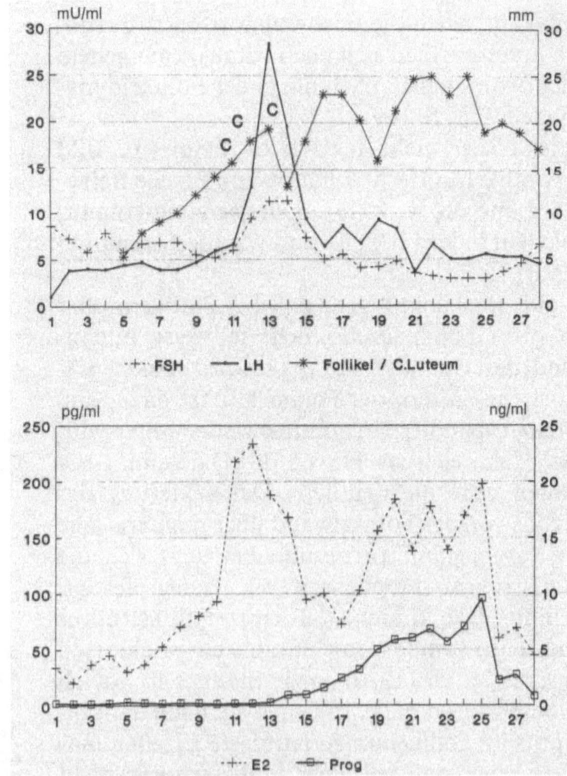

a

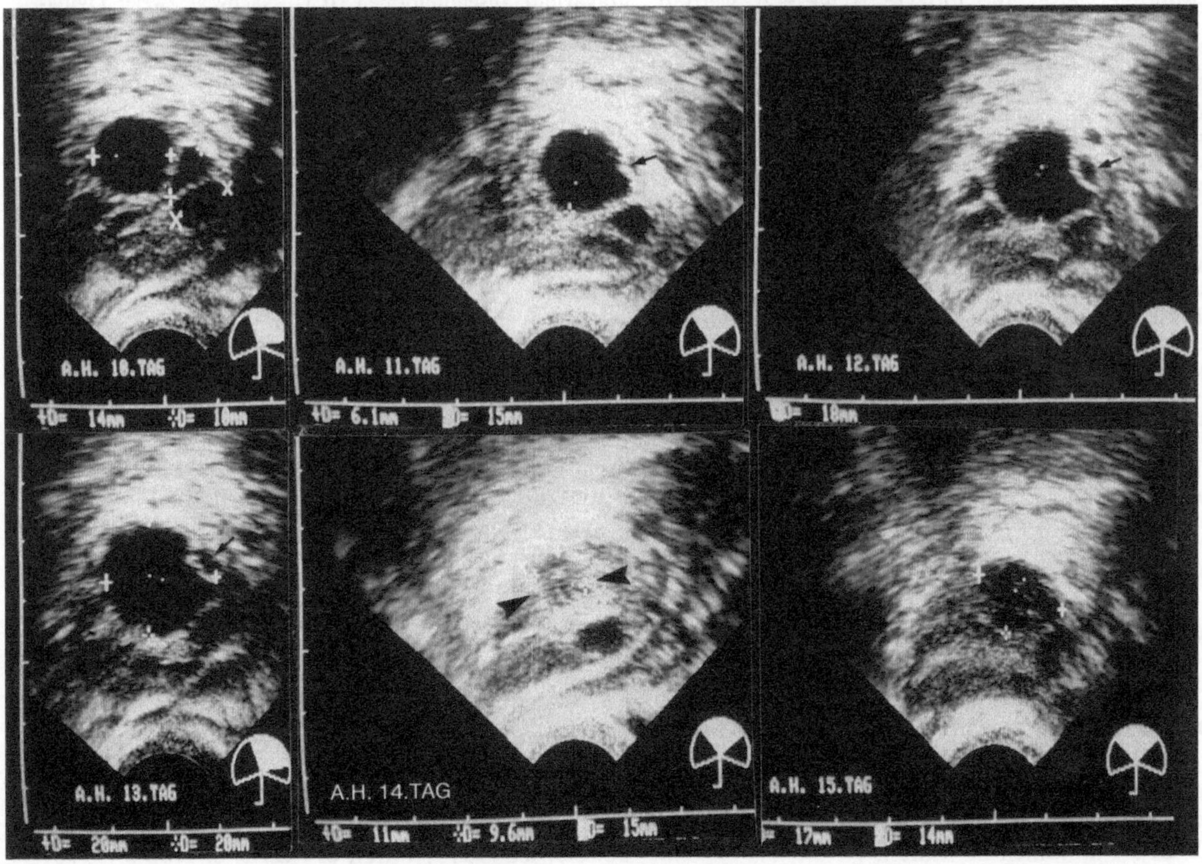

b

nichtsignifikant größer als in normalen ovulatorischen Zyklen. Auch die postovulatorischen Corpora lutea unterscheiden sich nach vorausgegangenem LIC nicht von solchen nach normaler Follikeldynamik (Tabelle 5.5, S. 109).

Es ist bisher nicht geklärt, ob beim LIC-Bild mit der Follikelruptur überhaupt eine Eizelle freigesetzt wird und ob, wenn es zur Freisetzung kommt, die Oozyte minderwertig ist und wie die Lutealphase verläuft.

Es gibt Beobachtungen, daß bei Follikeln über 25 mm die Granulosazellschicht teilweise luteinisiert und der Cumulus kompakt wird. Auch präovulatorisches Altern des Follikels führt dazu, daß der bereits expandierte Cumulus wieder fester wird (Bomsel-Helmreich u. Huyen 1981). Beim LIC-Phänomen wäre die deutliche Demarkierung des Randechos von der Follikelwand über mehrere Tage als ein Vorgang interpretierbar, bei dem sich die Cumulusstruktur möglicherweise wieder festigt. Das könnte dazu führen, daß trotz Follikelruptur die Oozyte im kompakten Cumulus eingeschlossen bleibt. Craft et al. (1980) sowie Stanger u. Yovich (1984) beschrieben Fälle, in denen sie nach der Follikelruptur im Follikellumen retinierte Eizellen fanden. Das zeigt, daß bei einer Follikelruptur nicht notwendigerweise eine Oozyte freigesetzt werden muß.

Die Follikelflüssigkeiten von Follikeln, in denen sich nach Punktion zur IVF *keine* Eizellen fanden, wiesen signifikant *höhere* mittlere Androstendion-Konzentrationen auf als solche, in denen Oozyten gefunden wurden, unabhängig davon, ob sich diese befruchten ließen oder nicht (Deichert 1989).

Mittlere Progesteronspiegel, P/E_2-Quotient und P/A-Quotient lagen für die Punktate ohne Oozyte signifikant niedriger als für solche mit Eizellen; der P/A-Quotient war mit 0,21 in der Gruppe mit Eizellen ohne Befruchtung am höchsten. Das läßt auf eine gewisse Überreife der Oozyten schließen, wie sie von Hillier et al. (1984b) und Ben Rafael et al. (1987) beschrieben wird. Der mittlere P/A-Quotient von 0,17 bei beobachteter Teilung drückt eine ausgeglichene hormonelle Umgebung aus. Indes war P/A in Punktaten ohne Eizelle mit 0,09 niedrig, was für die Prämaturität dieser Follikel spricht oder ihre Entwicklung in die Atresie. Die unreifen Follikel mit noch nicht dissoziiertem Cumulus halten wahrscheinlich die Eizelle ebenfalls fest wie die überreifen mit schon luteinisierter Granulosa und wieder kompaktem Cumulus.

Wie die Erfahrungen aus dem IVF-Procedere zeigen, können durchaus überreife Oozyten aspiriert werden. Ob die Eizellen bei verspäteter Follikelruptur nach LIC-Phänomen problemlos und jedesmal aus dem „vorgealterten“ und eventuell wieder kompakten Granulosazellverband im natürlichen Ovulationsablauf freigesetzt werden, wäre nur durch eine Nachpunktion des rupturierten Follikels nach LIC-Phänomen zu klären.

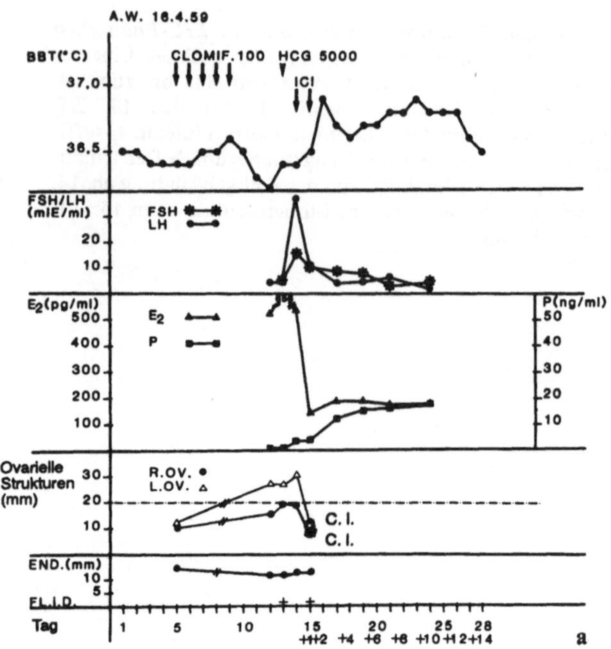

▲

Abb. 5.49 a–c. *Ovulationsverzögerung mit LIC-Phänomen, Clomiphen-HCG*-Medikation, bifollikulärer Zyklus. Kasuistik. **a** Mittzyklisches Wachstumsplateau der beiden Leitfollikel. 14. ZT.: In Unkenntnis des endogenen LH-Peaks Ovulationsauslösung mit HCG, nachfolgend hohe intrakavitäre Inseminationen (ICI). Nachweis zweier Ovulationen. **b** 5. ZT. (d5): beide Ovarien mit kleinen Follikeln, Querschnitte. 12. ZT.: linkes Ovar (*l.ov.*) mit sprungreifem Follikel mit Cumulus (➤), der sich am 13. ZT. deutlich abgehoben hat (→); im rechten Ovar (*r.ov.*) ebenfalls sprungreifer Follikel. **c** 14. ZT.: der Follikel links ist mit 34×29 mm zystisch, der Cumulus weiter nachweisbar; der Follikel rechts persistiert in gleicher Größe. 15. ZT.: kleines zystisch-solides C.l. links und ebenso rechts (nicht abgebildet) ▶

Überreife Eizellen haben schlechtere Fertilisationschancen. Das verzögerte Follikelwachstum bzw. die verspätete Ovulation gehen wahrscheinlich mit einem Qualitätsverlust der Eizelle einher, einem Anstieg an Chromosomenaberrationen, Malformationen und Mortalität der Embryonen. Die unmittelbar präovulatorische Phase beeinflußt somit nicht nur die Qualität der Oozyte, sondern auch das weitere Schicksal des Embryos (Bailly et al. 1982; Diedrich et al. 1983; Bomsel-Helmreich 1985).

Luteinized unruptured follicle syndrome (LUF-S)

Diagnose: Nach der Beschreibung und Einführung des Begriffs „luteinized unruptured follicle“ durch Jewelewicz (1975) waren es Marik u. Hulka (1978)

A.W.
Clomiphene/HCG
d 5
d
12
l.ov.
E520
P0.6
LH 5
d13
l.ov.
d13
E 660
P 0.84
LH 5.1
d 13
r.ov.
U

b

A.W.
d14
l.ov.
E 540
P 3.7
LH 37
HCG
5000
d 14
r.ov.
d15
l.ov.
E 140
P 4
LH 12

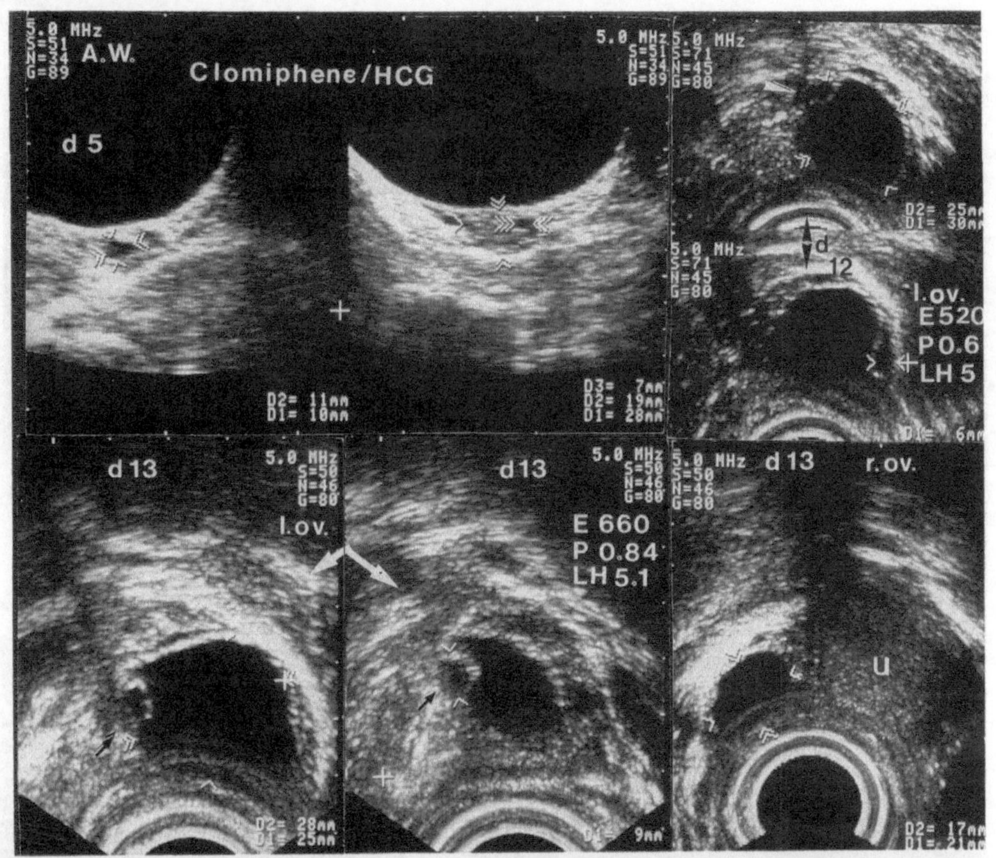

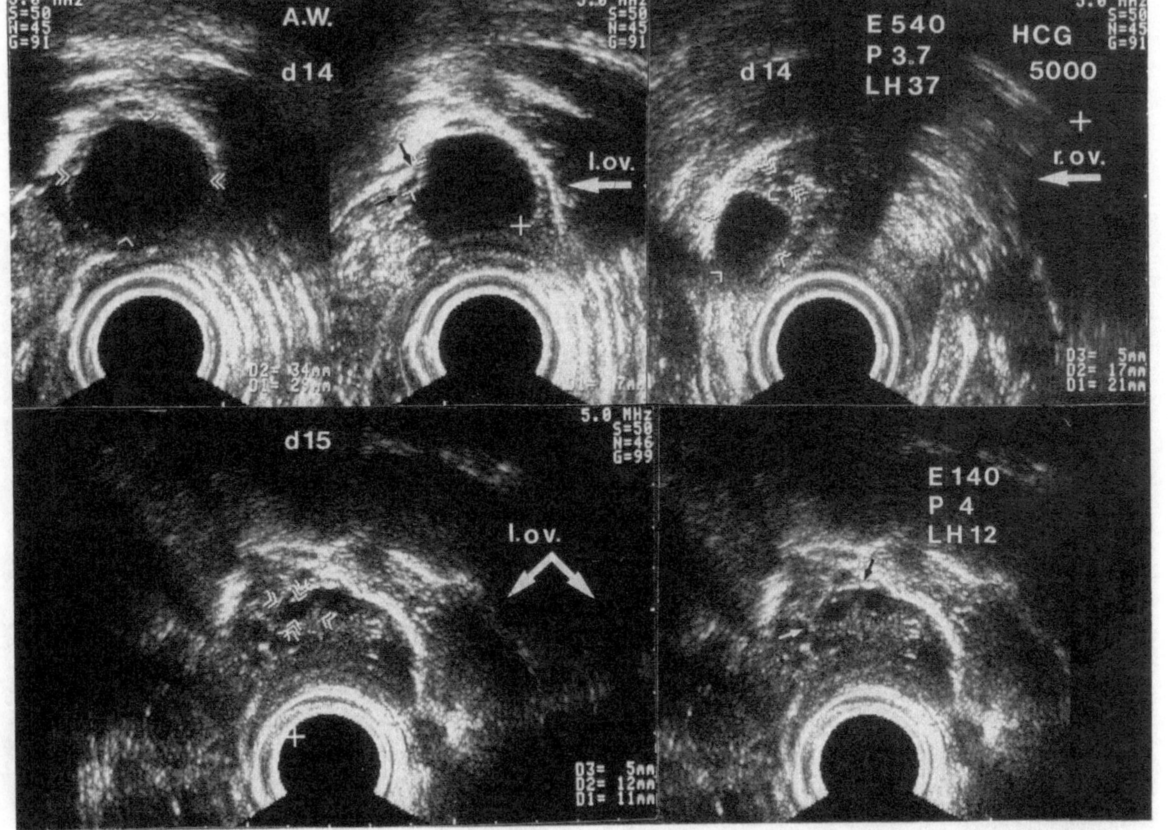

c

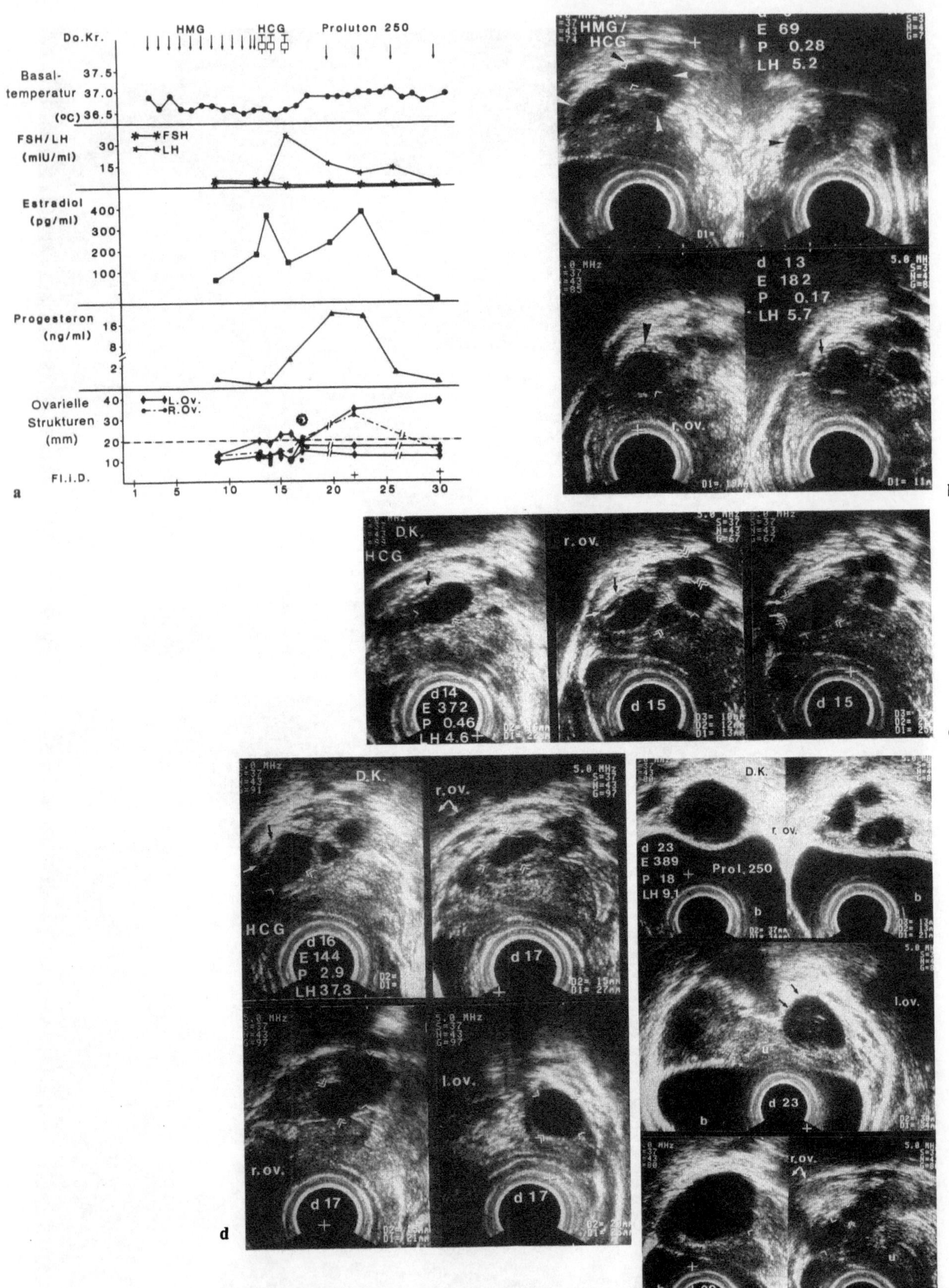
Do.Kr.
HMG
HCG
Proluton 250
Basal-temperatur
(°C)
37.5
37.0
36.5
FSH/LH
(mIU/ml)
FSH
LH
Estradiol
(pg/ml)
Progesteron
(ng/ml)
Ovarielle Strukturen
(mm)
L.Ov.
R.Ov.
Fl.i.D.
a
b
c
d
e
HMG/
HCG
E 69
P 0.28
LH 5.2
d 13
E 182
P 0.17
LH 5.7
r.ov.
D.K.
HCG
d14
E 372
P 0.46
LH 4.6
d 15
d 16
E 144
P 2.9
LH 37.3
d 17
l.ov.
d 23
E 389
P 18
LH 9.1
Prol. 250
d 30
E 20
P 0.75

Abb. 5.50 a–e. *Ovulationsverzögerung mit LIC-Phänomen und begleitender Zystenbildung, HMG-HCG-*Medikation. **a** Mittzyklisches Wachstumsplateau des Leitfollikels, wiederholte HCG-Gabe zur Ovulationsauslösung, Ovulation vom 16. auf den 17. ZT. Lutealsubstitution mit Proluton Depot. **b** 9. ZT. (d9): Follikelwachstum, 13. ZT.: Follikel in sprungreifer Größe (➤) mit Cumulus oophorus (→), kleinere Begleitfollikel. **c** 14. und 15. ZT.: persistierender Cumulus im dominanten Follikel, Wachstum der Begleitfollikel. HCG-Gabe. **d** 16. ZT.: weiterhin Persistenz des Cumulus (→), P-Anstieg, nochmals HCG. 17. ZT.: Follikelkollaps, schmale hyperreflektive trabekuläre Begrenzung; Wachstum der Begleitfollikel. **e** 23. ZT.: beginnende Echogenisierung (→) der Binnenstrukturen der Begleitzysten, 30. ZT.: zum Teil Persistenz, zum Teil beginnende Rückbildung der Begleitzysten

Tabelle 5.5. Vergleich der präovulatorischen maximalen Follikelgrößen bzw. E_2-Serumspiegel und der *postovulatorischen* Corpus-luteum-Größen (bzw. Größe der luteinisierten Follikel) bzw. *mittlutealen* P-Serumspiegel sowie der Basaltemperaturkurvenverläufe in Spontan- und Stimulationszyklen – klassifiziert nach dem mittzyklischen Status im Vaginalschall (n = 48)

Kollektive	Status	Follikel [mm]	E_2 [pg/ml]	C.I. (luteinisierter Follikel bei LUF-S [mm]	P [ng/ml]	BTK-Länge (n = 41)	Hypertherme Phase
I. Spontanzyklen $\bar{x} \pm \sigma(\tilde{x})$	1) Ovulatorisch	18,1 (18)**** ±1,7 (n = 7)	278,8 (283,5)*** ±75 (n = 2)	17,2 (16,8) ±2,9 (n = 8)	13,6 (14,9)*** ±4,5 (n = 8)	26,8 (26,5) ±2,0 (n = 4)	11,8 (12) ±1,5(n = 4)
	2) Ovulationsverzögerung (LIC)	20 (20)* ±0,7 (n = 2)	222,5 (222,5) ±133,6 (n = 2)	18,0 (18) ±14 (n = 2)	12,8 (12,8) ±1,8 (n = 2)	27 (27)* ±1 (n = 2)	13 (n = 3)
	3) monozystische Persistenz	18 (n = 1)	28,3 (n = 1)		1,46 (n = 1)	32	
II. Stimulationszyklen[c] $\bar{x} \pm \sigma(\tilde{x})$	1) Ovulatorisch	22,7 (22)**** ±3,1 (n = 24)	545,9*** (393) ±353,8 (n = 19)	17,0 (17,0)***** ±2,6 (n = 23)	30,7 (24,9)*** ±21,7 (n = 20)	28,3 (28) ±2,9 (n = 21)	14,2 (14)* ±2,7 (n = 18)
	2) Ovulationsverzögerung (LIC)	25,2* (24) ±4,5 (n = 6)	517,2 (411) ±363,5 (n = 6)	17,8 (17,5)*** ±1,8 (n = 6)	21,0 (17,5) ±13,3 (n = 6)	30,3 (30,5)*** ±0,8 (n = 6)	13,3 (13,5) ±1,2 (n = 6)
	3) LUF-S	25,4[a] (25) ±7,4 (n = 8)	376,6 (343) ±222,1 (n = 7)	32,2[b] (29,3)***** ±13,3 (n = 8)	18,3 (15) ±9,8 (n = 8)	27,1 (27)** ±1,4 (n = 7)	10,4 (10)* ±2,9 (n = 5)

[a] Größter Follikeldurchmesser vor der Luteinisierung.
[b] Maximaldurchmesser des luteinisierten Follikels.
[c] Epimestrol (4), Clomiphen (12), Clomiphen/HCG (7), HCG allein (2), HMG/HCG (10), Clomiphen/HMG/HCG (3).
* $P<0{,}05$, ** $p<0{,}01$, *** $p<0{,}005$, **** $p<0{,}001$, ***** $p<0{,}0005$.

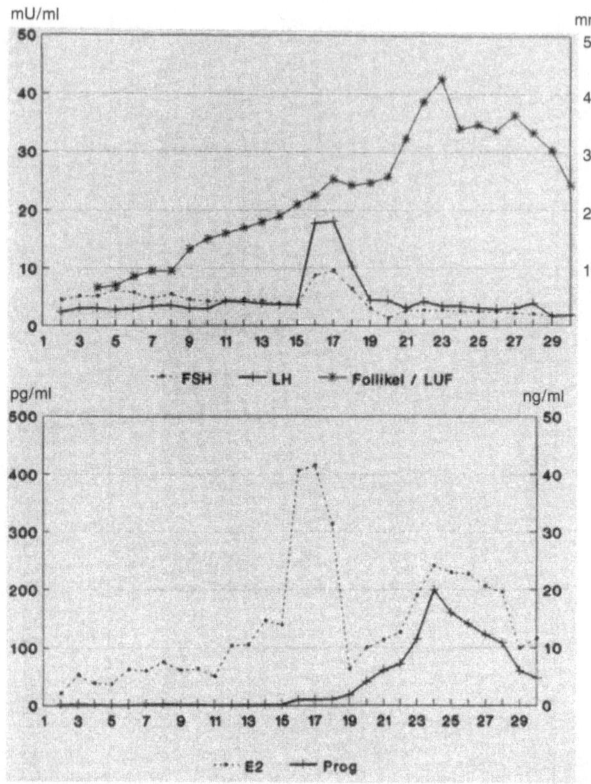

a

und Koninckx et al. (1978), die unabhängig voneinander als erste indirekte Belege für die Existenz eines LUF-S im laparoskopisch nachgewiesenen Fehlen des Ovulationsstigmas sahen. Die laparoskopische Diagnose des LUF-S wird aber als fragwürdig angesehen, da nach Vanrell et al. (1982) in einer prospektiven Studie bei fertilen Frauen nur bei 52% ein ovulatorisches Stigma zu finden war. Auch der „periovulatorisch" fehlende Anstieg des Volumens der Peritonealflüssigkeit, den man nach der Follikelruptur erwartet, und deren E_2- und P-Konzentrationen, die beim LUF-S gefunden wurden (Koninckx et al. 1978), sind als diagnostische Kriterien nach Dhont et al. (1984) nicht verläßlich. Denn bei 21 fertilen und 45 infertilen Patientinnen, die sie in der Lutealphase laparoskopiert hatten, war kein Zusammenhang zwischen Ovulationsstigma, das sie in der Hälfte der Fälle fanden, und der Höhe der P-Spiegel in der Peritonealflüssigkeit zu erkennen.

Abdominalsonographisch wurde das LUF-S mit alleinigem Auftreten solider Echos in über mehrere Tage persistierenden zystischen Follikeln, begleitet von Basaltemperatur- und Progesteronanstiegen, als Luteinisierung ohne Ovulation beschrieben

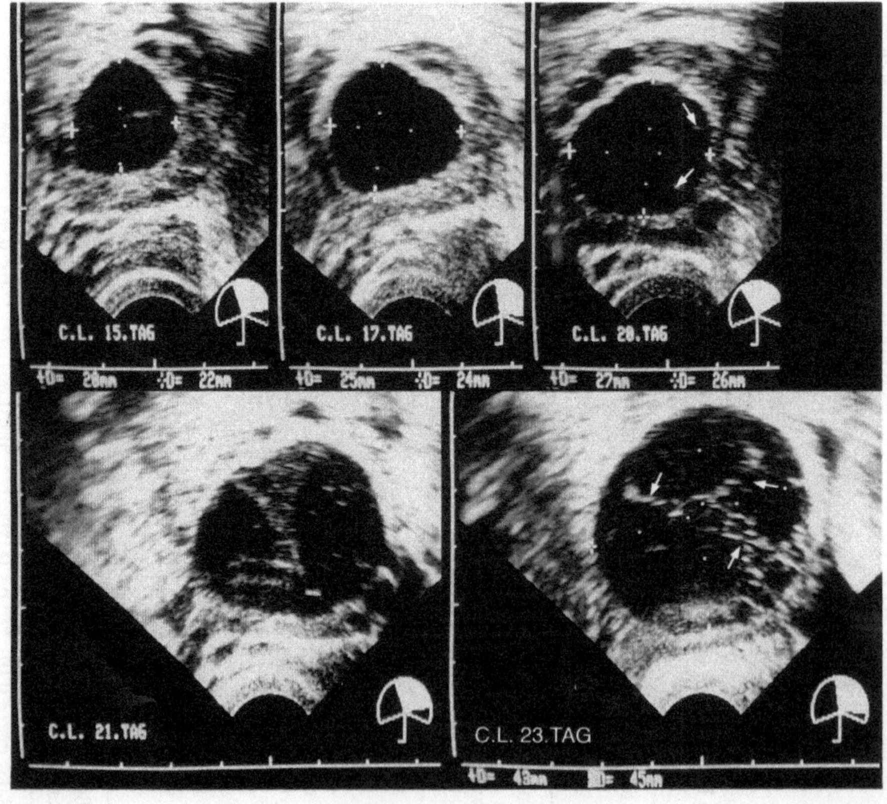

b

Abb. 5.51 a, b. *Luteinized unruptured follicle syndrome (LUF-S), Spontanzyklus.* Probandin C.L. **a** *Oben:* Lineares Follikelwachstum bis zum 17. ZT., Wachstumsstillstand bis zum 20. ZT., dann Zystenbildung mit rascher Rückbildungstendenz. Sofern erfaßt, abgeflachter LH-Peak. *Unten:* P-Anstieg beginnend am 16. ZT.!: gute P-Sekretion in der Lutealphase. **b** Bereits am 15. ZT. sprungreifer Follikel. Am 20. ZT. beginnende, dann am 21. und 23. ZT. rasche Echogenisierung mit Septenbildung (→) und weiteres Wachstum des luteinisierten Follikels

(Nitschke-Dabelstein et al. 1980; Coulam et al. 1982; Kerin et al. 1983; Liukkonen et al. 1984; Daly et al. 1985; Hamilton et al. 1985).

Auch vaginalsonographisch handelt es sich um eine Bildfolge mit Persistenz der ovariellen zystischen Struktur – des sprungreifen Follikels – mit im allgemeinen rascher Echogenisierung seiner Binnenformation und des Zystenrandes sowie einer Septenbildung (s. Abb. 5.46/3). Die Follikelwachstumsdynamik gleicht zunächst der des ovulatorischen Zyklus (Kigugawa et al. 1988). Nach linearer Größenzunahme des Leitfollikels und Erreichen seiner sprungreifen Größe in Zyklusmitte bleibt die erwartete Follikelruptur mit Darstellung der Corpus-luteum-Formation jedoch aus (Abb. 5.51 a). Stattdessen kommt es bei Persistenz des Follikels zu sonographischen Veränderungen, die auf eine Luteinisierung hinweisen: Die periphere Wandung demarkiert sich vom Ovarialstroma und zum freien Rand hin durch einen echoreichen, mitunter schmalen trabekulären Saum, wie er auch bei der normalen Corpus-luteum-Formation in allerdings *breiterer* Form beschrieben ist. Binnenechos – zunächst gepünktelt, dann septiert – treten innerhalb von Tagen vom Rand einwandernd im Innern der zystischen Struktur auf (Abb. 5.51 b). Solche intraluminalen US-Phänomene sind mitunter nur im transvaginalen US und bei stärkerem Andruck des Transducers erkennbar (Deichert et al. 1987). Endokrinologisch wird die Luteinisierung durch den Anstieg des LH im Serum oder Urin und anschließend des Progesteronserumspiegels gesichert.

Um die Ultraschalldiagnose zu bestätigen, führten Kigugawa et al. (1988) bei 14 Patientinnen mit LUF-S in der Lutealphase eine ultraschallgeführte „Follikelpunktion" durch. Neben *einem* falsch-positiven Fall mit Endometriosezyste fanden sie in 5 der 13 Fälle die eingeschlossene Oozyte. Sonographisch läßt sich das LUF-S in 2 Erscheinungsbilder differenzieren:

1. Der luteinisierte Follikel zeigt nach Eintritt der beginnenden Echogenisierung seiner Formation keine wesentliche Wachstumstendenz (Abb. 5.52, s. auch Abb. 5.46/3, a) oder
2. der luteinisierte Follikel, in Form einer mehr oder weniger echogenen Zyste, vergrößert sich auf über 30–40 mm und mehr im mittleren Durchmesser (Abb. 5.53; s. auch Abb. 5.46/3, b und 5.51).

Zu Beginn des Folgezyklus findet sich im US mitunter noch ein „zystischer Rest" im betreffenden Ovar, manchmal auch eine über den nächsten Zyklus persistierende Zyste. Im Unterschied zu ovulatorischen Zyklen zeigt sich beim LUF-S weder eine deutliche Verkleinerung des periovulatorischen Follikeldurchmessers noch eines der typischen Ultraschallmerkmale für das Corpus luteum. Lediglich die Bildung trabekulärer, aber *schmaler* Randechos an der Zystenwand wird beobachtet (s. Abb. 5.52 b).

In mit HMG stimulierten Zyklen ist sonographisch die Diagnose eines LUF-S schwieriger zu stellen, da sich viele Follikel entwickeln können. Mittzyklisch kann die Struktur eines rupturierten Follikels bzw. frischen Corpus luteum durch angrenzende, vorher unreife Follikel übersehen werden und so das Bild eines LUF vortäuschen.

Bei sonographisch dokumentiertem LUF-S haben wir in 8 typischen Fällen biphasische Basaltemperaturverläufe, Progesteronserumspiegel zum Teil im insuffizienten Bereich ($P \leq 10$ ng/ml), teils im Normbereich gesehen (s. Tabelle 5.5). Bei 2 Patientinnen mit LUF fand sich in den Endometriumbiopsien am 10. bzw. 11. Tag nach Basaltemperaturanstieg bei der einen im Spontanzyklus histologisch ein unterwertiges Endometrium – diese Patientin hat inzwischen 2 Schwangerschaften ausgetragen –, bei der anderen im Stimulationszyklus aber ein zeitgerechtes Endometriumbild.

Unterscheidung LUF – zystisches Corpus luteum

Periovulatorisch tägliche US-Untersuchungen sind Voraussetzung für die Unterscheidung des LUF vom zystischen Corpus luteum (vgl. Abb. 5.40). *Abdominalsonographisch* sahen Hamilton et al. (1985), die auf die Differenzierung des LUF von zystischen Corpora lutea hinwiesen, erst einige Tage nach der ovulatorischen Verkleinerung des Follikels eine Corpus-luteum-Formation. Sie ließen luteinisierte Follikel *ohne* Wachstumstendenz nach dem LH-Peak unberücksichtigt, weil sie es nach bisherigen US-Kriterien nicht für möglich hielten, solche luteinisierten Follikel von rupturierten zu unterscheiden. *Vaginosonographisch* konnten wir dagegen in der Regel unmittelbar am Folgetag der regelrechten Follikelruptur eine sonomorphologisch definierbare Corpus-luteum-Formation abgrenzen.

Das *postovulatorische Corpus luteum* ist im Maximaldurchmesser nicht größer als der präovulatorische Follikel, aber der zystische Binnenanteil des jungen Corpus luteum ist stets kleiner und/oder dessen periphere Wandung im größten Durchmesser deutlich dicker als die vorherige Follikelwand (s. Abb. 5.31 b, 5.40 b und 5.45 b). Gegenüber zystischen Corpora lutea unterscheiden sich

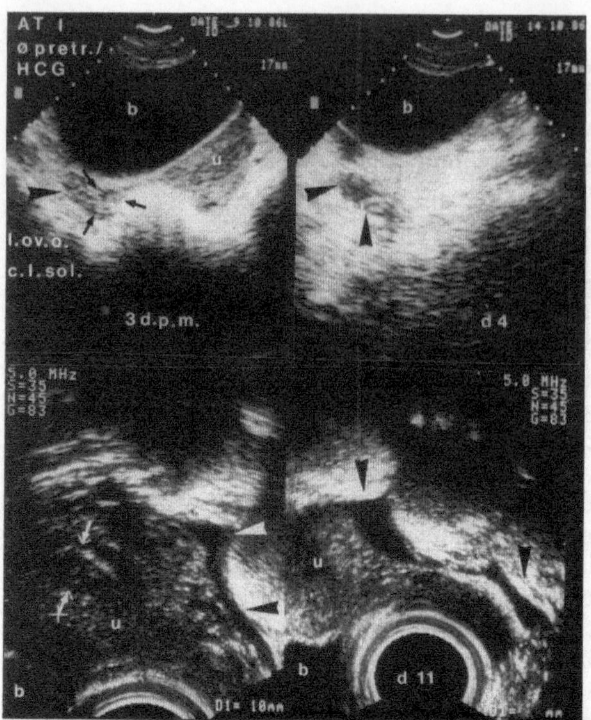

a

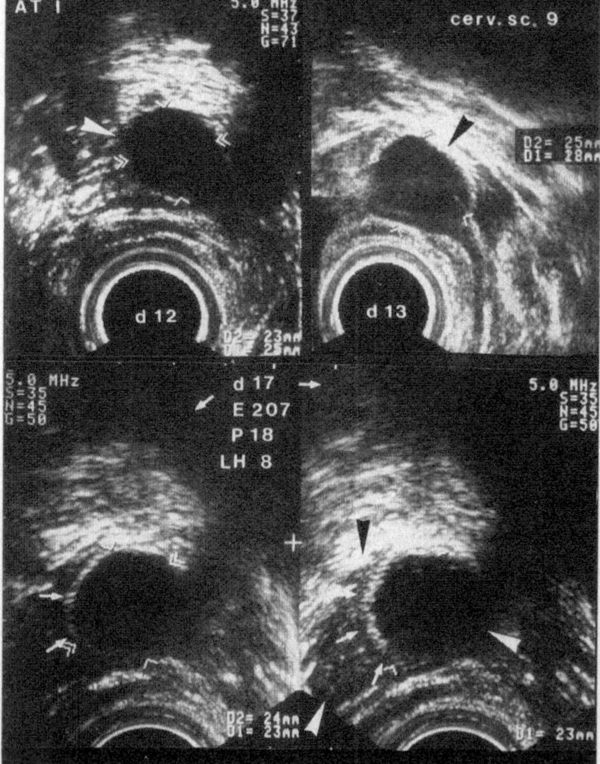

b

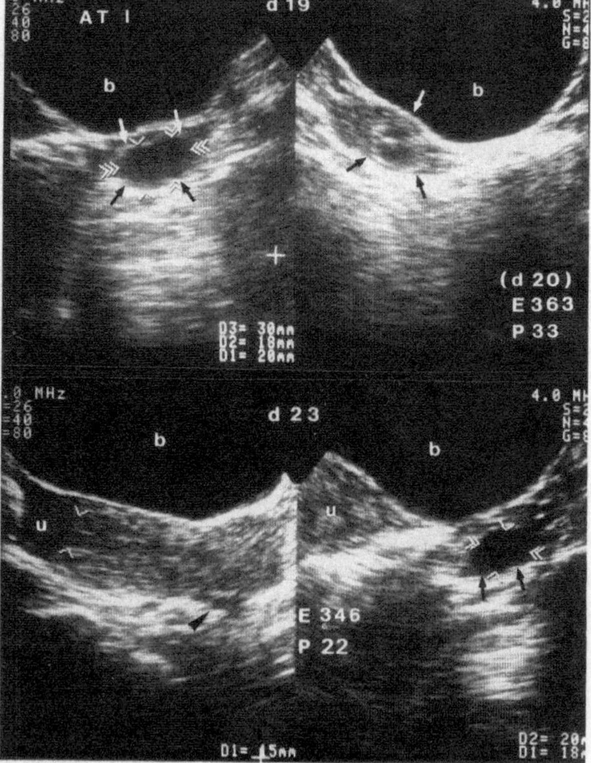

c

Abb. 5.52 a–c. *LUF-S, keine Vorbehandlung*, nur linkes Ovar (*l.ov.*) vorhanden. Kasuistik. **a** Unauffälliges linkes Ovar 3 Tage vor der Periode (3d.p.m.) und am 4. ZT. (d4). Am 11. ZT. retrouterine Flüssigkeit (➤). **b** 12. ZT.: sprungreifer Follikel (➤), 13. ZT.: persistierender Follikel, Zervixscore nach Insler 9; 17. ZT.: zystische Persistenz in konstanter Größe, hyperreflektive Demarkierung des Zystenrandes (→) als Zeichen der Luteinisierung, P 18 ng/ml! Gesamtovar (➤). **c** 19. ZT.: Im Abdominal-US wird eine Teilung der persistierenden Zyste vorgetäuscht (*links*), solide Anteile im Ovar (*rechts*). P steigt zum 20. ZT. (*keine Abbildung*) auf 33 ng/ml an! Am 23. ZT. wird die zystische Struktur (→) kleiner, **b** Blase

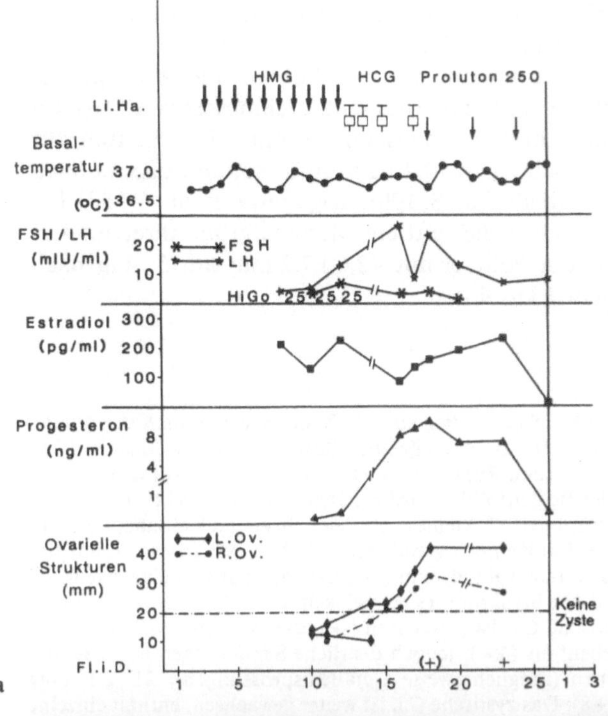

a

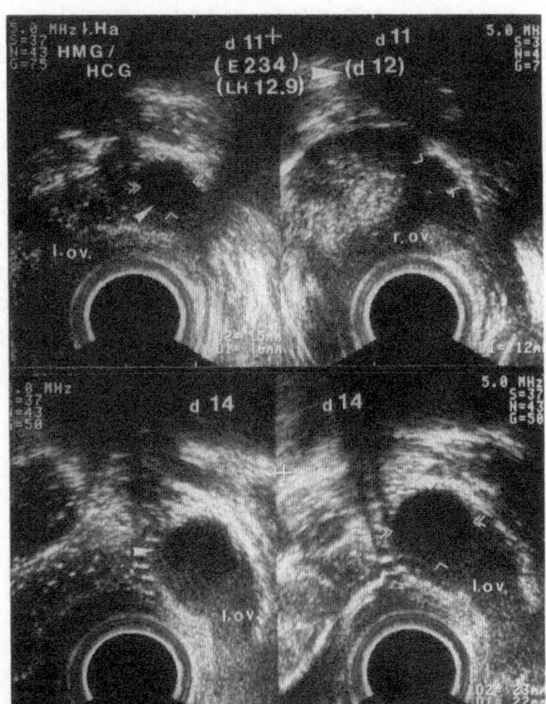

b

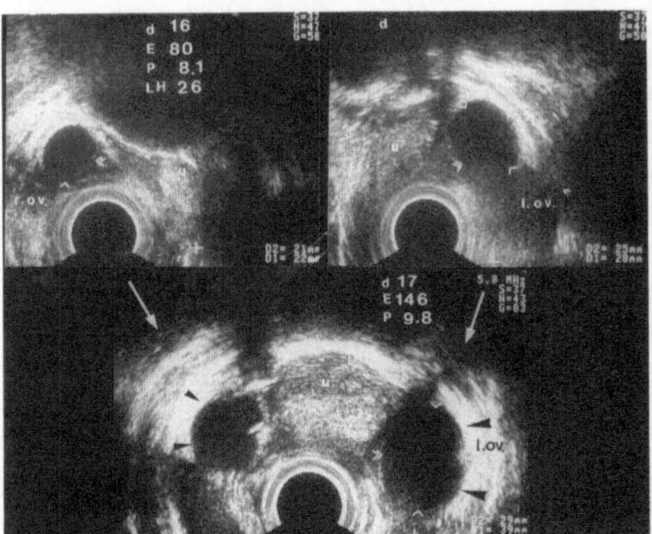

c

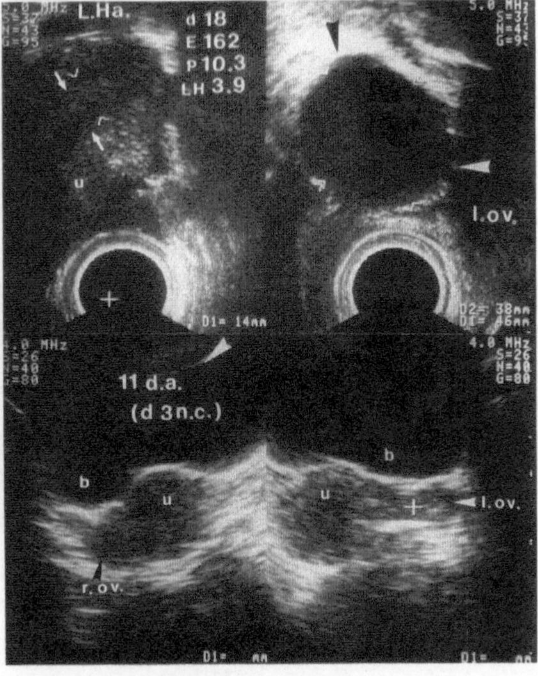

d

Abb. 5.53 a – d. *Beidseitiges LUF-S im HMG/HCG-Zyklus*, Kasuistik. **a** Mittzyklische Persistenz der beiden sprungreifen Follikel trotz wiederholter HCG-Gabe, beidseits Zystenwachstum, Prolutongabe zur Zystenrückbildung. **b** 11. ZT. (d11): Follikelwachstum beidseits bis zur Sprungreife (➤) am 14. ZT. **c** 16. ZT.: Persistenz des Leitfollikels links und eines zweiten Follikels rechts in sprungreifer Größe (➤), LH-Anstieg und P-Wert sprechen für die Luteinisierung: LUF; 17. ZT.: Wachstum der luteinisierten Follikel. **d** 18. ZT.: Endometriumdicke 14 mm (→), gestreckter Uterus (*u*) im Längsschnitt, weiteres Zystenwachstum (➤) links, noch keine Binnenechos; 11 Tage später (11 d.a.), d. h. am 3. ZT. des folgenden Zyklus, bereits beidseitig keine Zysten mehr nachweisbar, Querschnitte

die luteinisierten Follikel durch ihre Persistenz in gleicher Größe oder ein mäßiges bis deutliches Zystenwachstum, was mit der Vorstimulation oder Begleitmedikation zusammenhängen kann. Eine merkliche Verkleinerung der zystischen Binnenformation (= Follikel) tritt nach dem LH-Anstieg beim LUF-S gewöhnlich nicht ein.

Die größten LUF-Durchmesser wurden im eigenen Kollektiv im Mittel um den 4. Tag nach Beginn der Luteinisierung gemessen, in Einzelfällen auch am 2. bzw. 10. Tag der hyperthermen Phase. Der mittlere LUF-Durchmesser war mit 32±13,3 mm signifikant größer als der des postovulatorischen Corpus luteum mit 17±2,6 mm und auch größer als die mittleren Maximaldurchmesser von Corpora lutea in Lutealphasenmitte mit 18,2±3,5 mm für zystische bzw. 13,4±2 mm für solide Corpora lutea (s. Tabelle 5.5, S. 109). Kigugawa et al. (1988) beschrieben die mittlere Maximalgröße ihrer luteinisierten Follikel mit 42,6±7,2 mm am 5. Tag nach dem LH-Gipfel.

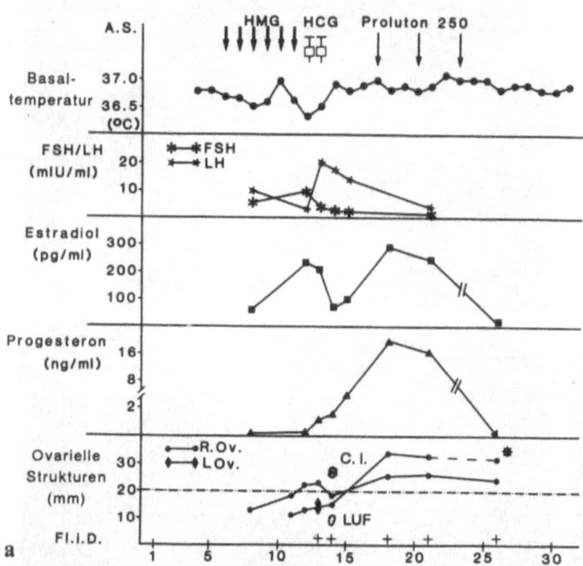

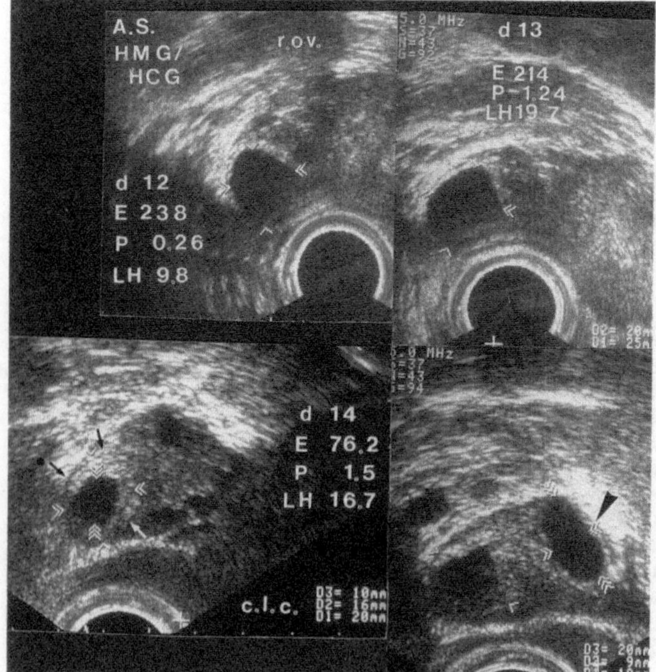

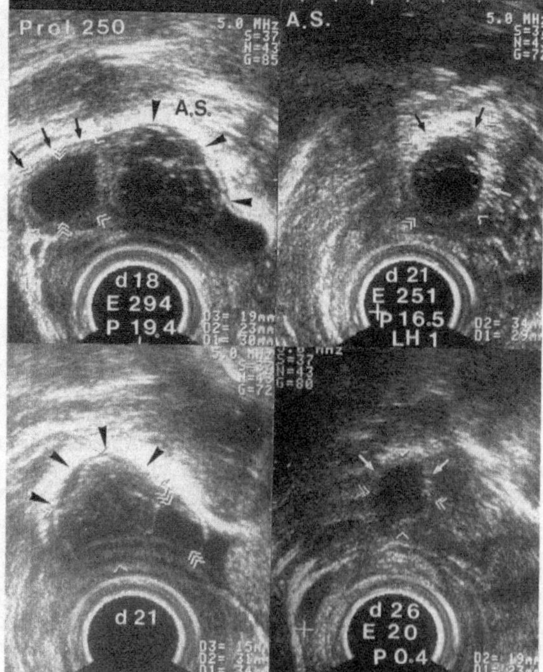

Abb. 5.54 a – c. *Begleitende Zystenbildung nach der Ovulation, HMG-HCG-Zyklus.* Kasuistik. **a** Lineares Follikelwachstum, Ruptur des Leitfollikels vom 13. auf den 14. ZT., der Begleitfollikel wird zystisch. **b** 12. ZT. (d12): Leitfollikel sprungreif, 2 kleinere Begleitfollikel, HCG-Gabe; 13. ZT.: Leitfollikel noch gewachsen; 14. ZT.: zystisches C.l. mit trabekulärem Randsaum (→), daneben hat sich eine zweite zystische Struktur (➤) entwickelt. **c** 18. ZT. (Tag +5): Das zystische C.l. ist gewachsen (→), die zystische Begleitstruktur ebenfalls (➤), jedoch deutliche Septierungen im Zystenlumen (möglicherweise Gefäßeinsprossungen); 21. ZT. (Tag +8): Das zystische C.l. ist weiter gewachsen, enthält einzelne Binnenechos (*rechts oben*), die Begleitzyste ist gleichmäßig echogenisiert (*links unten*), zystischer Anteil des C.l. (<<<15 mm); 26. ZT. (Tag +13): Zystisches C.l. wieder kleiner (→), die echogenisierte Begleitzyste ist kaum vom übrigen Ovarialstroma zu differenzieren (US-Schnitt wie am 18. ZT.)

LUF-S und Lutealfunktion

Obwohl BTK-Verlauf und endokriner Status in LUF-Zyklen den Verhältnissen eines ovulatorischen Zyklus gleichen können (Kerin et al. 1983), fanden wir bei LUF-S eine signifikant kürzere hypertherme Phase mit 10,4±2,9 Tagen. Die mittlutealen P-Serumspiegel können normal sein (s. Tabelle 5.5) oder erniedrigt. In spontanen und stimulierten Zyklen mit mittlutealen Serumspiegeln von <10 ng/ml fanden Hamilton et al. (1986) eine Inzidenz der LUF-Zyklen von 71,1%. Daly et al. (1985) wiesen darauf hin, daß bei histologisch unterwertigem Endometrium am 12. Tag der hyperthermen Phase ursächlich auch ein LUF-S in Betracht gezogen werden sollte. Deshalb sollte die Endometriumbiopsie in der Regel *nur nach vorherigem Ovulationsnachweis im Ultraschall* durchgeführt werden. Coutts et al. (1985) fanden bei Patientinnen mit retinierten Zysten aus der Lutealphase („retained luteal phase cysts") gewöhnlich niedrige Plasma-P-Konzentrationen und sahen diese Kombination als Hinweis auf ein LUF-S an.

Häufigkeit des LUF-S

Die Angaben über die Häufigkeit des LUF-S variieren: In abdominalsonographischen Studien wurde das LUF-S bisher in einer Häufigkeit zwischen 4,9%, 26,7%, 50% und bis zu 57% der Zyklen angegeben (Kerin et al. 1983; Coulam et al. 1983; Liukkonen et al. 1984; Check et al. 1986). Wir sahen bei Patientinnen mit Kinderwunsch eine Inzidenz von 16%. Kerin et al. (1983) beobachteten unter 35 Patientinnen mit LUF-S dieses in der Nachbeobachtungszeit nur bei einer Patientin ein zweites Mal. Liukkonen et al. (1984) fanden bei Patientinnen mit ungeklärter Sterilität dagegen in 34% der Folgezyklen die gleiche Störung. Check et al. (1990) stellten bei 16 von 197 (=8,1%) mit HMG-HCG behandelten Patientinnen im Ultraschall ein LUF-S fest. Nur 1 Patientin von diesen 16 (6%) *ovulierte* im Folgezyklus unter gleicher Therapie.

Kigugawa et al. (1988) registrierten eine hohe Inzidenz des LUF-S bei Patientinnen mit polyzystischem Ovarsyndrom (37,5%), Endometriose (24,7%) und bei Patientinnen nach operativen Eingriffen im Unterbauch in der Vorgeschichte (26,2%). Bei Patientinnen, die in einem späteren Zyklus schwanger wurden, war das LUF-S dagegen vorher selten zu beobachten (2,7%). Diese geschilderten Beobachtungen unterstützen die Forderung nach einer periovulatorischen Ultraschallkontrolle *bis zum Nachweis der Corpus-luteum-Struktur* bzw. einer Ovulationsstörung, insbesondere bei Patientinnen mit sog. ungeklärter Sterilität und solchen mit aus der Vorgeschichte bekannten Ovulationsproblemen. Ein rezidivierendes LUF-S könnte die Sterilitätsursache sein.

Ursachen des LUF-S

Die Ursachen des sporadisch auftretenden LUF-S werden auf zentraler wie auf peripherer Ebene vermutet. Aufgrund der „Spontanheilung" des Phänomens wird Streß oder die durch Streß bedingte Hyperprolaktinämie in Betracht gezogen (Koninckx u. Brosens 1982). Brosens et al. (1978) brachten das Erscheinungsbild des LUF-S mit Endometriose in Verbindung, was von Dmowski et al. (1980) nicht bestätigt werden konnte. Signifikant niedrigere LH-Gipfel als in ovulatorischen Zyklen (Hamilton et al. 1985) – möglicherweise verursacht durch eine insuffiziente mittzyklische Progesteronsekretion –, die einen inadäquaten Anstieg des follikulären Prostaglandins $F_{2\alpha}$ bewirken könnten, werden ebenso genannt (Schenken et al. 1986). Eine zu frühe LH- bzw. HCG-Stimulation des Follikels führt zu vorzeitiger Luteinisierung mit verminderter Prostaglandin-$F_{2\alpha}$-Synthese, so daß die Follikelruptur dadurch ausbleiben kann (Coulam et al. 1982). Durch periovulatorische Gabe von Prostaglandinsynthetasehemmern medikamentös erzeugte LUF-Phänomene untermauern diesen Zusammenhang (Killick u. Elstein 1987). Dagegen fanden Kerin et al. (1983) weder Unterschiede in der Amplitude, der Dauer oder des Zeitpunktes des mittzyklischen LH-Gipfels im Vergleich zu fertilen Kontrollen, noch auffällige Serumprogesteronspiegel *vor* und *nach* dem LH-Peak, so daß Koskimies et al. (1987) einen niedrigen LH-Rezeptor-Gehalt in luteinisierten nichtrupturierten Follikeln als Ursache in Betracht zogen. Bei Rhesusäffinnen mit Lutealphasendefekt wurden niedrige FSH-Spiegel im Serum in der frühen Follikelphase gefunden (Channing et al. 1979). Eine verminderte Induktion der LH-Rezeptoren durch FSH könnte diesen Befund an luteinisierten nichtrupturierten Follikeln erklären. In mehreren Fällen von LUF-S beobachteten wir zuvor eine Follikelwachstumsverzögerung mit LIC-Phänomen. Ein wiederholtes LUF-S läßt an mechanische Hindernisse durch periovarielle Verwachsungen denken. Bei einer Patientin blieb nach mikrochirurgischer Adhäsiolyse im folgenden Spontanzyklus, im anschließenden mit Clomiphen sowie auch im mit HMG/HCG induzierten Zyklus jeweils die Follikelruptur aus. Daher vermutete erneute periovarielle Adhäsionen wurden aber durch eine Kontrollaparoskopie ursächlich ausgeschlossen.

Therapie des LUF-S

Bei einer der kasuistisch genannten Patientinnen ließ sich im unstimulierten Zyklus auch durch die zweimalige HCG-Gabe an aufeinanderfolgenden Tagen die Ruptur eines großen Follikels nicht erreichen (s. Abb. 5.52). In den beiden folgenden mit Clomiphen/HCG bzw. Clomiphen/HMG/HCG induzierten Zyklen kam es dann jeweils zur Follikelruptur.

Ein LUF-S kann „spontan heilen" (Koninckx u. Brosens 1982); die therapeutischen Empfehlungen reichen über die alleinige HCG-Gabe, die HMG/HCG- bzw. die FSH/HMG/HCG-Stimulation (Check et al. 1986) und eine Kombinationsbehandlung von GnRH-Analogon-HMG/HCG bis zum intratubaren Gametentransfer – GIFT – (Asch et al. 1986), wenn die genannten Maßnahmen nicht zum Erfolg führen.

Begleitende Zystenbildung

Das vierte Erscheinungsbild der periovulatorischen sonographischen Auffälligkeiten umfaßt in multifollikulären Zyklen die Kombination einer oder mehrerer normaler Follikelrupturen mit dem gleichzeitigen Ausbleiben der Ovulationszeichen in einem oder mehreren weiteren Follikeln in sprungreifer Größe, die sich im ipsi- oder im kontralateralen Ovar befinden (s. Abb. 5.46/4). Im Rahmen der Ovulationsinduktion mit HCG rupturieren von mehreren, wohl aber in verschiedenen Reifestadien befindlichen, d.h. sprungreifen und nahezu sprungreifen Follikeln gewöhnlich nur wenige, und die nichtrupturierten werden zystisch oder luteinisieren. Wir beobachteten vaginalsonographisch bei derartigen Begleitzysten die gleichen Veränderungen wie beim solitären LUF-S: das Einwandern von soliden Echos und Septierungen entsprechend einer intraluminalen Vaskularisierung (s. Abb. 5.54). Schließlich kann es durch Einblutungen in die luteinisierten Begleitfollikel in Lutealphasenmitte zu einer vollständigen Echogenisierung kommen, so daß solche Strukturen nicht mehr oder kaum vom Ovarialstroma zu differenzieren sind, wohl aber das normal entstandene Corpus luteum (s. Abb. 5.54c). Eine Beeinträchtigung der Funktion des regelrecht entstandenen Corpus luteum durch luteinisierte Begleitfollikel, die vor allem in Stimulationszyklen anzutreffen sind, ist nicht bekannt.

„Empty follicle syndrome"

Coulam et al. (1986) beschrieben 5 Zyklen, in einem IVF-Programm mit insgesamt 30 Follikelpunktaten, aus denen keine einzige Eizelle gewonnen werden konnte. Nur 7 enthielten Granulosazellen, was entweder für einen wandständig festen Granulosazell-Oozyten-Komplex spricht oder kleine Zysten ohne diese Zellen. Die Patientinnen hatten eine ungeklärte Sterilität, sie waren mit Clomiphen/HMG (2mal) bzw. nur HMG (3mal) vorstimuliert worden. In 4 Zyklen kam es zu einem spontanen vorzeitigen LH-Anstieg, in einem wurde die Ovulation mit HCG ausgelöst. Die Autoren sahen in dieser Beobachtung des „empty follicle" ein neues Syndrom und eine Sterilitätsursache. Auch Tsuiki et al. (1988) fanden bei 1 Patientin mit 3 Zyklen zur In-vitro-Fertilisation im zweiten Zyklus in 12 Follikelpunktaten keine Eizelle. Diese Punktate enthielten erhöhte Östrogen- und Androstendion-, aber erniedrigte Progesteronkonzentrationen im Unterschied zu den Punktaten mit Eizelle in den beiden anderen Zyklen. Diese Steroidkonstellation mit hohem E_2/P-Quotienten und hohem Androstendion in der Follikelflüssigkeit spricht für die Unreife der Follikel (vgl. oben „LIC-Phänomen"). Die Unreife könnte einen festen Granulosa-Eizell-Komplex bedingen, der noch keine Aspiration der Oozyte zuläßt. Ursächlich könnte eine zu frühe Follikelpunktion oder eine intraovarielle Störung der Follikelausreifung in Betracht kommen.

Hilgers et al. (1989) gehen davon aus, daß im sprungreifen Follikel immer ein Cumulus oophorus per (Abdominal-)Ultraschall nachweisbar sein müßte. Bei 89 Patientinnen mit primärer oder sekundärer Sterilität fanden sie aber nur in der Hälfte der Fälle den Cumulus oophorus (im unbehandelten Zyklus). Sie schlossen daraus auf eine Inzidenz des „empty follicle syndrome" von 50%, die mit dem Alter der Patientinnen anstieg.

Auch bei der transvaginalen Follikelpunktion sieht man sonographisch einen Cumulus oophorus in Follikeln von über 18 mm Durchmesser nur zu 50% (Cacciatore et al. 1985), jedoch werden auch aus Follikeln sprungreifer Größe ohne Cumulusnachweis reife Eizellen gewonnen (Ritchie 1986). Der normalerweise nur in seinem dissoziierten Zustand kurz vor der Ovulation sichtbare Cumulus oophorus ist bei den eingeschränkten Untersuchungsbedingungen des Abdominalschalls und längeren Untersuchungsintervallen vor der Follikelruptur aus diesen Gründen eventuell nicht oder nur unsicher nachzuweisen, so daß daraus nicht auf eine Ovulationsstörung geschlossen werden kann. Ob dem „empty follicle syndrome“ ein eigentlicher Krankheitswert zukommt, ein falsches Punktionstiming bei den Beobachtungen zugrunde lag und/oder ob es sich um eine sonographische Überinterpretation des fehlenden Cumulus-Nachweises handelt, bleibt vorerst offen.

5.4 Funktionelle Anwendung

5.4.1 Überwachung des Behandlungszyklus

Vorbemerkung

Zyklusanamnese, klinischer Befund, Basaltemperaturverlauf und Zervixscorebestimmung bilden die klinische Grundlage zur Beurteilung und Überwachung der Ovarialfunktion. Verlaufskontrollen durch Ultraschall – ergänzt durch Hormonanalysen – liefern aktuelle und verläßliche Beurteilungskriterien, aufgrund derer ein Timing für therapeutische Maßnahmen (Ovulationsvoraussage, HCG-Injektion, Insemination, Follikelpunktion) möglich ist.

Um Fehlerquellen bei der Follikelmessung zu minimieren, sollte immer in der gleichen Weise vorgegangen werden. Man setzt zum Beispiel die Meßpunkte am Follikel immer innen – innen. Um interindividuelle Abweichungen zu vermeiden, ist es ratsam, daß zumindest während desselben Untersuchungszyklus auch derselbe Untersucher die Ultraschallkontrollen vornimmt. Sofern von abdominal mit der Volle-Blase-Technik geschallt wird, reicht eine zu 2 Dritteln gefüllte Harnblase aus, um Organverdrängung und Probleme der Fokussierung der Ovarien zu vermeiden. Bei Anwendung der vaginalen Sonographie entfallen die zuletzt genannten Probleme weitgehend. Zur Auffindung kranial dislozierter – transvaginal nicht darstellbarer – Ovarien empfiehlt sich eine kurze Pause und Bewegung der Patientin oder der transabdominale Ultraschall.

Spontanzyklus

Sofern Anamnese, Befund und die eingangs beschriebenen einfachen Maßnahmen der Sterilitätsdiagnostik keinen Anhalt für Ovarialinsuffizienz oder Ovulationsstörungen liefern, erfolgt das sonographische Zyklusmonitoring zunächst im Spontanzyklus.

Das Vorgehen ist in Abschn. 5.2.2 geschildert: Nach Ausschluß von Ovarialzysten und anderer zystischer oder solider Befunde im kleinen Becken (Hydatiden, Paraovarialzysten, Peritonealeinschlußzysten, Saktosalpingen) durch die Basisultraschalluntersuchung zu Zyklusbeginn erfolgen sonographisches Follikelmonitoring, Ovulationskontrolle und Lutealphasenbeurteilung in der zuvor geschilderten Weise (s. Kap. 4 und 5.2). Mit der Darstellung des sprungreifen Follikels ist das Follikelmonitoring nicht abgeschlossen. Erst der sonographische Nachweis der Follikelruptur und Corpus-luteum-Bildung gibt Aufschluß darüber, ob von ovarieller Seite Konzeptionschancen bestehen; denn in 15–25% der Fälle liegen bei Sterilitätspatientinnen Ovulationsstörungen vor, die einer medikamentösen Stimulationsbehandlung bedürfen (Ritchie 1986).

Stimulationszyklus

Überwachungsmodus

Zur Behandlung der gestörten Eierstocksfunktion empfiehlt sich eine Differentialdiagnostik mit entsprechender Therapie nach der von der WHO angegebenen Klassifizierung, ergänzt um die hyperandrogenämische Störung der Ovarialfunktion und die ursächlichen Einflüsse einer pathologischen Schilddrüsenfunktion (s. erweitertes WHO-Schema, Kap. 8). Diese Differenzierung ermöglicht eine gezielte kausale Therapie. Patientinnen der Gruppe III (Ausfall der Ovarien) sind in der Regel keiner medikamentösen Therapie zugänglich – mit Ausnahme des „resistant ovary syndrome“ (Seegar-Jones u. de Moraes-Ruehsen 1969; s. Kap. 8). Bei Frauen der WHO-Gruppen V und VII liegt ein prolaktinbildender bzw. nicht-prolaktinbildender *Tumor im Hypothalamus-Hypophysen-Bereich* vor, der eine Dopaminagonistbehandlung oder eine neurochirurgische Intervention notwendig machen kann. Der überwiegende Anteil von Patientinnen mit einer *funktionellen Ovarialinsuffizienz* rekrutiert sich vor allem aus Gruppe II (hypothalamisch-hypophysäre Dysfunktion mit positivem Gestagentest), aus den Gruppen I (Störung im Bereich Hypothalamus-Hypophyse mit negativem Gestagentest, kein Tumor) und VI (Hyperprolaktinämie ohne Tumornachweis). Diese sind einer medikamentösen Behandlung gut zugänglich. Je nach WHO-Klassifikation besteht die Therapie in einer Verabreichung von Clomiphen, Clomiphen/HMG/HCG oder HMG/HCG bzw. FSH-HMG/HCG, Prolaktinhemmern oder einer Kombination dieser Maßnahmen. Bei basal hohen LH-Werten ist eine GnRH-Analogon-Vorbehandlung bzw. Basistherapie zur Down-Regulation empfohlen, bevor mit FSH/HCG stimuliert wird, um die Erfolgsrate an Schwangerschaften zu erhöhen und die Abortrate zu senken.

Bei einer Ovarialinsuffizienz durch eine nicht-tumorbedingte Hyperprolaktinämie (Prolaktin >16 ng/ml Serum) werden zunächst Schilddrüsenfunktionsstörungen ausgeschlossen bzw. behandelt. Anamnestisch sind prolaktinstimulierende Medikamente – z. B. Tranquilizer oder Neuroleptika – als Ursache zu erfassen und gegebenenfalls abzusetzen.

Zur Behandlung wird Bromocriptin (Pravidel) oder Lisurid (Dopergin) eingesetzt, in einer Dosierung von 1/2 bis 2 Tabletten pro Tag. Es erfolgt alle 5 Tage eine Prolaktinkontrolle im Serum und eine allmähliche Dosissteigerung bis zum Erreichen von Serumprolaktinspiegeln zwischen 7 und 12 ng/ml (Insler u. Lunenfeld 1983). Falls keine ovulatorischen Zyklen resultieren, ist eine Kombinationstherapie mit Clomiphen oder HMG/HCG möglich.

Bei Hyperandrogenämie im nicht tumorverdächtigen Bereich (DHEAS <7 µg/ml, Testosteron <2 ng/ml) sind Glucocorticoide angezeigt.

Ein mehr oder weniger aufwendiges Monitoring der ovariellen Reaktion ist unerläßlich, da die Patientinnen auf die gleiche Medikation nicht nur untereinander, sondern von Zyklus zu Zyklus verschieden reagieren können. Die Kontrolle der Follikelreifung dient der Erkennung polyfollikulären Wachstums (Hyperstimulation), damit der Vermeidung von Mehrlingsschwangerschaften und dem Timing der HCG-Injektion für die Ovulationsauslösung. Bei gezielter Hyperstimulation vor einer Follikelpunktion zur In-vitro-Fertilisation dient die Sonographie dem Nachweis, daß genügend Follikel heranwachsen, um genügend Eizellen zu erhalten, und auch wieder dem Timing der HCG-Injektion. Die Basaltemperaturmessung und fakultativ die Bestimmung des Zervixscores nach Insler (1972) – in Verbindung mit Penetrationstesten – komplettieren die Behandlung (Tabelle 5.6).

Durch die regelmäßige Ultraschallkontrolle lassen sich ovarielle Reaktion, möglicher Erfolg sowie auch die Risiken der medikamentösen Behandlung frühzeitig und im Verlauf beurteilen (Tabelle 5.7).

Tabelle 5.7. Kriterien der Ultraschallkontrolle

Die Ultraschalluntersuchung dient der Beurteilung
1. der ovariellen Ansprechbarkeit auf die Therapie
2. des Eintritts einer polyfollikulären Reaktion
3. der Seitenlokalisation des Leitfollikels
4. seiner Größe (Sprungreife)
5. des Timings der HCG-Injektion zur Ovulationsauslösung
6. der bevorstehenden Follikelruptur
7. der Gelbkörperbildung
8. von Ovulationsstörungen (z. B. LUF-Syndrom)

Ziel der Ovarialstimulierung in Nicht-IVF-Zyklen ist die Entwicklung von 1 bis maximal 3 sprungreifen Follikeln, die Vermeidung von multipler Follikelentwicklung, Überstimulation und Mehrlingsschwangerschaft (über Gemini hinaus).

Während in Spontanzyklen nur in 5–11% mit der Reifung von 2 sprungreifen Follikeln zu rechnen ist, entwickelt sich in 35%–60% der mit Clomiphen behandelten Zyklen und in bis zu 80% der mit Gonadotropinen behandelten Zyklen ein multiples Follikelwachstum mit durchschnittlich 4–6 Follikeln. In Gonadotropinzyklen trifft man gewöhnlich nicht nur *häufiger* ein polyfollikuläres Wachstum an, sondern auch die *Zahl* der heranreifenden Follikel ist größer als in mit Clomiphen stimulierten Zyklen (Sallam et al. 1982; Ritchie 1986).

Im Falle einseitiger Tubenpathologie sollte die Seite des Leitfollikels bekannt sein. Bei einseitigem Tubenverschluß oder einem durch peritubare oder periovarielle Adhäsionen behinderten Eiabnahmemechanismus einer Seite wird man bei geplanten Inseminationen darauf achten, daß die Ovulation auf der Seite der funktionstüchtigen Tube erfolgt. Dies ist insbesondere bei den oft teuer honorierten Inseminationen mit Spendersamen wichtig.

Haben der oder die Follikel ihre sprungreife Größe erreicht, wird man unter den genannten

Tabelle 5.6. Zyklusmonitoring im Stimulationszyklus

1. Basaltemperaturkurve
2. Zervixscore (in Kombination mit Penetrationstest)
3. Ultraschallfollikulometrie
4. LH-Messung im Urin
5. In manchen Fällen ist die Bestimmung von LH und Progesteron im *Serum* aufschlußreich zur Erkennung von vorzeitigen LH-Anstiegen und vorzeitiger Luteinisierung
6. Östradiolbestimmungen sind erforderlich
   - bei der Hyperstimulation in Beziehung zur Anzahl der heranwachsenden Follikel
   - bei polyfollikulärer Entwicklung und zystischen Strukturen im Ovar ohne wesentliche biologische Aktivität (gestörte Entwicklungsdynamik)
   - bei Diskrepanz von vermeintlicher Follikelgröße und Endometriumhöhe und/oder Zervixscore

Kontrollen (s. Tabelle 5.6) – je nach Medikation – die Ovulation spontan erwarten oder gegebenenfalls mit HCG auslösen, am Tage danach die Insemination vornehmen oder (34–36 h danach) die Follikelpunktion. Unter mittzyklisch täglichen Ultraschallkontrollen werden die Follikelrupturen dokumentiert oder bei Ausbleiben Ovulationsstörungen differenziert.

Bei multiplem Follikelwachstum in einem Ovar können Follikel zum Teil überdeckt werden, was deren exakte Ausmessung behindern kann. Sie können durch Nachbarfollikel komprimiert sein oder auch durch eine übervolle Blase beim Abdominalultraschall (Abb. 5.55).

Gegenüber dem Spontanzyklus *kann* es im medikamentös stimulierten Zyklus notwendig werden – nach dem Basisultraschall zu Zyklusbeginn –, bereits vor dem 10. Zyklustag weitere Ultraschallkontrollen vorzunehmen, bei Gonadotropintherapie im allgemeinen ab dem 8. Zyklustag, im geplanten In-vitro-Fertilisations-Zyklus (Hyperstimulation) sowie bei bekannten kurzen Zyklen auch ab dem 6. Zyklustag. Eine unserer Patientinnen ovulierte im Spontanzyklus am 8. Zyklustag. Bei einem mittleren Follikelwachstum von 2–4 mm pro Tag wird ab einer Leitfollikelgröße über 15 mm mittlerer Durchmesser täglich bis zum Ovulationsnachweis untersucht (s. 5.2.2).

a

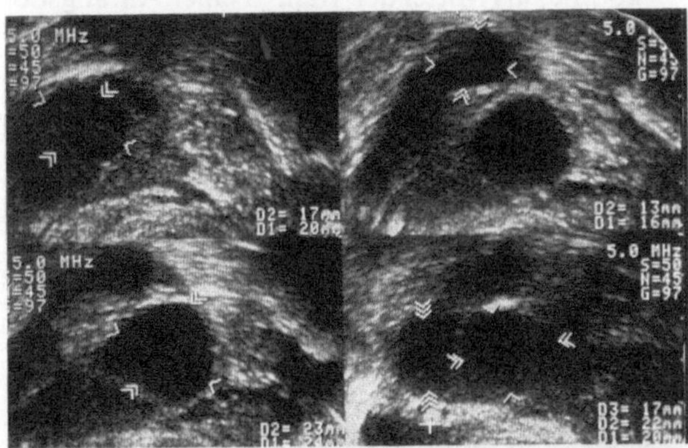

b

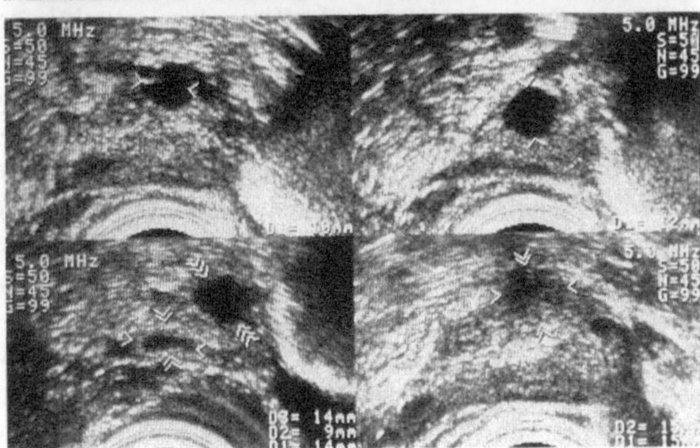

Abb. 5.55 a, b. *Polyovulation im HMG-HCG-Zyklus*, 23jährige Patientin, primäre Ehesterilität, andrologische Subfertilität. Quer- bis Schrägschnitte. **a** 16. ZT.: mindestens 4 sprungreife Follikel im rechten Ovar; E_2 = 1196 pg/ml, Prog. = 4,8 ng/ml; *rechts unten:* Die beiden angrenzenden Follikel sind nicht exakt ausmeßbar. Die vorgesehene homologe intrauterine Insemination wurde *nicht* durchgeführt. **b** 17 ZT.: Alle großen Follikel sind gesprungen. E_2 = 423 pg/ml, Prog. = 6,4 ng/ml

Tabelle 5.8. Ziele der Bestimmung von β-Östradiol (E_2) im Serum

1. Beurteilung der ovariellen Reaktion (ab ~150 pg/ml)
2. Evaluation der Reife des bzw. der Leitfollikel (~250–400 pg/ml pro sprungreifem Follikel)
3. Erkennung einer ovariellen Überreaktion mit dem Risiko der Überstimulation und Mehrlingsschwangerschaft (zusammen mit dem Ultraschall-Befund)

Tabelle 5.9. Ziele der LH-Bestimmung

Das LH im Serum/Urin informiert über:
1. die unmittelbar bevorstehende Ovulation
2. vorzeitige Luteinisierungen
3. Ovulationsstörungen – zusammen mit dem Ultraschallbefund (z. B. LUF-Syndrom)

Ein Östradiolwert im Serum von über 150 pg/ml läßt hierbei erkennen, daß durch die Medikation eine initiale therapeutische Schwellendosis zur Follikelbildung erreicht wurde (Tabelle 5.8). Bei einem sprungreifen Follikel erwartet man ca. 250–400 pg E_2/ml Serum. In Spontanzyklen korrelieren Östradiol und Follikeldurchmesser gut, im Falle multiplen Follikelwachstums besteht nur eine geringe Korrelation zwischen dem Durchmesser des größten Follikels und dem Östradiol im Serum. Am ehesten hängen dann noch das gesamte Follikelvolumen bzw. die kumulierten Follikeldurchmesser und die Östradiolserumspiegel zusammen. Durch die Behandlung mit HCG können bei der Follikelpunktion zur IVF reife Eizellen nicht nur aus großen, sondern auch von relativ kleinen Follikeln gewonnen werden (Vargyas et al. 1982), da HCG (LH) die Wirkung des Oozytenreifungsinhibitors im Follikelmilieu durchbricht (Tsafriri et al. 1973).

LH im Serum bzw. Urin dient der Erkennung des erwarteten Ovulationstermins (Tabelle 5.9).

Bei Kombination von Hormonbestimmung und Ultraschallbefund läßt sich bei hohem Serumöstradiol durch die Ultraschalluntersuchung differenzieren, ob viele kleinere oder ein großer Follikel zum Hormonwert beitragen. Insofern ergänzen sich Ultraschall und Östradiolbestimmung zur Beurteilung

- des günstigsten Zeitpunkts zur Ovulationsauslösung mit HCG,

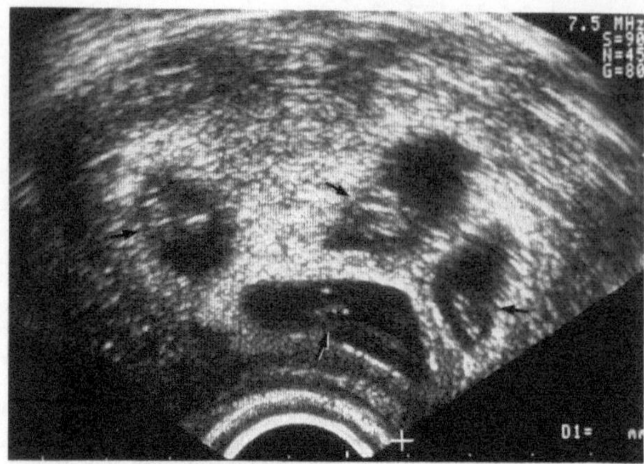

Abb. 5.56. Vierlingsgravidität Mens II nach HMG-HCG-Behandlung (4 Fruchtblasen, jeweils mit vitalem Embryo (→), HCG 229,2 IE/ml, Querschnitt). 28jährige Patientin, 4jährige primäre Ehesterilität, ovarieller Faktor. HCG-Gabe bei 3 sprungreifen Follikeln, einem Follikel um 17 mm und kleineren Follikeln. Konzeption nach Kohabitation (ausdrücklicher Wunsch der Patientin). Weiterer Schwangerschaftsverlauf: Cerclage 14. Schwangerschaftswoche (SSW), stationäre Behandlung ab der 26. SSW wegen vorzeitiger Wehen, Entbindung durch Sectio caesarea in der 32. SSW wegen unstillbarer zervixwirksamer Wehen; 3 Jungen, 1 Mädchen zwischen 1190 und 1560 g, alle wohlauf

- einer (sich anbahnenden) Überstimulation,
- der Wahrscheinlichkeit einer Mehrlingsgravidität (>Zwillinge, s. auch Abb. 5.56).

Letztlich geht es auch darum, HCG im Falle genannter Risiken *nicht* zu applizieren und verhütende Maßnahmen zu empfehlen.

Sonographische Aspekte
bei der medikamentösen Behandlung
der Ovarialinsuffizienz

1. Bei *nicht tumorbedingter Hyperprolaktinämie* sind Follikel, die unter prolaktinhemmender Behandlung heranreifen, im Mittel zwar etwas kleiner als die in Spontanzyklen, der Unterschied ist für die Praxis jedoch bedeutungslos; denn der mittlere präovulatorische Durchmesser des sprungreifen Follikels liegt unter Bromocriptin bei 20,8±0,3 mm gegenüber 21,5±0,2 mm in spontanen Kontrollzyklen (Abdominalschall) (Bhathena u. Hansotia 1988). Der maximale Follikeldurchmesser ist unabhängig von der Bromocriptindosierung in einem Dosisbereich von 1,25 mg–7,5 mg/die (Bhathena u. Hansotia 1988). Wie in Spontanzyklen, so ist auch unter Bromocriptin das Follikelwachstum vom Tag −4 vor Ovulation bis zum Tag 0 im allgemeinen linear. In clomiphen- oder gonadotropininduzierten Zyklen entstehen hingegen im Mittel größere Follikel als in Spontanzyklen (Ylöstalo u. Siegberg 1988; Queenan et al. 1980; Deichert 1989) (s. Tabelle 5.5, S. 109).

2. Patientinnen mit *hypothalamisch-hypophysärer Dysfunktion* (WHO-Gruppe II) können verschiedene Zyklusstörungen aufweisen: Lutealphaseninsuffizienz, anovulatorische Zyklen oder eine Oligo- bzw. Amenorrhö mit positivem Gestagentest (nachweisbare endogene Östrogenproduktion). Auf die hyperandrogenämische Ovarialinsuffizienz, die auch in diese WHO-Gruppe fällt, wird an anderer Stelle eingegangen (8.2.2, S. 182).

- Bei nur gering ausgeprägter ovarieller *Dysfunktion* (WHO II) mit normalem Hormonprofil – und/oder einer leichten Dysmukorrhö – kann ein Versuch mit Epimestrol (Stimovul) mit 1–2 Tabletten/die über 10 Tage (Beginn am 5. Zyklustag) über 1–2 Zyklen versucht werden.
- Wirksamer ist bei Störungen der WHO-Gruppe II die Gabe von Clomiphen (Dyneric oder Pergotime) als Mittel der Wahl in einer Anfangsdosierung von 50 mg = 1 Tablette/die vom 3.–7. (beim bis 26-Tage-Zyklus) bzw. 5.–9. Zyklustag bei längeren Zyklen.

Der dominante Follikel kann bei Clomiphengabe schneller wachsen als im unbehandelten Zyklus (Buttery et al. 1983). Oft unterscheidet sich das präovulatorische Wachstum des Leitfollikels (Tag −5 bis −1) nach Clomiphenmedikation aber nicht von dem im normalen Spontanzyklus (Eden et al. 1989).

Die Dosierung von Clomiphen wird bei Nachweis von Ovulationen und suffizienter Lutealphase (hypertherme Phase ≥12 Tage, mittluteales Progesteron ≥10 ng/ml Serum und histologisch zeitgerechte Entwicklung des sekretorischen Endometriums) bei Ausschluß anderer Sterilitätsfaktoren über 3–6 Zyklen beibehalten, sonst nach 1 Zyklus auf die höhere Dosierung mit 100 mg Clomiphen über 5 Tage umgestellt. Die Effektivität kann mit einer Steigerung auf 150 mg/die noch verbessert werden. Oft macht sich jedoch die antiöstrogene Partialwirkung des Clomiphens in Form einer Dysmukorrhö bemerkbar. Durch die zusätzliche Gabe von 2 Tabletten zu 0,02 mg Ethinylestradiol (Progynon C) oral oder 2mal 1 Tablette Estriol zu 1 mg (Ovestin) vom 8. Zyklustag an bis zur Ovulation läßt sich die Produktion des Zervikalschleims meist wieder verbessern. Alternativ kann auch ein Therapieversuch mit dem schwächer wirksamen Cyclofenil (Fertodur, 600 mg/die, 5.–9. Zyklustag) unternommen werden, dessen antiöstrogene Wirkung auf die Zervixdrüsen geringer ist. Unter dieser Medikation wachsen die Follikel initial etwas langsamer, später besteht zwischen den Wachstumsraten im Spontan- und im Cyclofenilzyklus mit mittleren 2 mm/Tag kein Unterschied (Varma et al. 1988).

Bei Fehlen eines mittzyklischen LH-Peaks bzw. bei zuvor sonographisch nachgewiesenen Ovulationsstörungen kann der Eisprung bei einem Leitfollikel von ca. 20 mm im mittleren Durchmesser durch die Applikation von 5000, besser 10000 I.E. HCG i. m. ausgelöst werden. Hierdurch und durch die nochmalige Gabe von 5000 I.E. HCG am 7. Tag post ovulationem wird gleichzeitig die Corpus-luteum-Phase unterstützt und eine Lutealinsuffizienz behandelt.

Nach Sammelstatistiken kann durch die Clomiphentherapie in der WHO-Gruppe II eine Schwangerschaftsrate zwischen 20% und 40% pro Patientin bzw. 6%–15% pro Zyklus erzielt werden (Lunenfeld u. Eshkol 1982).

3. Hat eine Behandlung mit Clomiphen über 6 Zyklen mit biphasischem Basaltemperaturverlauf (und Ovulationsnachweis im Ultraschall) nicht zu einer Schwangerschaft geführt bzw. ist auch über eine Dosissteigerung ein ovulatorischer Zyklus mit einer suffizienten Lutealphase nicht zu erreichen, wird auf eine HMG/HCG- bzw. FSH/HCG-Behandlung umgestellt.

Stimulationsbehandlungen mit Gonadotropinen werden durchgeführt

- bei Frauen der WHO-Gruppe I, d. h. bei *Ausfall von Hypothalamus/Hypophyse* bzw. gestörter Funktion, Amenorrhö mit negativem Gestagentest und normalem oder erniedrigtem FSH,
- bei Patientinnen der WHO-Gruppe II ohne adäquates Ansprechen auf Clomiphen,
- bei unterwertiger Endometriumhistologie im Clomiphenzyklus und
- zur gezielten Überstimulation als Vorbereitung zur Follikelpunktion mit extrakorporaler Befruchtung.

Mehrere Dosierungsschemata sind gebräuchlich, z. B.

- tägliche Applikation einer Dosis von 1–2 Ampullen FSH bzw. HMG über 8–10 Tage mit anschließender Injektion von 5000–10000 I.E. HCG je nach Follikelentwicklung,
- 3malige Verabreichung von FSH bzw. HMG 1–2 Ampullen im Abstand von 3 Tagen – beginnend am 1. Zyklustag – mit HCG-Injektion 3 Tage nach der letzten FSH- bzw. HMG-Gabe je nach Follikelentwicklung.

Eine Ultraschallverlaufskontrolle empfiehlt sich zur Vermeidung von überraschenden Überstimulationen. Bei zurückhaltender Dosissteigerung und Bereitschaft zum rechtzeitigen Therapieabbruch bei Überstimulation (*vor* HCG-Gabe) kann die Behandlung auch unter ausschließlichem Ultraschallmonitoring durchgeführt werden und zum Erfolg führen (Bordt et al. 1986). Sicherer ist aber zum Erreichen einer adäquaten Follikelbildung eine individuelle Dosierung nach den aktuellen Östradiolwerten und Ultraschallbefunden. Man verabreicht hierzu ab dem 3. Zyklustag 2 Ampullen FSH oder HMG täglich bis zum 7. Zyklustag. Bei Vorliegen einer *Hyperandrogenämie* ist Prednisolon 5–7,5 mg/die als Basistherapie zu empfehlen. HMG sollte dann wie auch bei WHO-Gruppe II in niedriger Dosis begonnen werden, mit 1 Ampulle/die (s. auch Kap. 8). Wenn unter dieser Tagesdosis etwa eine Verdopplung der täglichen Östradiolserumwerte erkennbar ist und/oder 150 pg Östradiol/ml Serum erreicht sind, wird diese letzte Dosierung beibehalten. Andernfalls erfolgt eine Erhöhung um 1 Ampulle/die auf 3 Ampullen/die bzw. 2 Ampullen/die, wenn mit einer begonnen wurde. Eine Steigerung der FSH- bzw. HMG-Dosis kann alle 4 Tage vorgenommen werden, sofern kein adäquater Anstieg der Östradiolserumspiegel erkennbar ist.

Bei einer Größe des Leitfollikels im Ultraschall von 16–18 mm wird die HMG-Gabe gestoppt und 24–60 h später – je nach vorheriger Follikelwachstumsrate – bei einer Leitfollikelgröße von 18–20 mm und 250–400 pg Östradiol im Serum pro reifem Follikel über 15 mm erfolgt die HCG-Gabe zur Ovulationsinduktion mit 10000 I.E. HCG. Mit dem Eisprung ist dann etwa 36 h später zu rechnen.

Endogene LH-Anstiege können bei bis zu 20% der so behandelten Patientinnen der Gruppe WHO II vorkommen und den zeitlichen Ablauf beschleunigen, d. h. zu vorzeitigen Luteinisierungen und/oder Ovulationen führen. Dieses läßt sich durch LH-Bestimmung im Serum oder Urin erkennen.

Lassen sich zuvor 4 oder mehr große Follikel im Ultraschall nachweisen, wird man von einer Ovulationsinduktion außer zur In-vitro-Fertilisation abraten. Damit sollen Mehrlingsgraviditäten und Überstimulierungssyndrome vermieden werden. Letztere treten in der Regel erst nach der HCG-Gabe auf oder durch endogenes HCG mit Eintritt einer Schwangerschaft. Bei ausgeprägter polyfollikulärer Reaktion sollte die Behandlung *vor* der HCG-Applikation abgebrochen werden.

Zwei verschiedene Muster der Follikelentwicklung werden unter HMG-Therapie beobachtet:

- Bei amenorrhoischen Patientinnen ohne endogene Östrogenaktivität (WHO-Gruppe I) entsteht eine kleine Anzahl größerer Follikel. Deren Größe und die Östrogensekretion im Serum nehmen linear zu und korrelieren miteinander (Ritchie 1986). Die Schwangerschaftsrate ist in dieser Gruppe mit bis zu 89% hoch (Insler u. Lunenfeld 1983).
- Bei Patientinnen mit endogener östrogener Aktivität (WHO-Gruppe II), insbesondere bei Hyperandrogenämie, werden Follikel unterschiedlicher Reifestadien zum Wachstum angeregt. Es wird weniger HMG benötigt als in WHO-Gruppe I. Die schnelle Rekrutierung vieler Follikel mit unterschiedlichem Wachstum spiegelt sich in einer *variabel hohen Östradiolsekretion* wider, mit dem Risiko der Überstimulierung.

Follikuläres Wachstum und funktionelle Reife der Eizellen können sich asynchron entwickeln, denn in zur In-vitro Fertilisation abpunktierten Follikeln, die unter HCG-Einfluß standen, lassen sich reife Oozyten bei einem Follikeldurchmesser zwischen 15–30 mm auffinden (Ritchie 1986).

Follikulometrie und Östradiol- bzw. auch LH-Bestimmungen sind hier daher nicht alternativ, sondern kombiniert zum Zyklusmonitoring und zum Timing der Ovulationsinduktion mit HCG notwendig. Für *einen* vermutlich reifen präovulatorischen Follikel rechnet man mit ca. 250–400 pg Östradiol/ml Serum. Sonographisch läßt sich daher differenzieren, ob wenige große oder viele kleine Follikel zu einem Östrogenserumspiegel beitragen. Bei multipler Follikelbildung kann präovulatorisch vermehrt Flüssigkeit im Douglas auftreten, ohne daß sich daraus eine Ovulationsaussage ergibt.

Insgesamt ist in Gonadotropinzyklen die Ovulations- und Schwangerschaftsrate pro Patientin durch den Ultraschall zwar nicht verbessert worden, die Zahl der HMG-Behandlungszyklen bis zum Eintritt einer Schwangerschaft läßt sich jedoch durch das Ultraschallmonitoring nachweisbar reduzieren (Tulandi et al. 1987), und polyfollikuläre Entwicklungen können erfaßt und entsprechend berücksichtigt werden, was die *Therapie sicherer* macht.

Die überlappende Clomiphen/HMG/HCG-Therapie sollte der geplanten Überstimulierung zur In-vitro-Fertilisation vorbehalten bleiben. Bei fehlender ovarieller Reaktion unter Clomiphen 50–100 mg/die *nach* dem 9./10. Zyklustag kann jedoch mit der Applikation von 1–2 Ampullen HMG jeden Tag bzw. jeden 2. Tag versucht werden, den Zyklus noch zu „retten". Die Ovulationsauslösung mit HCG erfolgt dann unter Kontrolle des Ultraschallbefundes und des Östradiolserumspiegels nach denselben Kriterien wie zuvor beschrieben.

Therapiekonzepte zur hyperandrogenämischen Ovarialinsuffizienz

Bei einer hyperandrogenämischen Ovarialinsuffizienz, die in der Regel den Kriterien der WHO-Gruppe II entspricht, kommt eine Vielzahl von therapeutischen Strategien zum Einsatz. Das läßt erkennen, daß die Pathomechanismen in dieser Problemgruppe zum Teil noch relativ unklar sind. Die Basistherapie sollte mit Glucocorticoiden durchgeführt werden:

a) Mit Prednison 5–7,5 mg/die oder Prednisolon 5–7,5 mg/die oder Dexamethason 0,25–0,5 mg/die spät abends.
b) Zusätzlich kann ein Ovulationshemmer mit niedrigem Ethinylestradiolanteil, 30 µg, mit Desogestrel 0,15 mg (Marvelon) oder Gestoden 75 ng (Femovan) oder Ethinylestradiol 35 µg mit Cyproteronacetat 2 mg (Diane 35) zur weitgehenden Ruhigstellung der Ovarialfunktion gegeben werden.

Nach Absetzen des oralen Kontrazeptivums bei Fortsetzung der Basistherapie mit Glucocorticoiden wird der unmittelbare Folgezyklus zum Behandlungszyklus, der auf Ovulation und Lutealphase kontrolliert wird. Bei Lutealphasendefekt oder anovulatorischem Verlauf werden zusätzlich Clomiphen oder später Gonadotropine in der zuvor genannten Weise vorsichtig eingesetzt (Dosissteigerung evtl. in Halbampullenschritten).

Nach neueren Ergebnissen wird die Verwendung von FSH anstelle von HMG empfohlen. Insbesondere bei zuvor hohen endogenen LH-Werten, wie sie beim polyzystischen Ovarsyndrom beobachtet werden, sollte die Behandlung mit einem GnRH-Analogonpräparat zur Downregulation der endogenen Gonadotropinsekretion mit anschließender Stimulation der Ovarien durch exogen zugeführtes FSH oder HMG durchgeführt werden.

Weitere Therapiekonzepte zur hyperandrogenämischen Ovarialinsuffizienz mit polyzystischen Ovarien werden in Kap. 8 behandelt.

Besondere Therapiekonzepte

FSH/HMG: Bei manchen Patientinnen mit vorzeitiger Luteinisierung, Corpus-luteum-Insuffizienz, anovulatorischen Zyklen, Oligo-/Amenorrhö oder einem polyzystischen Ovarsyndrom findet sich ein *erhöhtes LH-FSH-Verhältnis* (Ventouroli 1982).

Unter der Vorstellung eines relativen FSH-Mangels wurde das Konzept einer Therapie mit reinem FSH zur Follikelstimulation mit nachfolgender Ovulationsinduktion durch HCG entwickelt. Dosierungsschema und Monitoring entsprechen denen bei der HMG/HCG-Kur.

Während die FSH/HCG-Behandlung nach Therapieversagen mit Clomiphen oder HMG empfohlen wird – mit einer Schwangerschaftsrate von 15% pro Behandlungszyklus bzw. 30% pro behandelter Patientin (Diedrich u. Wildt 1990) –, konnten andere Autoren keine Unterschiede der Schwangerschaftsraten bei Patientinnen mit PCO-S nach Clomiphenversagen erkennen, die doppelblind entweder mit FSH oder HMG behandelt worden waren (van Weissenbruch et al. 1987).

Einen kausalen Ansatz in der Behandlung der *hypothalamischen Amenorrhö* stellt die *pulsatile Applikation von Gonadotropin-Releasing-Hormon* über ein elektronisches Pumpensystem dar (Leyendecker u. Wildt 1985).

Das Größenwachstum des Leitfollikels in GnRH-stimulierten Zyklen verhält sich wie das in Spontanzyklen (Adams et al. 1984).

Der Schweregrad der hypothalmischen Amenorrhö kann durch Gestagen-, Clomiphen- und GnRH-Teste festgestellt werden. Je nach Schweregrad wird eine Dosis von 2,5–20 μg GnRH/Puls eingestellt. Die Applikation erfolgt über eine subkutan liegende Butterflynadel oder eine intravenöse Verweilkanüle, die über ein Schlauchsystem mit Pumpe und GnRH-Reservoir verbunden sind.

Zur Substitution der Lutealphase kann die pulsatile GnRH-Gabe über den Ovulationszeitpunkt hinaus bis zum Eintritt einer Schwangerschaft weiter erfolgen. Alternativ läßt sich die Corpus-luteum-Funktion durch Injektion von 2500 I.E. HCG alle 3 Tage oder 2mal 5000 I.E. HCG unterstützen, sinnvollerweise nicht vor dem 3./4. Tag post ovulationem, da die LH/HCG-Rezeptoren erst nach diesem Zeitpunkt wieder frei werden (Jarry et al. 1990).

Bei Anwendung der GnRH-Pumpe läßt sich die ovarielle Reaktion durch eine gleichzeitige Verabreichung von Clomiphen in üblicher Dosis und zu Beginn des Zyklus noch verbessern.

Überstimulationssyndrom

Ein Überstimulationssyndrom wird nach Therapie mit Gonadotropinen, seltener nach Clomiphenmedikation oder GnRH-Applikation mittels Pumpsystem beobachtet (Abb. 5.57–5.61).

Es äußert sich in einer polyfollikulären bis polyzystischen Vergrößerung der Ovarien, die erhebli-

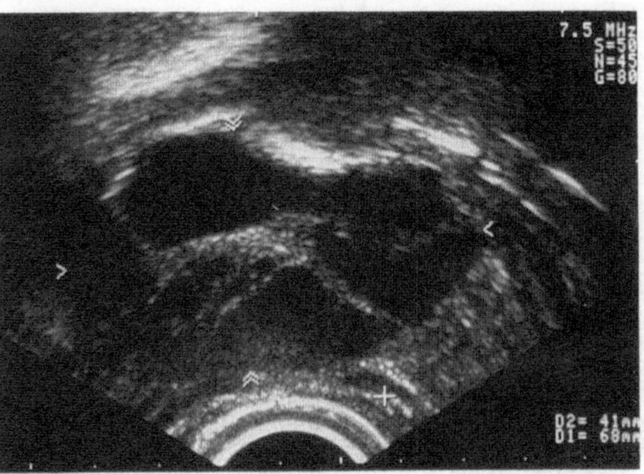

Abb. 5.57. *Mäßig überstimuliertes Ovar nach Clomiphenbehandlung.* 20. ZT. (Tag +2), Ovulation 18. ZT. (E_2 = 1109 pg/ml); 31jährige Patientin, primäre Ehesterilität, 5 Jahre Kinderwunsch, ovarieller Faktor und pathologischer Endometriumfaktor

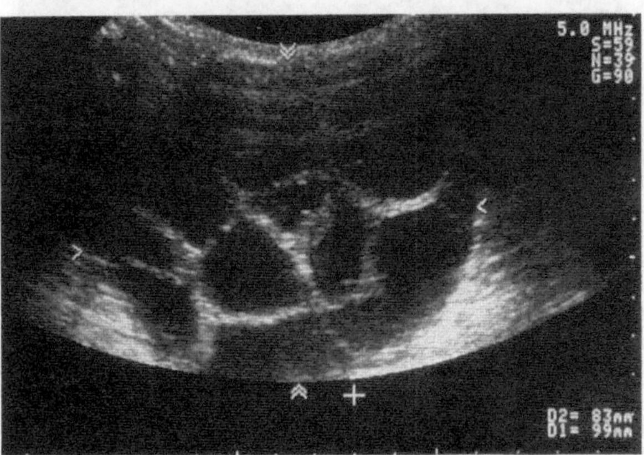

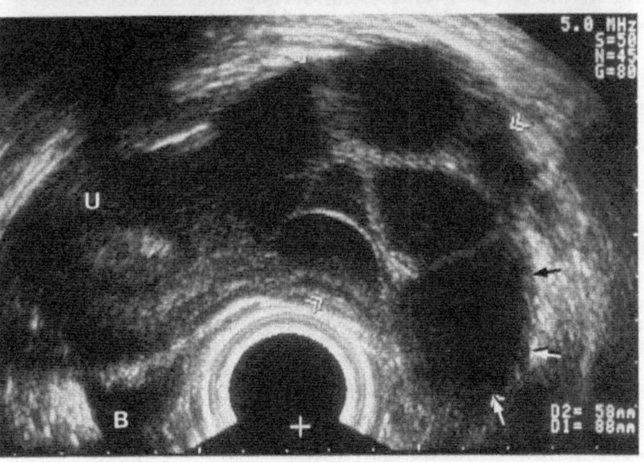

Abb. 5.58 a, b. *Mittelschweres Überstimulationssyndrom nach HMG-HCG* mit *einer* Ampulle HMG/die. 8. Tag der Lutealphase, E_2 = 975 pg/ml, Prog. mit 7,8 ng/ml(!) niedrige, Ovulation 10. ZT. (E_2 = 1115 pg/ml). 25jährige Patientin, primäre Ehesterilität mit Kinderwunsch seit 4 Jahren. Gestagenpositive, clomiphennegative Post-pill-Amenorrhö, Normandrogenämie. *Kombination von Abdominal- und Vaginal-US* zur Darstellung beider Ovarien. **a** Abdominal-US: linkes Ovar (von vaginal nicht darstellbar) überstimuliert, aus dem kleinen Becken eleviert und durch die Bauchdecken palpabel, multiple Zysten. **b** Vaginal-US: rechtes Ovar überstimuliert, retrouterin; mäßig viel Flüssigkeit im Douglas (→). *u* Uterus, *B* Blase

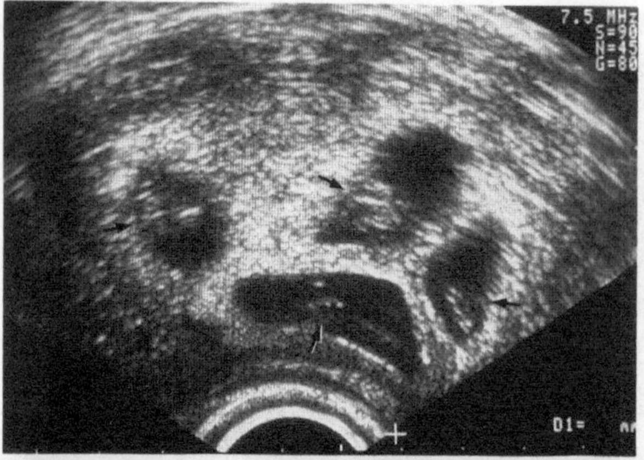

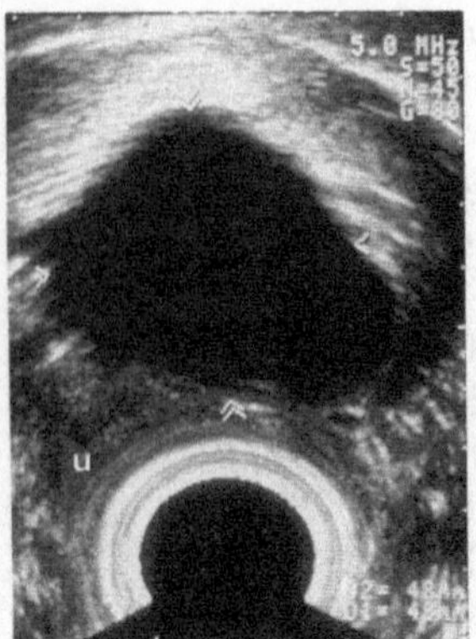

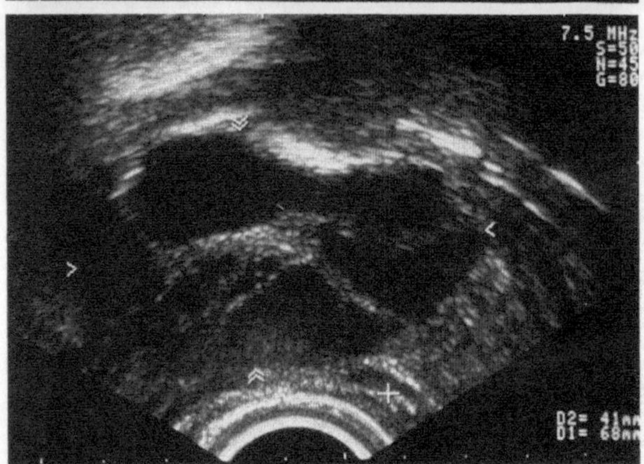

a

b

Abb. 5.59 a, b. *Mittelschweres Überstimulationssyndrom nach HMG-HCG*, Follikelpunktion zur IVF und Embryotransfer; tubare Sterilität, 7. Tag nach Follikelpunktion, E_2 = 2011 pg/ml, Prog. = 219 ng/ml, HCG-Gabe am 10. ZT. (E_2 1648 pg/ml). **a** Ausgeprägte Flüssigkeitsansammlung in utero (➤); eine Behinderung des Sekretabflusses wegen Zervixstenose (Status nach Konisation) ist aufgrund der problemlosen Sondierung (beim Embryotransfer) ursächlich eher unwahrscheinlich. Reichliche Flüssigkeitsmenge im Douglas (→). *B* Blase; Längsschnitt. **b** Überstimuliertes linkes Ovar mit Zysten. *u* Uterus; Querschnitt

Abb. 5.60 a, b. *Leichte Überstimulierung* (nach Ovargröße), *jedoch Aszitesbildung. Kombination von Vaginal-US und Abdominal-US* zur besseren Beurteilung der Flüssigkeitsverteilung. Längsschnitte. **a** Vaginal-US: Uterus (*u*) von Aszites umgeben, nur leicht überstimulierte Ovarien (➤), C.l. (→); hier: retrouterine und ventrale Flüssigkeitsmenge gut beurteilbar. **b** Abdominal-US: Uterus (*u*) und Ovar (➤) im Aszites, angrenzende Darmschlingen (→); hier: kraniale und ventrale Flüssigkeitsverteilung gut zu beurteilen

che Ausmaße annehmen kann. Bei schwerer Überstimulierung können Aszites, Pleuraerguß, Hyperkaliämie, paralytischer Ileus, Oligurie, Bluteindickung mit Anstieg des Hämatokritwertes sowie arterielle Thromboembolien vorkommen (Schweregrad s. Tabellen 5.10 und 5.11). Sehr selten sind Todesfälle beschrieben worden.

Eine solche Überstimulierung nach Clomiphen- und/oder HMG-Therapie entsteht meistens nach Verabreichung von HCG. Auch nach HMG-Vorbehandlung und *endogenem* LH-Anstieg kann eine Vergrößerung der Ovarien mit Zystenbildung auftreten. Ovulationen werden in unterschiedlicher Anzahl beobachtet. Ohne HCG ist allein mit endogenem LH eine Überstimulierung seltener, da diese mit einer massiven Luteinisierung der Follikel ein-

Tabelle 5.10. Einteilung des Überstimulationssyndroms (Mod. nach Schenker u. Weinstein 1978)

Schweregrad	Klinik	Häufigkeit [%]
Leichte Überstimulierung		8–23
Grad 1	Serumöstradiol >1500 pg/ml	
Grad 2	und Ovarialvergrößerung bis 5 cm Durchmesser	
Mittelschwere Überstimulierung		6
Grad 3	– sowie gespannte Bauchdecken	
Grad 4	– zusätzlich Übelkeit und Erbrechen	
Schwere Überstimulierung		1–2
Grad 5	Große Ovarialzysten (Ovar >5 cm Durchmesser) und Aszites; Hydrothorax	
Grad 6	Hämokonzentrierung mit Blutgerinnungsstörung	

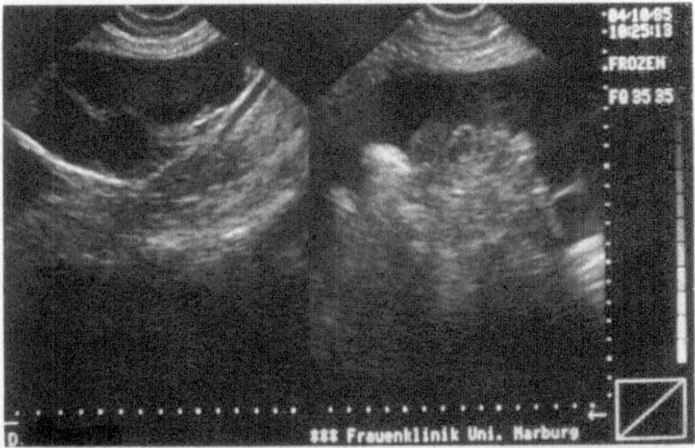

a

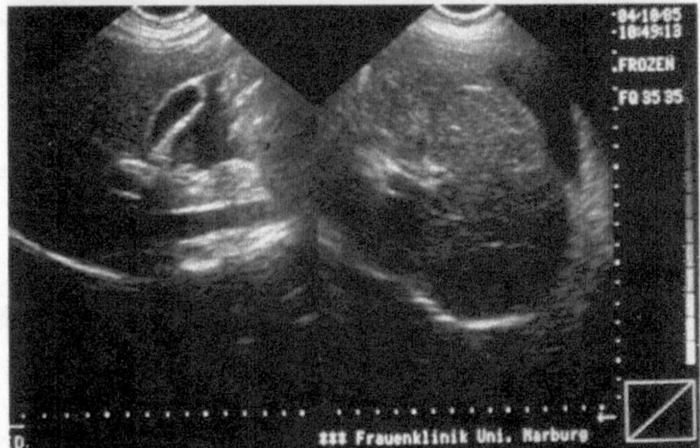

b

Abb. 5.61 a, b. *Schweres Überstimulationssyndrom nach HMG-HCG*, Follikelpunktion zur IVF und Embryotransfer, hochgradiges Oligo-Astheno-Terato-Zoospermie-Syndrom. Aszites und Pleuraerguß (Klinischer Befund). Längsschnitte im Abdominal-US. **a** *Links:* eines der überstimulierten Ovarien mit großen Zysten. *Rechts:* im Aszites schwimmende Darmschlingen. **b** Oberbauch. *Links:* Aszites am Leberhilus, Gallenblase. *Rechts:* bis zum Zwerchfell reichender Aszites, Leber

Tabelle 5.11. Überstimulationssyndrom nach HMG/HCG. Vereinfachte Einteilung nach Ovargröße im Ultraschall. (Nach McArdle et al. 1983)

Grad	Größe	Häufigkeit [%]
Mild	($65 cm^3$) 5 – 7 cm	16 – 35
Mäßig	($178 cm^3$) 7 – 10 cm	23
Ernsthaft	($520 cm^3$) > 10 cm	5
		44
		(25 von 57 HMG-Zyklen)

Tabelle 5.12. Gefahr der Überstimulation bei HMG/HCG

- WHO Gruppe II
- Hyperandrogenämie
- PCO-Syndrom
- Starke polyfollikuläre Reaktion
- Steiler Anstiegswinkel der Östrogensekretion
- > 2000 pg E_2/ml im Serum
- Hyperprolaktinämie (Yuen et al. 1979)

Tabelle 5.13. Grundlagen der stationären Behandlung des Überstimulationssyndroms

Bilanzierung	Flüssigkeitsaufnahme und Urinausscheidung
Gewicht	
Labor	Hämatokrit Gerinnungsstatus Elektrolyte, besonders Kalium Nierenwerte (Harnstoff, Kreatinin) Gesamteiweiß
EKG	Hyperkaliämie
Ultraschallkontrollen	Ovarien, Aszites
Röntgenaufnahme	Bei Verdacht auf Hydrothorax
Therapie	Bettruhe (jedoch nicht fest) Kreislaufüberwachung Elektrolytausgleich Plasmaexpander Humanalbumin Heparinisierung bei Hämokonzentration Einschränkung der Salzzufuhr Keine Diuretika (nur bei Lungenödem) Dialyse (bei Oligo-/Anurie) In schweren Fällen Abpunktion des Aszites erforderlich Gefahr der Stieldrehung/Ovarruptur Laparotomie nur zur Blutstillung bei Zystenruptur mit innerer Blutung oder Stieldrehung

hergeht, wie sie im allgemeinen nur nach der HCG-Applikation nach HMG-Vortherapie oder hinzukommendem endogenen HCG im Falle einer eingetretenen Schwangerschaft beobachtet wird.

Die ovarielle Überstimulierung kommt bei unterschiedlich hohen HMG-Dosierungen vor, wobei die Ansprechbarkeit der Ovarien eine große Bedeutung hat. Besonders neigen Frauen mit hyperandrogenämischer Zyklusstörung und PCO-S zu Überstimulierungsreaktionen (Tabelle 5.12; s. auch Kap. 8).

Klinische Symptome der Überstimulierung treten gewöhnlich 5 – 10 Tage nach der ersten HCG-Dosis auf. Daher sollte in stimulierten Zyklen zu diesem Zeitpunkt *prophylaktisch* eine *Ultraschallkontrolle* erfolgen. Ein Zusammenhang der präovulatorischen Östrogenspiegel mit der Häufigkeit eines Überstimulationssyndroms wird vermutet. Andererseits treten Überstimulationssyndrome mit relativ niedrigen Östrogenspiegeln auf und selbst bei hohen mittzyklischen Östrogenserumkonzentrationen können klinische Symptome ausbleiben. In schweren Fällen handelt es sich zusätzlich zu der

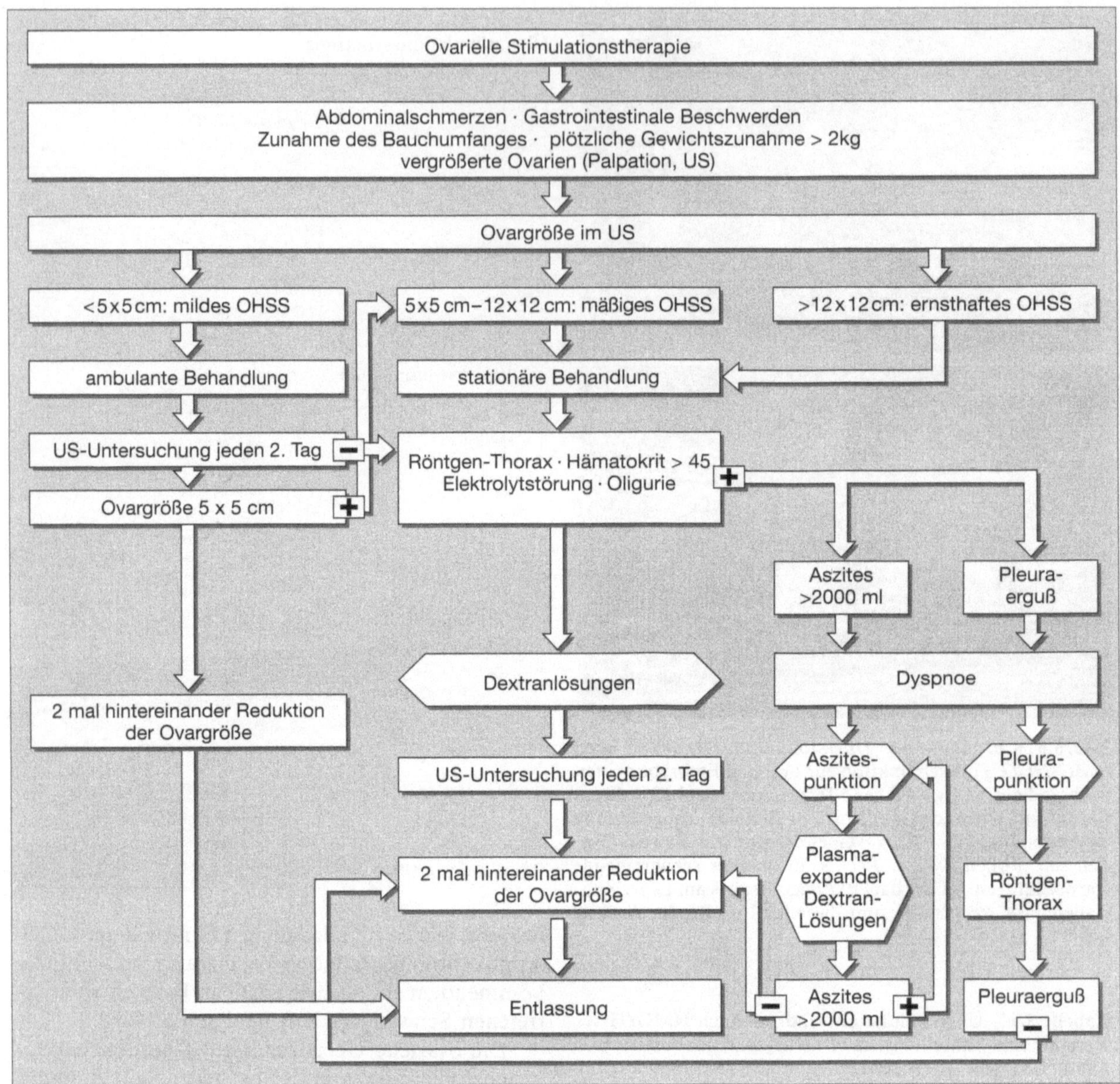

Abb. 5.62. Vorgehen bei ovariellem Hyperstimulationssyndrom (OHSS). (Nach Borenstein et al. 1989)

zystischen, mitunter die Nabeltransversale übersteigenden Ovarvergrößerung (meist Luteinzysten) um einen massiven Flüssigkeitsübertritt ins Abdomen bzw. die Pleura. Es resultiert eine Hypovolämie mit entsprechenden Kreislauf- und Ausscheidungsproblemen. Die Genese des Aszites ist unklar. Sehr hohe Östrogenspiegel könnten ein Primärfaktor sein, der eine erhöhte Kapillarpermeabilität und einen Flüssigkeitsverlust in die Ovarien induziert (Speroff et al. 1983). Eine Beteiligung von Histamin, Prostaglandinen und eine gesteigerte Reninaktivität werden vermutet.

Bei leichter bis mittelschwerer Überstimulierung ist eine ambulante Behandlung mit Ultraschall- und Laborkontrollen möglich. Patientinnen mit schwerer Überstimulation müssen stationär überwacht werden (Tabelle 5.13 und Abb. 5.62). Ist die Patientin nicht schwanger, wird sich die Symptomatik des Überstimulationssyndroms in ungefähr 1–2 Wochen zurückbilden. Im Falle einer Gravidität kann das Syndrom durch die weitere Stimulierung der Ovarien über das endogene HCG über 10–30 Tage andauern (Speroff et al. 1983).

5.4.2 Timing von diagnostischen und therapeutischen Eingriffen

Zervixfaktor: Lineares Follikelwachstum und dominante Follikel ≥18 mm im Durchmesser führen zu hoher Östrogensekretion und regen die Schleimproduktion der Zervixdrüsen an. Durch eine Beurteilung des Zervixfaktors nach Insler (Schleimmenge, Spinnbarkeit, Muttermundsöffnung, Farnkrautphänomen) lassen sich diese Veränderungen bei sonographisch sprungreifen Follikeln erkennen. Der Zervixmukus wird gewöhnlich 3–4 Tage vor dem Corpus-luteum-Nachweis für Spermien gut penetrierbar. Bei Eumukorrhö (normale Entwicklung des Zervixmukus) verändert sich der Zervixmukus ab einer Größe des Leitfollikels von 13–16 mm Durchmesser, bedingt durch die zunehmende Östrogensekretion, zu präovulatorisch gut penetrierbarer Qualität. Ab einer Follikelgröße von 17–19 mm Durchmesser steigt die Mukusqualität nicht mehr im gleichen Maße an. Die maximale Produktion des Zervixmukus fällt auf den Tag des maximalen Follikeldurchmessers, dies gilt bis zu einer Follikelgröße von 20–21 mm (Pagano et al. 1988; Daly et al. 1989). Über 22 mm Follikeldurchmesser kann sie sogar wieder leicht abnehmen (Daly et al. 1989).

Beim Vergleich der Follikeldynamik und der Zervixmukusqualität lassen sich 3 abnorme Konstellationen feststellen (Daly et al. 1989):

1. Ein *enges „Mukusfenster"*: normale Follikelreifung mit einer normalen Zervixmukusqualität nur innerhalb 24 Stunden um die Ovulation.
2. Eine *hyposensible Zervix:* normale Follikelreifung bei abnorm schlechter Mukusqualität (= relative Dysmukorrhö).
3. Eine *follikuläre Dysfunktion:* abnorme Follikelentwicklung mit entsprechend abnormer Mukusqualität.

Durch die Kombination Follikelmonitoring und Zervixbeurteilung im Ultraschall sowie Zervixscorebestimmung lassen sich die Ursachen der Dysmukorrhö differenzieren (s. auch 4.2.3).

Postkoitaltest: Bei normalem Ejakulatbefund wird zum Zeitpunkt des erwarteten Eisprungs bei sprungreifem oder fast sprungreifem Leitfollikel zur Kohabitation geraten werden, so daß am Folgetag ein Sims-Huhner-Test (Postkoitaltest) durchgeführt werden kann.

Inseminationen: Im Falle einer eingeschränkten Fertilität nach Spermiogrammbefund, wie beim Oligo-Astheno-Terato-Zoospermie-Syndrom (OAT-Syndrom), oder Einschränkung von 1 oder 2 Funktionsparametern bzw. therapieresistenter Dysmukorrhö wird bei zu erwartender Ovulation eine geplante hohe intrauterine Insemination (homolog oder heterolog je nach Indikation) vorgenommen und gegebenenfalls am Folgetag – also unmittelbar post ovulationem – wiederholt werden. Die Kriterien zur Ovulationsvoraussage, die HCG-Gabe oder die zusätzliche Bestimmung des LH im Urin lassen den bevorstehenden Eisprung präzise voraussagen (s. 5.2.2, „Zeichen der bevorstehenden Ovulation").

Follikelpunktion: Gewöhnlich werden zur zeitlichen Festlegung der HCG-Gabe und Follikelpunktion zur In-vitro-Fertilisation neben dem Ultraschall Östradiolbestimmungen im Serum herangezogen (s. S. 119). Die Follikelpunktion soll 34–36 h nach HCG-Gabe erfolgen. Durch LH-Bestimmungen werden mitunter endogen vorher auftretende Peaks erfaßt, die eine frühere Ovulation erwarten lassen. Ein *alleiniges sonographisches Monitoring und Timing* der Follikelpunktion ist beschrieben (Smith et al. 1980), wurde von uns aber nie praktiziert.

Endometriumbiopsie: Die Frage einer zeitgerechten Entwicklung der Gebärmutterschleimhaut läßt sich anhand bioptisch gewonnener Endometriumstreifen aus der Lutealphase beantworten. Histologisch kann festgestellt werden, welchem Tag der Sekretionsphase die Endometriumentwicklung entspricht. Die Entnahme erfolgt gewöhnlich 12 Tage post ovulationem, da zu diesem Zeitpunkt bereits eine Schwangerschaft durch HCG-Bestimmung im Serum mit einer Empfindlichkeit von 5 mE/ml ausgeschlossen werden kann. Der histologisch ermittelte Entwicklungsstand („entsprechend... postovulatorischem Tag") wird mit dem im Monitorzyklus festgestellten Tag p. o. verglichen. Die Transvaginalsonographie ist hierzu mit 97% gegenüber anderen Methoden (Basaltemperaturkurve 77%, LH-Bestimmung 85%, Subtraktion von 14 Tagen vom Beginn der Menstruation 65%) am genauesten zur Bestimmung des Ovulationstages (Shoupe et al. 1989). In Anbetracht möglicher Ovulationsstörungen sollte die Endometriumbiopsie zudem nur nach sonographischem Ovulationsnachweis eingeplant werden.

5.5 Zusammenfassung

Follikeldynamik

In Überwachungszyklen beginnt man mit dem Basisultraschall zu Zyklusbeginn zum Ausschluß von zystischen Strukturen in den Ovarien oder in ihrer Nähe, ab dem 10. Zyklustag erfolgt eine erneute Ultraschalluntersuchung. Ab einem mittleren Follikeldurchmesser >15 mm ist ein täglicher Ultraschall sinnvoll bis zum Nachweis der Ovulation(sstörung).

Der zur Ovulation bestimmte Follikel rekrutiert sich zu Zyklusbeginn aus einer Follikelkohorte (Rekrutierungsphase) und erreicht in der Selektionsphase gegenüber Begleitfollikeln einen Wachstumsvorsprung, seine Dominanz, i. allg. mit einer Größe von 14–16 mm. In der nachfolgenden Ausreifungsphase wächst er linear, bis er seine präovulatorische Maximalgröße von mittleren 18–20,5 mm (in Spontanzyklen) bzw. 23±3 mm (in Stimulationszyklen) erreicht hat. Eine *abnorme* Follikelwachstumsdynamik kommt bei Patientinnen mit ungeklärter Sterilität häufiger vor und kann sich bei 12–33% von ihnen wiederholen.

Ovulation und Corpus luteum

Mit der Darstellung des Cumulus oophorus *kann* sich die bevorstehende Ovulation ankündigen (ebenfalls mit Veränderungen der Endometriumstruktur und der Öffnung des Zervikalkanals, s. Kap. 4) und bei mittzyklisch täglicher Ultraschallkontrolle über die sonographischen Ovulationskriterien (deutlich kleinerer zystischer Anteil, peripher dicke Wandung sowie spezielle Sonomorphologie des Corpus luteum) nachgewiesen werden.

Im Laufe der Lutealphase nimmt das Corpus luteum gewöhnlich an Größe zu und prämenstruell wieder ab, seine Struktur (zystisch, solide, zystisch-solide) kann sich hierbei verändern.

Varianten und Störungen

Neben Störungen der Follikelreifung (insbesondere bei Hyperandrogenämie) sind Ovulationsvarianten bzw. Ovulationsstörungen durch Ultraschallverlaufskontrollen differenzierbar:

1. die mittzyklische Persistenz eines Follikels (mit oder ohne spätere – *sekundäre* – Luteinisierung),
2. das LIC-Phänomen, eine Verzögerung des ovulatorischen Ablaufs mit Darstellung der Cumulusstruktur über 3 Tage und länger,
3. das „luteinized unruptured follicle syndrome" (LUF-S), wobei der sprungreife Follikel ohne Ruptur primär luteinisiert und danach in ähnlicher Größe persistieren oder noch – zum Teil erheblich – an Größe zunehmen kann.
4. Begleitende Zysten können in multifollikulären Zyklen aus nichtrupturierten Follikeln neben normaler Corpus-luteum-Bildung entstehen, in der Lutealphase weiterwachsen oder sich auch rasch zurückbilden.

Behandlungszyklus

Im Behandlungszyklus dient die Kontrolle der Follikelreifung der Erkennung polyfollikulären Wachstums (Hyperstimulation), damit der Vermeidung von Mehrlingsschwangerschaften, der Bestimmung des Konzeptionsoptimums sowie dem Timing der HCG-Injektion für die Ovulationsauslösung und assistierende Maßnahmen (Insemination, IVF, GIFT).

Neben Basaltemperaturkurve, Zervixscorebestimmung und Ultraschallfollikulometrie (sowie LH-Messung im Urin) als Grundlage des Zyklusmonitorings sind in Stimulationszyklen LH und Progesteron im Serum hilfreich zur Erkennung von Störungen (vorzeitige Luteinisierung, LUF-S). Außerdem sind bei der Hyperstimulation Serumöstradiolbestimmungen immer erforderlich.

Ein Überstimulationssyndrom nach Therapie mit Gonadotropinen, seltener nach Clomiphen- oder GnRH-Applikation, tritt in der Regel erst *nach* der HCG-Gabe (oder mit Eintritt einer Schwangerschaft) auf. Daher muß bei Gefahr der Überstimulierung (z. B. bei Hyperandrogenämie, PCO-Syndrom oder starker polyfollikulärer Reaktion) der ovarielle Status (Ultraschall und E_2-Serumspiegel) zum Zeitpunkt der geplanten HCG-Applikation und zwar *vor* der Injektion kritisch beurteilt werden, um nötigenfalls die Therapie abzubrechen und zur Vermeidung von Mehrlingsgraviditäten antikonzeptive Maßnahmen zu verordnen.

Literatur

Adams J, Mason WP, Tucker M, Morris DV, Jacobs HS (1984) Ultrasound assessment of changes in the ovary and the uterus during LHRH therapy. Upsala Med Sci 89:39–41

Aksel S (1987) Thou shalt luteinize, not rupture. Fertil Steril 47:762–764

Andreotti RF, Thompson GH, Janowitz W, Shapiro AG, Zusmer NR (1989) Endovaginal and transabdominal sonography of ovarian follicles. J Ultrasound Med 8:555–560

Aoki R, Natori M, Sakaida M, Yoshida J, Ito K, Iizuka R, Morisada M (1988) Transvaginal follicular measurement in spontaneously ovulating women in different age groups dose aging affect the follicular size? Acta Obst Gynaecol Jpn 40/8:1335

Baird DT (1977) Evidence in vivo for the two-cell hypothesis of oestrogen biosynthesis in the sheep Graafian follicle. J Reprod Fertil 50:183–185

Baird DT, Baker TG, McNatty KP, Neal P (1975) Relationship between the secretion of the corpus luteum and the length of the follicular phase of the ovarian cycle. J Reprod Fertil 45:611–619

Bald R (1983) Studien über die sonographische Endometriumdarstellung. Inaugural-Dissertation, Marburg, S 80, 121–145

Bald R, Hackelöer BJ (1983) Ultraschalldarstellung verschiedener Endometriumformen. In: Otto R, Jan FX (Hrsg) Ultraschalldiagnostik 1982. Thieme, Stuttgart

Ben Rafael Z, Meloni F, Strauss III JF, Blasco L, Mastroianni L, Flickinger GL (1987) Relationships between polypronuclear fertilization and follicular fluid hormones in gonadotropin treated women. Fertil Steril 47:284–288

Bhathena RK, Hansotia MD (1988) Ultrasonic monitoring of Graafian follicle growth in bromocriptine induced ovulatory cycles. J Obstet Gynaecol 9:71–75

Bjersing L (1981) Correlation of fine structure and endocrine function in the human corpus luteum. In: Coutts JRT (ed) Functional morphology of the human ovary. MTP Press, Lancaster, 119–139

Bomsel-Helmreich O (1985) Ultrasound and the preovulatory human follicle. Oxf Rev Reprod Biol 7:1–72

Bomsel-Helmreich O, Huyen LVN (1981) Delayed ovulation without inhibition of the LH surge in the rabbit: a model of atresia of the preovulatory follicle. In: Rollands R (ed) Follicular maturation and ovulation. Excerpta Medica, Amsterdam, pp 295–302

Bomsel-Helmreich O, Bessis R, Huyen LVN (1981) Cumulus oophorus of the preovulatory follicle assessed by ultrasound and histology. In: Christie A (ed) Ultrasound and infertility. Chartwell Bratt, Bromberg, pp 105–120

Boos A, Peukert-Adam I, Meyer W, Schwarz R, Grunert E (1987) Activity of delta 5-3β-hydroxysteroid dehydrogenase, succinate dehydrogenase and glucose-6-phosphate dehydrogenase in bovine luteinized follicular cysts and corpora lutea of estrous cycle: a quantitative histochemical study. Anim Reprod Sci 15:145–159

Bordt J, Hanker JF, Schneider HPG (1986) Ultrasound-controlled gonadotropin therapy of anovulatory infertility. Fertil Steril 46:818

Borenstein R, Elhalah U, Lunenfeld B, Schwartz ZS (1989) Severe ovarian hyperstimulation syndrome: a reevaluated therapeutic approach. Fertil Steril 51:791

Brosens IA, Koninckx PR, Corveleyn PA (1978) A study of plasma progesterone, oestradiol-17-β, prolactin and LH levels, and the luteal phase appearance of the ovaries in patients with endometriosis and infertility. Br J Obstet Gynecol 85:246–250

Bryce RL, Shuter B, Sinosich MJ, Stiel NJ, Picker RH, Saunders M (1982) The role of ultrasound, gonadotrophin and oestradiol measurements of precise ovulation prediction. Fertil Steril 37:42–45

Buttery B, Trounson A, McMaster R, Wood C (1983) Evaluation of diagnostic ultrasound as a parameter of follicular development in an in vitro fertilization program. Fertil Steril 39:458

Cacciatore B, Linkkonen S, Koskimies AI, Ylöstalo P (1985) Ultrasonic detection of cumulus oophorus in patients undergoing in vitro fertilization. J In Vitro Fertil Embryo Transfer 2:224

Channing CP, Andersson LD, Hodgen GD (1979) Inhibitory effect of charcoal treated porcine follicular fluid upon serum FSH levels and follicle development in the rhesus monkey. In: Channing CP, Marsh J, Sadler W (eds) Ovarian follicular and corpus luteum function. Plenum Press, New York, p 407

Check JH, Goldberg BB, Kurtz H, Adelson HG, Rankin A (1984) Pelvic sonography to help determine the appropriate therapy for luteal phase defects. Int J Fertil 29:156

Check JH, Chase JS, Adelson HG, Dietterich C (1986) New approaches to the diagnosis and therapy of the luteinized unruptured follicle syndrome. Int J Fertil 30:29–32

Check JH, Adelson HG, Dietterich C, Stern J (1990) Pelvic sonography can predict ovum release in gonadotrophin-treated patients as determined by pregnancy rate. Hum Reprod 5:234–236

Christie AD (1981) Ultrasound and infertility-fundamentals. In: Christie AD (ed) Ultrasound and infertility. Chartwell-Bratt, Old Orchard, pp 1–14

Cohen HL, Tice H (1989) Normal ovarian volume measurements: bigger than we think. (Abstract) 75th scientific assembly and annual meeting, Radiological Society of North America, Chicago 26. 11.–1. 12. 1989

Coulam CB, Hill LM, Breckle R (1982) Ultrasonic evidence for luteinization of unruptured preovulatory follicles. Fertil Steril 37:524

Coulam CB, Hill LM, Breckle R (1983) Ultrasonic assessment of subsequent unexplained infertility after ovulation induction. Br J Obstet Gynecol 90:460–467

Coulam CB, Bustillo M, Schulman J (1986) Empty follicle syndrome. Fertil Steril 46:1153

Coutts JRT (1985) The abnormal luteal phase. Curr Top Reprod Endocrinol 4:104–108

Craft I, Shelton K, Yovich J, Smith D (1980) Ovum retention in the human. Fertil Steril 34:537–541

de Crespigny LC, O'Herlihy C, Hoult IJ, Robinson HP (1981a) Ultrasound in an in vitro fertilization program. Fertil Steril 35:25–28

de Crespigny LC, O'Herlihy C, Robinson HP (1981b) Ultrasonic observation of the mechanism of human ovulation. Am J Obstet Gynecol 139:636–639

Daly DC (1989) Treatment validation of ultrasound-defined abnormal follicular dynamics as a cause of infertility. Fertil Steril 51:51–57

Daly DC, Soto Albors C, Walters C, Ying Y, Riddick DH (1985) Ultrasonographic assessment of luteinized unruptured follicle syndrome in unexplained infertility. Fertil Steril 43:62–65

Daly DC, Reuter K, Cohen S, Mastroianni J (1989) Follicle size by ultrasound versus cervical mucus quality: normal and abnormal patterns in spontaneous cycles. Fertil Steril 51:598–603

Davis JA, Gosink BB (1986) Fluid in the female pelvis: cyclic patterns. J Ultrasound Med 5:75–79

Deichert U (1989) Endokrinologische und sonographische Untersuchungen zur Corpus-luteum-Funktion. Habilitationsschrift, Marburg
Deichert U, Kühn C, Hackelöer BJ (1986) Vergleich sonographischer und endokrinologischer In-vitro- und In-vivo-Untersuchungen zur Corpus-luteum-Funktion (Abstract). Ultraschall Klin Prax [Suppl] 1:6–7
Deichert U, Hackelöer BJ, Sturm G, Daume E (1987) Das Corpus luteum im Ultraschallbild und seine endokrine Funktion. Geburtshilfe Frauenheilkd 47:308–315
Deichert U, Beier-Hellweg K, Stücker A, Westermann R, Daume E (1991) Ovulationsstörungen und Endometriumfaktor. Arch Gynecol Obstet 250:947–949
Dhont M, Serreyn R, Duvivier P, Vanluchene E, De Boever J, Van de Kerckhove D (1984) Ovulation stigma and concentration of progesterone and estradiol in peritoneal fluid: relation with fertility and endometriosis. Fertil Steril 41:872–877
Diedrich K, Lehmann F, van der Ven H, Krebs D (1983) Influence of follicular volume and oocyte maturity on the fertilization rate of human oocytes. In: Beier HH, Lindner HR (eds) Fertilization of the human egg in vitro. Springer, Berlin Heidelberg New York, pp 223–231
Diedrich K, Wildt L (1990) Neue Wege in der Behandlung ovarieller Funktionsstörungen: Teil I. In: Diedrich K (Hrsg) Neue Wege in Diagnostik und Therapie der Sterilität. Enke, Stuttgart, S 37
Dmowski WP, Rao R, Scommegna A (1980) The luteinized unruptured follicle syndrome and endometriosis. Fertil Steril 33:30
Donnez J, Langerock S, Thomas K (1982) Peritoneal fluid colume and 17-β-estradiol and postmenopausal women. Obstet Gynecol 59:687
Eden JA, Place J, Carter GD, Jones J, Alaghband-Zadeh J, Pawson ME (1988) What are the ultrasound and biochemical features of impending ovulation? Aust NZJ Obstet Gynaecol 28:225
Eissa MK, Obhrai MS, Docker MF, Lynch SS, Sawers RS, Newton JR (1986) Follicular growth and endocrine profiles in spontaneous and induced conception cycles. Fertil Steril 45:191–195
Filicory M, Butler JP, Crowley WF Jr (1984) Neuroendocrine regulation of the corpus luteum in the human. Evidence for pulsatile progesterone secretion. J Clin Invest 71:1638
Fleischer A, Daniel G, Rodier J, Lindsay AM, James AE (1981) Gonadotrophic monitoring of ovarian follicular development. J Clin Ultrasound 9:275–280
Fritz MA, Speroff L (1982) The endocrinology of the menstrual cycle: the interaction of folliculogenesis and neuroendocrine mechanisms. Fertil Steril 38:509–529
Geisthövel F (1985) Sonographische und endokrinologische Studien zur Physiologie und Pathophysiologie der Ovarialfunktion. Habilitationsschrift, Freiburg
Geisthövel F, Skubbsch U, Zabel G, Schillinger H, Breckwoldt M (1983) Ultrasonographic and hormonal studies in physiologic and insufficient menstrual cycles. Fertil Steril 39:277
Geisthövel F, Klosa W, Rabold B, Schillinger H, Breckwoldt M (1984) Sonographische Kriterien der Ovarialfunktion in physiologischen Menstruationszyklen. Geburtshilfe Frauenheilkd 44:225–232
Gonzales CJ, Curson R, Parsons J (1988) Transabdominal versus transvaginal ultrasound scanning of ovarian follicles: are they comparable? Fertil Steril 50:657
Grunert E (1982) Zentralhypophysäre Störungen der Ovarfunktion. In: Grunert E, Berchthold M (Hrsg) Fertilitätsstörungen beim weiblichen Rind. Parey, Berlin, S 94, 171
Hackelöer BJ (1985) Zyklusdynamik am Genitale. In: Hansmann M, Hackelöer BJ, Staudach A (Hrsg) Ultraschalldiagnostik in Geburtshilfe und Gynäkologie. Springer, Berlin Heidelberg New York, S 351–353
Hackelöer BJ, Robinson HP (1978) Ultraschalldarstellung des wachsenden Follikels und Corpus luteum im normalen physiologischen Zyklus. Geburtshilfe Frauenheilkd 38:163–168
Hackelöer BJ, Fleming R, Robinson HP, Coutts JRT, Adam AH (1979) Correlation of ultrasonic and endocrinological assessment of human follicular development. Am J Obstet Gynecol 135:122
Hamilton CJCM, Wetzels LCG, Evers JLH, Hoogland JH, de Haan J, Muitjens A (1985) Follicle growth curves and hormonal patterns in patients with the luteinized unruptured follicle syndrome. Fertil Steril 43:541
Hamilton CJCM (1986) The role of ultrasound in the fertility clinic. Dissertation, Maastricht
Hilgers TW, Dvorak AD, Tamisiea DF, Ellis RL, Yaksich PJ (1989) Sonographic definition of the empty follicle syndrome. J Ultrasound Med 8:411–416
Hillier SG (1981) Regulation of follicular oestrogen biosynthesis: a survey of current concepts. J Endocrinol 89:3–18
Hillier SG, Wickings EJ, Afnan M, Margara RA, Winston RML (1984) Granulosa cell steroidogenesis before in vitro fertilization. Biol Reprod 31:679–686
Hillier SG (1991) Re-evalution of the role of follicle-stimulating hormone and luteinizing hormone in the ovulatory process. In: Gonadotrophins, Gonadotrophin-Releasing Hormone Analogues and Growth Factors in Infertility: Future Perspectives. Proceedings of a meeting, Harrogate, Yorkshire 29–30. 4. 91, Ed. C.M. Howles, p 11–24, Academic Press Oxford
Hodgen GD (1982) The dominant ovarian follicle. Fertil Steril 38:281
Horstmann G (1971) Histologische und histochemische Untersuchungen an Gelbkörperzysten des Rindes mit einem Vergleich zum kompakten Gelbkörper. Vet Med Dissertation, Hannover, S 11, 19, 26, 29, 32
Insler V, Lunenfeld B (1983) Sterilität, Bd. I, Grosse, Berlin 76:107
Insler V, Melmed H, Eichenbrenner I, Serr DM, Lunenfeld B (1972) The cervical score – a simple semiquantitative method for monitoring of the menstrual cycle. Int J Gynecol Obstet 10:223–228
Jarry H, Einspanier A, Kanngiesser L, Dietrich M, Pitzel L, Holtz W, Wuttke W (1990) Release and effects of oxytocin on estradiol and progesterone secretion in porcine corpora lutea as measured by an in vivo microdialysis system. Endocrinology 126/5:2350–2358
Jewelewicz R (1975) Management of infertility resulting from anovulation. Am J Obstet Gynaecol 122:909
Kauppila A, Leinonen P, Vihko R, Ylostalo P (1982) Metoclopramid – induced hyperprolactinemia impair ovarian follicle maturation and corpus luteum function in women. J Clin Endocrinol Metab 54:955
Kerin JF, Edmonds DK, Warnes GM et al. (1981) Morphological and functional relations of Graafian follicle growth to ovulation in women using ultrasonic, laparoscopic and biochemical measurements. Br J Obstet Gynaecol 88:81–90

Kerin JF, Kirby C, Morris D, McEvoy M, Ward B, Cox LW (1983) Incidence of luteinized unruptured follicle phenomen in cycling women. Fertil Steril 40:620–626

Killik S, Elstein M (1987) Pharmacologic production of luteinized unruptured follicles by prostaglandin synthetase inhibitors. Fertil Steril 47:773–777

Knobil E (1980) The neuroendocrine control of the menstrual cycle. Recent Prog Horm Res 36:53–88

Koninckx PR, Brosens IA (1982a) Clinical significance of the luteinized unruptured follicle syndrome as a cause of infertility. Eur J Obstet Gynecol Reprod Biol 13:355

Koninckx PR, Brosens IA (1982b) The luteinized unruptured follicle syndrome. Obstet Gynecol Annual 11:175

Koninckx PR, Heyns WJ, Corvelyn PA, Brosens LA (1978) Delayed onset of luteinization as a cause of infertility. Fertil Steril 29:266

Koninckx PR, de Moor P, Brosens IA (1980) Diagnosis of the luteinized unruptured follicle syndrome by steroid hormone assays on peritoneal fluid. Br J Obstet Gynaecol 87:929

Koskimies AI, Linkkonen S, Tenhunen A, Huktaniemi I (1987) Low LH receptor content in corpora lutea in luteinized unruptured follicle (LUF) syndrome. Hum Reprod 2:367–369

König HE (1981) Gefäßarchitektonische Untersuchungen am Ovarium des Rindes. Der Praktische Tierarzt 10:846–849

König HE, Amselgruber W (1986a) Gefäßarchitektur des Corpus luteum periodicum im Stadium der Blüte beim Rind. Der Praktische Tierarzt 67:880–882

König HE, Amselgruber W (1986b) Vaskularisation des Corpus luteum des Rindes. Fertilität 2:205–208

Lemay A, Faure N, Labrie F, Fazekas ATA (1983) Gonadotroph and corpus luteum response to successive intranasal doses of a luteinizing homone-releasing homone agonist at different days after the midcycle luteinizing hormone surge. Fertil Steril 39:661

Lenz S (1985) Ultrasound study of follicular maturation, ovulation and development of corpus luteum during normal menstrual cycles. Acta Obstet Gynecol Scand 64:15–19

Leyendecker G, Wildt L (1985) Ovulation und Schwangerschaft durch pulsatile Zufuhr von GnRH. Fertilität 1:2–6

Liukkonen S, Koskiemis AJ, Tenhunen A, Ylöstalo P (1984) Diagnosis of luteinized unruptured follicle (LUF) syndrome by ultrasound. Fertil Steril 41:26–30

Lunenfeld B, Eshkol A (1982) Induction of ovulation with gonadotropin. In: Rollund B, van Hall EV, Hillier SG (eds) Follicular maturation and ovulation. Excerpta Medica, Amsterdam, pp 361

Marik J, Hulka J (1978) Luteinized unruptured follicle syndrome: a subtle cause of infertility. Fertil Steril 29:270

Marinho AO, Sallam HN, Goessens LUV, Collins WP, Rodeck CH, Campbell S (1982) Real time pelvic ultrasonography during the periovulatory period of patients attending an arteficial insemination clinic. Fertil Steril 37:633

McArdle C, Seibel M, Hamm LE, Weinstein F, Taymor M (1983) The diagnosis of ovarian hyperstimulation (OHS): the impact of ultrasound. Fertil Steril 39:464

McNatty KP, Makris A, De Grazia C, Osathanondh R, Ryan KJ (1979) The production of progesterone, androgens and estrogens by granulosa cells, thecal tissue and stromal tissue from human ovaries in vitro. J Clin Endocrinol Metab 49:687–699

McNeely MJ, Soules MR (1988) The diagnosis of luteal phase deficiency: a critical review. Fertil Steril 50:1–15

Nilsson L, Wikland M, Hamberger L (1982) Recruitment of an ovulatory follicle in the human following follicleectomy and luteectomy. Fertil Steril 37:30–34

Nitschke S, Hackelöer BJ, Sturm G (1980) Ultraschall-Darstellung von Follikelveränderungen nach der Ovulation (Corpus luteum). In: Hinselmann M, Anlinker M, Mendt R (Hrsg) Ultraschalldiagnostik (1979). Thieme, Stuttgart, S 183–184

Nitschke-Dabelstein S, Hackelöer BJ, Sturm G (1980) Ultrasonic monitoring of ovarian stimulating therapy. In: Kurjak A (ed) Progress in medical ultrasound, vol 1. Excerpta Medica, Amsterdam, p 155

Nitschke-Dabelstein S, Hackelöer BJ, Sturm G (1981) Ovulation and corpus luteum formation observed by ultrasonography. Ultrasound Med Biol 7:33–39

O'Herlihy C, de Crespigny LHC, Robinson HP (1980) Monitoring ovarian follicular development with real time ultrasound. Br J Obstet Gynecol 87:613–618

Okuda K (1982) Morphologische und endokrinologische Untersuchungen am Corpus luteum periodicum and graviditatis des Rindes. Veterinärmedizinische Dissertation, München, S 46

Pagano G, Geraci P, Lucifora MC (1988) Prediction and detection of ovulation relationship between woman's observations of cervical mucus changes, thermic and echographic parameters of ovulation. Acta Eur Fertil 19:269–271

Peukert-Adam I, Schwarz R, Grunert E (1983) Zur Follikel-Luteinzyste des Rindes – Morphologie und ihre Bedeutung als Sterilitätsfaktor. Zentralbl Veterinärmed [A] 30:410–428

Padova G, Briguglia G, Tita P (1988) Ovulation monitored by serum 17β-estradiol and ultrasound: differential ovarian response to human gonadotropins in various anovulatory states. Acta Eur Fertil 19:283–286

Pauerstein CJ, Eddy CA, Croxatto HD, Hess R, Siler-Khodr TM, Croxatto HB (1978) Temporal relationships of estrogen, progesterone and luteinizing hormone levels to ovulation in women and infrahuman primates. Am J Obstet Gynecol 130:876

Picker RH, Smith DH, Tucker MH, Saunders DM (1983) Ultrasonic signs of imminent ovulation. J Clin Ultrasound 11:1–2

Queenan JT, O'Brian GD, Bains LM, Simpson J, Collins WP, Campbell S (1980) Ultrasound scanning of ovaries to detect ovulation in women. Fertil Steril 34:99

Renaud RL, Macler J, Dervain I et al. (1980) Echographic study of follicular maturation and ovulation during the normal menstrual cycle. Fertil Steril 33:272–276

Reynolds SRM (1973) Blood and lymph vascular systems of the ovary. In: Greep RO (ed) Handbook of physiology, Sect 7, vol II. American Physiological Society, Washington DC, pp 261–316

Ritchie WGM (1985) Ultrasound in the evaluation of normal and induced ovulation. Fertil Steril 43:167–181

Ritchie WGM (1986) Sonographic evaluation of normal and induced ovulation. Radiology 161:1–10

Robertson RD, Picker R, Wilson PC, Sounders DM (1979) Assessment of ovulation by ultrasound and plasma estradiol determination. Obstet Gynecol 54:686–691

Sallam HN, Marinho AO, Collins WP, Rodeck CH, Campbell S (1982) Monitoring gonadotrophin therapy by real time ultrasonic scanning of ovarian follicles. Br J Obstet Gynaecol 89:155–159

Schenken RS, Werlin LB, Williams RF, Prihoda TJ, Hodgen GD (1986) Histologic and hormonal documentation of the luteinized unruptured follicle syndrome. Am J Obstet Gynecol 154:839–847

Schenker JG, Weinstein D (1978) Ovarian hyperstimulation syndrome: a current survey. Fertil Steril 30:255–268

Seegar-Jones G, de Moraes-Ruehsen M (1969) A new syndrome of amenorrhea in association with hypergonadotropism and apparantly normal ovarian follicular aparatus. Am J Obstet Gynecol 104:597

Shoupe D, Mishell DR, Lacarra M, Lobo R, Horenstein J, D'Ablaing G, Moyer D (1989) Correlation of endometrial maturation with four methods of estimating day of ovulation. Obstet Gynecol 73:88

Smith D, Picker RH, Sinosich M, Saunders DM (1980) Assessment of ovulation by ultrasound and estradiol levels during spontaneous and induced cycles. Fertil Steril 33:387

Spanel-Borowski K, Sohn G, Schlegel W (1986) Effects of locally applied enzyme inhibitors of the arachidonic acid cascade on follicle growth and intraovarian oocyte release in hyperstimulated rabbits. Arch Histol Jpn 49:565–577

Speroff L, Glass RH, Kase NG (1983) Clinical gynecology, endocrinology and infertility. Williams & Wilkins, Baltimore, p 539

Stanger JD, Yovich JC (1984) Failure of human oocyte release at ovulation. Fertil Steril 41:827–832

Terinde R, Distler W, Freundl G, Herberger G (1979) Hormonelle und ultrasonographische Kontrolle der spontanen Ovulation bei Patientinnen mit primärer und sekundärer Sterilität. Arch Gynäkol 228:168–169

Testart J, Frydman R (1982) Minimum time lapse between luteinizing hormone surge or human chorionic gonadotropin administration and follicular rupture. Fertil Steril 37:50

Tsafiri A, Liebermann ME, Barnea A, Bauminger S, Lindner HR (1973) Induction of ovum maturation and of steroidogenesis in the isolated graafian follicle by luteinizing hormone: role of RNA and protein synthesis. Endocrinology 93:1378–1386

Tsuiki A, Rose BJ, Hung TT (1988) Steroid profiles of follicular fluids from a patient with the empty follicle syndrome. Fertil Steril 49:104

Tulandi T, Hamilton EF, Arronet GH, Coleman PW, McInnes RA (1988) Ovulation induction by human menopausal gonadotropin with ultrasonic monitoring of the ovarian follicles. Int J Fertil 32:312–315

Vanrell JA, Balasch J, Fuster JS, Fuster R (1982) Ovulation stigma in fertile women. Fertil Steril 37:712–713

Varga MC, Macourt DC, Picker RH (1987) Uterine intracavity fluid at ovulation: an ultrasonic finding. Clin Reprod Fertil 5:304

Vargyas JM, Marrs RP, Kletzky OA, Mishell DR (1982) Correlation of ultrasonic measurement of ovarian follicle size and serum estradiol levels in ovulatory patients following clomiphene citrate for in vivo fertilization. Am J Obstet Gynecol 144:569–573

Varma TR, Patel RH, Pillai U (1988) Ultrasonic assessment of ovulation in cyclofenil induced ovulatory cycles. Int J Gynecol. Obstet 27:231–238

Venturoli SR, Fabbri R, Paradisi R, Mimmi F, Bolelli G, Franceschetti F, Flamigni C (1982) Induction of ovulation with "pure" human urinary FSH in patients with chronic anovulation and polycystic ovaries. In: Flamigni C, Givens JR (eds) The gonadotropins: basic science and clinical aspects in females. Academic Press, London, pp 439–450

Wetzels LCG, Hoogland HJ (1982) Relations between evidence of ovulation and hormonal parameters luteinizing hormone surge and initial progesterone. Fertil Steril 37:336–341

World Health Organization (1980) Temporal relationship between ovulation and defined changes in the concentration of plasma estradiol-17β, luteinizing hormone, follicle stimulating hormone, and progesteron. Am J Obstet Gynecol 138:383

Ylöstalo P, Siegberg R (1988) Ovarian stimulation during gonadotropin treatment after HCG administration monitored by ultrasound and serum estradiol and progesterone. Int J Fertil 33:259–264

Young JR, Jaffe RB (1976) Strength-duration characteristics of estrogen effects on gonadotropin response to gonadotropin-releasing hormone in women, II. Effects of varying concentrations of estradiol. J Clin Endocrinol Metab 423:432–442

Yussmann MA, Taymor ML (1970) Serum levels of follicle stimulating hormone and luteinizing hormone and of plasma progesterone related to ovulation by corpus luteum biopsy. J Clin Endocrinol Metab 39:396

Yuen BH, McComb P, Sy L (1979) Plasma prolactin, human chorionic gonadotropin, estradiol, testosterone and progesterone in the ovarian hyperstimulation syndrome. Am J Obstet Gynecol 133:316

Van Weissenbruch, Hompes PGA, Eshkol A, Drexhage H, Schoemaker J (1987) A comparison of the effectiveness of "pure" FSH versus HMG for the induction of ovulation in women with a clomiphene-resistant PCO-like disease: a double-blind study (Abstract). Hum Reprod [Suppl] 1:76

Zandt-Stastny D, Thorsen MK, Middleton WD, Aiman J, Zion A, McAsey M, Harms L (1989) Inability of sonography to detect imminent ovulation. Am J R 152:91–95

Zegers-Hochschild F, Lira CG, Parada M, Lorenzini EA (1984) A comparative study of the follicular growth profile in conception and non conception cycles. Fertil Steril 41:244–247

Zitnik B, Breznik R, Saks A (1988) Ultrasonic following of a non-stimulated ovarian cycle. J Slovenian Med Soc 57:373

6 Sonopathologie der Genitalorgane

V. DUDA, U. DEICHERT, G. RODE

6.1 Ovar

6.1.1 Nichtneoplastische Ovarialtumoren

(U. DEICHERT)

Viele gut- und bösartige Tumoren des Ovars entstehen aus Zystenbildungen. Die nichtneoplastischen Retentionszysten können sich einerseits aus allen Reifungs- und Rückbildungsstadien der Follikel entwickeln als

- Follikel-,
- Corpus-luteum-,
- Thekalutein- und
- Corpus-albicans-Zyste,

andererseits aus Einstülpungen des Deckepithels als

- Keimepithelzyste
  oder aus heterotopem Epithel als
- Endometriosezyste
  (Dallenbach-Hellweg 1984) (Tabelle 6.1).

Follikelzysten
(Abb. 6.1, Tabellen 6.2 und 6.3; s. auch Kap. 8)

Follikelzysten kommen einzeln oder zahlreich (polyzystisches Ovar) in einem oder beiden Ovarien vor mit einem Durchmesser von ca. 1 bis zu 5 cm. Sie enthalten wässrig-klare Flüssigkeit und entstehen meist aus einem anovulatorischen (persistierenden) Follikel.

Tabelle 6.1. Hormonelle Aktivität nichtneoplastischer Ovarialzysten

Zyste	Hormonbildung
Follikelzyste	Östrogene möglich
Corpus-luteum-Zyste	Progesteron
Corpus-albicans-Zyste	Keine
Thekaluteinzyste	Östrogene; Testosteron (selten)
Keimepithelzyste	Keine
Endometriosezyste	Keine

Tabelle 6.2. US-Charakteristika und -Morphologie von *Follikelzysten*

Zyste innerhalb des Ovars: Neben der Zyste ist Ovarialstroma mit Follikeln erkennbar
Außenstruktur: rund, glatt, dünnwandig
Binnenstruktur: echoleer bis echoarm; dorsale Schallverstärkung
Hoch aufgebautes hyporeflektives Endometrium (P-Typ ≥ 10 mm)
Bei Einblutung: heterogene Echogenität (siehe hämorrhagische Zysten, S. 139)
Bei sekundärer Luteinisierung (spontane Umwandlung in einen luteinisierten Follikel mit Progesteronbildung) Auftreten von homogenen Binnenechos oder auch echogenen Septen möglich (→ Progesteronbestimmung im Serum)
Diagnosehilfen: – Anamnese: Amenorrhö (s. Kap. 8) – positiver Zervixscore nach Insler (Östrogenbildung) – Östrogene im Serum entsprechend der Follikelphase

Tabelle 6.3. US-Differentialdiagnose der *Follikelzysten*

Struktur	US-Unterscheidungskriterien
Paraovarialzyste (Abb. 6.3)	Ovarialstruktur von Zyste getrennt
	Oft oval
	Auch >5 cm möglich
Peritonealeinschlußzyste (Abb. 6.2 und 6.4)	Ovarialstruktur von Zyste getrennt
	Außenstruktur eher oval bis geradlinig (entsprechend der Beckenwände)
	Häufiger Septierungen
	Hauptsächlich im Douglas lokalisiert
Dicke Saktosalpinx (Abb. 6.5–6.7)	Ovarialstruktur von Zyste getrennt
	Ovalär
	Zapfenförmig einspringende, schmale echogene Septen möglich (= starre Schleimhautfalten)

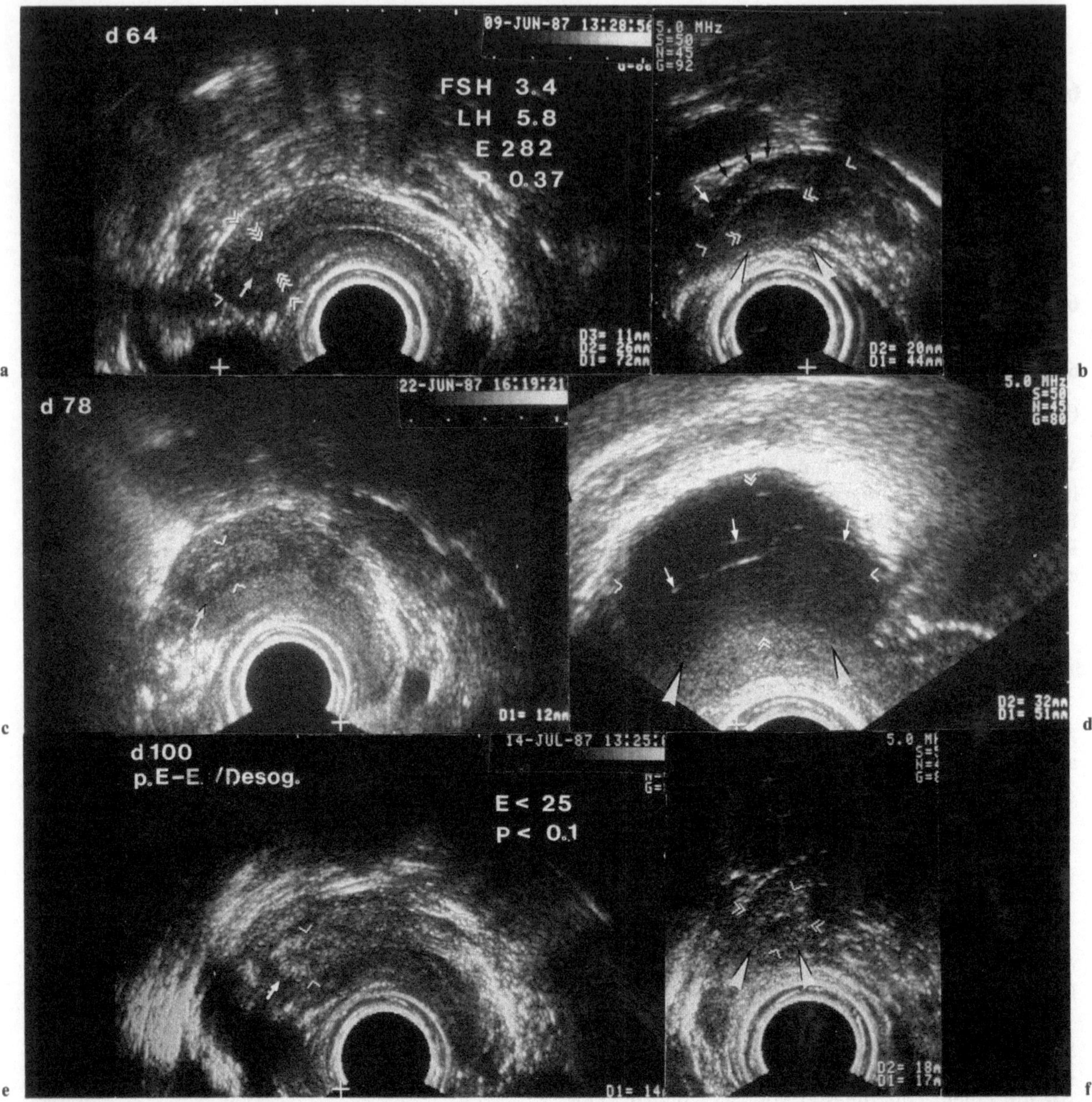

Abb. 6.1 a–f. *Follikelpersistenz; Follikelzyste mit Wachstum und Rückbildung.* (**a, c, e** jeweils Uterus im Längsschnitt; **b, d, f,** jeweils rechtes Ovar im Querschnitt). **a** 31jährige Patientin, 64. ZT. (d64), seit 2 Monaten keine Periodenblutung; Endometrium (→) hyporeflektiv (P-Typ), mit 11 mm hoch aufgebaut, Hormonwerte der späten Follikelphase entsprechend. **b** Ovar mit Follikel in sprungreifer Größe (➤), darüber kleinere Follikel (→). Zunächst keine Therapie und Kontrolle 2 Wochen später, am 78. ZT. (d78), weiterhin keine Blutung. **c** Endometrium (→) weiterhin gut stimuliert, hyporeflektiv. **d** Die Follikelzyste (➤) ist erheblich gewachsen und zeigt diskrete Binnenechos und feine Septierungen (→). Darauf Gabe eines oralen Antikonzeptivums (Ethinylestradiol-Desogestrel) zur Rückbildungsbehandlung und anschließende Kontrolle (d100). **e** Endometrium (→) durch die Gestageneinwirkung sekretorisch umgewandelt, hoch aufgebaut, hyperreflektiv (S_1-Typ), wenige Tage später Entzugsblutung. **f** Follikelzyste völlig zurückgebildet, solide Reststruktur (>)

Abb. 6.2 a–h. Veränderungen von *Peritonealeinschlußzysten*: bei *Infektion*, *Rückbildung* und *Rezidiv*. Längsschnitte (*u* Uterus, *B* Blase). 32jährige Patientin, primäre Ehesterilität, langjähriger Kinderwunsch, tubarer Faktor, rezidivierende Unterbauchbeschwerden. Laparoskopisch nachgewiesene Adhäsionen im Douglas-Raum. **a** Peritonealeinschlußzyste im Douglas (→), glatt begrenzt, echoleer. **b** Akute Pelveoperitonitis (inflam.), Vergrößerung des Befundes (→) und Echogenisierung im US-Bild (durch Leukozyteninfiltration). **c, d** Nach 1 Woche antibiotisch-antiphlogistischer Therapie nahezu vollkommene Rückbildung; noch schmaler, überwiegend solider Bezirk (→), der in der Vergrößerung (**c**) kleine zystische Einschlüsse erkennen läßt (→). **e** Weitere Rückbildung. **f** Bei dieser Kontrolle 2 1/2 Monate später in Zyklusmitte (12. ZT.) hatte die Pat. keinerlei Beschwerden mehr. Im US keine Hinweise auf eine Peritonealeinschlußzyste oder sonstige Befunde im Douglas. **g** Anschließend im selben Zyklus LUF-Syndrom mit erheblicher retrouteriner Flüssigkeitsansammlung (→) und **h** erneuter Bildung von Peritonealeinschlußzysten. LUF-Zyste (➤), Septen der Peritonealeinschlußzysten (→). Querschnitt

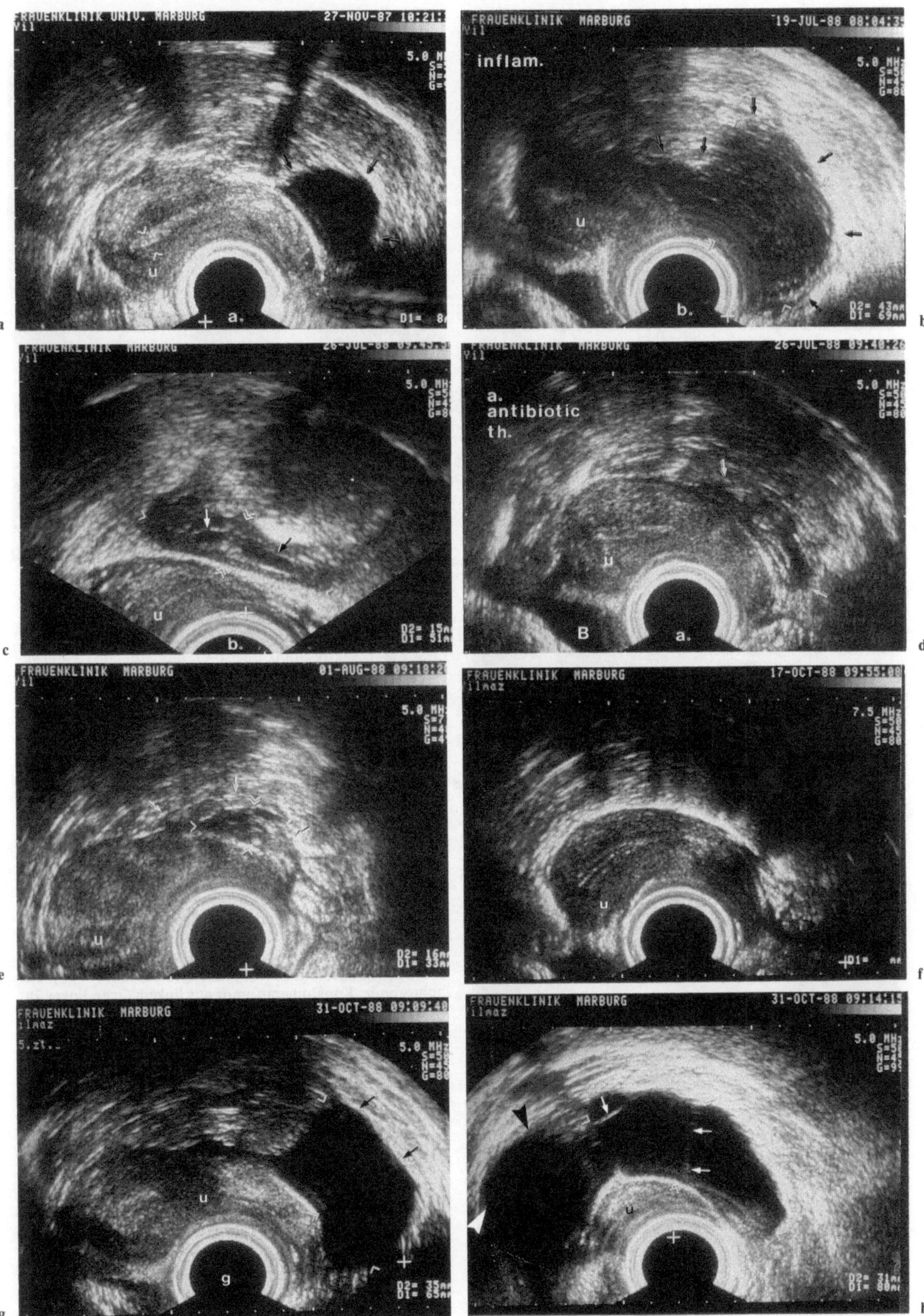

FRAUENKLINIK UNIV. MARBURG
27-NOV-87
5.0 MH
u
a.
a
FRAUENKLINIK MARBURG
19-JUL-88 08:04:35
inflam.
5.0 MH
u
b.
D2= 43mm
D1= 69mm
b
FRAUENKLINIK MARBURG
26-JUL-88
5.0 MH
u
b.
D2= 15mm
D1= 51mm
c
FRAUENKLINIK MARBURG
26-JUL-88
a.
antibiotic
th.
5.0 MH
u
B
a.
d
FRAUENKLINIK MARBURG
01-AUG-88 09:18:2
5.0 MH
u
D2= 16mm
D1= 33mm
e
FRAUENKLINIK MARBURG
17-OCT-88 09:55:08
7.5 MH
u
D1=
f
FRAUENKLINIK MARBURG
31-OCT-88 09:09:40
5.0 MH
u
g
D2= 35mm
D1= 65mm
g
FRAUENKLINIK MARBURG
31-OCT-88 09:14:15
5.0 MH
u
D2= 31mm
D1= 80mm
h

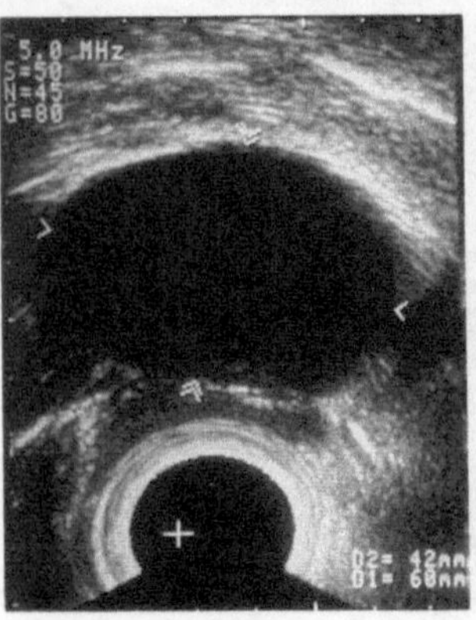

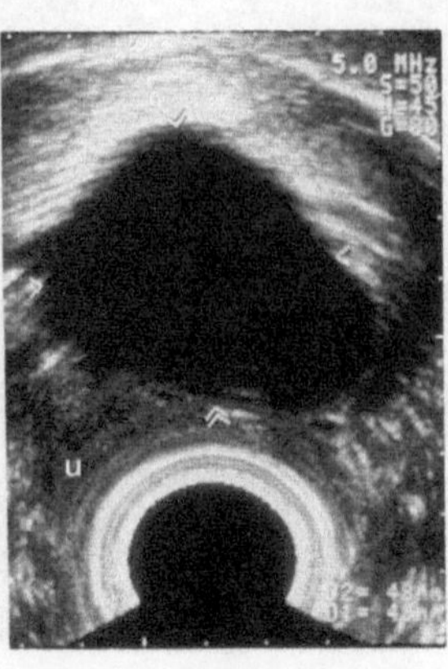

a, b

Abb. 6.3 a, b. Hormontherapieresistente, glatt berandete, echoleere Zyste: *Paraovarialzyste*, Maximalgröße 6,9×4,2 ×4,8 cm. 18jährige Patientin, rezidivierende Unterbauchbeschwerden, keine Rückbildung der Zyste nach reiner Gestagentherapie und 2 Zyklen mit Ovulationshemmern (Ethinylestradiol-Desogestrel). Aufgrund des Alters der Pat. und der unauffälligen US-Kriterien (glatt berandet, echoleer) Zystenexstirpation durch operative Laparoskopie, Histologie o.B. **a** Schrägschnitt, **b** Querschnitt (*u* Uterus)

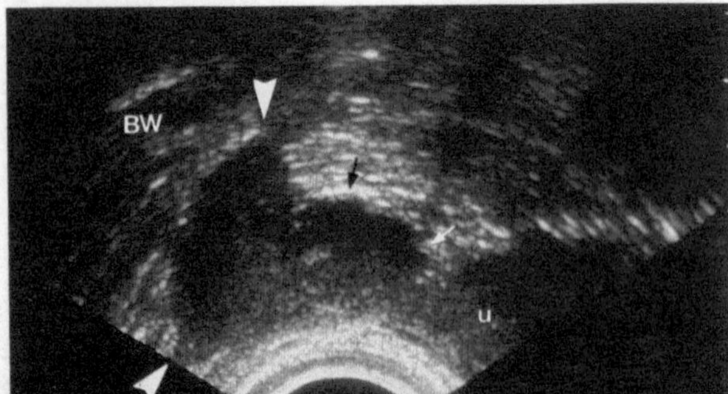

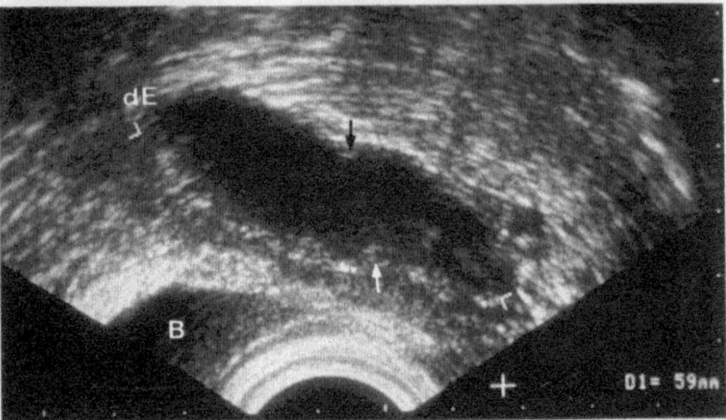

Abb. 6.5 a, b. Typisches Bild einer *Saktosalpinx.* 36jährige Patientin, sekundäre Sterilität, Kinderwunsch in zweiter Partnerschaft seit 11 Jahren. **a** Anatomische Anordnung des rechten Adnexbereichs im Querschnitt: Beckenwand (*BW*), Ovar (➤), Saktosalpinx quer (→), hier von einer Paraovarialzyste zu differenzieren (*u* Uterus). **b** Im Längsschnitt eindeutiges Bild einer Saktosalpinx mit abgerundeten Schleimhautfalten (→), *dE* distales Ende, *B* Blase. Laparoskopische Operation: ausgiebige Adhäsiolyse beidseits und Salpingostomie rechts

a

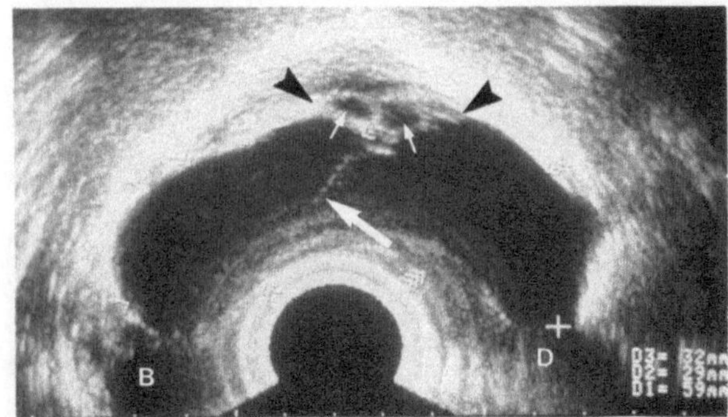

b

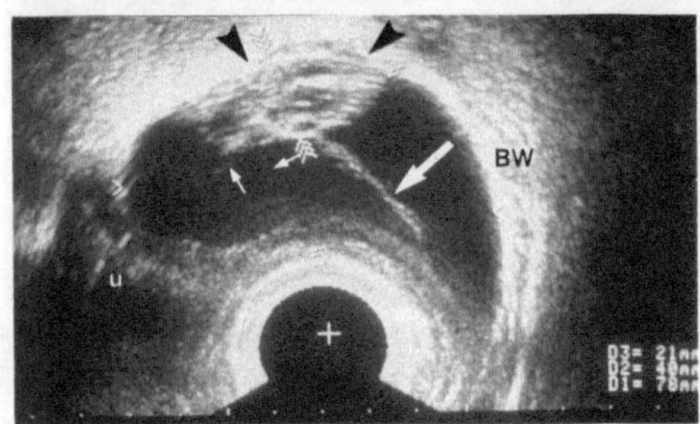

◀ **Abb. 6.4 a, b.** *Peritonealeinschlußzysten* mit *Einschluß des Ovars.* 17jährige Patientin, Status nach Adnektomie rechts wegen Tuboovarialabszeß, Zystenbildung, laparoskopische Zystenpunktion links (außerhalb), keine Rückbildung auf Gestagene und Ovulationshemmer, Beschwerden. **a** Zwei glatt begrenzte Zysten, von der Blase (*B*) bis zum Douglas (*D*) reichend, die das linke Ovar (➤) teilweise umschließen, Follikel (→), Zystenwand bzw. Septum (⟶). Längsschnitt. **b** Im Querbild sind die Zysten von Uterus (*u*) und linker Beckenwand (*BW*) begrenzt. Ovar (➤), feine Septierungen (→), Zystenwand bzw. kräftiges Septum (⟶). Relaparotomie: Konglomerattumor aus linkem Ovar, linker Tube und 2 Peritonealeinschlußzysten mit Verwachsungen zu Uterus und Beckenwand. Mikrochirurgische Adhäsiolyse und Zystenexstirpation

Meist bilden sich Follikelzysten spontan oder auf Medikation (Gestagene, orale Kontrazeptiva) zurück. Selten rupturieren sie, z. B. bei bimanueller gynäkologischer Untersuchung. Durch Ruptur oder den Druck auf Gefäße kann es zu Blutungen in das Innere der Zyste oder die Umgebung kommen (hämorrhagische Follikelzyste).

Zuweilen ist die auskleidende Granulosazellschicht hormonell aktiv und bildet Östrogene, die sich infolge des Progesteronmangels bei fehlenden Ovulationen auf das Endometrium auswirken können, was über längere Zeit zur glandulärzystischen Hyperplasie und Blutungsstörungen führen kann (vgl. Abb. 8.29, S. 197).

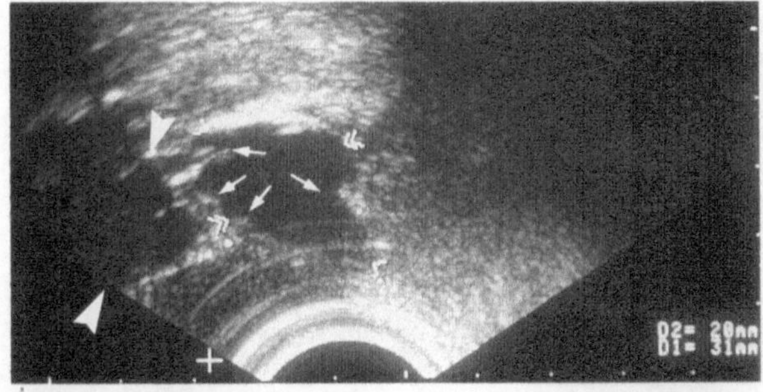

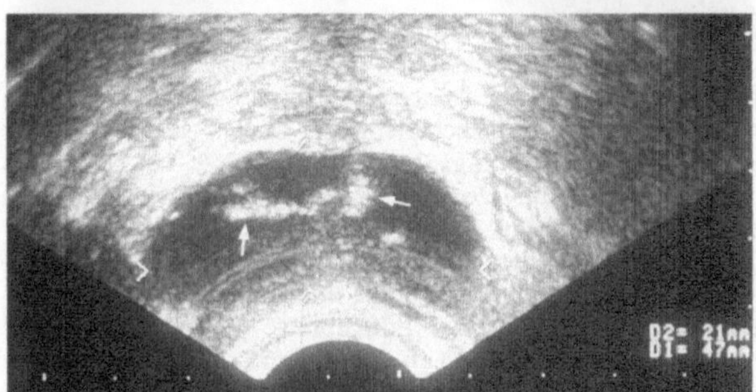

Abb. 6.6 a, b. *Plumpe Saktosalpinx*, 23jährige Patientin, keine Beschwerden, kein aktueller Kinderwunsch, Zufallsbefund beidseitiger länglicher zystischer Strukturen. **a** Rechter Adnexbereich, Querschnitt: Ovar (➤) mit Follikeln, Saktosalpinx quer, vorspringende Schleimhautfalten (→), für eine Paraovarialzyste zu unregelmäßige Wandung. **b** Dieselbe Saktosalpinx im Längsschnitt, echogene Septierungen (→) durch vorspringende Schleimhautfalten. Verwechslung mit Peritonealeinschlußzysten möglich. Laparoskopische Operation: beidseitige Adhäsiolyse und Salpingostomie (Druckentlastung wegen Gefahr der Schleimhautatrophisierung)

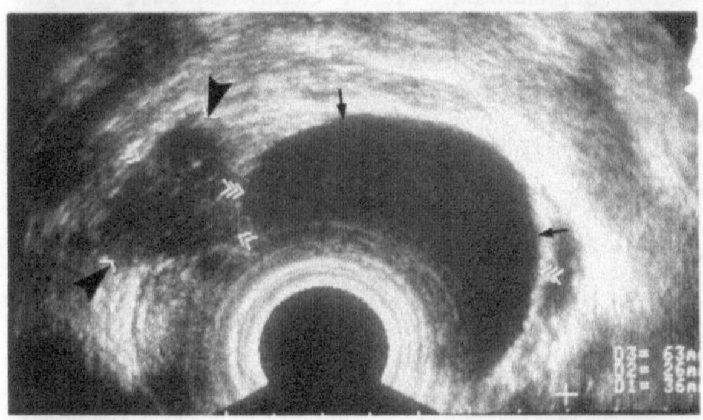

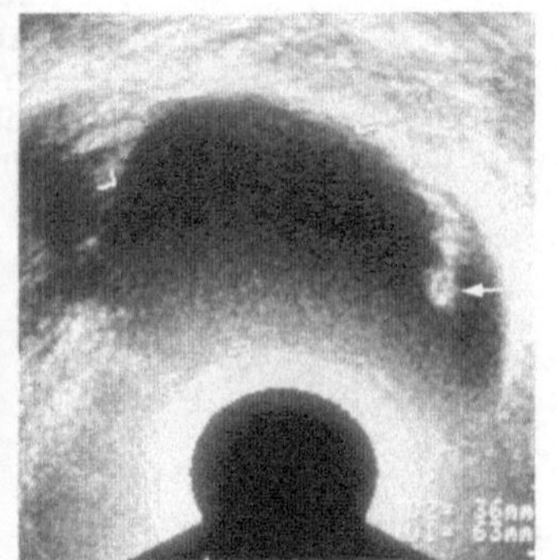

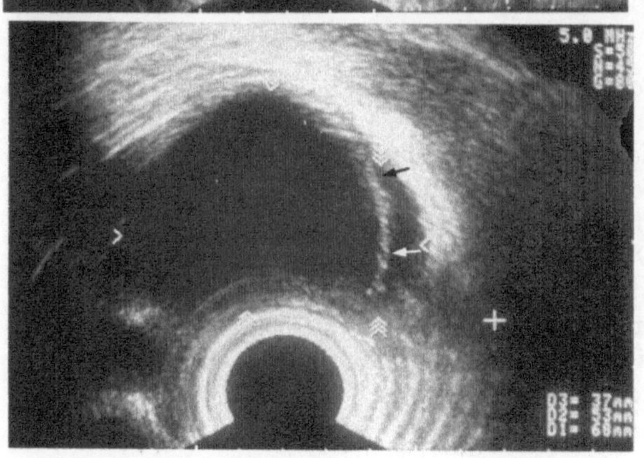

Abb. 6.7 a–c. *Große Saktosalpinx*, 23jährige Patientin primäre Ehesterilität mit Kinderwunsch seit 4 Jahren, laparoskopisch: Verwachsungssitus mit Konglomerattumor rechts, Saktosalpinx beidseits. **a** Rechter Adnexbereich, Querschnitt: Ovar (➤), Saktosalpinx (→) ohne erkennbare Schleimhautfalten. *Differentialdiagnose zur Serosaeinschlußzyste* (s. Abb. 6.22). **b** Querschnitt durch die rechte Saktosalpinx, glatte (atrophische) Wandung (→), *Differentialdiagnose* zur *Paraovarialzyste* (s. Abb. 6.2). **c** Schrägschnitt durch die rechte Saktosalpinx, zapfenförmig einspringende starre Schleimhautfalte (→) der insgesamt (inspektorisch) atrophischen Mukosa. Laparotomie, mikrochirurgische Op.: Adhäsiolyse mit Salpingostomie beiderseits (Schleimhaut der linken Saktosalpinx gut erhalten)

Corpus-luteum-Zysten
(Abb. 6.8, Tabellen 6.4 und 6.5)

Die Corpus-luteum-Zysten treten solitär oder multipel (gewöhnlich nicht mehr als 2–3 Zysten, Ausnahme Überstimulierung) auf und sollen einen Durchmesser von 3–5 cm erreichen (Dallenbach-Hellweg 1984). Sie entstehen, wenn die Obliteration eines zystischen Corpus luteum verlangsamt ist. Das seltene klinische Bild dieser Corpus-luteum-Persistenz geht mit einer Durchbruchsblutung einher, die infolge einer verzögerten Abstoßung des Endometriums verlängert ist. Selten kommt es zur Ruptur der Corpus-luteum-Zyste mit zum Teil erheblicher Blutung in die Bauchhöhle.

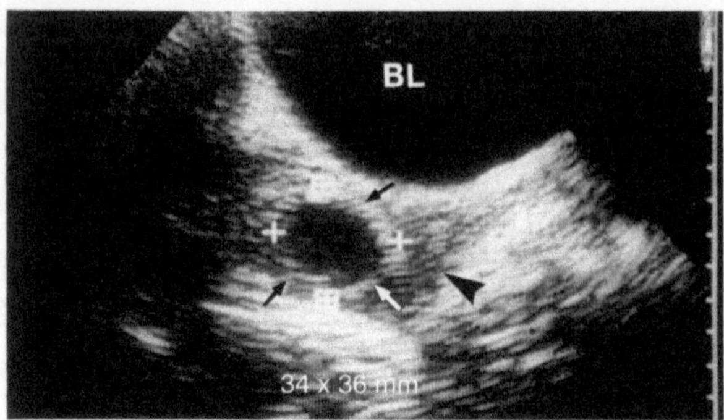

Abb. 6.8. *Corpus-luteum-Zyste* mit diskreten Binnenechos und peripherem Trabekelring (→), Ovarialstroma (➤), Harnblase (*BL*)

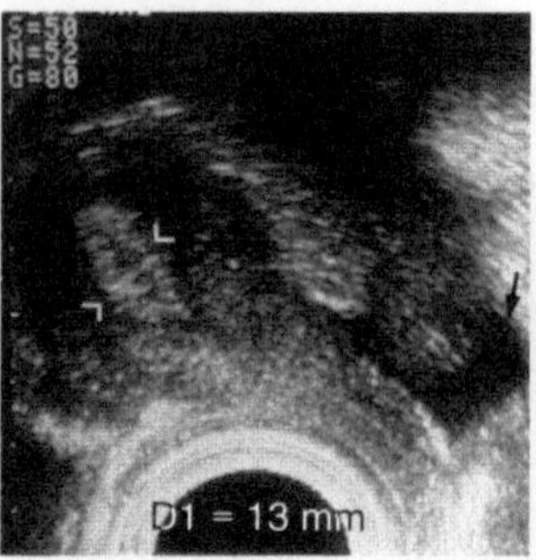

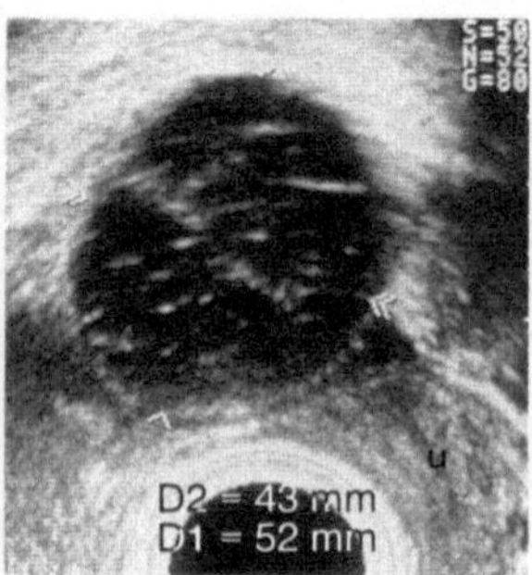

Abb. 6.9 a, b. *LUF-Zyste* mit Beschwerden: 24jährige Patientin, Status nach rezidivierenden Adnexitiden; Sterilitäts-Op. (mikrochirurgische Adhäsiolyse) 2 Monate vor jetziger Einweisung, eingewiesen wegen ziehender Unterbauchbeschwerden bei Verdacht auf eingeblutete Ovarialzyste. 18. ZT.: palpatorisch rechts im Douglas mandarinengroßer, mobiler, prallzystischer, gering druckdolenter Tumor; kein Dislokationsschmerz; Temperatur 37,5 rektal (Lutealphase), Leukos 6600, CRP <0,6 ng/ml. **a** Uterus im Längsschnitt, hyperreflektives Endometrium der Lutealphase (S_2-Typ), etwas retrouterine Flüssigkeit (→). **b** Querschnitt, glatt begrenzter zystischer Tumor rechts mit strich- und punktförmigen Binnenechos (Septenbildung durch Gefäßeinsprossung, vgl. Abb. 5.5 und 5.6). Insgesamt typisches Bild eines LUF-Syndroms. ***Rückbildung unter reiner Gestagentherapie*** (10 mg/die über 10 Tage), weitere US-Kontrollen ambulant in der Praxis

Tabelle 6.4. US-Charakteristika und -Morphologie von *Corpus-luteum-Zysten*

Zyste innerhalb des Ovars: umgebendes Ovarialstroma mit Follikeln erkennbar
Außenstruktur: runde, glatte Zyste mit schmalem bis breiterem Saum aus echogenen Parallelechos (Trabekelsaum)
Binnenstruktur: zunächst echoarm homogen, später evtl. heterogen mit Septenbildung, insbesondere bei Einblutungen
Hoch aufgebautes echogenes Endometrium (S_1- oder S_2-Typ, s. 4.3)
Diagnosehilfen: – Zyklusverlängerung – negativer Zervixscore nach Insler, – Progesteron im Serum entsprechend der Lutealphase (je nach Aktivität)

Tabelle 6.5. US-Differentialdiagnose der *Corpus-luteum-Zysten*

Struktur	US-Unterscheidungskriterien
Luteinisierter nichtrupturierter Follikel (LUF) (Abb. 6.9). (Zu unterschiedlichen Erscheinungsbildern des LUF vgl. Abb. 5.51–5.53)	Über periovulatorisches tägliches US-Monitoring mit Ausbleiben der Follikelruptur (s. Kap. 5.3.2) In der Regel frühe Echogenisierung und Septenbildung der Binnenstruktur (um Lutealphasenmitte) In der Regel rasche Rückbildung bis zum Beginn der rechtzeitig eintretenden Menstruation, selten im Folgezyklus noch nachweisbar (evtl. bei großem LUF, >5 cm)
Eingeblutete Ovarialzyste (s. Abb. 6.11, 6.13, 6.15)	Echogenes Binnenmuster, je nach Stadium der Thrombenbildung unterschiedliches Echomuster (s. weiter unten „US-Spektrum hämorrhagischer Zysten“, vgl. auch Abb. 5.16) Endometrium je nach Zyklusphase (s. 4.3)

Corpus-albicans-Zysten

Sie entstehen entweder primär aus einem zystischen Corpus albicans oder sekundär aus einer obliterierten Corpus-luteum-Zyste (Dallenbach-Hellweg 1984). Sie enthalten farblose Flüssigkeit, sind endokrin inaktiv und klinisch im allgemeinen unbedeutend. Sonographisch sind sie echoleer und so groß wie ein Follikel, deshalb per Ultraschall hiervon nicht zu unterscheiden.

Thekaluteinzysten (Abb. 6.10)

Thekaluteinzysten treten ebenfalls einzeln oder in der Mehrzahl auf und werden von Thekaluteinzellen ausgekleidet. Sie wachsen unter dem Einfluß ansteigender HCG-Titer in 50% der Fälle bei Trophoblasterkrankungen, gelegentlich bei Mehrlingsschwangerschaften, seltener in der normalen Schwangerschaft (Goldstein u. Berkowitz 1982).

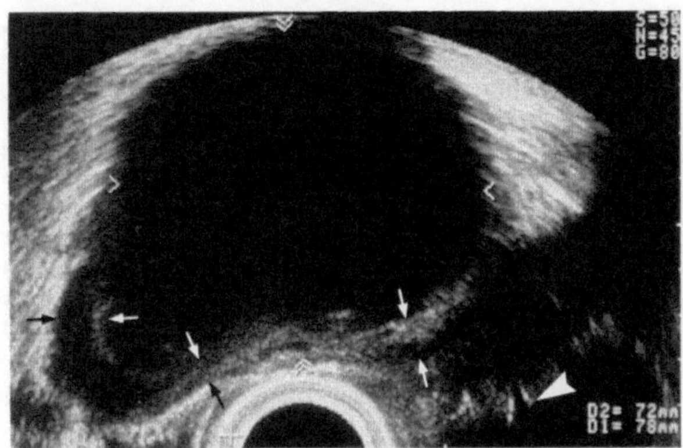

a

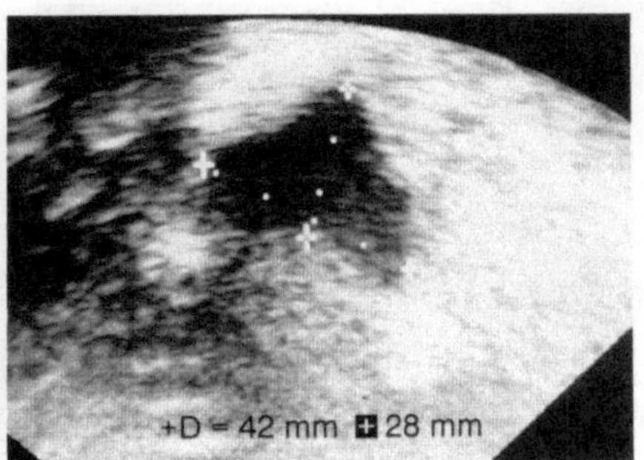

c

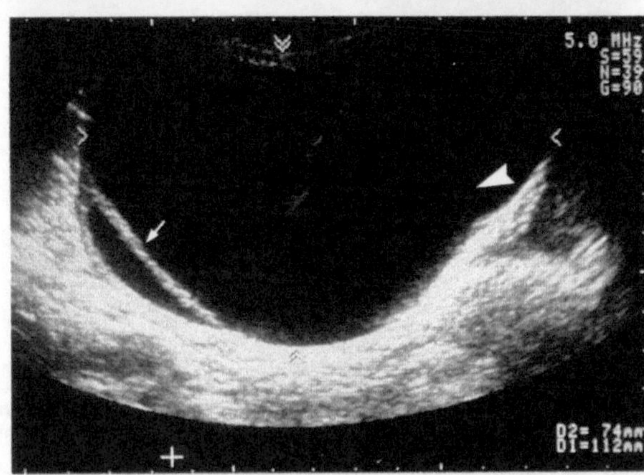

b

Abb. 6.10a–c. *Große Luteinzyste* rechts in der 7. Schwangerschaftswoche, kaum Beschwerden. 33jährige Patientin, Einlingsgravidität nach HMG-HCG und heterologer Insemination. **a** Vaginal-US, Querschnitt. Das Ovarialstroma (→) ist durch die große, echoleere, glatt berandete Zyste nach lateral und basal verdrängt. Am Bildrand unten rechts der Uterus mit Fruchtblase (➤). **b** Abdominal-US, Zyste im Maximaldurchmesser 112 mm. Zystenwand (→) zu einer benachbarten abgeflachten kleineren Zyste. Zartes Zystenseptum (➤). Weitere Rückbildung der Zyste: 14. SSW = 107 mm Maximaldurchmesser, 19. SSW = 83 mm, 21. SSW = 63 mm; 27. SSW = 55×42 mm. **c** 33. SSW, Zystengröße 42×28 mm. Längsschnitt

Ist die HCG-Bildung erheblich vermehrt, wie z. B. bei der Blasenmole und dem Chorionkarzinom, so können zahlreiche Thekaluteinzysten beide Ovarien enorm vergrößern (s. Abb. 6.10). Auch solche Zysten können durch Ruptur Blutungen hervorrufen. Mit Absinken der HCG-Spiegel bilden sie sich spontan zurück. Im Ultraschall imponieren sie als große echoarme bis echoleere, glatte, dünnwandige Zysten.

In etwa 1% aller Schwangerschaften ist mit sonographisch nachweisbaren Zysten zu rechnen. Sie werden im allgemeinen vor der 16. Schwangerschaftswoche entdeckt und bilden sich überwiegend spontan zurück. Persistenz weist auf eine eventuelle Neubildung hin und bedarf der Abklärung. Die mittlere Größe solcher Tumoren liegt zwischen 3 und 8 cm (Maximum bis 25 cm). Die größte publizierte Ovarialzyste in graviditate, die sich noch *spontan zurückbildete*, war 10×10 cm groß (Nelson et al. 1986).

Ultraschallspektrum hämorrhagischer Zysten (Abb. 6.11–6.15)

Die beschriebenen Follikel-, Corpus-luteum- oder Corpus-albicans-Zysten können auch hämorrhagisch sein. Im allgemeinen bilden sich solche hämorrhagischen Zysten spontan wieder zurück. Das Wiederholungsrisiko liegt bei 26% (Baltarowich 1987), ihre mittlere Größe bei 5±2,2 cm (im Bereich von 2,5 cm bis 14 cm). Sekundär kann es zu Wandverdickungen auf mittlere 4–10 mm Dicke, aber auch bis zu 22 mm kommen, Septierungen können auftreten. Am Boden der Zyste kann sich eine Lage von hämorrhagischem Zellmaterial ansammeln (s. Abb. 6.13 u. 6.15b). Entsprechend findet man im Ultraschall bei 83% der Fälle ein Bild heterogener Echogenität vor.

Blut hat ein variables sonographisches Erscheinungsbild, das von der Zeitfolge der Thrombenformation und deren Auflösung abhängt. Üblicherweise ist frisches Blut im Ultraschall echoleer, später mit Eintritt von Gerinnungsvorgängen erhält es eine intensive bzw. gemischte Echogenität und wird schließlich wieder echoärmer bis echoleer.

Zur Beurteilung der Echogenität bedarf es einer korrekten Untersuchungstechnik. Wenn die Formation echoleer erscheint, ist die Gesamtverstärkung (Gain) zu erhöhen, um feine Binnenechos zu verstärken. Wenn solche Binnenechos gefunden werden, ist die Struktur nicht echoleer und entspricht daher nicht einer einfachen Zyste (Baltarowich et al. 1987).

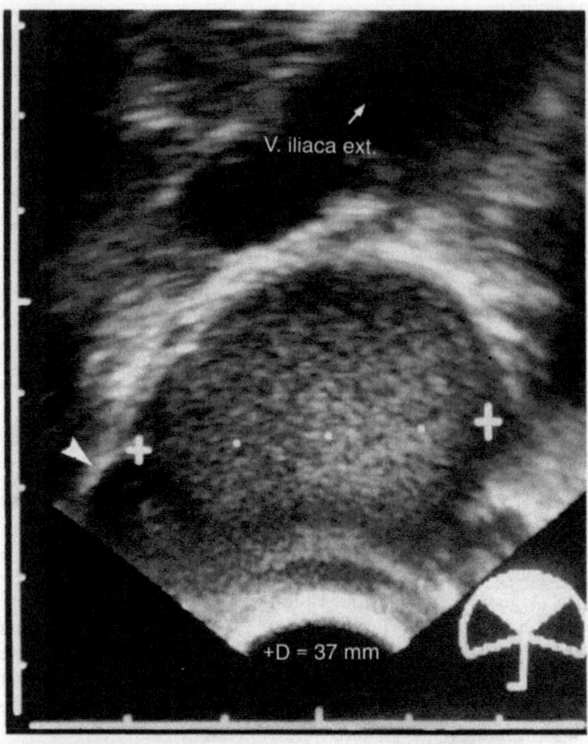

Abb. 6.11. *Eingeblutete Ovarialzyste* rechts (43×36×31 mm). 34jährige Patientin, 1 Kind, keine Beschwerden, Zyste bei Routinevorsorge aufgefallen, keine Rückbildung nach reiner Gestagentherapie über 1 Zyklus und Ovulationshemmergabe (Ethinylestradiol-Desogestrel) über 2 Zyklen. Präoperativer US: glatt berandete Zyste mit homogenem Binnenechomuster, Ovarialstroma (➤) nach lateral verdrängt, *DD Endometriosezyste*. Querschnitt, V. iliaca externa. Auf ausdrücklichen Wunsch: laparoskopische Op.: Ovarialzystektomie, Endonaht. Histologie: keine Endometriose, einfache Ovarialzyste mit chronisch entzündeter Zystenwand

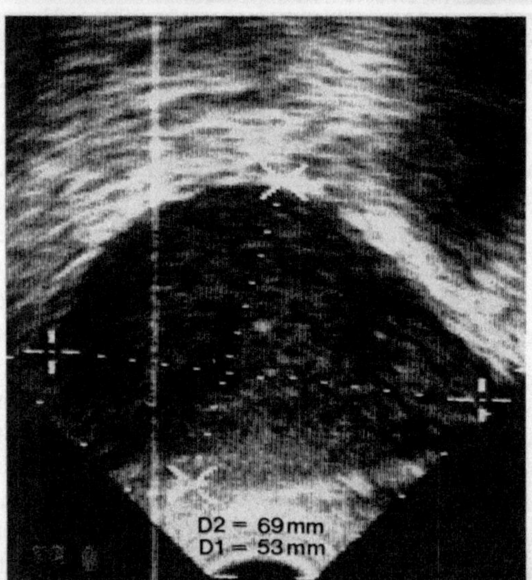

a

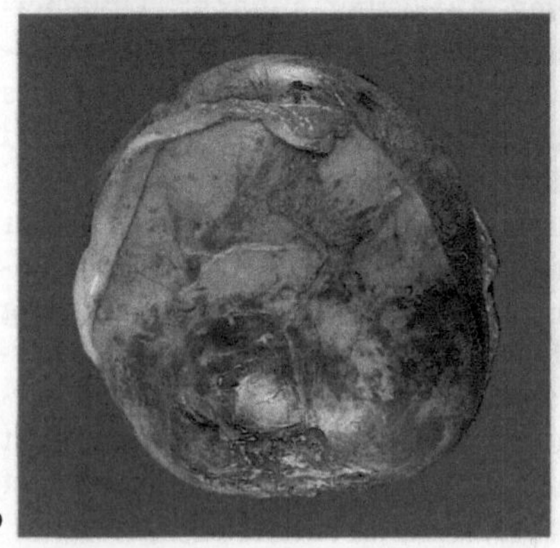

b

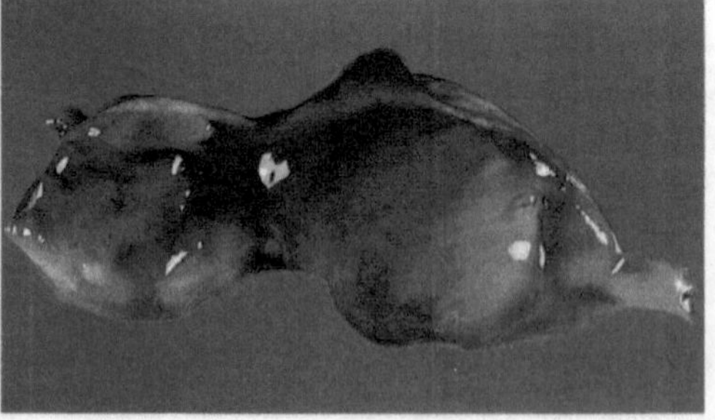

c

Abb. 6.12 a–c. *Papilläres muzinöses Borderline-Kystom* links. 35jährige Patientin, primäre Sterilität, Kinderwunsch seit 10 Jahren, Adnektomie rechts im Alter von 13 Jahren (stielgedrehte Ovarialzyste), proximaler Tubenverschluß links, Adnextumor links. **a** Glatt begrenzter zystischer Tumor mit homogenem Binnenechomuster, 69×65×53 mm, präoperative *DD Endometriosezyste* oder *eingeblutete Zyste*. Sterilitätslaparotomie (mikrochirurgisch): Adhäsiolyse, Ovarialtumorektomie, Tubenanastomose, Entfernung von Douglasendometriose. **b** Der Ovarialtumor in toto entfernt und **c** aufgeschnitten mit graubräunlicher Flüssigkeit. Histologie: s.o., kein invasives Wachstum, Kontrollaparoskopie nach 3 Monaten, zahlreiche Ovarialbiopsien o.B.

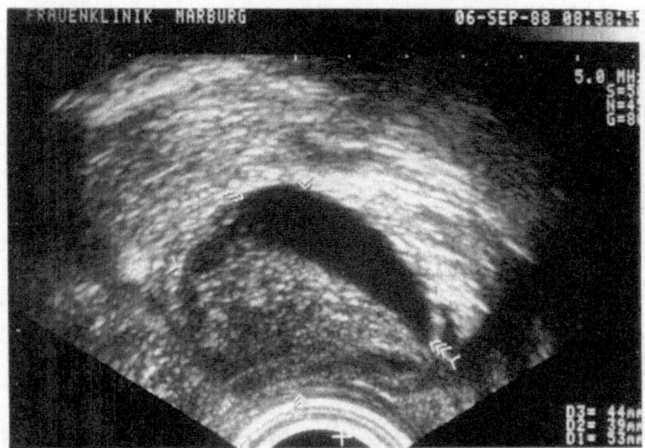

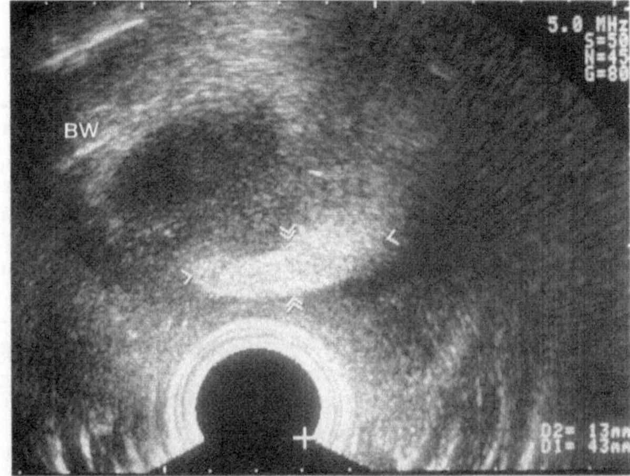

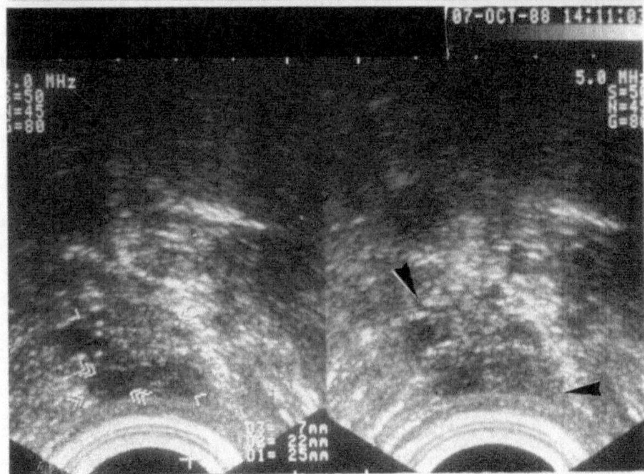

Abb. 6.13 a – c. *Dynamik und Rückbildung der eingebluteten Ovarialzyste.* 40jährige Patientin, Hysterektomie vor 2 Jahren (Carcinoma colli in situ). **a** Glatt begrenzte Ovarialzyste mit basal solidem Anteil, Spiegelbildung bei Einblutung. Keine Beschwerden. **b** Kontrolle im Therapiezyklus mit Ethinylestradiol-Desogestrel, rückläufiger Befund, der solide Anteil hat sich zu einem basalen Koagulum verdichtet. **c** Nach weiteren 3 Wochen kein Tumor im Ovar (➤) mehr nachweisbar, statt dessen kleine Follikel

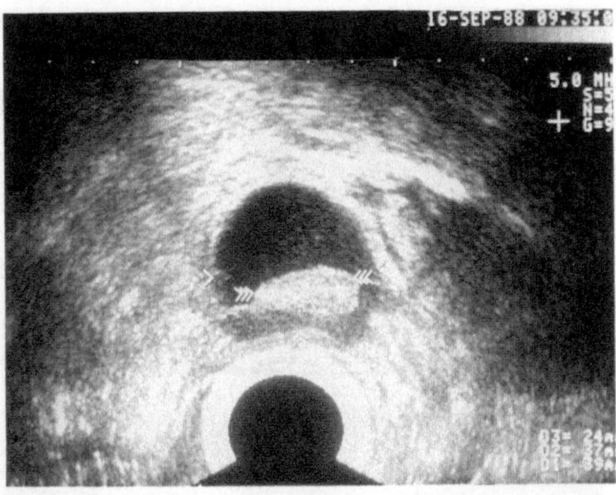

Abb. 6.14. *Koagulum im Douglas-Raum* als Rest einer geringen Nachblutung 1 Woche nach laparoskopischer Salpingotomie wegen fortgeschrittener Extrauteringravidität rechts. *BW* Beckenwand. Querschnitt; Vaginalschall

Eine verstärkte Ultraschalltransmission mit dorsaler Schallverstärkung wird bei 92% der hämorrhagischen Zysten beobachtet. Sie ist als Unterscheidungskriterium des Ultraschallbildes ebenso wichtig wie die Binnenechos und ermöglicht in der Regel die Differenzierung einer zystischen von einer soliden Struktur, bei der man eher dorsale Auslöschungsphänomene findet (Abb. 6.16). In den seltenen Fällen, in denen bei der zystischen Formation eine dorsale Schallverstärkung nicht nachweisbar ist, kann als Ursache der Ultraschall durch der Zyste eng benachbarte Strukturen absorbiert worden sein, z. B. durch adhärente entzündliche Darmschlingen, Divertikulitis oder eine irreguläre fibröse Wandung nach wiederholter Bildung hämorrhagischer Zysten (Baltarowich et al. 1987).

Differentialdiagnostisch sind bei hämorrhagischen Zysten folgende Befunde abzugrenzen:

- Dermoide (s. Abb. 6.16)
- Endometriosezyste (Abb. 6.17)
- Abszeß (s. Abb. 6.33, S. 154)
- Extrauteringravidität (s. Abb. 13.55, S. 307)
- Zystadenom (Abb. 6.28, S. 149)
- Stieldrehung (Abb. 6.18 – 6.20)
- Karzinom, Borderline-Tumor (Abb. 6.12)

Selten:

- degeneriertes Myom (s. Abb. 6.48, S. 159)
- Hämangiom (Abb. 6.55, S. 162)
- Befund nach Nierentransplantation

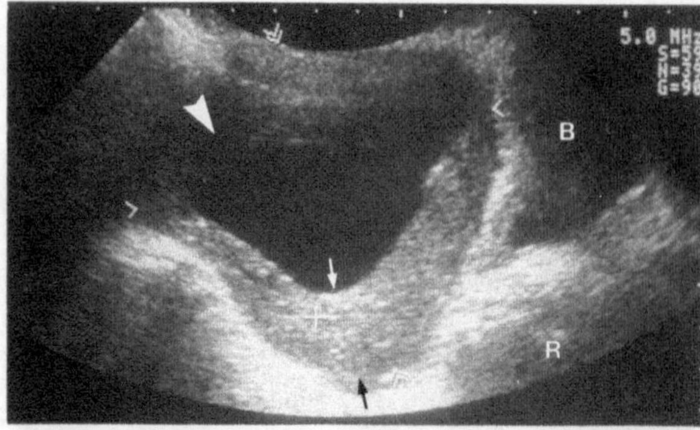

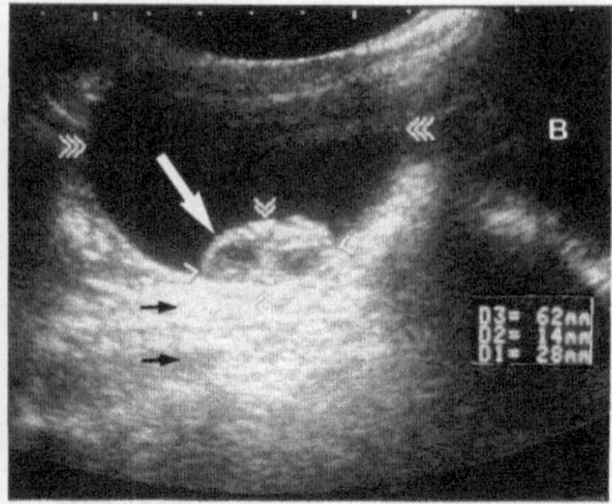

▲

Abb. 6.15 a, b. *Zweizeitig stielgedrehte Ovarialzysten mit und ohne Einblutung.* 16jährige Patientin, Vaginalaplasie, Uterusaplasie mit Rudiment. Atypische Anamnese: auswärts Unterbauchschmerzen, die sich zurückbildeten; 2 Tage später ambulante Kontrolle; rektal tastbarer Tumor, im US: **a** glatt begrenzt, zystisch-solide, *DD zystischer Adnexprozeß, Hämatometra* (wegen der basalen glatten, „muskel"-kräftigen Struktur (→). Weiterhin rückläufige Beschwerden, so daß die Patientin erst 10 Tage später zur Kliniksaufnahme kam. Laparotomie: keine Hämatometra; stielgedrehtes, faustgroßes, hämorrhagisch infarziertes Ovar *rechts* und Rudiment in Form eines verdickten Ligamentum rotundum wurden exstirpiert. Linke Adnexe inspektorisch und sonographisch (intraoperativ) unauffällig. Retrospektive Beurteilung: Große Ovarialzyste (➤) mit durch die Stieldrehung ödematös gestautem Ovarialstroma (→). Abdominal-US-Längsschnitt. *Beachte:* zwischen Blase *B* und Rektum *R* keine Vaginalanlage.

3 Monate später nicht komplette Stieldrehung der *linken* Adnexe, Exstirpation einer eingebluteten einfachen Ovarialzyste, mikrochirurgische Versorgung des Restovars. **b** Präoperativer US: glatt berandete, echoleere Zyste links mit basalem Koagulum mit zentralen Auflockerungen (⟶). *Beachte:* dorsale Schallverstärkung (→), keine Auslöschung hinter dem Koagulum (vgl. Abb. 6.16), US-Längsschnitt (*B* Blase)

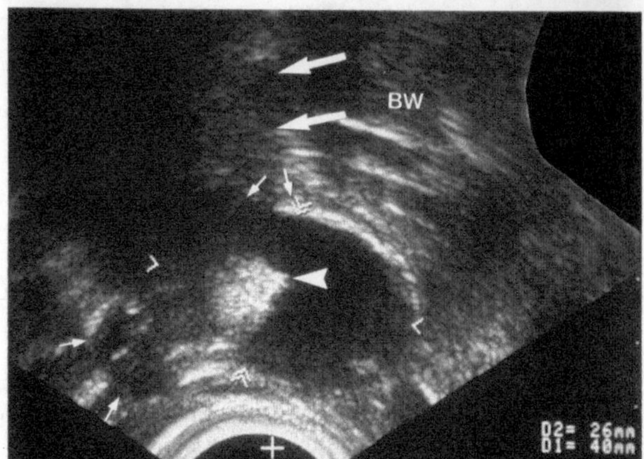

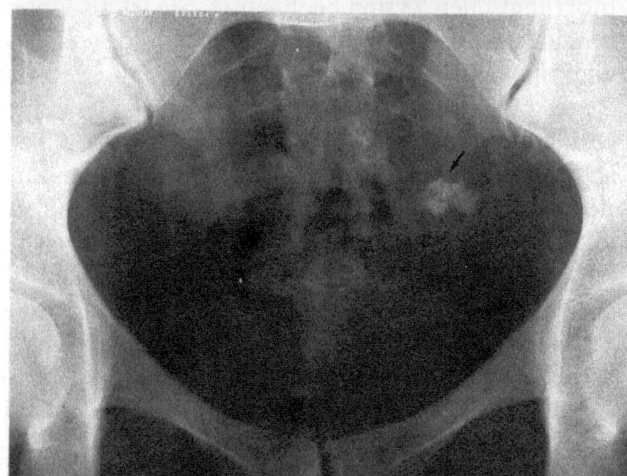

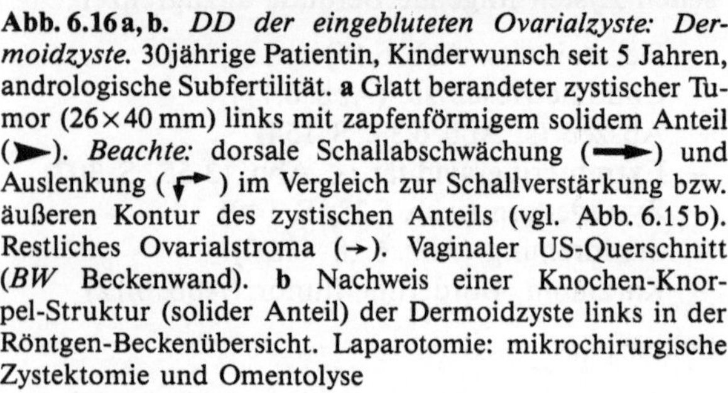

Abb. 6.16 a, b. *DD der eingebluteten Ovarialzyste: Dermoidzyste.* 30jährige Patientin, Kinderwunsch seit 5 Jahren, andrologische Subfertilität. **a** Glatt berandeter zystischer Tumor (26×40 mm) links mit zapfenförmigem solidem Anteil (➤). *Beachte:* dorsale Schallabschwächung (⟶) und Auslenkung (↱) im Vergleich zur Schallverstärkung bzw. äußeren Kontur des zystischen Anteils (vgl. Abb. 6.15 b). Restliches Ovarialstroma (→). Vaginaler US-Querschnitt (*BW* Beckenwand). **b** Nachweis einer Knochen-Knorpel-Struktur (solider Anteil) der Dermoidzyste links in der Röntgen-Beckenübersicht. Laparotomie: mikrochirurgische Zystektomie und Omentolyse

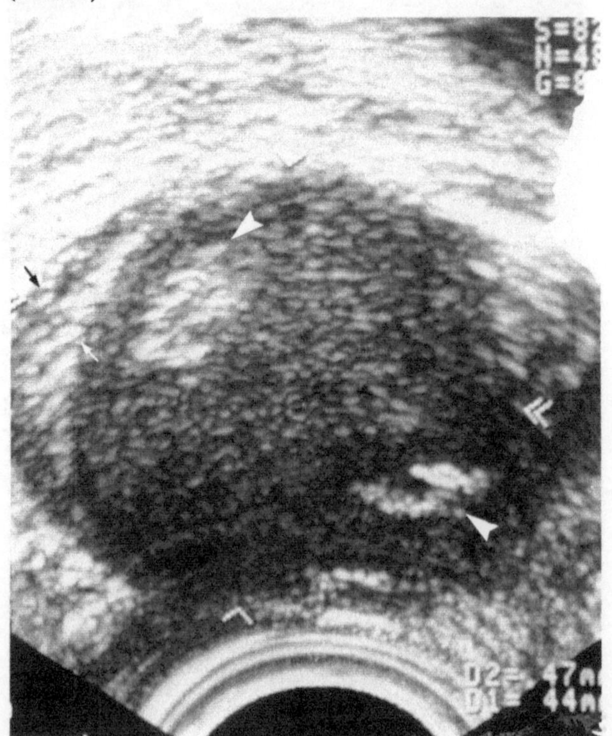

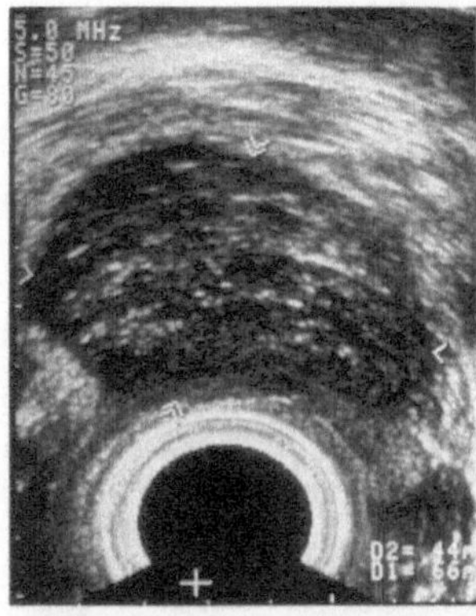

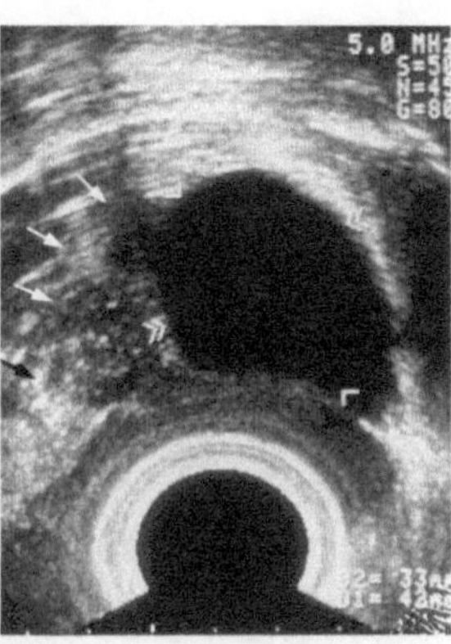

Abb. 6.18 a, b. *Stielgedrehtes Ovar mit Keimepithelzyste* und durch Stauung nicht erkennbaren *Follikelzysten*, leichte Unterbauchbeschwerden. 30jährige Kollegin, 1 Kind, regelmäßige Ovulationshemmereinnahme. 8. ZT., Vorsorgeuntersuchung: palpatorisch Unterbauchtumor links. Tumormarker unauffällig. **a** US-Befund vom selben Tag: ovalärer, glatt begrenzter, solider Tumor mit heterogenem Binnenechomuster (retrospektiv durch Stromaödem aufgrund der Stauung), kein typisches follikuläres Gewebemuster (sonst auch unter Ovulationshemmer vorhanden). **b** Im selben Ovar glatt begrenzte, echoleere Zyste (Durchm. 42 mm) mit angrenzendem Ovarialstroma (→). 4 Tage Beobachtung, keine Befundänderung, keine Zunahme der Beschwerden; Laparoskopie: 2mal stielgedrehter apfelgroßer Ovarialtumor; Laparotomie: mikrochirurgische Ovarialtumorektomie und Zystektomie, Erhaltung einer kleinfingerdicken Ovarialleiste. Histologie zu **a**: Hohlkörper mit multiplen Follikelzysten bis zu 3 cm Durchmesser und ödematös aufgelockertem Stroma; zu **b**: Keimepithelzyste

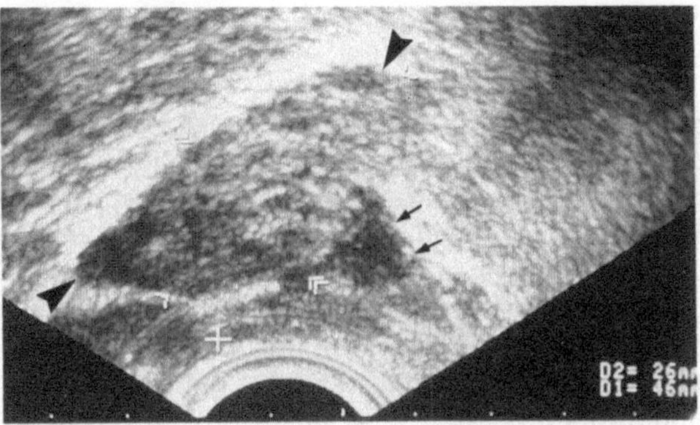

Abb. 6.19. *Stielgedrehtes polyzystisches Ovar, akute Unterbauchbeschwerden.* 28jährige Patientin, 2 Kinder, Aufnahme wegen seit 12 Stunden zunehmender Schmerzen rechts. Palpatorisch dolenter Unterbauchtumor (Ovar) rechts. Laborparameter unauffällig. US-Querschnitte, glatt begrenztes mäßig vergrößertes Ovar (maximal 5,2 cm) (➤) mit heterogenem Reflexmuster, (durch Stauung) verdickter Adnexstiel (→). Laparoskopische Retorquierung des einmal stielgedrehten Ovars, Patientin danach beschwerdefrei

Abb. 6.20 a, b. *Stielgedrehtes polyzystisches Ovar mit massivem Stromaödem ohne Beschwerden.* 26jährige Patientin, sekundäre Sterilität (Frühabort), Kinderwunsch seit 4 Jahren, bei typischem PCO-Syndrom. **a** In der Sterilitätssprechstunde fiel ein maximal 7,4 cm großer, prall wirkender, glatt berandeter, solider, vom Ovar nicht differenzierbarer Douglas-Tumor links mit heterogenem Echomuster auf. Keinerlei Beschwerden. 4 Tage Beobachtung, keine Befundänderung. Präoperative Diagnostik: Oberbauch-US, Zysto-, Rektoskopie, i.v.-Pyelogramm (*DD: Beckenniere!*), Tumormarker sämtlich unauffällig. Laparoskopische Retorquierung eines 1,5mal stielgedrehten polyzystischen Ovars, sonst unauffälliger Situs. **b** US-Befund 4 Tage danach: kein Stromaödem mehr, randständige Follikel (→) wieder erkennbar, typisches Bild eines polyzystischen Ovars (s. auch Kap. 8). Querschnitt ▸

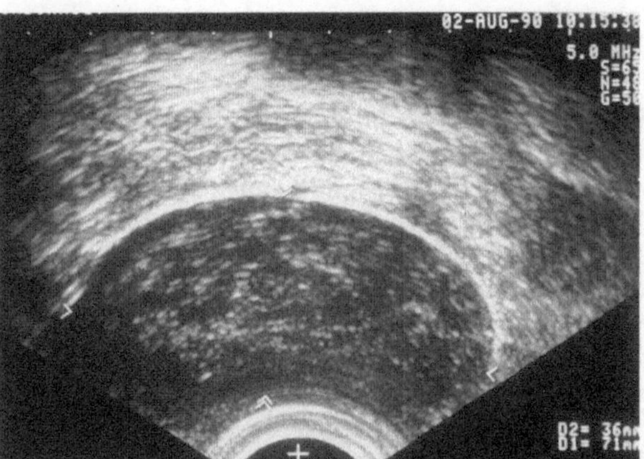

a

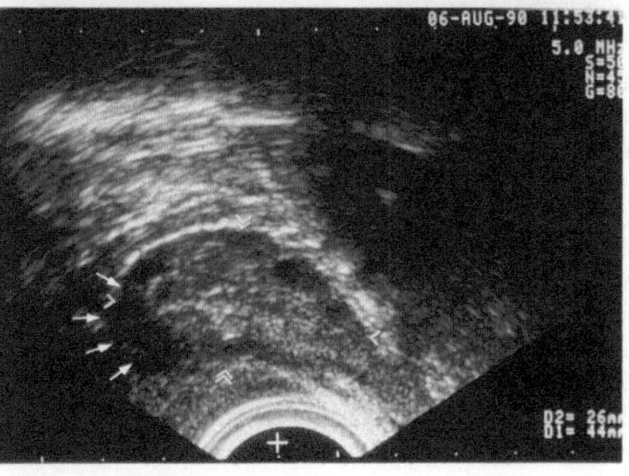

b

◂ **Abb. 6.17.** *DD der eingebluteten Ovarialzyste: Endometriosezyste.* 25jährige Patientin, primäre Sterilität, Kinderwunsch seit 2 Jahren, Endometriosis genitalis externa et interna bei unbehinderter Tubenfunktion. US-Querschnitt: glatt begrenzter zystischer Tumor mit überwiegend homogenem Binnenechomuster, 2 unregelmäßig solide Bezirke (➤) ohne dorsales Auslöschphänomen, restliches nach außen verdrängtes Ovarialstroma (→). Wegen der soliden Anteile und der bei Zystenpersistenz weiteren Verdrängung normalen Keimdrüsengewebes Laparotomie: mikrochirurgische Zystektomie und Adhäsiolyse

Keimepithelzysten und einfache seröse Zysten (Abb. 6.18b, 6.21–6.23 und Tabelle 6.6)

Sie entwickeln sich durch Einsenkungen des Deckepithels, die sich abschnüren und in ihrem Binnenraum von den Epithelzellen produzierte seröse Flüssigkeit retinieren. Die Einsenkungen werden begünstigt durch umschriebene knotige Stromahyperplasien an beiden Seiten, die in der Postmenopause häufig vorkommen. Insofern treten die Keimepithelzysten auch meist bei älteren Frauen und oft multipel auf. Meist sind sie nur wenige Millimeter groß, einzelne Zysten werden größer und werden dann als einfache seröse Zyste bezeichnet. Selten entstehen aus Keimepithelzysten seröse Ovarialkystome.

Endometriosezysten

(V. Duda)

Die Endometriose stellt eine besondere Entität unter den gynäkologischen Krankheitsbildern dar. Zum einen handelt es sich wegen der zyklischen Beeinflußbarkeit der extrauterin lokalisierten Endometriumzellen um eine funktionelle Erkrankung. Zum anderen besitzen die Endometrioseherde auch einen gewissen Neubildungscharakter.

Oft erscheint die Endometriose klinisch nur in Form von winzigen, im gesamten kleinen Becken verteilten „Blutungsherdchen“. Diese können aber auch beträchtliche Ausmaße annehmen und dann einen entsprechenden Tumorcharakter bekommen. Diese größeren Endometriosezysten sind auch als „Schokoladenzysten“ bekannt.

Obwohl etwa 80% der pelvinen Endometrioseherde am Ovar zu finden sind, ist ihr Auftreten nicht an bestimmte Organe gebunden.

Es können glatt begrenzte, sogenannte einfache Zysten am Ovar oder davon getrennt zu sehen sein (Abb. 6.24a). Solid erscheinende Gebilde oder kragenartig den Uterus umgebende Tumorformationen ohne klare Zuordnungs- oder Abgrenzungsmöglichkeit sind ebenso anzutreffen (Abb. 6.24b). Von 43 histologisch bestätigten Endometriosezysten über 1 cm Durchmesser fanden sich 30% rein zystisch und glatt, 47% zwar rein zystisch, aber nur teilweise glatt begrenzt. Beim Auftreten von Binnenechos waren diese meist homogen (61%), während sich spärliche Echos weniger häufig fanden (37%) und inhomogene kaum beobachtet wurden (2%). Die Zusammensetzung der Binnenechos von Endometrioseherden kann sich den zyklischen Beeinflussungen entsprechend ändern (s. Abb. 6.24c).

Tabelle 6.6. US-Charakteristika und -Morphologie von *einfachen serösen Zysten* (zur US-Differentialdiagnose s. Tabellen 6.2 und 6.3, S. 133)

Außenstruktur: runde bis ovale, glatte Zysten, dünnwandig, zum Teil sehr groß mit >6 cm im Durchmesser
Binnenstruktur: meist echoleer
Ovarialstruktur von Zyste i.d.R. gut abgrenzbar

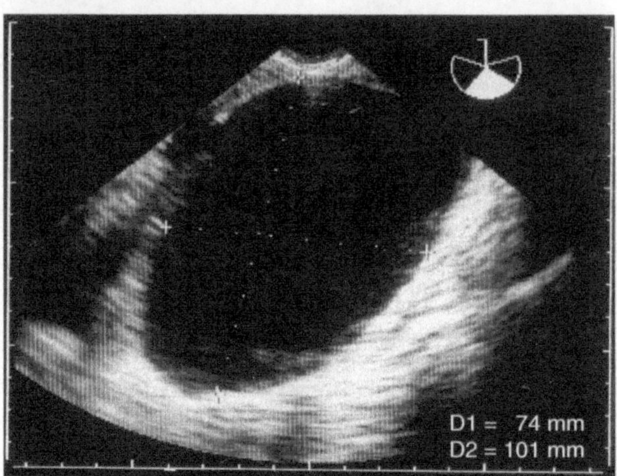

Abb. 6.21. *Stielgedrehte große einfache seröse Zyste, akutes Abdomen.* 15jährige Patientin, Aufnahme mit Symptomatik eines akuten Abdomens am 1. ZT. Appendizitis chirurgischerseits ausgeschlossen, regelmäßiger Zyklus, Leukozytose. US-Längsschnitt: große, glatt berandete, echoleere Zyste. Laparotomie: Exstirpation einer mehrfach stielgedrehten, fast parovarial gelegenen (nur schmale Verbindung zum Ovar), pampelmusengroßen Zyste, mikrochirurgische Versorgung der darüber verlaufenden Tube

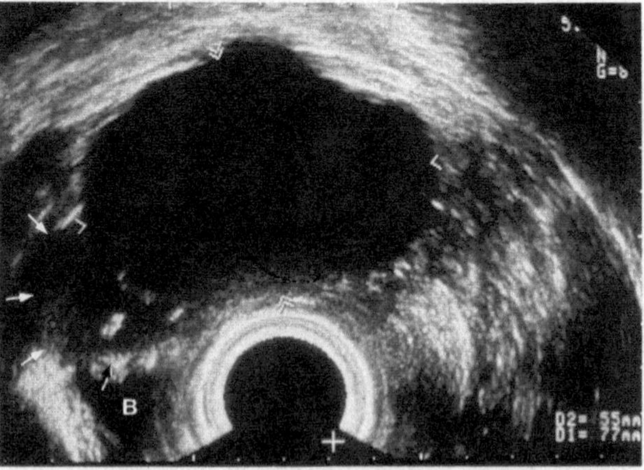

Abb. 6.22. *Einfache Serosaeinschlußzyste.* 41jährige Patientin, seit 3 Monaten Beschwerden im rechten Unterbauch. US-Längsschnitt: große, glatt berandete, echoleere Zyste rechts, vom Restovar (→) gut differenzierbar; Blase *B*. Laparoskopische Ovarialzystektomie mit Endonaht des Restovars

Das Durchschnittsalter lag bei 37 Jahren (21–55), die durchschnittliche Größe der Zysten bei 5 cm (1,5–12,4 cm) (Juhnke et al. 1990).

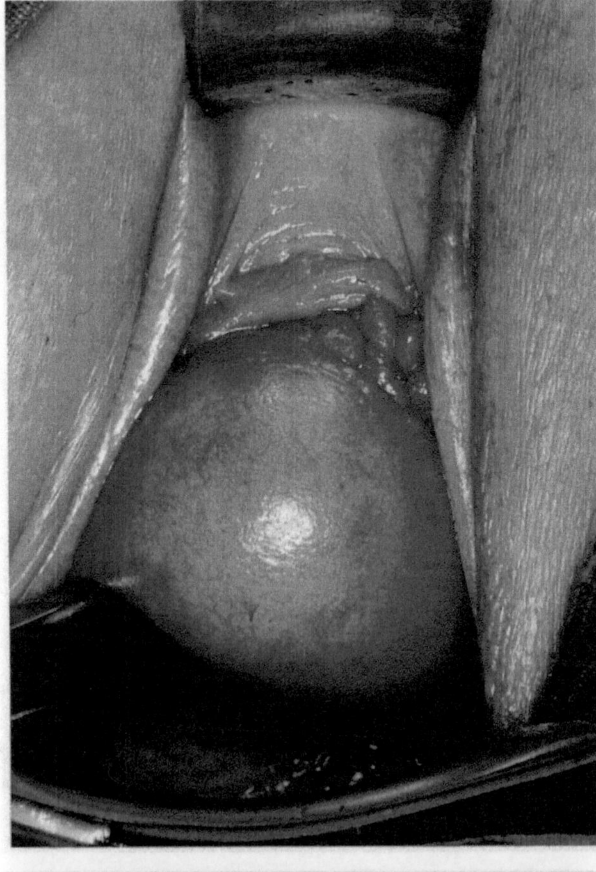

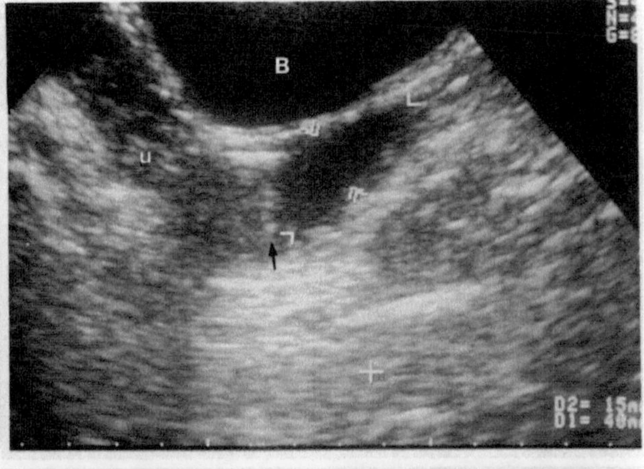

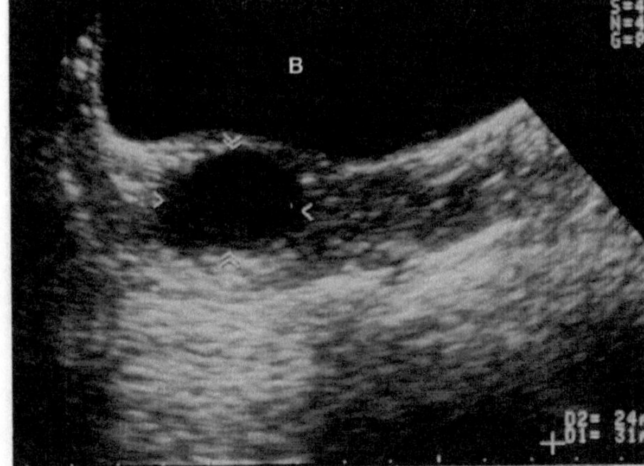

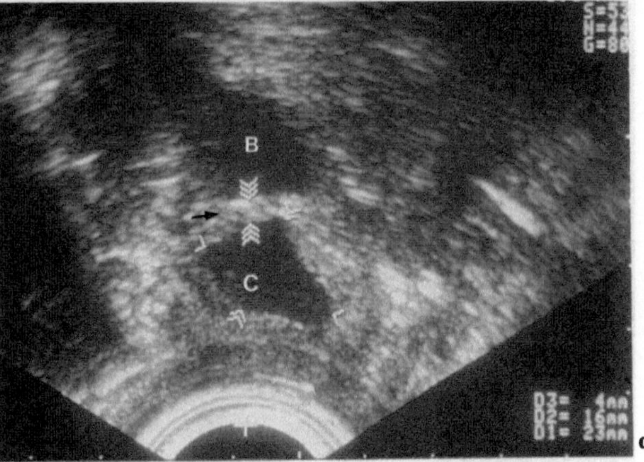

Abb. 6.23a–d. *Vaginalzyste als DD zur einfachen Ovarialzyste* bei der US-Untersuchung. Sie dürfte primär inspektorisch und anamnestisch (Fremdkörpergefühl) auffallen. **a** Müller-Epithelzyste, beim Pressen vom vorderen Scheidengewölbe ausgehend, bei 23jähriger Patientin mit erheblichen Kohabitationsbeschwerden seit 1 Jahr. *DD zum Deszensus und Blasendivertikel* sonographisch. **b** Abdominaler Längsschnitt. Die glatt begrenzte Zyste zeigt keine Verbindung zur Blase (*B*), sie reicht bis an die Portio (→), *U* Uterus. **c** Abdominaler Querschnitt: Abgrenzung zur Blase (*B*), die Ovarien liegen kranial von der Vaginalzyste. **d** Vaginaler Querschnitt: Zyste (*C*) und Blase (*B*) nur durch dünnen Blasenboden (→) getrennt. Therapie: vaginale Zystenexstirpation

Komplikationen: Bei doppelseitigem Auftreten großer Zysten kann es infolge des weitgehenden bis vollständigen Schwunds der normalen Ovarialstruktur zu sekundärer Sterilität kommen. Andererseits ist in solchen Fällen insbesondere bei jungen Frauen vor einer Ovarektomie nach intaktem Ovarialgewebe zu fahnden, um einen frühzeitigen Ausfall der Ovarialfunktion mit Folgen für Hormonhaushalt und Fortpflanzungsfähigkeit zu vermeiden. Hier kann der intraoperative Ultraschall zum Aufsuchen und operativen Erhalt gesunden Ovarialgewebes in großen Ovarialzysten hilfreich eingesetzt werden (s. Kap. 10).

Ultraschallmorphologie von *Endometriosezysten:*

- Meist rein zystisch,
- bei Vorhandensein von Binnenechos eher regelmäßige Verteilung,
- zyklische Änderungen der Binnenechozusammensetzung möglich,
- oft schwierige Organzuordnung.

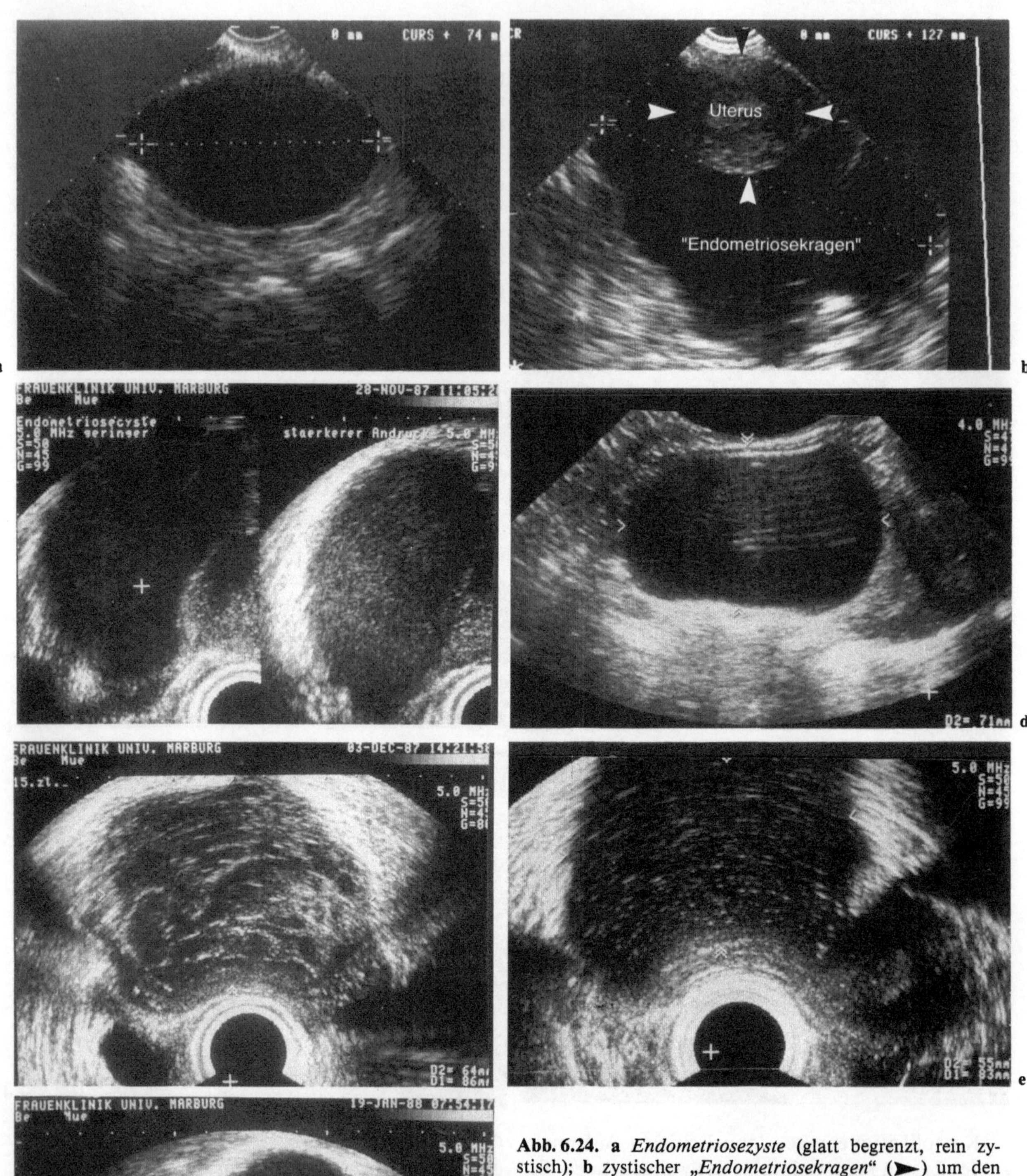

Abb. 6.24. **a** *Endometriosezyste* (glatt begrenzt, rein zystisch); **b** zystischer „*Endometriosekragen*" (➤) um den Uterus herum. **c** *Dynamik* einer Endometriosezyste (histologisch gesichert). *Oben* zu Zyklusbeginn gleichmäßige Binnenechos durch flüssigen Zysteninhalt, *Mitte* am 15. Zyklustag, bizarre Binnenechos (!) z. T. durch koaguliertes Blut, *unten* zu Beginn des Folgezyklus wieder homogenes Echomuster. **d** Histologisch nachgewiesene Endometriosezyste im Abdominal-US, **e** dieselbe im Vaginal-US bei gleicher Schallintensität; die regelmäßigen Binnenechos im Lumen lassen sich nur bei **e** erkennen, während die Beurteilung des Zystenlumens bei **d** zusätzlich durch Wiederholungsartefakte in der Zyste erschwert wird

6.1.2 Neoplastische Ovarialtumoren

Dermoide/Teratome

Die reifen zystischen Teratome, auch als Dermoide oder Dermoidzysten des Ovars bekannt, treten bevorzugt bei jüngeren Frauen auf. Gelegentlich entdeckt man sie aber auch als Zufalls- bzw. Nebenbefund bei älteren Frauen. Insgesamt stellen sie etwa 10–20% aller Ovarialtumoren. In den reifen Teratomen finden sich ungeordnet und ohne eigentliche Funktion dem Namen entsprechend „ausgereifte" organoide Strukturen meist ektodermaler Herkunft. Derivate der anderen beiden Keimblätter zeigen sich seltener.

54 sonographisch erfaßte und histologisch abgeklärte Dermoide waren durchschnittlich 5,7 cm (2,5–11,8 cm) groß. Das mittlere Alter der Patientinnen betrug 35 Jahre (15–86) (Juhnke et al. 1990). Aufgrund der inhomogenen Binnenstruktur mit wechselnder Zusammensetzung der einzelnen Bestandteile ergibt sich auch sonographisch ein vielfältiges Erscheinungsbild. Obwohl die Dermoide morphologisch glatt begrenzt sind, erscheinen sie sonographisch zumindest teilweise oder gänzlich unscharf (Abb. 6.25). Dies mag bedingt sein durch die von ihrer Binnenstruktur erzeugte große Zahl von Streuechos. Obwohl es auch glatt begrenzte und rein zystische Dermoide gibt, überwiegt hier doch das solide Erscheinungsbild (50%). Rein zystische und gemischte Formen treten gleich häufig auf (je 25%). Bei den soliden Formen kommen sehr häufig kalkdichte hyperreflektive Echos vor (42%),

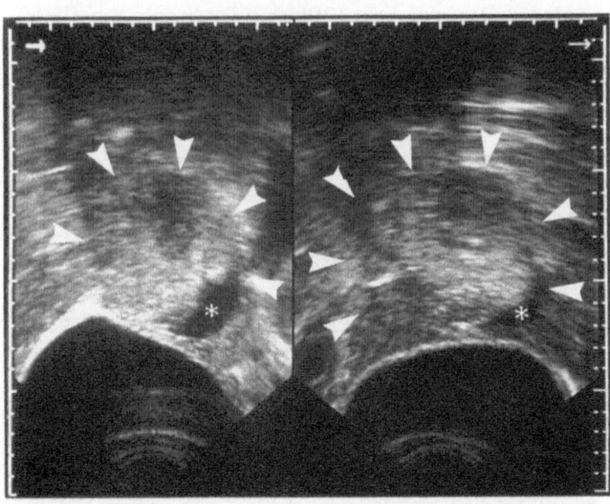

Abb. 6.25. *Dermoid*: Kaum von einer Darmschlinge zu differenzierender Tumor (➤), eher unscharf begrenzt, geringer zystischer Anteil (*)

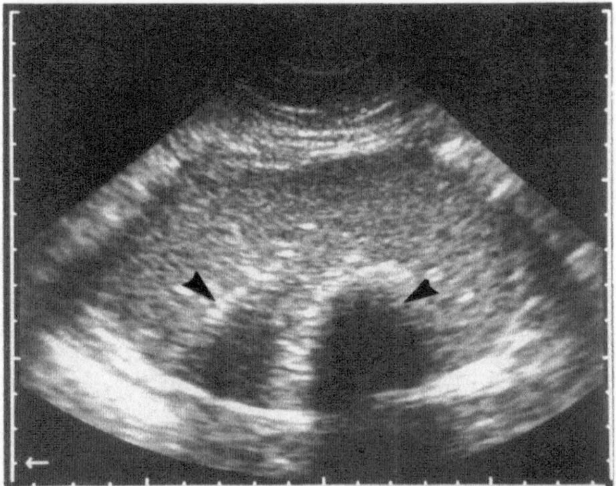

a

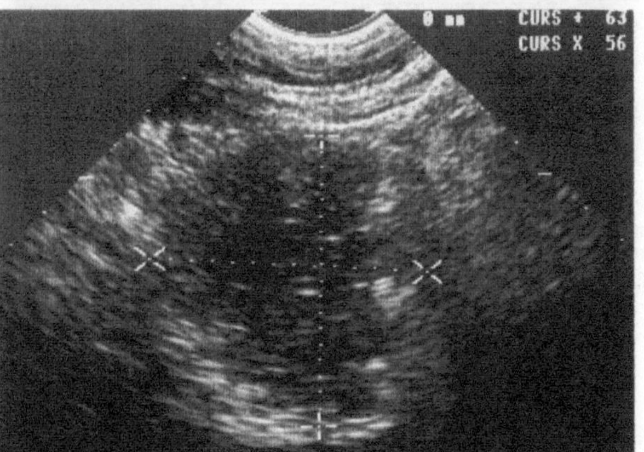

b

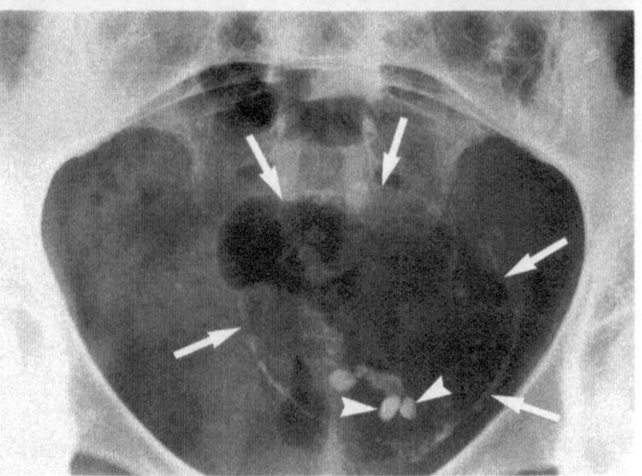

c

Abb. 6.26. a *Dermoid* mit verhorntem Plattenepithel, Talgdrüsen, hyalinem Knorpel und respiratorischem Epithel (➤ kalkdichte Anteile). **b** Dermoid: unscharf begrenzt, inhomogene Binnenstruktur. **c** Röntgenbild zu **b**: „Grantelnartige" Konkremente (➤) in einem Tumor (⟶)

die Knochen- bzw. Dentinsubstanzen entsprechen (Abb. 6.26). Die Randunschärfe und die stark hyperreflektiven Anteile erschweren nicht selten die Differenzierung eines Dermoids von Darmschlingen. Hier helfen der Vergleich mit dem Tastbefund

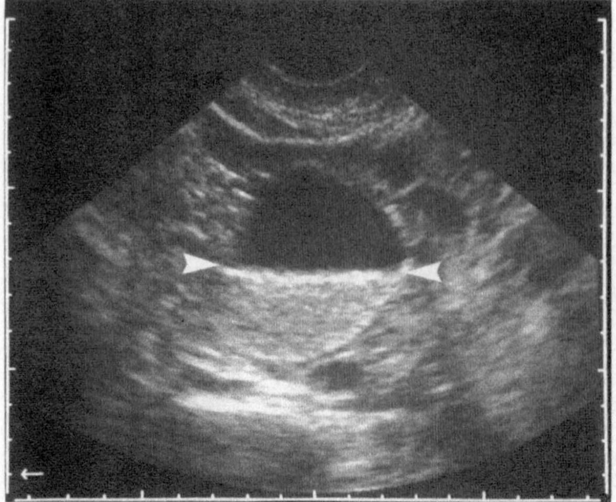

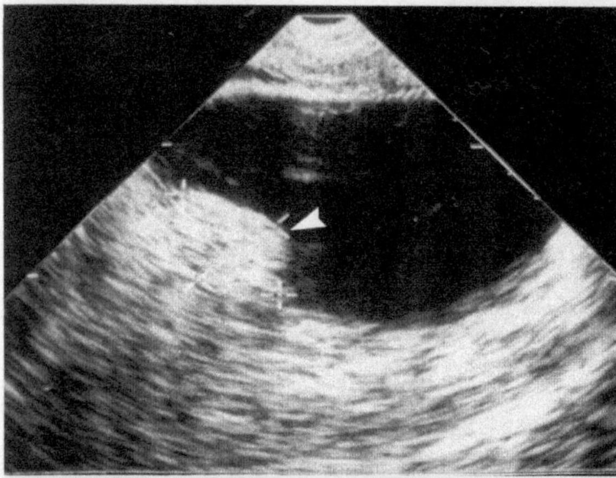

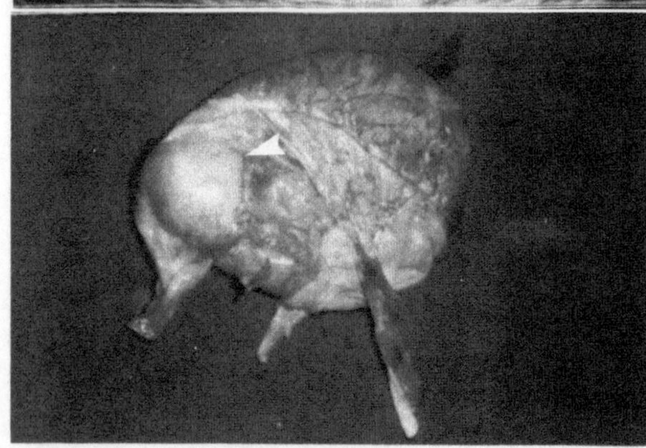

Abb. 6.27 a, b. *Dermoid-Sonderformen.* **a** Spiegelbildung (➤◄) durch Sedimentationsvorgänge unterschiedlicher Inhaltsstoffe. **b** Zapfenartiges Randecho (➤) (*oben* Sonogramm, *unten* Operationspräparat

und die kurzfristige sonographische Kontrolle nach Abführmaßnahmen. Die große Erscheinungsvielfalt von Dermoiden im Sonogramm wird noch erweitert durch gelegentlich auftretende Sedimentationsvorgänge in soliden Tumoren, die zu „Spiegelbildungen" führen (Abb. 6.27a). Bei den zystischen Typen finden sich immer wieder zapfenartige randständige Strukturen, ein Bild, das aber auch bei Kystomen auftreten kann (Abb. 6.27).

Ultraschallmorphologie von *Dermoiden/Teratomen:*

- Entgegen dem Tastbefund oft nur unscharfe Abgrenzbarkeit,
- meist solide Binnenstruktur,
- häufig kalkdichte Echoanteile,
- Sonderformen wie zapfenartige Vorbuckelungen bei Zysten, oder intratumorale Spiegelbildungen.

Kystome

Pathologisch lassen sich die Kystome oder Zystadenome in seröse und muzinöse Formen aufgliedern. Sonographisch sind diese beiden Typen nicht zu unterscheiden. Alle Kystome zusammen machen etwa 45% der benignen Ovarialtumoren aus und treten vermehrt im 3.–5. Lebensjahrzehnt auf. Während die serösen Kystome durchschnittlich 5–10 cm groß werden, erreichen die muzinösen monströse Ausmaße bis 50 cm.

Bei einem sonographisch und histologisch analysierten Kollektiv von 47 Kystomen (seröse und muzinöse) betrug das durchschnittliche Alter der Patientinnen 53 Jahre (13–91), der mittlere Tumordurchmesser 9 cm (3–19) (Juhnke et al. 1990). Das führende sonographische Erscheinungsbild ist der gekammerte bzw. septiert-zystische Tumor (53%) (Abb. 6.28a). Dabei treten 2 Leitbilder auf:

- rein zystische Kompartimente und insgesamt glatte Begrenzung (20%) und (noch häufiger)
- zystisch-solide Binnenstruktur bei teilweise glatter Begrenzung (60% der septierten zystischen Kystome).

Die restlichen 20% verteilen sich sehr inhomogen. Es gibt aber auch allseits glatt begrenzte, völlig areflektive Kystome (Abb. 6.28b).

Im 4.–6. Lebensjahrzehnt zeigen sich gehäuft auf dem Boden von Kystomen entstehende seröse oder muzinöse Zystadenokarzinome, die oft weder makroskopisch noch sonographisch von den gutartigen Formen zu differenzieren sind.

Ultraschallmorphologie von *Kystomen:*

- Gekammerte bzw. septierte zystische Tumoren mit unterschiedlich großem solidem Anteil

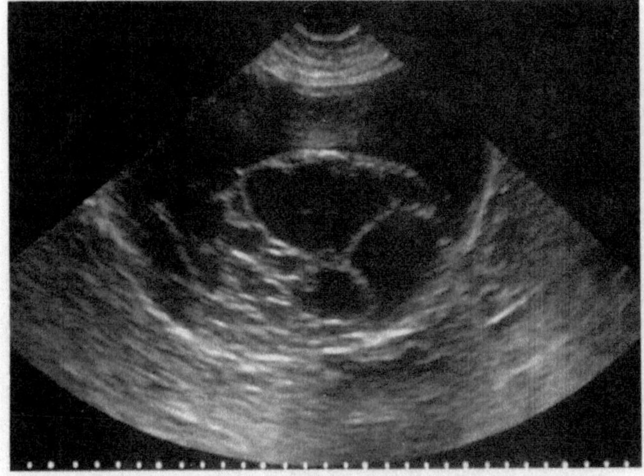

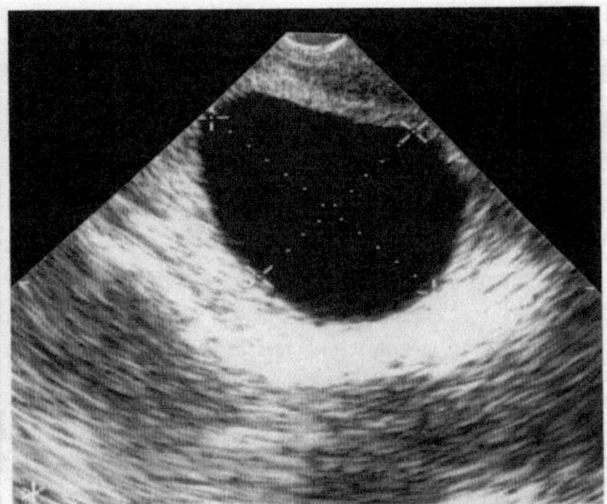

Abb. 6.28 a, b. *Muzinöse Kystome.* **a** Größe: 20×13 cm, Sonogramm: eher glatt begrenzter, gekammerter zystisch-solider Tumor. **b** Größe: 12×10 cm, Sonogramm: glatt begrenzter, völlig areflektiver Tumor

Abb. 6.29 a–c. Großes reifes *Teratom* mit unreifen Anteilen. **a** Präoperatives Sonogramm: sehr großer kompartimentierter zystisch-solider Tumor. **b** Operationspräparat. Etwa 8 Monate später Rezidiv mit Leberfiliae auf dem Boden eines malignen Teratoms. **c** Lebersonogramm: völlig inhomogenes, hyporeflektiv aufgelockertes Leberparenchym

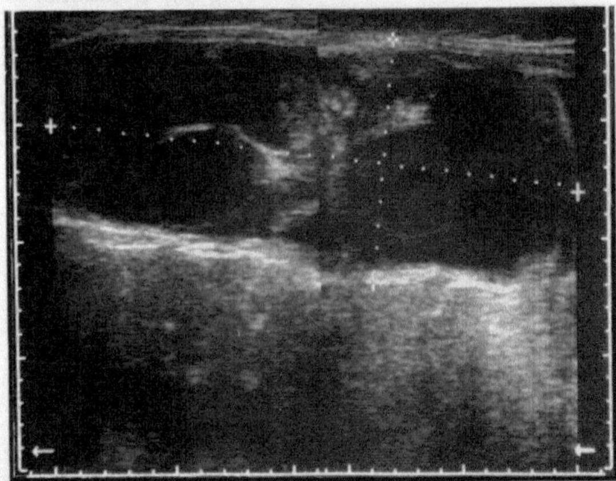

Abgrenzung gutartiger von bösartigen Ovarialtumoren

Schon makroskopisch ist es oft schwer, einen gutartigen von einem bösartigen Ovarialtumor zu unterscheiden. Auch histomorphologisch bieten gerade große Tumoren mit beginnender Entartung erhebliche diagnostische Schwierigkeiten. Die Sonographie kann hier zu dieser Differenzierung wenig beitragen (Abb. 6.29). Es gibt sowohl Blastome mit dem sonographischen Erscheinungsbild eines funktionellen Tumors (Abb. 6.28 b) als auch umgekehrt.

Gewisse Anhaltspunkte können aber zumindest eine Tendenz aufzeigen. Sie lassen sich aus dem Patientenalter und der Tumorgröße sowie aus der Tumordarstellbarkeit und der Binnenstruktur gewinnen (Tabellen 6.7 und 6.8).

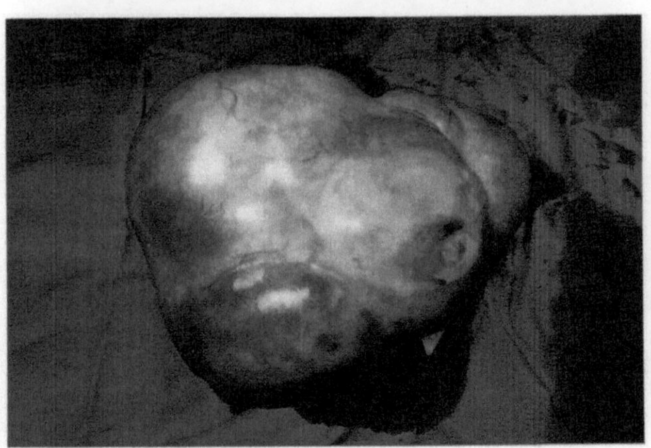

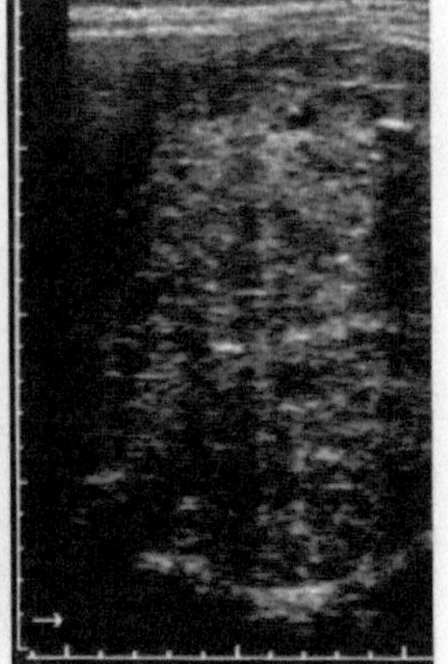

Tabelle 6.7. Alters- und Größenverteilung bei unterschiedlichen Ovarialtumoren

Ovarialtumoren	n	Mittleres Alter	Streubreite	∅ in cm	Streubreite
Endometriosezysten (≥ 1 cm)	42	37	21 – 55	5	1,5 – 11
Dermoide	62	35	15 – 86	6	2,5 – 12
Kystome	47	53	13 – 91	9	3 – 19
Karzinome	54	58	30 – 80	9	2 – 17

Tabelle 6.8. Sonographische Darstellbarkeit von Ovarialtumoren

Ovarialtumoren	n	Tumordarstellbarkeit	Tumor und freie Flüssigkeit	Nur freie Flüssigkeit
Endometriosezysten	47	43	4	0
Dermoide/ Teratome	69	54	2	1
Kystome	49	47	2	1
Karzinome	60	53	13	2

Eine *unscharfe Berandung, komplexe Binnenstrukturen* und *inhomogen-irreguläre Echoverteilung* lassen verstärkt an einen malignen Prozeß denken (Abb. 6.30). Dennoch erreicht keine bisher veröffentlichte sonographische Studie über Ovarialtumoren auch mit noch so differenzierten Beurteilungsschemata eine ausreichende diagnostische Sicherheit zur Charakterisierung von Ovarialkarzinomen (Tabelle 6.9).

Nach histomorphologischen Untersuchungen weisen unabhängig von ihrer sehr vielfältigen Hi-

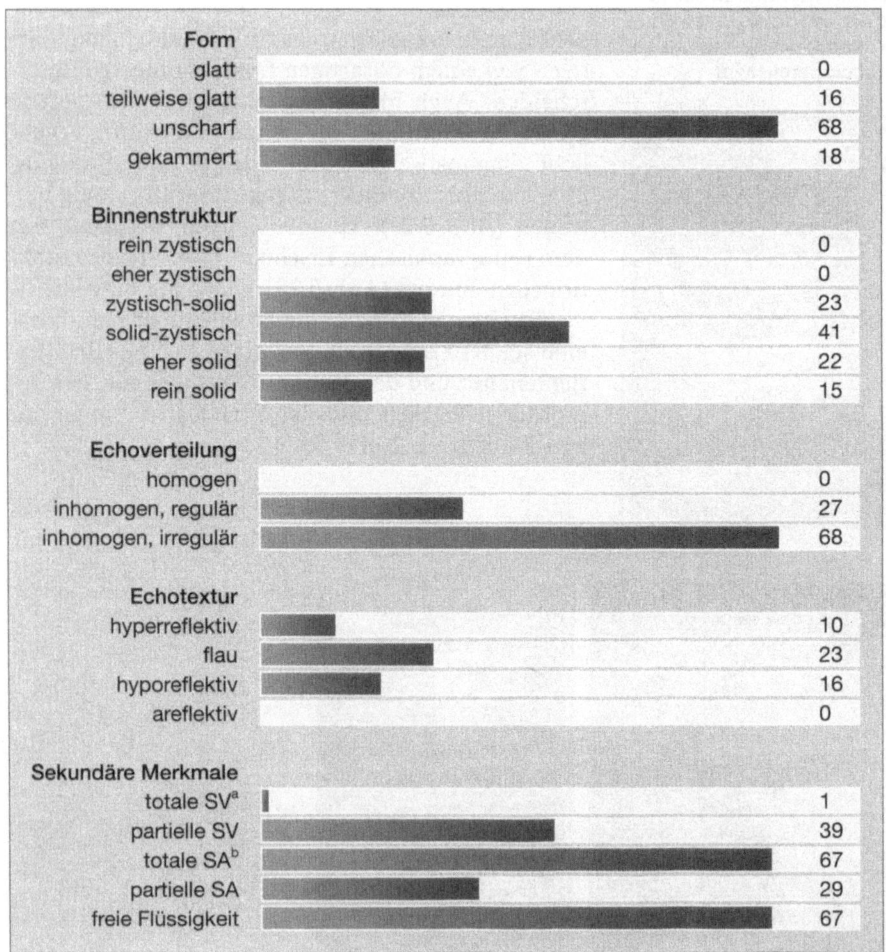

[a] SV Schallverstärkung, [b] SA Schallabschwächung.

Abb. 6.30. Prozentualer Anteil echomorphologischer Kriterien der *Ovarialkarzinome* am Gesamtkollektiv

Tabelle 6.9. Sonographische Studien über Ovarialtumoren

Autoren	Ergebnisse	
Morley u. Barnett 1970	„Thickend irregular areas on the cyst wall projecting into the lumen"	
	„Irregular solid areas"	
	„Thickened septa within the cyst"	
	(Mit diesen Kriterien erreicht Morley eine korrekte[a] Diagnose in 63%, hilfreiche[a] Diagnose in 35%, falsche[a] Diagnose in 10%)	
Moyle et al. 1983	I: 1% echogenes Material	5% Malignome
	II: 1 – 5% echogenes Material	15% Malignome
	III: < 50% echogenes Material	24% Malignome
	IV: > 50% echogenes Material	63% Malignome
	V: < 1% nicht echogenes Material	0% Malignome
Schillinger 1986	I: Gut begrenzte, solitäre Zysten	
	II: Gut begrenzte Tumoren mit homogener Konsistenz	
	– prospektiv: 2% maligne Prozesse (Gruppe I und II zusammen)	
	III: Unscharf begrenzte Prozesse oder Tumoren mit kleinen Anteilen andersartiger Konsistenz	
	– prospektiv: 13% maligne und indifferente Prozesse	
	IV: Tumoren mit größeren Anteilen unterschiedlicher Konsistenz – prosp.: 46% Malignome	
	V: Völlig inhomogene Tumoren mit unregelmäßiger Verteilung verschiedener Konsistenzen	
	– prospektiv: 54% Malignome (Gruppe IV und V zusammen)	
Rode 1990	Gruppe I: Niedrige Malignitätsstufe, retrospektiv 0% Malignome	
	Form: glatt	
	Binnenstruktur: rein zystisch/eher zystisch/rein solid	
	Echoverteilung: homogen	
	Echotextur: areflektiv	
	Sekundäre Merkmale: totale Schallverstärkung	
	Gruppe II: Mittlere Malignitätsstufe, retrospektiv 17% Malignome	
	Form: teilweise glatt/gekammert	
	Binnenstruktur: zystisch-solid	
	Echoverteilung: inhomogen regulär	
	Echotextur: hyperreflektiv/flau/hyporeflektiv (einzeln auftretend)	
	Sekundäre Merkmale: partielle Schallverstärkung/partielle Schallabschwächung	
	Gruppe III: Hohe Malignitätsstufe, retrospektiv 98 – 100% Malignome	
	Form: unscharf	
	Binnenstruktur: solid-zystisch	
	Echoverteilung: inhomogen-irregulär	
	Echotextur: hyperreflektiv/flau/hyporeflektiv (in Kombination auftretend)	
	Sekundäre Merkmale: totale Schallabschwächung/freie Flüssigkeit	

[a] Keine weiteren Angaben zur Definition dieser Begriffe.

stologie etwa 85% aller Ovarialkarzinome zystische Anteile auf. Auch bei 51 daraufhin untersuchten Ovarialkarzinomen zeigten 45 (≙ 88%) zystische Anteile im Sonogramm. Rein solid zeigten sich dagegen nur 6 (≙ 12%) (Juhnke et al. 1990). Zur Diagnostik der Ovarialkarzinome ist also der *Nachweis zystischer Anteile* durchaus als Indiz zu werten!

Aufgrund der Vielfältigkeit des sonographischen Erscheinungsbildes funktioneller und neoplastischer Ovarialtumoren sollte jeder zu einer operativen Abklärung führende Befund direkt präoperativ noch einmal sonographisch kontrolliert werden! Immer wieder zeigen sich unerwartete Remissionen oder Veränderungen, die das Therapiekonzept entscheidend verändern (Abb. 6.31).

6.1.3 Stellenwert eines Ovarialscreenings

Möglichkeiten und Stellenwert eines Ovarialscreenings hängen von methodischen Vorbedingungen ab:

1. *Abgrenzbarkeit und Normgrößenbestimmung unauffälliger Ovarien:*
   Beim Vergleich des bimanuellen Untersuchungsbefundes mit der Vaginalsonographie kann in 61% der Fälle die Vaginalsonographie eine Mehrinformation durch die Ovarialdarstellung liefern. Beide Methoden haben in 36% die gleiche Aussagekraft, und in 3% erlaubt der Tastbefund eine umfassendere Beurteilung der Ovarien (Rode 1990). In 53 – 84% können je

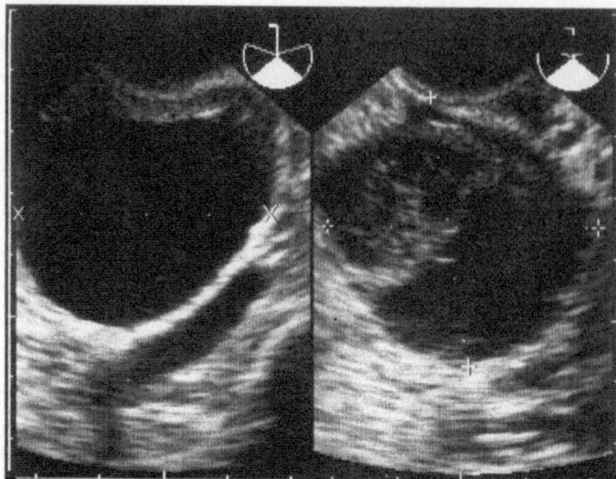

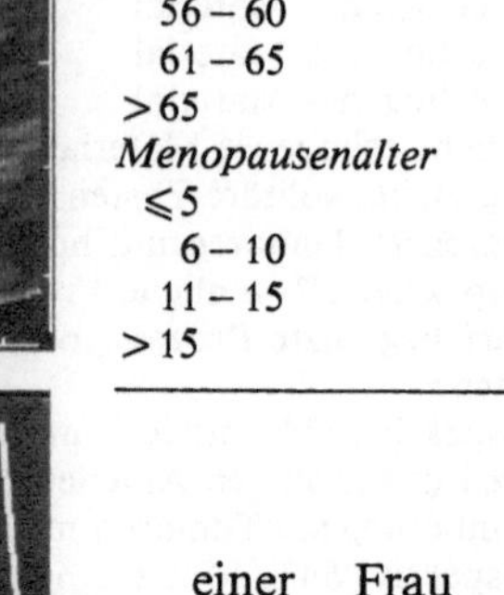

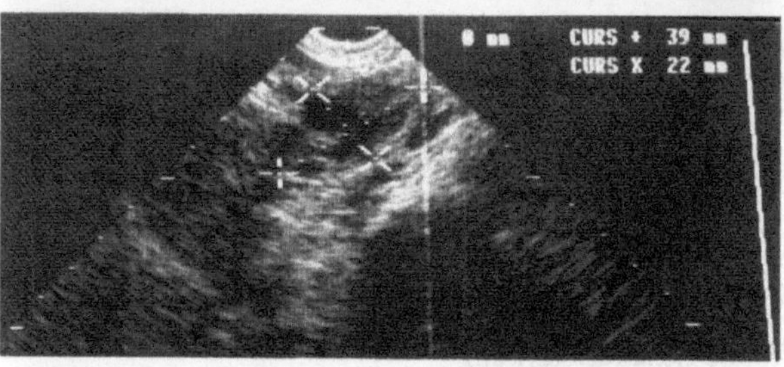

Abb. 6.31. a Etwa 4,4 cm großer zystisch-solider Ovarialtumor bei einer 45jährigen Patientin 6 Jahre nach vaginaler Hysterektomie und unauffälligem Palpationsbefund zufällig im Ultraschall entdeckt. **b** Bei der präoperativen Kontrolle etwa 1 Woche später komplette Rückbildung des Tumors. Das linke Ovar zeigt sich jetzt mit 3,9×2,2 cm Größe strukturell unauffällig. Wahrscheinlich hatte es sich um eine funktionell bedingte, eingeblutete (?) Ovarialzyste gehandelt

nach Studie beide Ovarien dargestellt werden, in 83–94% aber mindestens eines der Ovarien (Campbell et al. 1982; Goswamy et al. 1983; Duda et al. 1990). Das mittlere Ovarialvolumen liegt postmenopausal bei 4 cm^3, wobei sich eine hohe Korrelation zwischen den beiden Ovarien

Tabelle 6.11. *Altersabhängigkeit der Ovarialvolumina* bei 221 Patientinnen zwischen 45 und 82 Jahren (Durchschnittsalter: 57 Jahre)

Jahre	n	Mittl. Volumen [cm^3]
	221	4,2 (1,3–9,8)
Alter		
45–50	61	8,4
51–55	64	7,0
56–60	30	5,2
61–65	20	5,1
>65	46	4,5
Menopausenalter		
⩽5	105	7,8
6–10	49	6,2
11–15	32	3,6
>15	35	3,2

einer Frau findet (Korrelationskoeffizient 0,82–0,96/Tabelle 6.10) und sich eine Abhängigkeit vom Alter zeigt (Tabelle 6.11).

2. *Lokalisationsgenauigkeit:*
Vaginalsonographisch läßt sich ein Adnexprozeß mit etwa 95%iger Sicherheit vom Uterus abgrenzen. In 79% kann eine korrekte Seitenlokalisation und Organzuordnung erzielt werden, in 15% eine korrekte Seitenlokalisation ohne Organzuordnung. Nur in 8% kann weder eine Organ-, noch eine Seitenzuordnung getroffen werden, besonders bei sehr großen Tumoren (Thein 1990).
3. *Größenbestimmung:*
Die Korrelation der präoperativ sonographisch gemessenen Tumorgröße mit der des Operationspräparates gelingt mit einem Koeffizienten von jeweils r = 0,98 abdominal- und vaginalsonographisch gleich gut. Das heißt, in etwa 84% der Fälle kann eine in über 80% richtige Vor-

Tabelle 6.10. Ergebnisse von Ovarialscreeningstudien. (Mod. nach Duda et al. 1990)

Autoren	Kollektiv n	Beide Ovarien darstellbar [%]	Mindestens ein Ovar darstellbar [%]	Kein Ovar darstellbar [%]	Ovarvolumen [cm^3]	Korrelationskoeffizient rechtes/linkes Ovar	Patholog. Befunde [%]
Transabdominal							
Campbell et al. 1982	31	84	–	16	4,33 ± 1,9	0,82	–
Goswamy et al. 1983	1084	–	94,4	0,6	3,71 ± 1,4	0,86	3
Bhan et al. 1986	5540	–	–	–	0,88–9,79	–	4
Hall et al. 1986	30	63	53	27	2,5	–	–
Transvaginal							
Duda et al. 1990	221	53	83	18	4,18	0,96	6
van Nagell et al. 1990	1000	–	–	–	≤8,0	–	3

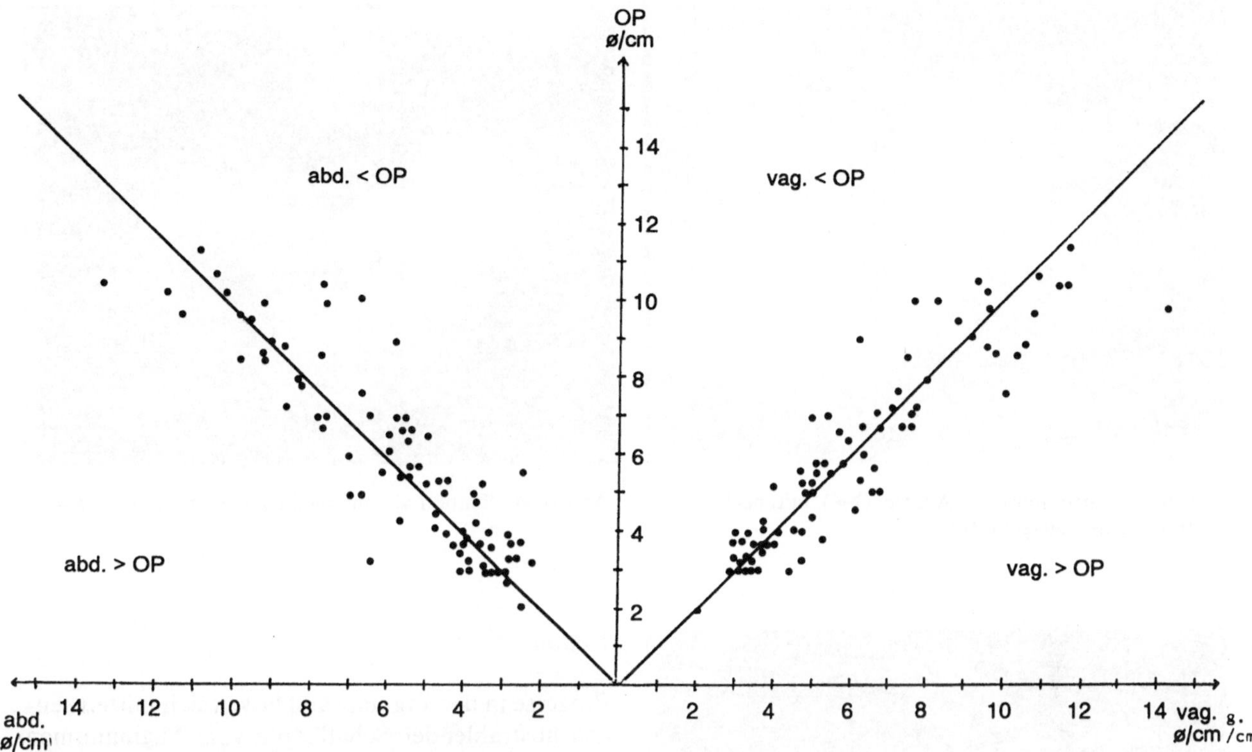

Abb. 6.32. Abdominal- und vaginalsonographische Größenmessungskorrelation zur Größe des jeweiligen Operationspräparates

hersage der Tumorgröße mit dem Ultraschall erreicht werden. Nur in 3% liegt die Vorhersagegenauigkeit unter 70% (Thein 1990) (Abb. 6.32).

Bhan und Campbell (1986) haben die Möglichkeiten und den Nutzen der abdominalen Sonographie als Ovarialscreeningmodalität nachweisen können. Die Vaginalsonographie scheint dafür noch geeigneter zu sein, da sie mindestens genauso gute Ergebnisse erbringt, andererseits methodisch viel problemloser einzusetzen ist. Als Screeningvoraussetzungen bietet der Vaginalultraschall alle erforderlichen Eigenschaften wie:

- ohne große technische oder zeitaufwendige Vorbereitungen einfach durchführbare Untersuchung;
- kurze Untersuchungsdauer ($\leqq$ 5 Min., reine Untersuchungsdauer);
- standardisierter Untersuchungsgang mit entsprechenden Referenzstrukturen;
- Normwerte und Streubreiten der Ovarialgröße sind aus abdominalsonographischen Untersuchungsreihen bekannt und vaginalsonographisch gut zu reproduzieren;
- weitgehende Unabhängigkeit von patientenbedingten Untersuchungsverhältnissen wie Adipositas, Abwehrspannung, vaginalen Blutungen;
- gute Akzeptanz durch die Patientinnen (schmerzlos, nebenwirkungsfrei, hygienisch einwandfrei, im Zusammenhang mit der gynäkologischen Tastuntersuchung leicht nachvollziehbare Untersuchungsmethode – „man sieht aus derselben Richtung, wie und was man tastet");
- direkte Verfügbarkeit des Untersuchungsergebnisses.

6.2 Vulva und Vagina

Vulva

Der klinisch, d. h. inspektorisch und palpatorisch gut zugängliche Vulvabereich ist nur selten Anlaß für eine sonographische Untersuchung. Die dort auftretenden Bartholinischen Zysten bzw. Abszesse können sonographiert werden, um die Ausdehnung solcher oft tief reichenden Prozesse oder den Abszedierungsgrad soweit möglich abzuschätzen (Abb. 6.33).

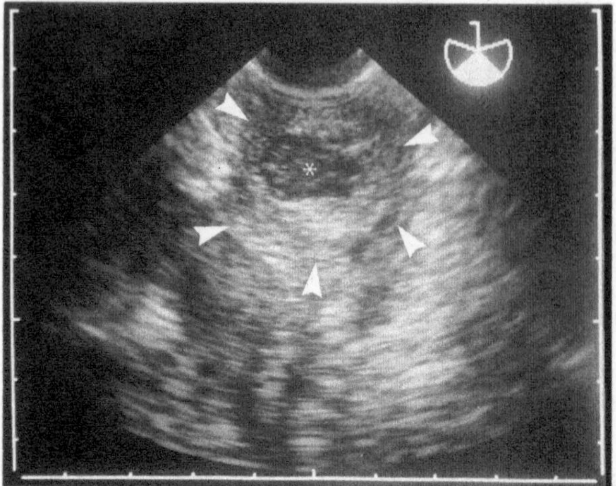

Abb. 6.33. Bartholinischer Abszeß (➤) mit beginnender zentraler Einschmelzung (*)

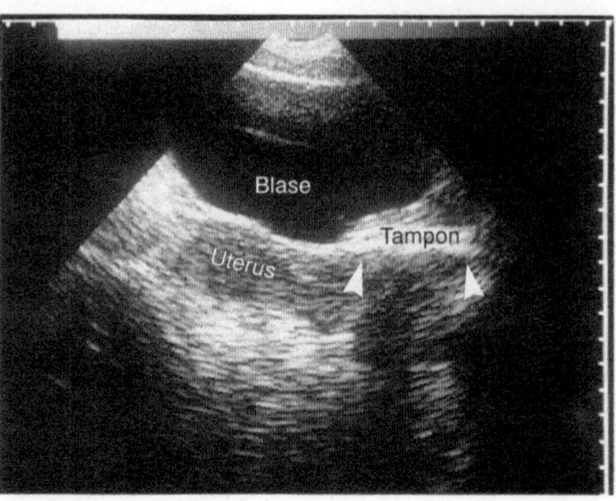

Abb. 6.34. Tampon als intravaginaler Fremdkörper (➤)

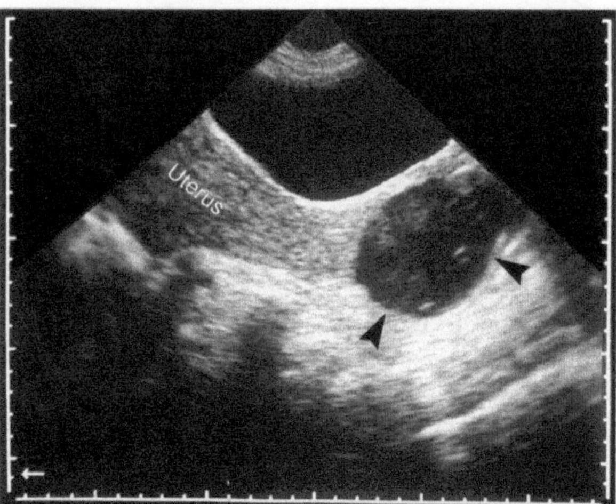

a

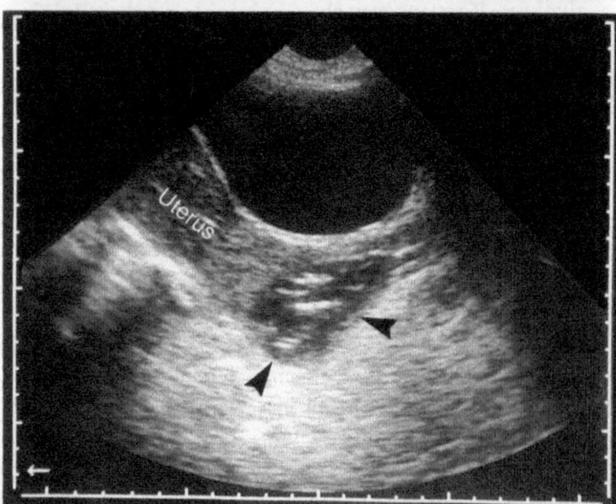

b

Abb. 6.35. **a** 9 Tage post partum Hämatom (➤) am oberen Wundwinkel der Episiotomie, **b** Befund 4 Tage nach Entlastung des Hämatoms (➤)

Vagina

Prozesse in der Vaginalwand lassen sich mittels seitlich abstrahlender Schallköpfe vom Vaginallumen her sonographieren. Den besten Überblick bietet aber der transabdominale Ultraschall durch die volle Harnblase. Der Blick in Richtung Douglas zeigt im sagittalen Längsschnitt hinter der gefüllten Blasenwand den proximalen Anteil der Vagina, im Normalfall mit einem reflexreichen Mittelecho. Fremdkörper (Tampons!), Flüssigkeitsansammlungen im hinteren Scheidengewölbe, Hämatome oder Tumoren der Vaginalwand können so dargestellt werden (Abb. 6.34 und 6.35). Die paravaginal gelegenen Gartner-Gang-Zysten projizieren sich dabei unter Umständen ins Vaginallumen (Abb. 6.36). Ein bei jungen Frauen bzw. Mädchen durch eine Hymenalatresie bedingter Hämatokolpos läßt sich sowohl abdominal – als auch perinealsonographisch nachweisen (Abb. 6.37).

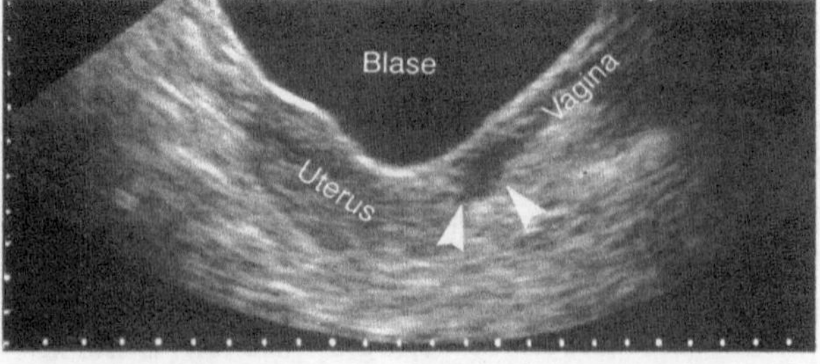

Abb. 6.36. Gartner-Gang-Zyste (➤) im Bereich der proximalen Hinterwand der Vagina

6.3 Uterus

6.3.1 Zervix

Im Zervikalbereich fallen immer wieder nebenbefundlich kleine Retentionszysten auf (Abb. 6.38). Seltener stellen sich solide Tumoren dar, die den Zervikalkanal verlegen (Abb. 6.39). Vor Konisationen kann es hilfreich sein, die sonographisch leicht zu ermittelnde Gesamtlänge der Zervix zu kennen. Größere Zervixkarzinome zeigen sich meist in Form unscharfer Begrenzungen der dann verplumpt erscheinenden Zervix oder durch stumpf bzw. breit und unscharf auslaufende Parametrien.

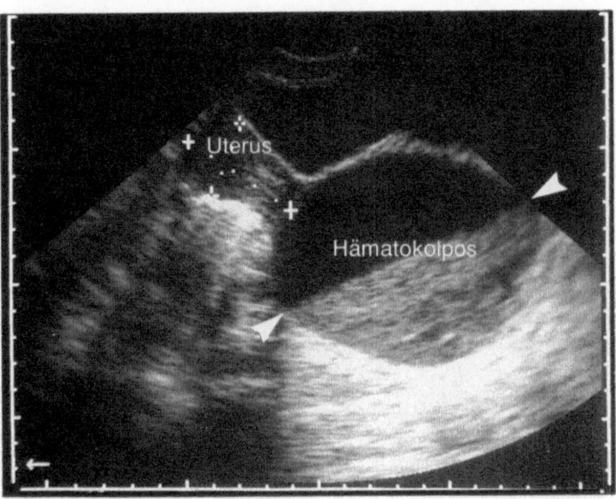

Abb. 6.37. Hämatokolpos bei einem 15jährigen Mädchen mit Spiegelbildung durch Sedimentationsvorgänge im Hämatom (500 ml) (➤)

6.3.2 Endometrium

Organische Neubildungen im Bereich des Endometriums treten meist in der Peri- oder Postmenopause auf. Nach eigenen Untersuchungen lag das Durchschnittsalter von Frauen mit Korpuspolypen bei 55 Jahren, bei einer Schwankungsbreite zwischen 36 und 74 Jahren.

Es können also durchaus auch in der reproduktiven Phase schon derartige Veränderungen beobachtet werden. Klinisch fallen sie in der Regel durch Blutungsstörungen auf, während sie sich sonographisch als Auffälligkeiten des Endometriumechos oder sogar als abgrenzbarer Befund zeigen (Abb. 6.40a, b). Die erfolgreiche operative Entfernung läßt sich sonographisch intra- oder postoperativ überprüfen (Abb. 6.40c). Bei unvollständigem Erfolg einer Abrasio kann eine notwendig werdende Rekürettage unter Ultraschallsicht erfolgen, um die korrekte Plazierung der Kürette zu dokumentieren (Abb. 6.41). Vielversprechender ist allerdings die Kombination der Gewebeentnahme mit der Hysteroskopie, um eine optimale Befundsicherung zu erreichen.

Hyperplasieformen des Endometriums können sonographisch nicht als glandulär-zystisch oder adenomatös charakterisiert werden (Abb. 6.42). Auch eine Abgrenzung zum *Korpuskarzinom* ist

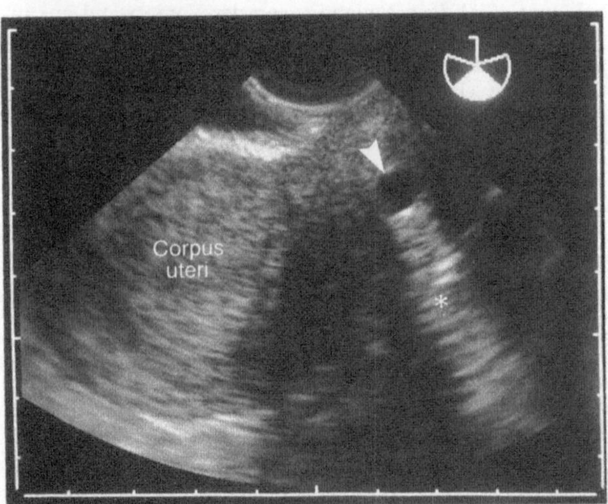

Abb. 6.38. Zervikales Retentionszystchen (➤) mit deutlicher Schallverstärkung (*)

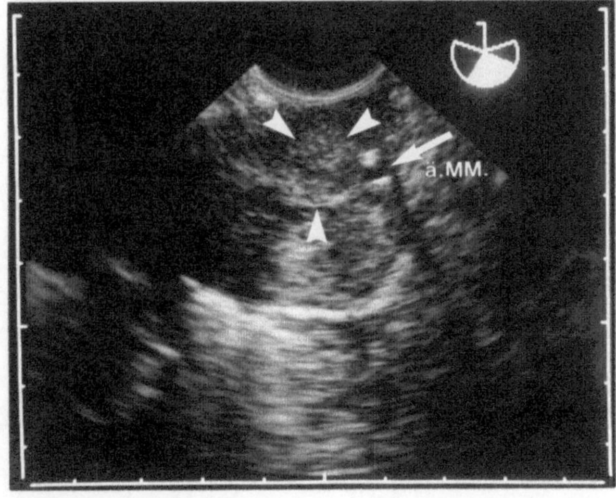

Abb. 6.39. Im Zervixvorderwandbereich gelegener, solider kugeliger Tumor (➤), der das Lumen verlegt (*Zervixkarzinom*), ä.MM äußerer Muttermund (⟶) ▶

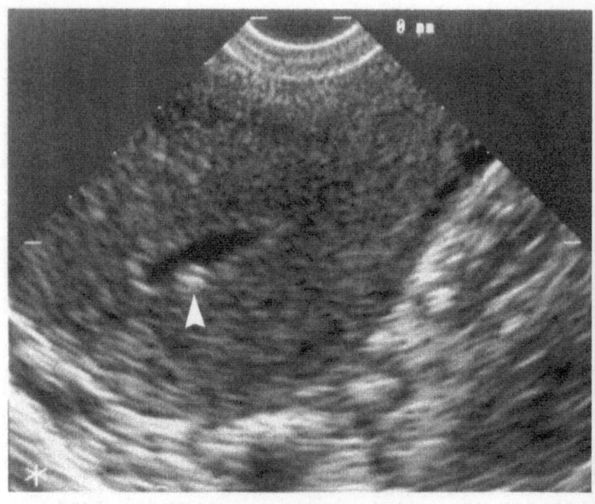

a

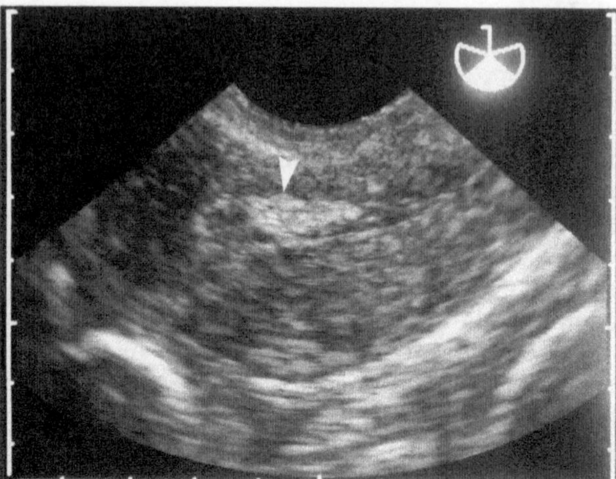

b

Abb. 6.40. a *Basalisadenom* (➤) der Korpusschleimhaut bei einer 48jährigen Patientin mit einer Schmierblutung und zystisch aufgespreiztem Kavumecho. **b** *Korpuspolyp* (➤) bei einer 40jährigen Patientin, von der Vorderwand aus in das proliferativ hochaufgebaute Endometrium hereinragend. **c** Ultraschallkontrolle 2 Tage nach fraktionierter Abrasion zeigt ein leicht zystisch gespreiztes, aber glatt begrenztes Kavumecho (➤) ohne makroskopisch sichtbare Reste des vor der Operation gesehenen Korpuspolypen

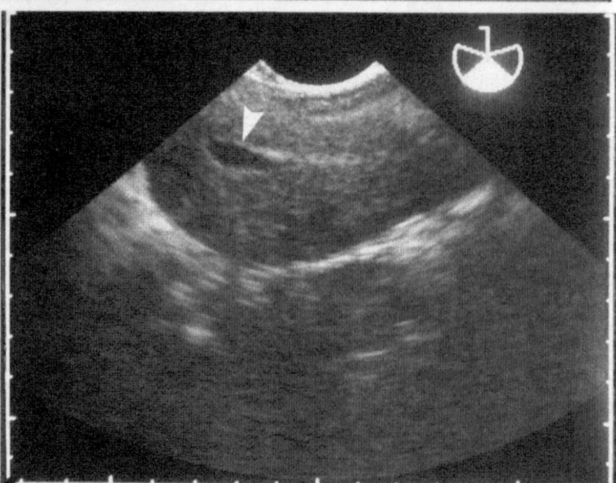

c

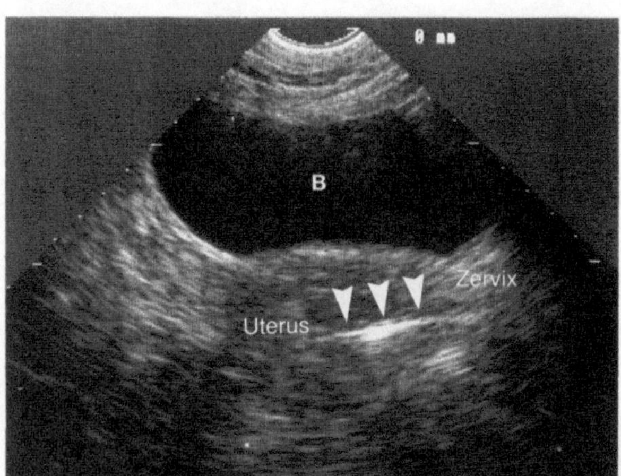

Abb. 6.41. Darstellung einer Kürette (➤) im Cavum uteri bei zunächst unvollständiger Entfernung eines regressiv veränderten Korpuspolyps

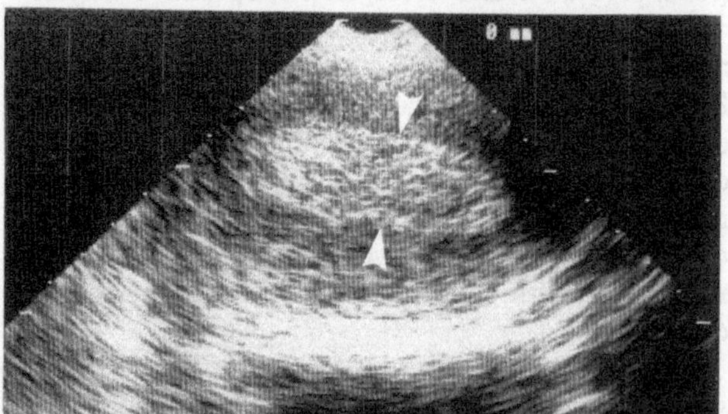

a

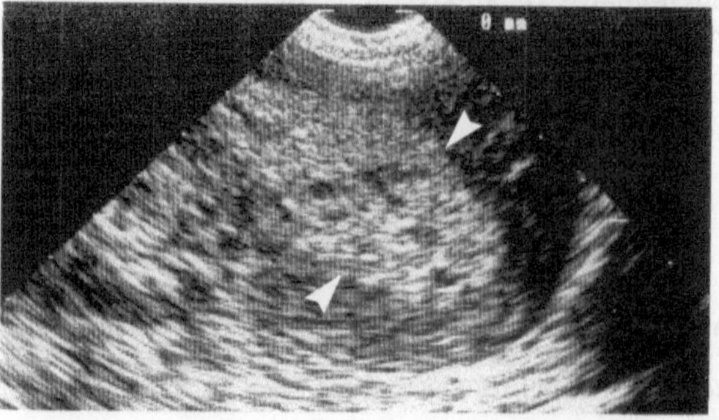

b

Abb. 6.42. a *Glandulär-zystische Hyperplasie* bei einer 50jährigen Patientin; Endometriumhöhe 23 mm (➤). **b** *Adenomatöse Hyperplasie* bei einer 50jährigen Patientin; Endometriumhöhe 36 mm (➤)

weder durch die Endometriumbiometrie noch durch deskriptive Beurteilungskriterien so sicher möglich, daß dadurch eine histologische Untersuchung ausbleiben könnte (Abb. 6.43). Dennoch scheint ein „postmenopausales Endometriumscreening" für symptomlose Patientinnen sinnvoll und realisierbar zu sein, wobei der Cut-off-Level nach eigenen Erfahrungen erreicht zu sein scheint, wenn das Endometrium $\geqq 30\%$ des anterior-posterioren Uterusdurchmessers einnimmt.

6.3.3 Myometrium

Die Myohyperplasie des Uterus ist gekennzeichnet durch eine Vergrößerung des gesamten Organs. Da der Uterus in seiner Größe eine relativ große Normvarianz zeigt, läßt sich eine Wachstumstendenz nur durch Verlaufskontrollen nachweisen. Diese Kontrollen sollten stets in derselben Zyklusphase erfolgen, da die Uterusgröße deutlichen zyklusbedingten Schwankungen unterworfen ist (s. Kap. 4). Im Gegensatz zur Myohyperplasie handelt es sich bei den Myomen um den häufigsten umschriebenen Tumor, der vom Myometrium ausgeht. Je nachdem, wohin sich ein solches Myom entwickelt, unterscheidet man hauptsächlich subseröse, intramurale und submuköse *Myome*. Sie lassen sich in der Regel gut dem Uterus zuordnen und durch ihre rundliche Form, die glatte Begrenzung und die meist homogene oder schalenartige Binnenstruktur auch mit einiger Sicherheit diagnostizieren (Abb. 6.44). Submuköse Myome lösen nicht selten Blutungsstörungen aus und können bei deren präoperativer Abklärung entdeckt werden (Abb. 6.45). Aufgrund ihrer intrakavitären Lage kann es bei den submukösen Myomen dazu kommen, daß der Uterus versucht, diese Gebilde auszustoßen, ein Vorgang, der mit dem Begriff „Myom in statu nascendi" bezeichnet wird (Abb. 6.46).

Im Verlauf ihrer Entwicklung kann es bei den Myomen zu Regressionsvorgängen wie Verkalkungen oder Erweichungen kommen. Während kleinere verkalkte Myome auch im Sonogramm leicht zu erkennen sind (Abb. 6.47a), können größere durchaus diagnostische Probleme bieten (Abb. 6.47b). Radiologisch sind für verkalkte Myome maulbeerartige Verkalkungsfiguren im Unterbauch typisch (Abb. 6.47c). Die zentrale Erweichung kann sonographisch zu Fehlinterpretationen bzw. Verwechslungen mit Adnextumoren führen (Abb. 6.48).

Auch gestielte oder intraligamentäre Myome können oft nicht von Adnextumoren differenziert werden (Abb. 6.49).

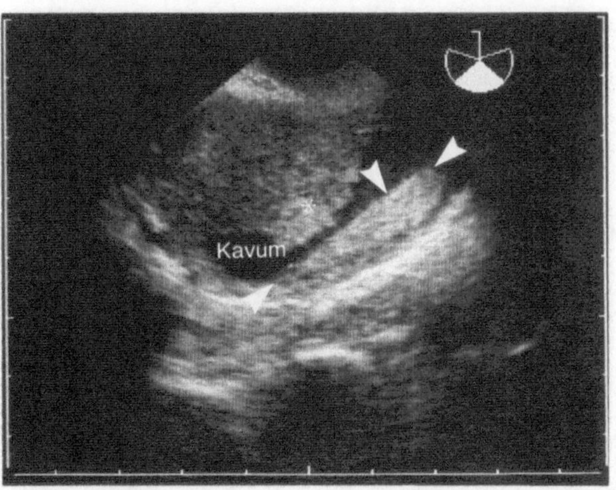

Abb. 6.43. Endophytisch von der Vorderwand aus ins zystisch gespreizte Cavum uteri ragendes *Korpuskarzinom* (*), am Boden des Cavum uteri Spiegelbildung (➤) durch Sedimentationsvorgänge

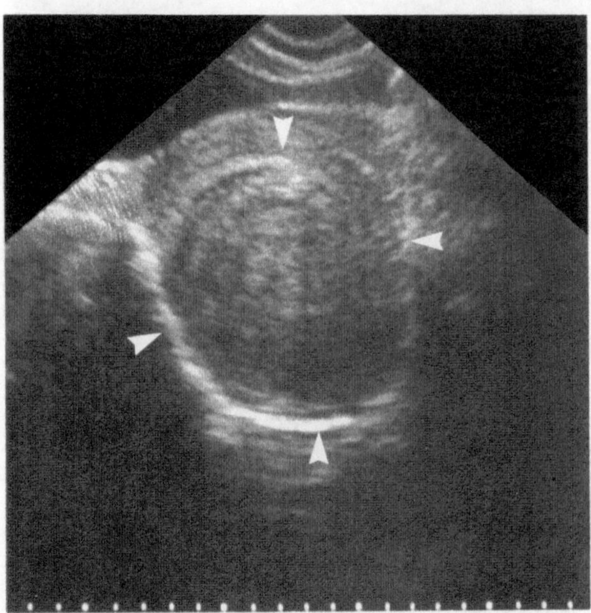

Abb. 6.44. Großes subseröses Hinterwandmyom (➤) mit schalenartigem Aufbau

Als Rarität treten Myome sogar gänzlich unabhängig vom Uterus z. B. in der Blasenwand auf (Abb. 6.50).

Die sonographische Abgrenzung der Myome von bösartigen Erkrankungen, d. h. einem *Uterussarkom*, ist nicht möglich. Schon ein deutlich vergrößerter Uterus myomatosus zeigt meist ein nur schwer interpretierbares, inhomogenes Bild (Abb. 6.51a). Diese Inhomogenität läßt aber ebensowenig Rückschlüsse auf die Dignität zu wie die Größe an sich, die durchaus erhebliche Ausmaße annehmen kann (Abb. 6.51b).

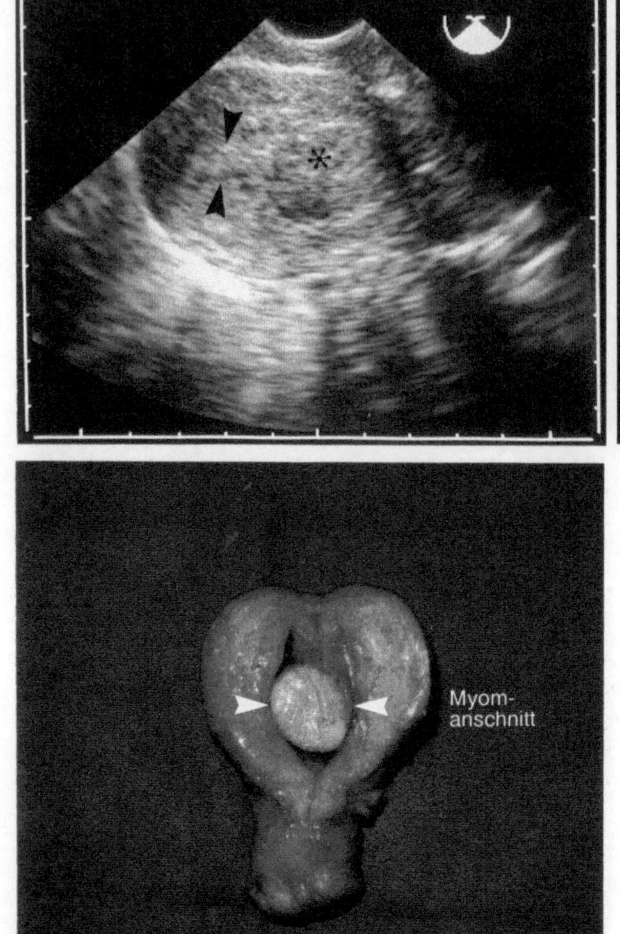

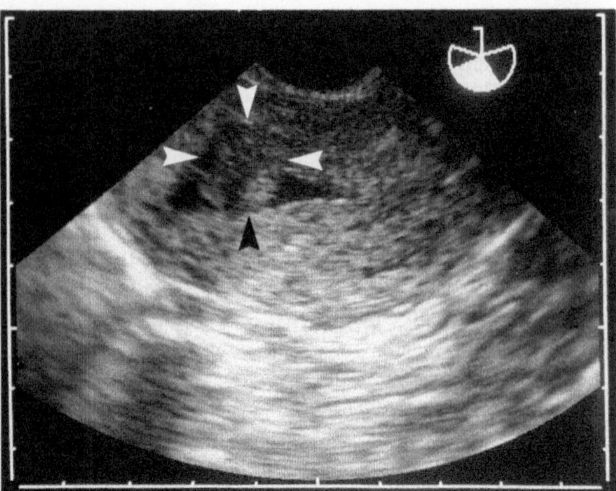

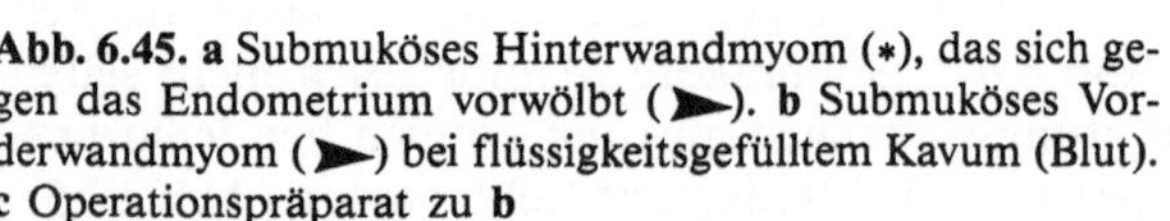
Abb. 6.45. a Submuköses Hinterwandmyom (*), das sich gegen das Endometrium vorwölbt (➤). **b** Submuköses Vorderwandmyom (➤) bei flüssigkeitsgefülltem Kavum (Blut). **c** Operationspräparat zu **b**

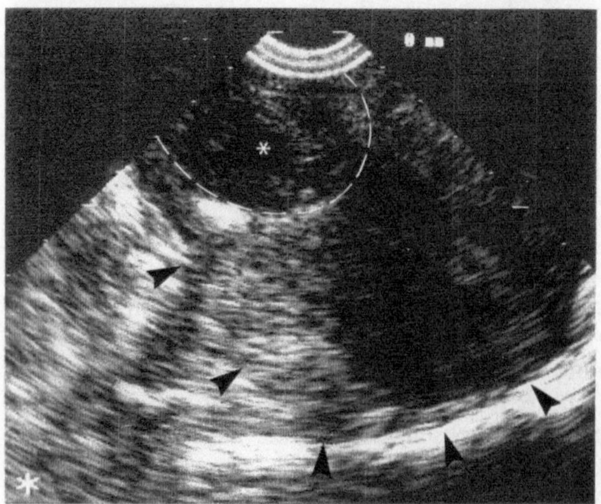

Abb. 6.46. Myom in statu nascendi: Der Transducer trifft direkt auf ein rundliches solides Gebilde (*), hinter dem sich – nicht davon zu trennen – der Uterus zeigt (➤)

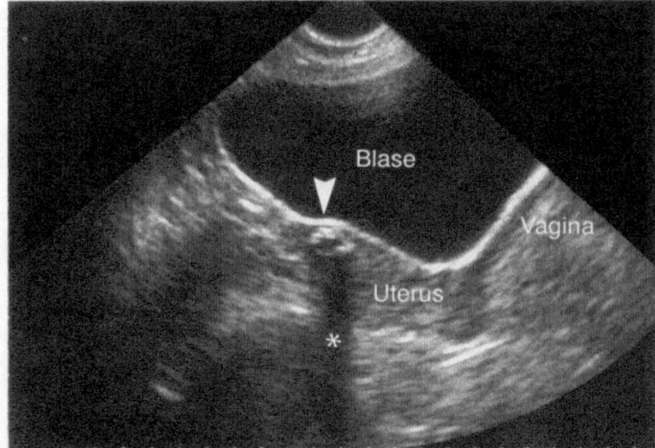

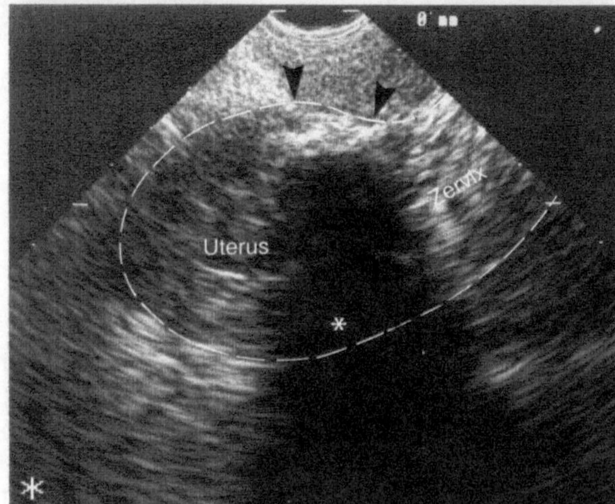

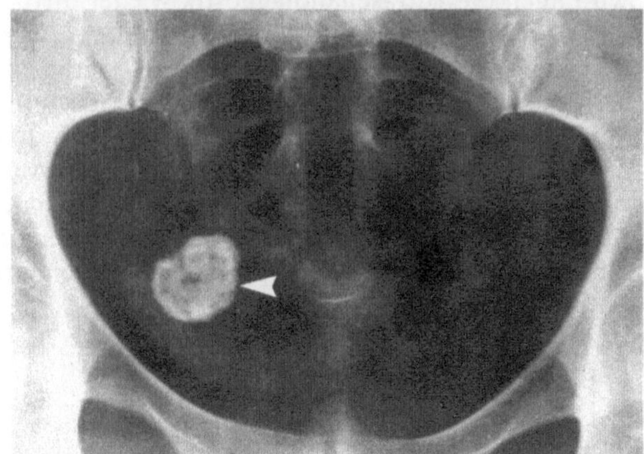

Abb. 6.47. **a** Kleines verkalktes intramurales Vorderwand-Fundus-Myom (➤) mit deutlichem Schallauslöschphänomen (*). **b** Größeres verkalktes Myom im Isthmusbereich (➤), (*) Schallauslöschungsphänomen. **c** Röntgenologisches Korrelat eines verkalkten Myoms: maulbeerartige Verkalkungsfigur im rechten Unterbauch

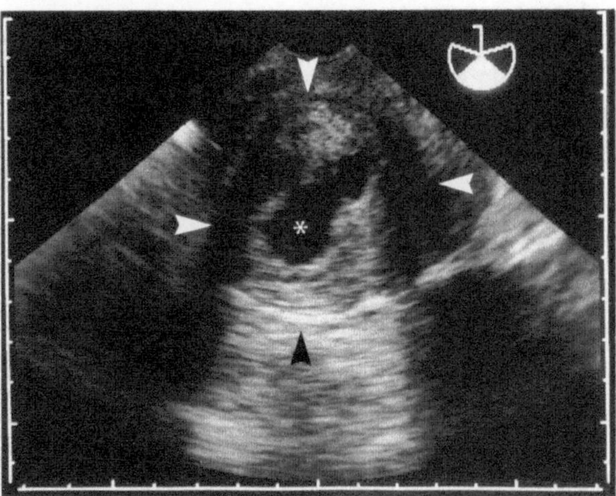

Abb. 6.48. Zentral erweichtes (*) (areflektives) Fundusmyom (➤)

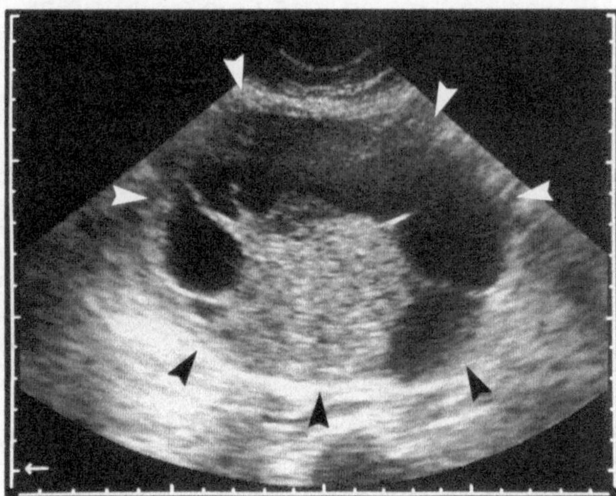

Abb. 6.49. Sonographisch als Ovarialtumor fehlinterpretiertes intraligamentäres Myom (➤)

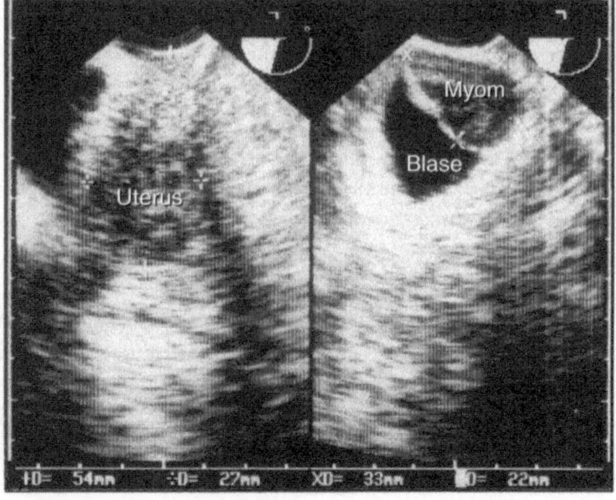

Abb. 6.50. *Linke Bildhälfte:* gestreckt liegender, unauffälliger kleiner Uterus; *rechte Bildhälfte:* nicht im Zusammenhang mit dem Uterus stehender, hyporeflektiver, glatt begrenzter Tumor, der sich gegen das Harnblasenlumen vorwölbt: *Blasenwandmyom!* ➤

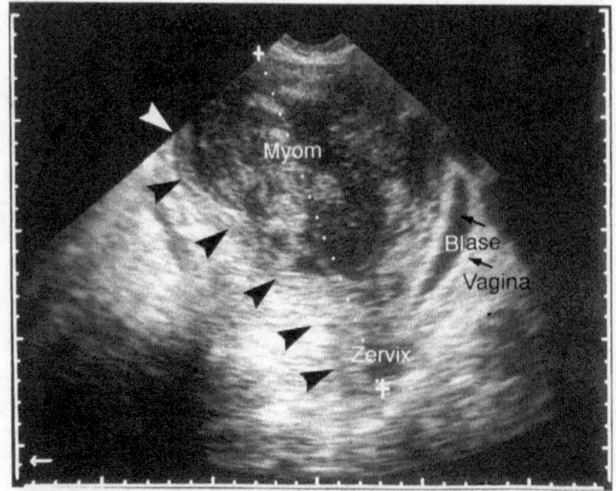

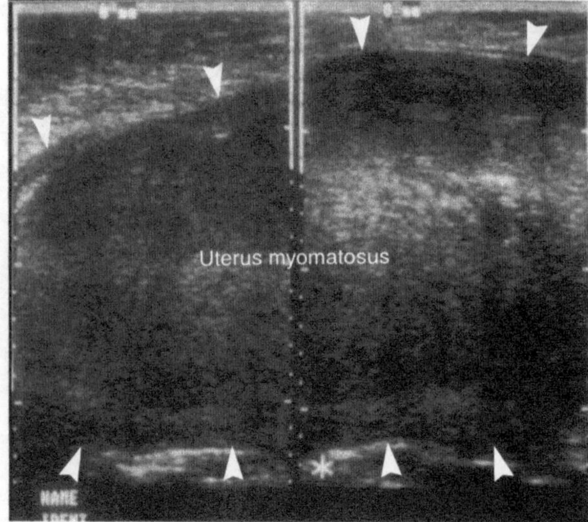

Abb. 6.51. a Auf ca. 16,5 cm Länge vergrößerter Uterus myomatosus (➤) mit inhomogener Binnenstruktur. **b** Über 23×22×14 cm großer, monströser Abdominaltumor: Uterus myomatosus (➤) ohne Anhalt für sarkomatöse Entartung

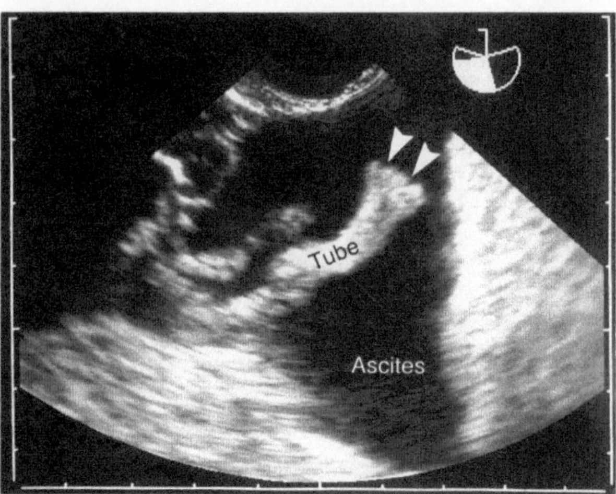

Abb. 6.52. Geschlängelt verlaufende Tube mit Fimbrientrichter (➤) in freier Flüssigkeit im Abdomen (Aszites)

6.4 Tuben

Die Tube ist im Normalfall sonographisch nicht zu erfassen. Befindet sich aber freie Flüssigkeit im Abdomen, dann können auch nicht pathologisch veränderte Eileiter im Sonogramm zur Darstellung kommen (Abb. 6.52).

Das häufigste Erscheinungsbild der Tube im Sonogramm ist die Saktosalpinx. Solche rein zystischen Auftreibungen der Eileiter treten als mehr oder weniger schmale „Flüssigkeitsstraßen" im Adnexbereich auf (Abb. 6.53 a). Sie sollten sicher von freier Flüssigkeit abgegrenzt werden. Bei zunehmender Größe und Verwachsungen verläuft die Tube häufig gekrümmt, und es entsteht ein als „posthornförmig" charakterisiertes Bild (Abb. 6.53 b, c).

Bei nicht rein zystischem Inhalt, wie man es bei den Formen der Hämato- oder Pyosalpinx antrifft, wird auch die Ultraschalldiagnostik wieder diffiziler (Abb. 6.54). Hier ist es von großer Bedeutung, den Uterus und die Ovarien eindeutig darzustellen!

Gelegentlich fällt es schwer, eine Saktosalpinx von Gefäßstrukturen abzugrenzen. In einem solchen Fall kann eine Doppleruntersuchung die Antwort bringen, da z. B. auch in *Varizen* noch eine Strömung nachweisbar ist (Abb. 6.55), während eine Saktosalpinx kein Dopplersignal reflektiert (Du Bose et al. 1985).

6.4.1 Adnexitis

Die sonographische Adnexitisdiagnostik ist durch die Vielfalt der Befunde gekennzeichnet. Auch bei sonographisch völlig unauffälligem inneren Genitale kann eine Adnexitis nicht ausgeschlossen werden. Andererseits gibt es eine große Anzahl von Patientinnen mit sehr auffälligem Ultraschallbefund, aber ohne eine entsprechende Symptomatik. Häufig erstreckt sich das sonographische Korrelat einer Adnexitis lediglich auf etwas *freie Flüssigkeit* (Abb. 6.56, vgl. Tabelle 14.4, S. 318).

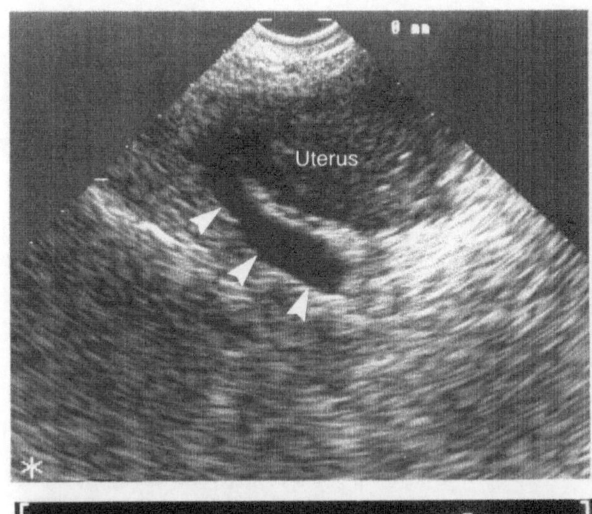

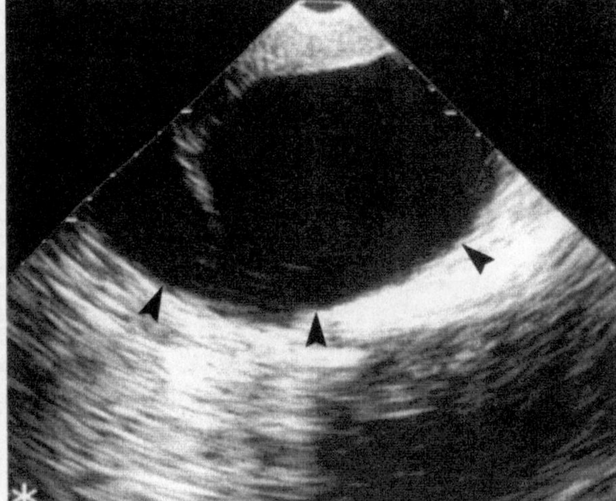

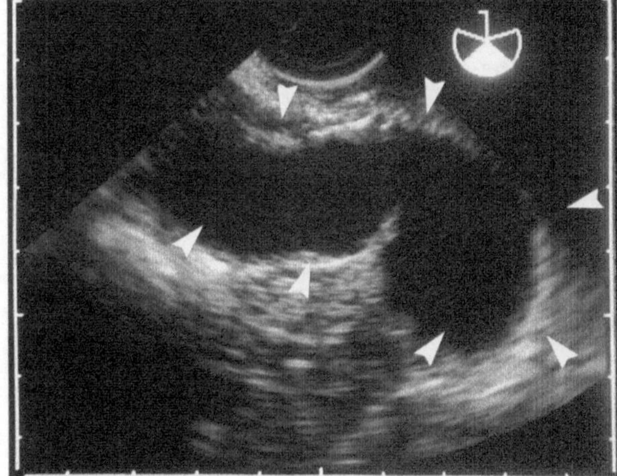

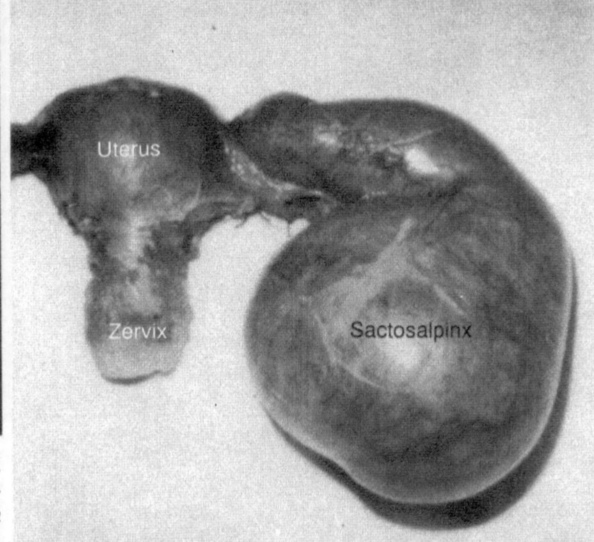

Abb. 6.53. **a** Tube als schmale „Flüssigkeitsstraße" lateral vom Uterus (➤). **b** Posthornförmig aufgetriebene Saktosalpinx. **c** Monströs aufgetriebene, abgeknickte Tube (*oben* Sonogramm, *unten* Operationspräparat)

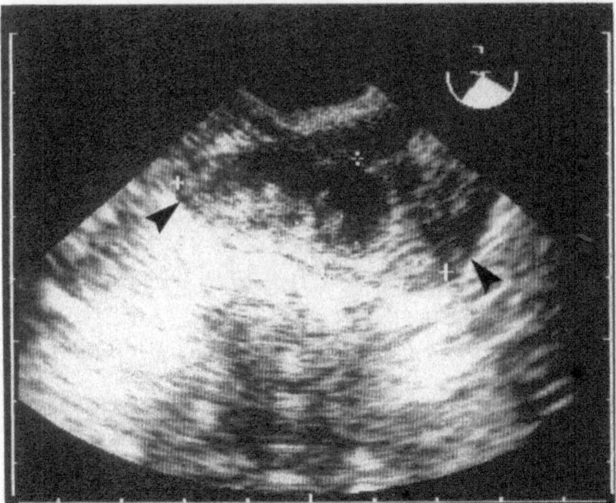

Abb. 6.54. Pyosalpinx (➤): Walzenartige, zystisch-solide Struktur im Adnexbereich

Viel bedeutsamer als die sonographische Nachweisdiagnostik bei der Adnexitis ist die *Verlaufsbeobachtung* (Abb. 6.57). Der Therapieerfolg läßt sich so dokumentieren, aber auch die Auswirkungen auf die Compliance der Patientin sind nicht zu vernachlässigen. Gerade Adnexitispatientinnen sind häufig schlecht zu führen, da sie kurz nach Antibiotikatherapiebeginn wieder völlig beschwerdefrei sind. In solchen Fällen kann die Demonstration des Ultraschallbefundes oft zu einer bereitwilligeren Einsicht in die Notwendigkeit der Therapie führen.

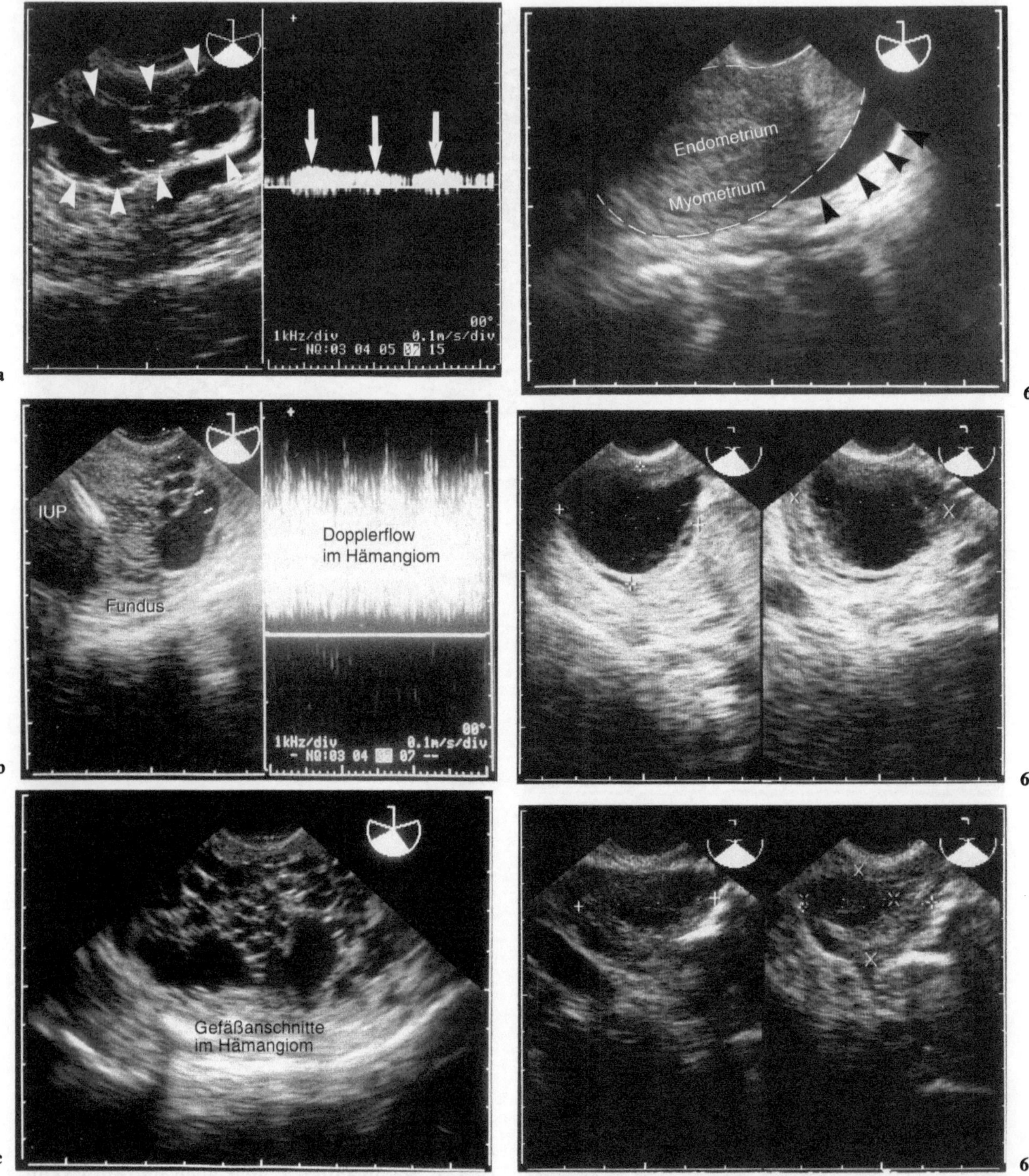

Abb. 6.55. **a** Dopplersonographisch nachgewiesener Blutfluß (⟶) in parauterin gelegenen *Varizen* (➤). **b** Strömungsnachweis in einem Hämangiom der Uterushinterwand; **c** dasselbe Hämangiom im Querschnitt

Abb. 6.56. Freie Flüssigkeit im Douglas (➤) als einziges sonographisches Korrelat einer heftigen akuten Adnexitis

Abb. 6.57. **a** Zystisch aufgetriebenes rechtes Ovar bei akuter Adnexitis. **b** 4 Tage nach Antibiotikatherapiebeginn bereits deutliche Remission

Literatur

Baltarowich OH, Kurtz AB, Pasto ME, Rifkin MD, Goldberg BB, Needleman L (1987) The spectrum of sonographic findings in hemorrhagic ovarian cysts. AJR 148:901–905

Bhan V, Campbell S (1986) Ultraschall als Screening-Verfahren zur Entdeckung von Ovarialtumoren. Gynäkologe 19:135–141

Campbell S, Goessens L, Goswamy R, Whitehead M (1982) Real-time ultrasonography for determination of ovarian morphology and volume. A possible early screening test for ovarian cancer. Lancet I:425–426

Dallenbach-Hellweg G (1984) Weibliches Genitale. In: Remmele W (Hrsg) Pathologie Bd 3. Springer, Berlin Heidelberg New York, S 203 ff

Du Bose TJ, Hill LW, Hennigan HW et al. (1985) Sonography of arcuate uterine blood vessels. J Ultrasound Med 4:229–233

Duda V, Rode G, Thein C, Schulz KD (1990) Vaginalsonographie: Pilotstudie für den Einsatz als Ovarial-Screening-Verfahren. Geburtshilfe Frauenheilkd 50:388–393

Goldstein DP, Berkowitz RS (1982) Gestational trophoblastic neoplasms: clinical principles of diagnosis and management. Saunders, Philadelphia, p 150

Goswamy RK, Campbell S, Whitehead MI (1983) Screening for ovarian cancer. Clin Obstet Gynaecol 10:621–643

Hall D, MacCarthy KA, Kopans DB (1986) Sonographic visualization of the normal postmenopausal ovary. J Ultrasound Med 5:9–11

Juhnke I, Duda V, Waldschmidt I, Rode G, Schulz KD (1990) Bringt die Standardisierung sonographischer Ovarialtumorbeschreibungen eine Verbesserung in der Diagnosestellung? Berichte Gynäkol Geburtshilfe 127:625

Morley P, Barnett E (1970) The use of ultrasound in the diagnosis of pelvic masses. Br J Radiol 43:602–617

Moyle JW, Rochester D, Sider L, Shrock K, Krause P (1983) Sonography of ovarian tumors: predictability of tumor type. AJR 141:985–991

Nelson MJ, Cavalieri R, Graham D, Sanders RC (1986) Cysts in pregnancy discovered by sonography. J Clin Ultrasound 14:509–512

Osmers R, Völksen M, Hinney B et al. (1990) Klinisches Management von zystischen Ovarialtumoren. Geburtshilfe Frauenheilkd 50:20–28

Rode G (1990) Vaginalsonographie: Wertigkeit der Methode für die Abklärung von Adnexprozessen einschließlich der Auswertung als Untersuchungsmodalität für ein mögliches Ovarial-Screening. Inaugural-Dissertation, Philipps-Universität Marburg

Schillinger H (1986) Ultraschalldiagnostik. In: Pfleiderer A (Hrsg) Maligne Tumoren der Ovarien, Bd 23. Enke, Stuttgart, S 35–51

Thein C (1990) Vaginalsonographie: Vergleichende transvaginale und transabdominale Sonographie von Adnextumoren. Inaugural-Dissertation, Philipps-Universität Marburg

Van Nagell JR, Higgins RV, Donaldson ES et al. (1990) Transvaginal sonography as a screening method for ovarian cancer. Cancer 65:573–577

Waldschmidt I (nicht veröffentlicht) Sonographie von Ovarien und Ovarialtumoren. Dissertation, Marburg

7 Dopplersonographische Studien

R.K. Goswamy

7.1 Vorbemerkungen

Bekanntlich kommt es während des gesamten Menstruationszyklus zu Veränderungen der anatomischen Details im Beckenbereich, die das Gefäßsystem oder andere Strukturen betreffen. Morphologische Veränderungen des Uterus, der Eileiter und der Ovarien wurden ausführlich durch Anatomen, Histologen und in neuerer Zeit mit Hilfe von Ultraschalluntersuchungen erforscht.

In diesem Kapitel wird der Einsatz der Dopplersonographie, einer Weiterentwicklung der Ultraschalldiagnostik, erläutert, die die Forschung im Bereich des weiblichen Beckens um eine neue, aufregende Dimension bereichert hat.

Dopplersonographische Studien wurden durchgeführt, um die Durchblutung bei Verschlußkrankheiten der Karotiden und der Beingefäße zu untersuchen (Atkinson u. Woodcock 1972). Diese Methode war allerdings lediglich zur Untersuchung des Blutflusses in relativ oberflächlichen Gefäßen geeignet, da die konventionellen Continuous-wave-(CW-) Flowmessungen Signale von jeglicher Bewegung lieferten, und zwar über die gesamte Länge des Ultraschallstrahls. – Ultraschallgeräte mit gepulstem Doppler (pulsed wave, PW) besitzen den Vorteil, entfernungs-(tiefen-)selektiv zu sein. Ihre Entwicklung war Voraussetzung zur Erforschung der tieferliegenden Gefäße. Durch die Tiefenselektion der Pulsed-wave-Systeme ist es möglich, unverfälschte Signale von den tieferliegenden Gefäßen des Abdomens zu erhalten.

Gepulste Dopplersysteme wurden in der Geburtshilfe von mehreren Untersuchern angewandt, um den uterinen Blutfluß in den fetalen Umbilikalgefäßen sowie im fetalen Blutkreislauf zu erfassen (Gill et al. 1981; Fitzgerald u. Drumm 1977; Eik-Nes et al. 1980). Campbell et al. berichteten 1983 über die Verwendung der PW- und CW-Systeme zur Untersuchung des uteroplazentaren Blutflusses, um eine intrauterine Wachstumsverzögerung des Fetus vorhersagen zu können.

Der Einsatz der Dopplersonographie in der Gynäkologie zur Untersuchung der ovariellen und uterinen Gefäße wurde 1985 von Taylor et al. beschrieben, die die mechanische Sektordarstellung (PW und real time), das sog. Duplex-Imaging-System, benutzten. Problematisch bei diesem System war, daß die Reproduzierbarkeit der Ergebnisse extrem schlecht war, so daß die Befunde der Autoren bei derselben Fragestellung im Vergleich untereinander eine Reihe von Abweichungen zeigten.

In einer Publikation aus dem Jahre 1988 schrieb ich über die Verwendung eines Off-set-Dopplerschallkopfes mit transabdominaler Ultraschallapplikation, um die Veränderungen der Uterusdurchblutung während spontaner Menstruationszyklen zu untersuchen. In dieser damaligen Publikation nahmen wir an, daß die schlechte Reproduzierbarkeit der Methode nach Taylor darauf beruhte, daß der geschlängelte Verlauf der A. uterina einen variablen Winkel zwischen Dopplerstrahl und Gefäß verursachte, was zu unterschiedlichen Dopplerflußamplituden führte, wenn ein Beobachter zu verschiedenen Zeiten oder wenn verschiedene Beobachter untersuchten.

Dieses Problem ließ sich durch den Gebrauch des Off-set-Systems insofern beheben, als hierbei der Dopplerstrahl in einem fixen Winkel auf den abbildenden Strahl gerichtet wird, so daß zu jedem Zeitpunkt, zu dem das Gefäß abgebildet wird, der Dopplershift in Abhängigkeit vom Winkel derselbe bleibt. Dies ergab eine Reproduzierbarkeit von annäherend 90%, wenn man die Inter-observer- und Intra-observer-Befunde verglich.

Von daher gewinnt die Transvaginalsonographie in Kombination mit einem Farbdoppler an Bedeutung. Kurjak et al. (1990) beschrieben die Anwendung dieser Möglichkeit nicht nur für die Untersuchung des Durchblutungsmusters in Ovarialtumoren, sondern auch zur Beurteilung der Durchblutung in den ovariellen Gefäßen während des Menstruationszyklus.

7.2 Methodik

Die Methodik zur Durchführung von Doppleruntersuchungen des Beckensystems wurde in einer Reihe von Publikationen beschrieben (s. Literatur-Verz. zu diesem Kapitel). Obwohl die einzelnen

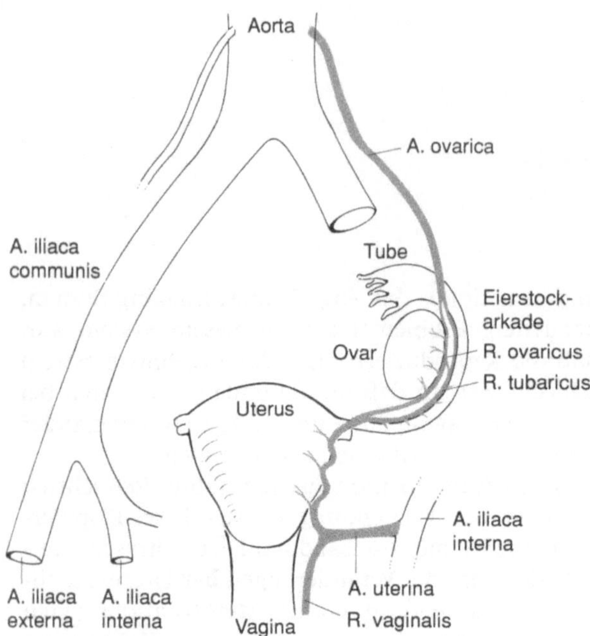

Abb. 7.1. Arterielle Durchblutung der weiblichen Geschlechtsorgane

Vorgehensweisen leicht variieren, bleibt das Prinzip dasselbe. Mit Ausnahme einiger weniger, sehr früher Publikationen im geburtshilflichen Bereich stimmen alle Untersucher auf dem Gebiet der gynäkologischen Dopplertechnik darin überein, daß der PW-Doppler für akkurate, reproduzierbare Flußkurven (flow velocity waveforms) von wesentlicher Bedeutung ist. Die Tiefe der Gefäße, ihr geringer Durchmesser und die Darmperistaltik in ihrer Nachbarschaft machen die Tiefenselektion zu einer absoluten Notwendigkeit.

Gynäkologische Doppleruntersuchungen wurden in der Hauptsache an 3 Gefäßen durchgeführt: der A. iliaca interna, uterina und ovarica. Die Erstgenannte ist von Interesse, weil sie die eigentlichen Beckenorgane versorgt, die letzten beiden interessieren schon deshalb, weil die Endorgane Uterus und Ovarien am meisten an der Fortpflanzungsfunktion beteiligt sind (Abb. 7.1).

Die Kenntnis der Beckenanatomie ist Voraussetzung zur Durchführung von Ultraschalluntersuchungen. Zum Verständnis der Dopplerresultate ist es wichtig zu wissen, daß jedes einzelne untersuchte Gefäß mehr Organe versorgt, als die jeweilige Bezeichnung beschreibt, da es zahlreiche Anastomosen zwischen den Beckengefäßen gibt. Auf diese Weise reflektieren die Durchblutungsänderungen, die man während des Menstruationszyklus in den inneren Iliakalgefäßen registriert, nicht nur den Blutfluß von deren Endorganen, sondern auch von den Ovarien, die primär durch die jeweilige A. ovarica versorgt werden, einem direkten Ast der Aorta. Ähnlich wird der Uterus durch die A. uterina und Anastomosen im Lig. latum zwischen der A. ovarica und den Ästen der A. iliaca interna versorgt, die wiederum die Tuben versorgt. Aus diesen Gründen ist es wichtig, von Beginn an die Stelle jeder Dopplerregistrierung klar zu definieren: Es können so Mißverständnisse vermieden werden, wenn andere Untersucher versuchen, die Studien zu wiederholen, um zuvor mitgeteilte Ergebnisse zu bestätigen oder zu widerlegen.

Bei der Untersuchung der A. iliaca interna sollte daher – zur Erzielung reproduzierbarer Resultate – der Meßabschnitt, auf den die gepulste Welle gerichtet ist, konstant bleiben. Hierzu eignet sich am besten die Stelle direkt unterhalb der Bifurkation der A. iliaca communis, wo die A. iliaca interna in das kleine Becken abzweigt. Ein schräger sagittaler (longitudinaler) Schnitt wird angelegt, um die A. iliaca interna an der Beckenwand nach kranial zu verfolgen, bis man die Bifurkation der A. iliaca cummunis sieht. Schwieriger ist der Versuch, zuerst die A. iliaca communis und dann mit einem Schwenk nach kaudal die A. iliaca interna aufzufinden, da Darmschlingen die Gefäße außerhalb des kleinen Beckens überlagern. Die Arterie liegt dorsal zur Vene, so daß es, auch wenn Pulsationen von der Arterie auf die Vene übertragen werden, wichtig ist, das Dopplerfenster (depth gate oder range gate) in die Arterie selbst zu positionieren. Die Dopplerflußkurve (FVW: flow velocity waveform) der A. iliaca interna ist steil mit einer hohen systolischen Welle kurzer Dauer, woran sich ein tiefes Wellental unterhalb der Grundlinie vor der diastolischen Welle anschließt, die ebenfalls nur kurz andauert. Das Arteriengeräusch hat eine hohe Frequenz und kann mit dem Geräusch beim Holzsägen verglichen werden. Taylor et al. beschrieben diese Wellenkonfiguration 1985 (Abb. 7.2).

Die A. uterina ist ein geschlängeltes Gefäß, das von der A. iliaca interna abgeht und im weiteren Verlauf den Ureter in Höhe der Zervix kreuzt. Direkt seitlich der Zervix teilt sie sich in einen aszendierenden Ast, der primär den Uterus und die Eileiter versorgt, und in einen deszendierenden Ast zur Zervix und zur Vagina. Die Stelle, an der man das Dopplerfenster positionieren sollte, liegt über dem aszendierenden Ast, dort, wo dieser direkt lateral der Zervix in den Uterus eintritt. So läßt sich über das Endorgan Uterus die größtmögliche Information erhalten. Um reproduzierbare und präzise FVW zu bekommen, stellt man zunächst den Uterus in seiner Längsachse dar. Die Sonde wird dann

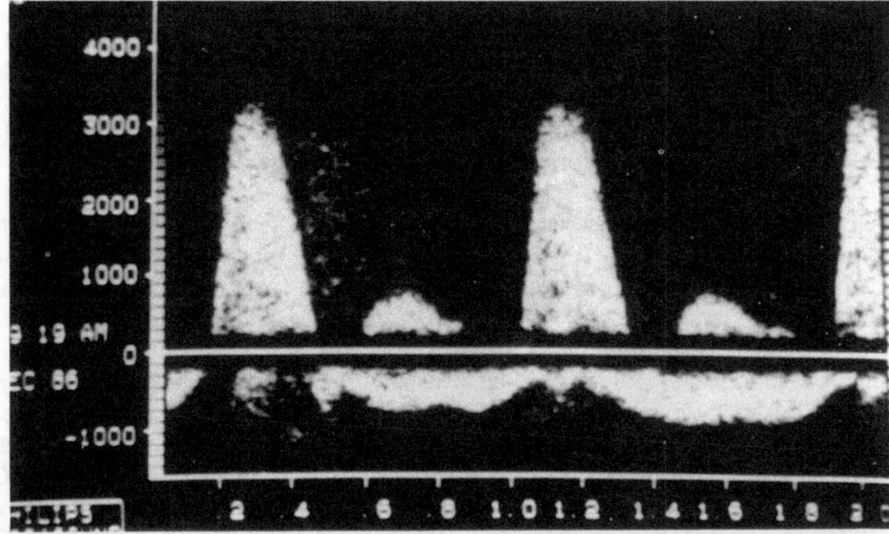

Abb. 7.2. Doppler-Blutflußkurve der A. iliaca interna. Die systolische Welle zeigt eine hohe Amplitude und ist lang mit einer maximalen Flußgeschwindigkeit über 3000 kHz, die diastolische Welle ist kurz. Die Flußkurve unterhalb der Grundlinie stammt von der V. iliaca interna

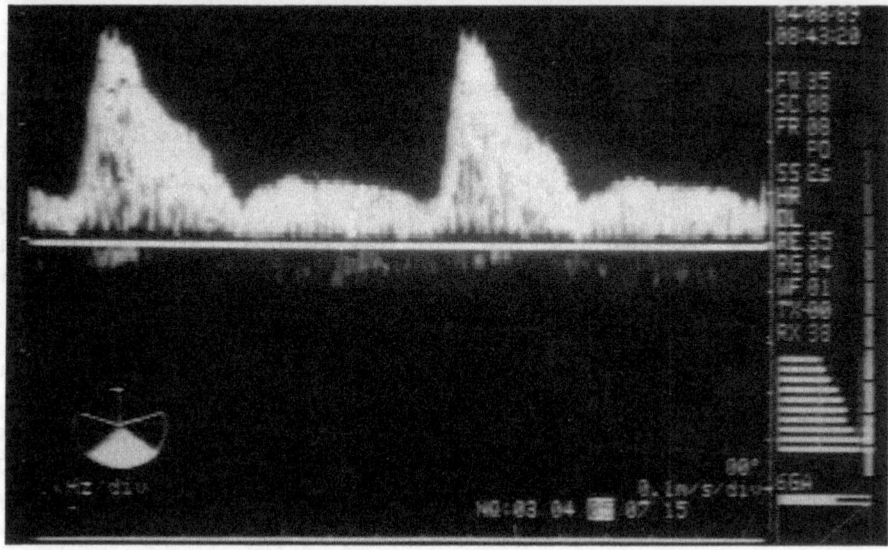

Abb. 7.3. Doppler-Blutflußkurve der A. uterina. Man beachte den steilen Anstieg und den verlängerten Abfall der systolischen Welle. Die diastolische Welle reicht über die Gesamtstrecke von einem Herzzyklus zum nächsten, was eine gute uterine Durchblutung anzeigt

abgewinkelt, um die Zervix zu erfassen, und anschließend legt man einen schräg-longitudinalen Schnitt, um die Parametrien direkt lateral der Zervix abzubilden. In diesem Bereich sieht man eine Reihe schmalkalibriger Gefäße pulsieren. Untersucher, die das Glück haben, über ein Colour-flow-Mapping zu verfügen, sehen 2 Hauptarterienblitze. Der medial gelegene entspricht dem aszendierenden Ast der A. uterina, der laterale ist die von der A. iliaca interna abgehende A. uterina. Die FVW der letztgenannten Arterie ist derjenigen sehr ähnlich, die man von der A. iliaca interna erhält. Die FVW des medial gelegenen Arterienastes stellt die klassische FVW der A. uterina dar, wie sie von Taylor et al. 1985 beschrieben und danach durch meine 1988 veröffentlichten Studien bestätigt wurde. Benutzt man ein Ultraschallsystem ohne Colour-flow-Mapping und positioniert man das Dopplerfenster direkt lateral der Zervix in einem schräg-longitudinalen Schnitt, so wird die korrekte FVW des Gefäßes durch ihre Form und die Höhe des Geräusches der Dopplerverschiebung bestätigt. Die systolische Welle dauert länger an als diejenige der A. iliaca interna, der Ton ist schwächer und weicher. Die diastolische Komponente dauert ebenfalls länger, obwohl man häufig den enddiastolischen Flow in der frühen Follikelphase, der periovulatorischen und der späten Lutealphase des Ovarialzyklus vermißt (Abb. 7.3).

Die Ovarialarterie geht direkt aus der Aorta ab, kranial vom kleinen Becken, und deszendiert über den Beckenkamm zum Ovar durch das Lig. latum uteri. Die Arterie gelangt am kraniolateralen Rand in das Ovar und kann bei der sonographischen Untersuchung in vielen Fällen als Pulsationskonglomerat oberhalb und seitlich des Ovars abgebildet werden. Allerdings ist die Arterie von einem Venenplexus innerhalb des Lig. latum uteri umgeben, was die Doppleruntersuchung sehr erschwert. Diese Schwierigkeiten sind ausführlicher weiter unten beschrieben; an dieser Stelle genügt es zu sagen, daß die ovarielle FVW bislang bei weniger als 40% aller untersuchten Fälle gesehen wird, wenn man das Dopplerfenster kraniolateral des Ovars einstellt. Taylor et al. (1985) schlugen vor, das Fenster direkt innerhalb des lateralen Ovarrandes zu positionieren, um die FVW der Ovarialarterie zu erhalten. Dies ist recht plausibel beim nichtvergrößerten Ovar, doch in Fällen mit zystisch veränderten, vergrößerten Ovarien gibt es in diesem Bereich kein Stroma. Das Fenster sollte man dann in einem Gebiet plazieren, wo sich Stromagewebe abbilden läßt. Eigene Erfahrungen bestätigen dieses Vorgehen. – Die Situation kann noch komplizierter werden, wenn es sich um einen ausgedehnten Ovarialtumor mit soliden Anteilen handelt. Dann wird es schwierig, zwischen normalem Ovarialstroma und Tumoranteilen zu unterscheiden. Die FVW des Ovars ist leise in der sekretorischen und hochtönend in der frühen Follikelphase, wobei es in der letzteren nur eine sehr geringe diastolische Komponente, in der Sekretionsphase aber deutliche diastolische Anteile gibt. Das Geräusch der Corpus-luteum-Welle könnte mit demjenigen an einem stürmischen Meeresstrand verglichen werden. Die Form der FVW variiert mit den Zyklusveränderungen; der Leser sei diesbezüglich auf die zitierten Artikel verwiesen.

7.3 Normaler Menstruationszyklus

Im normalen Menstruationszyklus spiegeln sich die endokrinen Umstellungen in den Ovarien, die auf die Gonadotropinfreisetzung aus der Hypophyse reagieren, in den morphologischen Veränderungen des gesamten Genitaltrakts wider.

Bekanntlich verändert sich die Größe des Uterus während des Zyklus als Folge der wechselnden Östrogenspiegel, und die sekretorischen Veränderungen im Endometrium werden durch Progesteron induziert.

Die zyklusphasenabhängige endokrine Leistung der Ovarien hat einen signifikanten Effekt auf die Beckengefäßversorgung und ist durch die Dopplerultraschalluntersuchung des in Frage kommenden Gefäßes meßbar.

Deichert berichtete (persönliche Mitteilung), daß sich der Blutfluß in der A. iliaca interna in der follikulären Phase als Reaktion auf erhöhte Östrogenwerte verstärkt und es zu einem weiteren Anstieg der Beckendurchblutung zu Beginn der sekretorischen Zyklusphase kommt. Nach eigener Erfahrung wird dies durch transabdominale und transvaginale Dopplerstudien bestätigt. Sogar bei postmenopausalen Frauen erfolgt auf die Gabe von exogenem Östrogen eine Verstärkung des Blutflusses in der A. iliaca interna, was eine positive Reaktion der Östrogenrezeptoren innerhalb der Gefäßwand und der Beckenorgane anzeigt.

Die Reaktion der uterinen Gefäße ist derjenigen der A. iliaca interna ähnlich. Allerdings ist der Uterus gegenüber Östrogenspiegeländerungen empfindlicher, so daß es dort zu einem verstärkten Blutstrom in der A. uterina als Reaktion auf höhere Östrogenspiegel in der frühen und späten follikulären Phase kommt. In der präovulatorischen Phase jedoch, wenn es zum Anstieg des Östrogenwertes mit anschließendem präovulatorischen Abfall kommt, vermindert sich die Uterusdurchblutung zum Zeitpunkt der Ovulation.[1] Dies könnte auf einer Blutflußumverteilung zu den Ovarien hin beruhen, wo es als Reaktion auf hohe intrafollikuläre Progesteronspiegel präovulatorisch zu einer massiven Vasodilatation kommt, oder auch auf dem verstärkten Ansprechen der uterinen Östrogenrezeptoren gegenüber den zirkulierenden Östrogenen.

Ich denke, daß die uterine Durchblutung ein empfindlicherer Marker für die zirkulierenden Östrogene ist als der Blutfluß in der A. iliaca interna. Dies gilt für alle Organe des weiblichen Genitaltrakts. Auch die Brustdrüse reagiert gegenüber Östrogenspiegeländerungen sehr empfindlich.

Veränderungen des Blutflusses in der A. uterina während der Sekretionsphase sind als Reaktion auf die Progesteronproduktion im Corpus luteum so ausgeprägt wie diejenigen, die man in der follikulären Phase beobachtet. Ein Maximum der uterinen Durchblutung liegt in der mittleren Lutealphase zum Zeitpunkt der maximalen Progesteronsekretion; darauf folgt in der prämenstruellen Phase (zusammen mit der Reduktion der Progesteronspiegel) ein Abfall des Flows.

Kommt es zu einer Implantation eines Embryos, was zur Stimulation des Corpus luteum durch

[1] Anm. (U. Deichert): Eigene dopplersonographische Untersuchungen zeigten dagegen eine stetige Zunahme des Blutflusses in der A. uterina bis zum 1. postovulatorischen Tag.

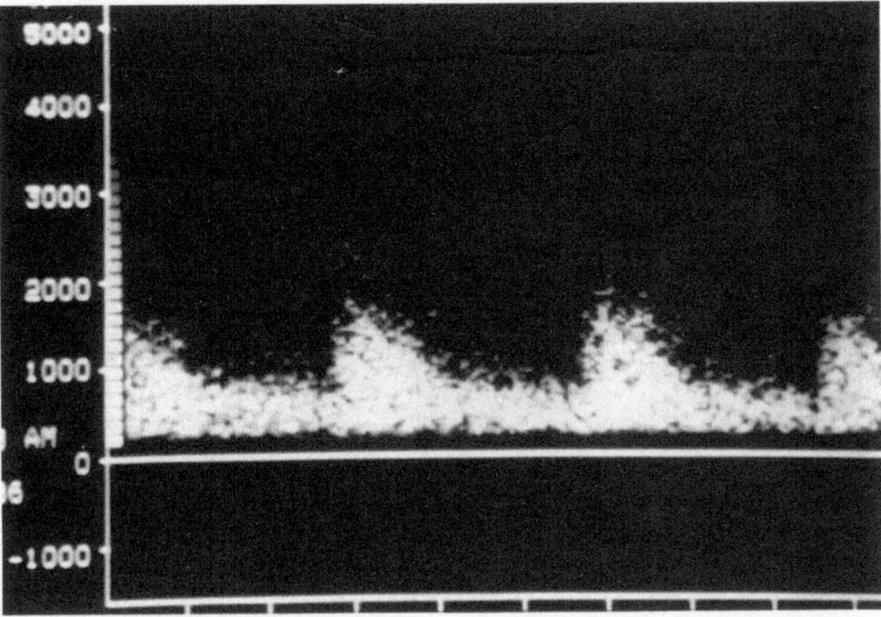

Abb. 7.4. Doppler-Blutfluß-kurve von einem „aktiven" Corpus luteum mit einem sehr niedrigen Resistenz-Index, systolisches und diastolisches Flußmaximum liegen eng beieinander

humanes Choriongonadotropin (HCG) führt, verstärkt sich der uterine Blutstrom signifikant am Tag 12 post ovulationem. Diese zusätzliche Verstärkung des uterinen Blutstroms ist für eine Schwangerschaft von diagnostischem Wert und beruht auf der Empfindlichkeit der uterinen Progesteronrezeptoren.

Veränderungen der ovariellen Durchblutung lassen sich aufgrund der Probleme bei der Darstellung der A. ovarica im Lig. suspensorium ovarii schwieriger beurteilen. Die Ovarialarterie ist von einem großen, komplexen Ovarialvenenplexus umgeben, so daß es bei der Messung zu Interferenzen der Dopplerverschiebung durch die Ovarialvenen kommen kann und klare Dopplersignale von der Ovarialarterie schwer zu erhalten sind. Desweiteren können Dünndarmschlingen das Lig. suspensorium ovarii überlagern, so daß die Darstellung der Ovarialarterie nicht gelingt. Die Untersuchung mit Duplexdopplersystemen ohne Colour-flow-Mapping ist zeitaufwendig, die Reproduzierbarkeit der Ergebnisse eingeschränkt. Der Einsatz eines Farbdopplers erleichert es, die Ovarialarterie innerhalb des Lig. suspensorium ovarii darzustellen, so daß man Veränderungen des Blutstroms während des Zyklus untersuchen kann. Trotzdem können auch beim Colour-flow-Mapping wieder Darmschlingen die Darstellung erschweren.

Der Blutstrom zum Ovar wird in der Follikelphase verstärkt, und zur Zeit des LH-Anstiegs (LH: luteinisierendes Hormon) kommt es zu einer raschen Beschleunigung des Blutflusses innerhalb der Ovarialarterie. Dies beruht nicht direkt auf der Vasodilatation einsprossender Gefäße, die bei der Follikulogenese entstehen, sondern auch auf einer positiven Reaktion durch Östrogen- und Progesteronrezeptoren in der Ovarialarterie und im Stroma des Ovars.

In der Lutealphase kommt es zu einem kontinuierlichen Anstieg des Blutstroms in der Ovarialarterie zum Corpus luteum, mit einem Spitzenwert in der mittleren Lutealphase des Zyklus. Der Flow mit geringem Widerstand, der so charakteristisch für das Corpus luteum ist (Abb. 7.4) basiert wahrscheinlich auf den hohen Progesteronwerten im Ovar und einem vasodilatatorischen Effekt des Progesterons.

7.4 Pathologischer Menstruationszyklus

Man kann den Menstruationszyklus als pathologisch bezeichnen, wenn die Follikelentwicklung mangelhaft ist, es nicht zur Follikelruptur kommt oder wenn die Progesteronproduktion des Corpus luteum in Menge oder Dauer unzureichend ist. Meiner Meinung nach führt ein Uterus, der nicht auf zirkulierende endogene Östrogene und Progesteron reagiert, gleichfalls zu einem pathologischen Ovarialzyklus (Goswamy et al. 1988).

Eine gestörte Follikelentwicklung resultiert in einem ungenügenden Östrogenanstieg. Dies wird durch einen, wenn überhaupt, langsamen Anstieg des ovariellen Blutflusses in der Follikelphase deutlich. Die erwartete Beschleunigung des Flows, der

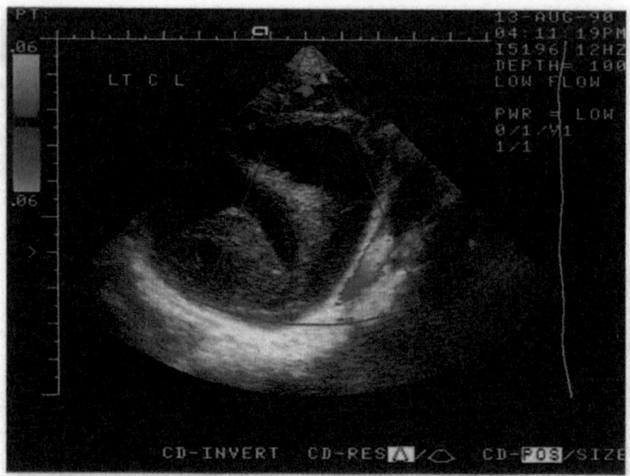

Abb. 7.5. Corpus-luteum-Zyste. Im Farbdoppler läßt sich sowohl im kranialen Teil des Ovars als auch in der A. iliaca interna ein Blutfluß nachweisen. Man beachte die echoarmen Reflexe innerhalb des Corpus luteum, die einem Blutkoagel entsprechen

normalerweise mit dem LH-Anstieg einhergeht, ist ebenfalls abgeschwächt. Hiernach folgt gewöhnlich keine oder nur eine geringe Verstärkung des Blutflusses in der Lutealphase. Diese Art des verminderten oder abgeschwächten Flows innerhalb der Ovarialarterie wird typischerweise bei Patientinnen gesehen, die an polyzystischen Ovarien (PCOD: polycystic ovarian disease) leiden. Bei Frauen mit PCOD sind die Basiswerte des zirkulierenden Östrogens gewöhnlich höher als bei normal ovulierenden Frauen. Doch ist die Reaktion der Ovarialarterie, wenn es bei diesen Frauen zur spontanen Ovulation kommt, signifikant vermindert, was zur fehlenden Beschleunigung zum Zeitpunkt des LH-Anstiegs und zu einem Blutstrom mit hohem Widerstand innerhalb des Corpus luteum führt. Dies mag die vermehrte Zahl von Spontanaborten bei Frauen mit PCOD erklären.

Beim Syndrom eines luteinisierten, nichtrupturierten Follikels (LUF: luteinized unruptured follicle) sehen die Serumhormonwerte ganz normal aus, und vor den Möglichkeiten der Ultraschalluntersuchung war der einzige definitive Weg zur Diagnosestellung die Laparoskopie. Im Ultraschall zeigt sich, daß es nicht zu einem Follikelkollaps kommt, doch ist die Auffüllung des Corpus luteum mit echofreien Arealen nicht außergewöhnlich. Dies kann zur Fehldiagnose eines LUF führen. – Mit der Farbdopplersonographie allerdings ist es möglich, die ausbleibende Neovaskularisierung im Follikel nach dem LH-Anstieg zu beobachten. Auf diese Weise kommt es in Fällen mit LUF zu einem verstärkten ovariellen Blutfluß in der Follikel- und Lutealphase und ebenfalls zu einer Beschleunigung des Flows zum Zeitpunkt des LH-Anstiegs; dagegen fehlt die Neovaskularisierung, die am Ort des Ovarialstigmas auftritt. Der Blutfluß mit niedrigem Widerstand, der für das Corpus luteum charakteristisch ist, ist dann geringer ausgeprägt als bei Frauen mit normalem Zyklus (Abb. 7.5).

Eine insuffiziente Lutealphase spiegelt gewöhnlich eine schlechte Follikelphase wider. Die verminderte Progesteronproduktion wird durch den Blutfluß mit erhöhtem Widerstand in der Ovarialarterie wiedergegeben. Aufgrund des überlagernden Effekts des ovariellen Venenplexus sind allerdings die Doppleruntersuchungen nicht empfindlich genug, um in einer inadäquaten Lutealphase von diagnostischem Wert zu sein.

Jedoch kann man mit Hilfe von Doppleruntersuchungen eine kurze Lutealphase vorhersagen. Annähernd 3–4 Tage vor dem Beginn der Menstruationsblutung zeigen Dopplerstudien einen Anstieg des vaskulären Widerstandes in der Blutflußkurve des Corpus luteum. Die Dauer des diastolischen Anteils der Blutflußkurve ist verkürzt, so daß kein enddiastolischer Flow vorhanden ist (Abb. 7.6). Dieser Anstieg des ovariellen Widerstandes ist üblicherweise bei normalen Ovarialzyklen 11 oder 12 Tage nach der Ovulation feststellbar. Wenn diese Veränderung früher eintritt, läßt sich eine Corpus-luteum-Insuffizienz diagnostizieren, und es wird sich eine verkürzte Lutealphase daraus ergeben.

Eine pathologische Reaktion des Uterus auf normale Serumwerte von Östrogen und Progesteron wurde in einer früheren Arbeit (Goswamy et al. 1988) beschrieben. Dies zeigte sich bei etwa 50% der Frauen, die trotz wiederholter Versuche mit In-vitro-Fertilisation (IVF) nicht schwanger wurden. In einer prospektiven Studie, in der der Grund für die ausbleibende Implantation bei IVF-Patientinnen festgestellt werden sollte, wurden Doppleruntersuchungen in spontanen Menstruationszyklen an den Tagen 7, 14 und 21 durchgeführt und die Durchblutungsmuster der A. uterina aufgezeichnet. Es wurden nur Patientinnen in diese Studie aufgenommen, bei denen 4 oder mehr erfolglose Versuche mit IVF durchgeführt worden waren, wobei jedesmal 3 Embryonen übertragen worden waren. Fast 50% der Frauen wiesen keinen Anstieg der uterinen Durchblutung in der mittleren Lutealphase trotz ausreichender Progesteronserumspiegel auf. Diese verminderte Reaktion des uterinen Blutstroms wurde auf eine Desensibilisierung der Uterusrezeptoren gegenüber endogenen Östrogenen und Progesteron zurückgeführt. Der bemerkens-

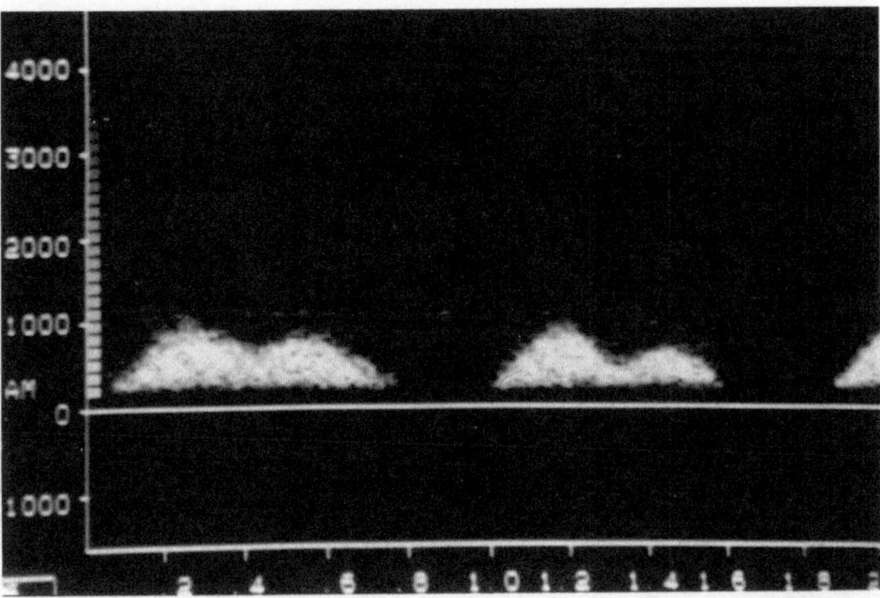

Abb. 7.6. Das Corpus luteum mit abnehmender hormoneller Aktivität zeigt hier einen guten systolischen Blutfluß, die Dauer des diastolischen Flows nimmt jedoch ab. Dieses Blutflußmuster wird normalerweise kurz vor der Menstruation beobachtet

werte Aspekt dieser Studie lag darin, daß die Reaktion der A. uterina auf exogen verabreichtes Hormon als Substitutionstherapie zu normalen Durchblutungsmustern führte. Nachfolgende IVF führten zu ansteigenden Schwangerschaftsraten, nämlich von einer erwarteten Schwangerschaftsrate von 17% auf 30%. Eine weitere Publikation (Goswamy 1990, in Druck), in der die Ergebnisse von 233 Fällen zusammengetragen wurden, bestätigte, daß eine verminderte uterine Perfusion als Ursache einer ausgebliebenen Implantation angesehen werden kann. Eine derart pathologische Reaktion des Uterus sollte daher auch als mögliche Ursache für Infertilität berücksichtigt und als pathologischer Zyklus beschrieben werden.

Studien von Steer et al. (1990) haben bestätigt, daß die Veränderungen der Uterusdurchblutung mit dem Colour-flow-Mapping adäquat untersucht werden können und daß Patientinnen, die sich der In-vitro-Fertilisierung unterziehen, eine größere Schwangerschaftschance haben, wenn die Uterusdurchblutung gut ist, als solche mit einer verminderten Uterusperfusion.

7.5 Dopplerstudien bei Neoplasien der Ovarien

Kurjak et al. (1989) schlugen vor, die vaginale Farbdoppleruntersuchung anzuwenden, um maligne Ovarialveränderungen aufzudecken. Ihrer Auffassung nach ließen sich so gutartige und bösartige Tumore differenzieren. Frühere Ultraschallstudien zeigten, daß maligne Ovarialtumoren, die klinisch stumm und bei der gynäkologischen Untersuchung nicht palpabel waren, im US entdeckt werden können. Jedoch kann das morphologische Bild eines gutartigen und eines bösartigen Ovarialtumors sonographisch ähnlich sein. Hierauf ist die inakzeptabel hohe Rate falsch-positiver Ergebnisse zurückzuführen, so daß sich nach eigenen Erfahrungen die Ultraschalluntersuchung als Screeningmethode mit schlechter Spezifität erwies (Goswamy 1983).

In einer Klinik für Sterilitätspatientinnen konnten Dopplerstudien bereits zeigen, daß die Differenzierung einer follikulären Zyste von einer Corpus-luteum-Zyste und eines aktiven Ovars von einem inaktiven möglich ist. Dies basiert auf dem verminderten Widerstand oder dem verstärkten Blutfluß im Corpus luteum im Vergleich zur follikulären oder Retentionszyste in einem Ovar. Das aktive Ovar, das einen heranwachsenden Follikel trägt, zeigt, wie oben beschrieben, einen verstärkten Flow. Die Evidenz hinsichtlich der Ovarialtumoren ist allerdings bisher unzureichend, um relevante Schlußfolgerungen zu ziehen.

Den Untersuchungen von Bourne et al. (1989) und Kurjak et al. (1989) liegen insgesamt weniger als 25 Tumoren zugrunde. Fleischer (1990, im Druck) stellte fest, daß benigne zystische Teratome dopplersonographisch ähnliche Charakteristika zeigen wie maligne Ovarialneoplasien. Dies wird sowohl von Kurjak als auch von Campbell et al. (1983) bestätigt. Die Argumente für die Messung des Pulsationsindex oder des Resistanceindex tragen in diesem Stadium der Untersuchung eher zur Verwirrung bei. Nach meiner Erfahrung mit dem Colour-flow-Mapping steht der Nachweis noch aus, daß der vaginale Farbdoppler sensitiv und spezifisch genug ist, um die Malignität eines Ovarialtumors festzustellen.

7.6 Dopplerstudien bei Uterusneoplasien

Der Stellenwert der Dopplertechnik zur Diagnostik von Uterustumoren und insbesondere zur Differenzierung zwischen gutartigen und bösartigen Uterusneoplasien ist ebenfalls in der Diskussion. Kurjak et al. (1989) berichteten, daß nach ihrer Erfahrung 8 von 10 gutartigen Myomen im Doppler das Durchblutungsmuster einer Neovaskularisierung zeigten. Die pathohistologische Untersuchung der operativ entfernten Tumoren bestätigte dies. Beim Endometriumkarzinom konnten sie ebenfalls einen verstärkten Blutstrom nachweisen. Diese Ergebnisse wurden bisher von Bourne et al. (1990) bestätigt. Nach meiner Erfahrung mit dem Colour-flow-Mapping bestätigt sich die Ansicht, daß es zu früh ist, irgendwelche Schlußfolgerungen zur Effizienz dieser Methode in der klinischen Praxis zu ziehen. Allerdings muß sich die Aussagekraft der Doppleruntersuchung bei Blutungen in der Postmenopause noch erweisen. In der Praxis kann man mit der Ultraschallabbildung des Endometriums mit Hilfe der vaginalen Sonde, kombiniert mit dem Colour-flow-Mapping, zwischen Endometriumpolypen und Endometriumkarzinomen insofern unterscheiden, als der Blutstrom in der A. uterina selbst beim Karzinom verstärkt ist und im Falle der Endometriumpolypen nicht signifikant beeinflußt ist.

7.7 Dopplerstudien bei Extrauteringravidität

Die Diagnose der ektopen Schwangerschaft mittels Ultraschall ist leicht, wenn man außerhalb der Uterushöhle einen Gestationssack sieht und wenn man einen fetalen Pol und fetale Herzbewegungen erkennen kann. Insbesondere die vaginale Ultraschaluntersuchung kann zur Diagnose auch ohne Doppleruntersuchung beitragen.

Der Einsatz von Hormonassays zur Überprüfung der HCG-Spiegel wird die vorläufige Diagnose in den Fällen erleichtern, in denen die Ultraschallbefunde unklar sind, oder in Fällen, wo kein deutlicher fetaler Pol vorliegt. Dies ist bei mehr als 50% der sonographisch untersuchten Frauen der Fall.

Für eine eventuelle medikamentöse Therapie der Extrauteringravidität oder eine ultraschallgeleitete Punktionstechnik ist die frühe Diagnose der ektopen Schwangerschaft wichtig, damit eine Ruptur und intraperitoneale Blutungen vermieden werden können. 50% der Extrauteringraviditäten lösen sich nach meiner Auffassung spontan auf. Diese haben gewöhnlich keinen Embryo, und der Trophoblast wird spontan resorbiert. Bei weiteren 25% lassen sich fetale Herzbewegungen nachweisen. Bei dem Rest könnte in Zukunft die Dopplerultraschalluntersuchung zur Differenzierung beitragen.

Das Colour-flow-Mapping kann zur Lokalisierung des Trophoblasten, wenn dieser aktiv ist, beisteuern. Kurjak et al. (1990) berichten, daß ein Colour-flow bei 9 von 11 bestätigten Extrauterinschwangerschaften mit einer Sensitivität von 81,8% vorhanden war. Chorionzotten enthalten dilatierte Blutgefäße, und mit Hilfe des gepulsten Dopplers kann man den Flow in diesen Villi entdecken. Das charakteristische Flußmuster, das man bei einem aktiven Trophoblasten vorfindet, ist ein Flow mit geringem Widerstand. In Dopplerstudien mit Serienuntersuchungen hat sich gezeigt, daß sich jeder Anstieg des Blutflusses dopplersonographisch feststellen läßt, wobei dieser nur signifikant ist, wenn es sich um einen Anstieg des Flows von 50% innerhalb von 3 Tagen handelt. In diesen Fällen ist es meiner Meinung nach nicht angezeigt zuzuwarten. Die Nadelpunktion unter Ultraschallkontrolle oder der laparoskopische Eingriff sollten so bald wie möglich durchgeführt werden.

Ich komme gegenwärtig zu der Auffassung, daß das Colour-flow-Mapping zur Diagnose von Extrauteringraviditäten nicht wesentlich beiträgt. Dagegen könnte es aber zur Beurteilung der Trophoblastenaktivität eine Rolle spielen, nachdem die Punktion unter Ultraschallkontrolle erfolgt ist. Die Methode könnte auf diese Weise eingesetzt werden, um ein Versagen des Eingriffs oder die Ruptur der ektopen Schwangerschaft vorherzusagen. Obwohl die Bestimmung der HCG-Spiegel eine ähnliche Information geben kann, wäre ein Colour-flow-Bild in Fällen heterotoper Schwangerschaften zu erwägen, da heutzutage mit der Anwendung von Reproduktionstechniken, bei denen mehrere Embryonen übertragen werden, gehäuft Extrauteringraviditäten auftreten.

7.8 Kontroversen zur Dopplersonographie in der Gynäkologie

Zu der Frage der Doppleruntersuchungen in der Gynäkologie hat es bisher mehr Kontroversen gegeben als in irgendeinem anderen Bereich der Medizin, ausgenommen vielleicht die Geburtshilfe. Unterschiedliche Beobachter wenden unterschiedliche Kriterien an, um die Blutflußkurven zu analysieren, und die Hersteller von Ultraschallgeräten verstärken diese Probleme noch, indem sie Geräte herstellen, die Indizes als vermutlichen Standard mit Hilfe unterschiedlicher Methodik und Software errechnen können.

Der häufigste Meinungsstreit liegt in der Entscheidung, welchen Index man zur Analyse der Blutflußkurven benutzen sollte. Die meisten amerikanischen Wissenschaftler benutzen eher den S/D-Quotienten oder den Resistance-Index (RI). Kurjaks Gruppe bevorzugt den RI, doch die meisten Arbeitsgruppen in Großbritannien, ganz besonders Campbells Gruppe, bestimmen den Pulsatility-Index (PI). Ich benutze den RI, PI und einen neuen Index, den ich Perfusionsindex (PeI) genannt habe.

1. S/D-Quotient:
   die maximale systolische Frequenz (S) dividiert durch die enddiastolische Frequenz (D).
2. RI: (S − D)/D:
   Dies ist S − D, die Differenz geteilt durch D.
3. PI: (S − D)/Mittelwert:
   Dies ist S − D, die Differenz geteilt durch den Mittelwert (s. unten).
4. PeI: S/D:
   Dies ist die Fläche unter der systolischen Komponente (S) dividiert durch die Fläche unter der diastolischen Komponente (D).

Die Kontroverse zu den Indizes besteht hauptsächlich deshalb, weil viele Untersucher sich nicht darüber im klaren sind, welchen Index sie benutzen sollen. Was genau messen diese unterschiedlichen Indizes?

Der S/D-Quotient macht nichts anderes, als die Spitzenfrequenzen jeder einzelnen Komponente der Blutflußkurve zu vergleichen. Er berücksichtigt nicht die Form der Kurve und besagt nichts, wenn ein enddiastolischer Flow fehlt.

Der RI erreicht dasselbe wie der S/D-Quotient, außer daß er, indem er die maximale enddiastolische Frequenz von der maximalen systolischen Frequenz subtrahiert, eine kleinere Zahl ergibt als der S/D-Quotient. Der RI ist gleich 1, wenn kein enddiastolischer Flow vorhanden ist.

Der PI ist noch etwas merkwürdiger insofern, als er die Errechnung des Mittelwertes benötigt, bevor man eine Zahl erhält. Einige Ultraschallgeräte besitzen eine Software, die die Zeit der gesamten Wellenform mittelt, während andere diesen Mittelwert der Zeit nur für die systolische Komponente errechnen. Einige Geräte verlangen, daß man einen Cursor an mehrere Stellen der Wellenform plaziert, während andere nur verlangen, daß man den Cursor auf die maximale systolische Frequenz setzt. Einige Geräte geben den PI als eine Prozentzahl, andere als eine absolute Zahl an, z. B. 3,32.

Der PeI berücksichtigt die gesamte Wellenform, die Ausformung jeder einzelnen Komponente, die Dauer jeder einzelnen Komponente und ergibt sogar eine Zahl, wenn kein enddiastolischer Flow vorhanden ist.

Ein weiterer interessanter Punkt ist, daß der PI wirklich den Widerstand der Gefäßwand mißt und nur indirekt die endorganische Impedanz bestimmt.

Als Kliniker sind wir an dem Endorgan interessiert. Wenn wir die Ovarialperfusion bestimmen, warum kümmern wir uns dann um den Widerstand in der Ovarialarterienwand? Das gleiche gilt für die Uterusdurchblutung. Nur im Falle einer ektopen Schwangerschaft oder wenn man die Penetrationstiefe eines Endometriumkarzinoms im Myometrium sucht, beschäftigen wir uns mit der vaskulären Impedanz an dieser besonderen Stelle.

Eine weitere Tatsache besteht darin, daß der enddiastolische Flow gewöhnlich in der A. ovarica, uterina und iliaca interna fast über die gesamte follikuläre Phase des Zyklus fehlt. Dies verleiht S/D, RI und PI als hilfreichen Indizes bei gynäkologischen Messungen noch weniger Glaubwürdigkeit.

Schließlich sollte der Leser einen Index auswählen je nach der Anwendung seiner Doppleruntersuchung in der klinischen Praxis. Dies ist eine Kontroverse, die bereits geklärt wurde. Der Einsatz des Dopplers bei der Behandlung von Sterilitätspatientinnen nimmt zu. Es gibt mehrere Studien, die den uterinen Blutstrom als Prädiktor von Konzeptions- vs. Nichtkonzeptionszyklen bestimmen. Es gibt andere Studien zur Ovarialfunktion, um die normale von der pathologischen Follikel- und Corpus-luteum-Entwicklung zu unterscheiden, und es sind weitere Studien in Arbeit, die den Doppler zur Untersuchung von Frauen mit rezidivierendem Abort anwenden.

Die Dopplerstudien in der onkologischen Praxis und bei Extrauteringravidität verlangen nach weiterer Bewertung.

Als Schlußfolgerung ist festzuhalten: Der Dopplerultraschall einschließlich des Colour-flow-Mapping besitzt einen hohen wissenschaftlichen Stellenwert als Forschungsinstrument, andererseits einen begrenzten Platz in der klinischen Praxis. Der Preis dieser Farbdopplergeräte macht sie bislang in der gynäkologischen Praxis zu einem kostspieligen Luxus und zu einem Prestigesymbol in akademischen Kreisen. Es liegt an uns, den Benutzern, die Hersteller davon zu überzeugen, daß man mehr Geräte einsetzen würde und der Platz des Dopplers in der Gynäkologie eher gesichert wäre, wenn der Preis angemessen wäre!

Literatur

Atkinson P, Woodcock JP (1982) Doppler ultrasound and its use in Clinical Measurement. Academic Press, London, pp 134–197

Bourne TH, Campbell S, Steer CV, Whitehead MI, Collins WP (1989) Transvaginal colour flow mapping: a possible new screening technique for ovarian cancer. BMJ 299:1367–1370

Bourne TH, Campbell S, Whitehead MI, Royston P, Steer CV, Collins WP (1990) Detection of endometrial cancer in postmenopausal women by transvaginal ultrasonography and colour flow imaging. BMJ 301:369

Campbell S, Diaz-Recasens J, Griffin DR, Cohen-Overbeeck TE, Pearce JM, Wilson K, Teague MJ (1983) New Doppler technique for assessing utero-placental blood flow. Lancet I:675–677

Eik-Nes SH, Brubakk AO, Ulstein MK (1980) Measurement of human foetal blood flow. Lancet I:283–285

Fitzgerald DE, Drumm JE (1972) Non-invasive measurement of the foetal circulation using ultrasound – a new method. BMJ 11:1450–1451

Gill RW, Trudinger BJ, Garrett WJ, Kossof G, Warren PS (1981) Fetal umbilical venous blood flow measured in utero by pulsed doppler and B mode ultrasound. Am J Obstet Gynecol 139:720–725

Goswamy RK (1990) (in press) Doppler Studies in Infertility. In: Proceedings of the 5th World Congress of IVF-ET, Jerusalem

Goswamy RK, Steptoe PC (1988) Doppler ultrasound studies of the uterine artery in spontaneous ovarian cycles. Hum Reprod 3/6:721–726

Goswamy RK, Campbell S, Whitehead MI (1983) Screening for ovarian cancer. Clinics Obstet Gynecol 10:621–643

Goswamy RK, Williams G, Steptoe PC (1988) Decreased Uterine Perfusion – a cause of infertility. Hum Reprod, 3/8:955–959

Kurjak A, Zalud I, Alfirevic Z, Jurkovic D (1989) The assessment of abnormal pelvic blood flow by transvaginal color and pulsed doppler. Ultrasound Med Biol 16/5:437–442

Kurjak A, Jurkovic D, Alfirevic Z, Zalud I (1990) Transvaginal Color Doppler Imaging. JCU 18:227–234

Taylor KJW, Burns PN, Wells PNT, Conway DI, Hull MGR (1985) Ultrasound Doppler flow studies of the ovarian and uterine arteries. Br J Obstet Gynaecol 92:240–246

8 Sonomorphologie des Genitale bei Zyklusstörungen und genitalen Fehlbildungen

U. DEICHERT, E. DAUME

8.1 Voraussetzungen

8.1.1 Einteilung

Bei allen Blutungsstörungen werden durch die obligate gynäkologische Untersuchung zunächst ein Karzinom des Collum uteri ausgeschlossen und evtl. pathologische Tastbefunde an Vagina, Uterus und Adnexen erfaßt.

Legt man danach nur das Blutungsmuster zugrunde, so lassen sich Zyklusstörungen nach Blutungsstärke, -dauer und -häufigkeit einteilen. Durch eine zusätzliche Basaltemperaturmessung können Zuordnungen zu Follikelreifungs-, periovulatorischen oder Lutealphasen bzw. anovulatorischen Zyklen getroffen werden, wodurch sich Hinweise auf funktionelle Störungen ergeben.

Während die zu schwache Blutung, die Hypomenorrhö, meist ohne Bedeutung ist, kann die zu starke Blutung, die Hypermenorrhö, durch Blutgerinnungsstörungen, Myome, Polypen oder funktionell bedingt sein.

Gleiche Ursachen können verlängerte Blutungen, die Menorrhagien (≥ 6 Tage) oder Dauerblutungen, die Metrorrhagien, haben, bei denen kein Zykluscharakter mehr erkennbar ist und auch an Endometriumkarzinome gedacht werden muß.

Zu häufige Blutungen, Polymenorrhöen, können auf verkürzten Follikelphasen oder verkürzten und damit insuffizienten Lutealphasen beruhen, wenn es sich um ovulatorische Zyklen handelt. Mittelblutungen um den Ovulationszeitpunkt können eine Polymenorrhö vortäuschen.

Oligomenorrhöen mit Blutungsintervallen von mehr als 5 Wochen bis zu 3 Monaten können ovulatorische und anovulatorische Verläufe haben.

Die fehlende Blutung bis zum vollendeten 16. Lebensjahr, die primäre Amenorrhö, beruht in über einem Drittel der Fälle auf genetischen Defekten, die sekundäre Amenorrhö zu über 70% auf meist psychogenen oder streßbedingten funktionellen Störungen der hypothalamisch-hypophysären Steuerungsmechanismen.

Beiden Amenorrhöformen können aber grundsätzlich Störungen auf den Ebenen Hypothalamus – Hypophyse – Ovar zugrunde liegen, des weiteren uterine Fehlbildungen, mangelnde Endometriumreaktionen oder Gynatresien im Scheiden- oder Hymenalbereich sowie Enzymdefekte und Erkrankungen der Nebennierenrinde oder der Schilddrüse.

8.1.2 Vorgehen und Differentialdiagnose (Abb. 8.1)

Die differentialdiagnostische Abklärung dieser Zyklusstörungen folgt in der Praxis rationell einem erweiterten WHO-Schema. Umfang der Abklärung und Therapie orientieren sich dabei an den *Behandlungszielen.* Bei Frauen mit Kinderwunsch sind dies die Wiederherstellung *ovulatorischer Zyklen* als Voraussetzung für eine Schwangerschaft, bei Frauen ohne Kinderwunsch die Wiederherstellung regelmäßiger *monatlicher Blutungen.* Diese Blutungskosmetik auf der Ebene des Endometriums wird durch Östrogen-Gestagen-Substitution erreicht und dient der Vermeidung von Östrogenmangelfolgen, wie z. B. der Osteoporose, oder dient der Beeinflussung androgenetischer Symptome wie Hirsutismus, Akne, Seborrhö, Alopezie durch Östrogen-Antiandrogen-Gaben.

Die stufenweise dargestellte Diagnostik beginnt mit der Anamneseerhebung, Inspektion und gynäkologischen Untersuchung. Es folgen Ausschluß einer Schwangerschaft (HCG) oder Hyperprolaktinämie (Prolaktin), dann der Gestagentest und, falls negativ, der Östrogentest.

Die Erhebung des Androgenstatus (Testosteron, Dehydroepiandrosteronsulfat, evt. Androstendion) dient einem Ausschluß androgenproduzierender Tumoren sowie der Erfassung einer nicht tumorbedingten Hyperandrogenämie.

Die Schilddrüsendiagnostik (T_3, T_4, TSH basal) ist besonders bei hohem Prolaktin obligat.

Bei negativem Gestagentest und positivem Östrogentest wird das follikelstimulierende Hormon, FSH, und bei Hyperandrogenämie oder Verdacht auf polyzystische Ovarien auch das Luteinisierungshormon, das LH, zur Berechnung der LH-FSH-Ratio bestimmt.

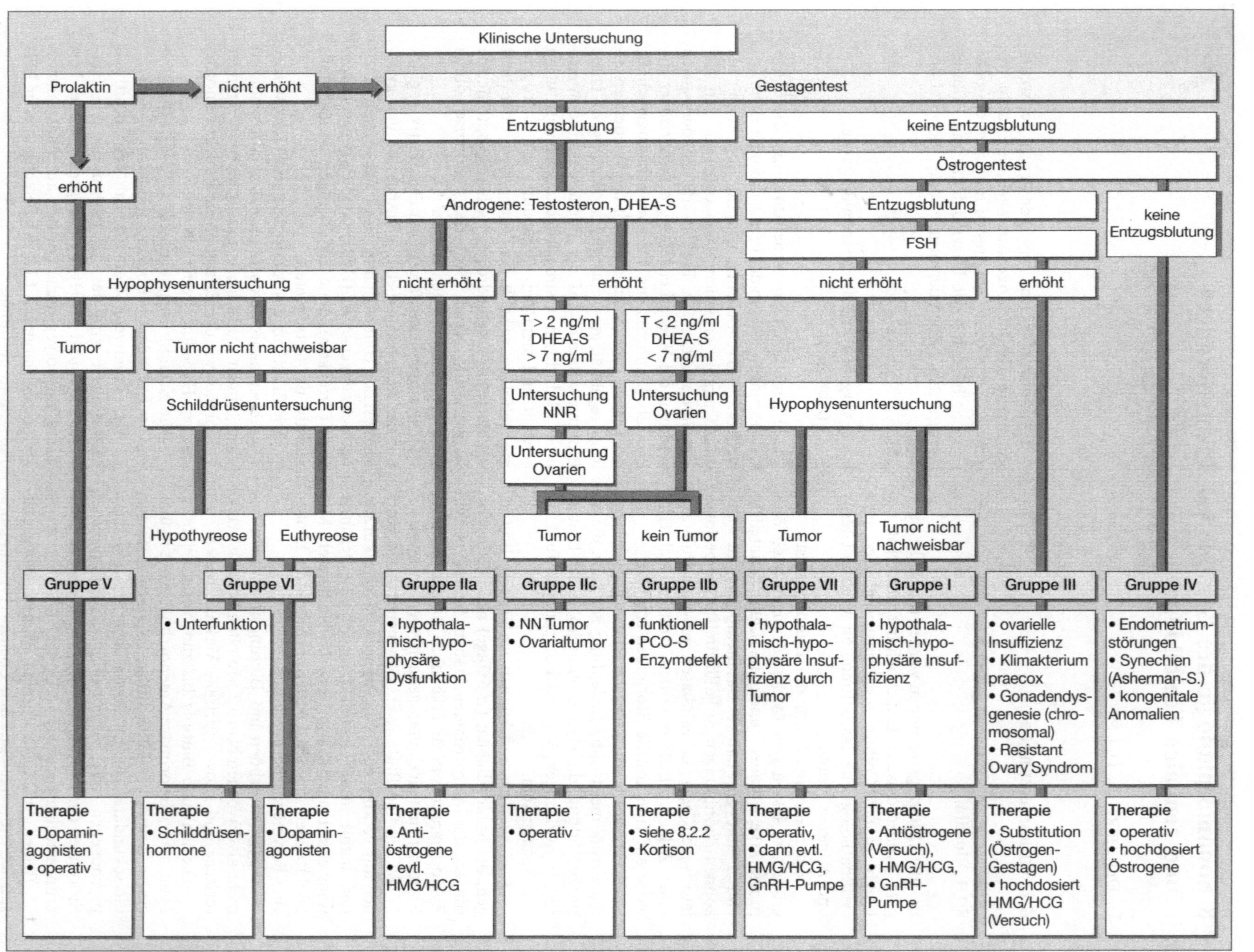
Klinische Untersuchung
Prolaktin
nicht erhöht
Gestagentest
Entzugsblutung
keine Entzugsblutung
Östrogentest
erhöht
Androgene: Testosteron, DHEA-S
Entzugsblutung
keine Entzugsblutung
FSH
Hypophysenuntersuchung
nicht erhöht
erhöht
nicht erhöht
erhöht
Tumor
Tumor nicht nachweisbar
T > 2 ng/ml DHEA-S > 7 ng/ml
T < 2 ng/ml DHEA-S < 7 ng/ml
Schilddrüsenuntersuchung
Untersuchung NNR
Untersuchung Ovarien
Hypophysenuntersuchung
Untersuchung Ovarien
Hypothyreose
Euthyreose
Tumor
kein Tumor
Tumor
Tumor nicht nachweisbar
Gruppe V
Gruppe VI
Gruppe IIa
Gruppe IIc
Gruppe IIb
Gruppe VII
Gruppe I
Gruppe III
Gruppe IV
• Unterfunktion
• hypothalamisch-hypophysäre Dysfunktion
• NN Tumor
• Ovarialtumor
• funktionell
• PCO-S
• Enzymdefekt
• hypothalamisch-hypophysäre Insuffizienz durch Tumor
• hypothalamisch-hypophysäre Insuffizienz
• ovarielle Insuffizienz
• Klimakterium praecox
• Gonadendysgenesie (chromosomal)
• Resistant Ovary Syndrom
• Endometriumstörungen
• Synechien (Asherman-S.)
• kongenitale Anomalien
Therapie
• Dopaminagonisten
• operativ
Therapie
• Schilddrüsenhormone
Therapie
• Dopaminagonisten
Therapie
• Antiöstrogene
• evtl. HMG/HCG
Therapie
• operativ
Therapie
• siehe 8.2.2
• Kortison
Therapie
• operativ,
• dann evtl. HMG/HCG, GnRH-Pumpe
Therapie
• Antiöstrogene (Versuch),
• HMG/HCG,
• GnRH-Pumpe
Therapie
• Substitution (Östrogen-Gestagen)
• hochdosiert HMG/HCG (Versuch)
Therapie
• operativ
• hochdosiert Östrogene

Abb. 8.1. *Abklärung der Amenorrhö* (modifizierte WHO-Klassifikation von Hamburg 1976 *unter Berücksichtigung der Hyperandrogenämie*)

Abb. 8.2. Schema zur *weiterführenden US-Diagnostik* in Abhängigkeit vom inspektorischen oder palpatorischen Befund bei Amenorrhö
▼

Durch Chromosomenanalyse werden schließlich die hypergonadotropen (FSH↑) Formen abgeklärt.

Zu dieser Diagnostik liefern die Ultraschalluntersuchungen schon vorab wertvolle Informationen durch Befunde von Uterus (Größe, Zervix-Korpus-Relation), Endometriumhöhe und -muster sowie der Ovarien (Größe, Follikelanzahl, -größe, Corpus luteum, PCO), aus denen Rückschlüsse auf die Organe des Genitale und ihre Funktion gezogen werden können (Abb. 8.2).

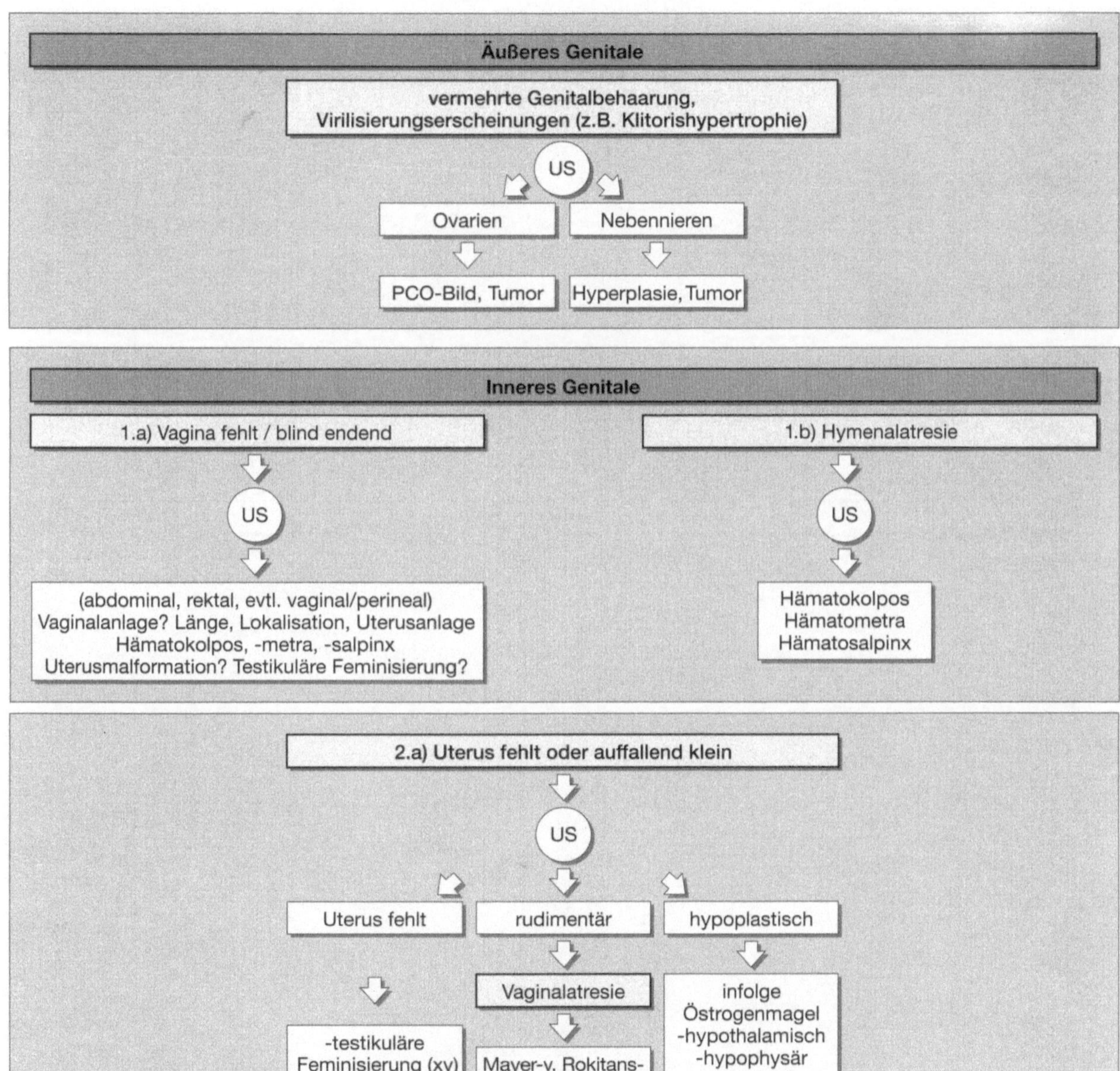

Abb. 8.2. Fortsetzung nächste Seite

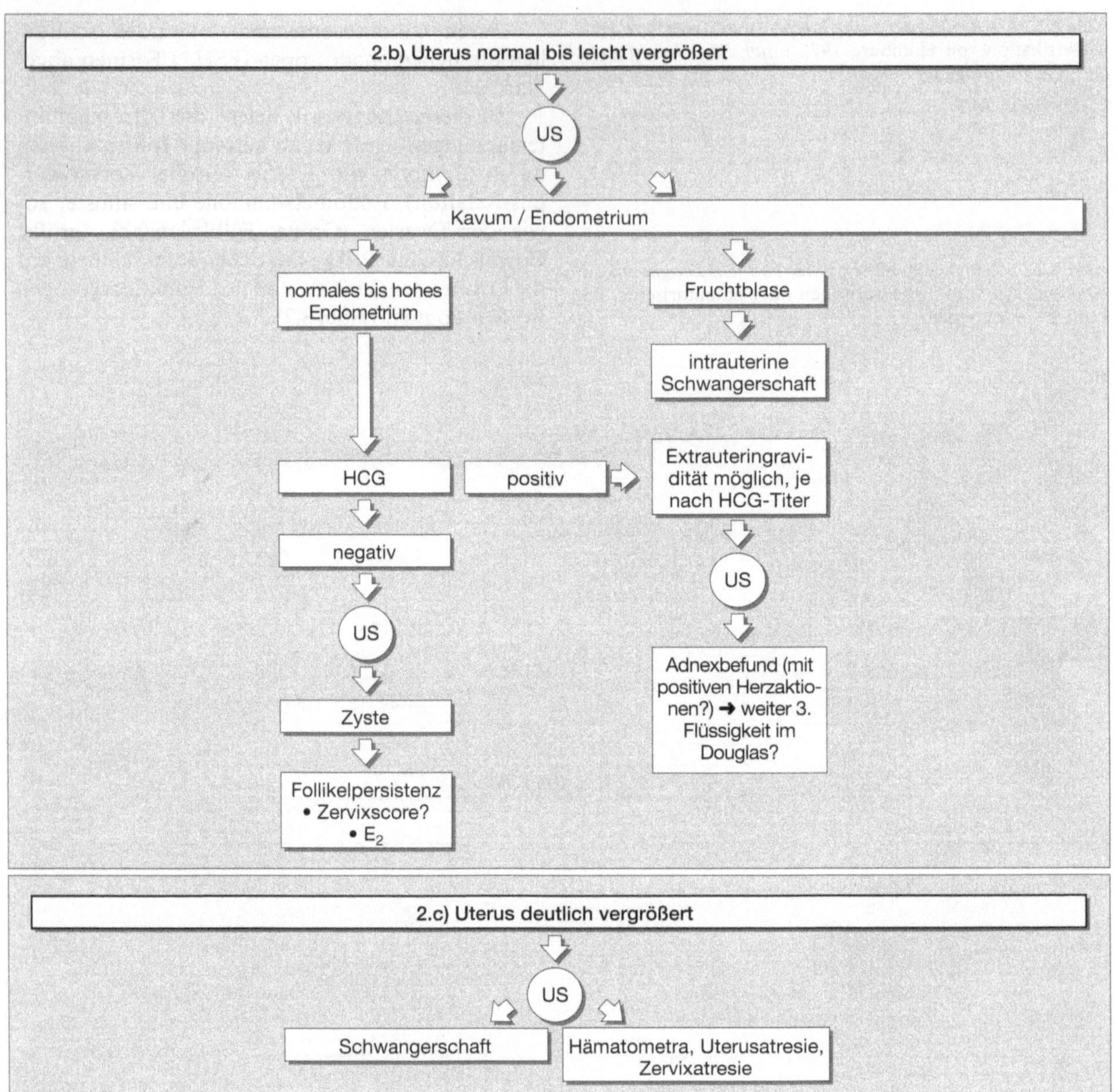

Abb. 8.2. Fortsetzung

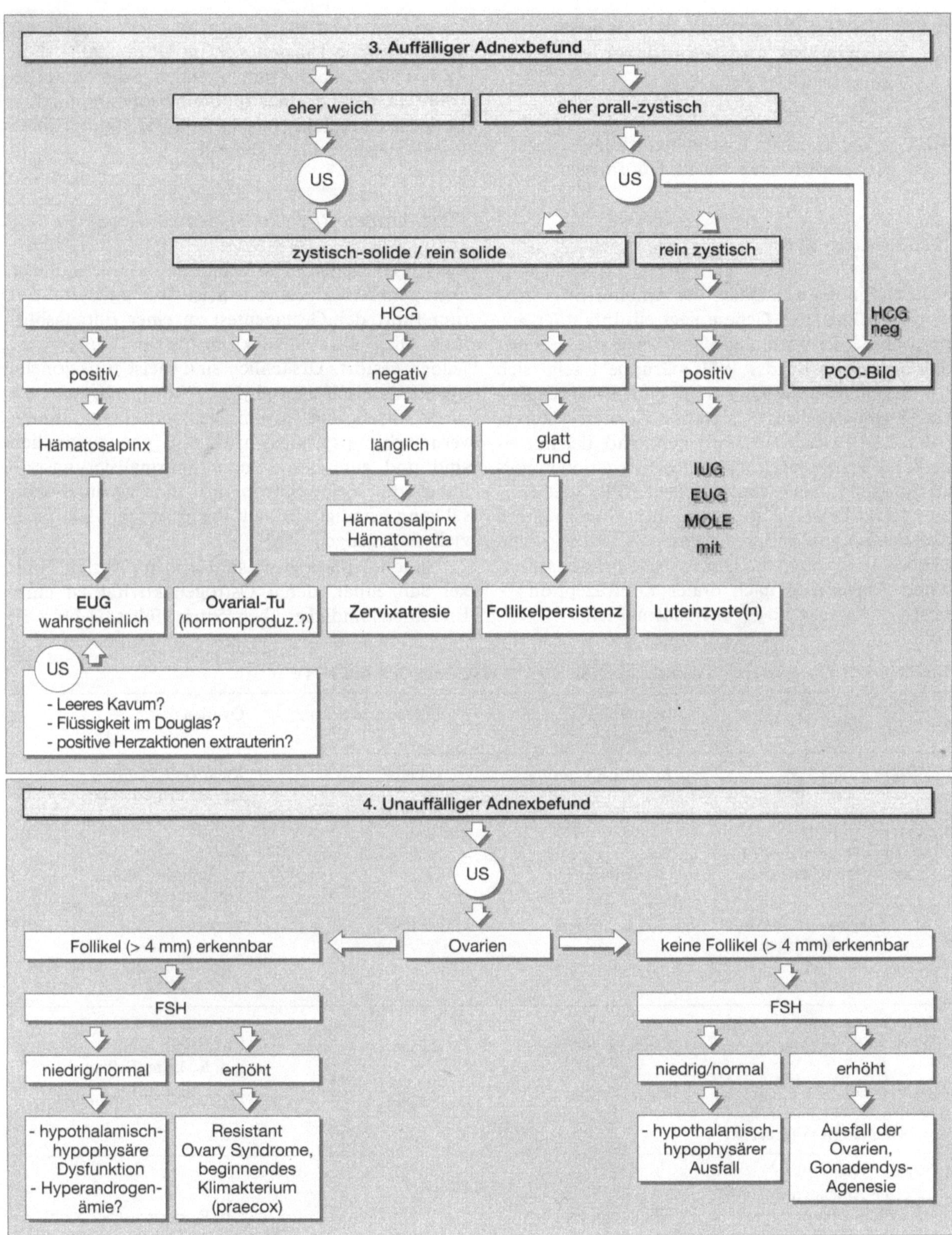

Abb. 8.2. Fortsetzung

8.2 Ultraschalldiagnostik des Genitale bei primärer und sekundärer Amenorrhö (Tabelle 8.1)

8.2.1 Sonographische Erscheinungsbilder bei verschiedenen Amenorrhöformen

WHO-Gruppe I

Je nach Eintritt und Dauer der Amenorrhö primärer und sekundärer Genese liegt ein infantiler, hypotropher oder normal großer Uterus vor: Bei primärer Amenorrhö der WHO-Gruppe I zeigt sich i. d. R. ein infantiler Uterus mit einem Korpus-Zervix-Längenverhältnis zugunsten der Zervix (Abb. 8.3). Bei sekundärer Amenorrhö, der nur eine kurze Dauer regelmäßiger Menstruationen vorausging (<1 Jahr), findet sich häufiger eine Korpus-Zervix-Relation zugunsten des Corpus uteri, die Gesamtgröße des Uterus ist jedoch klein (Abb. 8.4), wogegen die Uterusgröße bei der sekundären Amenorrhö nach oraler Kontrazeption – Post-pill-Amenorrhö – eher normal ist.

In den Ovarien amenorrhoischer Frauen der WHO-Gruppe I lassen sich im Ultraschall i. d. R. keine Follikel über 4 mm erkennen. Shulman et al. (1989) fanden bei einer abdominalsonographischen Endometriumdicke (Basalis zu Basalis) unter 5 mm jeweils negative Gestagenteste.

WHO-Gruppe II (ohne Hyperandrogenämie)

Bei dieser Amenorrhöform mit basal erhaltener Östrogenproduktion von meist >40 pg E_2/ml Serum führt der Gestagentest zu einer Entzugsblutung. Die Follikelentwicklung bis zur Ovulation ist jedoch gestört. Ursächlich sind meist funktionelle hypothalamisch-hypophysäre Störungen, die oft durch Streß und psychische Konfliktsituationen verursacht, psychotherapeutisch gut zugänglich sind und eine hohe Spontannormalisierungsrate haben. Auch eine Störung im Androgenstoffwechsel kann beteiligt sein, auf die in Abschn. 8.2.2 speziell eingegangen wird.

Sonomorphologisch sind in den Ovarien Follikel darstellbar, deren Östrogenaktivität zu einer Endometriumdicke über 5 mm führt (Abb. 8.5).

Tabelle 8.1. Sonographische Kennzeichen bei Amenorrhö der WHO-Gruppen I–IV

	Uterus (Vagina)	Endometriumdicke	Ovarien
1. WHO-Gruppe I	Infantil bis normal	<5 mm	Klein (<2,5 cm), i. d. R. keine Follikel >4 mm
2. WHO-Gruppe II			
a) Ohne Hyperandrogenisierungserscheinungen	Wie 1.: je nach Östrogeneinfluß	>5 mm	Normal (>2,5 cm), erkennbare Follikel, Follikelpersistenz
b) Mit Hyperandrogenisierungserscheinungen	i. d. R. normal	>5 mm	Variabel: – wie a) oder – polyfollikulär, groß oder – PCO-Bild
3. WHO-Gruppe III			
a) Ausfall der Ovarien	Klein, hypotroph	<5 mm	Klein (<2,5 cm), i. d. R. keine Follikel
b) Resistant ovary syndrome, beginnendes Klimakterium (praecox)	Klein, hypotroph	<5 mm	Noch Follikel erkennbar
4. WHO-Gruppe IV (uterine Amenorrhö)			
a) Zervikalatresie	Hämatometra		i. d. R. normal (>2,5 cm)
b) Kavumatresie	Fehlendes Mittelecho?		i. d. R. normal (>2,5 cm)

Hymenalverschlüsse mit Hämatokolpos, -metra, -salpinx wie auch Vaginalaplasien oder partielle Vaginalverschlüsse werden bei der klinischen Untersuchung als solche erkannt und außerhalb des WHO-Schemas direkt weiter abgeklärt sowie behandelt.

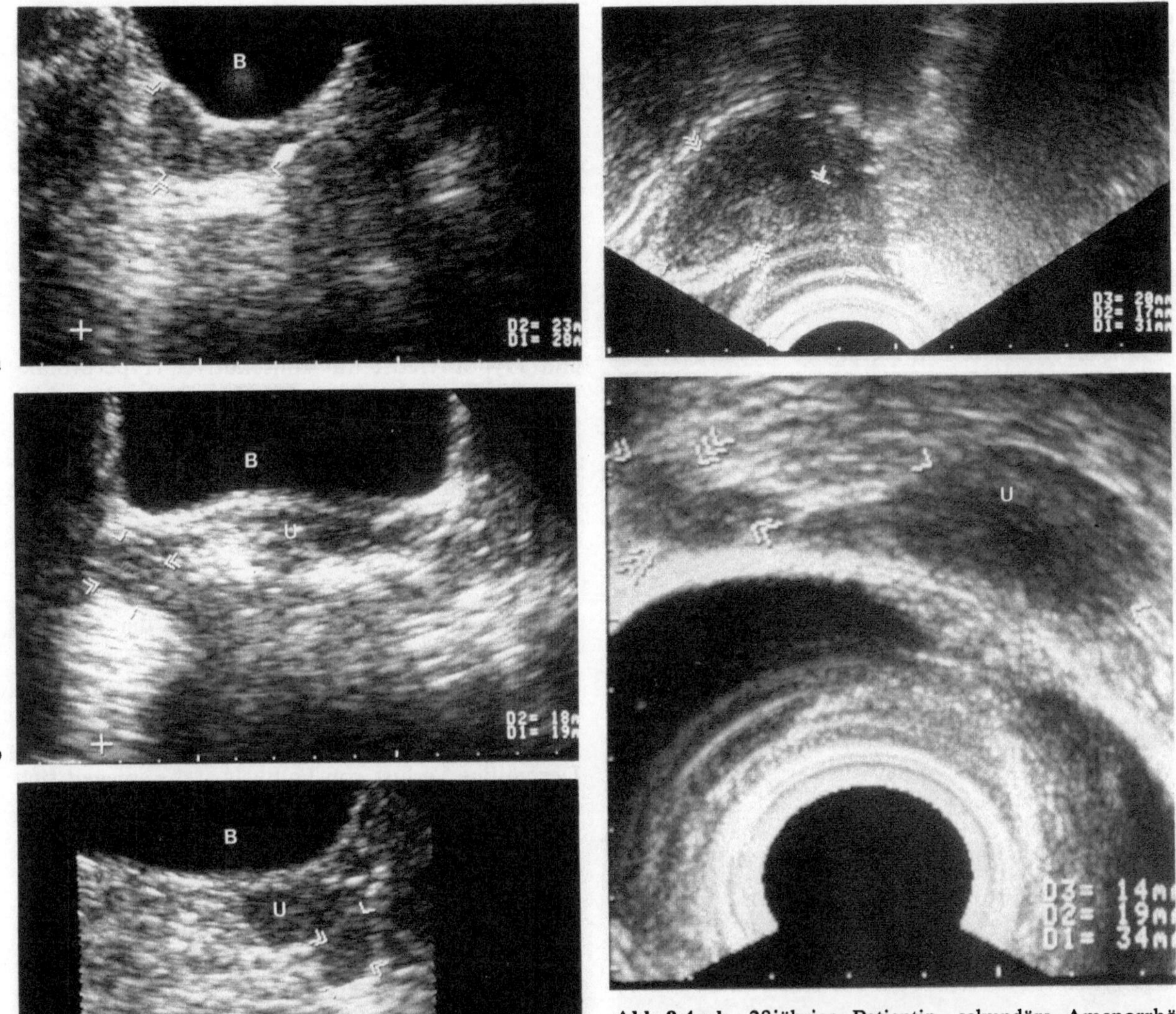

Abb. 8.3 a – c. 18jährige Patientin, primäre Amenorrhö (WHO-Gruppe I). *Anamnese:* Frühgeborenes (28. SSW, 980 g), postpartal Pfortaderthrombose mit Banti-Syndrom (Hepatosplenomegalie), mit 3 Jahren Bypassoperation, Lebersynthesestörung mit Gerinnungsstörung, mit 16 Ösophagusvarizenblutung; Pupertas tarda und Minderwuchs bei STH-Ausfall (im Alter von 17 – 19 Jahren synthetisches STH). *Befunde:* 41 kg Gewicht, 155 cm groß, Brustentwicklung: Tanner B3, keine Pubes- und Axillarbehaarung; Karyotyp: 46-XX, röntgenologisches Knochenalter ≙ 12 Jahren; Schädel-CT unauffällig. FSH < 1, LH 2,8 mIE/ml; fehlende Reaktion im LH-RH-Test; Prolaktin 14,5 ng/ml, E_2 13,1 pg/ml, STH 0,4 µg/ml; T_4 3,8 ng/dl, TSH im TRH-Test normal. **a** Uterus infantilis Längsschnitt. **b** Rechtes Ovar und **c** linkes Ovar jeweils ohne erkennbare Follikel. *U* Uterus, *B* Blase. Querschnitte

Abb. 8.4 a, b. 28jährige Patientin, sekundäre Amenorrhö (WHO-Gruppe I), clomiphen-negativ. *Anamnese:* Menarche mit 16 Jahren, zunächst regelmäßige Menstruationen, dann 2 – 3 Jahre Amenorrhö, wenige Monate spontane Blutungen, danach nur Amenorrhö. *Befunde:* 70 kg Gewicht, 173 cm groß; normale Behaarung; Karyotyp: 46 XX; Röntgen: Sella o.B., FSH < 1, LH < 1 mIE/ml, fehlende Reaktion im LH-RH-Test (100 µg), Prolaktin 2,7 ng/ml, E_2 < 25 pg/ml, Test. 0,12 ng/ml; DHEAS 1,5 µg/ml. **a** Uterus hypotroph. Längsschnitt. **b** Uterus (*U*) und kleines rechtes Ovar. Querschnitt. Ausgetragene Geminigravidität nach dem 5. HMG-HCG-Zyklus

Eine Sonderform liegt in der Oligo-/Amenorrhö durch Follikelpersistenz vor, wie sie gehäuft nach der Menarche, in der Prämenopause und in ersten Zyklen nach Gravidität vorkommt (Abb. 8.6 und 8.7). Ein Follikel in sprungreifer Größe oder noch größer und ein hyporeflektives Endometrium um 10 mm sind kennzeichnend. Größe des Uterus und Korpus-Zervix-Relation hängen wiederum von Eintritt und Dauer der Amenorrhö bzw. der Östrogeneinwirkung ab.

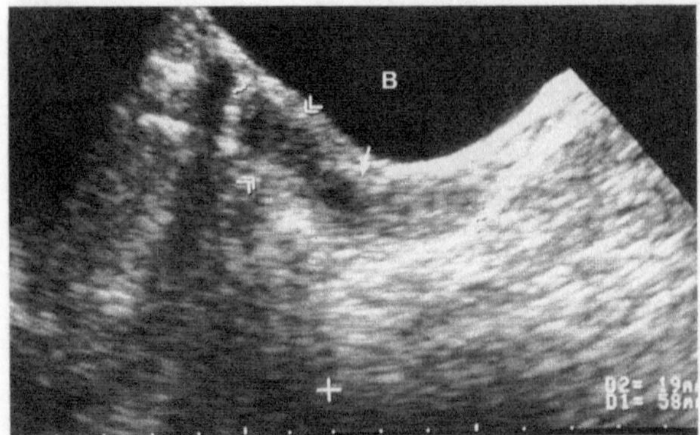

a

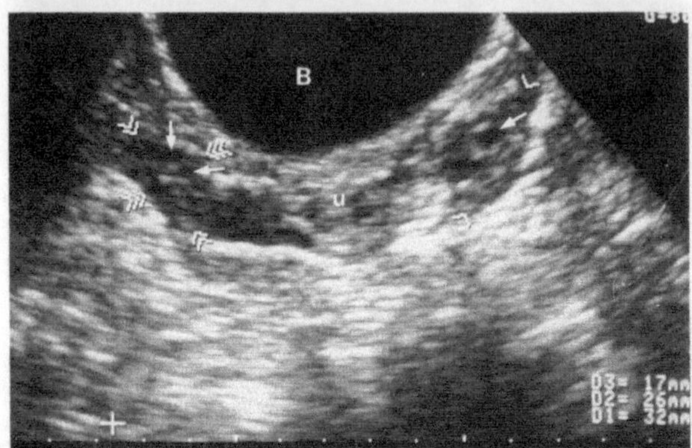

b

Abb. 8.5 a, b. 18jährige Patientin, primäre Amenorrhö (WHO-Gruppe II). *Anamnese:* Mit 16 erste Blutung nach Gestagengabe; Ballettänzerin. *Befunde:* 49 kg Gewicht, 170 cm groß, Struma diffusa I° (Jodid 100), normale Schambehaarung. FSH 4,8, LH 1,8 mIE/ml, Prolaktin 3,5 ng/ml; E_2 12,5 pg/ml!, Test. 0,3 ng/ml, DHEAS 2,2 µg/ml. **a** Uterus hypotroph, Isthmus uteri (→), Relation Corpus zu Cervix uteri: 2 : 1. Längsschnitt. **b** Uterus (*u*) und beide Ovarien mit erkennbaren Follikeln (→). *B* Blase. Querschnitt

Störungen der Schilddrüsenfunktion, die über eine Hypothyreose mit konsekutiver Hyperprolaktinämie (über eine TRH-Erhöhung) die Gonadenfunktion beeinflussen können, und funktionelle Hyperprolaktinämien, die zur WHO-Gruppe VI zählen, können ähnliche Befunde liefern.

WHO-Gruppe III

Der endgültige funktionelle Ausfall der Ovarien wird mit erhöhten FSH-Spiegeln nachgewiesen und durch zweimalige Kontrolle bestätigt. Da reaktionsfähiges Endometrium vorhanden ist, fällt nach negativem Gestagentest der Östrogentest positiv aus. Der völlige Verlust von Follikelgewebe spiegelt sich in kleinen Ovarien ohne nachweisbare Follikel wider. Sind aber sonographisch noch Follikel darstellbar, kann es sich entweder um ein verfrüht beginnendes Klimakterium (praecox) oder ein Resistant ovary syndrome handeln, bei dem hohe HMG-Dosen möglicherweise – wenn auch selten – noch zur Ovulation führen können (Abb. 8.8 und 8.9; s. Tabelle 8.1).

8.2.2 Hyperandrogenämie und Syndrom polyzystischer Ovarien

Das bereits 1935 beschriebene Stein-Leventhal-Syndrom wird im Anglo-Amerikanischen als *polycystic ovary disease* (PCO-D) oder *syndrome* (PCO-S) bezeichnet und hat im Bild der polyzystischen Ovarien sein sonomorphologisch erfaßbares Korrelat.

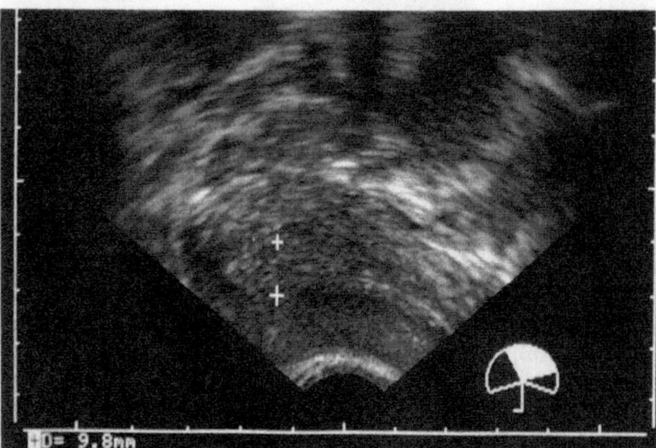

a

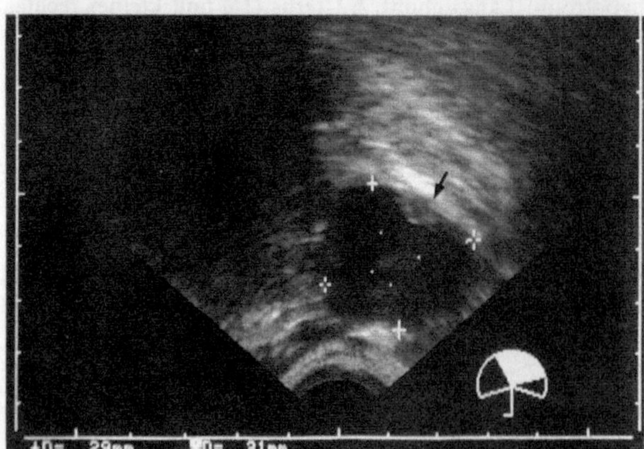

b

Abb. 8.6 a, b. 33jährige Patientin, 54tägige sekundäre „Amenorrhö" (WHO-Gruppe II) nach Frühabort, Ursache: Follikelpersistenz. *Anamnese:* Menarche mit 13; ausgetragene Schwangerschaft mit 31 Jahren nach HMG/HCG wegen sekundärer Amenorrhö (post pill), WHO I. *Befunde:* 58 kg Gewicht, 172 cm groß; FSH 9,4; LH 4,6 mIE/ml; Prolaktin 3,3 ng/ml; E_2 53 pg/ml; Progesteron 0,12 ng/ml. **a** Uterus, Endometrium 10 mm, P-Typ, Längsschnitt. **b** Follikel links mit Cumulusstruktur (→)

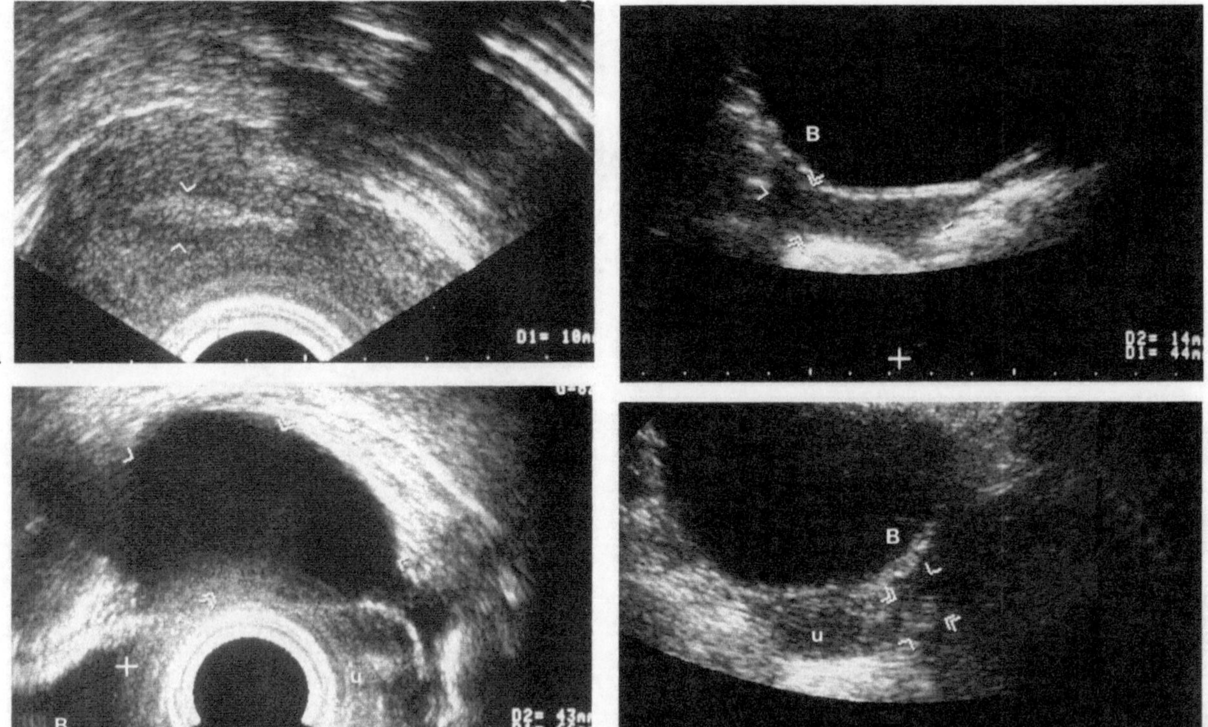

Abb. 8.7 a. b. 30jährige Patientin, 7wöchige „Amenorrhö", Follikelpersistenz. *Anamnese:* Über 13 Jahre Ovulationshemmer mit Unterbrechungen, 2 Frühaborte, 1 Spontanpartus; unregelmäßige Zyklen. *Zervixscore:* Spinnbarkeit 4 cm, Farn negativ, Muttermund geschlossen, Schleimmenge wenig. *Hormonbefunde* am Untersuchungstag: FSH 6,4, LH 5,2 mIE/ml; Prolaktin 1,6 ng/ml, Androgene (Testost., DHEAS, Androstendion) normal, E_2 71,5 pg/ml, Prog. 1,2 ng/ml. **a** Uterus im Längsschnitt, Endometrium hyperreflektiv, S_2-Typ (luteinisiert, s. Prog.). **b** Die echoleere, glatt berandete Ovarialzyste im Längsschnitt; *u* Uterus, *B* Blase. Völlige Zystenrückbildung auf reine Gestagentherapie (10 mg/die über 3 Wochen)

Abb. 8.9 a, b. 15jähriges Mädchen, sekundäre Amenorrhö (WHO-Gruppe III) bei Aplasie der rechten Adnexe und Ovarialteil(?)-Resektion links. *Anamnese:* Menarche April 1989 (mit 12 Jahren); Zyklus 28-35/3-4 Tage. September 1989 Laparotomie durch Chirurg mit „Ovarialteilresektion" wegen 1mal stielgedrehter Ovarialzyste links, „kaum Restovar". *Befunde: FSH 129, LH 32 mIE/ml, E_2 12,5 pg/ml.* Somit kein funktionstüchtiges Keimdrüsengewebe mehr. **a** Uterus gestreckt, klein: 44×14 mm. *B* Blase. Längsschnitt. **b** Restovar links ohne erkennbare Follikel. *U* Uterus. Querschnitt

Abb. 8.8 a, b. 27jährige Patientin, primäre Amenorrhö (WHO-Gruppe III) Klimakterium praecox, erste Vorstellung mit 24 Jahren. *Befunde:* Karyotpy: 46 XX. E_2 <25 pg/ml; HMG-Test (Ausschluß eines Resistant-ovary-Syndroms): bis 20 Amp. HMG/die über 3 Tage: maximaler E_2-Anstieg 26 pg/ml, anschließend zyklische Substitutionstherapie. **a** Uterus hypoplastisch: 39×16 mm; Endometrium: 4 mm, P-Typ. Längsschnitt. **b** Rechtes Ovar 10×16 mm. Querschnitt; linkes Ovar 13×13 mm (kein Bild), jeweils keine Follikel erkennbar, Adnexabgang (→) *U* Uterus

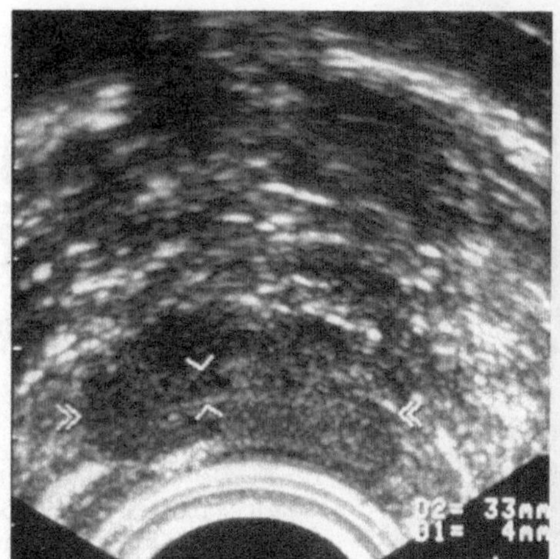

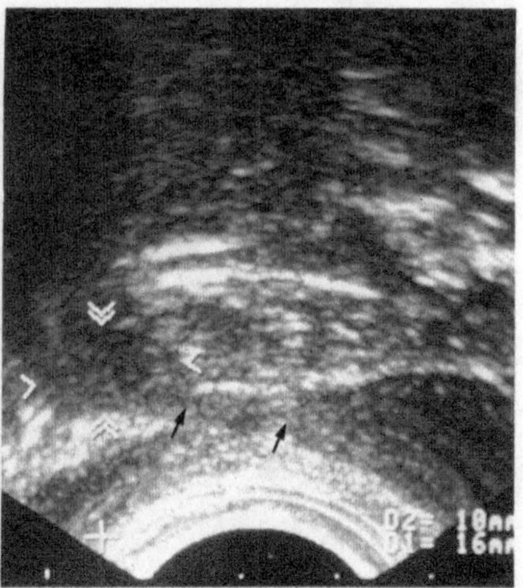

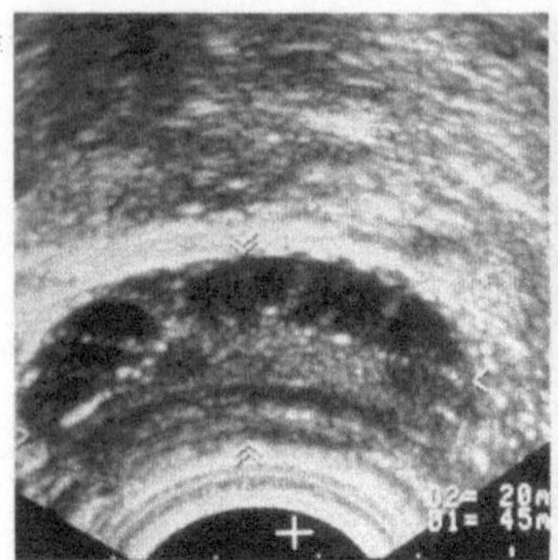

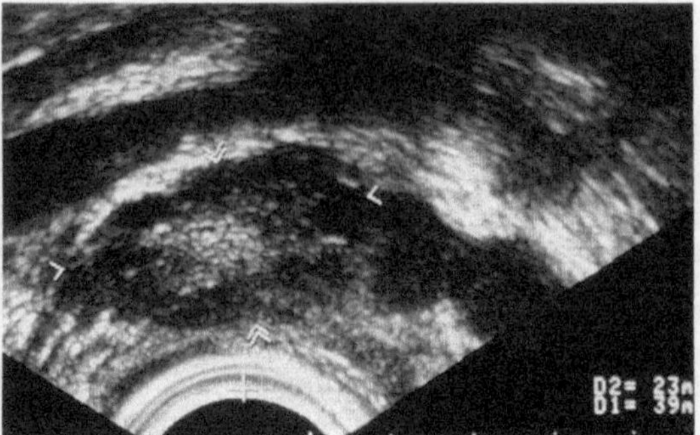

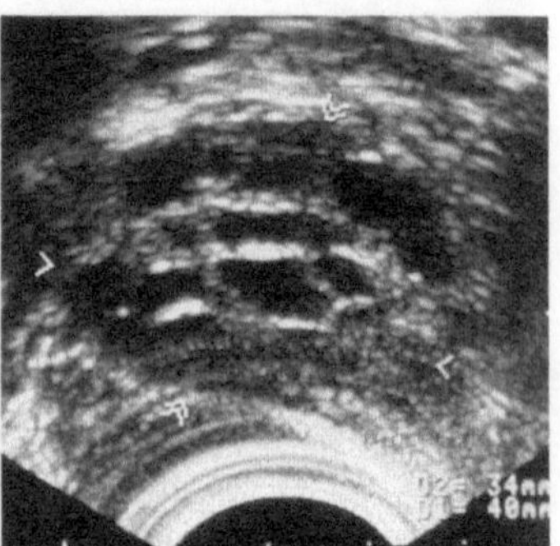

a–c

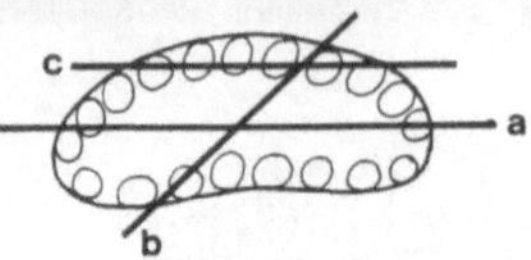

▲ **Abb. 8.10 a – c.** 26jährige Patientin, Oligomenorrhö, clomiphennegativ, Hyperandrogenämie mit sonographischem PCO-Bild. *Anamnese:* Menarche mit 13 Jahren. Wegen mäßigem Hirsutismus Einnahme des antiandrogenen Ovulationshemmers Ethinylestradiol/Cyproteronacetat, wegen Kinderwunsches vor 2 Monaten abgesetzt. *Befunde:* 69 kg, 167 cm, leichter Hirsutismus. FSH 5,4, LH 5,0 mIE/ml; Prolaktin 6,1 ng/ml; E_2 36,3 pg/ml, Testosteron 1,1 ng/ml (↑); DHEAS 5,2 ng/ml (↑), Androstendion 5,8 ng/ml (↑). Verschiedene Schnittbilder des PCO: **a** Im Längsschnitt des Ovars läßt sich das PCO-Bild am besten beurteilen: randständiger, perlschnurartiger Follikelbesatz; deutliche Stromaverdickung im mittleren Anteil; glatte äußere Begrenzung, Oberfläche; Größe über 4 cm im Längsdurchmesser. **b** Schrägschnitt des Ovars, darüber die Iliakalgefäße. **c** Tangentialschnitt des Ovars, hauptsächlich Follikelanschnitte

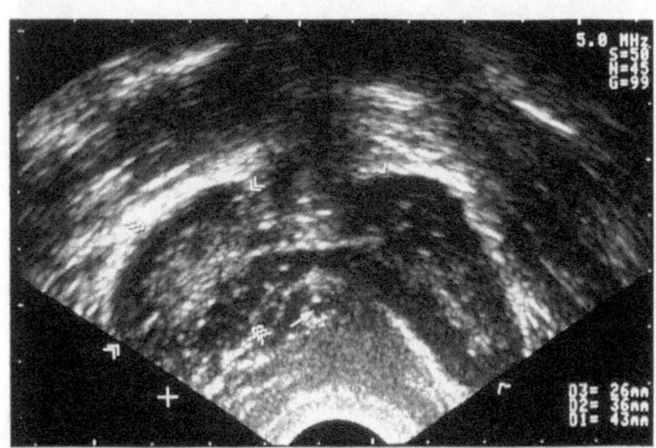

a

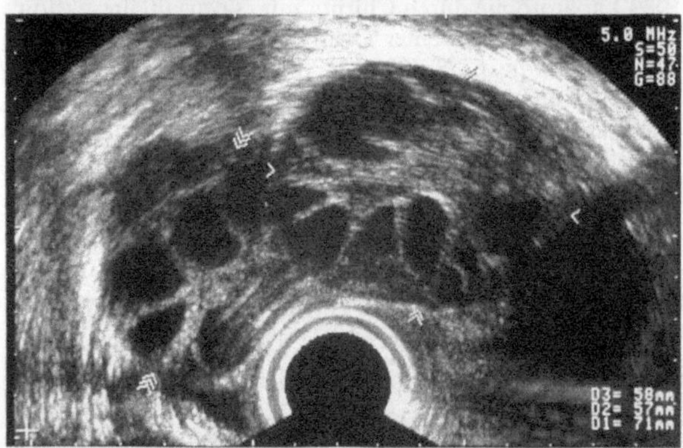

b

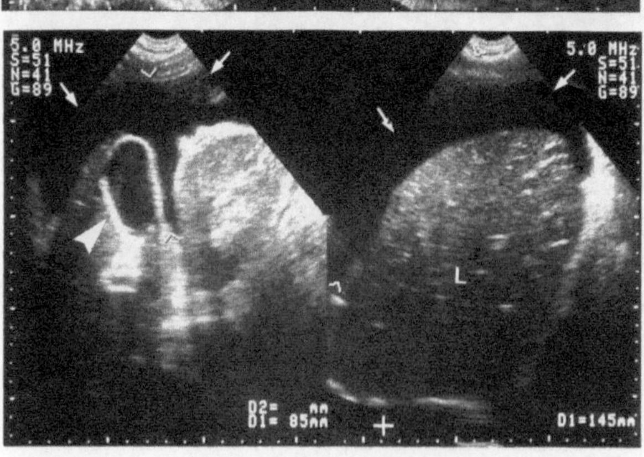

c

◄ **Abb. 8.11 a – c.** 27jährige Patientin, sekundäre clomiphennegative Oligo/Amenorrhö (WHO Gruppe II) bei endokrin und sonographisch typischem polyzystischen Ovarsyndrom: Hyperandrogenämie mit sonographischem PCO-Bild. *Anamnese:* Menarche mit 13 Jahren, seitdem Oligo- bis Amenorrhöen, seit 1 Jahr Kinderwunsch. *Befunde:* 67 kg, 170 cm; *kein* Hirsutismus. FSH 4,7, LH 11,4 mIE/ml; (↑) Prolaktin 5,3 ng/ml; E_2 50 pg/ml; Testosteron 1,77 ng/ml (↑); DHEAS 2,3 µg/ml; 17α-OHP 3,2 ng/ml (↑); Cortisol 194 ng/ml. Auf Epimestrol/Cortison- und Clomiphen 100/Cortison-Behandlung jeweils anovulatorisch, Überstimulationssyndrom auf HMG-HCG bei vorsichtiger Dosierung von 1 – 2 Ampullen HMG/die. **a** Typische polyzystische Ovarien: rechtes Ovar max. 50×26 mm, linkes Ovar max. 44×26 mm. Endometriumecho des Uterus (→). Querschnitt. **b** Die polyzystischen Ovarien nach HCG-Gabe. Überstimulation mit großen Ovarialtumoren (Querschnitt) und **c** Aszites (→) bis zum Leber(*L*)-Rand, Gallenblase (➤)

Tabelle 8.2. Morphologische Kennzeichen polyzystischer Ovarien

1. Makromorphologisch:	Ovarien 2- bis 5fach vergrößert, mindestens über 4 – 6 cm im Durchmesser, weißlich, glatt, perlmuttartig glänzend Histologisch: Rindenfibrose, perlschnurartig aneinandergereihte glattwandige Follikelzysten, vermehrt atretische Follikel, Stromahyperplasie
2. Laparoskopisch:	Perlweiße bis graue, verdickte, glatte Ovarialkapsel bei vergrößertem Ovar
3. Abdominalsonographisch: (Adams et al. 1986)	≥ 10 Zysten, zwischen 2 – 8 mm Durchmesser, vermehrter Anteil ovariellen Stromas
4. Vaginalsonographisch: (eigene Untersuchungen)	Längliches Ovar im größten Durchmesser ≥ 4 cm, polyfollikulär; randständige, aneinandergereihte Zysten ≤ 10 mm, erhöhte Stroma-Follikel-Relation (> 2) (s. Abb. 8.10 und 8.11)

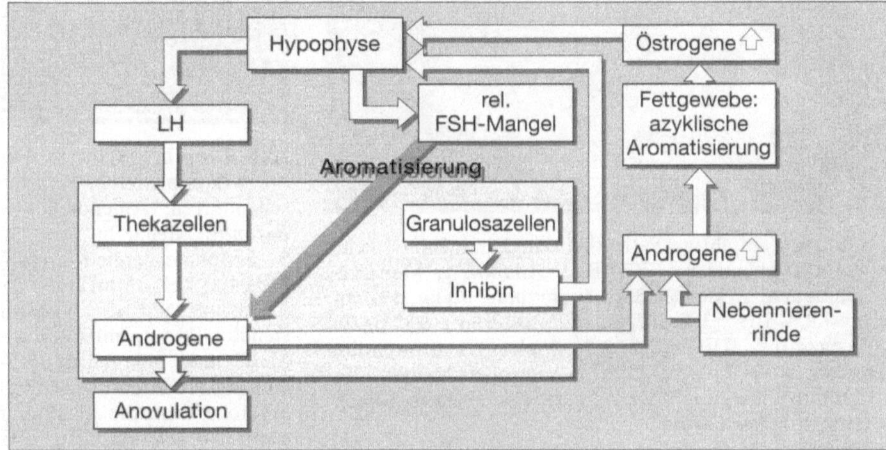

Abb. 8.12. Entstehungsmechanismus des PCO-Syndroms

Das Syndrom polyzystischer Ovarien geht einher mit Hyperandrogenämie (Testosteron, Androstendion), erhöhtem LH/FSH-Quotienten, Oligo-/Amenorrhö, anovulatorischen Zyklen, Amenorrhö oder dysfunktionellen Blutungen, Adipositas, Hirsutismus, Sterilität in unterschiedlicher Häufigkeit. Mitunter wird aber auch eine biphasische Basaltemperatur registriert und ein Corpus luteum gesehen. Das typische US-Bild zeigt längliche, vergrößerte Ovarien, randständige Follikel und eine erhöhte Stroma-Follikel-Relation (Abb. 8.10 und 8.11). Histomorphologisch sind polyzystische Ovarien, die bis zum Fünffachen vergrößert sein können, durch persistierende Follikelzysten meist infolge einer Rindenfibrose gekennzeichnet (Dallenbach-Hellweg 1984). Neben den perlschnurartig aneinandergereihten glattwandigen Follikelzysten kommen atretische Follikel und Corpora albicantia vor (Tabelle 8.2).

Nach der Yenschen Hypothese (1980) führt beim PCO-S eine Zunahme der Androgenplasmaspiegel – unabhängig von ihrer Quelle – zu einer verstärkten Metabolisierung in Östrogene. Diese bewirken eine gesteigerte Sekretion des LH im Vergleich zum FSH mit erhöhtem LH-FSH-Quotienten, was wiederum die ovarielle Androgensynthese anregt (Abb. 8.12). Über den langjährigen Hyperöstrogenismus kann es auch zu allen Stadien der Endometriumhyperplasie bis zur Entstehung des Endometriumkarzinoms kommen (Dallenbach-Hellweg 1984).

Sowohl von der klinischen Symptomatik als auch endokrinologisch verbirgt sich hinter dem PCO-Syndrom jedoch eine heterogene Konstellation. Nach Moltz et al. (1985) besteht weder eine Korrelation zwischen laparoskopisch nachgewiesenen PCO-Veränderungen und dem Ausmaß der Androgenisierung (incl. Ovarialfunktionsstörungen) noch mit verschiedenen Hormonparametern: Zwar haben Patientinnen mit PCO durchschnittlich erhöhte Basalwerte vom Gesamttestosteron und LH, entsprechende hormonelle Abweichungen finden sich aber auch bei Frauen mit Androgenisierung ohne typische polyzystische Ovarien.

Entsprechendes gilt für die sonographischen Befunde an den Ovarien, wobei es auch *einseitige*

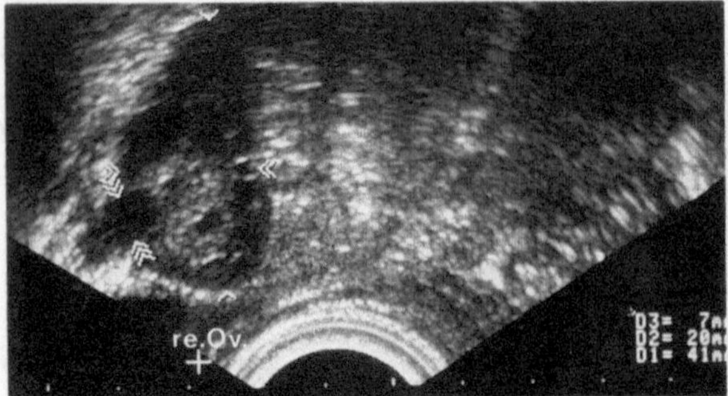

a

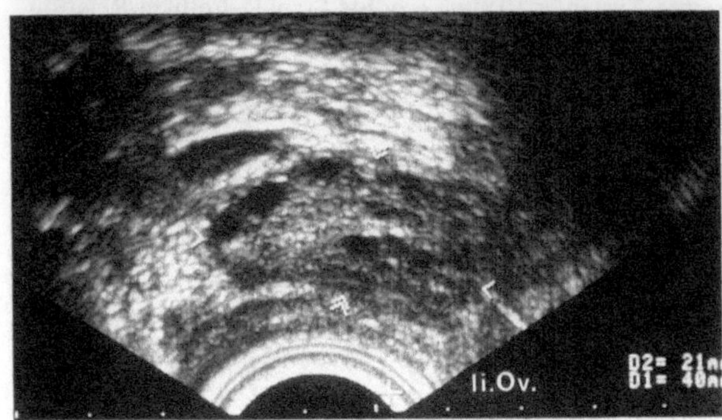

b

Abb. 8.13 a, b. 24jährige Patientin, kein Hirsutismus, keine Hyperandrogenämie bei PCO-Bild. *Anamnese:* Menarche mit 12 Jahren, Zyklen 28-35/5-6. *Befunde:* 75 kg, 172 cm; FSH 3,9, LH 3,4 mIE/ml; Testosteron 0,87 ng/ml (<1,1 ng/ml); DHEAS 2,7 µg/ml; Androstendion 2,4 ng/ml; E_2 45,7 pg/ml. Ovarien vergrößert, polyfollikulär, Stromavermehrung, Längsschnitte der Ovarien. **a** Rechtes Ovar, **b** linkes Ovar

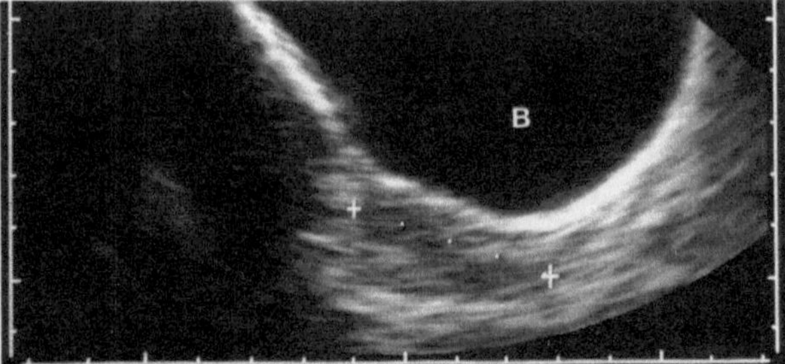

a

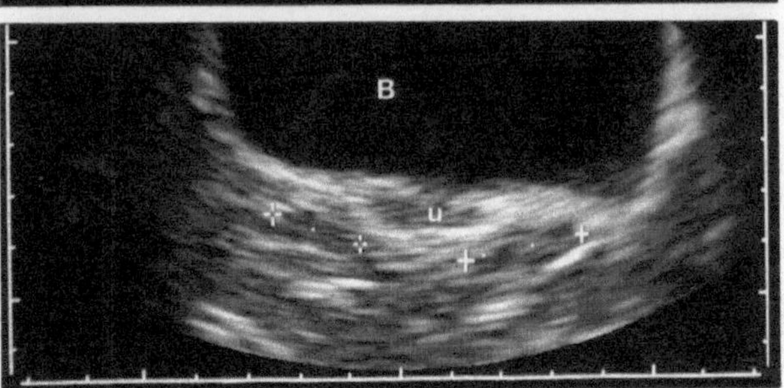

b

Abb. 8.14 a, b. 18jährige Patientin, *adrenogenitales Syndrom* (kompletter 21-Hydroxylasemangel), Virilisierungserscheinungen; Amenorrhö; hypotrophes inneres Genitale. *Befunde:* Menarche mit 13 Jahren, Oligo-/Amenorrhöen 3–6 Monate, penile Klitorishypertrophie; Karyotyp: 46 XX; FSH 1,1; LH <1 mIE/ml; Prolaktin 6,4 ng/ml; Testosteron 2,5 ng/ml; DHEAS 1,6 µg/ml; 17-OHP 532 ng/ml!; Androstendion 28,5 ng/ml; E_2 <25 pg/ml; Cortisol 215 ng/ml. – Medikation mit zuvor 5-5-2,5 mg Hydrocortison + 2mal 0,05 mg Fludrocortison unterdosiert, auf insgesamt 22,5 mg Hydrocortison/die erhöht. **a** Uterus hypotroph. Längsschnitt. **b** Ovarien klein, *u* Uterus, *B* Blase. Querschnitt

Veränderungen als PCO gibt. So stellten wir in einer Gruppe von 11 Frauen mit Hyperandrogenämie (Testosteron >1,1 ng/ml oder DHEAS >5,7 µg/ml) und/oder mäßiggradigem bis schwerem Hirsutismus im Vergleich zur Kontrollgruppe (Normandrogenämie, klinisch o. B.) größere Ovarvolumina fest; 8 – zufällig ausgewählte – Patientinnen mit PCO-Bild im US (Längsdurchmesser eines Ovars ≥40 mm, subkortikale Follikelanordnung in ≥1 Ovar) wiesen aber keinerlei Androgenisierungserscheinungen auf.

Es finden sich Frauen mit dem US-Bild eines PCO jedoch *ohne* ausgesprochene Hyperandrogenämie (Abb. 8.13) und umgekehrt solche *mit* Hyperandrogenämie und/oder klinischer Symptomatik, ohne das typische US-Bild der polyzystischen Ovarien zu bieten (Abb. 8.14). Manche Autoren sprechen von einem PCO-S schon bei einem erhöhten LH/FSH-Quotienten. Hierbei werden aber nur in 61% (Dismi et al. 1985) bis 71% der Fälle (Karm et al. 1984) vergrößerte Ovarien gefunden und nur bei 36% das klassische Bild der PCO mit bilateral vergrößerten Ovarien.

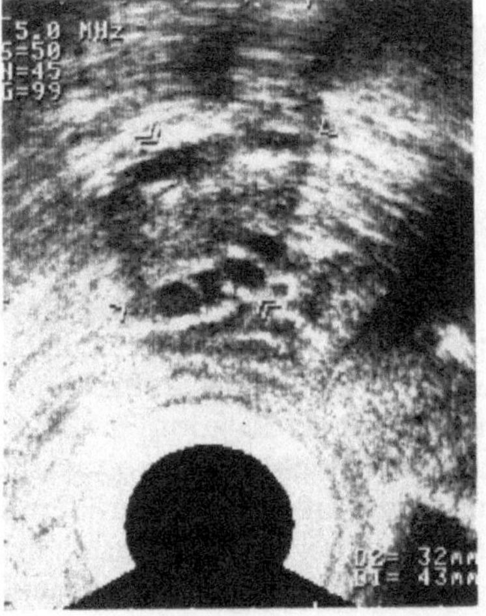

Abb. 8.15. 29jährige Patientin mit Hirsutismus, *Hyperandrogenämie im tumorverdächtigen Bereich* und sonographischem PCO-Bild. *Befunde:* Hirsutismus fazial, perimamillär und im Scham- bis Oberschenkelbereich, keine Virilisierungserscheinungen. Testosteron 3,7 ng/ml, DHEAS 9,85 µg/ml, Androstendion 10,2 ng/ml, FSH 5, LH 11 mIE/ml (LH/FSH >2). Nebennieren-CT o.B. Im Ultraschall beidseits PCO-Bild. Längsschnitt des Ovars. Uterus normalgroß (kein Bild)

Abb. 8.16a–c. 23jährige Patientin mit clomiphennegativem PCO-Syndrom und Überstimulationssyndrom auf HMG-HCG; ausgetragene Schwangerschaft nach Kombinationstherapie: Ethinylestradiol/Desogestrel, Dexamethason, GnRH-Analogon (Buserelin Nasalspray), HMG-HCG und Lutealsubstitution mit Hydroxyprogesteroncaproat. **a** Querschnitt des inneren Genitale, unstimuliert, zahlreiche Follikel (⟶) in den polyzystischen Ovarien, *B* Blase. **b, c** Behandlungsschritte, die zur Konzeption führten, Hormonverläufe bis zum Nachweis positiver Herzaktionen (HT+). Von ursprünglich 2 angelegten Fruchtblasen (FB) ist eine weiter gewachsen

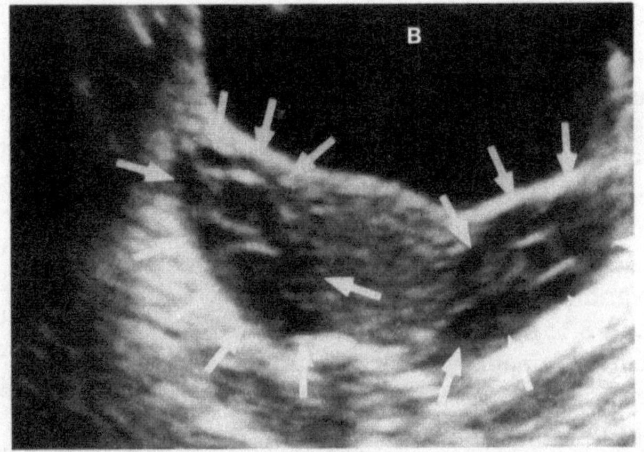

a

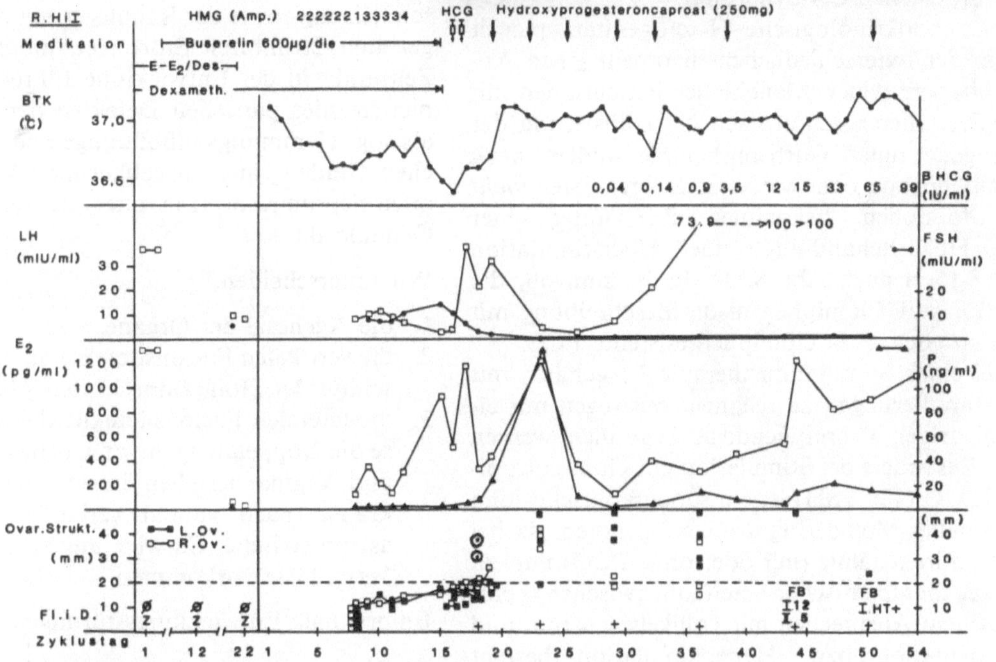

b

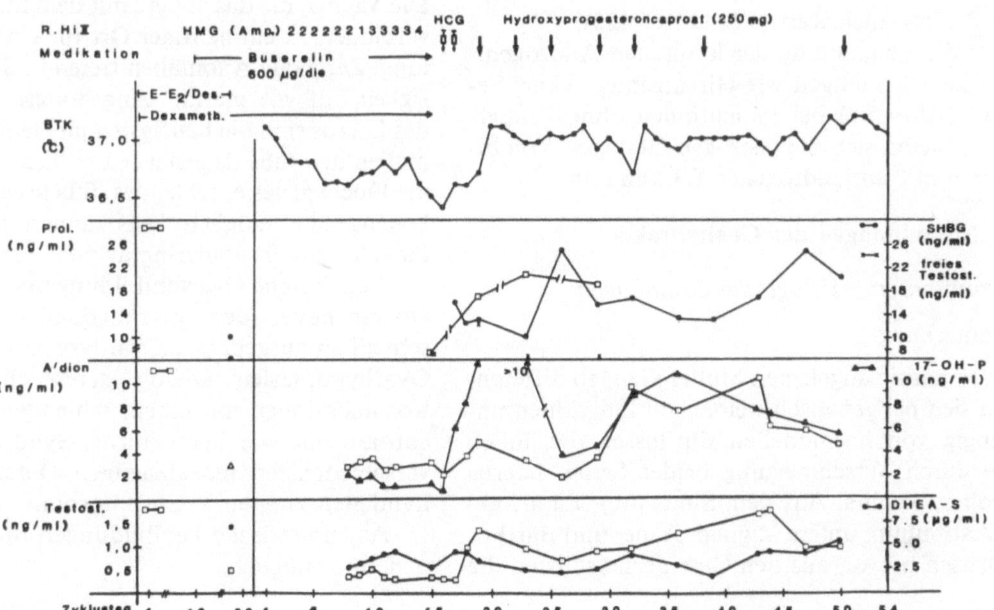

c

Es bleibt daher festzuhalten:

Die PCO – makroskopisch oder im US diagnostiziert – sind kein eigenständiges, homogenes Krankheitsbild. Sie können bei Androgenstoffwechselstörungen jeglicher Ätiologie auftreten, wobei das Spektrum morphologischer Veränderungen von äußerlich normalen Ovarien über die PCO und die Hyperthekose bis zu androgenproduzierenden Ovarialtumoren reicht (Moltz et al. 1985) (Abb. 8.15). Aus praktischen Erwägungen empfiehlt sich daher, besser primär – sofern vorhanden – von einer Hyperandrogenämie zu sprechen und bei zusätzlichem US-Bild polyzystischer Ovarien von einem PCO-Syndrom.

Die endokrinologische Heterogenität spiegelt sich in der unterschiedlichen therapeutischen Ansprechbarkeit wider. Manche der Patientinnen mit PCO-S ovulieren schon nach Normalisierung der Androgene unter Cortisontherapie andere nach Clomiphengabe, oder wieder andere reagieren *nicht* auf Clomiphen, bekommen aber unter einer HMG/HCG-Behandlung eine Überstimulation (Abb. 8.16, s. auch Abb. 8.11). Es ist sinnvoll, die Reaktion auf Clomiphen in die Beschreibung mit einzubeziehen, z. B. clomiphenresistente PCO.

Bei einer Stimulationstherapie ist gehäuft mit Überstimulierungen zu rechnen, weswegen mit einer niedrigen Clomiphendosis begonnen werden sollte. Besonders bei Stimulation mit Gonadotropinen (HMG oder FSH) ist ein sonographisches und hormonelles Monitoring dringend geboten, da bei Hyperandrogenämie (mit oder ohne PCO) nur ein geringer therapeutischer Spielraum zwischen therapeutischem Ansprechen mit Follikelwachstum und Superovulation bzw. Hyperstimulation besteht (Abb. 8.17; s. auch Kap. 5, S. 121 u. 123).

Für die Behandlung der klinischen Androgenisierungserscheinungen wie Hirsutismus, Akne, Seborrhö (Alopezie) bei Patientinnen ohne Kinderwunsch bieten sich die Östrogen-Gestagen-Kombinationen mit antiandrogener Wirkung an.

8.2.3 Mißbildungen des Genitaltrakts

Anatomisch-embryologische Grundlagen

Vorbemerkung

Aus den paarig angelegten Müller-Gängen differenzieren sich bei genetisch weiblichen Individuen unabhängig von hormonellen Einflüssen die Tuben sowie durch Verschmelzung beider Seiten Uterus und obere Vagina. Aus dem Sinus urogenitalis gehen Vestibulum, untere Vagina, Skene- und Bartholin-Drüsen hervor, aus den Geschlechtswülsten die Labia majora und die hintere Kommissur, aus der Phallusanlage die Klitoris und aus den Urethralfalten die Labia minora.

In der 11. SSW sind die unteren Abschnitte der Müller-Gänge verschmolzen, in der 13. SSW hat sich das Septum uteri zurückgebildet und das Cavum uteri formiert. Die Rückbildung der Wolff-Gänge ist zu dieser Zeit abgeschlossen. In der 14. SSW ist die Trennung der Vagina und des Sinus urogenitalis durch das Septum vesicovaginale vollendet. In der 18. SSW ist die Lumenbildung der Vagina vollzogen.

In diesen Phasen der Embryonalentwicklung sind bei der Anlage, der Differenzierung und Verschmelzung sowie der Kanalisierung der paarig angelegten Strukturen Störungen möglich. Je nach Zeitpunkt in der Entwicklung führen sie zu kompletten oder partiellen Defekten der Organe bzw. als sog. Hemmungsmißbildungen zu unterschiedlichen Graden einer ausgebliebenen Verschmelzung oder Septumresorption oder zu Verschlüssen im Genitaltrakt.

Wir unterscheiden:

1. die Agenesie der Organe,
2. die vertikalen Fusionsdefekte mit und ohne Verschluß der Hohlräume in den Abschnitten,
3. die lateralen Fusionsdefekte, die abschnittsweise die Doppelanlagen von Corpus-, Cervix uteri und Vagina bestehen lassen können und von kranial nach kaudal verlaufen, wobei auch asymmetrische Entwicklungen und einseitige Verschlüsse vorkommen.

Embryonale Entwicklungsstörungen

Die Vagina, die das äußere mit dem inneren Genitale verbindet, ist ein häufiger Ort für eine Fehlentwicklung. Zervikale Anomalien treten in derselben Häufigkeit auf wie uterine. Angeborene Fehlbildungen des Uterus sind die häufigsten im Genitaltrakt, Anomalien der Tube dagegen selten. Ein- oder beidseitige Tubenagenesie, fehlendes Tubensegment und Tubenenge sind möglich. Dies kann zu tubarer Sterilität oder zur Extrauteringravidität führen.

Angeborene Ovarfehlbildungen reichen von der Ovaragenesie, den Streakgonaden über unterschiedlich ausgeprägte Ovardysgenesien bis zu den Ovarhypoplasien analog deren chromosomalen Konstellationen mit einem fehlenden Geschlechtschromosom wie beim Turner-Syndrom oder den verschiedensten mosaikartigen Defekten am vorhandenen zweiten X-Chromosom.

Asymmetrische Fehlbildungen und Dislokationen sind möglich.

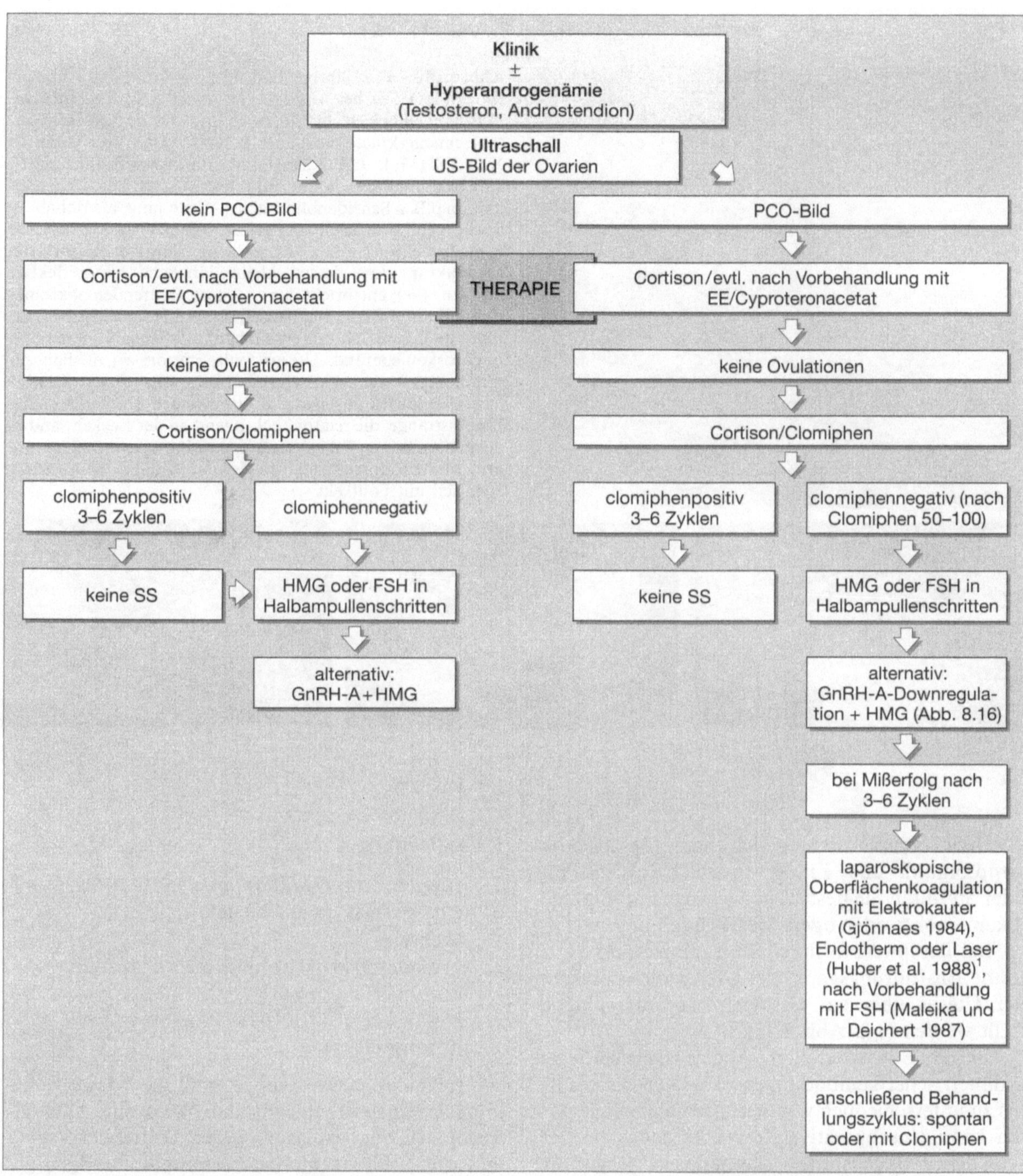

[1]entspricht vom endokrinologischen Effekt der früher praktizierten Keilresektion per laparotomiam, die wegen des Risikos postoperativer Adhäsionen mit Behinderung des Eiabnahmemechanismus nicht mehr zu empfehlen ist.

Abb. 8.17. Behandlungsschritte für Frauen mit Kinderwunsch und Hyperandrogenämie (*SS* Schwangerschaft, *GnRH-A* GnRH-Analogon

Häufig sind Fehlbildungen der Genitalorgane mit Fehlbildungen der Nieren und/oder ableitenden Harnwege verbunden, die bei asymmetrischen Fehlbildungen auf der gleichen Seite der Genitalfehlbildung zu erwarten sind.

Die Ursachen sind meist unbekannt, Chromosomenanomalien sind bei Ovarfehlbildungen häufig, werden bei Mißbildungen im Müller-Gang-System jedoch nur in 8% der Fälle gefunden, eine multifaktorielle Genese, Strahlen-, Medikamentenexposition (z. B. Diethylstilboestrol) und intrauterine Infektionen werden in Betracht gezogen.

Die Inzidenz uteriner Fehlbildungen wird mit 1:600–1:2000 angegeben, die der Vagina mit 1:4000–1:10000.

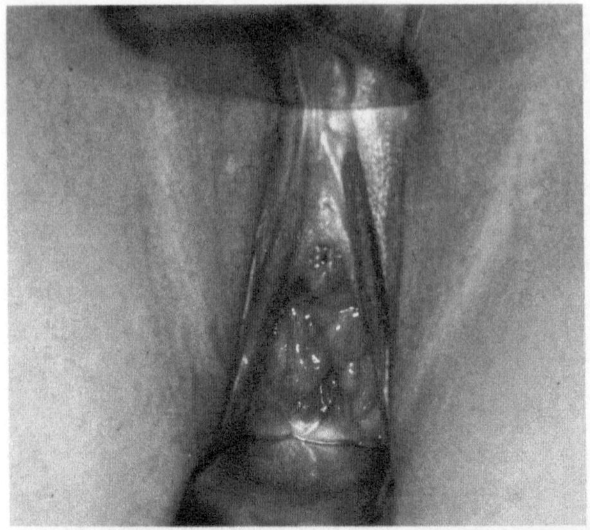

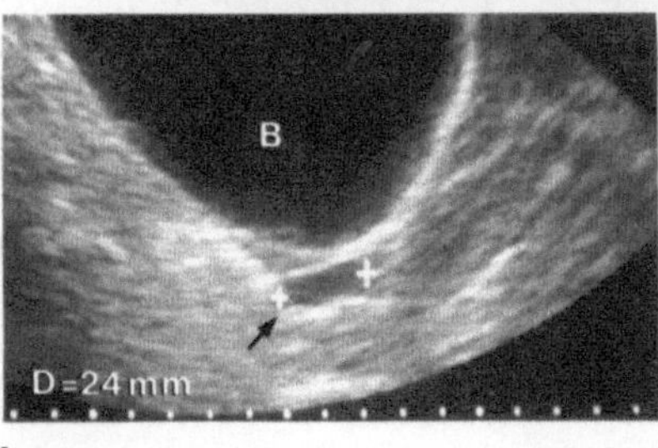

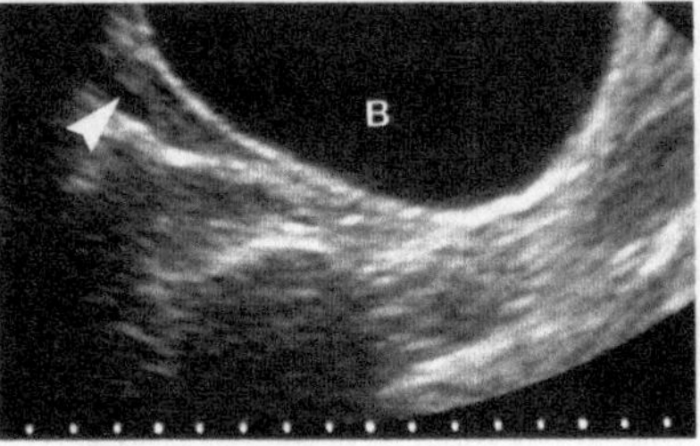

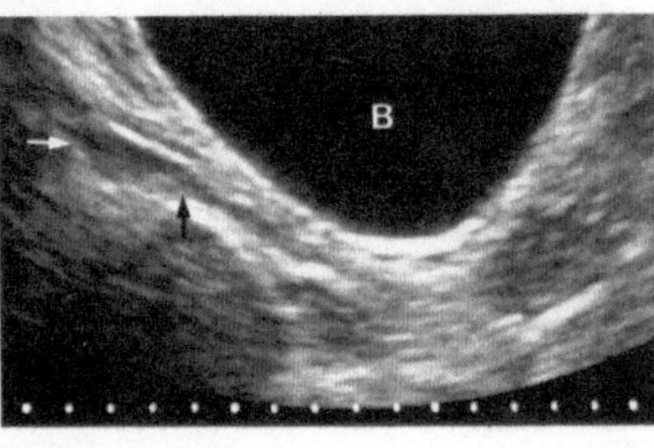

Abb. 8.18 a – d. 21jährige Patientin mit primärer Amenorrhö (WHO IV) bei *Mayer-v. Rokitansky-Küster-Syndrom. Befunde:* altersgerechte Entwicklung der sekundären Geschlechtsmerkmale, normaler Behaarungstyp; Karyotyp 46 XX; FSH 7,4, LH 2,2 mIE/ml; Prolaktin 8,2 ng/ml; E_2 35,1 pg/ml, Prog. 4,4 ng/ml, Test. 0,2 ng/ml; i.v.-Pyelogramm o.B. **a** Scheidenblindsack 4 – 5 cm lang, als Kohabitationsorgan funktionell lang genug. **b** Kein charakteristisches Scheidenecho in voller Länge, keine charakteristische Uterusstruktur, statt dessen kleine längliche hyporeflektive Struktur (→), entspricht den zusammenlaufenden Sakrouterinbändern; *B* Blase. Medianschnitt. **c, d** Hochgelegene Ovarien (➤), zum Teil mit erkennbaren Follikeln (→, ➤). – Laparoskopiebefund: Uterus fehlt, stattdessen median zusammenlaufende Sakrouterinbänder, von deren Schnittpunkt verlaufen zu beiden Beckenwänden hin rudimentäre Uterusstränge, die relativ hochsitzend an der Beckenwand in normalkalibrigen Tuben mit offenem Fimbrientrichter endigen, hiervon dorsal sitzen beidseits normalgroße Ovarien, zum Teil mit Follikeln

Die Therapie richtet sich nach Beschwerdesymptomatik und Kinderwunsch bei Infertilität oder Sterilität. Sie besteht in Nichtbehandlung, medikamentöser oder operativer Behandlung.

Bei Beschwerden durch ein rudimentäres Horn (ohne Ausführungsgang) bei Uterus bicornis kann der Uterus über ein Gestagen-Präparat ruhiggestellt werden (vgl. Abb. 8.25).

Im Falle wiederholter Aborte bei Vorliegen symmetrischer Fehlbildungen vom Uterus arcuatus bis zu unterschiedlich weit herunterreichenden Septen kann eine operative Korrektur nach den verschiedenen angegebenen Methoden durchgeführt werden, wobei per Laparotomie sich Verfahren mit vollständigem Erhalt des vorhandenen Gewebes (Bret-Palmer) besonders bewährt haben.

Seit Einführung der endoskopischen Techniken lassen sich Uterussepten – weniger invasiv – hysteroskopisch, elektrisch oder mittels Lasertechnik abtragen (Edström 1974; Valle u. Sciarra 1986). Golan et al. (1989) empfahlen in allen Fällen von Genitalanomalien und bei habituellen Aborten, vorzeitigen Wehen und zuvor per HSG nachweisbarem weiten Zervikalkanal zwischen der 11. und 13. Schwangerschaftswoche eine Cerclage zu legen.

Klassifizierung:

3 Gruppen von *Fehlbildungen des Müller-Gang-Systems* werden unterschieden:

1. Agenesie,
2. vertikale obstruktive und nichtobstruktive Fusionsdefekte und
3. laterale obstruktive bzw. nichtobstruktive Fusionsdefekte.

Zu 1: Zur ersten Gruppe zählt das Mayer-v. Rokitansky-Küster-Syndrom, das durch eine Vaginalhypoplasie oder -aplasie (obere 2 Drittel der Vagina betroffen) mit oder ohne Nierenfehlbildungen gekennzeichnet ist (Abb. 8.18 a).

Zu 2: Ein Defekt der vertikalen Fusion des kaudalen Anteils des Müller-Gangs und des Urogenitalsinus oder Störungen der Kanalisierung der Vagina resultieren in einem transversalen Vaginalseptum, im allgemeinen unterhalb des oberen Scheidendrittels. Bei vollständigem Verschluß kann dies in der Pubertät zur Ausbildung von Hämatokolpos, Hämatometra oder Hämatosalpinx mit entsprechenden Beschwerden führen.

Zu 3: Eine unvollständige laterale Fusion entsteht durch einen Defekt in der Fusion der Müller-

Gänge kaudal der Tuben. Die leichteste Form einer Fusionshemmung stellt der Uterus arcuatus dar, reicht sie weiter nach kaudal, bleiben Septen bestehen, die zu doppelten Kavumspalten führen (Uterus bicornis unicollis), im weiteren die Zervix teilen (Uterus bicornis bicollis) bis schließlich in ausgeprägtester Form eine Uterusanlage auf jeder Seite, ein Uterus duplex oder didelphys resultiert, wobei auch die Vagina durch ein Septum in eine rechte und linke Hälfte getrennt sein kann. Zu den *asymmetrischen* obstruktiven Anomalien zählen solche mit einem rudimentären Uterushorn und der Uterus didelphys mit einseitiger Obstruktion der Vagina. Diese Fehlbildungen werden häufig von einer Nierenagenesie auf derselben Seite begleitet.

Nichtobstruktive Anomalien schließen den unicornen Uterus als asymmetrische Anomalie und den Uterus didelphys, den Uterus bicornis sowie den Uterus septus als symmetrische Fehlbildungen ein.

Symmetrische Anomalien kommen am häufigsten vor.

Diagnose:

Die Diagnose genitaler Fehlbildungen erfolgt durch Inspektion, Palpation, Ultraschalluntersuchungen (Kontrastsonographie, Kap. 9), Hysteroskopie, Hysterosalpingographie, Laparoskopie (Unterscheidung Uterus bicornis – Uterus subseptus) und eventuell über MRI (magnetic resonance imaging).

Symptomatik:

- Beim *Mayer-v. Rokitansky-Küster-Syndrom* besteht aufgrund der Vaginalagenesie eine primäre Amenorrhö. Es kann eine Uterusagenesie oder ein rudimentärer Uterus mit normalem äußeren Genitale vorliegen. Karyotyp und Phänotyp sind normal weiblich. In 30%–40% der Fälle kommen begleitend Harntraktanomalien und in 10%–12% Muskel- und/oder Skelettanomalien vor.
- Bei der *Hymenalatresie* können zyklische Dysmenorrhöen (Molimina menstrualia) und ein Hämatokolpos mit weiterem Rückstau nach kranial auf die Störung aufmerksam machen.
- *Longitudinale Vaginalsepten* sind bis zu 57% mit einem *Uterus didelphys* vergesellschaftet (Golan et al. 1989).

Bei bis zu 25% der Frauen mit Anomalien des Müller-Gang-Systems ist mit Fertilitäts- oder geburtshilflichen Problemen zu rechnen im Vergleich zu 10% in der Normalbevölkerung. Nicht die Konzeption, sondern das Austragen einer Schwangerschaft kann durch solche Malformationen beeinträchtigt sein. Es besteht eine erhöhte Rate von Aborten, pathologischen Kindslagen, Mangel- und Frühgeburten, Totgeburten, Zervix- und Wehendystokien, Extrauteringraviditäten und postpartalen Blutungen. Insbesondere für den septierten Uterus gilt: Je ausgeprägter das Uterusseptum, desto höher die Rate an Früh- und Spätaborten bzw. Frühgeburten (Buttram 1983).

Folgende begleitende Fehlbildungen können bei genitalen Malformationen auftreten: Anomalien des Harntrakts bis 70%, des Muskel- und Skelettsystems bis 12%, des Verdauungstrakts (Analatresie) bis 12% sowie von Herz, Augen und Ohren bis 6%.

Sonomorphologie genitaler Fehlbildungen

Mayer-v. Rokitansky-Küster-Syndrom (s. Abb. 8.18)

Im Ultraschall fehlen die Darstellungskriterien des Uterus und der Vagina (Swayne et al. 1986):

- keine charakteristische Uterusstruktur,
- kein Endometriumecho,
- keine charakteristische Doppellinie der Vagina.

Statt dessen zeigt sich die hyporeflektive Struktur des rudimentären Uterus in der Medianlinie (Abb. 8.18b).

Die Ovarien sind kranial gelegen und meist normalgroß (Abb. 18c, d). *Nierenultraschall* und/oder *i.v.-Pyelogramm* klären eine zusätzliche Nierenfehlbildung ab.

Differentialdiagnostisch sind eine partielle Vaginalatresie, ein transversales Vaginalseptum, eine Hymenalatresie mit Hämatokolpos und chromosomal eine testikuläre Feminisierung (Karyotyp: 46 XY) auszuschließen.

Vaginalverschlüsse

Beobachtet werden hauptsächlich die Hymenalatresie und die Vaginalagenesie, daneben fusionierte Labioskrotalfalten infolge einer kongenitalen Adrenalhyperplasie oder exogener Androgene sowie ein Hermaphroditismus. Auch bei testikulärer Feminisierung sind Vaginaldefekte möglich.

Die Ultraschalldiagnostik hilft hier zur Einteilung in 4 Kategorien (Benett u. Dewhurst 1983):

1. Uterus *und* Vagina fehlen (s. auch Abb. 6.15, S. 142).
2. Der Uterus ist vorhanden, die Vagina fehlt. Selten ist die Kombination einer Vaginalagenesie mit einer Zervikalatresie (Sherer u. Beyth 1989).

3. Es lassen sich verschiedene Grade einer partiellen Vaginalatresie bei funktionierendem Uterus abgrenzen. Der Ultraschall zeigt das Ausmaß der Vaginalatresie und die Länge des noch offenen Vaginalanteils: Ist das offene Segment der Vagina lang, entsteht ein großes Hämatokolpos vor einer eventuellen Hämatometra und einer möglichen Hämatosalpinx (evtl. beidseits).
4. Doppelbildungen von Uterus und Vagina treten zusammen mit einer teilweise verschlossenen Vagina auf.

Für die Planung einer operativen Korrektur kann die Länge der Obstruktion in der Vagina zusätzlich mit dem Perineal-US noch besser ausgemessen werden (Graham u. Nelson 1986; Scalan et al. 1990). Bei kurzen atretischen Strecken ist eine einfache Vaginalplastik mit Exzision des queren Septums möglich (Jones u. Rock 1983). Bei ausgeprägter Obstruktion werden verschiedene Techniken empfohlen, nach denen ohne Laparotomie eine Scheide gebildet werden kann (Methoden nach Davidoff oder Meshgrafttechnik oder kombiniert mit Laparotomie, z. B. nach Vecchietti, oder als Sigmascheide).

Uterusmalformationen (Abb. 8.19 – 8.27)

Während ausgeprägte Malformationen des Uterus bei der Ultraschalluntersuchung meist auffallen, werden Fehlbildungen geringeren Grades (Uterus arcuatus, subseptus) oft übersehen (Nicolini et al. 1987). Dies hängt mit der Erfahrung des Untersuchers, der Untersuchungstechnik und dem Zeitpunkt der Untersuchung im Zyklus zusammen.

In der Schwangerschaft entsteht durch die Amnionflüssigkeit eine Kontrastierung des Cavum uteri zum umgebenden Myometrium (Abb. 8.20 a, b). Gleiches wird bei der Kontrastsonographie durch intrauterine Flüssigkeitsinjektion erzeugt. Insofern fallen hierbei Malformationen eher auf und lassen sich leichter differenzieren (s. Kap. 9).

Auch ohne Flüssigkeit im Kavum lassen sich im US Hinweise auf Uterusfehlbildungen gewinnen, wenn man überhaupt daran denkt und folgendes beachtet:

1. Untersuchung (speziell auf Mißbildungen) in der zweiten Zyklushälfte, da mit dem hyperreflektiven und dicken Endometrium der Lutealphase ein Kontrasteffekt zwischen Myometrium- und Endometriumecho vorliegt (Abb. 8.21 a; s. auch 4.4).
2. Beachtung der äußeren Begrenzung des Uterus, um einseitige oder symmetrische Ausladungen nach lateral zu erkennen.
3. Verfolgung des(der) Endometriumechos. Hier verdeutlichen sich solche Ausladungen.

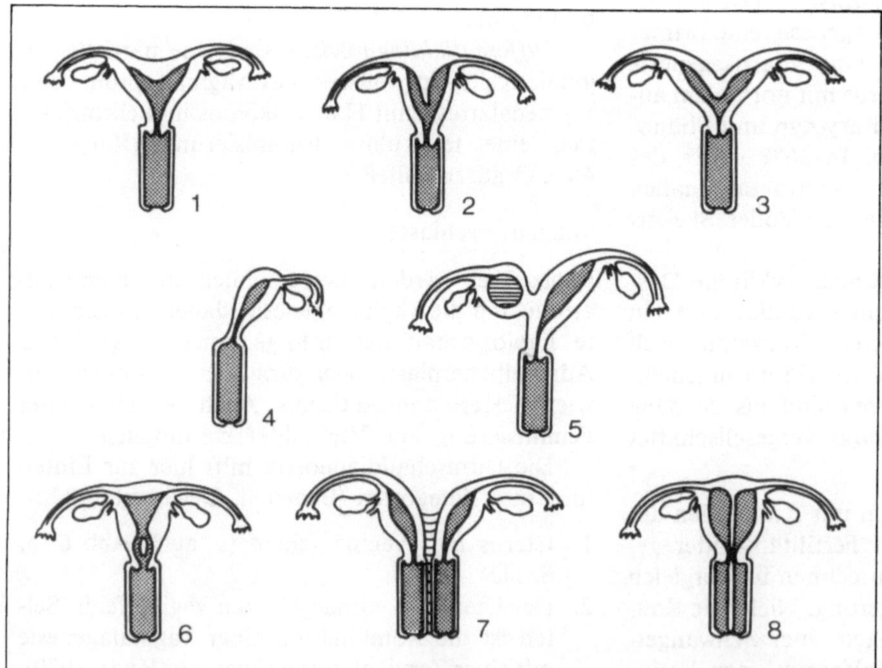

Abb. 8.19. Uterusmißbildungen; schematische Übersicht. *1* Uterus arcuatus; *2* Uterus supseptus; *3* Uterus bicornis unicollis; *4* Uterus unicornis; *5* Uterus bicornis unicollis mit Haematometra in einem nicht kommunizierenden Horn; *6* Uterus mit rudimentärem Septum; *7* Uterus didelphys cum vagina duplex; *8* Uterus septus cum vagina septa

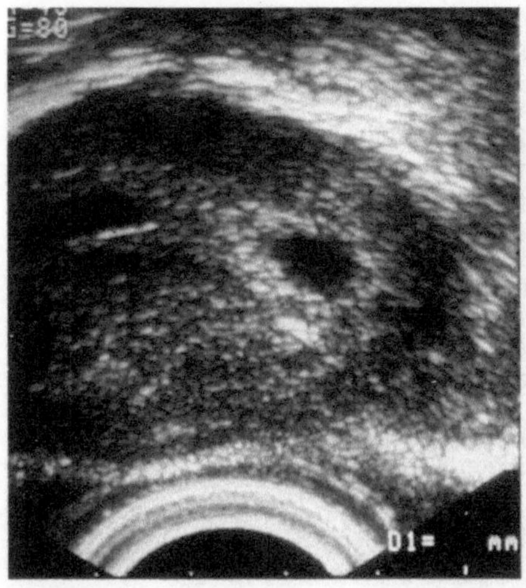

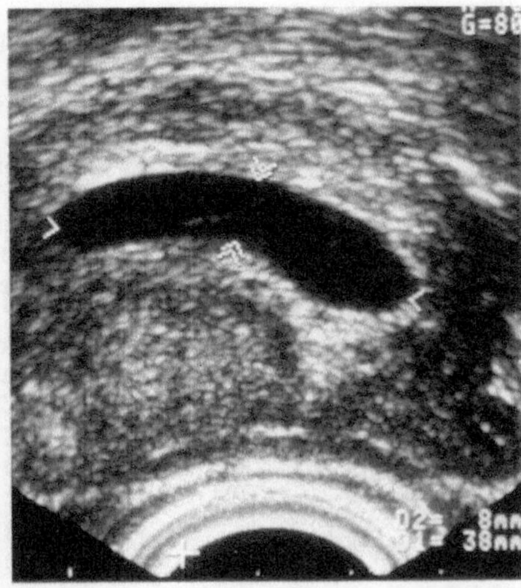

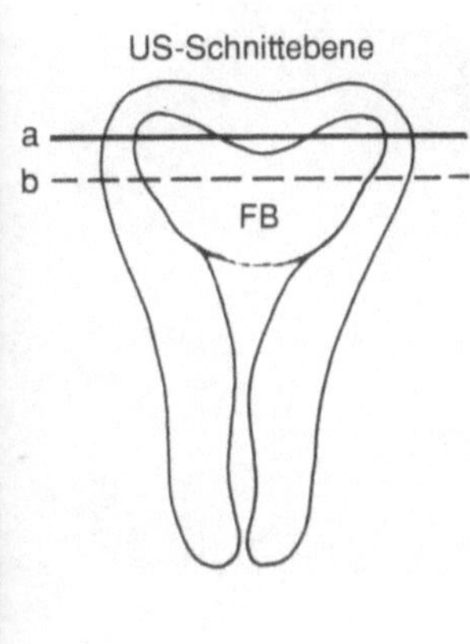

Abb. 8.20 a, b. *Uterus arcuatus und Missed abortion.* Durch die Fruchtblase erfolgt eine natürliche Kontrastierung des Uteruskavums, so daß bei Verschieben des US-Querschnitts von kaudal nach kranial (von b nach a) die Fehlbildung erkannt werden kann. **a** „Katzenaugenphänomen" (s. auch 9.4.3, S. 218), Fruchtblase im Fundusquerschnitt. **b** Fruchtblasenquerschnitt unterhalb von **a**

Abb. 8.21 a, b. *Uterus arcuatus*, 23jährige Patientin, primäre Ehesterilität, Kinderwunsch seit 1 1/2 Jahren. **a** Uterusfundus im Frontalschnitt, Endometriumecho der Lutealphase (S_2-Typ) breit ausladend in die Tubenecken (→, *) mit leichter Einsenkung in Fundusmitte (➤), die äußere Uteruskontur darüber scheint glatt. **b** Nach Flüssigkeitsinjektion (HKSG in 1. Zyklushälfte) läßt sich ein herzförmiges Cavum uteri erkennen, darunter ein zartes Schleimhautseptum (→). Befunde hysteroskopisch und laparoskopisch bestätigt. Frontalschnitt ▼

4. Beachtung der Breite eines intrauterinen medianen Septums zwischen den Endometriumechos, die zum Fundus uteri hin zu- und zur Zervix hin abnehmen bzw. verschwinden können, je nach völliger oder partieller Septierung des Uterus (Abb. 8.22 b).
5. Beachtung des Anstiegs des queren Uterusdurchmessers zum Fundus hin (bei Uterusseptum) bzw. des Auseinanderweichens des Uterusechos und Entstehung zweier – oft unterschiedlich weit auseinanderliegender – Fundi (bei Uterus bicornis, duplex oder didelphys, Abb. 8.23 und 8.24).
6. Kontrolle der Adnexbereiche und des Douglas.
7. Beachtung eventueller Nierenfehlbildungen.

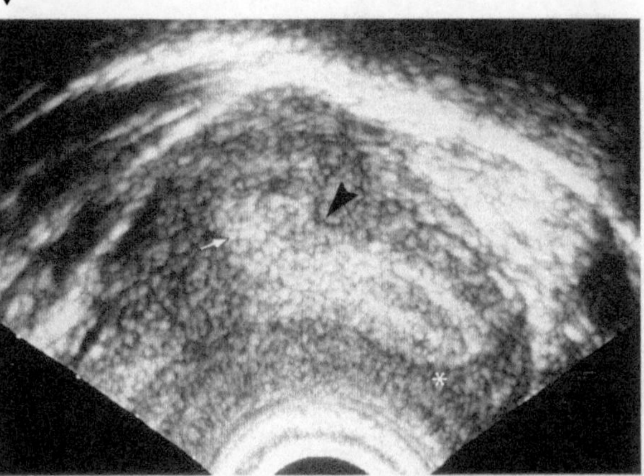

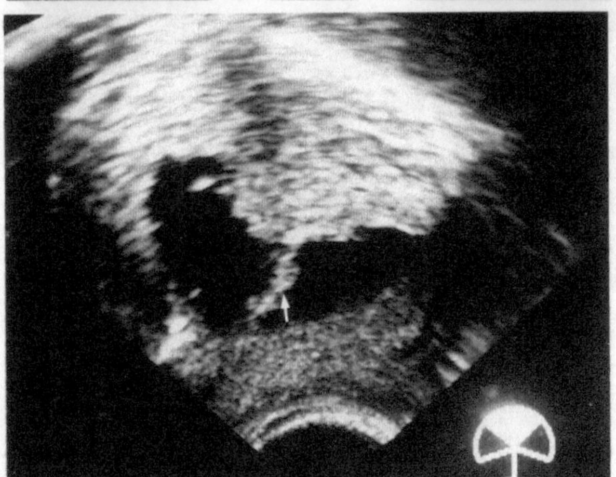

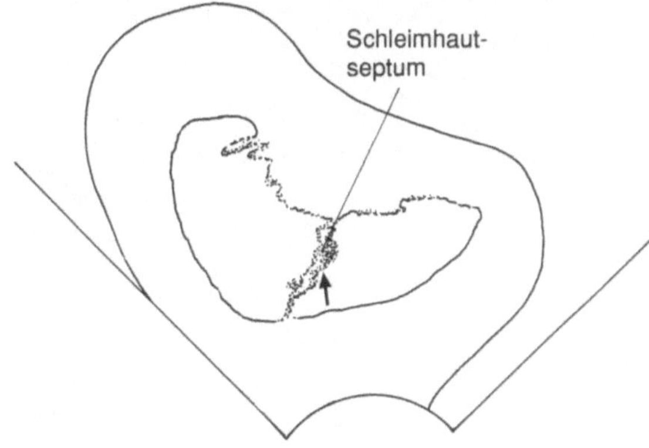

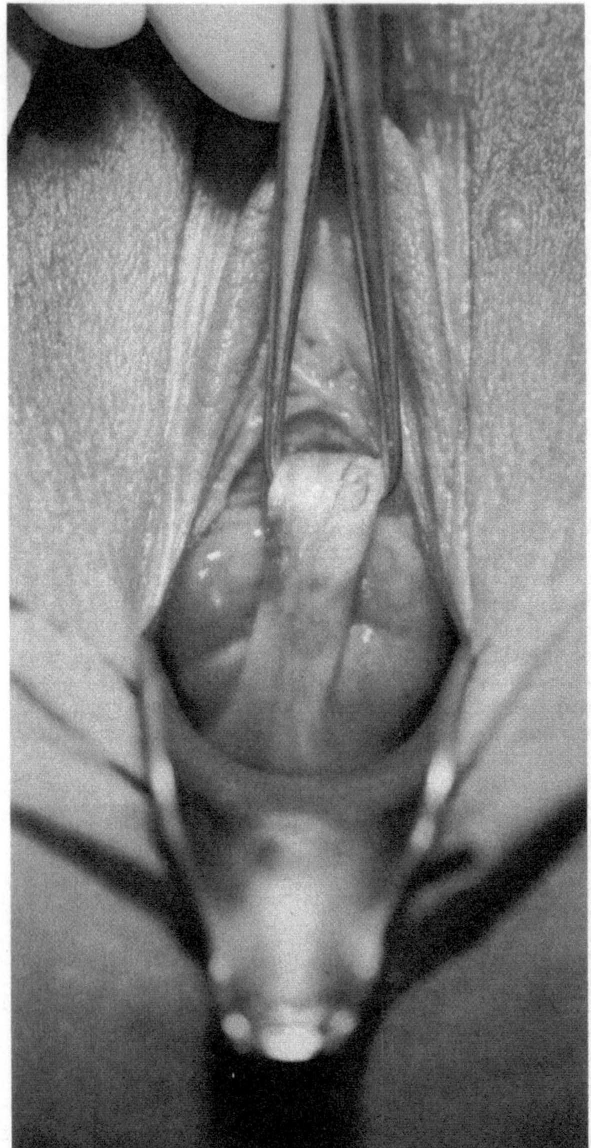

a

Abb. 8.22 a–c. *Uterus septus bicollis mit kurzem Vaginalseptum*, 31jährige Patientin mit habituellen Aborten (St. n. Spätabort 1983, St. n. Sectio am Termin 85, St. n. Frühaborten 86, 87, 88, 89). **a** Das etwa 1 cm breite, median liegende Vaginalseptum, links und rechts davon die beiden Portiones. **b** US-Querschnitt in Uterusmitte, die beiden Endometriumechos mit dazwischen befindlichem Septumausschnitt. Man *beachte* die glatt begrenzte äußere Uteruskontur (vgl. Abb. 8.23). **c** Hysterosalpingographiebefund: 2 getrennte Kava mit beidseits durchgängigen Tuben. Dieses Bild könnte auch bei einem Uterus duplex oder bicornis vorliegen. Unterscheidung sonographisch (glatte Fundushöhe, s. auch 9.4.2) oder laparoskopisch. (Hysteroskopisch endet das Uterusseptum ca. 2 cm vor den Portiones, so daß die Kava im unteren Anteil kommunizieren. Empfehlung: hysteroskopische Septumresektion.)

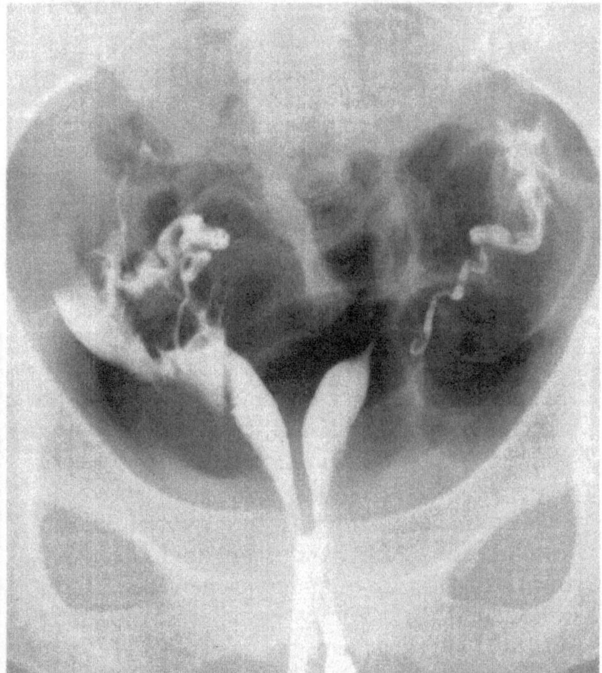

c

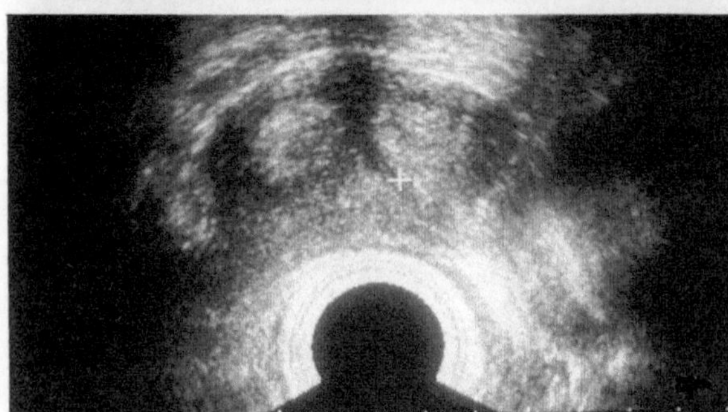

b

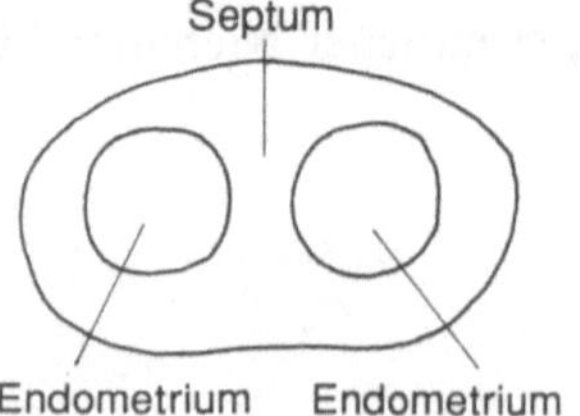

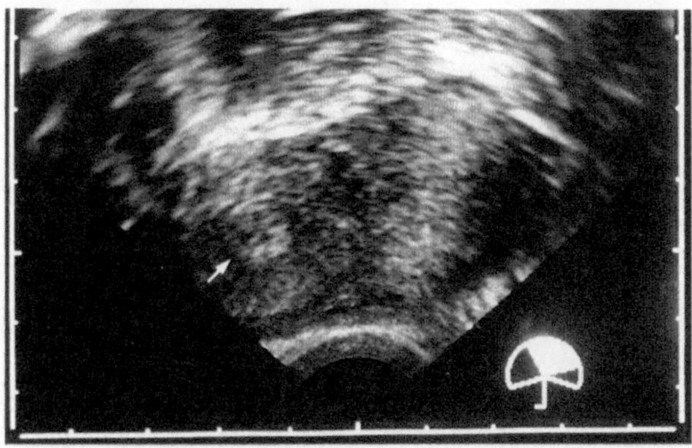

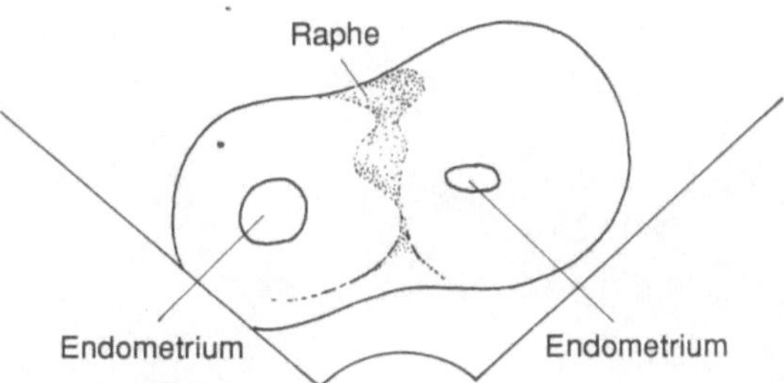

Abb. 8.23. *Uterus bicornis bicollis mit breitem Vaginalseptum* (5 cm kranio-kaudal), 25jährige Patientin mit Kinderwunsch. US-Querschnitt im oberen Uterusdrittel, Endometriumecho (→). Man *beachte* die leichte mediane Einsenkung zwischen den beiden Uterushörnern (im Vgl. zu Abb. 8.22)! – Das Vaginalseptum wurde als mögliches Geburtshindernis prophylaktisch abgetragen

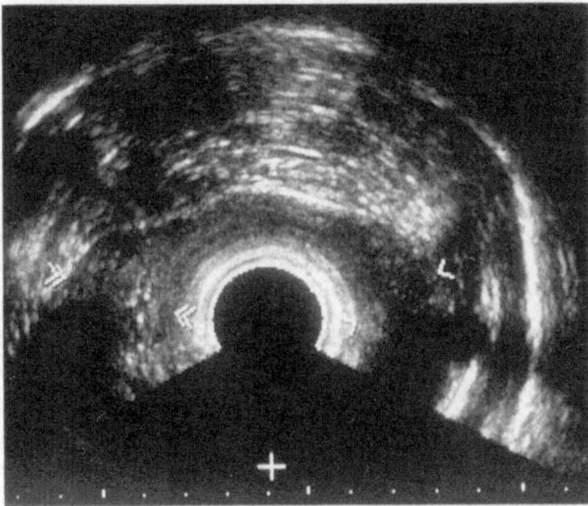

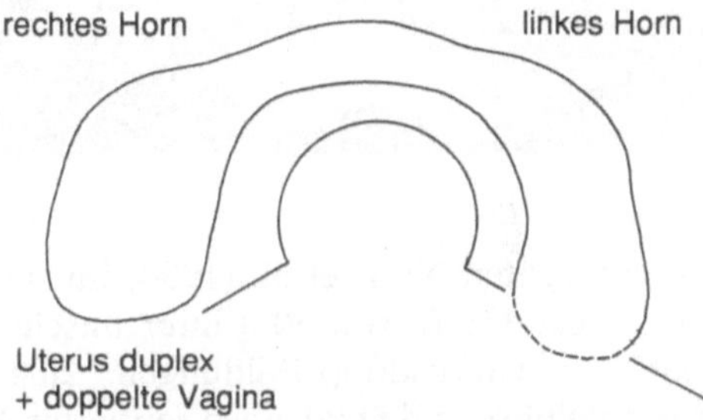

Abb. 8.24. *Uterus duplex* mit *doppelter Vagina* (bzw. komplettes Vaginalseptum), 20jährige Patientin, kein aktueller Kinderwunsch, i.v.-Pyelogramm o.B. US-Frontalschnitt der beiden im Fundusbereich weit auseinanderliegenden retroflektierten Uterushörner, die im unteren Abschnitt median zusammenlaufen

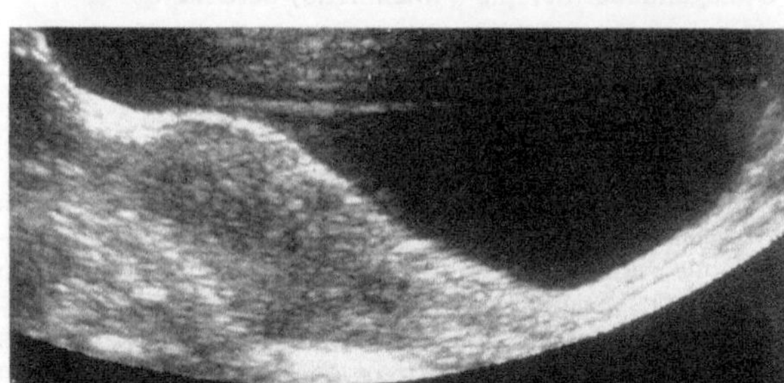

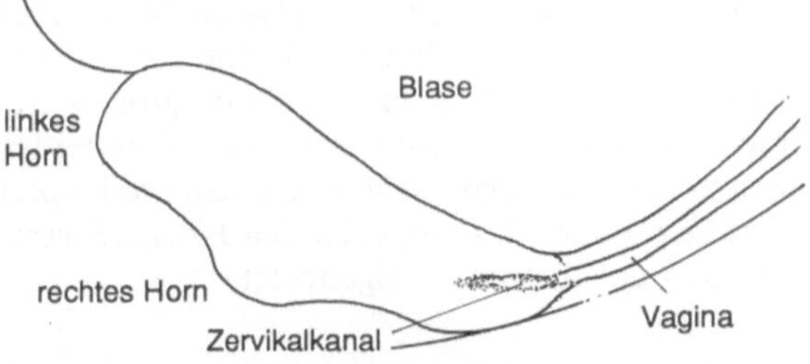

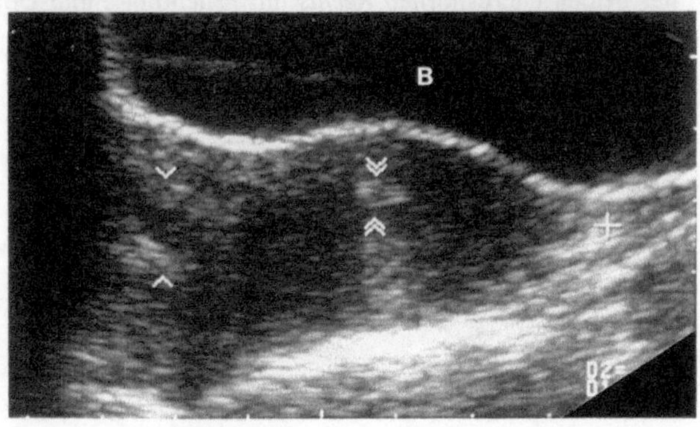

b

Abb. 8.25 a, b. *Uterus bicornis unicollis* mit vermutlich retrograder Menstruation linksseitig, *linkes Kavum ohne Verbindung* zur Scheide. 14jähriges Mädchen mit starken Dysmenorrhöen seit 3 Jahren (1 Jahr nach Menarche). i.v.-Pyelogramm o.B. **a** US-Längsschnitt. Das etwas höher gelegene linke Uterushorn hat hysteroskopisch keine Verbindung zum rechten Horn oder zum Zervikalkanal. **b** US-Querschnitt. Die beiden Uterushörner, das rechte erscheint etwas muskelstärker. Endometriumechos (*Pfeile*), *B* Blase. (Auswärtiger Laparoskopiebefund: Uterus bicornis, Verwachsungen im linken Adnexbereich, keine Endometriose, altes Blut im Douglas, Verdacht auf retrograde Blutung links. Therapie: Bis auf weiteres Gestagendauertherapie (10 mg/die) zum Herbeiführen einer Amenorrhö.)

a

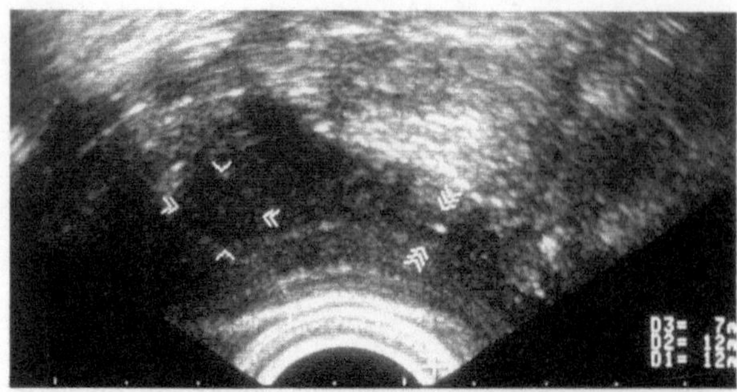

b

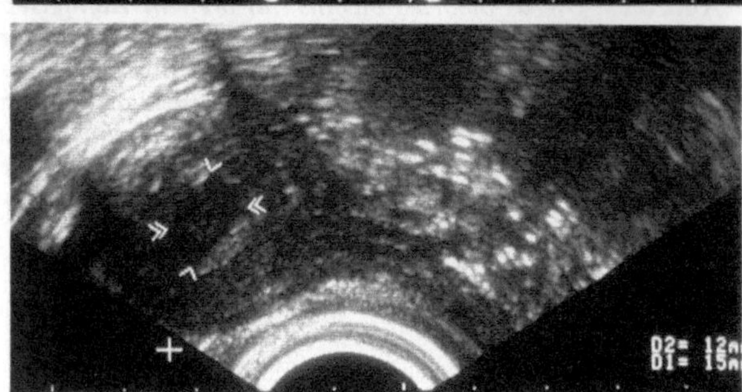

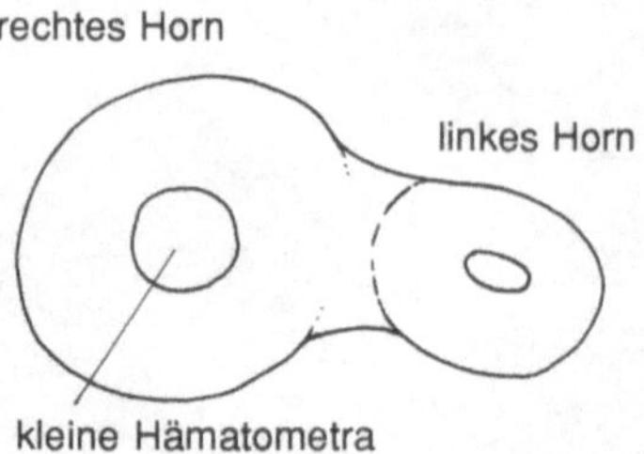

Abb. 8.26 a, b. *Uterus bicornis mit einem Schleimhaut enthaltenden rudimentären Nebenhorn* und *Hämatometra*. 24jährige Nulligravida. *Anamnese:* 1/87 wegen rezidivierender Unterbauchbeschwerden Laparoskopie/Laparotomie mit Adnektomie rechts wegen „Ovarialzyste mit wenig Ovarrest" bei Verdacht auf Endometriosezyste (Histologie: Corpus luteum haemorrhagicum) und weiteren Endometrioseherden im rechten Adnexbereich. Op-Bericht: „Haselnußgroßes Corpus uteri links, normalgroßes Corpus uteri rechts". Weiterhin unklare Unterbauchbeschwerden rechts, deswegen 1 Jahr später erneute Laparoskopie: Verwachsungsstrang rechts, Bestätigung des Uterusbefundes, „linke (verbliebene) Tube mit Fimbrienende der Beckenwand adhärent". Ansonsten kein Hinweis auf Endometriose. Zystoskopie und Rektoskopie, internistische und chirurgische Abklärung der Unterbauchbeschwerden o.B. 12/88 psychosomatisches Konsil: „funktionelle Unterbauchbeschwerden". Einweisung wegen Dysmenorrhöen und Dyspareunie bei Verdacht auf Uterusfehlbildung. Durchführung von Ultraschall, Hysteroskopie und HKSG (s. auch 9.4.3). Hysteroskopisch keine Verbindung des rechten Horns zum linken oder zum Zervikalkanal. – **a** US-Querschnitt durch die beiden Uterushörner: kleines Horn links mit schmalem Endometriumecho, muskelkräftigeres rechtes Horn mit kleiner Hämatometra. **b** Rechtes Horn mit Hämatometra im größten Durchmesser. Querschnitt. (Kontrastsonographische Darstellung des Kavums links mit perfundierter Tube). Auf Gestagendauertherapie (Amenorrhö) beschwerdefrei

So entdeckten Nasri et al. (1990) im transvaginalen US bei 3% (8 von 300) ihrer unselektierten Patientinnen Uterusdoppelbildungen: 2mal einen Uterus didelphys und 6mal einen septierten Uterus.

Candiani et al. (1986) beschreiben hierzu eine „neue" abdominale Ultraschalluntersuchungstechnik, bei der sie zuerst mit voller und dann mit halbvoller Blase schallen, um den Uterusfundus bei Anteflexio in der Frontalebene besser darstellen zu können (vgl. Abb. 8.21). Bei 39 von 43 kommen sie mit dieser Methode zur gleichen verläßlichen Diagnose wie mit den anschließend vorgenommenen Eingriffen Laparoskopie und Hysteroskopie (Fedele et al. 1988). Darstellungsprobleme gab es nur bei ausgeprägter Retroversio uteri und großen Myomen. In 1 Fall wurde ein Uterus didelphys bei laparoskopisch nachgewiesenem großem vesikouterorektalem Band, das zwischen den Hörnern verlief, als Uterus subseptus fehlgedeutet.

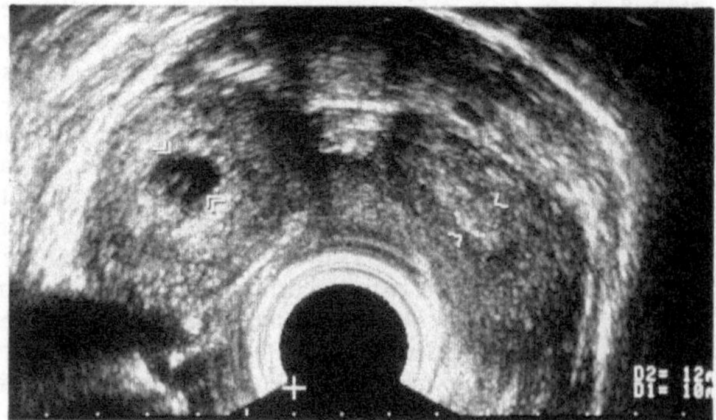

Abb. 8.27. *Uterus duplex mit Gravidität im rechten Horn.* Einweisung der Patientin mit Verdacht auf Extrauteringravidität bei hohem HCG-Titer (10860 mIE/ml) und leerem Uterus. Offensichtlich war nur das *linke* Uterushorn gesehen worden. Bei Aufnahme fand sich ein Uterus duplex mit Fruchtblase und Inhalt im *rechten* Horn. US-Querschnitt der beiden Uterushörner. *Rechts* mit Fruchtblase und Dottersack, *links* nur mit Endometriumecho

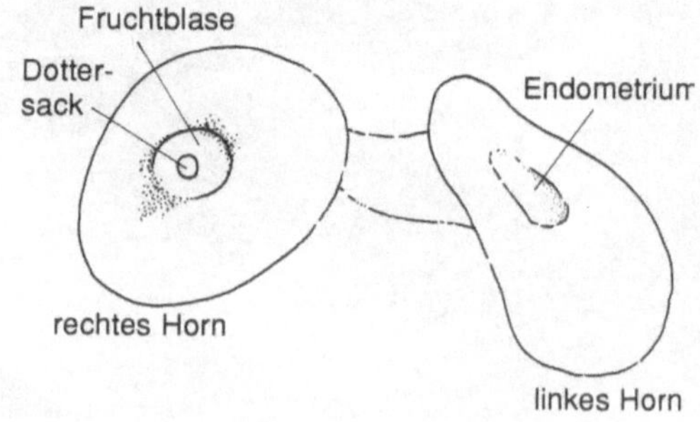

Zu beachten!

- Bei Uterus bicornis unicollis mit rudimentärem Horn enthält letzteres meist funktionstüchtiges Endometrium (Abb. 8.26). Wegen des mitunter nicht vorhandenen Ausführungsganges kann *keine* Desquamation der Schleimhaut aus dem rudimentären Horn erfolgen, was zu heftigsten Dysmenorrhöen führen kann. Sonographische und auch laparoskopische Fehlinterpretationen dieses Rudiments als subseröses Myom bei Fehlen anderer Pathologika können zu belastenden Behandlungsverzögerungen führen. Die Therapie besteht in einer hormonellen Ruhigstellung mit einem Gestagen-Präparat als Dauertherapie (s. auch Abb. 8.25).
- Im Fall hoher, für eine intrauterine Schwangerschaft sprechender HCG-Spiegel und eines sonographisch offensichtlich leeren Cavum uteri sollte neben einer Extrauteringravidität auch an die Möglichkeit einer Uterusdoppelbildung gedacht werden. In einem solchen Fall ließ sich der außerhalb erhobene Verdacht auf eine Tubengravidität durch Nachweis der intakten intrauterinen Schwangerschaft im anderen – zuvor nicht erkannten – Horn eines Uterus bicornis nachweisen (Abb. 8.27).

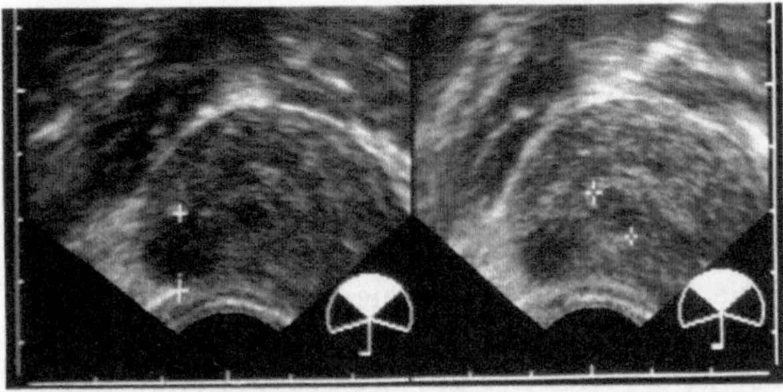

Abb. 8.28. 28jährige Patientin, Menorrhagien und Dysmenorrhöen bei kleinen Uterusmyomen. US-Längsschnitt des Fundus uteri. *Links:* kleines intramurales, *rechts:* kleines (rein?) submuköses Myom (DD: Polyp). Weiterführende Diagnostik: Hysteroskopie und HKSG

Sonomorphologie der Gonadenagenesie-Dysgenesie

Das klinische Vollbild der Gonadenagenesie (Ullrich-Turner-Syndrom) umfaßt den Klein- bis Minderwuchs, einen Infantilismus mit Pubertas tarda, kurze Mittelhandknochen, das Pterygium colli (Flügelfell), den tiefen Haaransatz im Nacken, überstreckbare Ellenbogengelenke (Cubitus valgus) und verschiedene Formen von Nierenanomalien.

Genetisch liegt in etwa der Hälfte der Fälle eine reine Form des 45-XO-Karyotyps vor, in der anderen Hälfte handelt es sich um variable Mosaike (Shawker et al. 1986). Ein Teil der Frauen mit mehr oder minder ausgeprägten Defekten am 2. X-Chromosom läßt für eine gewisse Zeit eine ovarielle Funktion mit Zyklen bis zur Schwangerschaft erkennen. Das Ultraschallbild ist entsprechend variabel: Ovarstrukturen können fehlen, oder die Ovarien sind in infantiler bis normaler Größe darstellbar (Shawker et al. 1986; Massarano et al. 1989).

Massarano et al. (1989) sahen sogar in 17 von 69 Fällen mit dem reinen 45-XO-Karyotyp im Ultraschall Non-streak-Ovarien (kleine bis normale Ovargröße). Umgekehrt schließt der sonographische Nachweis von ovariellen Strukturen ein Ullrich-Turner-Syndrom nicht aus.

In allen Fällen mit einer Ovarformation im US fanden die Autoren einen normalen Uterus, bei Streakovarien konnten sie dagegen kein Wachstum der Uteruslänge mit Erreichen der Geschlechtsreife der Patientinnen feststellen (Massarano et al. 1989).

Abb. 8.29 a, b. 44jährige Patientin, 4wöchige Dauerblutung bei Follikelpersistenz und disloziertem, verlorenem Intrauterinpessar (IUP). Blutungsanämie. Hormonbefunde: E_2 331 pg/ml; P 0,56 ng/ml. **a** 2 nebeneinanderliegende persistierende Follikel im Durchmesser 27 bzw. 30 mm. **b** *Links:* hoch aufgebautes, eher hyporeflektives Endometrium (→, P-Typ), 2 cm vom Fundus entfernt liegendes IUP; Längsschnitt. *Rechts:* Endometrium in diesem Querschnitt mit heterogenem Echomuster durch die abblutende Schleimhaut. Therapie: IUP-Entfernung kombiniert mit fraktionierter Abrasio (hier hauptsächlich aufgrund des Alters der Patientin)

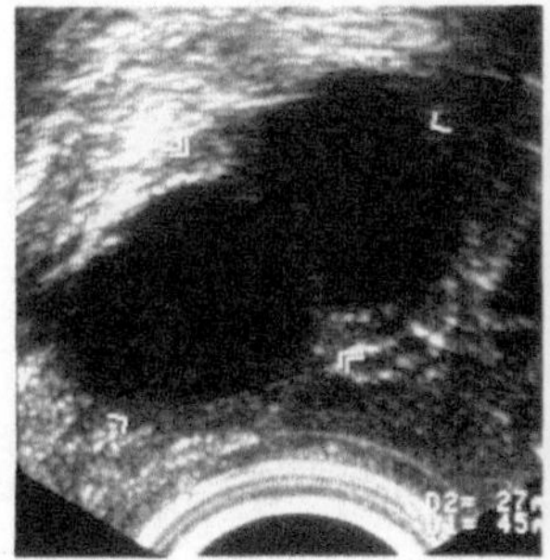

a

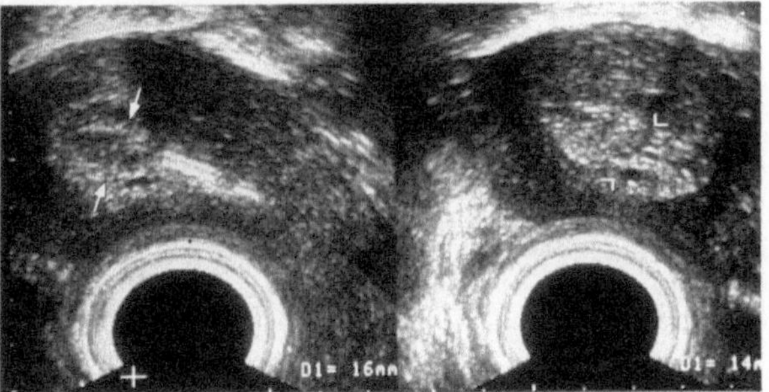

b

8.3 Sonographie bei Blutungsstörungen

Blutungsstörungen außerhalb der Schwangerschaft mit Hypermenorrhöen und/oder Menometrorrhagien können durch den Ultraschall ergänzend abgeklärt werden (Abb. 8.28).

Die basale transvaginale oder abdominale Ultraschalluntersuchung in der geschilderten Weise liefert Hinweise auf genitale Fehlbildungen, Uterusmyome, Polypen, hormonelle Ursachen (z. B. Follikelpersistenz) oder ein okkultes IUP (Abb. 8.29). Da die zum Ausschluß eines Karzinoms durchgeführte Abrasio als blindes Verfahren bis zu 15% die Blutungsursache nicht zutage fördert, sollte sie mit der diagnostischen Hysteroskopie kombiniert werden (Brooks u. Serden 1988). Bei Uterusmyomen empfiehlt sich die Kombination mit der HKSG, um bei konservativ-chirurgischem Vorgehen eine genaue Lokalisation zur Operationsplanung vornehmen zu können.

Literatur

Adams J, Polson DW, Franks S (1986) Prevalence of polycystic ovaries in women with anovulation and idiopathic hirsutism. Br Med J 293:355–359
Bennett MJ, Dewhurst J (1983) The use of ultrasound in the management of vaginal atresia. Pediatr Adolescent Gynecol 1:25–37
Brooks PG, Serden SP (1988) Hysteroscopic findings after unsuccessful dilatation and curettage for abnormal uterine bleeding. Am J Obstet Gynecol 158:1354–1357
Buttram VC (1983) Müllerian anomalies and their management. Fertil Steril 40:159–165
Candiani GB, Ferrazzi E, Fedele L, Vercellini P, Dorta M (1986) Sonographic evaluation of uterine morphology: a new scanning technique. Acta Eur Fertil 17:345–347
Dallenbach-Hellweg (1984) Weibliches Genitale. In: Remmele W, Hrsg) Pathologie Bd 3. Springer, Berlin Heidelberg New York, S 203 ff
Edström K, Fernström I (1970) The diagnostic possibilities of a modified hysteroscopic technique. Acta Obstet Gynecol Scand 49:327–330
Fedele L, Ferrazzi E, Dorta M, Vercellini P, Candiani GB (1988) Ultrasonography in the differential diagnosis of "double" uteri. Fertil Steril 50:361–364
Gjönnaes H (1984) Polycystic ovarian syndrome treated by ovarian electrocautery through the laparoscope. Fertil Steril 41:20–25
Golan A, Langer R, Bukovsky I, Caspi E (1989) Congenital anomalies of the Müllerian system. Fertil Steril 51
Graham D, Nelson MW (1986) Combined perineal-abdominal sonography in the evaluation of vaginal atresia. J Clin Ultrasound 14:735–738
Huber J, Hosmann J, Spona J (1988) Polycystic ovarian syndrome treated by laser through the laparoscope. Lancet/II:215
Jones HW, Rock JA (1983) Anomalies of the Müllerian ducts: In: Jones HW, Rock JA (Hrsg) Reparative and constructive surgery of the female generative tract. William & Wilkins, Baltimore
Maleika F, Deichert U (1987) Hum Reprod [Suppl] 77
Massarano AA, Adams JA, Preece MA, Brook CG (1989) Ovarian ultrasound appearances in Turner syndrome. J Pediatr 114:568–573 (1989)
Moltz L, Sörensen R, Römmler A, Schwartz U, Hammerstein J (1985) Polycystische Ovarien: eigenständiges Krankheitsbild oder unspezifisches Symptom? Geburtsh Frauenheilk 45:107–114
Nasri MN, Setchell ME, Chard T (1990) Transvaginal ultrasound for diagnosis of uterine malformations. Br J Obstet Gynaecol 97:1043–1045
Nicolini U, Bellotti M, Bonazzi B, Zamberletti D, Candiani GB (1987) Can ultrasound be used to screen uterine malformations? Fertil Steril 47:89
Scalan KA, Pozniak MA, Fagerholm M, Shapiro S (1990) Value of transperineal sonography in the assessment of vaginal atresia. Am J R 154:545–548
Shawker TH, Garra BS, Loriaux DL, Cutler GB, Ross JL (1986) Ultrasonography of Turner's syndrome. Ultrasound Med 5:125–129
Sherer DM, Beyth Y (1989) Ultrasonic diagnosis and assisted surgical management of hematotrachelos and hematometra due to uterine cervical atresia with associated vaginal agenesis. J Ultrasound Med 8:321–323
Shulman A, Shulman N, Weissenglass L, Bahary C (1989) Ultrasonic assessment of the endometrium as a predictor of oestrogen status in amenorrhoeic patients. Hum Reprod 4:616–619
Swayne LC, Rubenstein JB, Mitchell B (1986) The Mayer-Rokitansky-Küster-Hauser-Syndrome: sonographic aid to diagnosis. J Ultrasound Med 5:287–289
Valle RF, Sciarra JJ (1986) Hysteroscopic treatment of the septate uterus. Obstet Gynecol 67:253
Yen SSC (1980) Polycystic ovary syndrome. Clin Endocrinol (Oxf) 12:177–208

9 Untersuchungen von Uterus und Tuben durch transvaginale Hysterosalpingo-Kontrastsonographie (HKSG)

U. DEICHERT, R. SCHLIEF

9.1 Vorbemerkungen

9.1.1 Entwicklung

Während in der Röntgendiagnostik zur Darstellung von Hohlorganen oder Hohlsystemen der Einsatz von kontrastgebenden Medien schon lange gebräuchlich ist, werden Kontrastmittel in der Ultraschalldiagnostik erst seit kurzer Zeit verwendet.

Bei Vorliegen einer Hämato- oder Serometra entsteht durch die „natürliche" Entfaltung des Cavum uteri eine endogene negative Kontrastgebung im Ultraschall, die die Abgrenzung und Zuordnung solider intrauteriner Strukturen zur Vorder- oder Hinterwand erleichtert (Abb. 9.1 und 9.2a, s. auch Abb. 9.27).

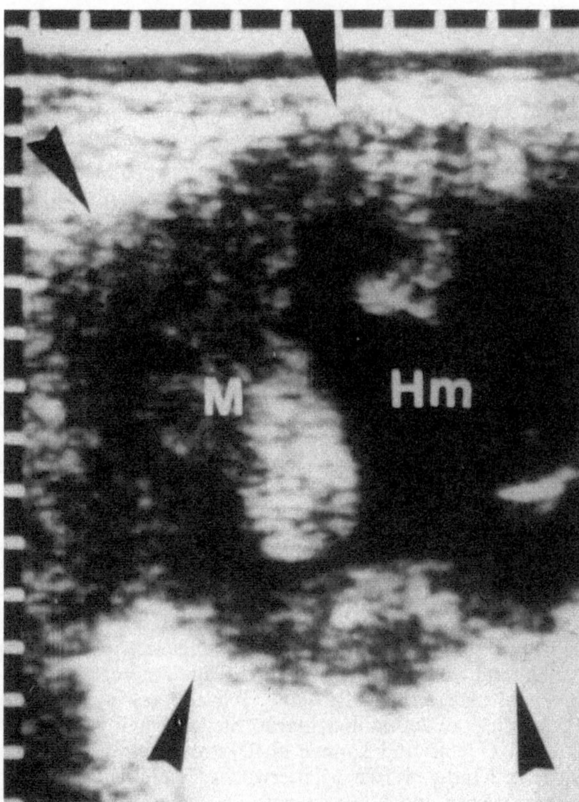

Abb. 9.1. Hämatometra, 12×14 cm (*Hm*). 71jährige Patientin mit Tumorrezidiv in einem Uterus myomatosus 25 Jahre nach primärer Radiatio eines Carcinoma colli III. Ins Lumen ragender Myomknoten (*M*). Abdominal-US, Längsschnitt

Die sonographische Kontrastdarstellung des inneren Genitale durch exogene Medien haben Nannini et al. (1981), Richman et al. (1984) und Randolph et al. (1986) als erste bei abdominalsonographischen Untersuchungen mit intrazervikaler Flüssigkeitsinjektion angewandt. Im mit Dextran- bzw. Kochsalzlösung aufgefüllten Cavum uteri konnten Befunde wie submuköse Myome und Polypen sonographisch dargestellt und anschließend hysteroskopisch bestätigt werden (Randolph et al. 1986).

Während sich ins Cavum uteri ragende Befunde durch solche wenig echogenen bis echoleeren Medien gut abgrenzen lassen, können kleinste Hohlräume, wie das Lumen normaler Tuben, hiermit nur selten dargestellt werden (Abb. 9.3) (Deichert et al. 1988, 1989). Das gelingt erst duch die Sichtbarmachung einer Flüssigkeitsbewegung, was jedoch ein stark echogenes Medium voraussetzt.

Die Herstellung eines solchen Ultraschallkontrastmittels, das sich auch für gynäkologische Kontrastuntersuchungen eignet, erfolgte zuerst für die Echokardiographie, womit erstmals zusätzlich zur Anatomie des Herzens die Blutströmung darstellbar wurde. Gramiak u. Shah (1968) beobachteten schon vor ca. 20 Jahren bei Injektion von Indozyaningrün in eine periphere Vene eine Echowolke im M-mode-Verfahren. Zur Darstellung der Blutströmung kann man die reflektierenden Eigenschaften von Mikrogasbläschen für den Ultraschall nutzen. Experimentell konnte gezeigt werden, daß der Kontrasteffekt verschiedener Substanzen durch Mikrobläschen in den Injektionslösungen verursacht wird.

Echovist (SHU 454) ist ein Ultraschallkontrastmedium. Es besteht aus einer Suspension von Monosaccharid-Mikropartikeln (Galaktose 50% < 2 µm Durchmesser) in einer wäßrigen 20%igen Galaktoselösung (w/v). Die echogene Suspension wird unmittelbar vor der Verwendung aus einem Granulat und der Trägerlösung hergestellt (200 mg Mikropartikel pro 1 ml Suspension; Schlief 1991).

Für die im folgenden beschriebene Ultraschalluntersuchungstechnik von Uterus und Tuben ist das

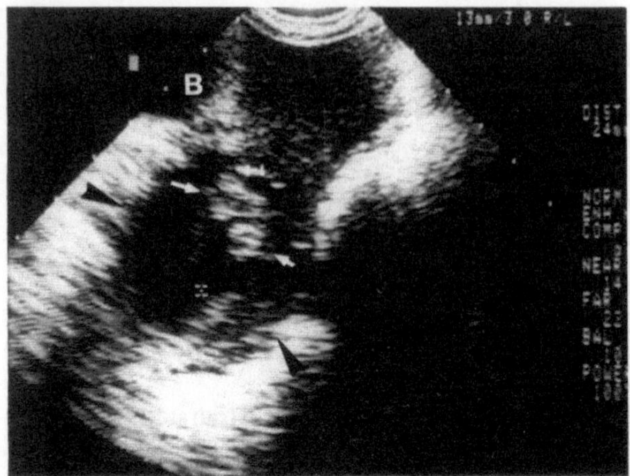

a

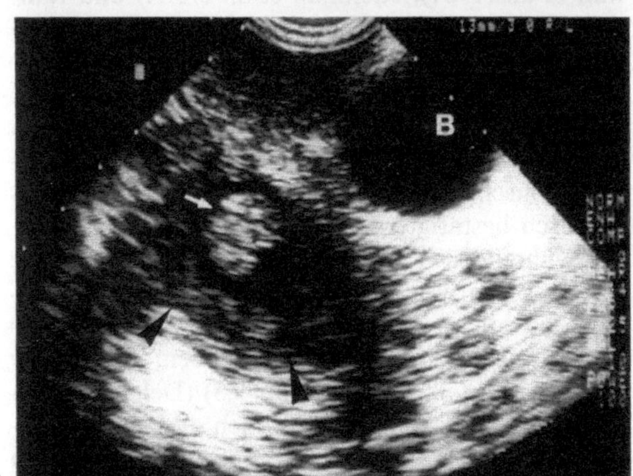

b

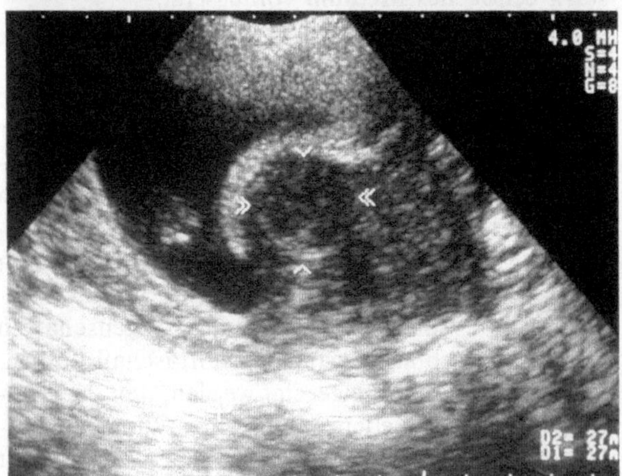

c

Abb. 9.2. a, b Kleine Hämatometra, 2,4 cm (x-x). 70jährige Patientin mit Rezidiv eines Korpus-Karzinoms nach primärer Radiatio. *B* Blase. **a** Der retroflektierte Uterus im Längsschnitt (➤). Solide Tumoranteile an der Vorder- bzw. Hinterwand (→). **b** Uterus im Querschnitt. Tumoranteile (→) scheinen inmitten der Hämatometra zu liegen. Vaginal-US. **c** Submuköses Myom in graviditate, das sich gegen die Fruchtblase gut kontrastiert. Abdominaler Längsschnitt

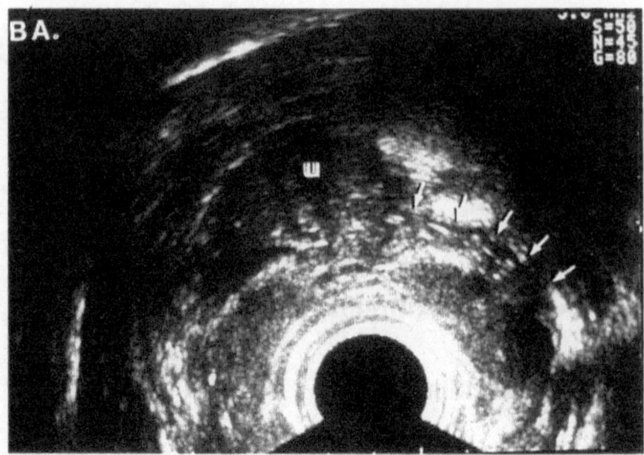

Abb. 9.3. Kontrastsonographische Darstellung einer mit Kochsalzlösung perfundierten Tube (→). Uterus (*u*) im Querschnitt

genannte Ultraschallkontrastmittel verwendet worden. Da das Kontrastmittel für diese Anwendung noch nicht zugelassen ist, liegen Erfahrungen damit nur im Rahmen nationaler und einer internationalen klinischen Studie vor (Deichert et al. 1989, 1990, Lindner et al. 1989, Schlief u. Deichert 1991)[1].

9.1.2 Voraussetzungen (Tabelle 9.1)

Den folgenden Ausführungen liegen Erfahrungen aus eigenen Untersuchungen bei über 200 Patientinnen zugrunde.

Vorbereitung

Anamnestisch muß bei den zu untersuchenden Frauen die seltene Galaktosämie ausgeschlossen werden. Sie stellt neben akuten entzündlichen Erkrankungen des Genitale die einzige absolute Kontraindikation dar.

Die Galaktosämie ist eine autosomal-rezessiv vererbte Stoffwechselerkrankung, bei der aufgrund eines Mangels an Galaktose-1-Phosphat-Uridyltransferase Galaktose nicht in Glukose verstoffwechselt werden kann (Abb. 9.4).

Zunächst unauffällige Neugeborene entwickeln unter Milchernährung innerhalb weniger Tage Anorexie und Erbrechen, Hepatomegalie und Ikterus sowie Krämpfe, Proteinurie und Aminoazidurie. Sie gedeihen nicht, entwickeln Ödeme und können an Dystrophie sterben. Überlebende Kinder weisen Minderwuchs, Zerebralschädigung, Leberzirrhose und Katarakt auf.

---

[1] Anm.: Inzwischen jedoch erhältlich für Anwendungen in der Kardiologie.

Tabelle 9.1. Voraussetzungen zur Durchführung der HKSG

A. Anamnese:
Ausschluß
1) einer Galaktosämie (bei Verwendung von SH U454)
2) von Adnexitiden
3) von Voroperationen im kleinen Becken (bei 2) und 3) evtl. Kombination mit konventioneller Diagnostik, s. Text)

B. Gynäkologische Untersuchung mit Basisultraschall:
Ausschluß grob-pathologischer Befunde:
1) großer Uterus myomatosus
2) Ovarialtumoren
3) Saktosalpingen
(dann evtl. in Kombination mit konventioneller Diagnostik, s. Text)

C. Labor:
1) negativer Schwangerschaftstest
2) negative Entzündungsparameter (Leukozyten, C- reaktives Protein, BSG)
3) präoperativer Reinheitsgrad 1 oder 2 (Zervixabstrich, s. Text)

D. Aufklärung über:
1) Aussagemöglichkeit der Technik (Hinweis auf ergänzende Untersuchungen und deren Risiken)
2) Risiken: aszendierende Infektion wie bei HSG
3) Vorteile (s. 9.8)
4) Narkose fakultativ, Hinweis auf evtl. Unannehmlichkeit/Beschwerden, insbesondere bei pathologischem Befund
5) unterschriebene Einwilligungserklärung

E. Zeitpunkt der Untersuchung:
erste Zyklushälfte postmenstruell

Der frühe Zeitpunkt des ersten Auftretens und die Symptomatik der Galaktosämie sind so einschneidend, daß eine Unkenntnis der Erbkrankheit praktisch ausgeschlossen ist.

Bei vorausgegangenen Adnexitiden – als fieberhafte Unterleibserkrankung in Erinnerung – Voroperationen im kleinen Becken und Status nach Appendektomie ist häufiger mit peritubaren und periovariellen Adhäsionen und damit einer Funktionseinschränkung des Eiabnahmemechanismus zu rechnen. Diese werden mit der HKSG, die allein dem Nachweis der Tubendurchgängigkeit dient, nicht erfaßt. Deshalb ist hier primär die diagnostische Laparoskopie mit Chromopertubation indiziert, eventuell in Kombination mit der HKSG, wenn ausgedehnte Verwachsungen die Beurteilung der Tubendurchgängigkeit verhindern.

Durch gynäkologische und Ultraschalluntersuchung zu Zyklusbeginn werden Auffälligkeiten wie Uterusmyome und Adnextumoren erfaßt. Auch bei diesen empfiehlt es sich, primär die Hysteroskopie, Chromolaparoskopie und/oder Hysterosalpingographie bzw. die Kombination von Hysteroskopie und Laparoskopie mit der HKSG zur Abklärung einzusetzen (s. 9.8).

Die HKSG sollte nur postmenstruell erfolgen, bis etwa zum 10. Zyklustag. Vor jedem Eingriff führen wir auch aus forensischen Gründen einen Schwangerschaftstest durch. Klinik (keine Temperaturen), Inspektion, negative Entzündungsparameter und ein präoperativer Reinheitsgrad 1 oder 2[1] sollten eine allgemeine oder lokale Infektion mit hoher Wahrscheinlichkeit ausschließen. Die Aufklärung soll Hinweise auf Vor- und Nachteile der diagnostischen Aussagemöglichkeit der HKSG gegenüber anderen Methoden beinhalten. Ihre Risiken, die nach bisherigen Erfahrungen als sehr gering einzuschätzen sind, werden denen der anderen Eingriffe zur Uterus- und Tubendiagnostik gegenübergestellt (s. auch Tabelle 9.9, S. 233).

Anästhesie

Gegenüber der Chromolaparoskopie ist bei der HKSG nicht unbedingt eine Narkose notwendig, und die Patientin kann am Monitor das Untersuchungsergebnis direkt mitverfolgen.

[1] Abstrich mit der sterilen Platinöse aus dem Zervikalkanal. Nach Antrocknen auf dem Objektträger mikroskopische Beurteilung: Grade 1–4 je nach Zellbild, Leukozyten und Bakterienanteil.

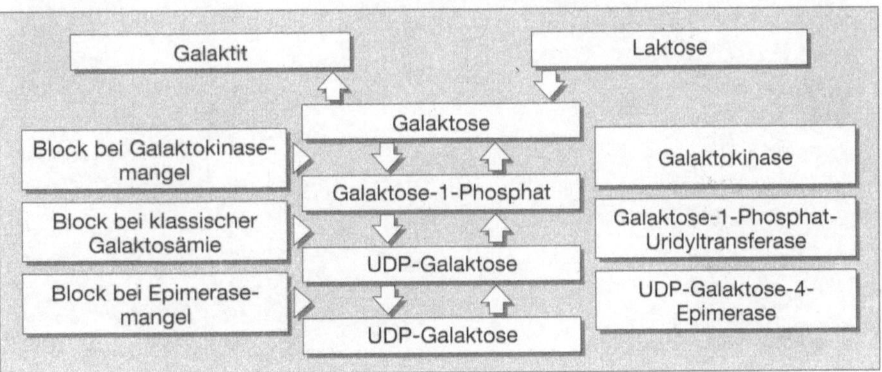

Abb. 9.4. Mögliche Enzymdefekte bei Galaktosämie

Bei der HKSG ohne Anästhesie können von der Patientin mitunter Beschwerden geäußert werden, insbesondere im Falle verschlossener Tuben, jedoch auch abhängig von der individuellen Compliance. Eine Prämedikation mit 10 mg Diazepam und 1 ml Atropin 1 h vor dem Eingriff kann den Untersuchungsablauf erleichtern. Die Hälfte der eigenen Patientinnen tolerierte die Untersuchung ohne, ein Drittel mit leichten Beschwerden, die restlichen bedurften einer Analgesie/Anästhesie.

Andere Autoren sahen unter 65 Patientinnen in keinem Fall die Notwendigkeit einer Sedierung oder Analgesie (Lindner et al. 1989; Goswamy persönl. Mitteilung). Es ist denkbar, daß ohne Narkose ein Tubenspasmus auftreten und dann ein Tubenverschluß vorgetäuscht werden kann. Bevor man die Indikation zur mikrochirurgischen Sanierung stellt, sollte deshalb der Befund *in Narkose* (durch HSG oder Chromolaparoskopie) überprüft werden.

9.2 Technik der HKSG

9.2.1 Instrumentarium/Besteck (Tabelle 9.2 und Abb. 9.5)

Um den eigentlichen Eingriff zügig durchführen zu können, sollte das notwendige Instrumentarium schon bei Ankunft der Patientin im Untersuchungsraum komplett steril bereitstehen.

Tabelle 9.2. HKSG: Instrumentarium

Steriler Tisch mit
- Tupfern in Desinfektionslösung
- Spekulum
- Kugelzange
- Ringer-/oder NaCl-Lösung in Nierenschale
- 2 leere Spritzen à 20 ml
- Intrauterinkatheter (Blasenkatheter (8 Charr) mit Mandrin (1 mm starker Draht) oder anderer Katheter (Ackrad, Bard, Cook, Zinnanti, s. Tabelle 9.5, S. 209)
- 1 leere Spritze à 10 ml (für SH U454)

Ultraschallkontrastmittel (außerhalb des sterilen Tisches)
- Fläschchen mit Galaktosepartikel
- Fläschchen mit Diluent
- spezielle Einfüllstutzen mit Dorn (verpackt)

Ein Zusammensuchen der Utensilien in Anwesenheit der auf dem Untersuchungstisch liegenden Patientin sollte im Interesse einer „guten Atmosphäre" vermieden werden. Das Ultraschallgerät steht bereit, der Vaginalschallkopf ist desinfiziert (z. B. in Cidex bzw. mit einem sterilen Präservativ überzogen).

Bei Gebrauch eines HSG-Bestecks anstelle eines Intrauterinkatheters wird allerdings von der Verwendung eines üblichen Kondoms wegen seiner leichten Zerreißlichkeit abgeraten. Es sind hierzu inzwischen spezielle Gummiüberzüge erhältlich.

Eine Patientinnenidentifizierung kann zur Bilddokumentation in den US-Computer vorher eingegeben werden. Die Dokumentation der Kontrastmittelpertubation sollte per Video erfolgen, da

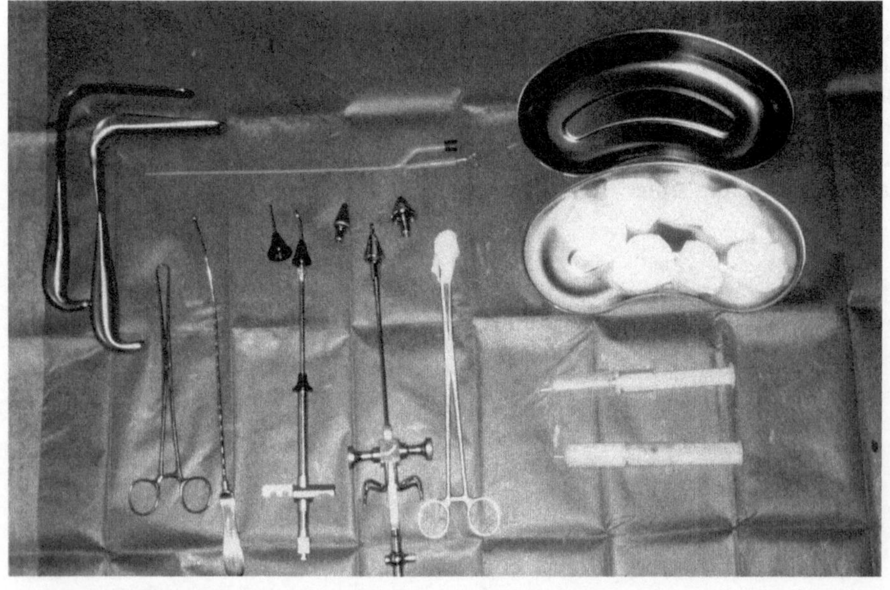

Abb. 9.5. Das Instrumentarium zur HKSG (Schultze-Besteck nur noch zur ausschließlichen Kavum-Darstellung)

Tabelle 9.3. Ablauf der Untersuchung

1. Lagerung in Steinschnittlage
2. Desinfektion von Vulva und Vagina, steriles Tuch
3. Palpation
4. Spekulumeinstellung (Anhaken der Portio: bei Ballonkatheter meist nicht notwendig, Einführen des Katheters jedoch leichter; Sondieren des Uterus)
5. Ballonkatheter in das Uteruskavum einführen und mit 1 (Nullipara)-2 ml NaCl-Lösung (oder Luft) blocken – alternativ HSG-Besteck anbringen, nur noch in Ausnahmefällen zur Darstellung zervixnaher Myome oder Polypen
6. Vorbereitete Vaginalsonde (desinfiziert oder mit sterilem Präservativ) nach Ankoppeln (Wasser, Gel) einführen
7. Basisultraschall des inneren Genitale und Douglas-Raumes
8. Intermittierende Injektion von insgesamt 10–20 ml Ringer-Lösung
   Beurteilung von Cavum uteri und Wandverhältnissen
   a) im Längsschnitt
   b) im Querschnitt
9. Dokumentation
10. Intermittierende Injektion von Ultraschallkontrastmittel, insgesamt ca. 10 ml (bis max. 30 ml)
    Beurteilung der Tubenpassage (Kriterien s. Tabelle 9.4)
    a) Längsschnitte
    b) Querschnitte
11. Dokumentation

Bewegungs- bzw. Strömungsphänomene den entscheidenden Beitrag zur Befundung liefern und ggf. in unklaren Fällen nach Ende der Untersuchung wiederholt dargestellt bzw. auch der Patientin vorgeführt werden können.

9.2.2 Durchführung (Tabelle 9.3)

Ablauf der Untersuchung bis zur Kontrastmittelinjektion

Nach Lagerung in Steinschnittlage auf dem Untersuchungsstuhl oder OP-Tisch werden äußeres Genitale und Scheide desinfiziert. Die Harnblase wurde von der Patientin vor der Untersuchung entleert, sie wird in Narkose alternativ katheterisiert. Während dieser Vorbereitungen wird man die Patientin über jeden Vorgang informieren und darauf hinweisen, daß sie gleich die Untersuchung und ihr Ergebnis auf dem US-Monitor mitverfolgen kann. Entsprechend steht das US-Gerät rechts von der Patientin in Beinhöhe und links von dem zwischen den Beinen sitzenden Untersucher. Der Instrumententisch findet sich rechts neben ihm. Diese Anordnung ist auch bei sonstigen vaginalsonographisch geführten Eingriffen empfehlenswert (Abb. 9.6).

Nach der Palpation des Genitale und der Spekulumeinstellung haken wir bei der narkotisierten Patientin die Portio mit einer Kugelzange quer an und sondieren den Uterus. Ohne Anästhesie kann bei Verwendung eines Ballonkatheters und bei leicht passierbarem Zervikalkanal meist auf das Anhaken verzichtet werden. Zum Anbringen des starren HSG-Bestecks (nach Cohen) ist es allerdings notwendig.

Beim Gebrauch eines Ballonkatheters wird das Vorschieben der Katheterspitze über den inneren Muttermund durch Vorziehen der Portio mit der kleinen Kugelzange – insbesondere bei starker Flexio uteri – bekanntermaßen erleichtert, so daß der

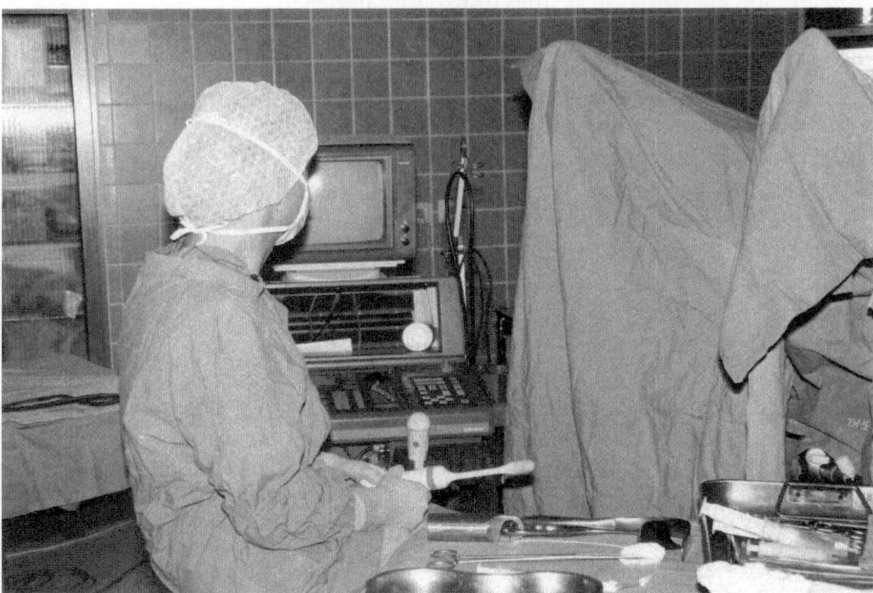

Abb. 9.6. Anordnung von Patiententisch, US-Gerät und Instrumentarium zur Durchführung der HKSG

mit der Methode noch nicht Vertraute sich hiermit das Vorgehen erleichtert.

Nach Einführen des Katheters in utero wird dessen Ballon mit 1–2 ml (je nach Muttermundsweite) Flüssigkeit (NaCl-Lösung, Wasser) oder Luft in gleicher Menge geblockt. Hierbei äußert die wache Patientin mitunter ein mehr oder weniger starkes Mißempfinden, so daß man sie vorher auf diesen Moment vorbereiten wird. Sofern ein Mandrin verwendet wurde (beim 8-Charr-Blasenkatheter, jedoch bei den meisten anderen modernen Ballonkathetern nicht notwendig), wird dieser etwas zurückgezogen. Nun wird am distalen Katheterende leicht gezogen, um das Os internum des Zervikalkanals abzudichten. „Sitzt" der Katheter, wird der Mandrin ganz entfernt. Bei Gebrauch eines Doppelballonkatheters (Bard) wird nach Blockung des ersten ein zweiter, direkt im Zervikalkanal befindlicher und über das Os externum nach außen reichender Ballon aufgefüllt, mit etwa der gleichen Menge Flüssigkeit oder Luft. Dieser ist dann fest im Zervikalkanal fixiert. Bei Verwendung der Einfachballonkatheter wird man die weitere Untersuchung immer mit einem leichten Zug am distalen Katheterende fortsetzen, um bei Flüssigkeitsinjektion die Abdichtung nach außen zum Aufbau eines leichten intrakavitären Druckes zu gewährleisten.

Die vorbereitete Vaginalsonde wird nach Ankoppeln mit sterilem Gel oder Wasser in die Scheide eingeführt. Man verschafft sich einen Überblick über das innere Genitale und prüft den Douglas auf vorhandene Flüssigkeit.

Eine mit 20 ml Ringer-Lösung (oder physiologischer NaCl-Lösung) gefüllte Spritze, am distalen Katheterende angesetzt, liegt injektionsbereit in der linken Hand, die US-Sonde in der rechten (Abb. 9.7 und 9.8).

Unter vaginosonographischer Kontrolle wird das Cavum uteri mit Flüssigkeit aufgefüllt, und es erfolgen kurzfristige (intermittierende) pulsatile Injektionen bis zu einem Gesamtverbrauch von 10–20 ml Flüssigkeit (in Einzelfällen mehr). Im Augenblick der Injektion wird das Kavum am weitesten aufgespreitet und ist so zur Beurteilung intrauteriner Strukturen und der Wandverhältnisse gut abgrenzbar (Abb. 9.9). In diesen Momenten der Flüssigkeitsinjektion wird von manchen Patientinnen ein Mißempfinden geäußert, insbesondere bei behindertem Abfluß über die Tubenostien, so daß diese Klagen auf eine Tubenpathologie hinweisen können, aber nicht müssen.

Zur genauen Differenzierung der uterinen Strukturen wird systematisch in US-Längsschnitten von median nach lateral, zurück und wieder zur an-

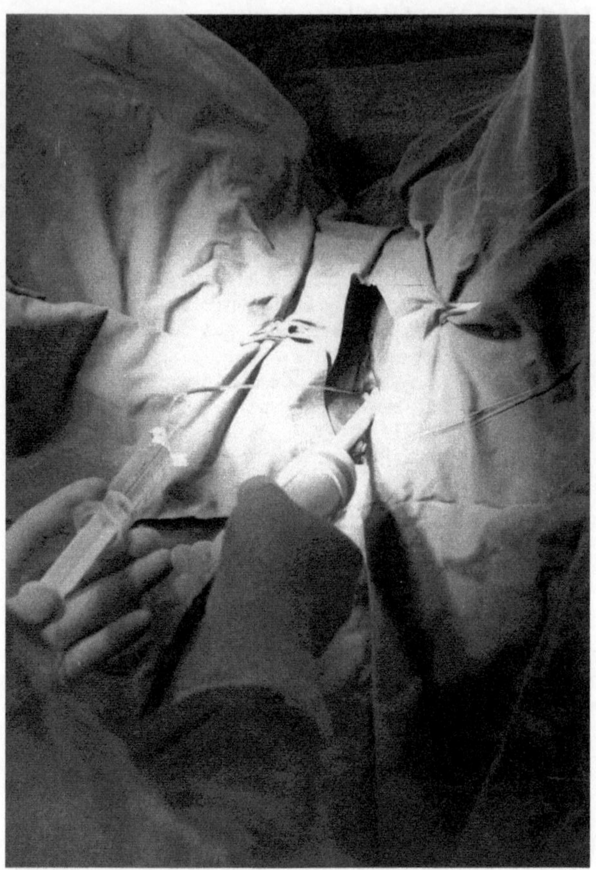

Abb. 9.7. Handhabung der Ultraschallsonde und transzervikalen Flüssigkeitsinjektion

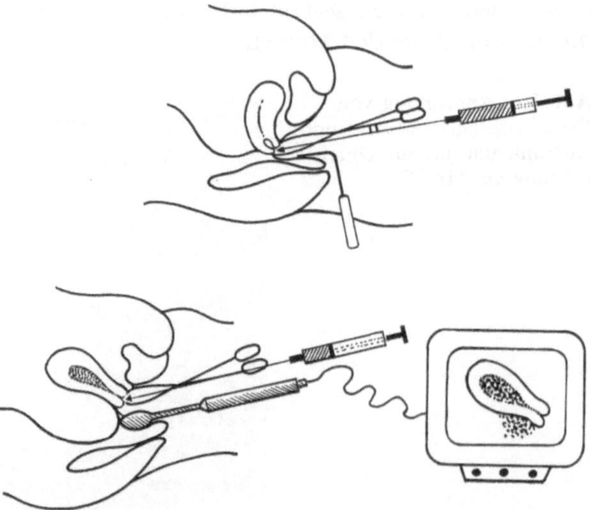

Abb. 9.8. Schematische Übersicht zum Vorgehen bei der transvaginalen HKSG. *Oben:* HSG-Besteck (oder Ballonkatheter) ist angelegt (bzw. in utero eingeführt). *Unten:* Die Vaginalsonde ist in die Scheide eingeführt. Der Monitor zeigt den Uterus im Längsschnitt, dessen Kavum mit Kontrastmittel aufgefüllt ist

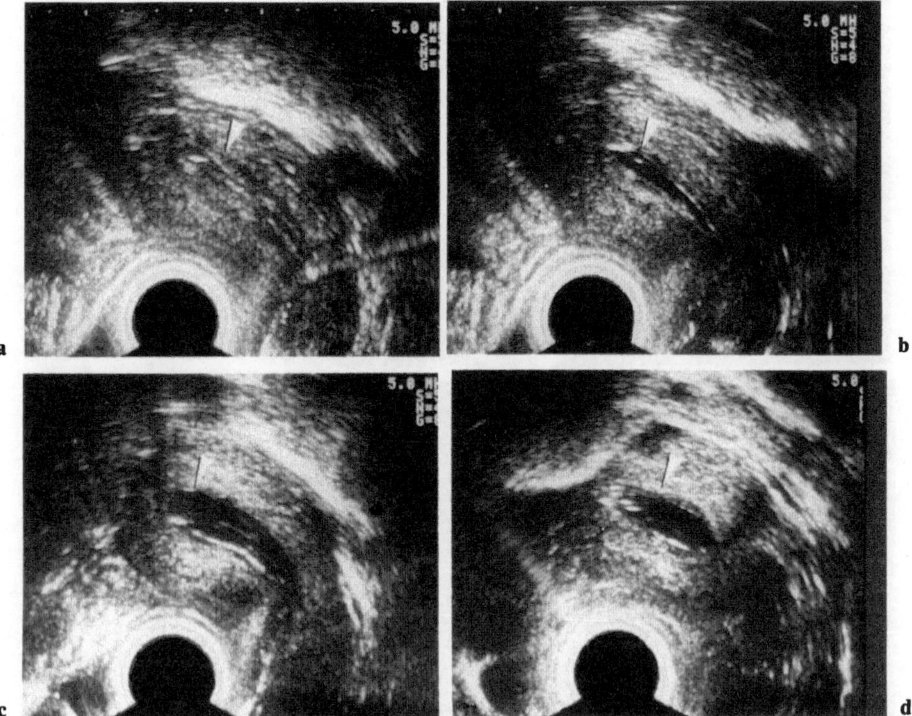

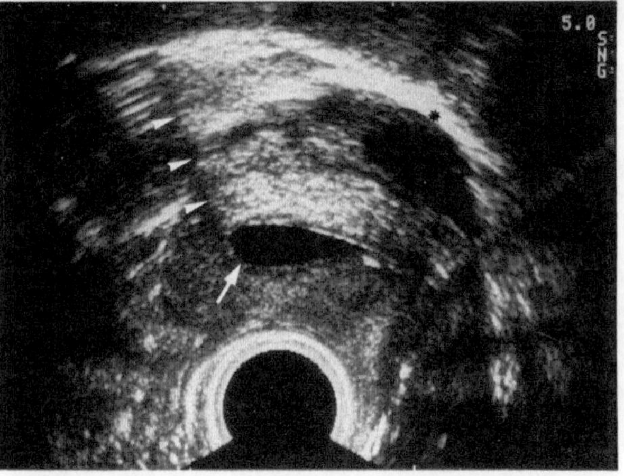

Abb. 9.9. **a** Uterus im Längsschnitt vor Flüssigkeitsinjektion, ➤ Endometrium. **b, c** Uterus im Längsschnitt, langsames Auffüllen des Cavum uteri mit physiologischer Kochsalzlösung, glatte Entfaltung. **d** Gefülltes Cavum uteri im Querschnitt, glatte Entfaltung. **e** Nach Flüssigkeitsinjektion glatt entfaltetes Cavum uteri (→) im Längsschnitt mit dorsaler Schallverstärkung (➤), kontrastsonographisch unauffällige Uteruswandverhältnisse. (*) Ovar mit Follikel

deren Beckenseite durchgemustert. Man lokalisiert den Katheterballon bzw. den Konus des HSG-Bestecks, folgt der normalerweise glatten Kontur der Endometriumlagen von Vorder- und Hinterwand bis zum Fundus und beachtet ins Kavum ragende Strukturen. Beim Schwenken von median nach lateral wird auf eine Zu- oder Abnahme der Myometriumdicke im Fundus und auf ein Höher- oder Tiefertreten der oberen Begrenzung des Cavum uteri als Hinweis auf Malformationen geachtet. Der Douglas-Raum wird schließlich auf Zunahme retrouteriner Flüssigkeit kontrolliert – dies kann bereits für eine zumindest einseitige freie Tubenpassage sprechen. Weiterhin wird untersucht, ob es zur Bildung zystischer Strukturen im Sinne von Saktosalpingen kommt (Abb. 9.10).

Man setzt nun die Untersuchung mit US-Querschnitten des Uterus fort. Um den Schallkopf möglichst fundusnah zu plazieren, wird er bei Anteflexio uteri ins vordere und bei Retroflexio ins hintere Scheidengewölbe vorgeschoben. Die US-Schnittebenen werden von der Zervix zum Fundus und umgekehrt unter weiteren pulsatilen Flüssigkeitsinjektionen gelegt. Dabei werden zuvor im Längsschnitt erhobene Befunde jetzt im Querschnitt des Uterus reproduziert, im Fundusbereich wird wiederum auf Uterusdeformitäten und entsprechende Phänomene geachtet (s. unten). Schließlich wird versucht, bei Schnitt durch eine die Tubenecken verbindende Ebene, die Perfusion bzw. dreieckförmige Auffüllung der Tubenecken darzustellen. Letzteres gelingt nicht regelmäßig und hängt von der Position des Schallkopfs zum Uterusfundus ab (Abb. 9.11). Der Normalbefund bzw. Auffälligkeiten werden auf Videoprinter, Polaroid oder Videoband dokumentiert.

a

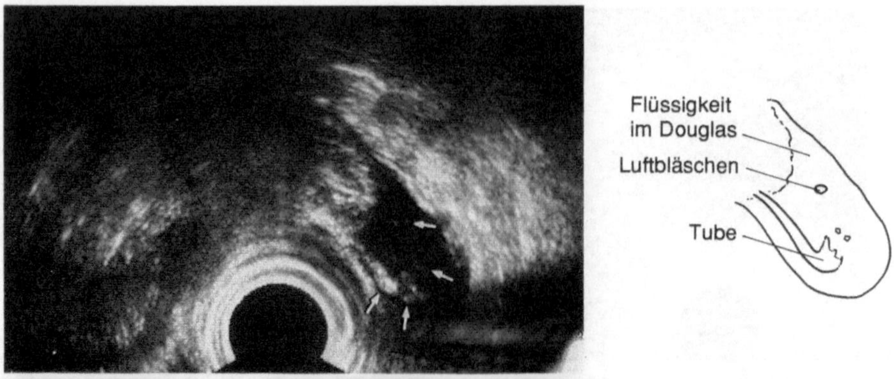

Flüssigkeit
im Douglas
Luftbläschen
Tube

b

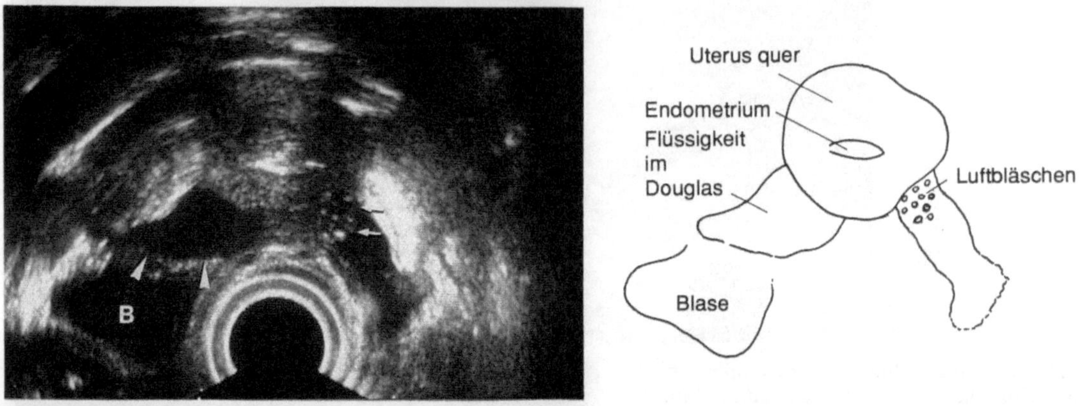

B

Uterus quer
Endometrium
Flüssigkeit
im
Douglas
Luftbläschen
Blase

c

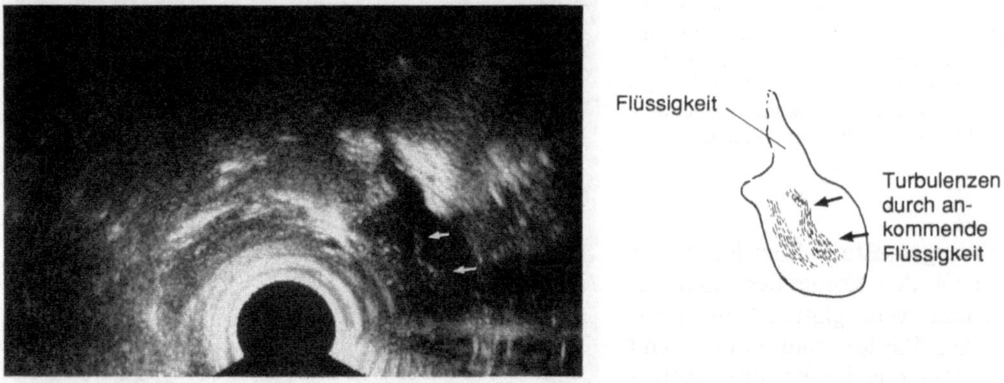

Flüssigkeit
Turbulenzen
durch an-
kommende
Flüssigkeit

Abb. 9.10a–c. Zunahme retrouteriner Flüssigkeit bei der HKSG. **a** Das distale Tubenende flottiert in der Douglasflüssigkeit, Aufsteigen von Luftbläschen beim Flüssigkeitsaustritt aus dem Tubenostium. **b** Retrouterine Ansammlung von Luftbläschen. **c** Schlieren in der Douglasflüssigkeit, verursacht durch Strömungsturbulenzen beim Einströmen weiterer Flüssigkeitsmengen

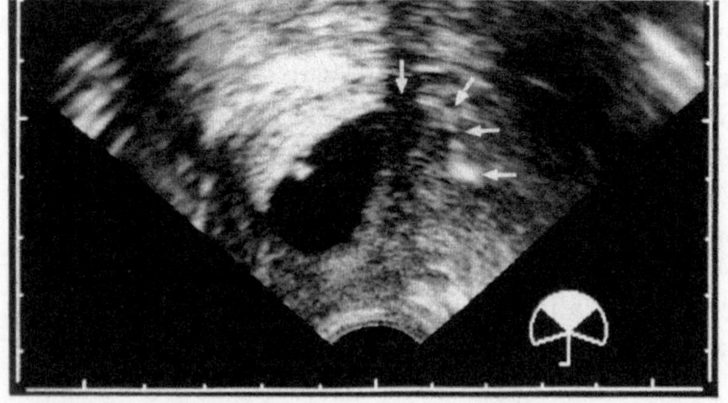

Abb. 9.11. Darstellung der linken Tubenecke zu Beginn der HKSG. Cavum uteri mit Ringer-Lösung gefüllt (Querschnitt). Die Pars intramuralis und der proximale Anteil des Isthmus tubae stellen sich dar (→). Dadurch, daß sich die im Tubenlumen eintreffende – ursprünglich echoleere – Ringer-Lösung durch initiale Turbulenzen mit Luft vermischt, entsteht die Kontrastierung im US

Darstellung der Tubenverhältnisse mit echogenem Kontrastmittel

Während der letzten Untersuchungsschritte wird das Ultraschallkontrastmittel SH U 454 von der OP-Schwester oder einer Hilfsperson zubereitet. Hierzu werden 9 ml Diluent (Lösungsmittel) über einen Einfüllstutzen (Dorn) dem Fläschchen mit den Galaktosepartikeln zugegeben. Die Suspension wird ca. 5 Sekunden lang kräftig geschüttelt und dann in eine 10-ml-Spritze aufgezogen (Abb. 9.12). Es folgt jetzt die kontrastsonographische Tubendarstellung. Nach Aufsetzen der Spritze mit dem Kontrastmittel auf den Intrauterinkatheter wird wie zuvor mit der linken Hand injiziert und mit der rechten der Schallkopf geführt (s. Abb. 9.7).

Die Untersuchung beginnt wieder im medianen Längsschnitt. Das meist noch durch die zuvor eingebrachte Ringer-Lösung aufgespreitete Cavum uteri wird nun langsam mit dem echogenen US-Kontrastmittel aufgefüllt. Hat das Kontrastmedium den Fundus erreicht, schwenkt man den Schallkopf im Längsschnitt nach rechts über die Tubenecke und die Pars intramuralis. Bei offener Tube sieht man nun einen punkt-, fleck- oder strichförmigen stetigen Fluß. Unter weiteren intermittierenden Injektionen in Volumenmengen von 1–2 ml, die jeweils langsam und kontinuierlich verabreicht werden, läßt sich durch weiteres Lateralschwenken des US-Kopfes die intraluminale – bzw. intratubare – Strömung unter normalen anatomischen Verhältnissen über die Pars intramuralis bis in mittlere und distale Tubenabschnitte verfolgen. Je nach Verlauf der Tube erhält man einen Quer-, Schräg-, oder Längsanschnitt des Tubenlumens. Bei z. B. steil in den Douglas verlaufender Tube stellt sich im US-Längsschnitt ein relativ langer, evtl. bis zum Fimbrienende reichender Abschnitt in einer Ebene dar (Abb. 9.13 und 9.14; s. auch Abb. 9.44–9.56).

Nach Erreichen distaler Abschnitte führt man – die intratubare Strömung verfolgend – die US-Sonde wieder nach median zurück und im Längsschnitt über die gleichen Abschnitte der anderen Seite unter Beachtung der charakteristischen Flußdynamik. Bei normalen anatomischen Verhältnissen und mit etwas Erfahrung wird man bis zu diesem Zeitpunkt des Untersuchungsgangs etwa die Hälfte des Kontrastmittels verbraucht haben.

Die Untersuchung wird mit US-Querschnitten fortgesetzt. Der Fundus uteri wird möglichst mit beiden Partes intramurales eingestellt. In gleicher Weise wie zuvor injiziert man Kontrastmedium in kleinen Volumenmengen und beobachtet das Flußverhalten. Gewöhnlich fließt Medium auch unmit-

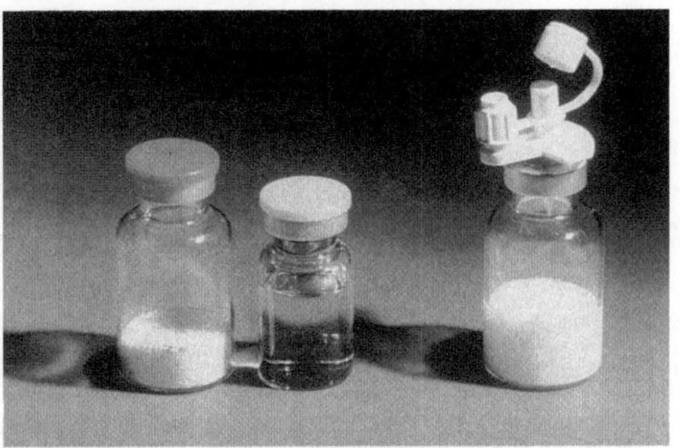

Abb. 9.12. Fläschchen mit Lösungsmittel und Fläschchen mit Galaktosepartikeln (SH U 454). *Rechts:* nach Herstellen der Suspension

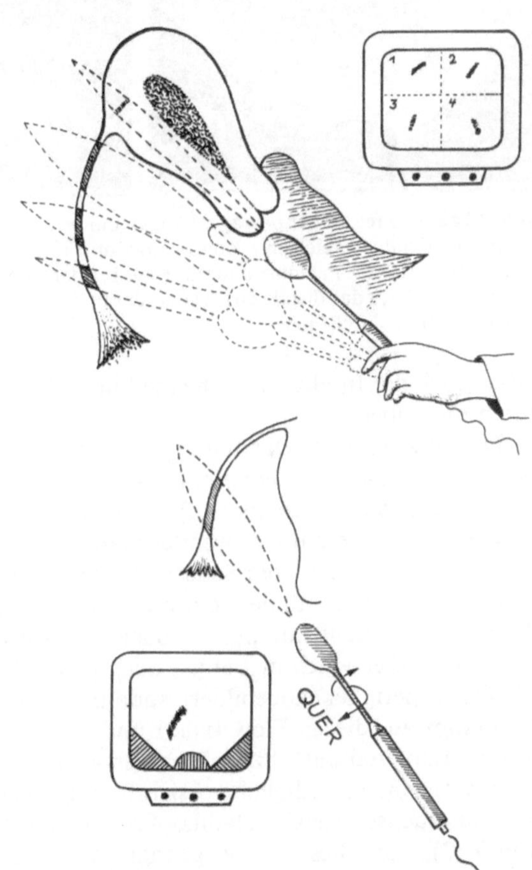

Abb. 9.13. Schematische Übersicht zur kontrastsonographischen Tubendarstellung. *Oben:* Beginn im medianen Längsschnitt mit Beachtung des intratubaren Flusses (und Zunahme retrouteriner Flüssigkeit, hier nicht dargestellt). Schwenken im Längsschnitt nach lateral. *Unten:* Vorgehen zum Darstellen eines längeren Tubenabschnitts: 1. Systematisches Aufsuchen eines peripheren Tubenabschnitts im Längsschnitt (wie oben), 2. Fixieren des perfundierten Abschnitts mit dem Schallkopf und Drehen des Scanners auf der Stelle um seine Längsachse, bis das Ultraschallschnittbild eine längere Tubensektion zeigt

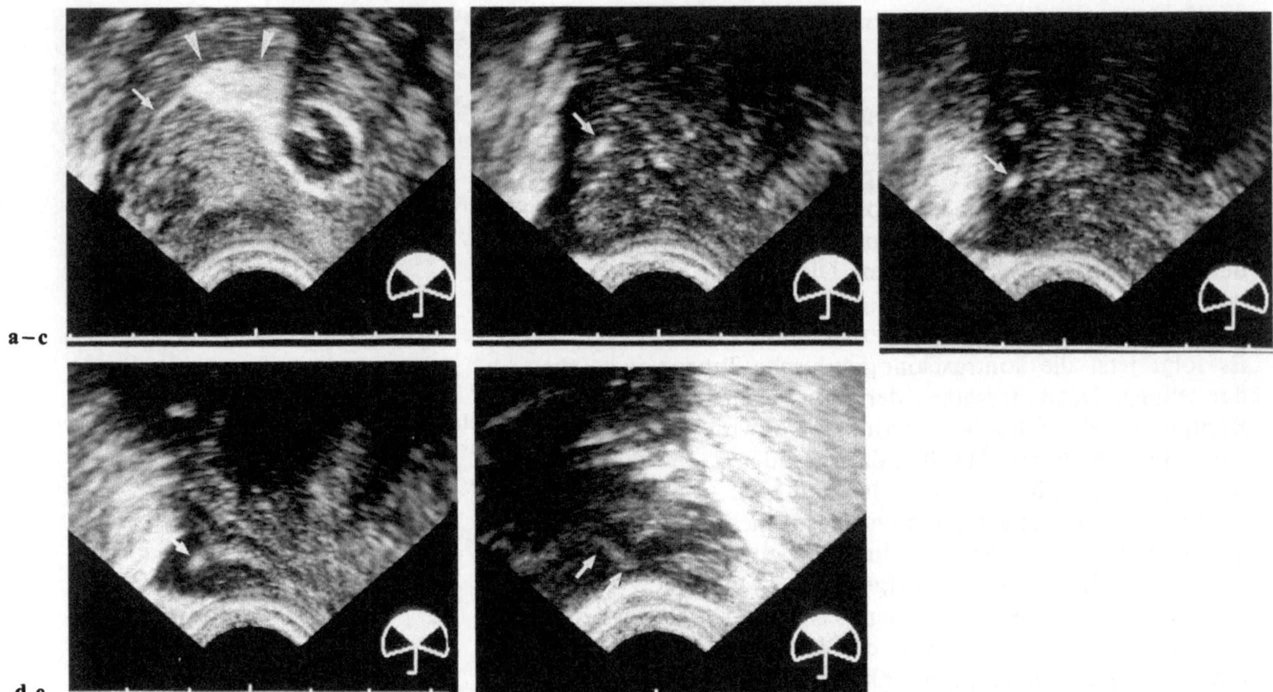

Abb. 9.14 a–e. Freie Tubenpassage. Längsschnitte. **a** Uteruskavum im Fundusbereich mit Kontrastmedium (SH U454) gefüllt (➤), das die Pars intramuralis (→), **b, c** den Isthmus tubae (→) und **d, e** das distale Drittel (→) der in den Douglas ziehenden Tube durchfließt

Abb. 9.15. Beidseits durchgängige Tuben. Frontalschnitt im Fundusbereich. Intraluminaler Flow (→). Beide Tuben verlaufen in ihrem proximalen Drittel parallel zum Uterus ▼

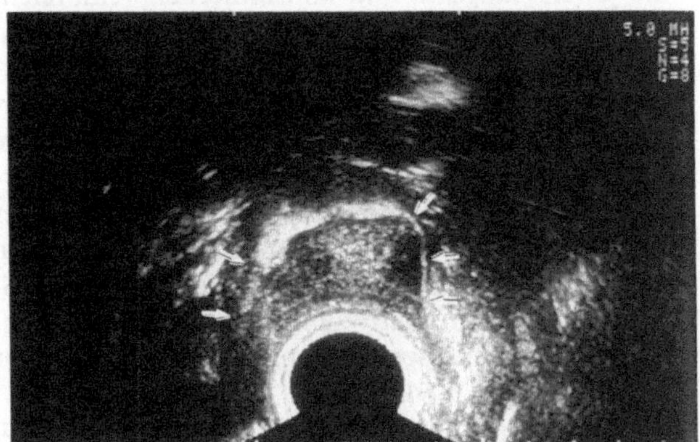

telbar nach der Injektion noch eine kurze Zeit lang durch die Tuben.

Die gleichzeitige Darstellung des linken und rechten proximalen Tubenabschnitts in einer Ebene ist eindrucksvoll, gelingt aber nicht immer (Abb. 9.15). In diesem Fall wendet man sich zuerst der vermeintlich leichteren Seite zu, im allgemeinen dorthin, wo sich zumindest ein proximaler Tubenabschnitt (eventuell nur punkt- oder fleckförmig) darstellt. Dieser wird im Längs- oder Querschnitt möglichst peripher abgebildet, sodann wird der Schallkopf auf diesen Flow fixiert und nicht mehr in der Longitudinal- bzw. Transversalebene geschwenkt, sondern lediglich vorsichtig um die eigene Längsachse (des Schallkopfs) gedreht (s. Abb. 9.13). Auf diese Weise gelingt es oft, auch mittlere und distale Tubenabschnitte in einer längeren Sektion darzustellen. Der gleiche Vorgang wird – von der Pars intramuralis ausgehend – auf der anderen Seite wiederholt. Zur Diagnose der Tubendurchgängigkeit genügen i. allg. 2–3 Beobachtungsphasen pro Tube mit einer Betrachtungsdauer des kontinuierlichen Flows von ca. 10 s (währenddessen jeweils Kontrastmedium injiziert wird). Die Darstellung eines längeren Tubenabschnitts über die Pars intramuralis hinaus ist zwar überzeugender; aber nach unseren Erfahrungen spielt es wahrscheinlich keine so große Rolle, über welche Strecke sich ein Flow des Kontrastmittels zeigen muß, um eine Gesamtdurchgängigkeit annehmen zu können, wenn der Flow über mehr als 2 cm nachweisbar ist (s. 9.5).

Ein möglichst langer Tubenabschnitt links und rechts bzw. die gleichzeitige Darstellung der proximal perfundierten Tuben im Querschnitt wird als Beleg für die freie Passage dokumentiert und später der Patientin demonstriert (Tabelle 9.4).

Tabelle 9.4. Obligate Kriterien der *freien* Tubenpassage in der HKSG

1. Kontrastmittelfüllung der Tube in der Pars intramuralis und distal davon
2. Durchströmung der Tube (im Isthmus tubae oder distal davon) mit einem Kontrastmittelfluß ≥10 s Dauer (= 1 Beobachtungsphase)
3. Bestätigung in 1–2 weiteren Beobachtungsphasen je Seite mit Darstellung gleicher oder unterschiedlicher Tubenabschnitte
4. Keine Flüssigkeitsretention in distalen Tubenabschnitten: Cave Saktosalpinx!
5. Zunahme retrouteriner Flüssigkeit

Zuletzt werden die Adnexbereiche auf eine Auffüllung der distalen Tubenabschnitte im Sinne einer Saktosalpinx überprüft. Die Kontrolle des Cavum Douglasi auf die Zunahme retrouteriner Flüssigkeit – im Vergleich zum Beginn – beschließt die Untersuchung.

9.2.3 Besonderheiten bei Verwendung der Intrauterinkatheter
(Tabelle 9.5 und Abb. 9.16)

Grundsätzlich ist die Kontrastsonographie von Uterus und Tuben mit einem gewöhnlichen HSG-Besteck nach Schultze oder nach Cohen durchführbar. Ihre Größe behindert jedoch die Führung des vaginalen Schallkopfes bei der Untersuchung. Deshalb bevorzugen wir intrauterine Katheter mit aufblasbarem Ballon an der Katheterspitze. Die moderneren Katheter lassen sich einfach in utero einführen, verschließen nach Blockung dicht die Zervix und ermöglichen so einen guten Überblick auch über fundus- und zervixnahe Befunde, was zur gleichzeitigen Abklärung von Uterussepten und submykösen Myomen von Vorteil ist. Ein Einfachballonkatheter kann nach kranial dislozieren und einerseits zum retrograden Austritt von Kontrast-

Tabelle 9.5. Übersicht über Vor- und Nachteile des jeweiligen Applikationsbestecks bzw. -katheters

Besteck/Katheter	Vorteile	Nachteile
1. Schultze	Fester Sitz, gute Abdichtung, kein retrograder Flüssigkeitsaustritt, Kavum gut überschaubar, wiederverwendbar	Erhebliche Platzprobleme bei Nulliparae und enger Vagina, zwei Kugelzangen zum Anhaken der Portio, großer Totraum
2. Cohen	Kavum gut überschaubar, wiederverwendbar	Evtl. Platzprobleme, einmal Anhaken, mäßiggroßer Totraum, evtl. mangelnde Abdichtung des äußeren Muttermundes bei Mehrparae
3. 8-Charr-Blasenballonkatheter mit Mandrin (Einmalartikel)	Keine Platzprobleme, billig	Evtl. Mandrinprobleme, Ballon schränkt Beurteilung des Kavums ein, Ballon und Sondenspitze können Tubenecke verlegen (dann einige Zentimeter zurückziehen), evtl. Abdichtungsprobleme, evtl. Beschwerden beim Blocken des Ballons
4. Cook-Katheter (nur geringe Erfahrung) (Einmalartikel)	–	Evtl. Abdichtungsprobleme, geringe Platzprobleme, starr
5. Zinnanti-Katheter (Einmalartikel, 2 mm, Zinnanti Surgical Instruments, Chatsworth, California)	Keine Platzprobleme, Verschlußhahn	Evtl. Beschwerden beim Blocken, Ballon schränkt Beurteilbarkeit des Kavums etwas ein, Auslaßspitze häufig während der Injektion von SH U454 verstopft! Dann vor nächster Kontrastmittelinjektion Spülung mit Ringer-Lösung notwendig
6. Bard-Katheter (Einmalartikel, C.R. Bard Inc., Billerica, Massachusetts)	Optimale Lage durch Doppelballonsystem, Verschlußhahn, Extrakanal f. Tubensondierung	Evtl. Beschwerden beim Blocken, insb. im Zervikalkanal, intrauteriner Ballon schränkt Beurteilbarkeit des Kavums leicht ein
7. Ackrad-Katheter (Einmalartikel, Ackrad Laboratoria Inc., Cranford, New Jersey)	Keine Platzprobleme, sehr weicher Katheter (allerdings nachteilig bei Zervixstenose)	Evtl. geringe Beschwerden beim Blocken

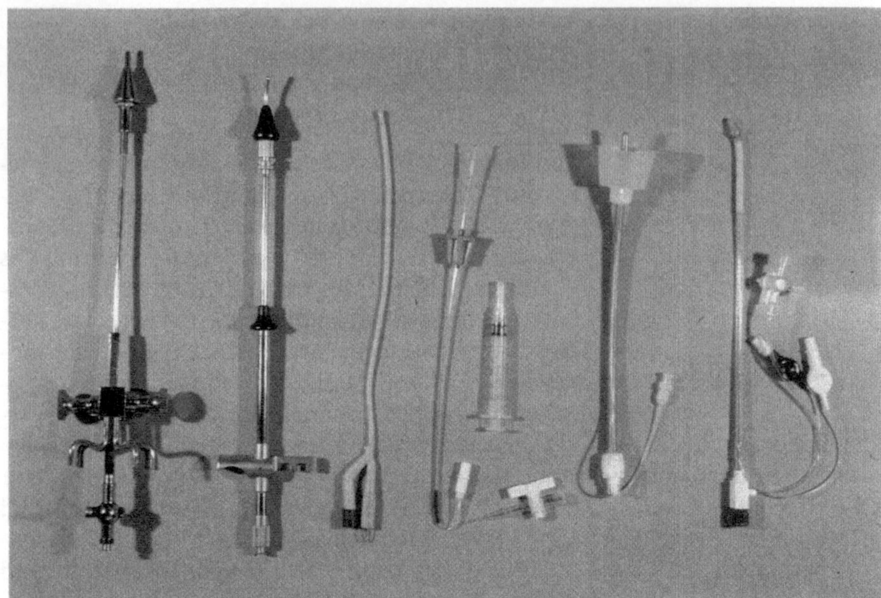

Abb. 9.16. Applikationsbestecke bzw. -katheter (von links nach rechts): Besteck nach Schultze, Cohen, Ballonkatheter Charrière 8, Zinnanti-Katheter, Cook-Katheter, Bard-Katheter, Ackrad-Katheter (nicht dargestellt)

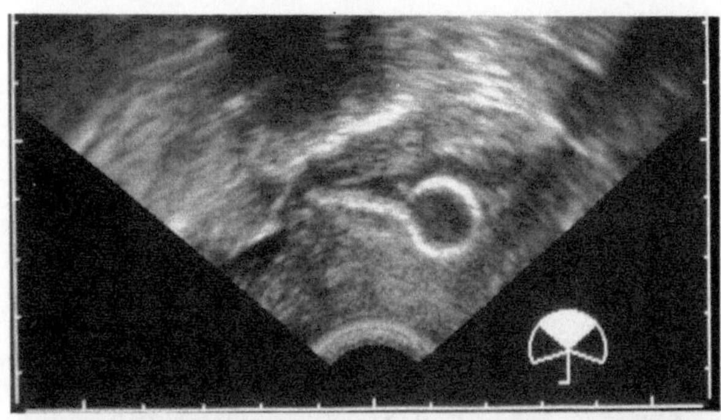

a

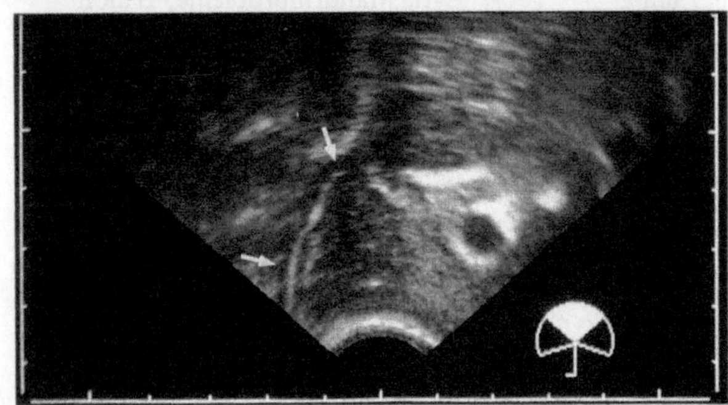

b

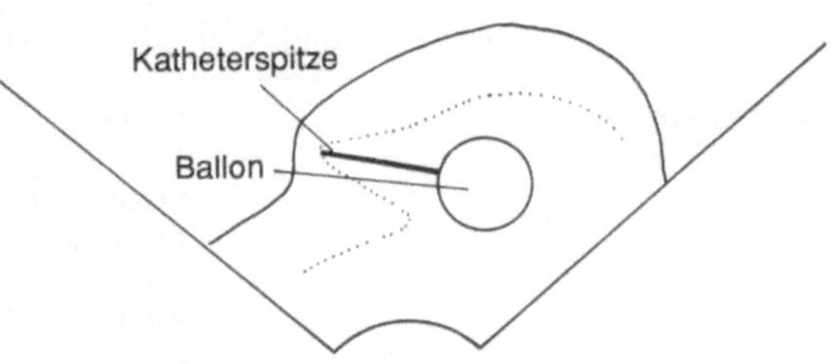

Abb. 9.17. a Der in die rechte Tubenecke dislozierte Ballonkatheter mit seitlicher Katheteröffnung verschließt mit der Katheterspitze das Tubenostium. Uterusfundus im Querschnitt. **b** Nach geringem Zurückziehen gibt die Katheterspitze das Ostium frei, und Kontrastmittel fließt durch die rechte Tube (→), freie Passage. Querschnitt

medium durch die Zervix in die Scheide führen. Andererseits kann dabei die Katheterspitze in eine Tubenecke geraten und – bei seitlicher Öffnung zum Katheterlumen – das Ausfließen des injizierten Kontrastmediums überhaupt blockiert oder – bei Lokalisation des Katheterlochs an der Spitze – nur eine Tube pertubiert werden (Abb. 9.17). Daher ist zu Beginn der Kontrastmittelinjektion die Position der Katheterspitze und des Katheterballons zu kontrollieren.

Einfachballonkatheter (insbesondere der 8-Charr-Blasenkatheter) sollten nach der Blockung während der Kontrastmittelinjektion ins Cavum uteri deshalb immer mit einem leichten Zug nach kaudal gehalten werden. Dadurch wird sowohl die Abdichtung zur Zervix erreicht als auch die freie Flüssigkeits-(Kontrastmittel-)Ausbreitung in die Tubenecken.

9.2.4 Besonderheiten der Ultraschalltechnik

HKSG mit Anwendung des gepulsten (PW-) Dopplers

Ergibt sich im Laufe der Untersuchung der Verdacht auf einen Tubenverschluß oder stellt sich nur ein weniger als 2 cm kurzer Tubenabschnitt im B-Bild dar, so ist es ratsam, den Befund durch

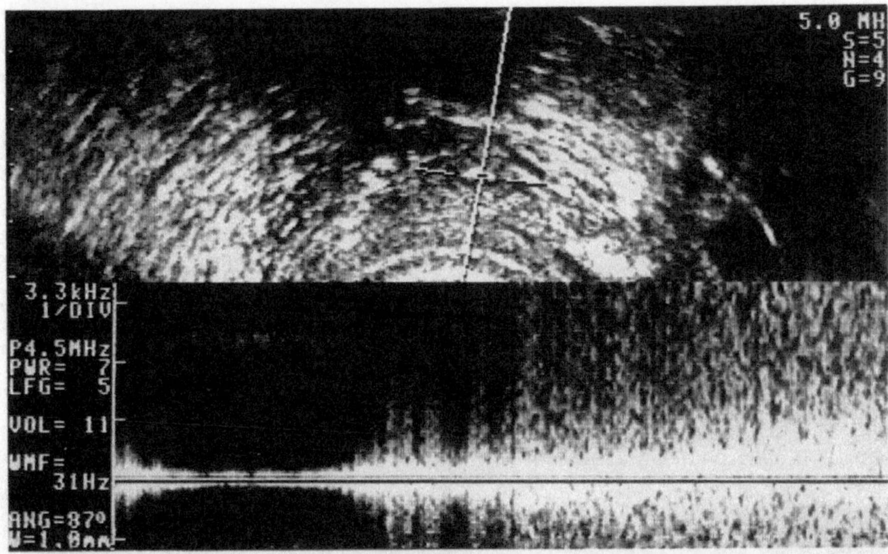

Abb. 9.18. Ein mit Kontrastmedium (SH U 454) perfundierter kurzer Tubenabschnitt bei Anwendung des gepulsten Dopplers. *Oben:* Über dem Tubenabschnitt positioniertes Dopplerfenster. Querschnitt. *Unten:* Initialphase der Kontrastmittelinjektion. Das positive Dopplersignal dokumentiert die freie Passage des Kontrastmediums

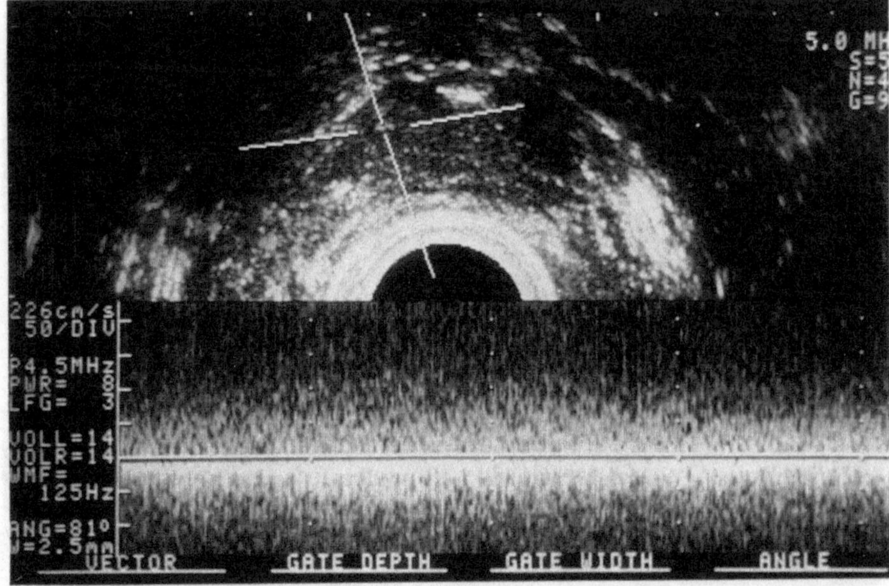

Abb. 9.19. Mit Kontrastmedium (SH U 454) perfundierte Pars intramuralis. *Oben:* Längsschnitt. Einblendung des Dopplerfensters. *Unten:* Positives Dopplersignal während des freien intratubaren Kontrastmittelflusses

Anwendung des PW-Dopplers zu überprüfen (Abb. 9.18 und 9.19).

Zumindest anfangs wird dieser Untersuchungsablauf erleichtert, wenn ein zweiter Ultraschalluntersucher die Einstellungen am Ultraschallgerät vornimmt, damit sich nicht – insbesondere bei nur teilweise darstellbaren Tubenabschnitten – die Position des Schallkopfs verändert.

Es wird zunächst der perfundierte Tubenabschnitt im B-Bild aufgesucht, das Dopplerfenster (Meßtorbreite) des PW-Dopplerstrahls wird auf die perfundierte Pars intramuralis oder – falls möglich – einen distalen Tubenabschnitt eingestellt, der sich an der Echogenität des dorthin geflossenen Kontrastmittels zu erkennen gibt (Abb. 9.20). Nach Positionierung des Dopplerfensters über dem Untersuchungsfeld wird die Meßtorbreite enger eingestellt, um nur das Strömungsgeräusch der Pertubation und nicht etwa Gefäßgeräusche einzufangen. Jetzt wird auf Dopplerregistrierung umgeschaltet, und erneut werden kurzdauernde (ca. 5 s) intermittierende Kontrastmittelinjektionen vorgenommen. Das hörbar langgezogene, zu Beginn fauchende Rauschen und die gleichzeitige Darstellung eines breiten Geräuschbandes auf dem Monitor, dessen Breite nach Injektion wieder langsam abfällt, kennzeichnen die offene Tube. Der unbehinderte Durchfluß stellt sich also durch eine kurze Anflutungsphase mit einem steilen, schnellen Anstieg der Dopplerfrequenzverschiebung und einem langsa-

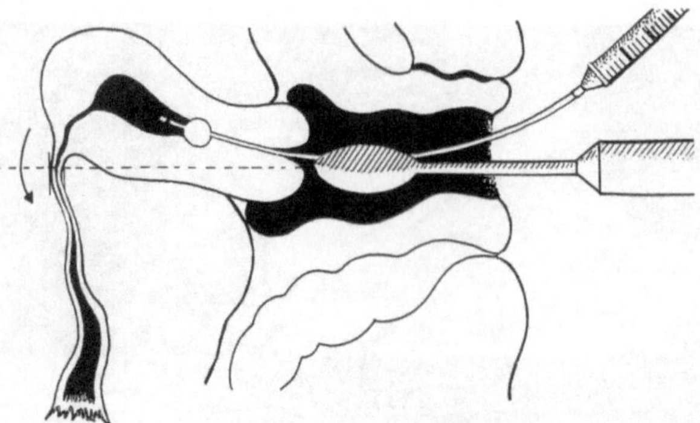

Abb. 9.20. Schema zur HKSG mit gepulstem Doppler: 1. Positionierung des Dopplerfensters über einem (perfundierten) Tubenabschnitt, 2. Umschalten auf Dopplerregistrierung, 3. Kontrastmittelinjektion

men, gleichmäßigen Abfall des Dopplershifts entlang der Zeitachse – als Kennzeichen des ungestörten freien Abfließens nach distal – dar (Abb. 9.21).

Das Ausbleiben des beschriebenen akustischen Signals sowie der optischen Aufzeichnungen weisen auf eine Behinderung der Tubenpassage bzw. einen Tubenverschluß hin. In diesem Fall zeigt sich nur ein kurzer, steiler Dopplershift ohne nachfolgende Geräuschsignale (s. 9.6). Dies kennzeichnet den fehlenden Abfluß von Kontrastmittel distal des Dopplerfensters (Hüneke et al. 1989).

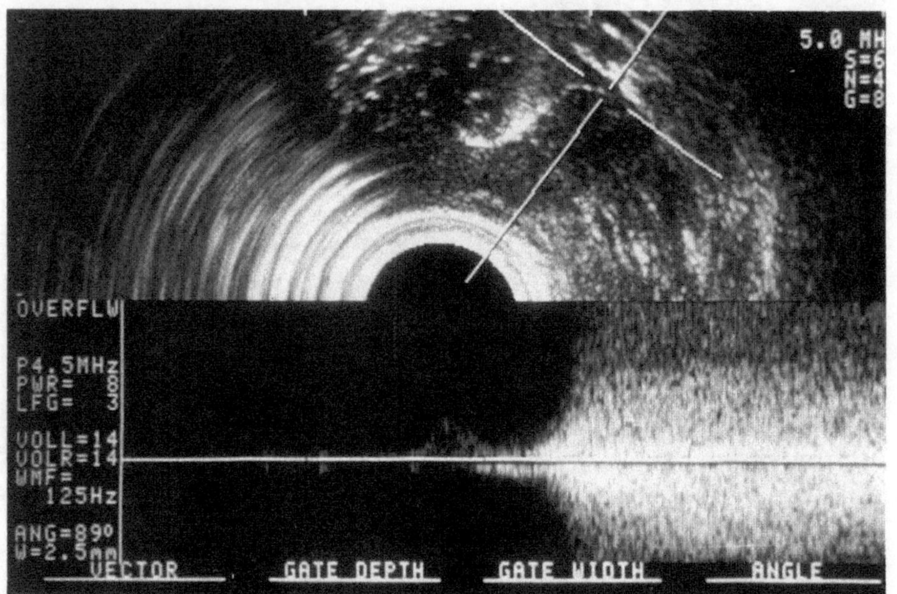

a

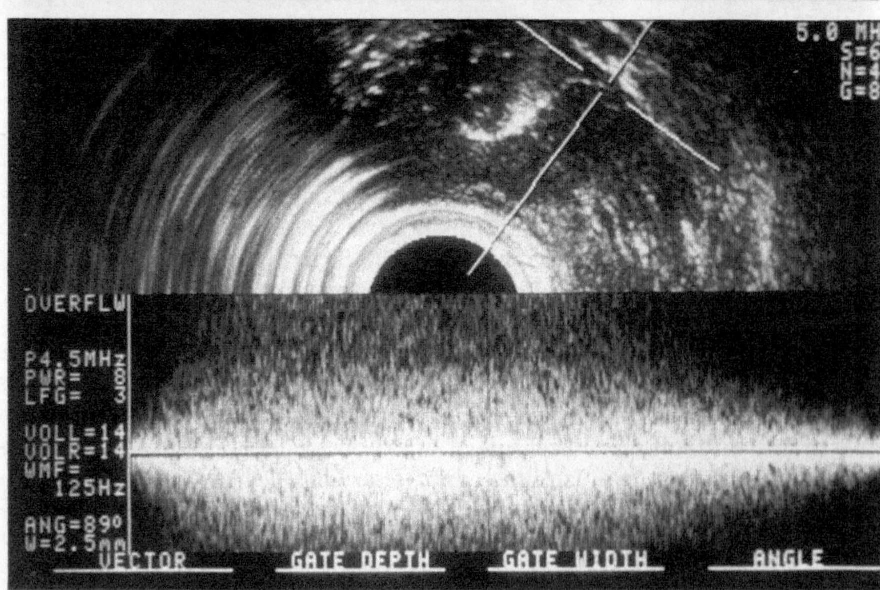

b

Abb. 9.21 a, b. Freie Tubenpassage im proximalen Tubenabschnitt links. *Jeweils oben:* Uterusquerschnitt im Fundusbereich mit PW-Dopplerregistrierung über der Pars intramuralis. *Unten:* Initialphase der Kontrastmittelinjektion mit steilem Anstieg der Doppler-Frequenzverschiebung (**a**); Endphase der Kontrastmediumpassage mit langsamem, gleichmäßigem Abfall des Dopplershifts (**b**)

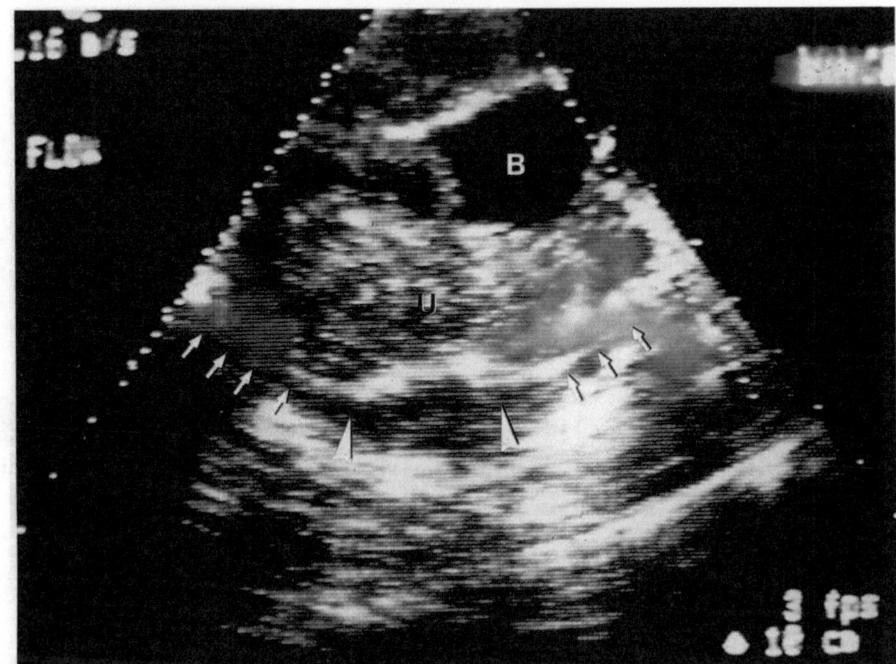

Abb. 9.22. Farbkodierte Duplexsonographie. *u* Frontalschnitt des Fundus uteri, *B* Harnblase. Cavum uteri (➤) und Partes intramurales (→) sind gefüllt mit Kontrastmedium. Die Farbmarkierung dokumentiert beidseits einen freien intratubaren Fluß

HKSG mit Farbdoppler

Kennzeichnend für die farbkodierte Duplexsonographie ist die Schwarzweiß- bzw. Grauwertdarstellung statischer Strukturen und die farbige Abbildung strömender reflektierender Flüssigkeiten. Hierbei erscheinen auf den Schallkopf zulaufende Strömungen rot und von ihm weg fließende Flüssigkeiten blau. Erste Erfahrungen mit der Farbdopplersonographie bestätigen ihren Einsatz zur kontrastsonographischen Tubendurchgängigkeitsprüfung (Deichert et al. 1990). Die perfundierten Tuben werden hierbei farbig markiert (Abb. 9.22). Dadurch, daß die Farbdopplergeräte auch auf geringe Signale von Blutflüssen eingestellt sind, können bei Verwendung des stark echogenen Kontrastmediums SH U 454 Farbartefakte entstehen, die jedoch durch Zurücknahme der Empfindlichkeit (Farbgain) beherrschbar sind und die farbkodierte Flußdarstellung wieder auf die Tubenlumina beschränken.

9.3 Der normale Uterus in der HKSG

Die Kontur des mit Ringer-Lösung bzw. US-Kontrastmittel aufgefüllten Cavum uteri ist im US-Längsschnitt üblicherweise spindel- oder keulenförmig und glatt. Dies gilt für den ante- sowie den retroflektierten Uterus bei Positionierung des US-Kopfes in Höhe der Uteruskonvexität.

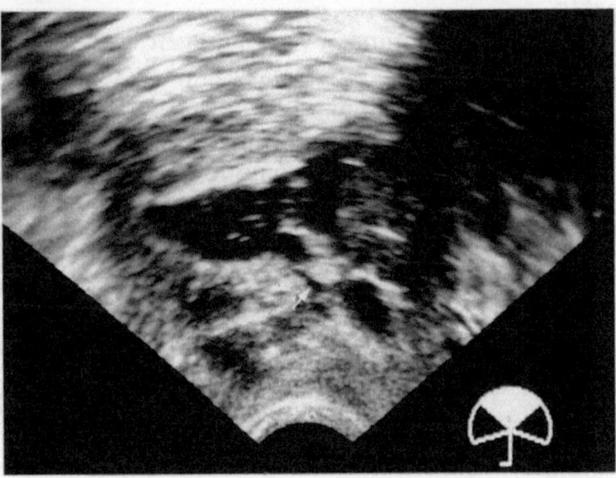

Abb. 9.23. Schleimhautfäden (→) im Cavum uteri, HKSG mit Ringer-Lösung. Frontalschnitt Fundus uteri

Beim Schwenken des Schallkopfes im Längsschnitt vom rechten zum linken Tubenabgang ist die Fundusbegrenzung in gleicher Höhe, d. h., sie tritt visuell nicht wesentlich höher oder tiefer (s. Abb. 9.36, S. 220). Andernfalls wäre dies ein Hinweis auf eine Fehlbildung des Uterus. Im Frontalschnitt stellt sich der obere Anteil des Cavum uteri elliptoid bis hantelförmig dar, mit Verjüngung des Querdurchmessers zur Zervix hin (s. Abb. 9.9 und 9.36 a). Bei gestrecktem und in Mittelstellung befindlichen Uterus läßt sich im Frontalschnitt das dreizipfelige Cavum uteri darstellen (Abb. 9.23).

Häufig sieht man während der Kontrastmittelinjektion vom Endometrium ausgehende, ins Lumen ragende und im *Flüssigkeitsstrom flottierende* dünne Strukturen. Das sind – durch vorherige Manipulation (z. B. Hysteroskopie) oder auch unabhängig davon bestehende – abgelöste Schleimhautstreifen in der Regel ohne Krankheitswert. Sie liegen locker im Cavum uteri und lassen sich leicht per Kürette zur histologischen Klärung gewinnen.

Die Uterusmuskulatur zeigt eine gleichmäßige Echogenität ohne Verdichtungen sowie eine gleichmäßige glatte äußere Kontur.

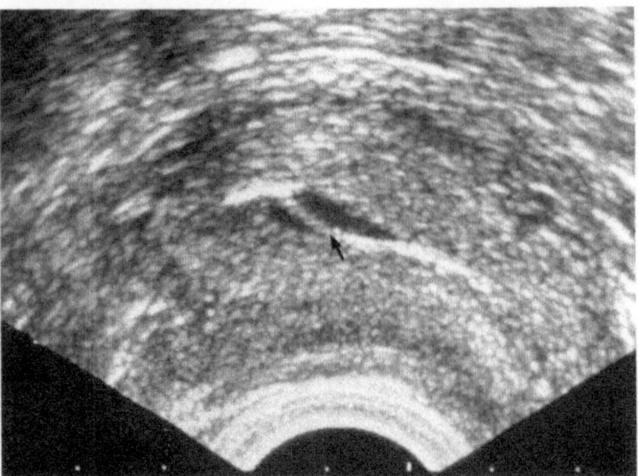

Abb. 9.24. Intrauterine Synechie (→), hysteroskopisch bestätigt, Status nach dreimaliger Abortkürettage. HKSG mit Ringer-Lösung. Längsschnitt

9.4 Der sonographisch auffällige Uterus in der HKSG

9.4.1 Cavum uteri (Tabelle 9.6)

Im Flüssigkeitsstrom des injizierten Kontrastmittels unbeweglich imponierende Strukturen sind suspekt:

Bei starren, dünnen Verbindungen zwischen Uterusvorder- und Hinterwand kann es sich um Synechien handeln. Bei runden, hyporeflektiven, breitbasig aufsitzenden Strukturen liegen Uteruspolypen oder submuköse Myome vor. Hier hilft die Hysteroskopie zur Differentialdiagnose weiter. Die Richtigkeit von kontrastsonographisch dargestellten intrauterinen Befunden – Myome, Polypen, Synechien – wurde im hysteroskopischen Vergleich bestätigt (Randolph et al. 1986).

Tabelle 9.6. HKSG-Befunde im Cavum uteri

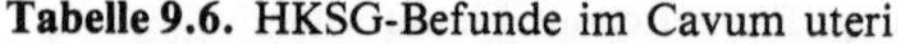

Strukturen	Hinweis auf
Flottierende, dünne Streifen (s. Abb. 9.23)	Endometriumanteile
Starre, von der Vorderwand zur Hinterwand schräg ziehende, dünne Streifen (Abb. 9.24 und 9.25)	Adhäsionsstränge
Runde, schmal- oder breitbasig der Myometriumwand aufsitzende Strukturen (Abb. 9.26 – 9.30)	Polypen, submuköse Myome
Runde, breitbasig ins Myometrium reichende Strukturen (Abb. 9.31 – 9.33)	Submuköse bis intramurale Myome

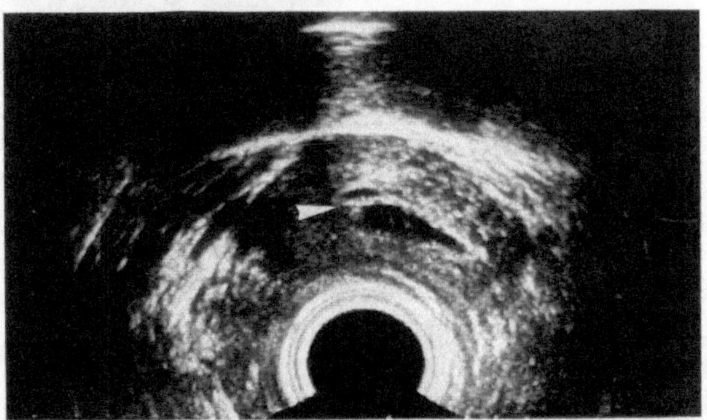

a

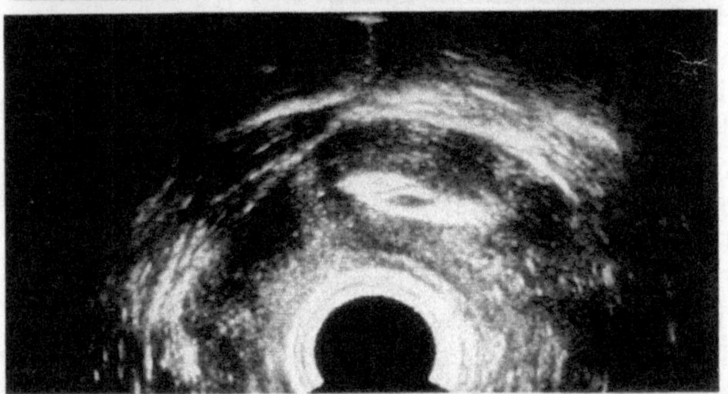

b

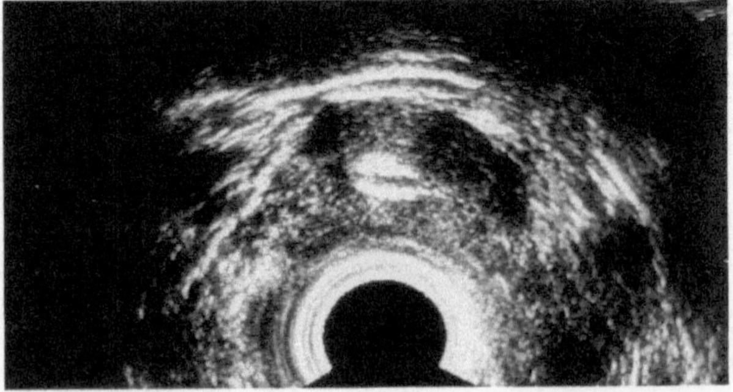

c

Abb. 9.25 a – c. Intrauterine Synechie (➤), Status nach Interruptio. **a** Cavum uteri mit Ringer-Lösung gefüllt. Längsschnitt. **b** Cavum uteri mit SH U 454 (Echovist) gefüllt. Längsschnitt. **c** wie **b**, aber Querschnitt

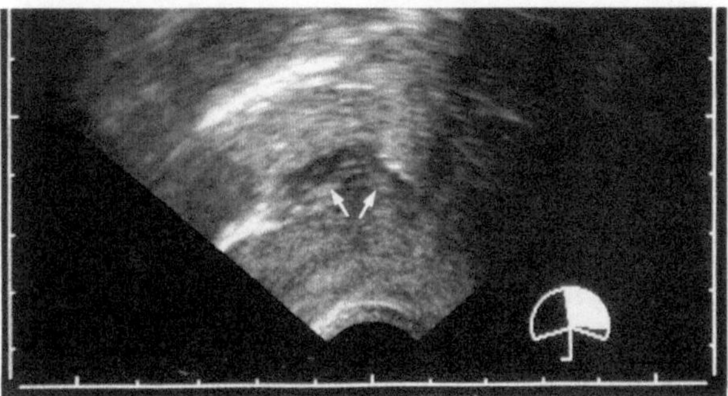

Abb. 9.26. Kleiner Schleimhautpolyp (→), hebt sich bei Flüssigkeitsinjektion (Ringer-Lösung) bogenförmig von der Basis ab; Längsschnitt. Abtragung mit der Kürette

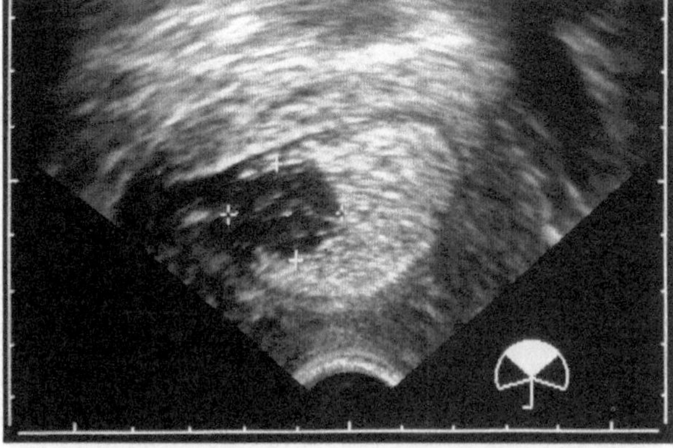

Abb. 9.29. Submuköses Myom, HKSG mit SH U 454 (Echovist). Querschnitt. Hysteroskopische Resektion

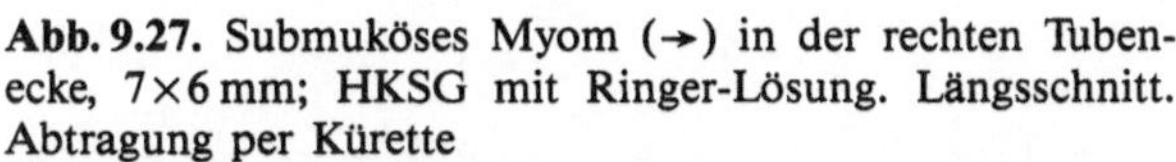

Abb. 9.27. Submuköses Myom (→) in der rechten Tubenecke, 7×6 mm; HKSG mit Ringer-Lösung. Längsschnitt. Abtragung per Kürette
▼

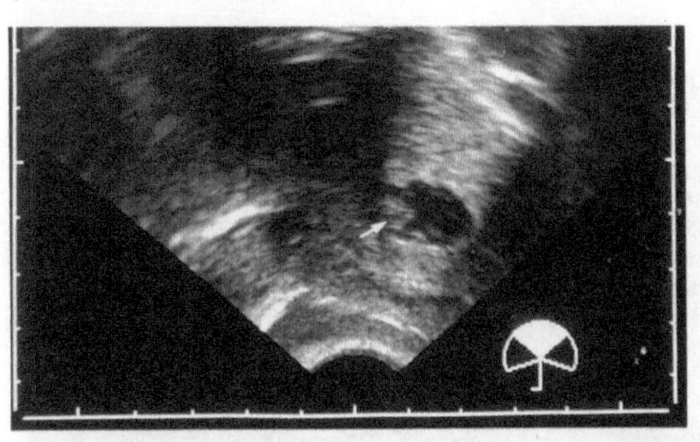

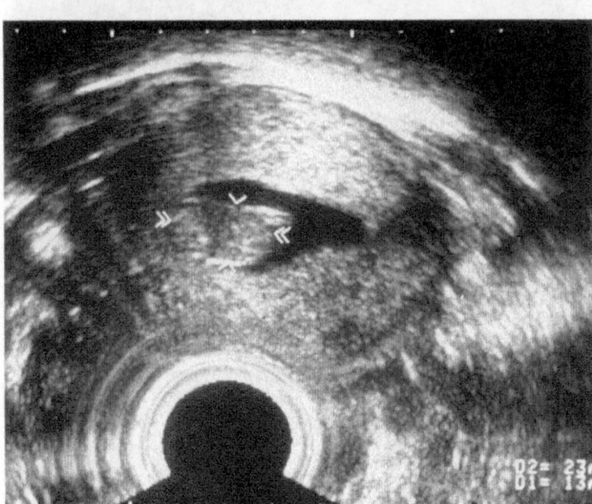

▲
Abb. 9.28. Submuköses Myom, HKSG mit Ringer-Lösung. Querschnitt. Hysteroskopische Resektion

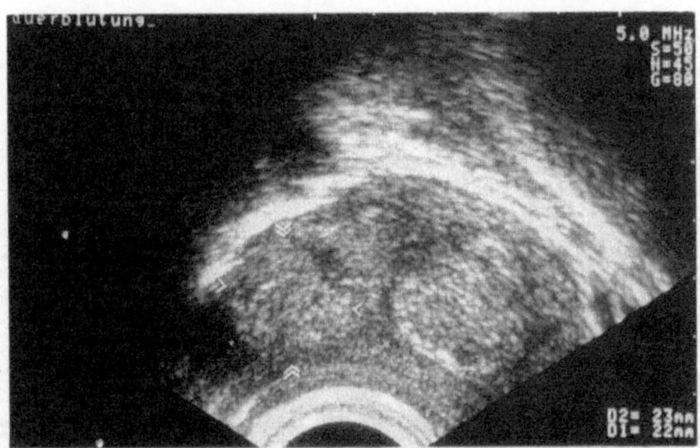

a

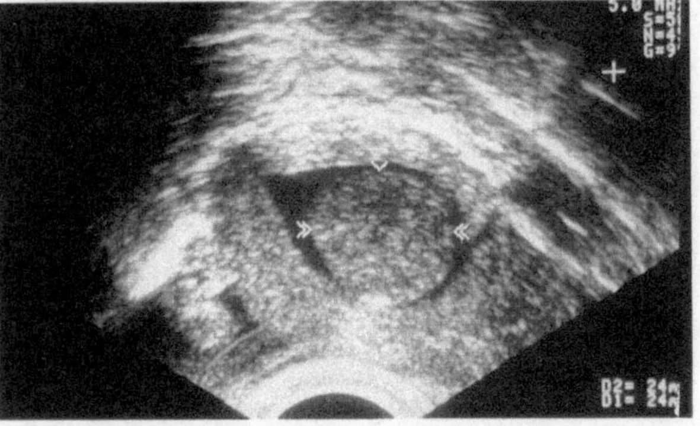

b

Abb. 9.30. Submuköses Myom, HKSG mit Ringer-Lösung bei 35jähriger Patientin mit Menometrorrhagien, zweimal außerhalb kürettiert, unauffällige Histologie, Vorstellung in der Klinik wegen Dauerblutung während eines Kuraufenthalts. **a** Uterusquerschnitt. Intramurale Gewebsverdichtung (*Pfeile*), die zunächst – fälschlich – für ein Myom gehalten wurde. Der hyperreflektive Bereich im Bild rechts daneben wurde als breites Endometriumecho interpretiert. **b** In der HKSG jetzt eindeutige Abgrenzung eines intrauterinen submukösen Tumors möglich. Querschnitt. Konservative Therapie mit GnRH-Analogon-Vorbehandlung über 3 Monate (zur Größenreduktion) und anschließender hysteroskopischer Myomresektion. Danach beschwerdefrei

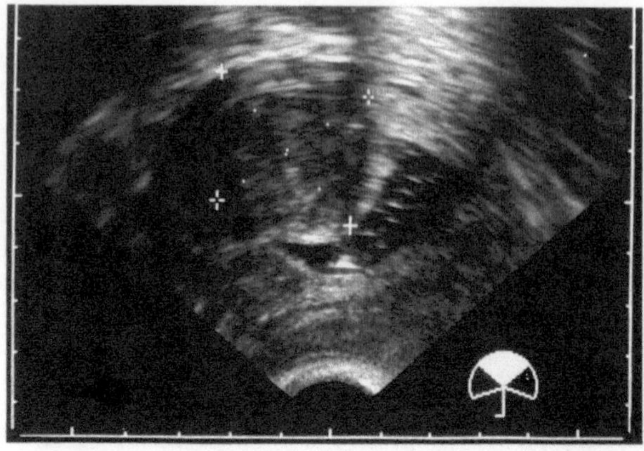

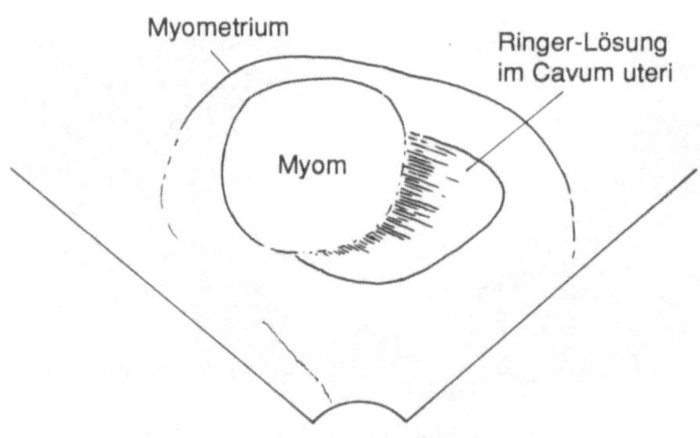

Abb. 9.31. 34jährige Patientin mit Uterus myomatosus und Kinderwunsch. Submukös-intramurales Myom, HKSG mit Ringer-Lösung. Querschnitt. Konservative Therapie mit GnRH-Analogon-Vorbehandlung, anschließend Laparotomie und Enukleation dieses und weiterer größerer Myome

Abb. 9.32 a – f. 34jährige Patientin, keine Kinder, Menometrorrhagien, Dysmenorrhöen, Blutungsanämie. Vorstellung wegen „hormontherapieresistenter Blutungen bei laparoskopisch unauffälligem Befund". **a** Hinterwandmyom (+). Uterus (➤) im Längsschnitt, *B* Blase. Abdominalsonographie. **b, c** Uteruslängsschnitte, Fundus uteri (➤), Vaginalsonographie. Mit NaCl-Lösung gefülltes Cavum uteri, Ballon des Intrauterinkatheters (→). **c** Im Vergleich zu **b** ist die Vaginalsonde nach links verschoben. Das Hinterwandmyom (⟶) imprimiert das flüssigkeitsgefüllte Cavum uteri. **d, e** Uterusquerschnitte, Vaginalsonographie. Impressio des flüssigkeitsgefüllten Cavum uteri (➤) von links durch den Myomknoten (⟶). **e** Maximale Myomgröße. **f** Hysterosalpingographie, Uterus im Frontalschnitt mit anliegendem HSG-Besteck. Rechter Tubenabgang (➤ *weiß*), Verlagerung des linken Tubenabgangs (➤) nach dorsal, Myom nicht erkennbar. – Konservative Therapie mit GnRH-Analogon-Vorbehandlung, Myomenukleation per laparotomiam; anschließend beschwerdefrei ►

▼

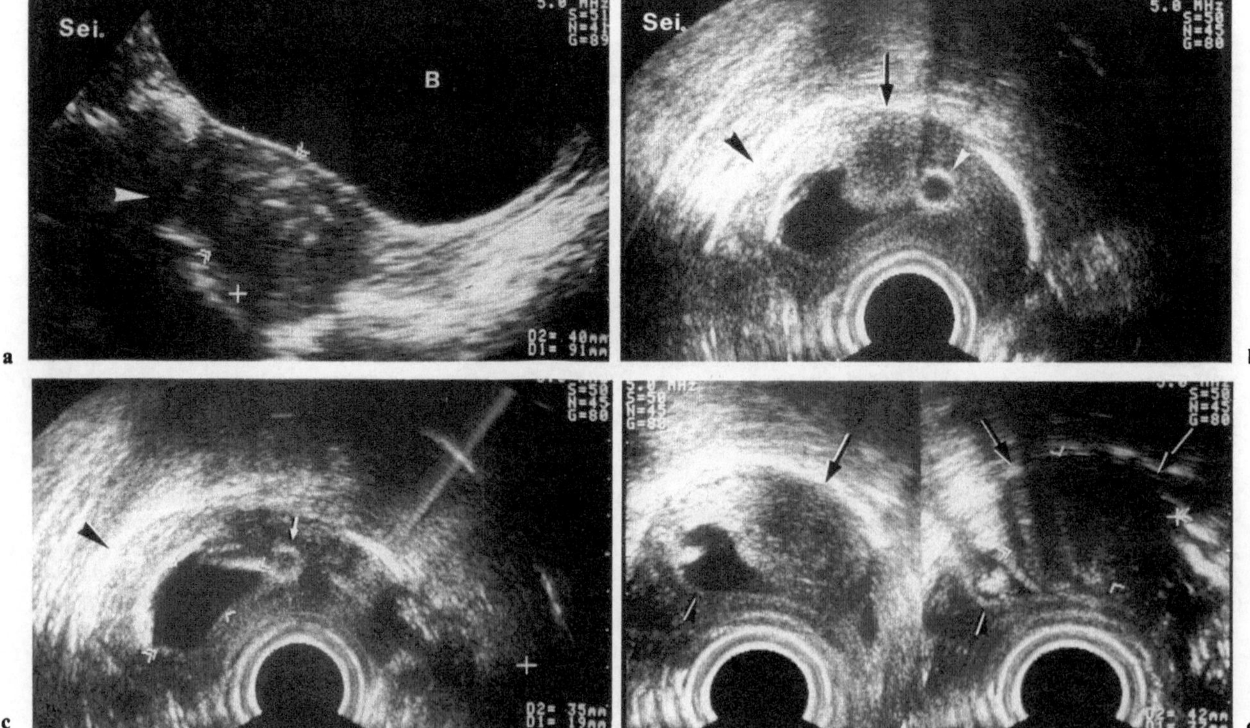

a b c d,

9.4.2 Uteruswandverhältnisse bei Myomen

Beim vergrößert palpaplen Uterus ermöglicht die alleinige abdominale oder auch vaginale Ultraschalluntersuchung nicht immer eine eindeutige Zuordnung von Myometrium- und Myomanteilen. Dagegen läßt sich bei global vergrößertem Uterus myomatosus durch die Füllung des Cavum uteri mit Flüssigkeit die Beziehung des Endometriums zum Myomgewebe in der Regel gut feststellen (s. Abb. 9.32–9.34).

Die Lokalisation und Differenzierung intramuraler und submuköser Myome sowie ihre Distanz zum Cavum uteri können mit der HKSG besser beurteilt werden als mit anderen Verfahren (Deichert et al. 1988).

Es kann bei sehr kavumnahen großen Myomen entschieden werden, ob die Patientin sinnvollerweise zunächst einer konservativen Vorbehandlung mit einem GnRH-Analogon zur Tumorverkleinerung vor einer Myomenukleation zugeführt werden soll. Dem Operateur liefert der HKSG-Befund die Information darüber, ob bei chirurgischer Entfernung intramuraler Myome eine ausreichende Distanz zwischen Myomkapsel und Cavum uteri bzw. Endometrium vorhanden ist und bei der Operation

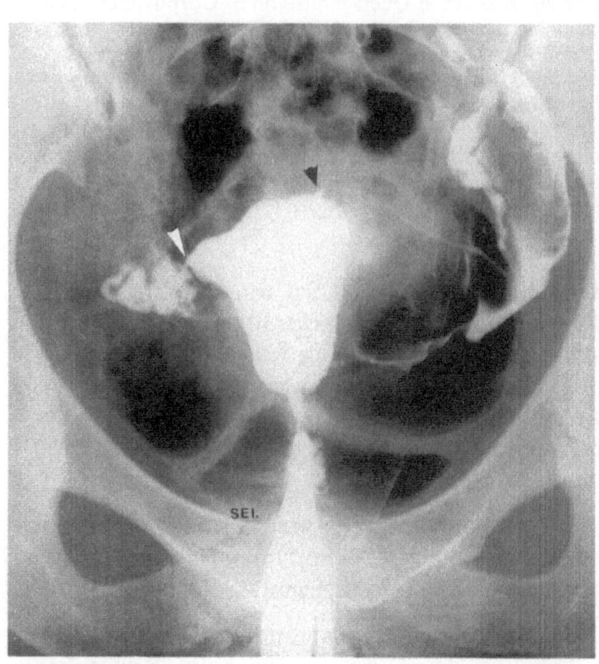

Abb. 9.32f

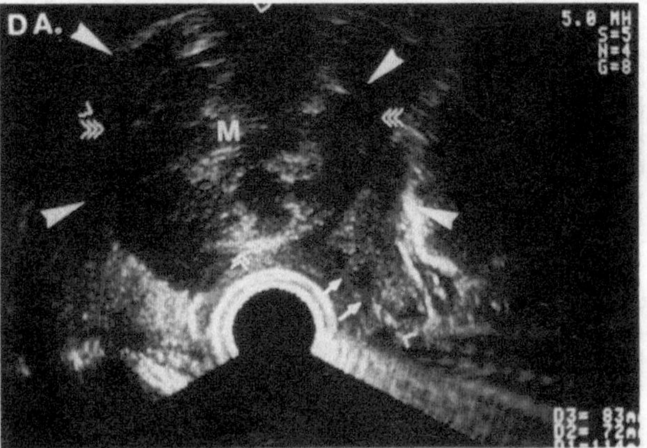

a

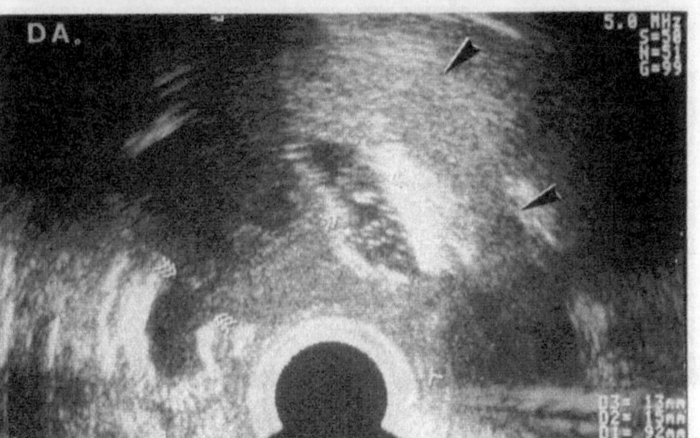

b

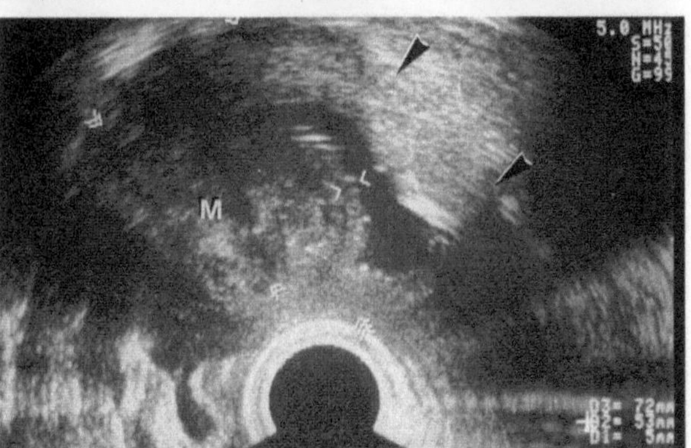

c

Abb. 9.33 a–c. 28jährige Patientin, Dauerblutungen, Hypermenorrhö. **a** Uterus myomatosus im Längsschnitt vor HKSG. *M* Myomknoten (➤), Cervix uteri (→). **b** HKSG. Entfaltung des Cavum uteri nach Flüssigkeitsinjektion, Uterushinterwand (➤). Längsschnitt. **c** Der Myomknoten (*M*) imprimiert das flüssigkeitsgefüllte Cavum uteri von rechts. Distanz zwischen Myomkapsel und Kavum (*Pfeile*); linke freie Uteruswand (➤). Querschnitt. Konservative Therapie wie in Abb. 9.32; anschließend beschwerdefrei

a priori nicht mit einer Eröffnung des Cavum uteri gerechnet werden muß (Abb. 9.34).

Bei submuköser Lokalisation der Myome kann kontrastsonographisch die Eindringtiefe der Knoten ins Myometrium beurteilt werden (Abb. 9.28–9.31). Mit dieser Darstellung der Uteruswandschichten

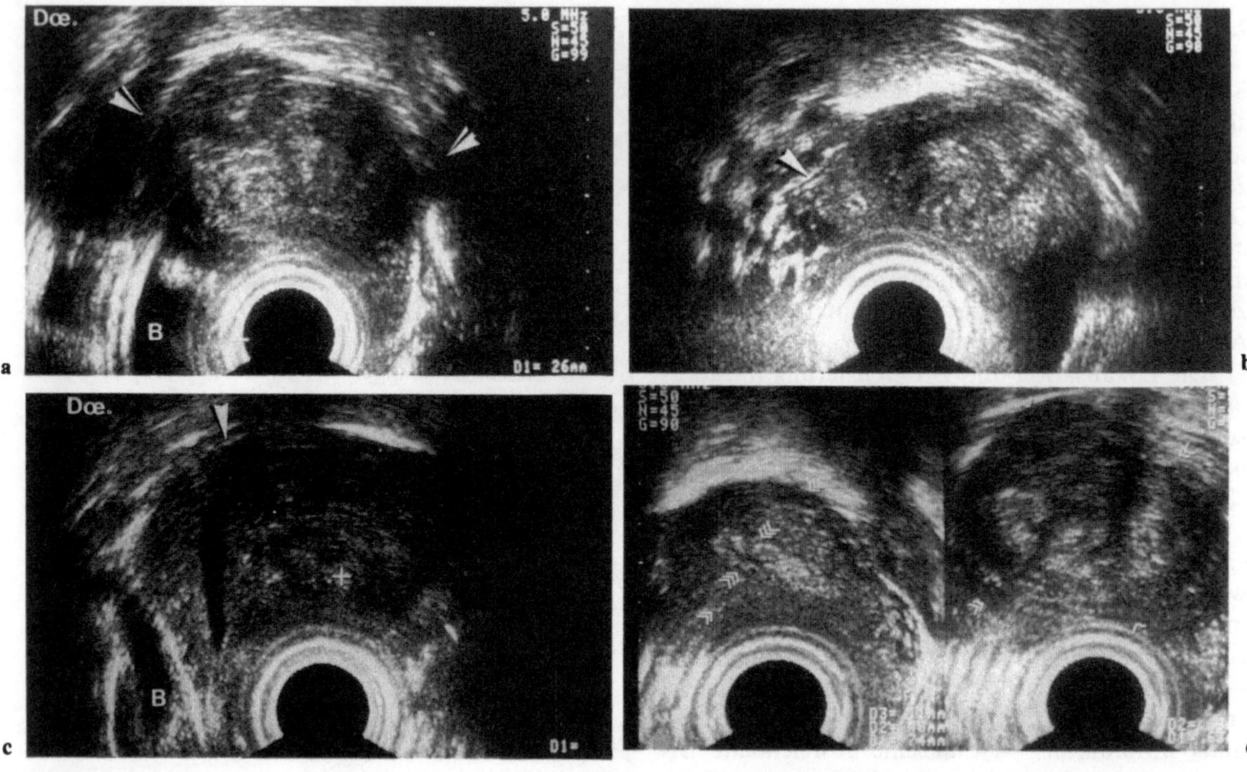

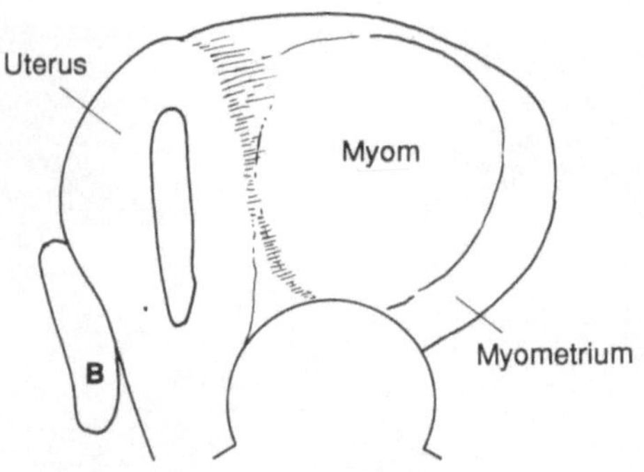

Abb. 9.34. 20jährige Patientin, orale Kontrazeption, eingewiesen wegen „schnell wachsenden Unterbauchtumors". Laparoskopisch war bei glattwandiger Uterusaußenkontur keine Myomabgrenzung möglich. **a** Längsschnitt vor HKSG. Uterus und Myomknoten sind zunächst nicht exakt zu differenzieren. *B* Blase. **b** Querschnitt von **a**, Corpus uteri nicht abgrenzbar (➤). **c** In der HKSG Entfaltung des flüssigkeitsgefüllten Cavum uteri, das durch den von der Uterushinterwand ausgehenden Myomknoten (+) *nicht imprimiert* wird. Längsschnitt. **d** *Links:* Längsschnitt des Uterus von rechts nach Ablassen der intrakavitären Flüssigkeit. Endometrium (*Pfeile*); *rechts:* Myom im Querschnitt in Maximalgröße. Therapie: Myomenukleation per laparotomiam ohne Vorbehandlung

läßt sich die Therapieplanung in medikamentöse und operative, alternativ endoskopisch oder per Laparotomie, leichter festlegen (Abb. 9.35; s. auch 9.8).

9.4.3 Fehlbildungen (Tabelle 9.7)

Die Wertigkeit eines Ultraschallscreenings zur Aufdeckung uteriner Fehlbildungen wird für den *Abdominalschall* unterschiedlich beurteilt (Valdes et al. 1984; Nicolini et al. 1987). Ausgeprägte Malformationen, wie ein Uterus bicornis, fallen im Ultraschall auf und werden überwiegend richtig diagnostiziert (Nicolini et al. 1987). Dagegen sind leichte Gebärmutterfehlbildungen, wie Uterus arcuatus oder subseptus, ohne HKSG sonographisch kaum oder zumindest seltener erkennbar. Hier hatte die radiologische HSG bislang Vorteile. Mit der Distanzierung der Uteruswandungen durch ins Kavum eingebrachte Flüssigkeit bzw. Kontrastmedium sind auch im Ultraschall ähnliche Verhältnisse wie in der HSG gegeben.

Die Sonoanatomie von Uterusfehlbildungen stellt sich mit der HKSG im Unterschied zu der des normalen Uterus folgendermaßen dar (Abb. 9.36):

- Beim *normalen Uterus* wandert die kraniale Begrenzung des Uterusfundus beim Schwenken des Schallkopfs aus dem medianen Längsschnitt nach lateral nur gering höher, auch die Myometriumdicke im Fundus bleibt etwa

Abb. 9.35. HKSG beim Uterus myomatosus

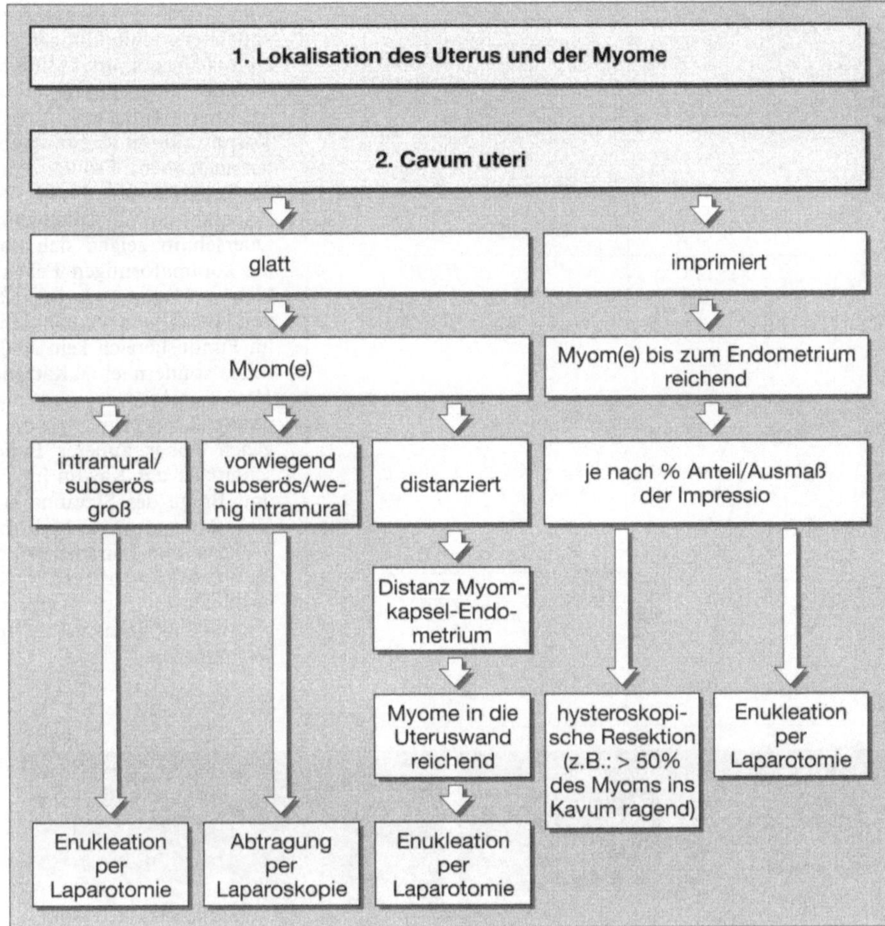

Tabelle 9.7. Uterusfehlbildungen in der HKSG

Uterus	HKSG-Zeichen im	
	Längsschnitt	Querschnitt
arcuatus (Abb. 9.36b)	Leichte Höhenverschiebung der Fundushöhe nach lateral	Katzenaugenphänomen
subseptus (Abb. 9.36c)	Verdickung der „Muskulatur" in Fundushöhe von lateral nach median; äußere Fundusbegrenzung gleich	Achterfigur, breites medianes Septum
bicornis, duplex (Abb. 9.36d, e)	Tieferwandern der äußeren Fundusbegrenzung von lateral nach median (Myometriumdicke hierbei etwa gleich im Unterschied zum Uterus subseptus)	Deutliche Distanz der Kavumechos
unicornis bzw. bicornis unicollis mit rudimentärem Horn auf der anderen Seite (Abb. 9.42, 9.43)	Kavum- und Tubendarstellung nur einseitig	Tropfenförmiges Kavumecho zur durchgängigen Tube hin, zur anderen Seite hyporeflektive Vorbuckelung mit Endometriumecho

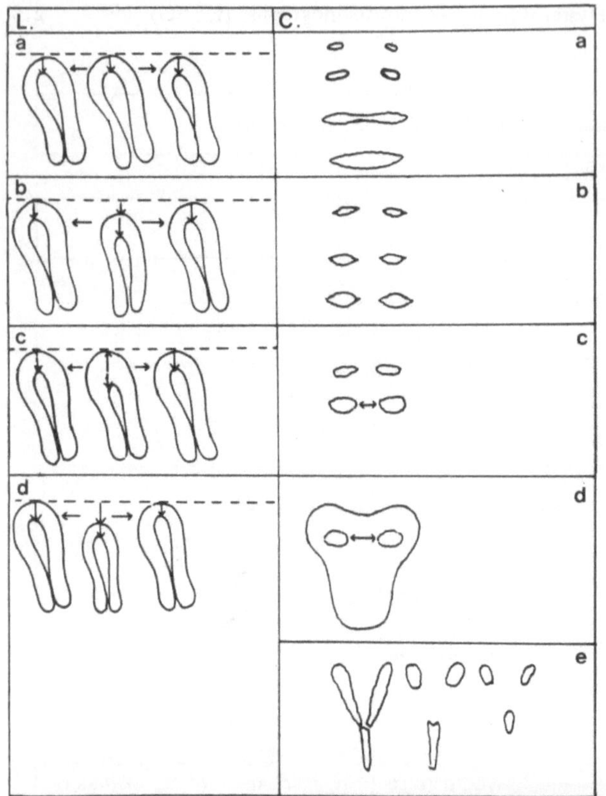

Abb. 9.36 a–e. Schematische Übersicht zur Differenzierung von Uterusfehlbildungen in der transvaginalen HKSG. *L:* Uteruslängsschnitte: Mitte Medianschnitte, links bzw. rechts laterale Längsschnitte, --- äußere Fundusbegrenzung, (→) Myometriumdicke. *C:* Uterusquerschnitte (**a–c**) jeweils von Korpusmitte in Richtung obere Fundusbegrenzung (von unten nach oben); Frontalschnitte (**d, e**). **a** Beim *normalen* Uterus ist die äußere Fundusbegrenzung beim Schwenken des Schallkopfes im Längsschnitt in gleicher Höhe (L.). Im Querschnitt zeigen sich über dem länglichen Kavumspalt die kommaförmigen Echos der lateralen Tubenecken (C.). **b** Beim *Uterus arcuatus* tritt die äußere Fundusbegrenzung von lateral nach median tiefer (L.). Im Querschnitt zeigt sich im Fundusbereich kein spalt- oder keulenförmiges Kavumecho, sondern ein „Katzenaugenphänomen" (C.). **c** Beim *Uterus subseptus* wird die Uteruswanddicke – bedingt durch das Septum – von lateral nach median dicker bei gleich hoher äußerer Fundusbegrenzung (L.). Im Querschnitt ist das Kavum im Fundusbereich – je nach Länge und Breite des Septums auch tiefer – deutlich unterteilt (C.). **d** Ausgeprägte Malformationen wie der *Uterus bicornis* zeigen im Fundusbereich im Längs- und im Querschnitt weit auseinanderliegende Kavumanteile (L. und C.). **e** Je nach Flexio oder Streckung des Uterus finden sich im Frontal- bis Transversalschnitt Y-ähnliche bis sternförmige Kavumechos

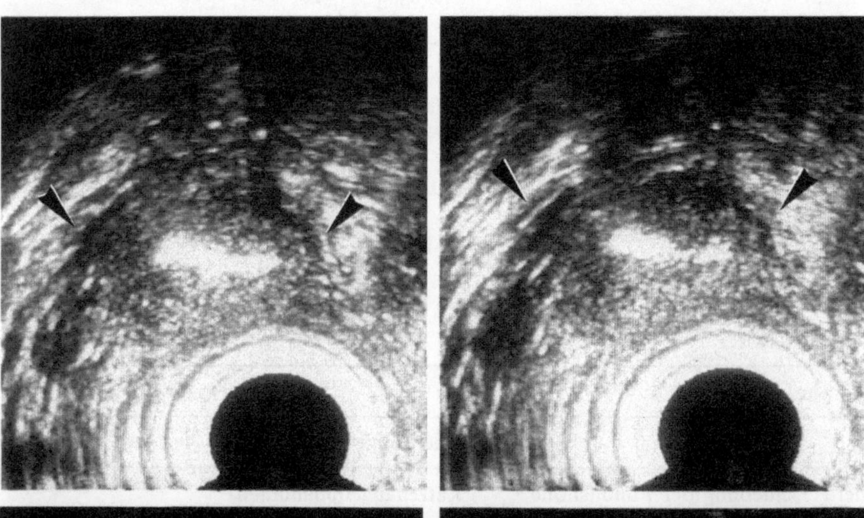

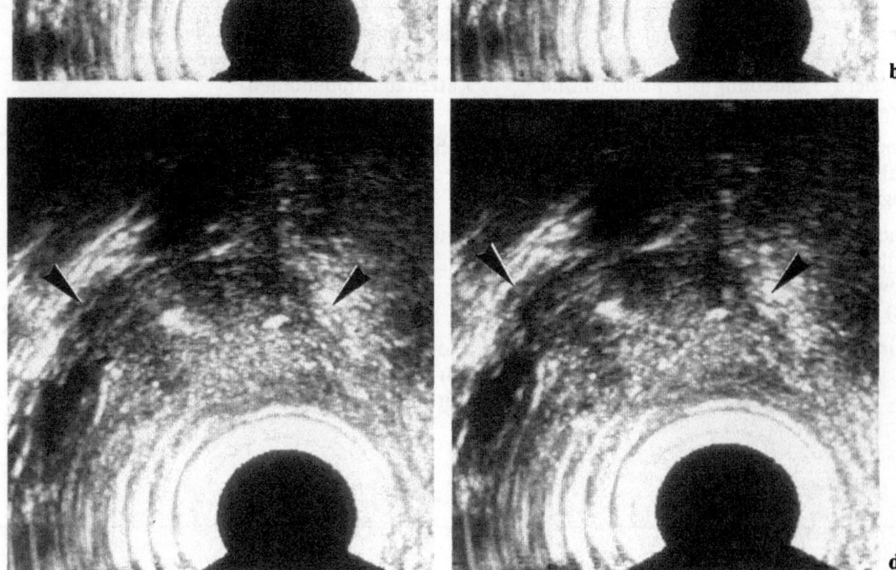

Abb. 9.37 a–d. Normaler Uterus ( ) in der HKSG mit SH U 454. Querschnitte des Fundus uteri von kaudal nach kranial entsprechend Abb. 9.36 a, C.

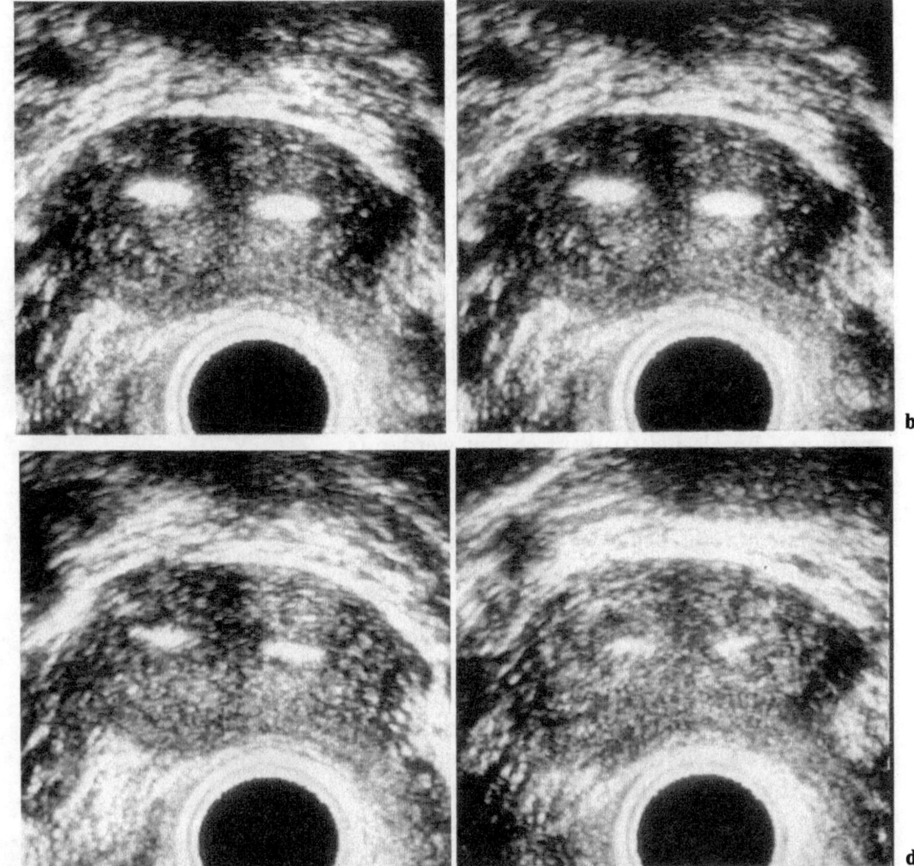

Abb. 9.38 a – d. Uterus arcuatus in der HKSG mit SH U 454. Querschnitte des Fundus uteri von kaudal nach kranial entsprechend Abb. 9.36 b, C. „Katzenaugenphänomen"

gleich. Im Uterusquerschnitt zeigen sich normalerweise von kaudal nach kranial über einen schmalen länglichen Spalt eine keulenförmige Kavumstruktur und schließlich nur die kommaförmigen Echos der lateralen Kavumzipfel (Tubenecken) (Abb. 9.36 a und 9.37).

- Beim *Uterus arcuatus* weicht der Fundus uteri, wenn der US-Kopf im Längsschnitt von median nach lateral geführt wird, nach kranial und umgekehrt. Im Querbild zeigen sich 2 spindelförmige hyporeflektive Strukturen nebeneinander als „Katzenaugenphänomen" (Abb. 9.36 b und 9.38).
- Beim *Uterus subseptus* findet sich im Längsschnitt beim Schwenken nach lateral kein deutliches Tiefer- oder Höhertreten der äußeren Fundusgrenze, jedoch nach median eine Zunahme der Uteruswanddicke, im Querschnitt ein Bild ähnlich dem des „Katzenaugenphänomens", nur sind die hyporeflektiven Bereiche ovalär und anterior-posterior breiter (Abb. 9.36 c und 9.39 a).
- Bei *ausgeprägten Malformationen*, wie *Uterus bicornis unicollis* oder *Uterus duplex*, wo häufig schon Palpation bzw. Inspektion zur Dia-

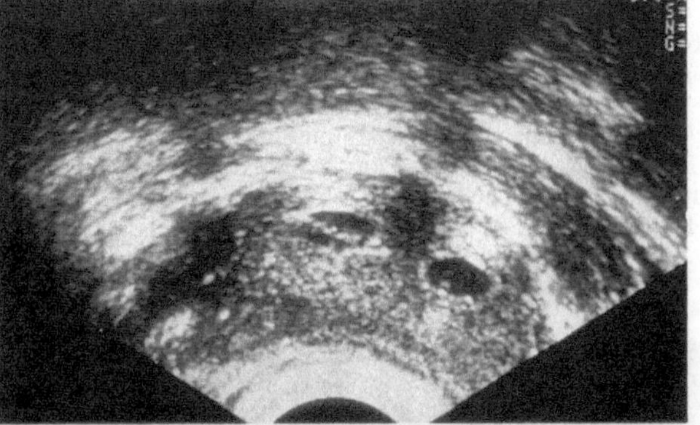

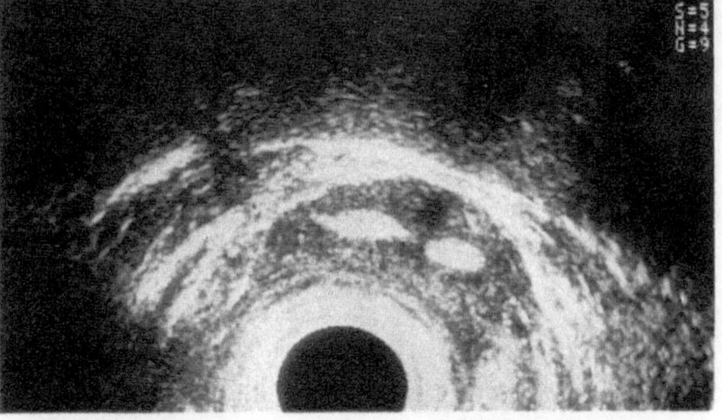

Abb. 9.39 a, b. Uterus subseptus, Fundusquerschnitte. **a** HKSG mit Ringer-Lösung, **b** HKSG mit SH U 454

gnose führen, fällt die Fundusverschiebung im Lateralschwenk noch deutlicher auf (Abb. 9.36d). Im Frontalschnitt läßt sich bei Streckstellung des Uterus bicornis unicollis eine Y-ähnliche Formation bzw. im Transversalschnitt bei Anteflexio eine sternförmige Kontrastfigur der Kavumechos darstellen. Im Ultraschallquerschnitt des Uterus liegen die Kavumschatten weit auseinander (Abb. 9.36d, e und 9.40, 9.41). Die ausgeprägte Fehlbildung des Uterus bicornis kann allerdings schon im Basisultraschall anhand der medianen Einsenkung und insbesondere in der Lutealphase über das typische hyperreflektive (sekretorische) Endometriumecho als Leitstruktur erahnt werden (s. Abb. 9.40a).

– Im *Uterus bicornis unicollis mit rudimentärem Horn* einer Seite liegt ein seltener Sonderfall vor. Bei fehlender Verbindung zwischen den beiden Hörnern läßt sich nur das Haupthorn bzw. nur 1 Kavum auffüllen und nur 1 Tube darstellen. Als Hinweis auf ein zweites Kavum sieht man das Endometriumecho des rudimentären Horns (Abb. 9.42 und 9.43). Ergänzend zeigt sich bei der Hysteroskopie auf der Seite des in der HKSG dargestellten Eileiters eine Tubenecke mit Ostium, auf der anderen eine glatte Uteruswandung ohne Tubenecke.

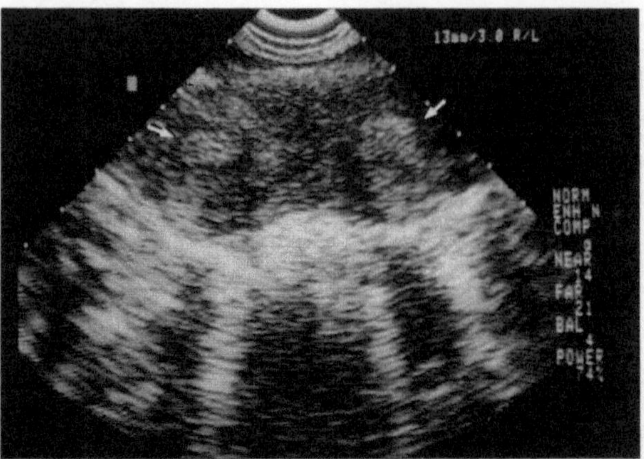

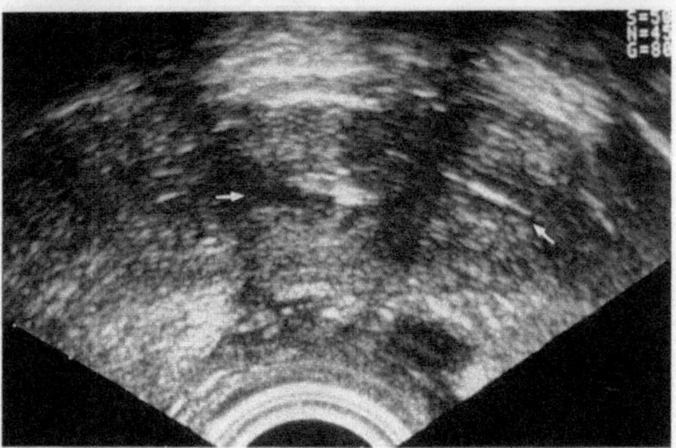

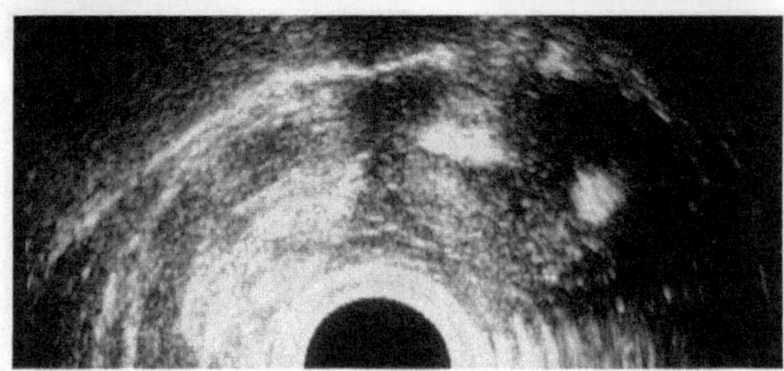

Abb. 9.40a–c. Uterus bicornis unicollis bei 30jähriger Nullipara mit Kinderwunsch. **a** Die beiden Endometriumechos (→) in Fundushöhe, Querschnitt im Vaginalschall. Man *beachte* die mediane äußere Einsenkung der Uteruswandung. **b** Die beiden mit Ringer-Lösung gefüllten Cava uteri (→); Fundusquerschnitt, HKSG. **c** Schnitt wie **b**, HKSG mit SH U 454

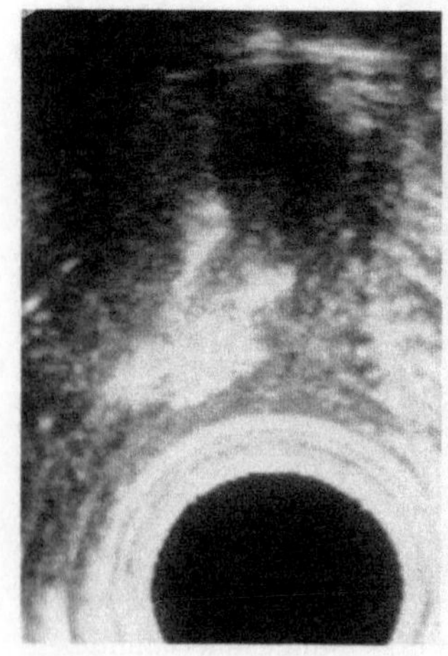

a

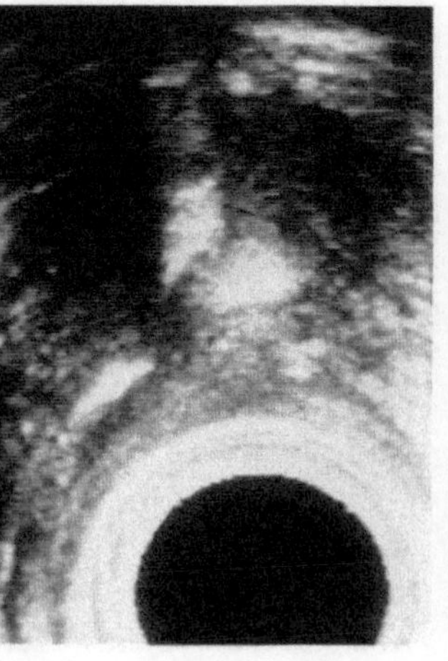

b

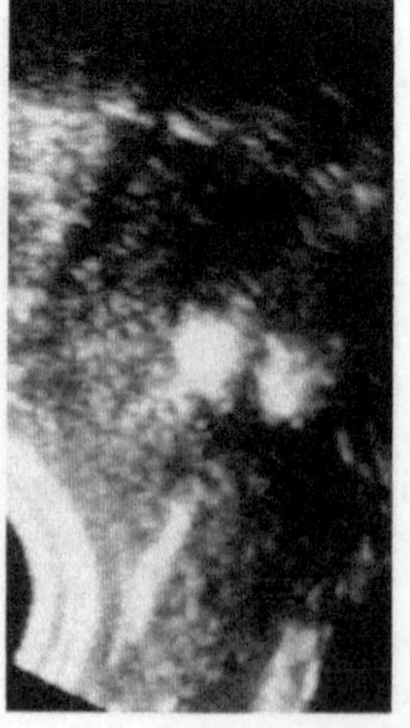

c

Abb. 9.41a–d. Uterus bicornis unicollis von Abb. 9.40. **a–c** HKSG mit SH U 454; Frontalschnitte bei Uterusstreckhaltung, s. auch Abb. 9.36e. **d** Hysterosalpingographie desselben Uterus, angelegtes HSG-Besteck nach Cohen. Frontalschnitt. Differenzierung vom Uterus subseptus durch HKSG und/oder Laparoskopie (s. auch Tabelle 9.7)

Tabelle 9.8. *Hauptsächliche Verlaufsrichtungen der Tube* bei Patientinnen in Steinschnittlage

Anatomisch	HKSG-Darstellung
1. Auf kürzestem Weg in den Douglas ziehend, parallel zum Uterus (Abb. 9.44a, 9.45a)	Je nach Position des Uterus im Längsschnitt bzw. Frontalschnitt lange Tubenabschnitte (Abb. 9.44b, c und 9.45b)
2. Zunächst nach lateral, um das Ovar nach medial, dann zum Douglas hin	Im Frontalschnitt bzw. Querschnitt proximale Tubenabschnitte, evtl. im Längsschnitt periphere Abschnitte (Abb. 9.46a, b)
3. Nach kranial, parallel zur Beckenwand liegend mit nach kranial gerichtetem Fimbrienende (Abb. 9.47a, b) Häufig bei den Douglas ausfüllenden großen Tumoren: Ovarialzyste, Hinterwandmyom oder bei durch Adhäsionen an der Beckenwand fixierten Tuben	Schwierig: im Längs- und Querschnitt proximale Tubenabschnitte, distal keine Darstellung (schallkopffern) (Abb. 9.47c)

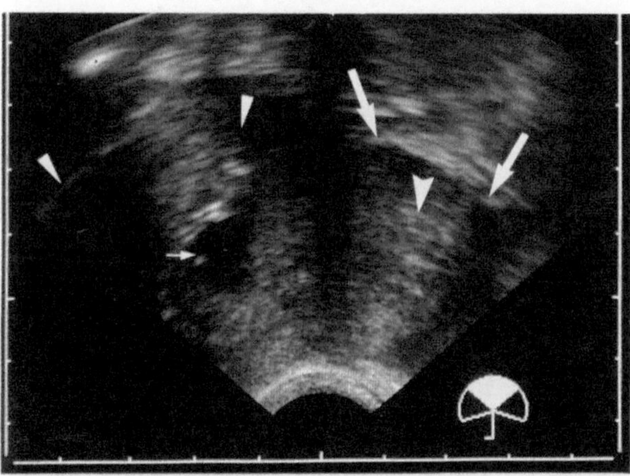

Abb. 9.42. Uterus bicornis unicollis mit rudimentärem linken Horn (—►) ohne Verbindung zum Kavum des rechten Horns (▬►). Querschnitt, HKSG: rechtes Kavum (→) mit Ringer-Lösung angefüllt, linkes nicht, Endometriumecho (►)

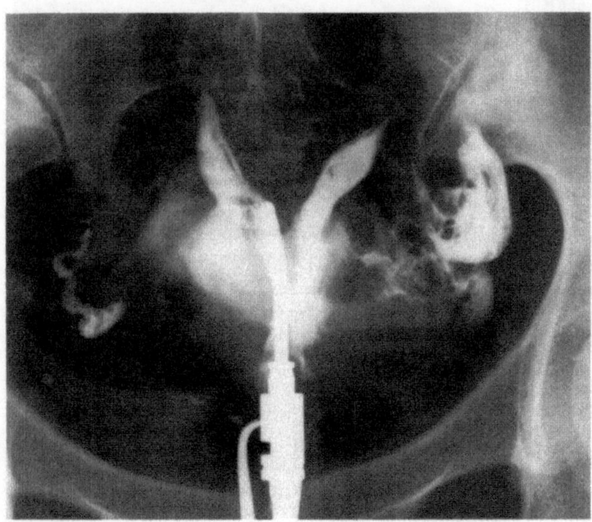

Abb. 9.41d

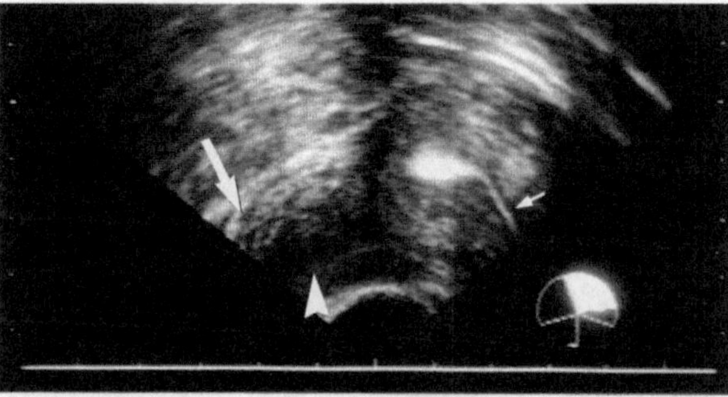

Abb. 9.43. Uterus bicornis unicollis mit rudimentärem rechten Horn (—►); rechtes Kavum (► mit kleiner Serometra) ohne Verbindung zum Kavum des linken Horns. Querschnitt, HKSG mit SH U 454: linkes Kavum gefüllt und linke Tube pertubiert (→)

In einem Untersuchungszeitraum von 1 1/2 Jahren fanden wir bei 30 von 80 Patientinnen mit Sterilitätsproblemen auffällige Befunde am Uterus (Myome, Septen, Fehlbildungen, Synechien). 5 Fehlbildungen – davon 2 mit vorherigem Verdacht – wurden in der Kontrastsonographie erkannt und in der in gleicher Narkose folgenden HSG bestätigt. Während anfangs noch 3 leichte Fehlbildungen (Uterus arcuatus) in der HKSG übersehen wurden, war dies später bei Beachtung der beschriebenen Ultraschallphänomene nicht mehr der Fall.

9.5 Normale Tubenverhältnisse in der HKSG

Im Gegensatz zur Hysterosalpingographie müssen die Tuben bei der HKSG aufgrund ihrer unterschiedlichen Lokalisation in ihrem Verlauf zuerst aufgesucht werden. Daher empfiehlt sich bei der

Ultraschalluntersuchung ein systematisches Vorgehen in der zuvor beschriebenen Weise (s. 9.2.2). Grob-schematisch lassen sich 3 hauptsächliche Verlaufsrichtungen der Tuben differenzieren (Tabelle 9.8, S. 223).

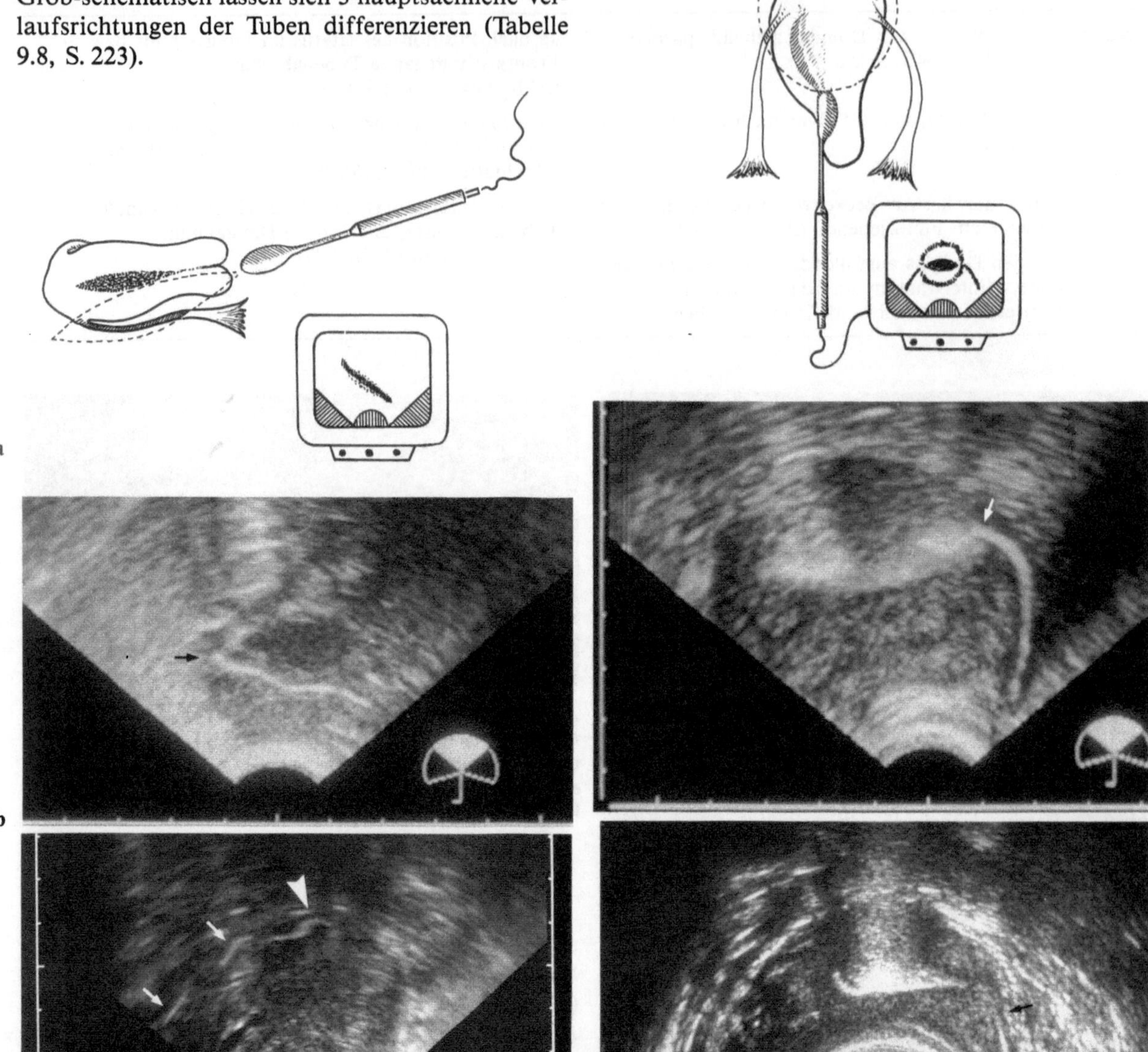

Abb. 9.44 a–c. Direkt zum Douglas-Raum gerichtete Tubenverläufe in der HKSG (SH U 454) im Längsschnitt. **a** Schematische Darstellung einer parallel zum – hier gestreckten – Uterus verlaufenden Tube. Ein langer Tubenabschnitt läßt sich in der HKSG demonstrieren. **b** Kontrastmittelfluß (SHU 454) in der rechten Tube bei Anteflexio uteri. Darstellung vom Tubenabgang (→) bis zum Übergang Isthmus-Ampulla. **c** Kontrastmittelfluß (SH U 454) in der linken Tube bei Retroflexio uteri. Sigmaförmige Pars intramuralis (➤) und Darstellung des Isthmus tubae (→)

Abb. 9.45 a–c. Direkt zum Douglas-Raum gerichtete Tubenverläufe in der HKSG (SH U 454). Quer- bzw. Frontalschnitte. **a** Schematische Darstellung der eng am Uterus verlaufenden Tube im US-Querschnitt des Uterusfundus bzw. Frontalschnitt. Demonstration der proximalen Tubenabschnitte. **b** Kontrastmittelfluß in der linken Tube, proximales Drittel. Tube verläuft auf kürzestem Weg in den Douglas. Bogenförmige Pars intramuralis (→). Frontalschnitt. **c** Kontrastmittelfluß in der linken Tube, proximales (→) und mittleres Tubendrittel. Tube zieht in den Douglas. Mit Übergang zur Ampulla tubae wird der Kontrastmittelfluß etwas breiter (➤). Frontalschnitt

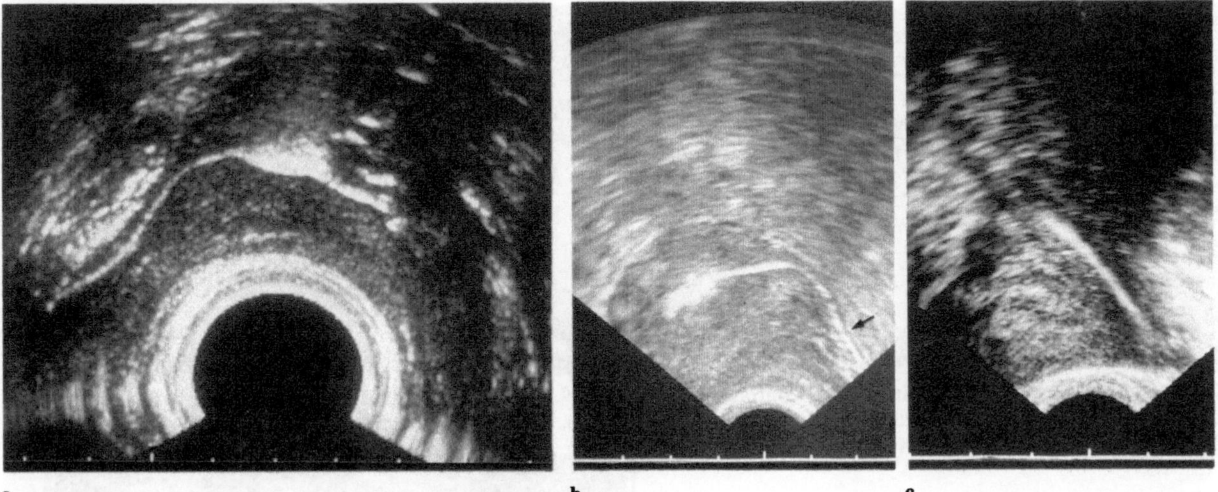

Abb. 9.46 a – c. Zur Beckenwand gerichtete (laterale) Tubenverläufe in der HKSG (SH U 454). Frontalschnitte. **a** Kontrastmittelfluß in der rechten Tube, Pars intramuralis und Isthmus tubae. **b** Kontrastmittelfluß in der linken Tube, glatter Abgang der Pars intramuralis, Isthmus tubae (→). **c** Kontrastmittelfluß im proximalen Drittel der linken Tube, die quer über den durch ein Fundusmyom nach rechts torquierten Uterus zieht

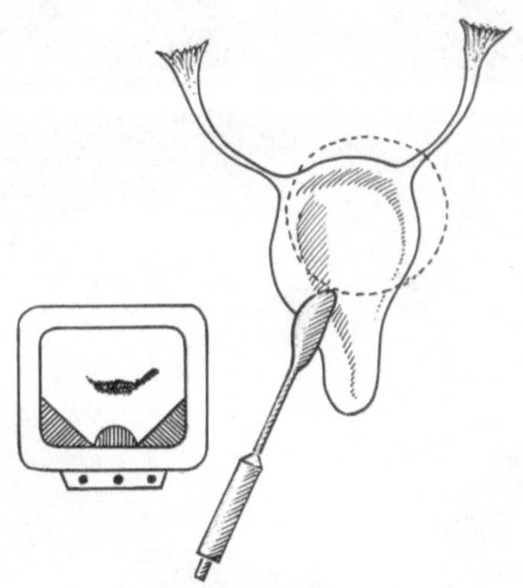

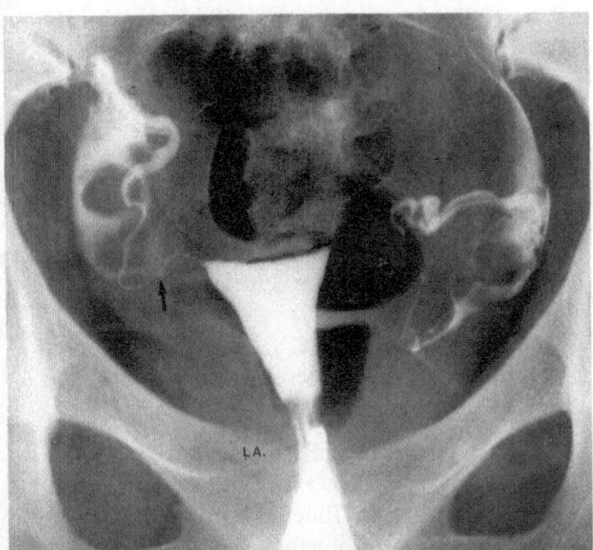

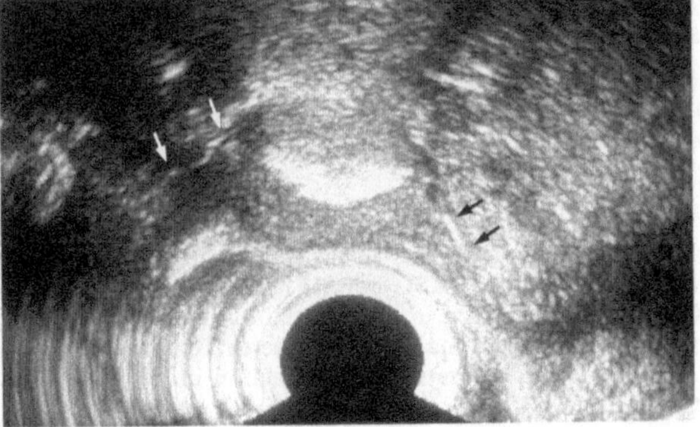

Abb. 9.47 a – c. Nach kranial gerichtete Tubenverläufe. **a** Schematische Darstellung des Tubenbefundes in der HKSG. **b** Hysterosalpingographie-Befund durchgängiger Tuben, die rechte (→) verläuft zur Beckenwand und dann nach kranial als Hinweis auf eine mögliche, durch Adhäsionen bedingte Fixierung der Tube. **c** HKSG-Befund einer anderen Patientin mit tubarer Sterilität (Lagefixation der Tuben). Kontrastmittelfluß (SH U 454) in beiden durchgängigen Tuben (→), die zunächst nach lateral und dann nach kranial ziehen. Frontalschnitt. Nach mikrochirurgischer Adhäsiolyse 4 Schwangerschaften (1 Frühabort, 2 biochemische Graviditäten, eine jetzt fortschreitende)

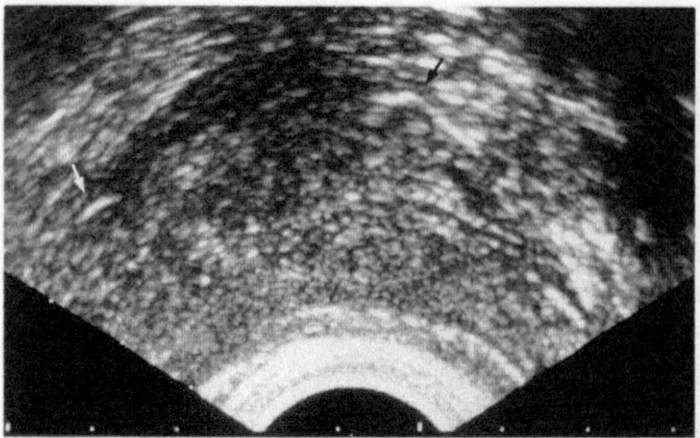

Abb. 9.48. In diesem Frontalschnitt ist der Kontrastmittelfluß (SH U 454) nur in beiden Partes intramurales (→) dargestellt, links mit Übergang zum Isthmus tubae

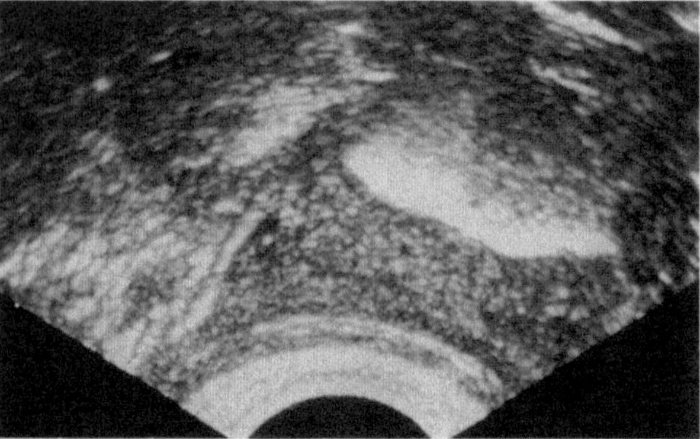

Abb. 9.49. Kontrastmittelfluß (SH U 454) im Isthmus tubae rechts, Frontalschnitt

9.5.1 Im B-Bild

Um eine Tube im B-Bild als *durchgängig* anzusehen, wird die Darstellung der intratubaren Flüssigkeitsströmung über die Pars intramuralis bis in den Isthmus oder die Ampulla tubae gefordert (s. Tabelle 9.4, S. 209). Für die einzelnen Tubenabschnitte sind das folgende deskriptive Kriterien:

1. Kontrastmittelfüllung und -fluß in der Pars intramuralis (Abb. 9.48)
2. Füllung und Fluß im isthmischen Anteil und/oder darüber hinausgehend (Abb. 9.49 und 9.50)
3. Füllung und Fluß in der Ampulla tubae mit Kontrastmittelaustritt am Fimbrienende (Abb. 9.51 und 9.52)
4. Zusatzkriterium: keine länglich-zystischen Strukturen im Adnexbereich als eventueller Hinweis auf Saktosalpingen (Abb. 9.53)

Nach unseren jetzigen Erfahrungen ist es ausreichend, wenn sich über eine Mindestlänge von 2 cm ein perfundierter Tubenabschnitt darstellen läßt, um eine Eileiterdurchgängigkeit annehmen zu können. Schon ein Flow in der Pars intramuralis – gesichert durch ein positives Dopplersignal (s. unten) – bei ausreichend langer Beobachtungsdauer (mindestens 2 Beobachtungsphasen über 10 s) und

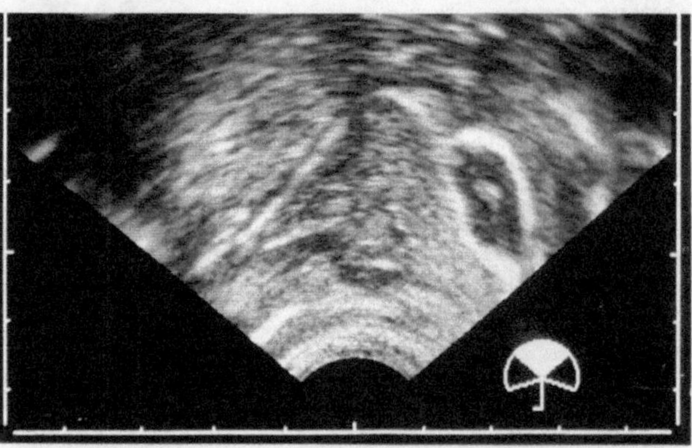

a

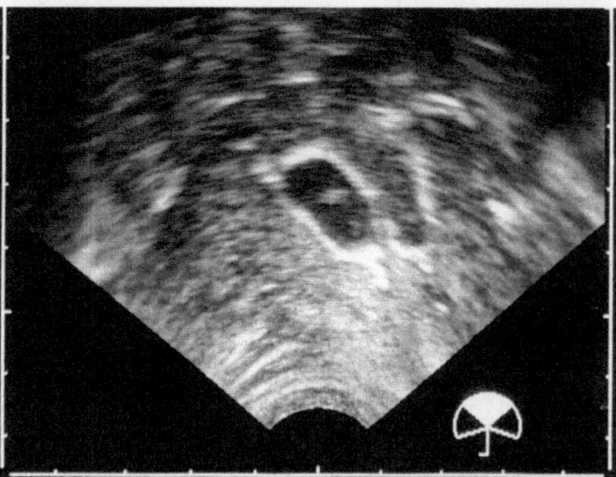

b

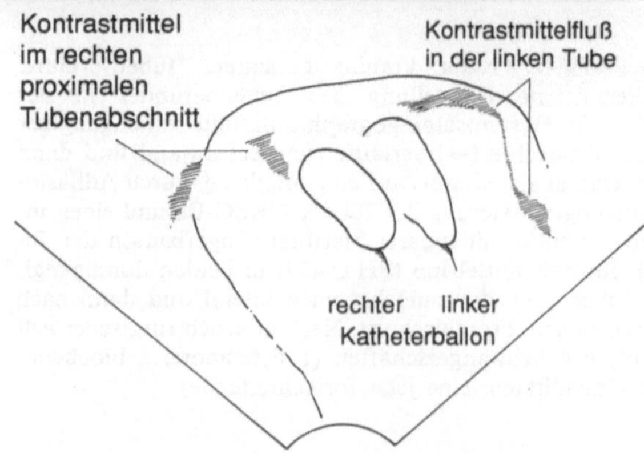

Abb. 9.50 a, b. Uterus septus, je ein Ballonkatheter in den beiden Kavumhälften, HKSG mit SH U 454. Längsschnitte. **a** Kontrastmittelinjektion in den rechten Katheter mit Kontrastmittelfluß im proximalen und mittleren Tubendrittel in einem Schnittbild. **b** Kontrastmittelinjektion in den linken Katheter mit Fluß im proximalen Drittel der linken Tube

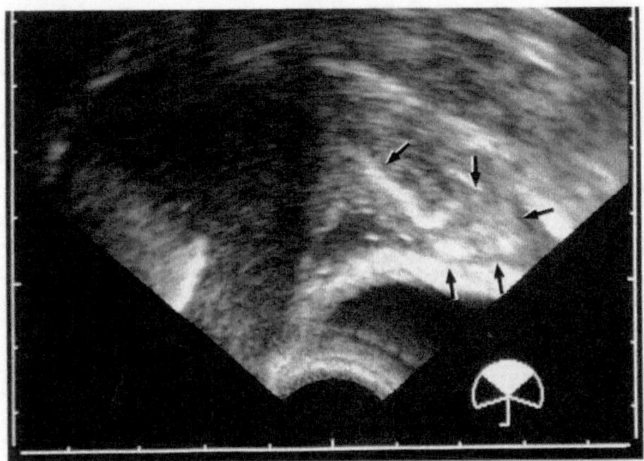

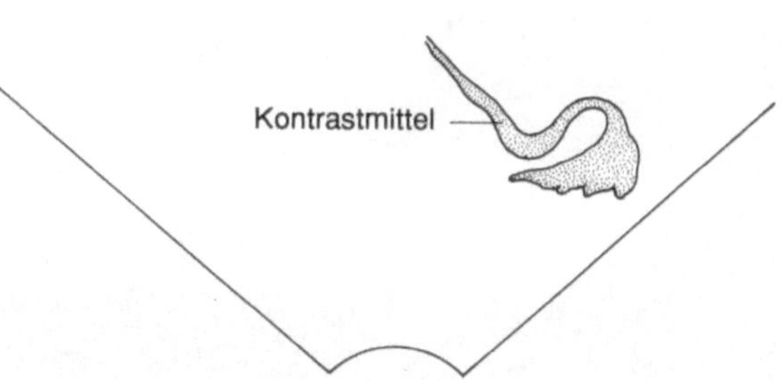

Abb. 9.51. Breiter Kontrastmittelfluß (SH U 454) in der Ampulla tubae (→) und am Fimbrientrichter. Frontalschnitt

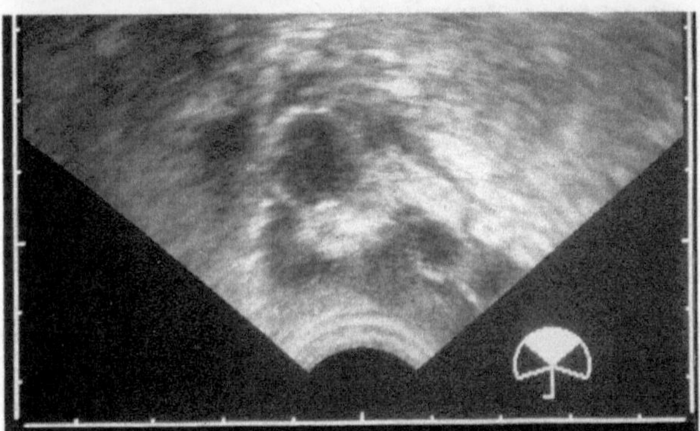

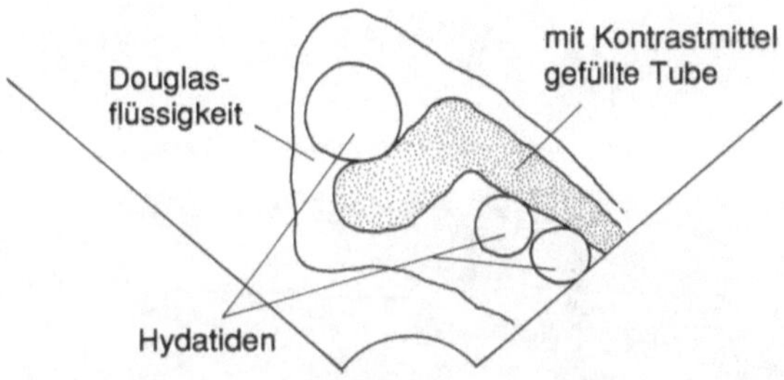

Abb. 9.52. Breiter Kontrastmittelfluß (SH U 454) durch die Ampulla tubae, anhängend 3 größere Hydatiden in der Douglasflüssigkeit

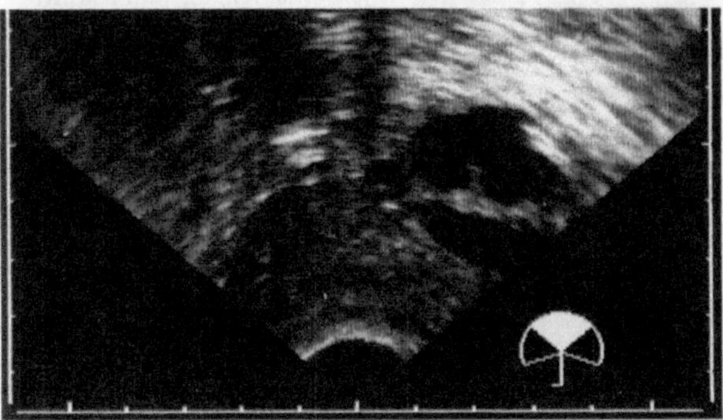

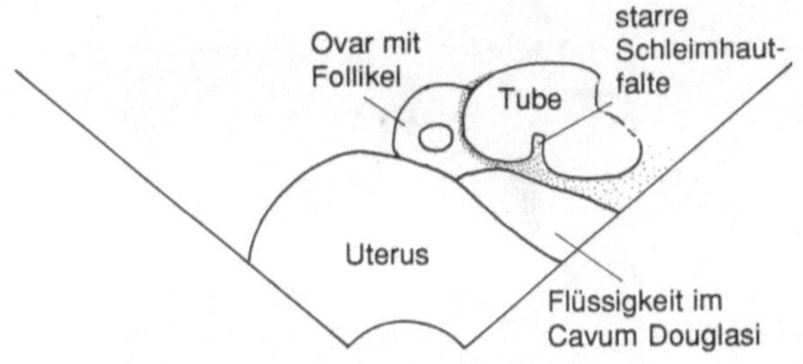

Abb. 9.53. Mit Flüssigkeit gefüllte Saktosalpinx (im Querschnitt) in einem Konglomerattumor aus Ovar und Tube. US-Längsschnitt. *Beachte:* Im US kennzeichnend für die dickwandige, mitunter fleischige Saktosalpinx sind ins Lumen vorspringende, starre Schleimhautfalten. Bei der dünnwandigen, schlaffen Saktosalpinx findet man dieses Phänomen eher nicht vor

bei Ausschluß von länglich-zystischen Strukturen im Adnexbereich *spricht für* eine freie Tubenpassage. Allerdings sollte die empfohlene Flüssigkeitsmenge ausgenutzt werden, um bei dünnen Saktosalpingen den Stopp des intratubaren Flusses zu erfassen und bei dicken die Flüssigkeitsansammlungen in der Ampulla tubae zu erkennen.

9.5.2 Im gepulsten Doppler

Die HKSG mit zusätzlicher Anwendung des gepulsten Dopplers wurde in 9.2.4, S. 210 beschrieben. Die unbehinderte Tubenpassage ist hierbei durch ein schnelles steiles Ansteigen der Dopplerfrequenzverschiebung in der Initialphase der Kontrastmittelinjektion gekennzeichnet, akustisch in Form eines hochfrequenten Rauschens mit Crescendo, auf dem Ultraschallmonitor durch ein schnell breiter werdendes, dann konstantes „Geräuschband" während der Kontrastmittelinjektion und ein protrahiertes, in der Frequenz geringer werdendes Rauschen nach Stopp der Injektion, dem ein langsam schmäler werdendes „Geräuschband" auf dem Bildschirm entspricht.

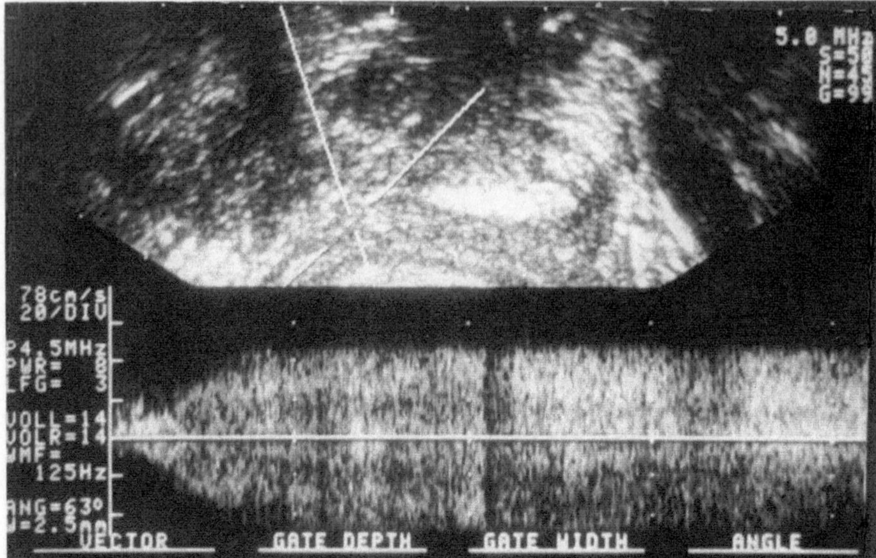

Abb. 9.54. Freie Tubenpassage in der HKSG mit dem gepulsten Doppler; Darstellung des perfundierten *proximalen* Tubenabschnitts rechts. Uterusquerschnitt. Breites kontinuierliches Dopplersignal als Nachweis der Durchgängigkeit

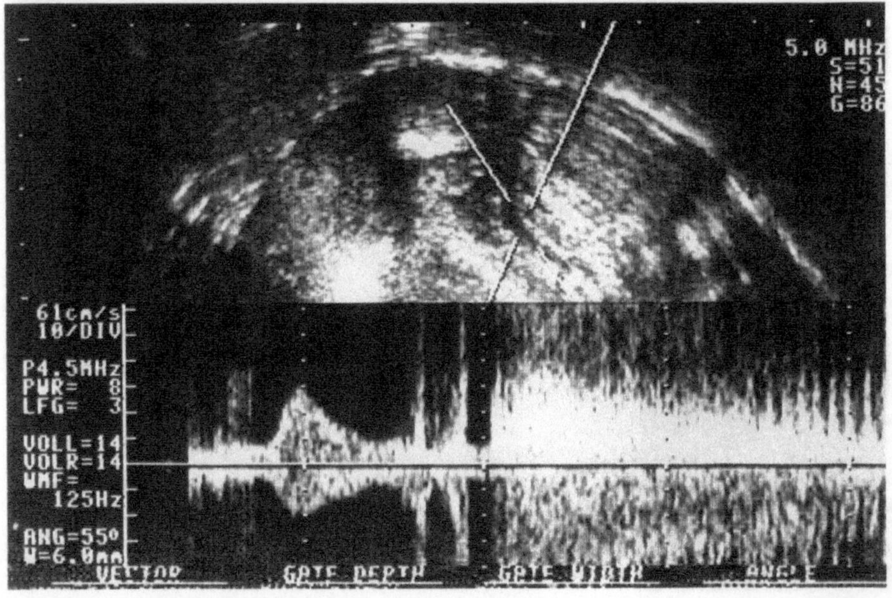

Abb. 9.55. Freie Tubenpassage in der HKSG mit gepulstem Doppler; Darstellung eines perfundierten *mittleren* Tubenabschnitts links. Uterusquerschnitt. Initial unregelmäßiges (hier verursacht durch eine zu Beginn verabreichte kleine Injektionsmenge), dann kontinuierliches Dopplersignalband als Durchgängigkeitsnachweis. Man *beachte* die unterschiedliche Meßbereichsskala für die Amplitudenhöhe links im Vergleich zu Abb. 9.54

Je nach Einstellung des Hochpaßfilters zeigt sich in der Strömungsphase auf dem Monitor mehr ein parallel begrenztes dichtes weißes Geräuschband (Abb. 9.54) oder ein mehr gezacktes Bandmuster (Abb. 9.55), was aber bisher (noch) keine Rückschlüsse auf die Durchflußmenge im untersuchten Tubenabschnitt erlaubt.

9.5.3 Im Farbdoppler

Während der pulsatilen Injektion des Ultraschallkontrastmediums entsteht bei freier Tubenpassage im Bereich des Dopplerfensters eine flammendrote oder gemischtfarbige und – je nach Einstellung der Intensität – fleckförmige Wolke bzw. bei geringer Intensität ein schmales aufleuchtendes Farbband entlang des pertubierten Tubenabschnitts (Abb. 9.56).

9.5.4 Vergleich der Methoden zur Dokumentation

Die Dokumentation des sonographischen Befundes einer unbehinderten Tubenpassage anhand des Geräuschbands bei positiver PW-Doppler-Kontrolle oder anhand der Farbmarkierung in der farbkodierten Duplexsonographie ist zweifelsohne eindrucksvoller als die eines kürzeren Tubenabschnittes im stehenden B-Bild. Dies ist zum Beispiel als

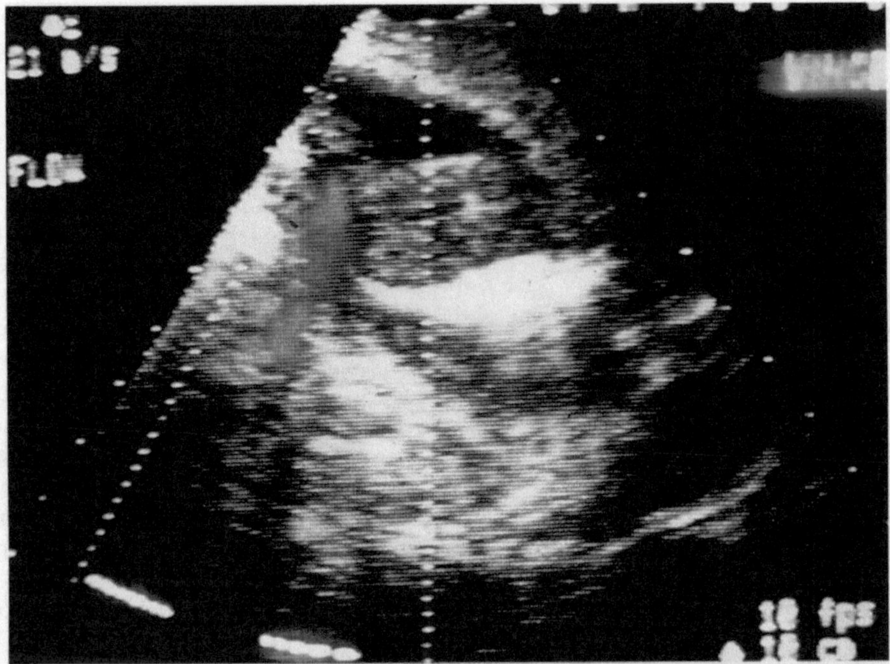

Abb. 9.56. Freie Tubenpassage rechts in der transvaginalen Farbdoppler-HKSG. Fundus uteri – im Querschnitt – und Pars intramuralis rechts sind gefüllt mit Kontrastmedium (SH U 454). Die Farbmarkierung dokumentiert die unbehinderte Flüssigkeitsströmung im mittleren Tubendrittel

überzeugender Beleg in der Krankenakte von Vorteil. Allerdings bietet die Videoaufzeichnung des freien tubaren Flusses im Schwarzweiß des B-Bilds einen gleichwertigen Nachweis der intraluminalen Flüssigkeitsströmung, wenn ein ausreichend langer Tubenabschnitt von über 2 cm demonstriert wird.

9.6 Auffällige Tubenbefunde in der HKSG

Nach Einarbeitung in die Methode der Kontrastsonographie lassen sich auffällige Befunde differentialdiagnostisch zuordnen.

9.6.1 Der proximale Verschluß

In diesem Fall zeigt sich im B-Bild nach der Füllung des noch durchgängigen Abschnitts, der Pars intramuralis, eine Unterbrechung der Kontrastmittelströmung bereits nach wenigen Millilitern injizierten Kontrastmittels.

Im Uterusquerschnitt erscheint nicht die normalerweise schmale Füllung der Pars intramuralis mit kontinuierlichem intraluminalem Fluß. Statt dessen stellt sich mit dem Stopp des Kontrastmittelstroms meist eine *breitere Füllung* des noch durchgängigen proximalen Tubenabschnitts dar (Abb. 9.57 und 9.58). Ein weiteres Kennzeichen für eine Passagebehinderung ist die durch echoarme Lücken *unterbrochene Kontrastmittelstraße* (Abb. 9.59).

Der proximale Tubenverschluß im B-Bild wird dopplersonographisch durch einen kurzen steilen

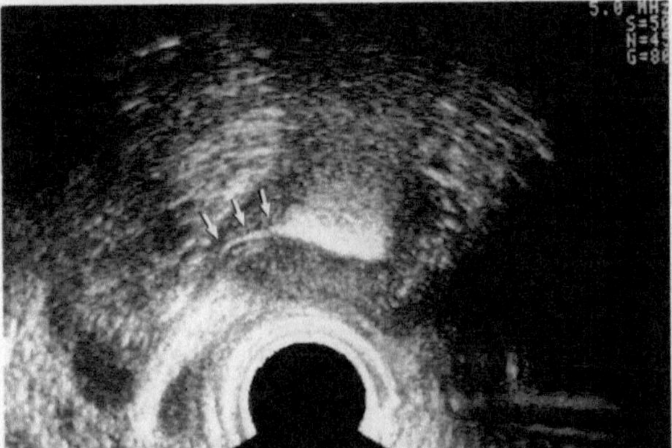

a

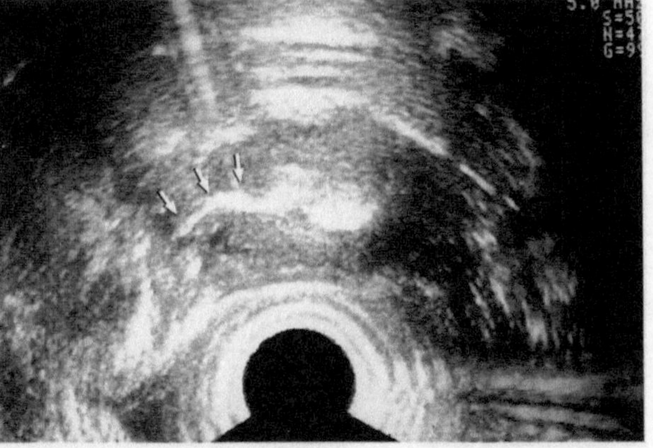

b

Abb. 9.57. Artefizieller proximaler Tubenverschluß in der HKSG. Querschnitte des Fundus uteri. **a** Dünner Kontrastmittelfluß (SH U 454, →) in der Pars intramuralis einer durchgängigen Tube. **b** Kein Fluß nach breiter Auffüllung der Pars intramuralis. Isthmischer Verschluß nach Tubenkoagulation zur Sterilisation

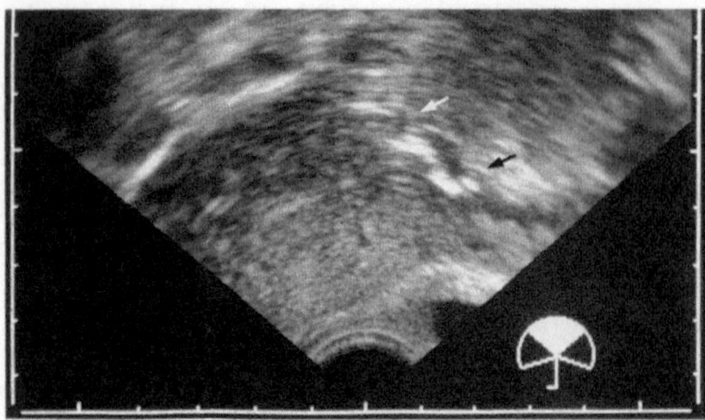

Abb. 9.58. Postentzündlicher proximaler Tubenverschluß links in der HKSG. Salpingitiden in der Anamnese. Querschnitt des Fundus uteri. Nach breiter Auffüllung der Pars intramuralis und des beginnenden Isthmus tubae (→) kein Kontrastmittelfluß mehr

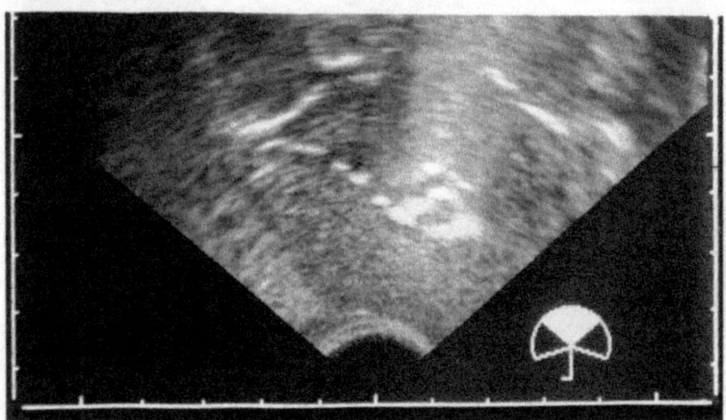

Abb. 9.59. Proximaler Tubenverschluß rechts in der HKSG. Patientin von Abb. 9.58. Die Pars intramuralis ist mit Kontrastmedium (SH U 454) gefüllt, kein Flow. Die Kontrastmittelstraße ist durch echoarme Lücken unterbrochen. Das Phänomen entsteht möglicherweise durch einen ruckartigen Rückfluß von Kontrastmittel bei weiterer Injektion gegen Widerstand (beidseits verschlossene Tuben)

Dopplershift auf dem Monitor und akustisch durch Fehlen des typischen Dopplerrauschens bestätigt (Abb. 9.60).

9.6.2 Distaler Verschluß und Saktosalpinx

Während der proximale Tubenverschluß aufgrund seiner Nähe zum leicht erkennbaren Cavum uteri in der Kombination von B-Bild und PW-Doppler leichter zu diagnostizieren ist, kann sich die kontrastsonographische Darstellung eines distalen Verschlusses schwieriger gestalten.

Primär findet man bei distaler Okklusion in den proximalen Tubenabschnitten eine kontinuierliche Kontrastmittelpassage als Zeichen des unbehinderten intratubaren Flusses. Erst sekundär und zeitlich abhängig von der Größe der Saktosalpinx wird die intratubare antegrade Strömung unterbrochen. Der intraluminale Flow sollte daher – wie zuvor empfohlen – ausreichend lang beobachtet und – sofern möglich – bis in distale Tubenabschnitte verfolgt werden.

Bei der dünnen Saktosalpinx wird sich früher eine Unterbrechung des Kontrastmittelflusses zeigen als bei der dicken. Der Stopp wird im Zweifelsfall mit der PW-Doppler-Anwendung überprüft.

Hat sich nicht schon im Basisultraschall der Verdacht auf eine dicke Saktosalpinx anhand zystischer länglicher, para- oder retrouteriner Formationen ergeben, so wird sich die Verdachtsdiagnose spätestens bei ausgeprägter und zunehmender Flüssigkeitsansammlung in einer erkennbar präformierten, glatt begrenzten ovalären Struktur – im Unterschied zur Flüssigkeit im Douglas – stellen

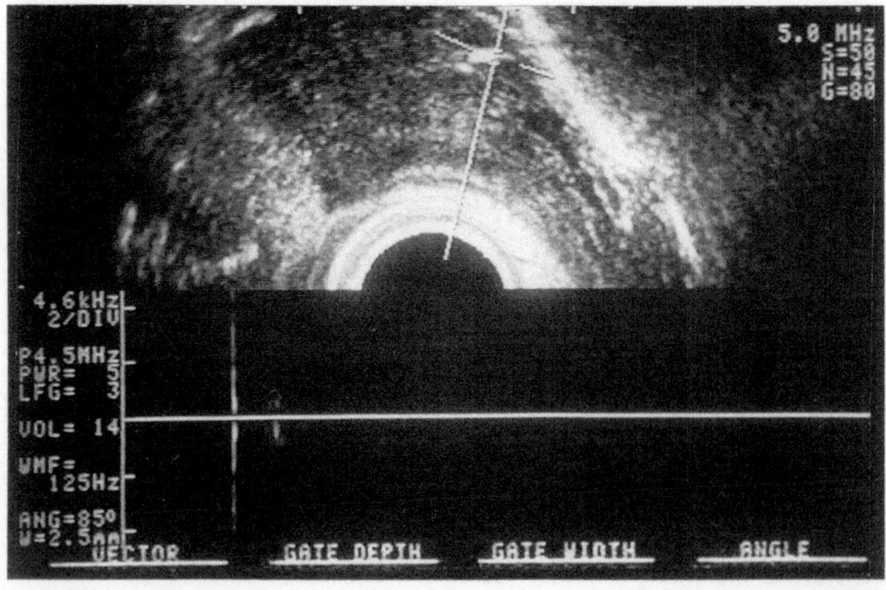

Abb. 9.60. Proximaler Tubenverschluß links bei durchgängiger rechter Tube in der HKSG mit gepulstem Doppler. Das Dopplermeßtor befindet sich über der Pars intramuralis links. Nach Umschalten auf Dopplerregistrierung und gleichzeitiger Kontrastmittelinjektion (SH U 454) zeigt sich statt des breiten Dopplerbandes (bei offener Tube) beim proximalen Tubenverschluß nur ein kurzer steiler Dopplershift

(Abb. 9.61). Als weiteres Kennzeichen treten während der Injektion des Kontrastmittels *Flüssigkeitsturbulenzen* in der Saktosalpinx auf (Abb. 9.62). Zum Ausschluß eines distalen Tubenverschlusses wird man also nach initialem Nachweis einer beidseitigen freien Passage *vor* Beendigung des Eingriffs und *vor* Verbrauch der gesamten Kontrastmittelmenge (10 ml) nochmals beidseits den kontinuierlichen intratubaren Fluß im B-Bild über 10 s darstellen, der mitunter ohne erneute Injektion noch anhält, und abschließend die Adnexbereiche kontrollieren.

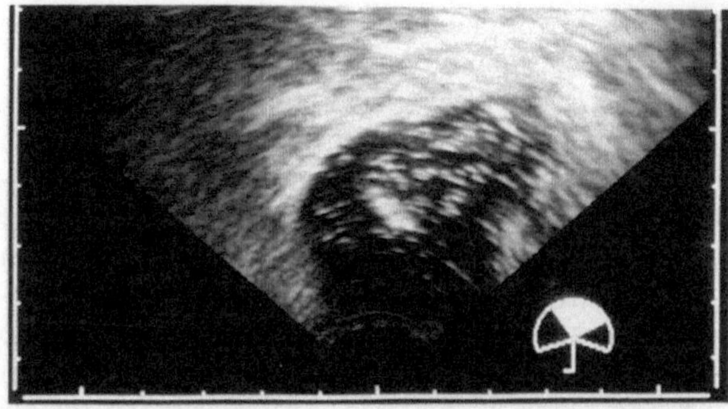

Abb. 9.61. Distaler Tubenverschluß bei großlumiger Saktosalpinx. Ankommendes Kontrastmedium (SH U 454) in der zuvor mit Ringer-Lösung aufgefüllten Saktosalpinx sorgt für Wirbelbildung

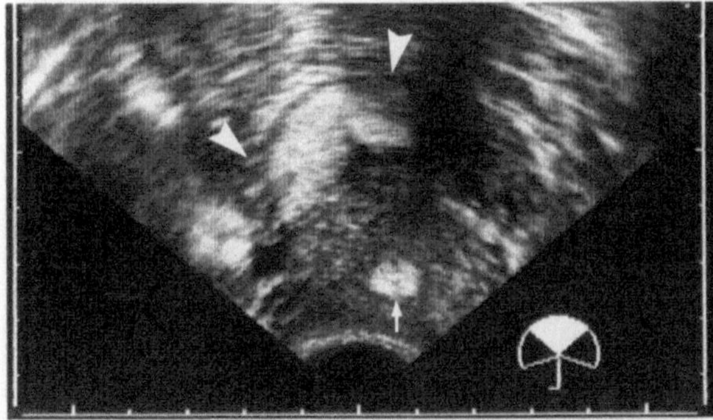

a

b

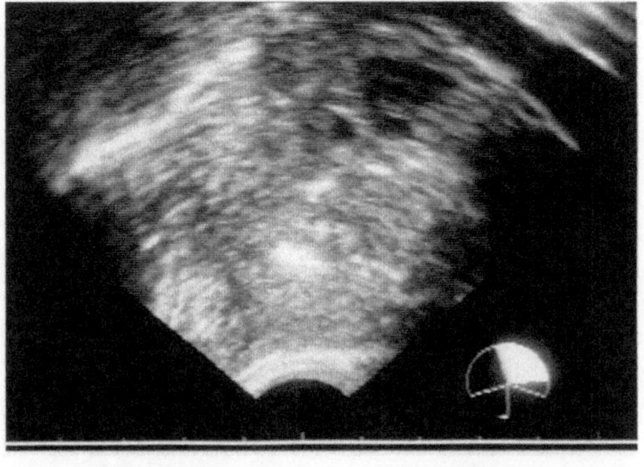

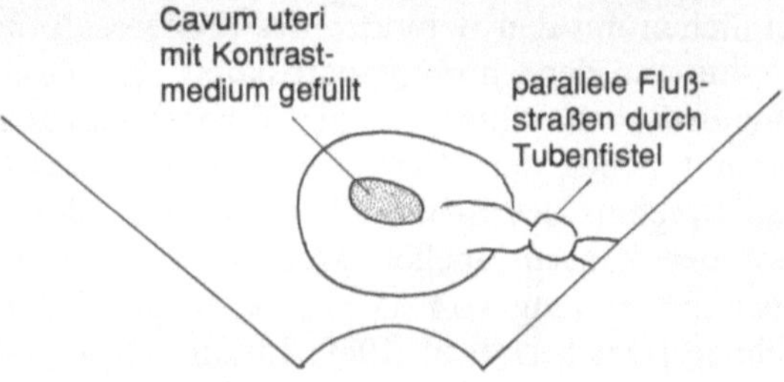

Abb. 9.63. Proximale Tubenfistel mit schmalen parallelen Kontrastmittelstraßen. Uterusquerschnitt

Differentialdiagnostisch lassen sich somit Saktosalpingen von anderen zystischen Strukturen im Adnexbereich (z. B. Ovarialzysten) oder im Douglas (z. B. Peritonealeinschlußzysten) kontrastsonographisch unterscheiden (s. auch Kap. 14).

Abb. 9.62 a, b. Distaler Tubenverschluß bei Saktosalpinx links und offener Tube rechts. **a** Die mit Kontrastmedium (SHU 454) gefüllte Saktosalpinx (➤) liegt retrouterin. Uterusquerschnitt, Kontrastmittelecho im Cavum uteri (→). **b** Mit leicht beschleunigter Injektionsgeschwindigkeit appliziertes Kontrastmedium erzeugt hier eine Wirbelbildung im distalen Ende der Saktosalpinx

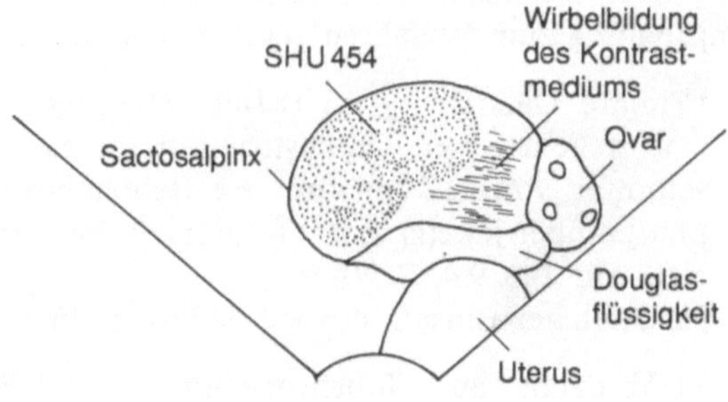

9.6.3 Tubenfistel

Bei der seltenen Tubenfistel kann eine freie Tubenpassage durch einen Flow vor dem distal der Fistel befindlichen – nicht perfundierten – Tubenabschnitt vorgetäuscht werden. Im Unterschied zur Flüssigkeitsströmung in der normalen Tube können sich parallele Flowstraßen mit echogenem Kontrastmittel zeigen (Abb. 9.63).

9.7 Vergleich mit konventioneller Tubendiagnostik

Verglichen mit den Befunden der Hysterosalpingographie und der Chromolaparoskopie stimmen die diagnostischen Aussagen zur Tubendurchgängigkeit mit denen der HKSG gut überein. Zwischen dem Ergebnis des B-Bild-Ultraschallbefundes und dem der konventionellen Methode ist mit einer Übereinstimmung von 65–71–93% der Fälle zu rechnen (Deichert et al. 1989; Lindner et al. 1989; Schlief u. Deichert 1991). In einer klinischen Studie mit 120 Patientinnen betrug die Sensitivität der HKSG im Vergleich zur konventionellen Tubendiagnostik 88% für die rechte und 90% für die linke Tube, die Spezifität 100%, d. h., die in der HKSG festgestellte Durchgängigkeit der Tuben wurde – zumindest in diesem Kollektiv – in jedem Fall durch die anschließende konventionelle Diagnostik, HSG oder Chromolaparoskopie, bestätigt. Bei Tubenverschluß traf dagegen die HKSG-Diagnose nur zu 50% zu.

Während die Anwendung der Farbdoppler-HKSG mit einer 70%igen Übereinstimmung der US-Befunde mit denen der konventionellen Diagnostik die gleichen Ergebnisse brachte (Deichert et al. 1990), scheint die zusätzliche Anwendung der Pulsdopplersonographie mit einer Gesamtübereinstimmung von 95–100% bisher vielversprechend zu sein. Insbesondere in zweifelhaften Fällen im B-Bild bringt der PW-Doppler-Einsatz Aufklärung über die Tubenverhältnisse, so daß folgende Empfehlung zum Verfahren gegeben werden kann:

- Primäre Darstellung im B-Bild: Durchgängigkeit gegeben bei Durchströmung eines Abschnittes von ≥2 cm und ≥2 Beobachtungsphasen über jeweils ≥10 s (und nach den Kriterien von Tab. 9.4, S. 209).
- Zusätzlicher Einsatz des PW-Dopplers bei:

  1) Verdacht auf Tubenverschluß im B-Bild (oder kein konstanter intratubarer Fluß);
  2) Fluß nur über eine kurze Strecke demonstrierbar, z. B. nur Pars intramuralis oder Fluß über eine kurze Distanz in einem peripheren (Tuben-)Abschnitt.

9.8 Funktionelle Anwendung

9.8.1 Uterus- und Tubenscreening bei Sterilität

Störungen der tubaren Funktion machen mittlerweile 30–45% der Ursachen weiblicher Sterilität aus. Zur Anwendung von HSG oder Chromolaparoskopie wird wegen bekannter Risiken (Tabelle 9.9) nicht vor einem halben Jahr nach Aufnahme der Sterilitätsbehandlung geraten (Runnebaum u. Rabe 1987). Hier bietet sich jedoch der Einsatz der HKSG an. Sowohl im B-Bild (evtl. ergänzt durch den Pulsdoppler) als auch im Farbdopplerverfahren erlaubt die transvaginale HKSG eine erste orientierende, im Vergleich zu bisherigen Methoden wenig invasive Diagnostik der Uterus- und Tubenverhältnisse. Geringe Invasivität, geringes Risiko von Begleitreaktionen bei Beachtung steriler Kautelen und keine besonderen Anforderungen an die Ausstattung sind günstige Voraussetzungen, die Überprüfung der Tubendurchgängigkeit mit der HKSG in eine frühere Phase der Sterilitätsdiagnostik vorzuverlegen und nach endokrinologischer, andrologischer und immunologischer Diagnostik durchzuführen, bevor aufwendige Therapien eingeleitet werden (z. B. HMG-HCG-Kuren).

In praxi gehen wir derzeit folgendermaßen vor:

1. Anamnestischer Ausschluß von:
   - „fieberhaften Unterleibsentzündungen" und sonstigen Hinweisen auf durchgemachte Adnexitiden,
   - Voroperation im kleinen Becken.
2. 1 Überwachungszyklus (basale Sterilitätsdiagnostik) mit
   - Basaltemperaturkurvenführung,
   - sonographischer Ovulationskontrolle,
   - Postkoitaltest bzw. Ejakulatbefund (und evtl. Endometriumbiopsie am 12. Tag post ovulationem nach negativem HCG-Test).
3. In einem der Folgezyklen HKSG in der ersten Zyklushälfte.

Bei auffälligen Befunden in der HKSG sind dann invasivere Methoden anzuschließen, mit der Hysterosalpingographie zur genauen Lokalisation eines Passagestopps bzw. der Chromolaparoskopie zur zusätzlichen Überprüfung des Eiabnahmeme-

Tabelle 9.9. Vergleich von Risiken und diagnostischer Aussage bezüglich des Uterus- und Tubenfaktors bei HKSG, HSG, Chromolaparoskopie und Hysteroskopie

	HKSG	HSG	Chromolaparoskopie	Hysteroskopie
Risiken:				
Infektion	+	+	+	+
Verletzungen				
– Darm	–	–	+	(+)
– Gefäße	–	–	+	(+)
– Uterusperforation	–	–	–	+
Strahlenbelastung	–	+ +	–	–
Wundinfektion	(+)	(+)	+	(+)
Jodallergie	–	+	–	–
Galaktosämie	+ (selten)	–	–	–
Narkose	±	±	+ +	±

(+ + vorhanden; + möglich; (+) denkbar, ± mit und ohne möglich; – unwahrscheinlich, nicht vorhanden.)

	HKSG	HSG	Chromolaparoskopie	Hysteroskopie
Diagnostische Aussage bezüglich:				
Uterus				
– Malformation	+ +	+ + [a]	± [b]	± [c]
– Myome/Polypen	+ [d]	± [e]	± [f]	+ (nur submuk. Myome)
– intrauterine Synechien	+	(+)	–	+ +
– Tubenwinkel (Polyp)	+	(+)	–	+ +
Tuben				
– Passage	+	+	+ +	–
– Lokalisation eines Tubenverschlusses	± [g]	+ +	(+) [h]	–
Eiabnahmemechanismus	–	–	+ +	–

(+ + sehr gut; + gut; ± eingeschränkt möglich; (+) nicht sicher, – nicht möglich.)
[a] Differenzierung Uterus subseptus – Uterus bicornis nur unter Einbeziehung der Laparoskopie oder der HKSG möglich.
[b] Zur Differenzierung Uterus bicornis – Uterus duplex.
[c] Differenzierung von Uterus subseptus und Uterus bicornis durch Laparoskopie oder HKSG nötig.
[d] Insbesondere submuköse und intramurale, bei großen gestielten Myomen eventuell Laparoskopie zur Differenzierung von Ovarialtumor notwendig.
[e] Submuköse/verkalkte Myome, je nach Erfahrung. Eventuell Darstellung in 2. Ebene notwendig.
[f] In erster Linie gestielte und subseröse Myome.
[g] Hier müssen noch weitere Erfahrungen gesammelt werden, um die Aussagekraft der HSG zu erreichen.
[h] Eventuell durch durchschimmernde Blaulösung erkennbar.

chanismus mit evtl. endoskopisch-operativer Korrektur oder zur Planung einer eventuellen mikrochirurgischen Operation.

Bei durch Adnexitiden oder Voroperationen im kleinen Becken belasteter Anamnese besteht à priori eine höhere Wahrscheinlichkeit einer gestörten Tubenfunktion, insbesondere eines behinderten Eiabnahmemechanismus. Hier ist deshalb begründetermaßen zur Tubendiagnostik primär die Chromolaparoskopie wegen ihrer größeren Aussagekraft hinsichtlich der Funktion der Tuben zu empfehlen.

Da das US-Kontrastmittel SH U454 nach Injektion schnell resorbiert wird, ist seine Anwendung auch in Behandlungszyklen möglich. Eigene Erfahrungen mit Konzeptionen im Untersuchungs- oder Folgezyklus und nachfolgend ausgetragene Schwangerschaften und gleiche Erfahrungen anderer (Lindner et al. 1989) sprechen für eine gute epitheliale Verträglichkeit des Kontrastmittels.

9.8.2 Prätherapeutische Abklärung der Uterus- und Tubenverhältnisse

Vor konservativer Myomtherapie

Bei Verdacht auf Uterusmyom(e) und Wunsch nach gebärmuttererhaltender Operation kann über die Diagnostik mit Hysteroskopie, Kontrastsonographie und Laparoskopie der genaue Myomsitz lokalisiert, zum Myometrium abgegrenzt und nach diesen Befunden die Therapie geplant werden (vgl. Abb. 9.35, S. 219).

In der HKSG und hysteroskopisch festgestellte intrauterine Befunde (submuköse Myome, Polypen) werden im Falle von Polypen und kleinen Myomen bis etwa 1 cm Durchmesser durch Kürettage entfernt (Abb. 9.64, Sitz a). Falls notwendig, wird die Myomentfernung unter abdominaler Ultraschallkontrolle durchgeführt (Deichert et al. 1987; Abb. 9.65). Größere Myome werden per Hysteroskop reseziert, was auch zweizeitig erfolgen kann. Nach Resektion des primär zugänglichen Myomanteils werden nach ca. 8 Wochen die restlichen basalen Teile abgetragen, die inzwischen kavumwärts gewandert sind (Abb. 9.64, Sitz b; in Ausnahmefällen Sitz c, dann zweizeitig).

Überwiegend intramurale oder große, intramural-subserös entwickelte Myome (Abb. 9.64, Sitz c und d) können nach (versuchter) Verkleinerung und induzierter Degeneration sowie Minderdurchblutung durch GnRH-Analogon-Therapie (insgesamt 70% Ansprechrate, vgl. Abb. 9.66) oder primär – ohne Vorbehandlung – per Laparotomie enukleiert werden. Die HKSG informiert über

– den Abstand zwischen Cavum uteri und Myom, woraus die Wahrscheinlichkeit einer Eröffnung des Uteruskavums bei der Enukleation abgeleitet werden kann, und die Indikation zu einer GnRH-Analogon-Vorbehandlung, um die Situation zu verbessern.

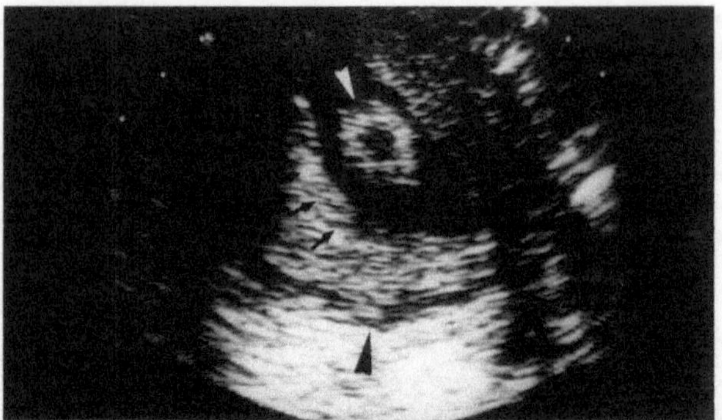

a

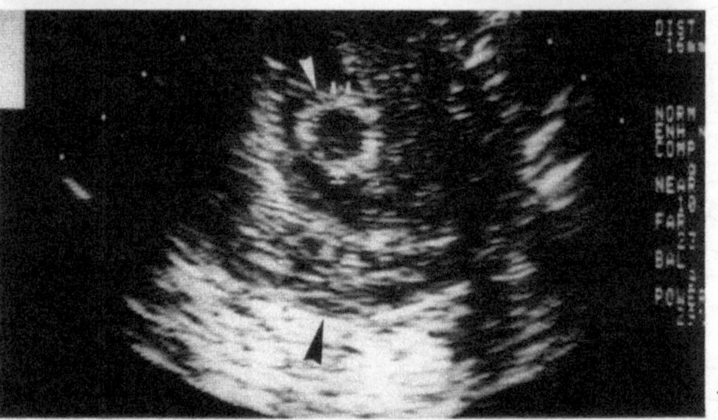

b

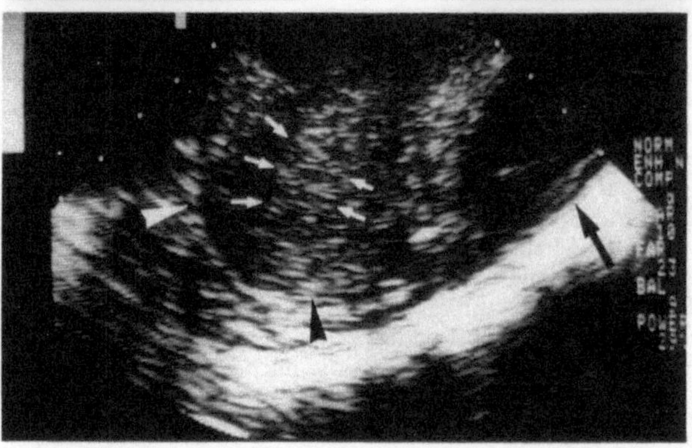

c

Abb. 9.65 a – c. Kontrastsonographische Darstellung eines submukösen Myoms. **a, b** Mit Ringer-Lösung gefülltes Cavum uteri; Uterusfundus (➤), Myom (➤ *weiß*), Endometrium (→). **c** Kontrolle nach Myomabtragung per Kürette; Endometrium (→), Flüssigkeit im Douglas nach der HKSG (⟶). Längsschnitte

– die Durchgängigkeit der Tuben, die durch Kompression verlegt sein können. (Eine Kontrolle nach GnRH-Analogon-Therapie unmittelbar präoperativ ist sinnvoll; denn nach hormoneller Myomverkleinerung kann eine vorher blockierte Passage wieder frei sein).

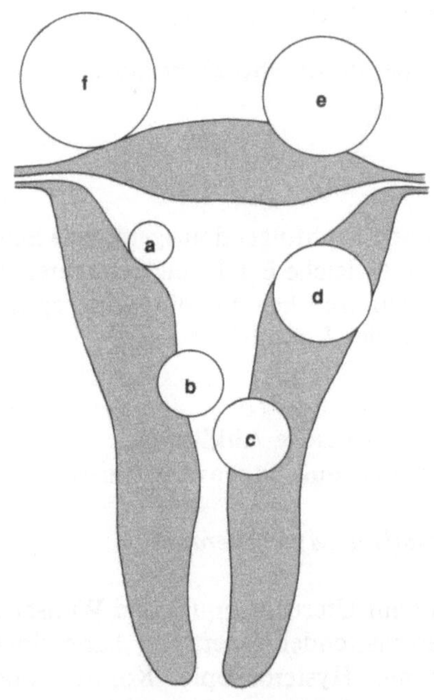

Abb. 9.64. Skizze zur Einteilung der unterschiedlichen Lokalisationen von Uterusmyomen

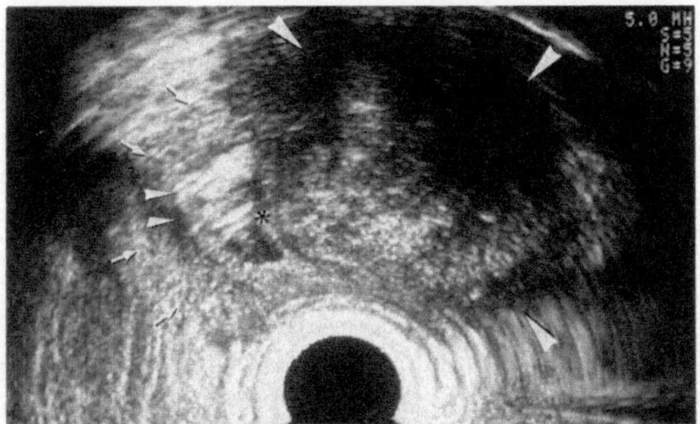

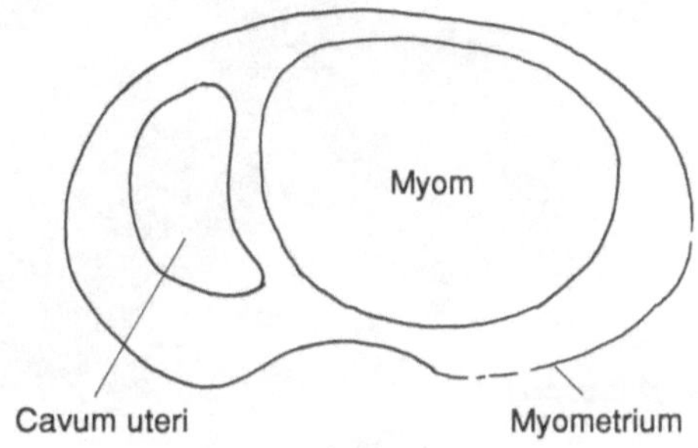

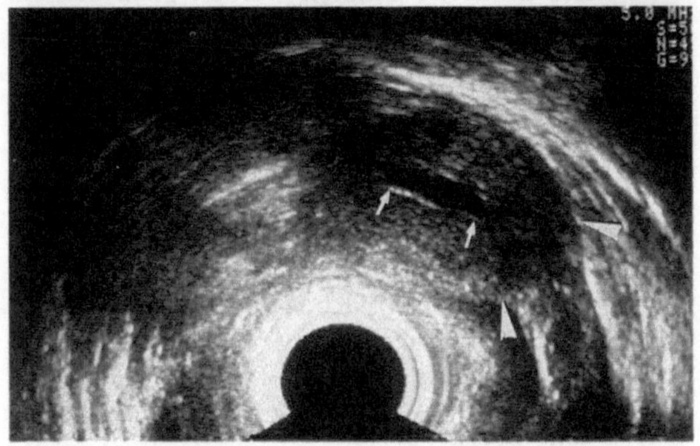

Abb. 9.66. a Kontrastsonographische Abgrenzung eines großen intramuralen Myoms zum Cavum uteri vor medikamentöser Therapie mit einem Depot-GnRH-Analogon. Endometrium (*), mit NaCL-Lösung gefülltes Cavum uteri (➤). **b** Völlige Rückbildung des Myoms nach 3monatiger Therapie. HKSG, Cavum uteri (→), kein Myomnachweis mehr an der früheren Lokalisation (➤). Beschreibung im Detail bei Gesenhues et al. (1989)

Laparoskopisch ist ein „Durchsehen" der Uteruswandschichten nicht möglich, jedoch können subseröse, insbesondere gestielte Myome sicher abgegrenzt und differentialdiagnostisch (prätherapeutisch) von Ovarialtumoren unterschieden werden. Kleinere subseröse (Abb. 9.64, Sitz e) oder gestielte Myome (Abb. 9.64, Sitz f) können dabei laparoskopisch abgetragen werden.

Vor Adnexoperationen

Adnexeingriffe bei Mädchen und bei der Frau mit noch nicht abgeschlossener Familienplanung sollten so gewebeschonend wie möglich, d. h. möglichst mikrochirurgisch vorgenommen werden, um keine Verwachsungen, die den Eiabnahmemechanismus behindern könnten, zu verursachen. Darüber hinaus kann es sinnvoll sein, bei der Frau in der Geschlechtsreife vor Adnexeingriffen wegen Ovarialzysten ante operationem die Tubendurchgängigkeit zu überprüfen, um evtl. eine Tubensanierung mit vornehmen zu können. Das kann bei Ovarialzysten laparoskopisch oder per Laparotomie geschehen. Die HKSG ohne Narkose ermöglicht hier eine einfache und rasche präoperative Orientierung. Pathologische Befunde erfordern dann eine zusätzliche Diagnostik mit HSG oder Chromolaparoskopie.

9.8.3 Intra operationem

Intraabdominelle Adhäsionen oder große Tumoren, wie Ovarialzysten oder große subseröse Myome, können die Beurteilung der Tubenfunktion bei der Chromolaparoskopie erschweren oder unmöglich machen. Die Alternative zur Abklärung war bislang die HSG meist in einer späteren Sitzung. Mit Hilfe der HKSG kann die Tubendurchgängigkeit – bei bereitstehendem Ultraschallgerät – dann sekundär in derselben Narkose geklärt werden.

Bei Adnexbefunden, die schon bei der gynäkologischen Voruntersuchung oder im Basisultraschall auffallen, oder bei einer auf einen Verwachsungssitus hinweisenden Anamnese sollte die HKSG primär mit der Chromolaparoskopie kombiniert werden. Hierbei beginnt man mit der Kontrastsonographie, denn die intraabdominelle Füllung mit CO_2-Gas bei der anschließenden Laparoskopie kann die sonographische Darstellung der Adnexe wegen der Gasüberlagerung erschweren (Abb. 9.67).

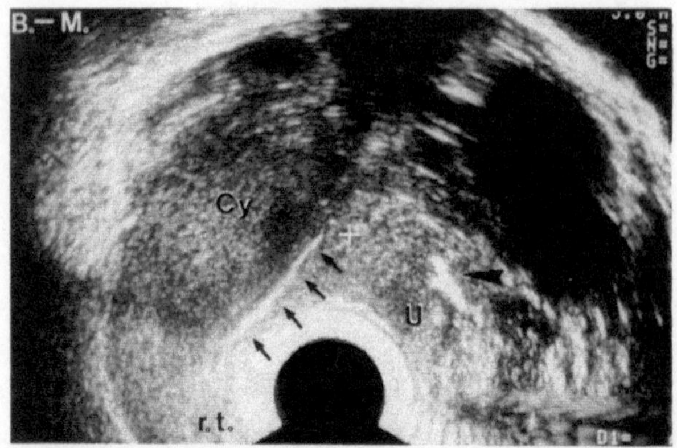

a

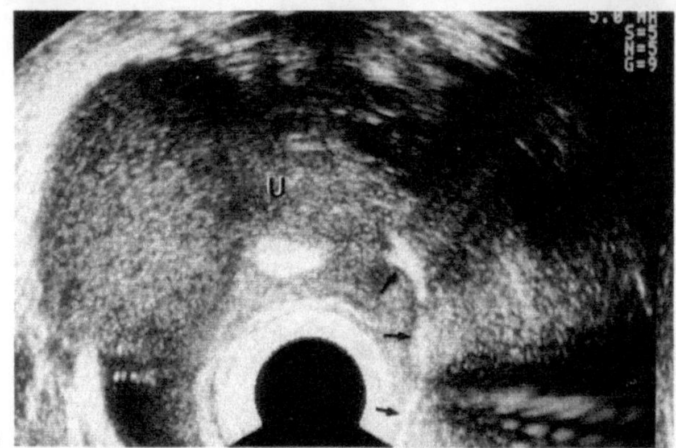

b

Abb. 9.67 a, b. Kontrastsonographische Abklärung der Tubenpassage bei beidseits großen Endometriosezysten und Verwachsungssitus. Tubenpassage laparoskopisch nicht beurteilbar. Frontalschnitte, *U* Uterus. **a** Mit Kontrastmedium (SHU 454) perfundierte rechte Tube (r.t., →), darüber die Endometriosezyste rechts (*Cy*); Cavum uteri (➤). **b** Perfundierte linke Tube (→). Diagnose nach kombinierter Diagnostik mit erstens HKSG und zweitens Chromolaparoskopie: „Beidseits durchgängige Tuben in Verwachsungen". Zur Wiederherstellung der Tubenfunktion (Eiabnahmemechanismus) später mikrochirurgische Operation

9.9 Zusammenfassung und Ausblick

Die transvaginale HKSG ist eine neue diagnostische Methode zur Abklärung und Differenzierung von intrauterinen und myometralen Befunden. Sie zeigt deren Lokalisation und Ausdehnung verläßlich und ergänzend zu konventionellen Methoden, wie Hysteroskopie, HSG und Laparoskopie, auf und hilft dadurch bei der Planung des therapeutischen Vorgehens.

Die transvaginale HKSG demonstriert zuverlässig die unbehinderte Tubenpassage im Ultraschall-B-Bild. Durch zusätzliche Anwendung der Pulsdopplersonographie wird die Aussagekraft der HKSG bei auffälligen oder unklaren Ultraschallbefunden verbessert. Geringes Risiko von Begleitreaktionen bei Beachtung steriler äußerer Bedingungen, einfache Handhabung und mögliche ambulante Durchführbarkeit sind günstige Voraussetzungen für einen Einsatz der HKSG als Screeningmethode des Uterus- und Tubenfaktors in der ersten Phase der Sterilitätsdiagnostik, um dann frühzeitig gezielt zu therapieren.

Vor organerhaltenden Adnexeingriffen bei jungen Frauen ermöglicht die HKSG eine Orientierung über die Uterus- und Tubenverhältnisse.

Weitere klinische Studien werden dazu dienen, die Darstellung pathologischer Befunde, z. B. die Lokalisation von Tubenverschlüssen, noch zu verbessern. Hierzu könnte auch eine verbesserte Ultraschalltechnik beitragen:

- mit kleinem Schallkopf bei weitem Abbildungswinkel,
- einer auf die Bedürfnisse der Kontrastsonographie abgestimmten Farbdopplertechnik,
- mit intraoperativ einsetzbaren kleinen Schallköpfen zur Lokalisation des Passagestopps am offenen Situs und schließlich
- speziellen Softwareprogrammen zur selektiven Identifizierung des pertubierten – aber ruhenden – Kontrastmittels in einer verschlossenen Tube.

Literatur

Deichert U, van de Sandt M, Daume E (1987) Vaginale Hysterokontrastsonographie zur differentialdiagnostischen Abklärung eines Pseudogestationssacks. Ultraschall Klin Prax 2:245–248

Deichert U, van de Sandt M, Lauth G, Daume E (1988) Die transvaginale Hysterokontrastsonographie (HKSG). Ein neues diagnostisches Verfahren zur Differenzierung intrauteriner und myometraler Befunde. Geburtsh Frauenheilk 48:835–844

Deichert U, Schlief R, van de Sandt M, Juhnke I (1989) Transvaginal hysterosalpingo-contrast sonography (Hy-Co-Sy) compared with conventional tubal diagnostics. Hum Reprod 4:418–424

Deichert U, Schlief R, van de Sandt M, Göbel R, Daume E (1990) Transvaginale Hysterosalpingo-Kontrastsonographie (HKSG) im B-Bild-Verfahren und in der farbcodierten Duplexsonographie zur Abklärung der Tubenpassage. Geburtsh Frauenheilk 50:717–721

Deichert U, Schlief R, van de Sandt M, Daume E (1992) Transvaginal hystrosalpingo-contrast sonography for the assessment of tubal patency with gray scale imaging and additional use of pulsed wave Doppler. Fertil Steril 57:62–67

Gesenhues P, Hackenberg R, Deichert U, Duda V, Sturm G, Schulz KD (1989) Neue Möglichkeiten zur differenzierten Therapie von Leiomyomen des Uterus mit dem

GnRH-Antagonisten „Zoladex". Geburtsh Frauenh 49:96–98

Goswamy R (persönliche Mitteilung)

Gramiak R, Shah PM (1968) Echocardiography of the aortic root. Invest Radiol 3:356–366

Hüneke B, Lindner C, Braendle W (1989) Untersuchung der Tubenpassage mit der vaginalen gepulsten Kontrastmittel-Doppler-Sonographie. Ultraschall Klin Prax 4:192–198

Nannini R, Chelo E, Branconi F, Tantini C, Scarselli GF (1981) Dynamic echohysteroscopy: a new diagnostic technique in the study of female infertility. Acta Europ Fertil 12:165–171

Nicolini U, Belotti M, Bonazzi B, Zamberletti D, Candiani GB (1987) Can ultrasound be used to screen uterine malformations? Fertil Steril 47:89–93

Randolph JR, Ying YK, Maier DB, Schmidt CL, Riddick DH (1986) Comparison of real-time ultrasonography, hysterosalpingography and laparoscopy/hysteroscopy in the evaluation of uterine abnormalities and tubal patency. Fertil Steril 46:828–832

Richman TS, Viscomi GN, de Cherney A, Polan ML, Alcebo LO (1984) Fallopian tubal patency assessed by ultrasound following fluid injection. Radiology 152:507–510

Runnebaum B, Rabe T (1987) Gynäkologische Endokrinologie. Springer, Berlin Heidelberg New York, S. 367

Schlief R (1991) Ultrasound contrast agents. Curr Opin Radiol 3:198

Schlief R, Deichert U (1991) Hysterosalpingo-contrast sonography: results of a clinical trial with a novel US contast medium in 120 patients. Radiology 178:213–215

Valdes C, Malni S, Malinak LR (1984) Ultrasound evaluation of female genitaltract anomalies: a review of 64 cases. Am J Obstet Gynecol 149:285

10 Intraoperativer Ultraschall

U. DEICHERT

10.1 Vorbemerkung

10.1.1 Zielsetzung

In der operativen Gynäkologie ist ein Trend zur Verkleinerung der Eingriffe zu verzeichnen, insbesondere wird zunehmend Wert auf die Organerhaltung und damit die Erhaltung der Organfunktion gelegt.

Wenn bei jungen Frauen oder solchen mit nicht abgeschlossener Familienplanung ein gutartiger Ovarialtumor, Uterus myomatosus oder eine Tubenpathologie vorliegen, zielt das operative Vorgehen daher auf die Erhaltung der reproduktiven Organe, d. h.: pathologisches Gewebe sollte unter weitgehender Schonung gesunden Organgewebes entfernt werden.

In der Abdominalchirurgie liegen zum Einsatz der intraoperativen Sonographie am offenen Situs bereits in größerem Maße Erfahrungen vor (Rückert u. Klotter 1986). Der Ultraschall kann hier der Lokalisation pathologischer Prozesse und als Hilfe in der operativen Verfahrenswahl dienen (Rückert et al. 1984; Makuuchi et al. 1985). Demgegenüber gibt es keine Studien zur Anwendung des intraoperativen Ultraschalls (IOUS) in der operativen Gynäkologie.

10.1.2 Indikationen

Erste eigene Untersuchungsergebnisse zur Anwendung des IOUS bei organerhaltenden gynäkologischen Operationen im kleinen Becken sprechen für einen berechtigten Einsatz (Deichert et al. 1990). Die Grenzen zwischen Ovarialstroma/Ovarialtumor und Myometrium/Myomgewebe lassen sich durch die Anwendung des IOUS sicherer auffinden. Hierdurch wird der Erhalt und die Einsparung gesunden Organgewebes, insbesondere bei jungen Frauen, besser möglich.

Bei der Durchgängigkeitsprüfung der Eileiter am offenen Situs, der transfundalen Blauprobe, bedeutet ein fehlender Flüssigkeitsaustritt aus den Tubenostien entweder einen Tubenverschluß oder einen inkorrekten Sitz der Injektionsnadel. Die sonographische Lagekontrolle der Injektionsnadel sichert hier ihre korrekte Lokalisation im Cavum uteri. Sie hilft somit eine direkte parakavale Injektion

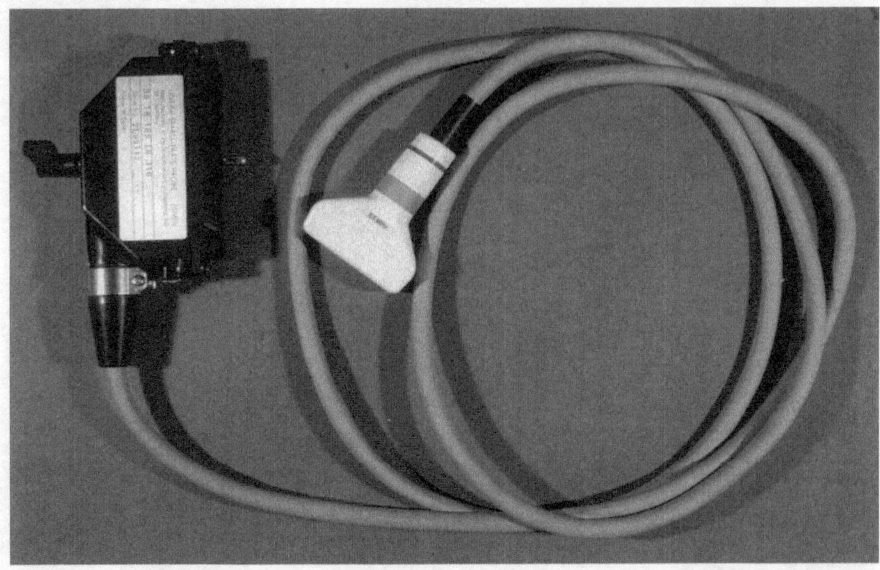

Abb. 10.1. Der 7,5-MHz-Small-part-Linearscanner zur intraoperativen Anwendung (Fa. Siemens)

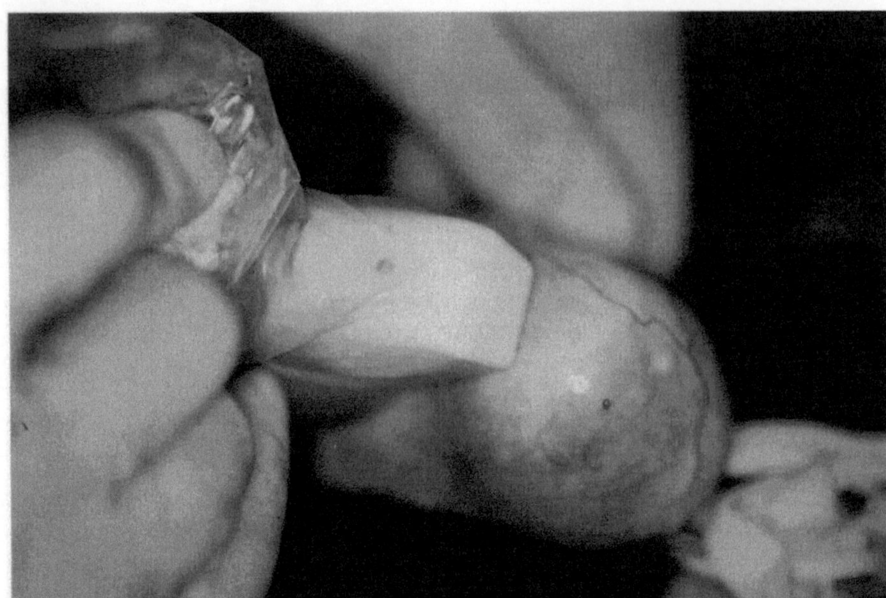
a

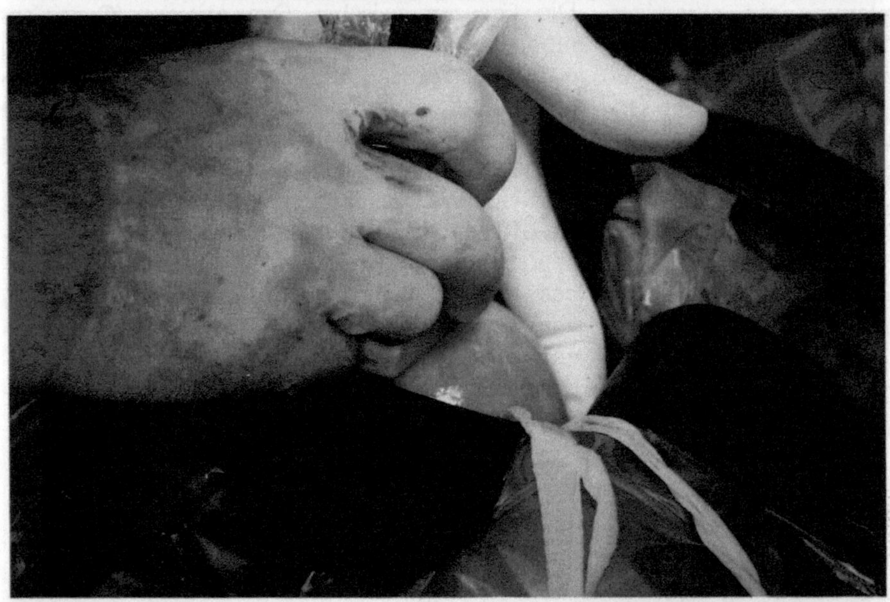
b

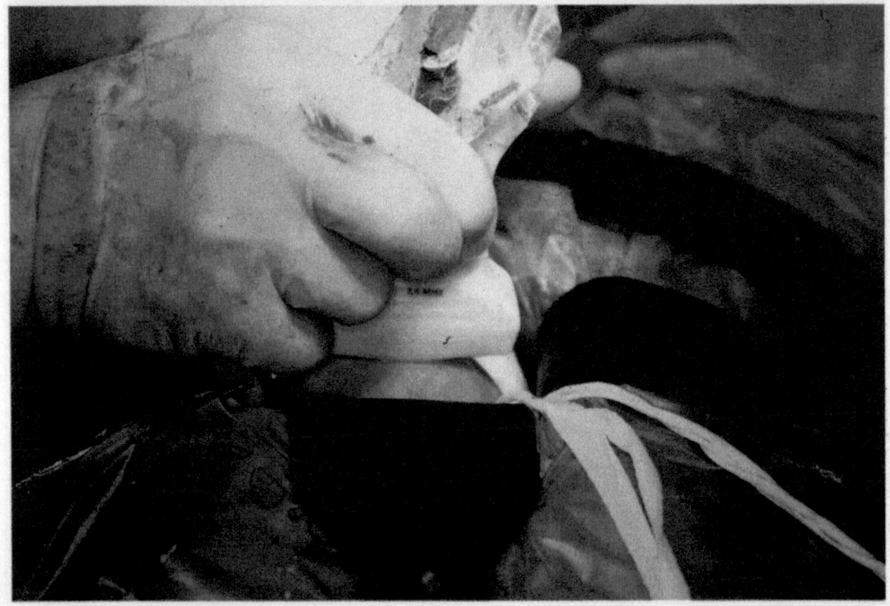
c

Abb. 10.2. Durchführung des IOUS am Ovarialtumor (**a**) und (**b**+**c**) am Uterus myomatosus. Sonographische Abgrenzung eines intramuralen Myoms. Entgegenhalten des Uterus mit der linken Hand. **b** Uterus im Längsschnitt und **c** im Querschnitt geschallt

zu vermeiden bzw. bestätigt beim Verdacht auf Tubenverschluß die Flüssigkeitsinjektion in die Gebärmutterhöhle.

Aus dem Vorangegangenen zeichnen sich daher derzeit 2 Indikationsgebiete des gynäkologischen IOUS zum Ziel der Organerhaltung ab:

1. Topographische Differenzierung (Abgrenzung) Tumor/Zyste (Ovarialtumor, Myome) gegen gesundes Organgewebe (Ovarialparenchym, Myometrium).
2. Intraoperative Lagekontrolle der Injektionsnadel bei der transfundalen Blauprobe.

10.2 Technik

10.2.1 Vorbereitung

Zum IOUS werden kleine, handliche Schallapplikatoren mit einer Frequenz von 7–10 MHz eingesetzt. Diese sind entweder gassterilisierbar oder werden vor Anwendung mit einem sterilen Plastiküberzug vorbereitet. Die Schallkopfauflagefläche ist klein. Sie sollte 2×3×1 cm nicht überschreiten. Verwendbar sind Schallköpfe mit abgewinkelten Schallfenstern und unterschiedlicher Technik, d. h. Sectorscanner und Linearscanner (Rückert et al. 1986). Wir verwenden in erster Linie einen 7,5-MHz-Parallelscanner (Abb. 10.1). Die IOUS-Einheit (Schallkopf-Kabel-Gerätestecker) wird nach Applikation von US-Gel auf die Auflagefläche des US-Kopfes in einen sterilen Plastikschlauch gefüllt und an das im OP-Saal bereitstehende US-Gerät angeschlossen. Dieses steht rechts von der Patientin in Beinhöhe, so daß der Operateur auf den Monitor blicken kann. Wegen der Distanz ist ein größerer Zusatzmonitor hilfreich, der dann statt des kompletten US-Gerätes an gleicher Stelle stehen kann.

10.2.2 Durchführung (Abb. 10.2)

Zum IOUS wird die zu untersuchende Struktur direkt an ihrer Oberfläche oder im Abstand von 1–2 cm mit dem Schallkopf abgefahren, um die Nahfeldauflösung zu verbessern. Zur akustischen Ankopplung dient eine Wasservorlaufstrecke mit Kochsalz- oder Ringer-Lösung im Operationsgebiet. Zur Orientierung empfiehlt sich folgendes Vorgehen: Bei Ovarialtumoren wird das Organ in Längs- und Querschnitten durchgemustert und der palpierende Finger oder eine Knopfkanüle zwischen US-Kopf und Organ geschoben, um im Vergleich mit dem US-Bild die Grenze Tumor – Normalgewebe im Ovar festzuhalten (s. Abb. 10.7d). Gleiches gilt für das Aufsuchen von intramuralen Uterusmyomen. Die Beurteilungskriterien sind Größe und Form des Tumors, Echodichte und Echowechsel, Randbeschaffenheit, Binnenstrukturen, Abgrenzbarkeit zum Normalgewebe bzw. Beziehung zu Nachbarstrukturen.

Zur Lagekontrolle der Injektionsnadel bei der transfundalen Blauprobe kann ähnlich wie bei der Amniozentese unter US-Kontrolle die Nadelspitze im Querschnitt oder im Längsschnitt des Uterus aufgesucht werden (s. Abb. 10.5).

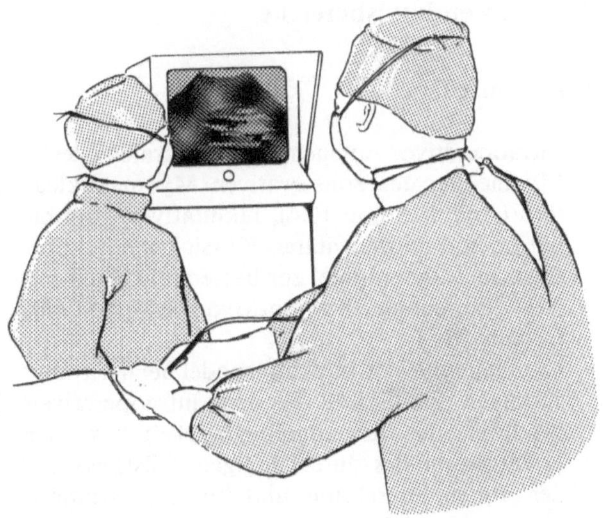

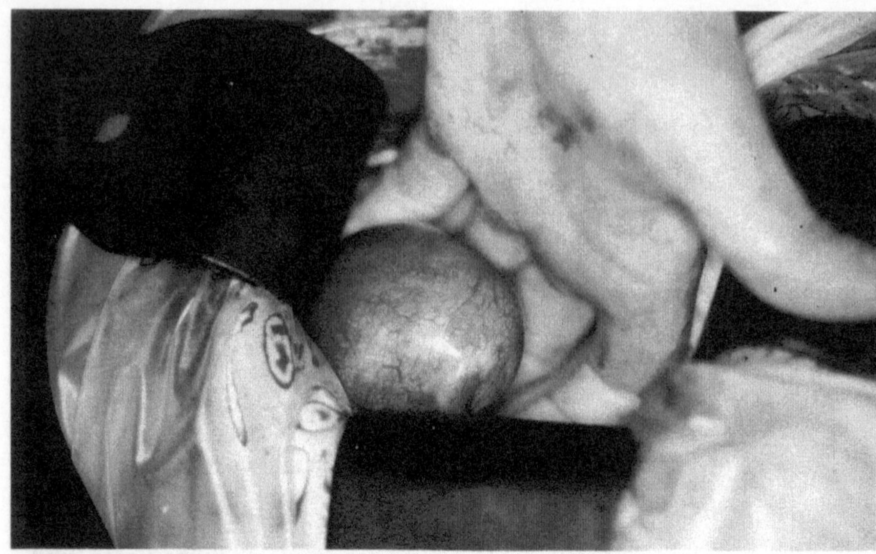

10.3 a

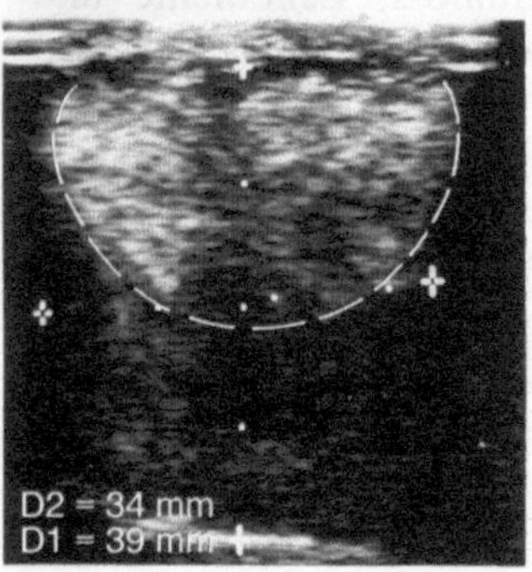

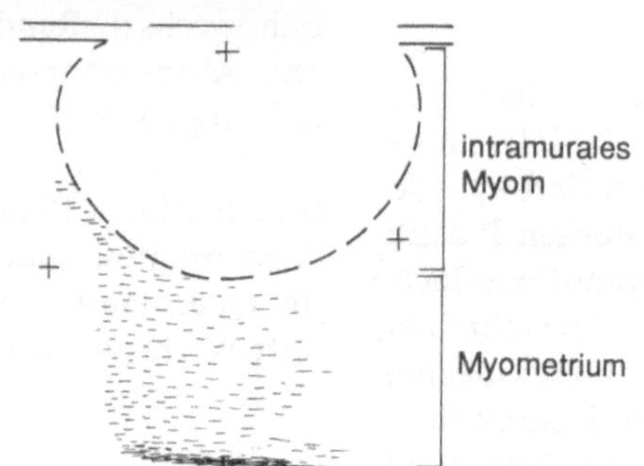

10.3 b

Abb. 10.3 a–d. IOUS eines intramuralen Myoms vor konservativer Myomenukleation, 25jährige Patientin. **a** Der äußerlich glattwandige Uterus mit palpatorisch schlecht abgrenzbarem Vorderwandmyom wegen weicher Konsistenz. **b** IOUS des Myoms, Eindringtiefe im Myometrium. **c** Enukleation des weichen Vorderwandmyoms. **d** Endsitus nach Wundverschluß

10.3 Anwendungsbereiche

10.3.1 Am Uterus

- Intraoperatives Aufsuchen intramuraler (Rest-) Myome bei der konservativen Myomenukleation (Abb. 10.3 und 10.4), fakultativ in Kombination mit intrakavitärer Flüssigkeitsinjektion (Kontrastsonographie) zur besseren Darstellung der Beziehung Kavum-Myometrium-Myom (s. Abb. 10.5).
- Lagekontrolle der Injektionsnadel bei der transfundalen Blauprobe, die dem intraoperativen Nachweis der Tubendurchgängigkeit bzw. der Lokalisation des durchgängigen Teilstücks bei der Tubenteilresektion und Tubenanastomose dient (Abb. 10.5 und 10.6).

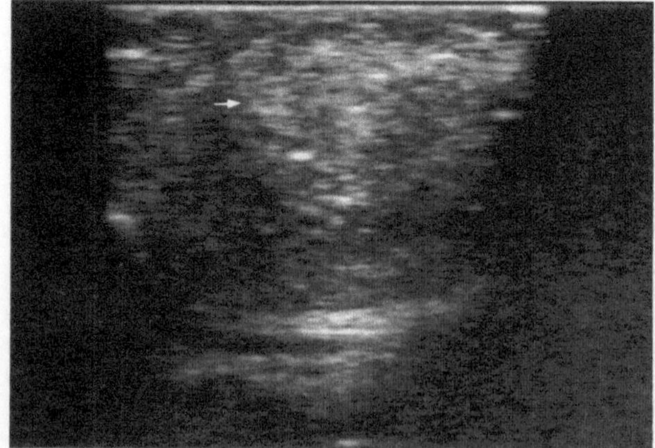

10.4

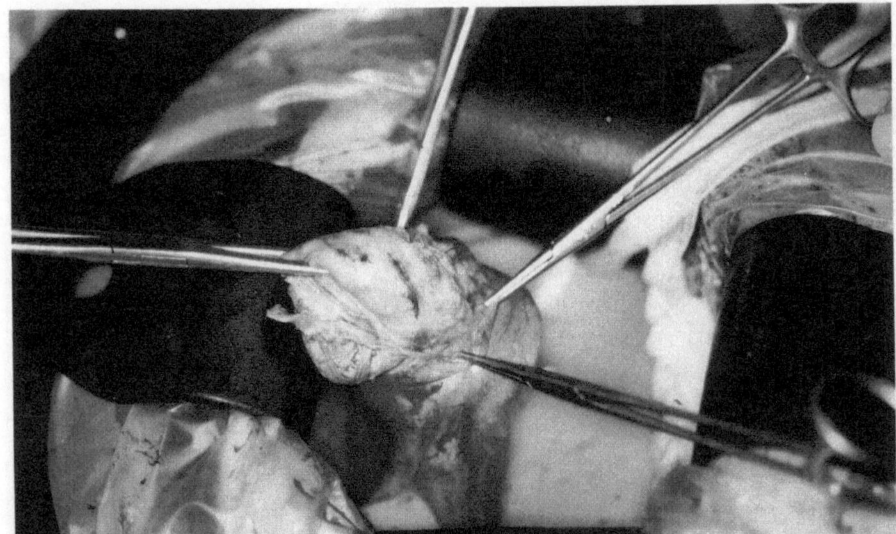

10.3c

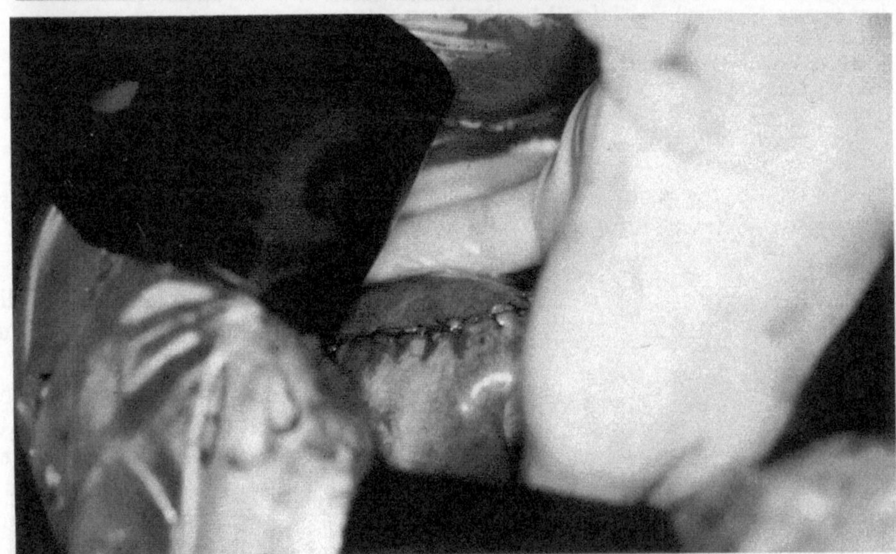

10.3d

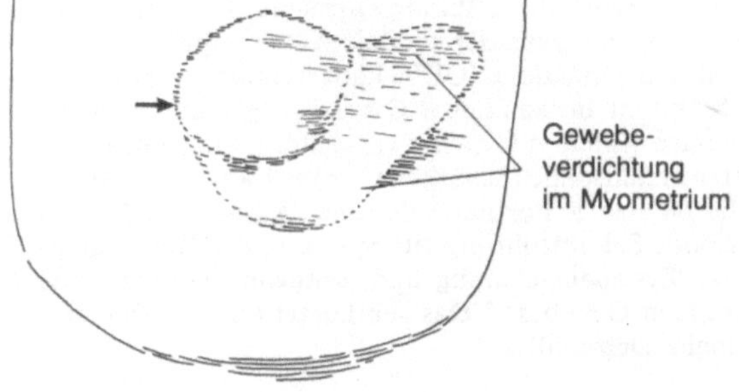

Abb. 10.4. Uterus myomatosus, 28jährige Patientin, seit 6 Jahren Kinderwunsch, 3malige GnRH-Analogon-Depotgabe zur Myomverkleinerung, anschließend konservative Myomenukleation und mikrochirurgische Adhäsiolyse. Intraoperativ Uterus insgesamt verhärtet, Myom palpatorisch nicht abgrenzbar. Der IOUS zeigt die Gewebeverdichtung (→) im übrigen Myometrium, entsprechende Schnittführung und Enukleation. Histologie: Adenomyosis uteri

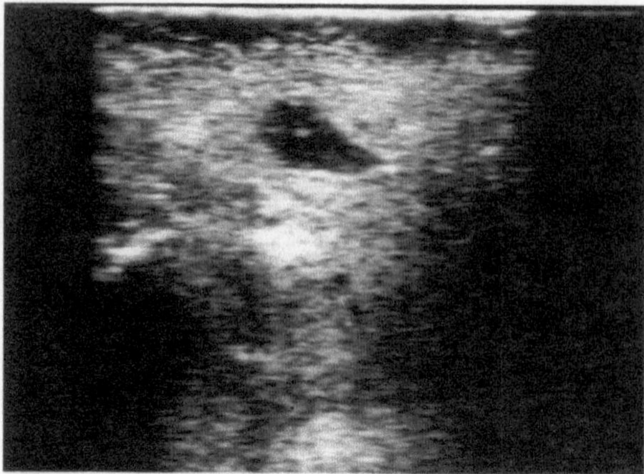

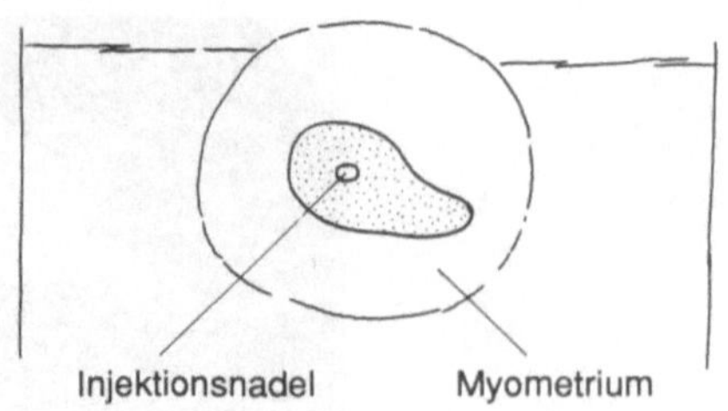

Abb. 10.5. Nadelkontrolle bei der transfundalen Flüssigkeitsinjektion und Kontrastsonographie zur Kontrolle auf restliche Myome im Anschluß an die konservative Myomenukleation (doppelmannsfaustgroßer Uterus myomatosus mit mehreren Myomen). 31jährige Patientin, Abortkürettage vor 1/2 Jahr, hierbei Diagnose des Uterus myomatosus, GnRH-Analogon-Depotgabe über 3 Monate, anschließend Myomenukleation

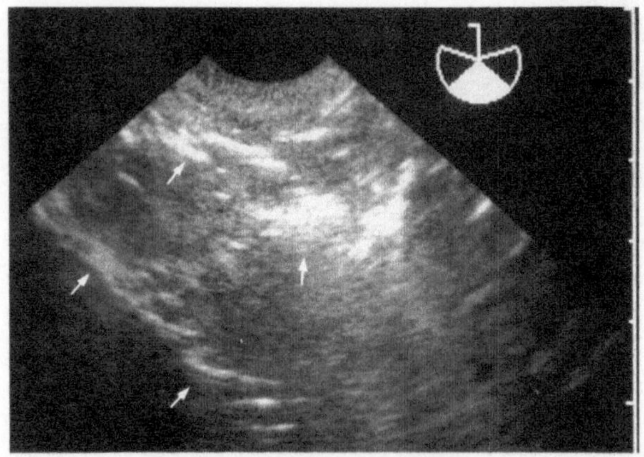

Abb. 10.6. Nadelkontrolle bei transfundaler Blauprobe, beidseits kein Flüssigkeitsaustritt am Fimbrienende. Der IO-US zeigt die Ursache: Cavum uteri mit Koageln (→) gefüllt, so daß die Tubenostien verlegt sind. 35jährige Patientin, aktueller Kinderwunsch, mehrknolliger Uterus myomatosus. 3 Monate GnRH-Analogon-Vorbehandlung, anschließend kombinierte Operation: hysteroskopische Myomresektion eines submukösen Myoms und Laparotomie zur konservativen Myomenukleation

10.3.2 Am Ovar

- Intraoperative Lokalisation kleinster Tumoren im makroskopisch unauffälligen Ovar (Abb. 10.7 und 10.8).
- Zur genauen Abgrenzung größerer Dermoide und anderer Ovarial-Tumoren, um die Schnittführung zu optimieren (Abb. 10.9 und 10.10).
- Zum Aufsuchen und Erhalten restlichen Ovarialparenchyms bei großen Endometriose- bzw. Dermoidzysten (Abb. 10.11).

Abb. 10.7a–f. Intraoperative Lokalisation einer kleinen Dermoidzyste bei 25jähriger Patientin. **a** Präoperativer Vaginalschall, zystisch-solider Tumor, Querschnitt. **b** Intraoperativer Situs: rechtes Ovar, der kaudale Anteil imponiert etwas größer als der kraniale. **c** IOUS, Längsschnitt entsprechend Abb. 5b: Tumor im kaudalen, Ovarialgewebe mit Follikeln im kranialen Anteil. **d** Gleicher US-Schnitt wie **c** mit eingeblendeter Metallsonde (Schallschatten) zur äußeren Markierung der Grenze Tumor-normales Ovarialgewebe. **e** Daraus resultierende Schnittführung zur Spaltung der Tunica albuginea zur Zystenausschälung und weitgehenden Schonung des gesunden Gewebes. **f** Das sektkorkenförmige Präparat (Histologie: Dermoid) ▶

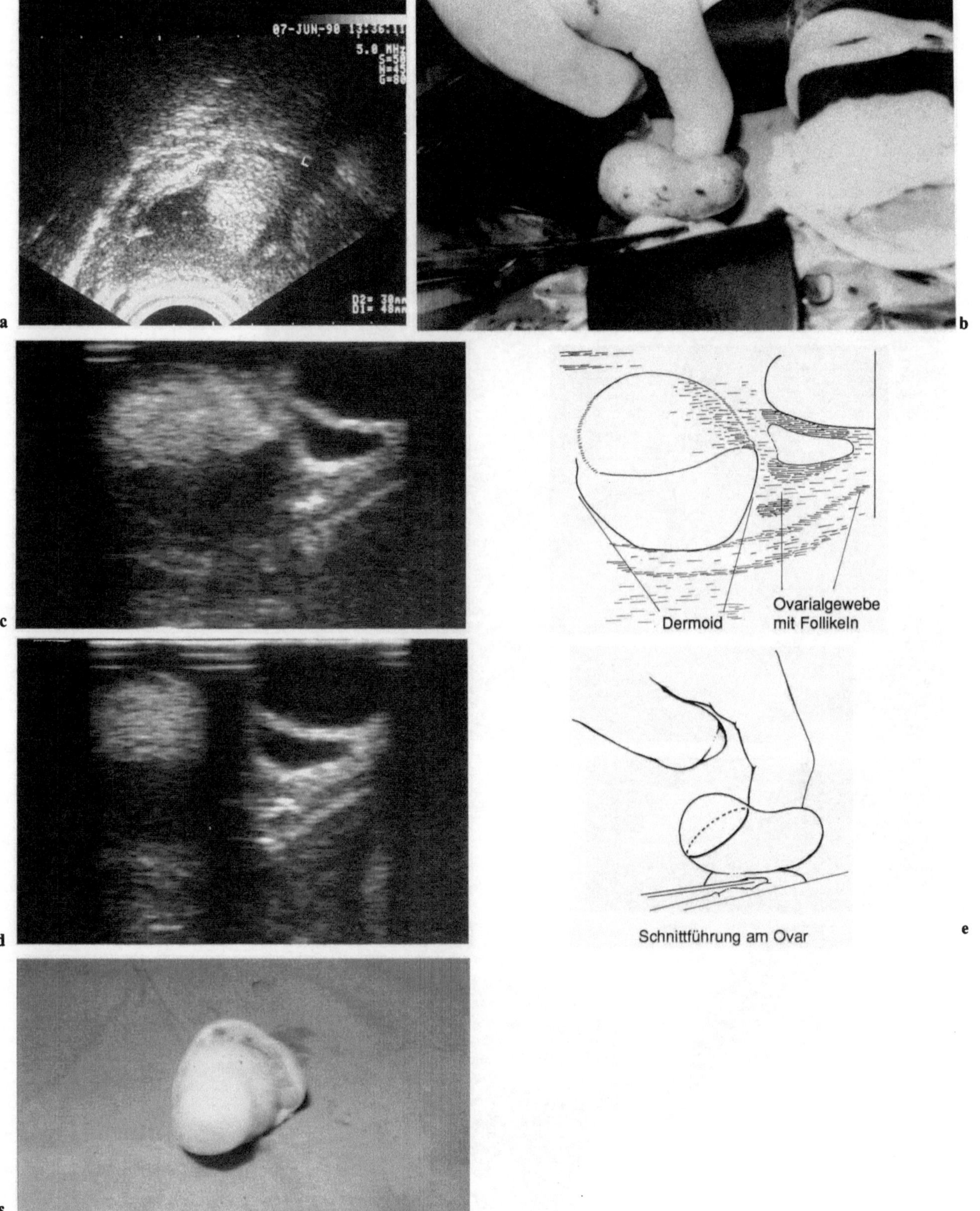
07-JUN-90 13:36:11
5.0 MHz
Dermoid
Ovarialgewebe
mit Follikeln
Schnittführung am Ovar
a
b
c
d
e
f

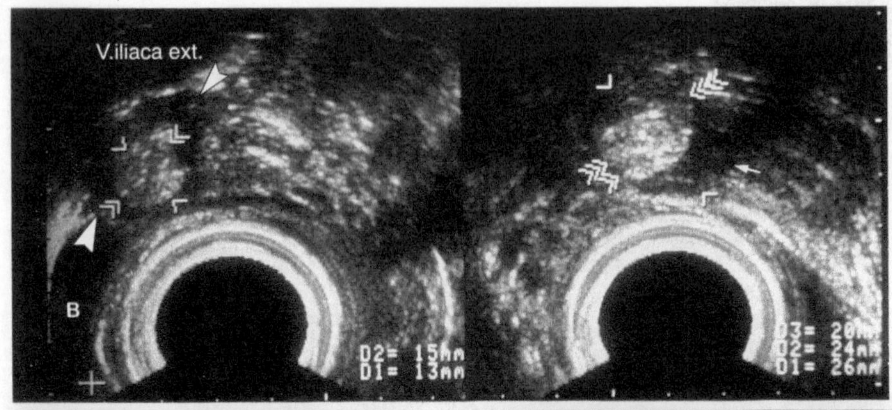

a

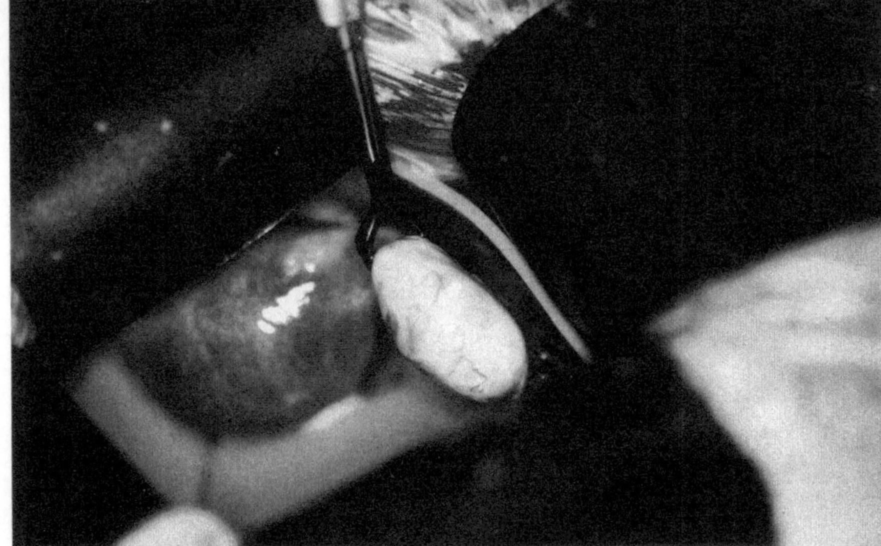

b

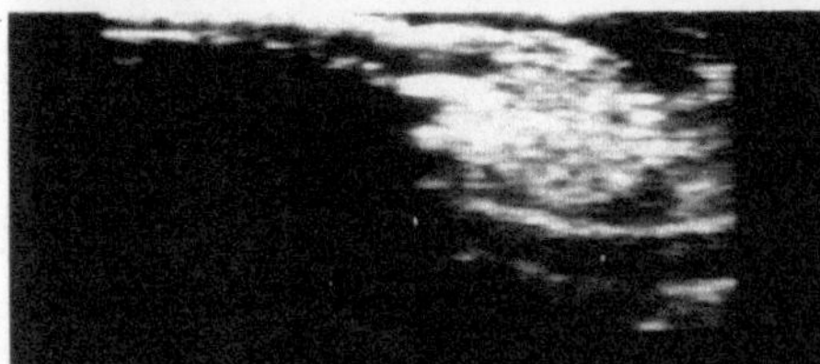

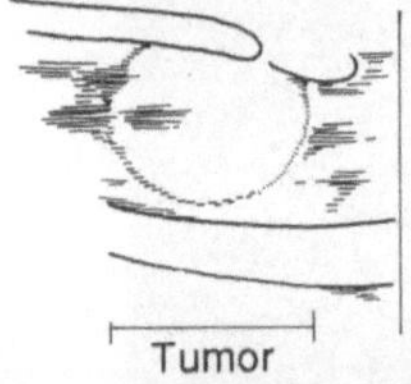

c

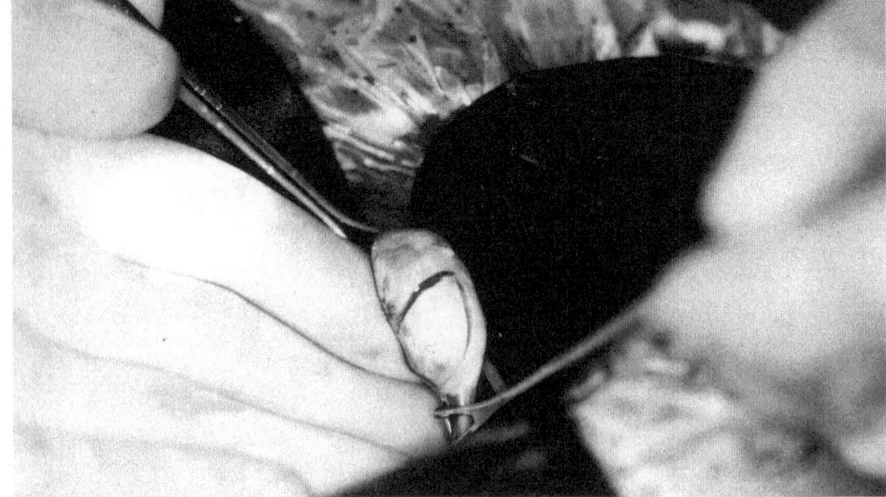

d

Abb. 10.8 a–g. Intraoperative Lokalisation eines sehr kleinen soliden Ovarialtumors bei 19jähriger Patientin. Dem Kollegen in der Praxis war ein über 3 Monate beobachteter, persistierender solider Ovarialtumor aufgefallen (man *beachte* DD: solides Corpus luteum). **a** Präoperativer Vaginalschall: 20×15 mm großer solider Tumor im rechten Ovar (➤). *Links:* Querschnitt, V. iliaca externa, Blase (*B*). *Rechts:* Schrägschnitt, Ovarialparenchym (→). Primäre Laparotomie, da inspektorisch Normalbefund erwartet. **b** Intraoperativer Situs: rechtes Ovar, normale Größe. **c** IOUS, Längsschnitt, Abgrenzung des Tumors. **d** Situs: entsprechende sparsame Schnittführung. **e** Situs: der Tumor vor der Abtragung von seiner Basis. **f** Der exstirpierte Tumor (Histologie: reifes Teratom). Lediglich ein geringer Parenchymanteil wurde mitentfernt (zur besseren Adaption der Wundränder am Restovar). **g** Endsitus: das nahezu komplette Ovarialparenchym bleibt erhalten

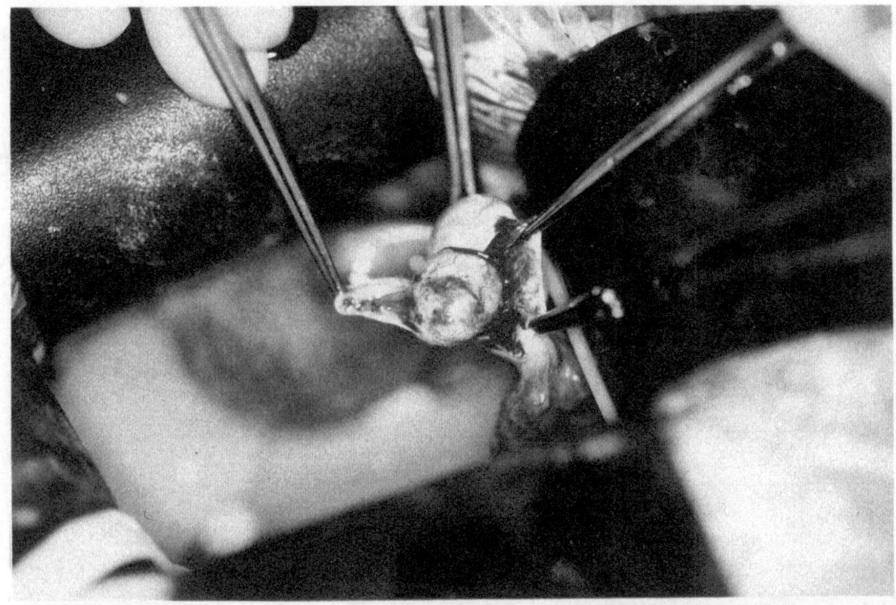
e

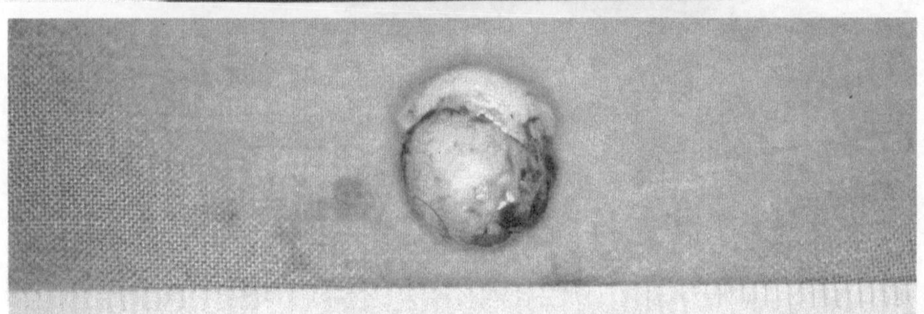
f

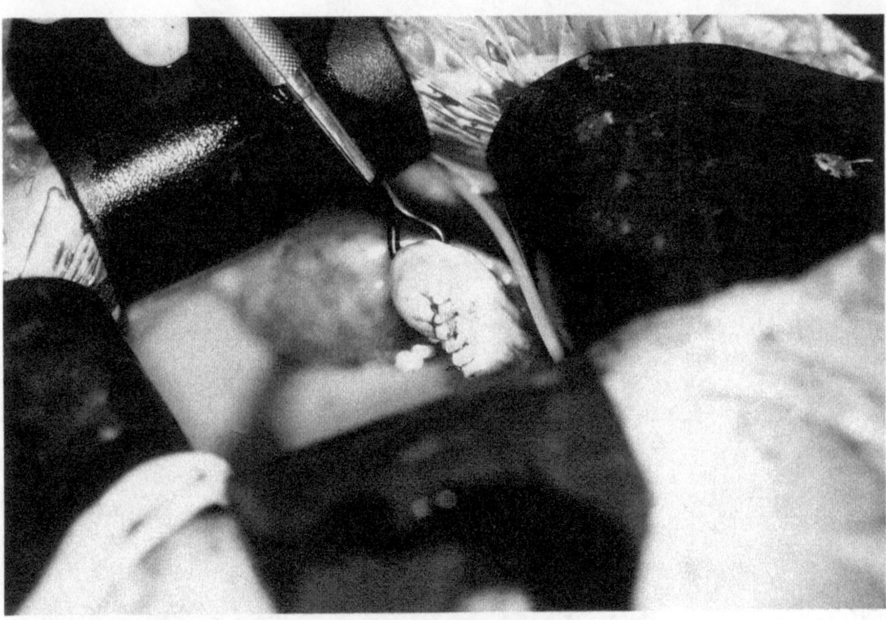
g

u
D3= 8mm
D2= 53mm
D1= 36mm
a

D= 30 mm
b

Schnittführung am Ovar
Zyste
Ovarialparenchym
c

a

Schnittführung
Zyste
Ovar-
parenchym
Follikel
d

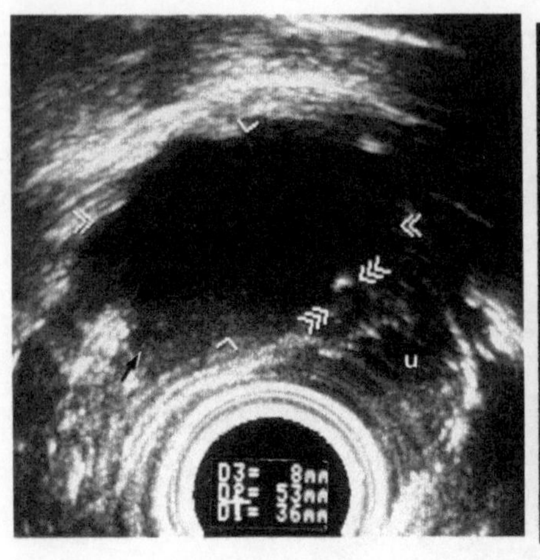

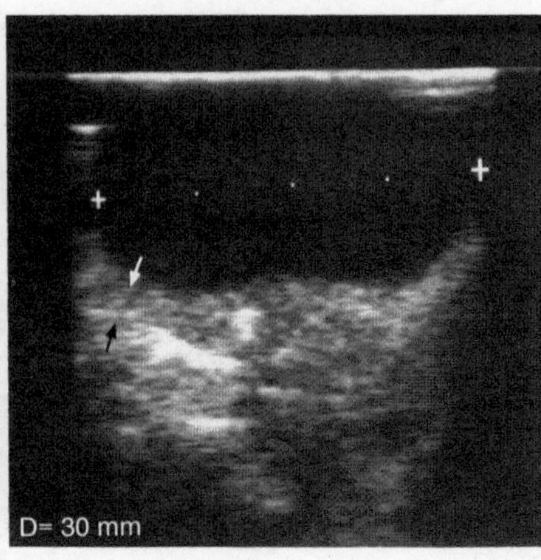

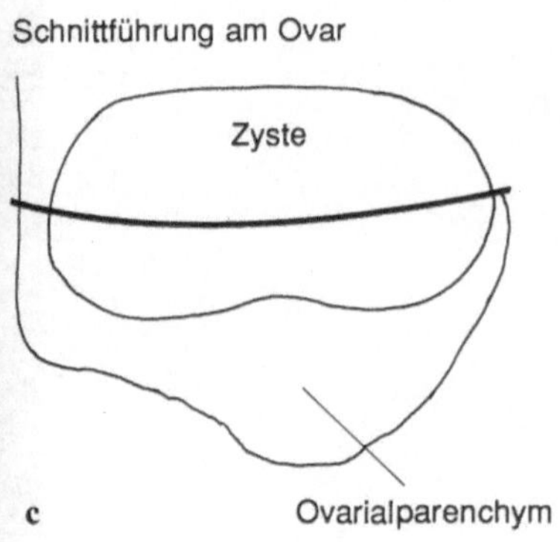

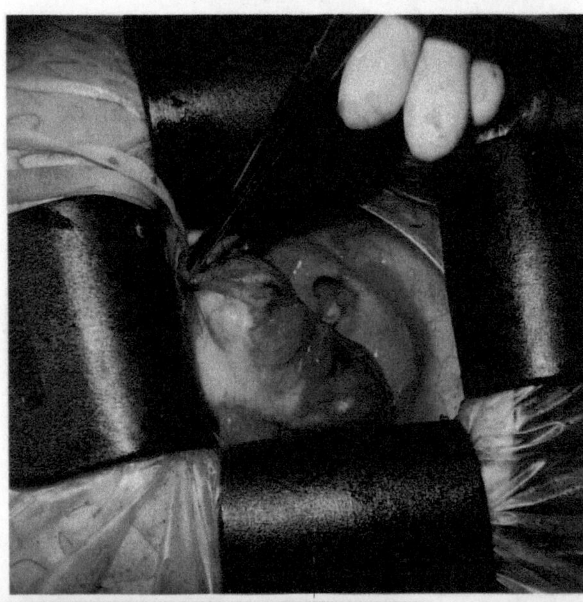

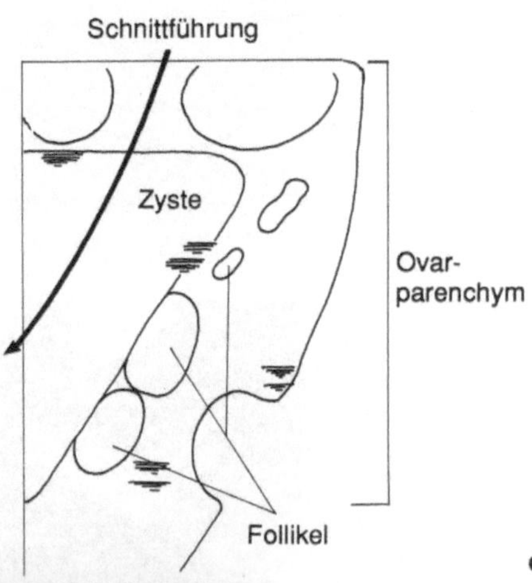

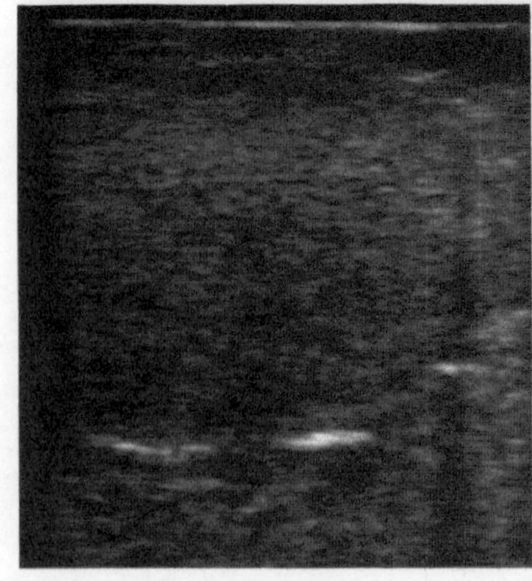

b

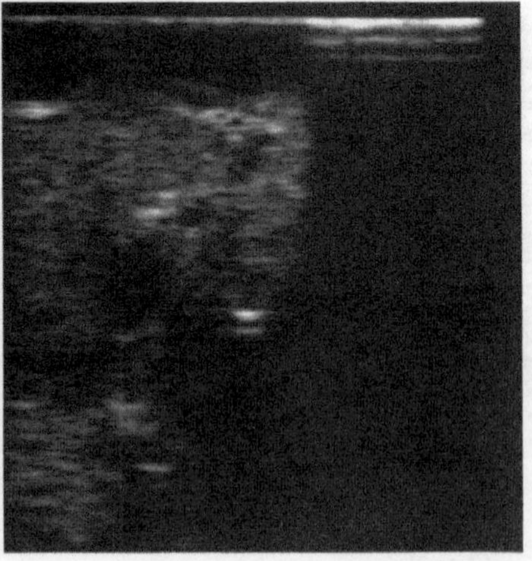

c

◀ **Abb. 10.9 a – c.** Intraoperative Lokalisation von restlichem Ovarialparenchym bei großer Ovarialzyste (Maximaldurchmesser 7,5 cm). 28jährige Patientin, Status nach Ovarialzystektomie rechts (dieselbe Seite). Hormontherapieresistenter (3 Monate Ovulationshemmer) Adnextumor rechts. Laparotomie (mikrochirurgische Salpingolyse und Ovarialzystektomie). **a** Präoperativer Vaginalschall, Querschnitt. Echoleere, nicht ganz regelmäßig berandete Zyste. Basal schmaler Streifen restlichen Ovargewebes (→). *u* Uterus. **b** IOUS, Querschnitt des Ovars, genaue Lokalisation des Restparenchyms (→). **c** Endsprechende Schnittführung zur Spaltung der Tunica albuginea, Zystektomie (Histologie: einfache Serosazyste) und Schonung des Restparenchyms

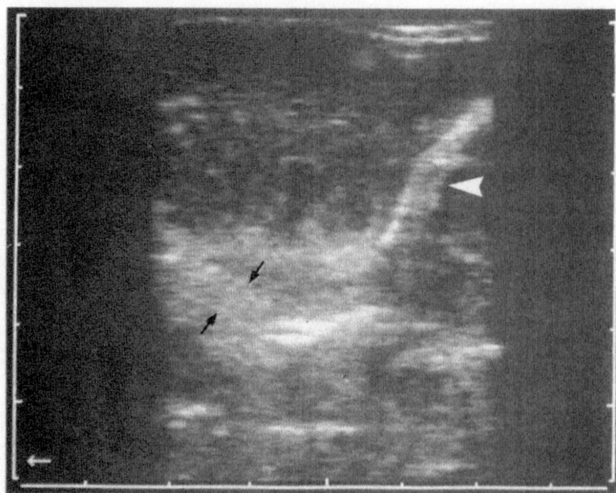
a

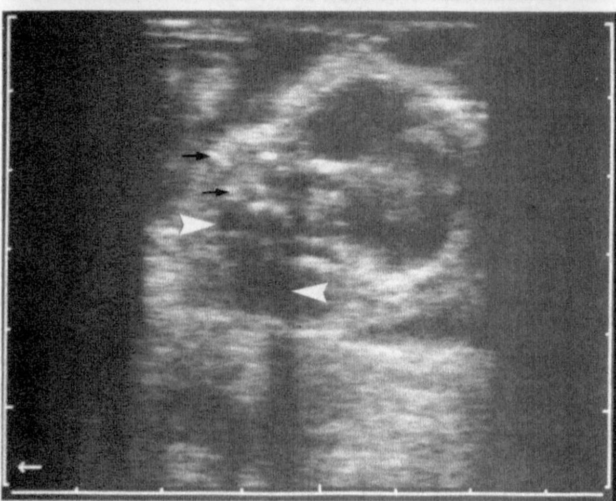
b

Abb. 10.11 a, b. Intraoperative Lokalisation von basalem ▶ Restparenchym bei großer Dermoidzyste. 25jährige Patientin mit links apfelgroßem und rechts kleinapfelgroßem Dermoidtumor. IOUS, Längsschnitte des linken Ovars, **a** kranialer Anteil: zystischer Bereich des Dermoids, breites Septum (➤) nach kaudal, basal Restparenchym (→); *b* kaudaler Anteil: zystisch-solide, bizarr, Knochen-Knorpel-Material (→) mit dorsalem Auslöschphänomen (➤). Basisnahe Umschneidung des Tumors, Zystektomie; Ergebnis: kleinfingerdickes Restovar (rechtes Ovar nicht dargestellt, gleiches Vorgehen, fingerdickes Restovar)

◀ **Abb. 10.10 a – d.** Intraoperative Lokalisation von restlichem Ovarialparenchym bei großer Endometriosezyste (ca. 6 cm). 23jährige Patientin mit beidseits großen Endometriosezysten, keine wesentliche Rückbildung nach hormoneller Vorbehandlung mit GnRH-Analogon-Depot über 3 Monate, anschließend Laparotomie (mikrochirurgische Adhäsiolyse und Ovarialzystektomie beidseits). **a** Intraoperativer Situs: große Endometriosezyste rechts, äußerlich kein erkennbares Restparenchym, andere Seite gleicher Befund (auf dem Bild: nach Zystektomie links). **b, c** IOUS, Längsschnitt des rechten Ovars, **b** kaudaler Anteil: nur Zyste, **c** kranialer Anteil: hier findet sich noch ein breiter Streifen Ovarparenchym. **d** Entsprechende Schnittführung zur Spaltung der Tunica und Zystektomie unter Aussparung des Restparenchyms (Ergebnis: links daumendickes Restovar, rechts kleinfingerdickes Restovar)

Literatur

Deichert U, Schmitt KJ, Schmack M, Daume E (1990) Intraoperativer Ultraschall bei organerhaltenden gynäkologischen Operationen: Erste Erfahrungen. Ultraschall Klin Prax 3:210

Macuuchi M, Hasegawa H, Yamazaki S (1985) Ultrasonically guided subsegmentectomy. Surg Gynecol Obstet 161:346–350

Rückert K, Klotter HG (1986) Intraoperative Sonographie. Ultraschall Klin Prax 1:21–27

Rückert K, Klotter HG, Kümmerle F (1984) Intraoperative ultrasonic localisation of endocrine tumors of the pancreas. Surgery 96:1045–1047

11 Anwendungen ultraschallkontrollierter und ultraschallgeleiteter Punktionsverfahren in der Gynäkologie

V. WETZEL

11.1 Einleitung

Schon die laparoskopische Durchführbarkeit etlicher gynäkologischer Operationen bedeutet für die betroffenen Patientinnen eine erhebliche Reduzierung des Risikos und der Erschwernisse aus derartigen Maßnahmen.

Aber auch der kleinste laparoskopische Eingriff setzt in der Regel das Vorhandensein einer kompletten operativen Einheit voraus, ferner muß er in das Gesamtoperationsprogramm integriert werden. Meist ist eine kurzzeitige Hospitalisierung der Patientinnen üblich. Die notwendige Intubationsnarkose bedeutet eine nicht zu vernachlässigende Belastung, insbesondere wenn solche Eingriffe in nur wenige Wochen oder Monate dauernden Abständen wiederholt werden müssen, wie dies z. B. für die Eizellgewinnung im Rahmen der In-vitro-Fertilisierung (IVF) notwendig ist. Der blinde Einstich mit dem Trokar birgt bei mehrfach voroperierten Patientinnen mit massiven intraabdominalen Verwachsungen nicht sicher abschätzbare Gefahren. Im Rahmen nur diagnostischer oder zumindest kurativ nicht notwendiger Maßnahmen wie der Follikelpunktion ist die Inkaufnahme solcher möglicher Risiken nicht vertretbar.

Erfolgreiche Versuche, einfache operative Eingriffe wie Punktionen unter sonographischer Kontrolle vorzunehmen, wurden schon seit Anfang der siebziger Jahre unternommen (Holm et al. 1972) und setzten sich zur Biopsie von Veränderungen parenchymatöser Organe, zur Entleerung von Abszessen und anderen krankhaften Flüssigkeitsansammlungen in Körperhöhlen und zur Drainage dilatierter Hohlorgane in anderen Fachgebieten durch (Goldberg u. Pollak 1973; Otto u. Deyhle 1980; Berger u. Osborne 1982; Otto et al. 1982; Otto 1983 a, b).

Für die Amniozentese fand die ultraschallkontrollierte Punktion schon frühzeitig Anwendung (Bang u. Northeved 1972). Ultraschallkontrollierte und ultraschallgeleitete Verfahren werden für weitere spezifische, aber seltenere geburtshilfliche Fragestellungen genutzt. In diesem Zusammenhang sind die therapeutische Punktion der Extrauteringravidität (Feichtinger u. Kemeter 1987; Tanaka et al. 1987; Egarter u. Husslein 1988; Timor-Tritsch et al. 1989), die transmurale Chorionbiopsie (Hermann u. Thomas 1986; Weitzel 1987), die Behandlungsverfahren im Rahmen der Erythroblastose oder fetaler Mißbildungen zu erwähnen (Smidt-Jenssen u. Hahnemann 1984; Hobbins et al. 1985; De Crespigny et al. 1985; Seeds u. Bowes 1986; Grannum et al. 1986; Ghirardini et al. 1986; Chayen u. Rifkin 1987).

Die Gynäkologie allerdings nahm an dieser Entwicklung anfangs nicht teil, was auf Grund der anatomischen Position der in Frage stehenden Organe, insbesondere der Adnexe, nicht verwunderlich war. Erst aus der Notwendigkeit heraus, wiederholbare, unbelastende, effektive und ungefährliche Zugangswege zu den Adnexen zu finden, erfolgte im Rahmen der IVF die Weiterentwicklung der durchweg ambulant anwendbaren sonographischen Punktionsverfahren auf breiter Ebene. Im Rahmen dieser Entwicklung wurden organisatorischer Aufwand, apparativer Bedarf und notwendiger Zeiteinsatz immer geringer. Die Belastung für die betreffenden Patientinnen verminderte sich parallel. In der Ablösung der Abdominaltransducer durch die Vaginalsonden als Leitinstrumente ist diesbezüglich ein vorläufiges Optimum für Arzt und Patientin erreicht. Die neueste Entwicklung, die sonographische dreidimensionale Computerto-

Tabelle 11.1. Mögliche klinische Anwendungen sonographischer Punktionsverfahren in der Gynäkologie (ohne geburtshilfliche Anwendungen)

Follikelpunktionen	IVF, GIFT, PROST, ZIFT, TEST, POST, Follikelreduktion
Weitere Adnexpunktionen	Funktionelle oder Retentionszysten des Ovars, Hydrosalpinx, Pyosalpinx, Tuboovarialabszeß, Extrauteringravidität (Therapie)
Punktionen des Peritonealraums	PFMT, DIPI, POST o. IV-TPF; DD. Extrauteringravidität – rupturierte Ovarialzyste; Spülzytologie, Medikamentenapplikation
Feinnadelbiopsie	Unklare Douglasbefunde, Verlaufskontrolle des Ovarialkarzinoms unter Therapie, Rezidivnachweis

mographie, stellt die räumlichen Beziehungen im Punktionssitus dar und mindert das Risiko für die Patientin weiter.

Aus der Nutzung der in der Reproduktionsmedizin entwickelten Verfahren resultieren inzwischen weitere klinische Anwendungen in der Gynäkologie (Tabelle 11.1). Diese sind noch nicht sonderlich gängig, dürften sich nach Entwicklung des jeweils notwendigen speziellen Instrumentariums aber wohl in absehbarer Zeit in die Routine einfügen.

11.2 Aktuelle Wertigkeit der verschiedenen sonographischen Punktionsverfahren im Rahmen der Reproduktionsmedizin

Von den in Tabelle 2 erwähnten Ultraschallpunktionsverfahren sind die Punktion mit der Vaginalsonde (Abb. 11.1 c) und die perurethrale Punktion (Abb. 11.1 b) von praktischer Aktualität.

Die Punktion mit der Vaginalsonde ist einfach zu erlernen, ihre Anwendung verlangt weniger Übung als die Freihandverfahren. Unter Berücksichtigung bestimmter Sicherheitskriterien darf sie als das Routineverfahren erster Wahl gelten. Die hohe Punktionsgeschwindigkeit bedeutet geringere Belastung der Patientin und im Falle der IVF schnellere Zuarbeit zum Zellkulturlabor. In Fällen vaginalferner Adnexposition und bei gegebener Kontraindikation gegen die Anwendung der Vaginalsonde ist die perurethrale Punktion ein hilfreiches Ersatzverfahren.

Die sonographisch geleitete transkutane transvesikale Punktion (Abb. 11.1 a) und die sonographisch kontrollierte transvaginale Freihandpunktion sind Pionierverfahren, für die in der IVF heute kaum mehr Anwendungsnotwendigkeit besteht. Die Kenntnis dieser Methoden ist jedoch zur richtigen Einschätzung der gängigen Verfahren, ihrer Möglichkeiten und Grenzen hilfreich.

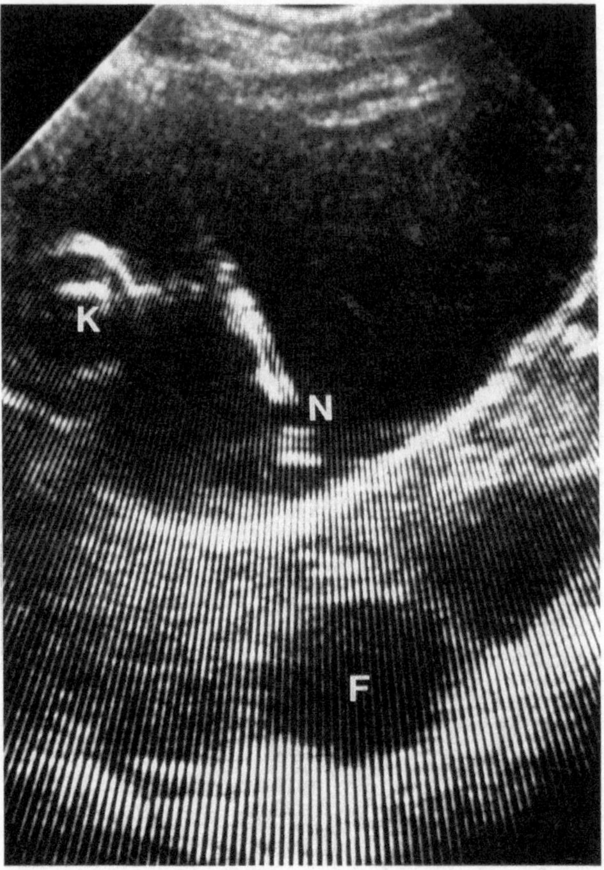

▲

Abb. 11.1. a Transkutane/transvesikale Punktion. *K* Katheter, *F* Follikel, *N* Nadel. **b** Perurethrale Freihandpunktion. *B* Blase, *OV* Ovar, *N* Nadel. **c** Transvaginale Punktion (Vaginalsonde). *N* Nadel ▶

Die eigenen Erfahrungen resultieren aus 1013 Punktionen, 671 davon für die IVF (Tabelle 11.3). Bezüglich der IVF ist eine Zuordnung der Transferraten, Schwangerschafts- und Entbindungsraten zu bestimmten Punktionsverfahren nicht sinnvoll. Die Follikelpunktion ist nur *ein* erfolgsbestimmender Faktor unter vielen. Erwähnenswert ist, daß bei un-

Tabelle 11.2. Sonographische Punktionsverfahren

Autoren	Sonographisches Punktionsverfahren	Leitinstrument
Lenz et al. 1981 Wikland et al. 1983 Feichtinger u. Kemeter 1984	Sonographisch geleitete transkutane transvesikale Punktion (Abb. 1 a)	Abdominalschallkopf
Gleicher et al. 1983 Dellenbach et al. 1985	Sonographisch kontrollierte transvaginale Freihandpunktion	Abdominalschallkopf
Parsons et al. 1985	Sonographisch kontrollierte perurethrale Freihandpunktion (Abb. 1 b)	Abdominalschallkopf
Feichtinger u. Kemeter 1986 Wikland et al. 1987	Sonographisch geleitete transvaginale Punktion (Abb. 1 c)	Vaginalsonde

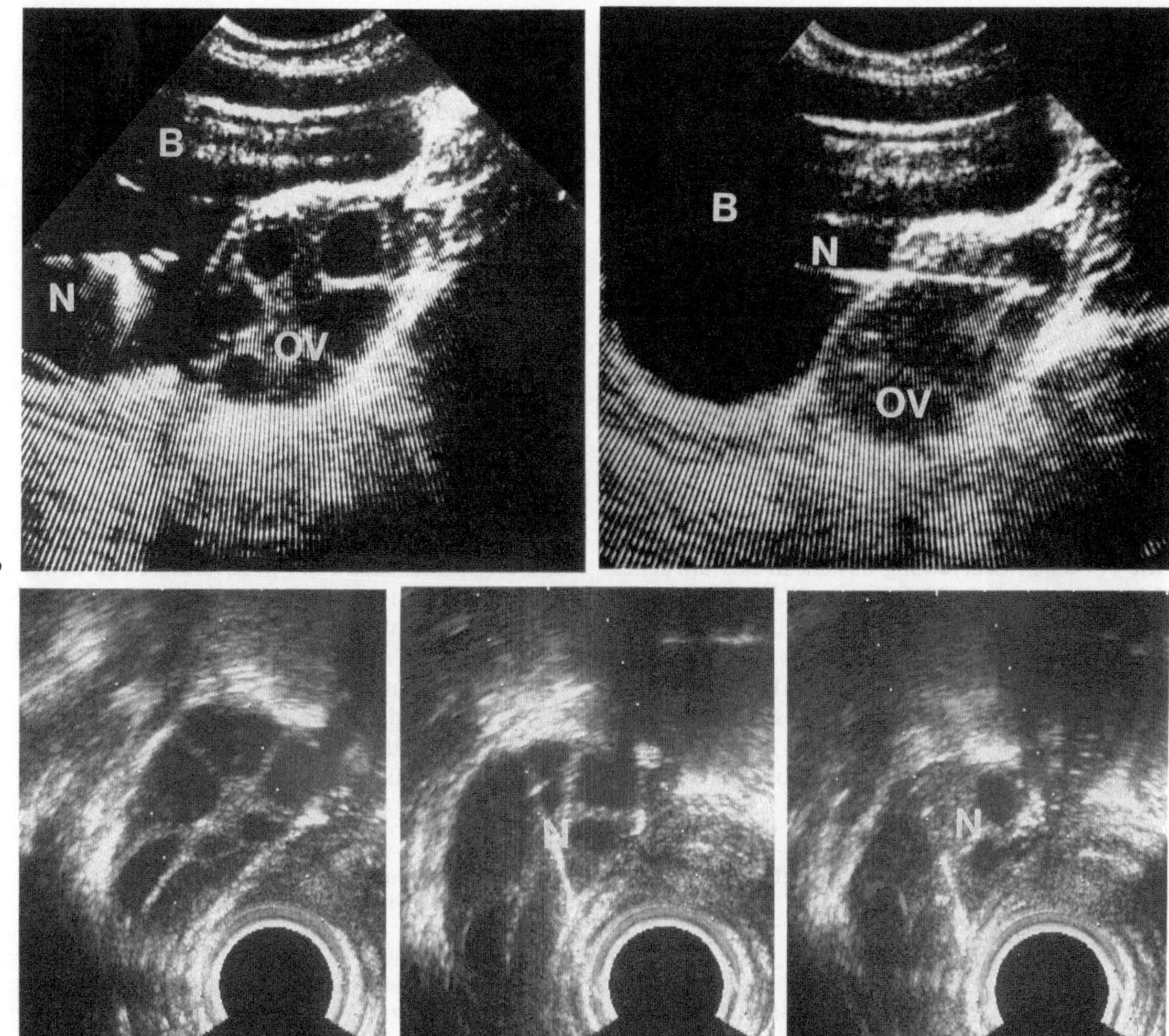

b

c

veränderter Stimulation, unveränderter Zellkulturmethodik und Verwendung des immer gleichen Nadeltyps durch den Übergang von transkutaner Punktion zu perurethraler Freihandpunktion die Zahl der Eizellen/Punktion von 3,1 auf 4,6 und die Zahl der Embryonen/Transfer von 0,9 auf 2,7 erhöht werden konnte. Unsere Schwangerschaftsrate liegt von diesem Zeitpunkt (1987) an gerechnet für den Zeitraum bis Mitte 1992 bei 21,6%/Transfer

Tabelle 11.3. Ausgewertete eigene Punktionen, Stand 12/92 (n = 1013)

	n
Transkutan, transvesikal	106
Transvaginal (Freihand)	36
Perurethral (Freihand)	142
Transvaginal (Sonde)	729

und die Entbindungsrate bzw. Rate intakt verlaufender Schwangerschaften bei 13,4%/Transfer. Die entsprechenden bundesdeutschen Durchschnittszahlen von 1982 bis 1991 lauten 19,6% und 13,3% (4. und 6. Bundesdeutsches Auswertungsseminar, München 1990 und Berlin 1992). Für das Gesamtjahr 1992 wurde eine Schwangerschaftsrate/Transfer von 24,9% erreicht. Die Rate intakt verlaufender Schwangerschaften wird wahrscheinlich bei ca. 17% liegen (Stand 2/93). Durch kombinierte Anwendung von GnRH-Analogen und HMG zur Stimulation war die Zahl der Eizellen/Punktion auf 6,6 und der Embryonen/Transfer auf 3,2 zu erhöhen (Stand 1990). Die Schwangerschaftsrate wurde dadurch ebensowenig beeinflußt wie durch die Ablösung der perurethralen (Wetzel et al. 1988) durch die vaginalsonographische Punktion (Wetzel et al. 1990). In 1992 führte die Behandlung mit einem

GnRH-Analogen mit 26%/Transfer zu einer etwas höheren Schwangerschaftsrate gegenüber den reinen HMG-Zyklen mit 23,6%/Transfer. Zudem kam es zu einer deutlichen Annäherung der Schwangerschaftsrate/Punktion an die Schwangerschaftsrate/Transfer.

Aus den eigenen Erfahrungen ist zumindest zu schließen, daß die methodisch einfacheren und schneller durchführbaren Methoden mit der besseren „baby take home rate" korreliert sind.

11.3 Methodik der sonographischen Follikelpunktion

11.3.1 Patientenvorbereitung und ovarielle Stimulation

Die Patientenvorbereitung besteht in ausführlicher Anamnese und Befunderhebung, Ausschluß von Allergien, Bestimmung der Blutgruppe und der Werte des Gerinnungssystems, diversen serologischen Untersuchungen (Röteln-HAH, Antikörpersuchtest, Lues-Suchreaktion, mindestens der Hepatitis-B-Serologie, HIV-Test), ferner erfolgt die Sanierung eventueller Infekte des Urogenitalsystems.

Die ovarielle Stimulierung für IVF kann mit Clomiphen und HMG (Dyneric, Pergotime/Humegon, Pergonal), ausschließlich mit HMG, alternativ FSH (Fertinorm) oder auch mit HMG oder FSH in Kombination mit Buserelin (Suprefact), Triptorelin (Decapeptyl retard) oder anderen GnRH-Analogen erfolgen. Wir stimulieren standardmäßig mit HMG ab 3. Zyklustag, verschiedene Kombinationsschemata unter Einbeziehung der GnRH-Analogen finden für speziellere Indikationen Anwendung (Wetzel et al. 1988). Die routinemäßige Anwendung von Buserelin in 1992 (Suprefact 0,5 ml s.c./Tag ab Zyklustag 20 des Vorzyklus) resultierte in oben referierter Steigerung der Erfolgsrate.

11.3.2 Punktionsvorbereitung, Punktion, Nachsorge

Der Bedarf an Material, Instrumenten und Geräten für die verschiedenen Punktionsverfahren ist in Tabelle 11.4 dargestellt.

Die Verwendung einer Punktionsautomatik in Zusammenhang mit der Anwendung der Vaginalsonde ist bei gut geschliffener Nadel überflüssig und wegen der druckabhängigen Schichtdicke des zu durchstechenden Gewebes bei fest eingestellter Punktionstiefe nicht ohne Risiko.

Tabelle 11.4. Material, Instrumente und Geräte für die verschiedenen Punktionsverfahren

	Transkutane transvesikale Punktion	Transvaginale Freihandpunktion	Perurethrale Freihandpunktion	Vaginalsonographische Punktion
Methodik	Volle Blase	Volle Blase	Volle Blase	–
	Abdominalschallkopf 3,5 MHz (steril verpackt)	Abdominalschallkopf 3,5 MHz	Abdominalschallkopf 3,5 MHz	Vaginalsonde 5 MHz (desinfiziert)
	Punktionsaufsatz Punktionsprogramm	–	–	Punktionsaufsatz Punktionsprogramm
Vorbereitung	Dulcolax	Dulcolax	–	–
	NLA (leicht)	Atropin 0,5 mg, Pentazozin 30 mg, Flunitrazepam 2 mg		
	LA Einstichstelle	–	–	–
	Dauerkatheter >500 ml >500 ml 0,9% NaCl	Einmalkatheter >500 ml 0,9% NaCl	Einmalkatheter >500 ml 0,9% NaCl	– (leichte Blasenfüllung)
	–	Scheidenwaschung 0,9% NaCl	–	Scheidenwaschung 0,9% NaCl
Material	Sonographische Punktionsnadel 26 – 28 cm lang/1,4 – 1,6 mm Innendurchmesser (Fa. Männl, Wien und Fa. angiomed, Karlsruhe)			
Instrumente	Saugpumpe Schlauchset (Teflon) Falcon-Röhrchen 16 ml (3 – 4/Follikel) Becton-Dickinson No. 2001	20 ml Einmalspritzen, Fa. Pharmaplast (Vorreinigen über 12 h) Reinstwasser, Fa. Biochrom/seromed, in Duranglas PBS Dulbecco, Fa. Biochrom/seromed (5 ml/Einmalspritze)		
	Spülmedium: F 10 phosphatgepuffert o. PBS Dulbecco (ca. 20 ml/Follikel) Biochrom/seromed			

Die eigenen Erfahrungen resultieren aus der Arbeit mit drei verschiedenen mechanischen Real-Time-Sectorscannern der Firma Kretztechnik, Zipf, Österreich, dem Combison 111 eS, dem Combison 320-5 und dem Combison 311, und aus der Anwendung des neuen dreidimensional darstellenden sonographischen Computertomographen Combison 330 Voluson (3-D-Volumenschallverfahren), ebenfalls Firma Kretztechnik.

Die Punktionen werden ausschließlich ambulant unter Sedierung und Analgesie: Atropin 0,5 mg, Pentazozin 30 mg (Fortral), Flunitrazepam 2 mg (Rohypnol) durchgeführt. Alternativ wird seit 1992 ca. 15 min vor Punktion Fentanyldihydrogencitrat 1 ml i.m. gegeben (Fentanyl-Janssen), während des Eingriffs wird nach Bedarf Midazolamhydrochlorid i.v. appliziert (Dormicum 5/1 ml in 9 ml 0,9% NaCl).

Wir reinigen die Scheide vor Follikelpunktionen und anderen intraperitonealen, reproduktionsmedizinisch indizierten Punktionen nur mit physiologischer Kochsalzlösung. Eine perioperative antibiotische Prophylaxe (Optocillin 1 mal 6 g i.v.) ist dabei empfehlenswert. Bei kurz präoperativer Gabe von Mezlocillin und Oxacillin finden sich in der Follikelflüssigkeit Antibiotikaspiegel, die ein mehrfaches der Hemmkonzentration ausmachen (Sautter 1990). Für andere sonographische Punktionen können Desinfizienzien wie Polyvidon-Jod-Lösung o. ä. Anwendung finden, die antibiotische Prophylaxe ist dann bei nichtentzündlichen Befunden entbehrlich. Auf zusätzliche Ankopplungsmittel wird verzichtet.

Die Patientinnen verbleiben nach dem Eingriff für 4–6 h unter Überwachung. Vor Entlassung erfolgt eine sonographische Kontrolle des kleinen Beckens. Weitere häusliche Überwachung durch Familienangehörige und Kontaktmöglichkeit zum behandelnden Arzt sollte bis zum Morgen des nächsten Tages gewährleistet sein.

Tabelle 11.5. Beurteilung sonographisch *geleiteter* transabdominal-transvesikaler Punktionen (am Transducer fixierte Nadelführung, vorprogrammierte Punktionslinie)

Ungefährlich?
Kurzdauernde Hämaturie (1/106)

Schmerzarm?
Oft zahlreiche Einstiche transabdominal notwendig. Trotz Sedierung, Analgesie und LA *sehr* unangenehm. Mitunter Narkose notwendig

Einfach und schnell?
Geminderte Punktionsgenauigkeit aufgrund großer Distanz zwischen Einstichstelle und Ovar. Oft Fortsetzung als Freihandpunktion nicht zu vermeiden.
Hydrostatische Drucksäule wirkt der Aspirationsrichtung entgegen, druckkontrolliertes Absaugen notwendig. Das benötigte Schlauchsystem hat einen relevanten Systemtotraum. Beide Faktoren zusammen bedingen, daß die Eizellen erst in der 2. oder 3. Spülflüssigkeit gewonnen werden (Zeit: 25–70 min, Mittel 45 min)

Mögliche Indikationen
Punktion Follikel fast jeder Lokalisation (außer bei retrouterin fixierten Ovarien)

Heute noch vertretbare Indikationen im Rahmen von IVF:
Bauchwandnahe fixierte Ovarien ohne ausreichenden Blasenkontakt

11.3.3 Vergleichende Darstellung der Follikelpunktionsverfahren

Die Punktionsverfahren werden verglichen hinsichtlich tatsächlich beobachteter Komplikationen und theoretisch denkbarer Risiken, der Schmerzhaftigkeit im subjektiven Empfinden der Patientinnen und der Effektivität unter Berücksichtigung der notwendigen Vorbereitungs- und Durchführungszeit (Tabellen 11.5–11.8).

Tabelle 11.6. Transvaginale und transvaginal-transvesikale sonographisch *kontrollierte* Freihandpunktion

Methode (Modifikationen)
- Weniger als ca. 4 cm Entfernung der Follikel vom hinteren Vaginalpol: Punktion transvaginal (Einstich bei 5 und 7 Uhr)
- Mehr als ca. 4 cm Entfernung der Follikel vom hinteren Vaginalpol: Punktion transvaginal-transvesikal (Einstich bei 11 und 1 Uhr)

Beurteilung

Ungefährlich?
- Kurzdauernde Blutungen aus den parazervikalen Einstichstellen

Schmerzarm?
- Sedierung und Analgesie mitunter entbehrlich. Die volle Blase wird als unangenehm empfunden

Einfach und schnell?
- Schlechte Darstellbarkeit der Follikel bei Adipositas, Narben, Adhäsionen und retrouteriner Lage. Uterusverlagerung zur Follikeldarstellung meist hilfreich. Kombination mit perurethraler Punktion oft notwendig
- Der hydrostatische Druck wirkt in Aspirationsrichtung, auf druckkontrolliertes Absaugen mit einem Schlauchsystem kann verzichtet werden. Vorsichtiges Aspirieren der Follikelflüssigkeit mit speziell präparierten Einmalspritzen möglich, dadurch sehr geringer Systemtotraum. Die Ooyzten werden in der Follikelflüssigkeit gewonnenen, zeitraubende Follikelspülungen entfallen (Zeit: 20–40 min, Mittel ca. 30 min)

Mögliche Indikationen
- Alle Follikel außer solchen, die bauchwandnahe gelegen sind und keinen Blasenkontakt haben

Heute noch vertretbare Indikationen
- Ergänzendes Verfahren zur perurethralen Punktion für im Douglas gelegene Follikel, falls keine Vaginalsonde verfügbar ist

Tabelle 11.7. Beurteilung sonographisch *kontrollierter* perurethral-transvesikaler Freihandpunktionen

Ungefährlich?
Risikoärmstes sonographisches Punktionsverfahren (Abschn. 4.1)
Komplikationen: leichte Zystitis (1/142)

Schmerzarm?
Sedierung und Analgesie sind mitunter entbehrlich. Die volle Blase wird als unangenehm empfunden

Einfach und schnell?
Retrouterin fixierte Follikel verlangen zusätzliches transvaginales Vorgehen. Hydrostatischer Druck wirkt in Aspirationsrichtung (vgl. Tabelle 11.6) (Zeit: 10–30 min, Mittel ca. 25 min)

Mögliche und vertretbare Indikationen
Punktion aller Follikel außer bei retrouteriner Fixation oder bei bauchwandnaher Position ohne Blasenkontakt

Tabelle 11.8. Beurteilung sonographisch *geleiteter* transvaginaler Punktionen mit der Vaginalsonde (Transducerfixierte Nadelführung. Vorprogrammierte Punktionslinie. Keine volle Blase. In machen Fällen geringe Blasenfüllung günstig)

Ungefährlich?
Blutungen aus den vaginalen Einstichstellen häufig. Kurzdauernde Kompression gelegentlich notwendig.
Risikoarm bei kritischer Indikationsstellung (vgl. Abschnitt 4.1., 4.2, 4.3.)

Schmerzarm?
Sedierung und Analgesie mitunter entbehrlich. Diskomfort durch volle Blase entfällt

Einfach und schnell?
Keine Blasenfüllung. Der hydrostatische Druck wirkt in Aspirationsrichtung (vgl. Tabelle 11.6)
Das schnellste Punktionsverfahren überhaupt! (Zeit: 3–15 min, Durchschnitt ca. 8 min)

Mögliche und vertretbare Indikationen
Punktion aller bei leerer Blase douglasnah gelegenen Follikel
- Kontraindikationen und Sicherheitskriterien beachten (s. Abschn. 4.2.)

Bei der transkutanen Punktion wird von *unten nach oben* abgesaugt. Die zu überwindende, der Aspirationsrichtung entgegenwirkende hydrostatische Drucksäule macht ein druckkontrolliertes Absaugen mit einem Schlauchsystem notwendig. Ein manueller Druckaufbau mit einer Saugspritze birgt hier die Gefahr von Deformationen der Eizellen oder Zerstörung der Zona pellucida (Cohen et al. 1986; Wikland et al. 1989). Gegenläufiger Druck und Totraum des Systems bedingen, daß die Eizellen erst nach der zweiten oder dritten Spülung im Auffanggefäß erscheinen.

Bei allen anderen Verfahren wird *von oben nach unten* oder zumindest in nahezu derselben Ebene abgesaugt, reife Eizell-Cumulus-Komplexe werden sofort mit der angesaugten Follikelflüssigkeit ausgeschwemmt. Ein druckkontrolliertes Absaugsystem ist entbehrlich. Hierin liegt der hauptsächliche Zeitgewinn aus den Freihandverfahren und der vaginalsonographischen Punktion. Allerdings darf bei Verwendung der Einmalspritzen für die Eizellaspiration auch bei diesen Verfahren kein exzessiver negativer Druck durch zu heftiges Saugen geschaffen werden.

Im Unterschied zur Situation bei der transvaginalen Freihandpunktion liegt die Einstichstelle bei der vaginalsonographischen Punktion nicht genau parazervikal, sondern im Bereich des oberen Drittels der Scheide. Die für die Patientinnen unangenehme Blasenfüllung ist entbehrlich, was die Vorbereitungszeit weiter verkürzt.

Die erfolgreiche Anwendung aller Verfahren der Freihandpunktion setzt neben Übung und anatomischem Verständnis die Beherrschung einiger *„Tricks"* voraus: Nach Einstellung des günstigsten Winkels zwischen Schallebene und Nadelebene dürfen Nadel und Schallkopf niemals zugleich in ihrer Lage verändert werden, es muß auf identische Achsen zwischen Nadel- und Schallebene geachtet werden. Bei der transvaginalen Freihandpunktion dient eine Kornzange als Zielhilfe. Bei schlechter Erreichbarkeit der Follikel können sowohl Lageveränderungen des Ovars als auch veränderte Zugangsbedingungen geschaffen werden, z. B. durch Beckenkippung, Veränderung der Beinhaltung der Patientin oder durch Veränderung der Uteruslage vor Einstich.

11.4 Risikoanalyse und Risikovermeidung bei der Anwendung sonographischer Punktionsverfahren unter Einbeziehung der dreidimensionalen sonographischen Computertomographie

11.4.1 Analyse der Punktionstopographie bei perurethraler und vaginalsonographischer Punktion (Wetzel et al. 1990)

Die kombinierte abdominalsonographische/vaginalsonographische Analyse der Nadelverläufe im Bezug auf die Iliakalgefäße trägt zur Definition der denkbaren Risiken der Punktionsverfahren bei.

Bei der vaginalsonographischen Punktion bilden Nadelachse und Iliakalgefäßachse im Horizon-

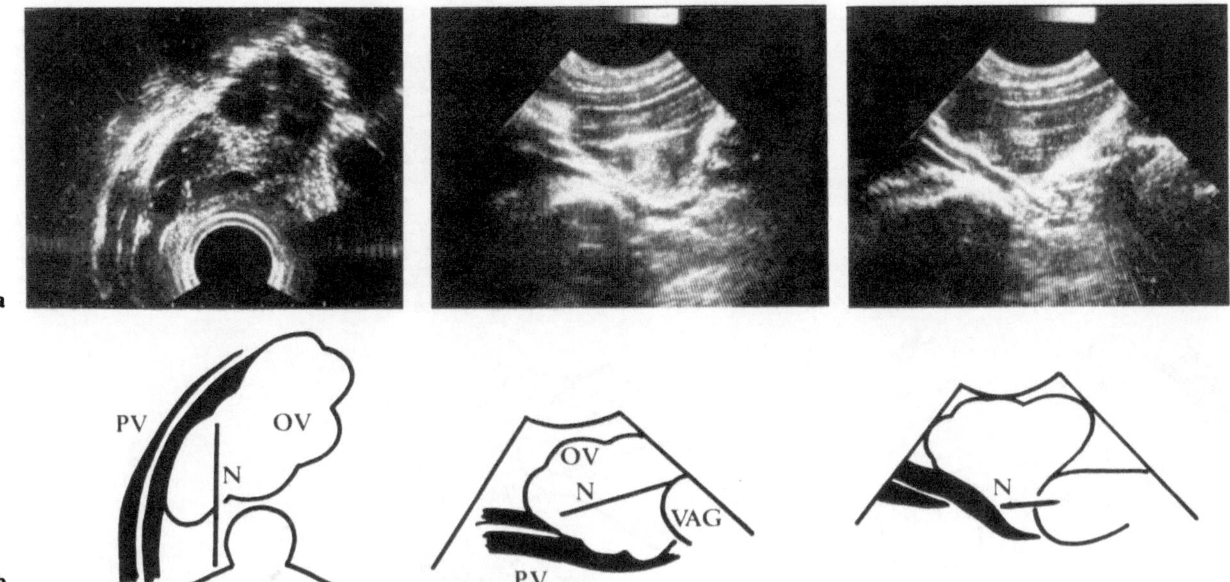

Abb. 11.2 a, b. Abdominalsonographische/vaginalsonographische Analyse der anatomischen Punktionssituation bei Anwendung der Vaginalsonde (*leere Blase*). **a** Sonographische Darstellung. **b** Erläuternde Schemata. *VAG* Vagina, *PV* Iliakalgefäße, *OV* Ovar, *N* Nadel

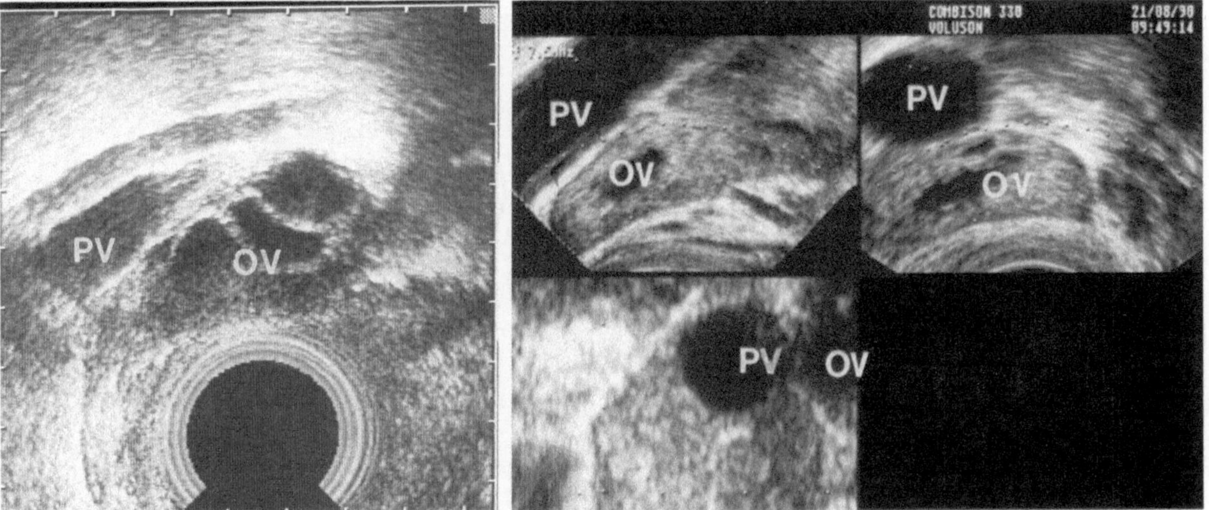

Abb. 11.3 a, b. Iliakalgefäßnahe Position des Ovars. **a** Situation vor Punktion. Zweidimensionale Darstellung mit der Vaginalsonde. *PV* Iliakalgefäß, *OV* Ovar. **b** Situation nach Punktion. Darstellung im 3D-Volumenschallverfahren. *PV* Iliakalgefäß, *OV* Ovar

talschnitt (Vaginalscan) einen Winkel zwischen 20° und 40°. Im vertikalen Längsschnitt (Abdominalscan *ohne* Blasenfüllung) treffen sich beide Achsen ebenfalls in einem spitzeren Winkel und beide Achsen liegen in nahezu der gleichen Ebene (Abb. 11.2). Da die Distanz zwischen ovarieller Einstichstelle und Gefäßoberfläche oft sehr klein ist und es in Abhängigkeit vom Sondendruck und der Sondenposition zu erheblicher Distanzverminderung zwischen Einstichstelle und Iliakalgefäßen kommen kann, sind Verletzungen dieser Gefäße denkbar (Abb. 11.3).

Bei der perurethralen Punktion verlagert die volle Blase die Ovarien aus ihrer mediodorsalen La-

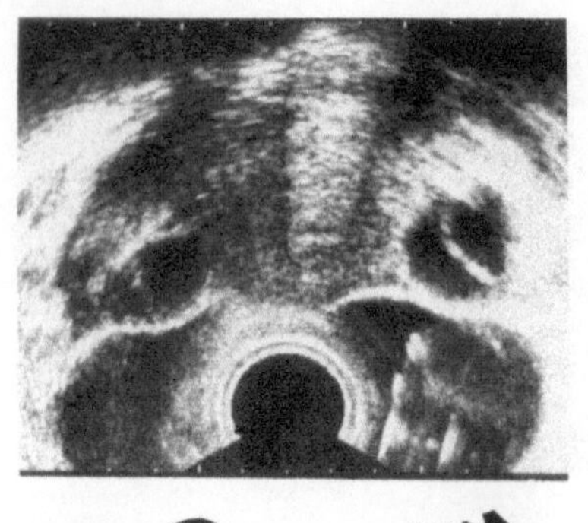

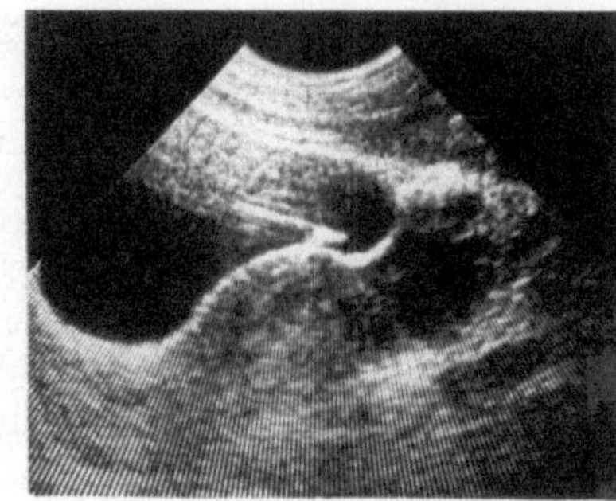

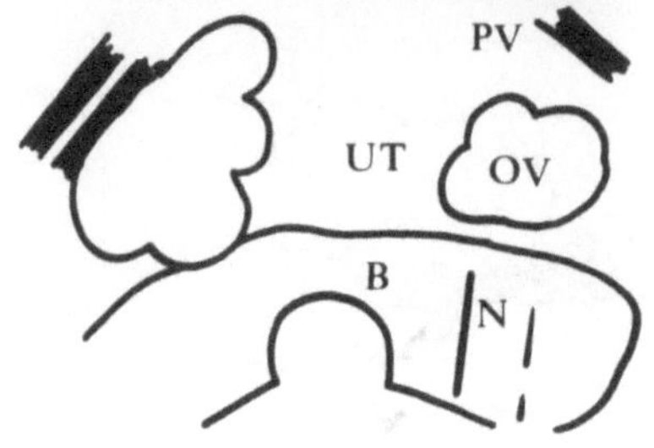

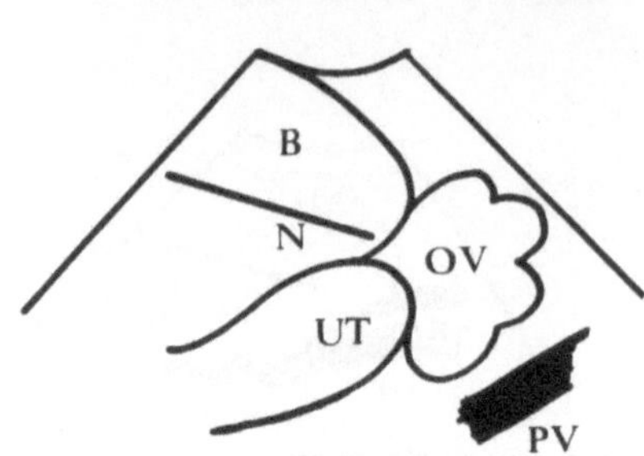

Abb. 11.4 a, b. Abdominalsonographische vaginalsonographische Analyse der anatomischen Punktionssituation bei perurethraler Punktion (*volle Blase*). **a** Sonographische Darstellung. **b** Erläuternde Schemata. *PV* Iliakalgefäße, *B* Blase, *N* Nadel, *UT* Uterus, *OV* Ovar

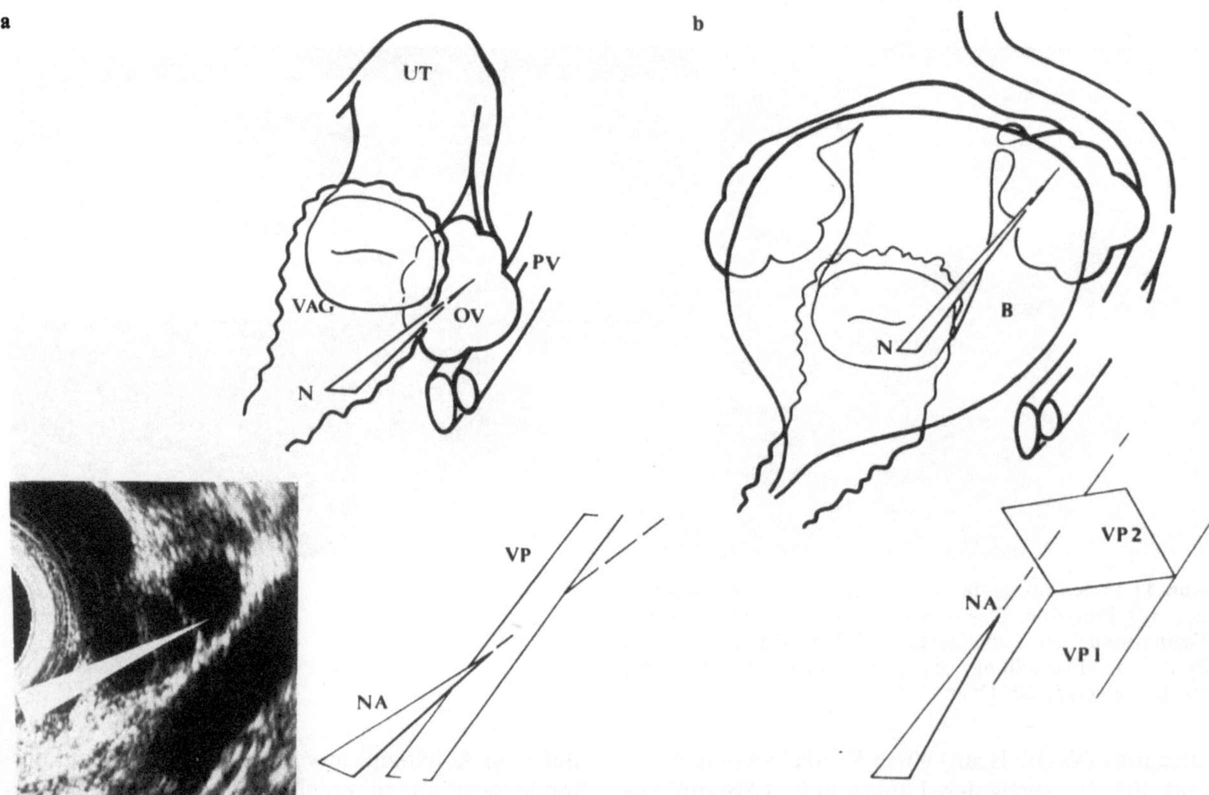

Abb. 11.5 a, b. Nadelverlauf und Achsen-Ebenen-Beziehung. Nadel/Iliakalgefäße bei **a** vaginalsonographischer und **b** perurethraler Punktion. *NA* Nadelachse, *VP* Gefäßebene, *OV* Ovar, *VAG* Vagina, *PV* Iliakalgefäße, *N* Punktionsnadel, *B* Blase

ge im Douglas-Raum über den Rand des kleinen Beckens hinaus nach ventrolateral. Somit bilden im Horizontalschnitt Nadelachse und Gefäßachse nahezu einen rechten Winkel, im vertikalen Längsschnitt zeigen beide Achsen in der Verlängerung einen Winkel von minimal 45°. Beide Achsen liegen in verschiedenen Ebenen. Da zudem eine große stabile Distanz zwischen Einstichstelle ins Ovar und der Oberfläche der Iliakalgefäße besteht, ist ein unbeabsichtigtes Anpunktieren der großen Gefäße nahezu unmöglich. Käme es trotzdem dazu, wäre eine folgenreiche Gefäßverletzung aufgrund des fast senkrechten Auftreffens der Nadel nicht wahrscheinlich (Abb. 11.4).

Die Zusammenfassung dieser Analysen ergibt die in Abb. 11.5 dargestellte topographisch-anatomische Situation. Die perurethrale Punktion ist aufgrund der anatomischen Gegebenheiten das risikoärmste der dargestellten sonographischen Punktionsverfahren. Die Nadel ist in einem erheblichen Teil ihrer Länge sichtbar, die letztendlich zu durchstechende Gewebsschicht ist immer gut dargestellt, relativ dünn und gefäßarm. Bei der Punktion mit der Vaginalsonde ist hingegen die vaginale Einstichstelle und damit die zuerst durchstochene Gewebsschicht im zweidimensionalen sonographischen Bild nicht immer eindeutig dargestellt. Ferner müssen die paravaginalen, parazervikalen und mitunter auch die parametranen Gefäßareale durchstochen werden.

11.4.2 Sind die *denkbaren* Risiken der vaginalsonographischen Punktion sicher zu vermeiden?

Bei allen beschriebenen Punktionsverfahren sind Ovarialblutungen durch schnelles, ruckartiges Punktieren hintanzuhalten. Wie die laparoskopischen Erfahrungen lehren, treten solche Blutungen ein, wenn die Nadel langsam ins Ovar hineingedrückt wird (Kapselriß!), ferner wenn man mehrmals nachsticht oder mit der Nadel rotierende oder schwenkende Bewegungen ausführt.

Die erwähnten potentiellen Risiken der vaginalsonographischen Punktion werden unter Berücksichtigung bestimmter *Sicherheitskriterien* nie zu realen Risiken. Diese Kriterien sind folgende:

Erste Regel:
Die im unbedenklichsten Winkel zu den Iliakalgefäßen und am gefäßfernsten liegenden Follikel werden zuerst punktiert, dann die anderen „schaschlikspießartig“ aufgereiht.

Zweite Regel:
Ungünstige Achsenverhältnisse zwischen Nadel und großen Beckengefäßen können durch Änderung des Sondendruckes, Richtungsänderung der Sonde oder Wahl einer anderen Einstichstelle ausgeglichen werden.

Dritte Regel:
Durch Blasenfüllung kann eine transvaginale/transvesikale Punktionssituation mit Distanzierung der vaginalen Einstichstelle vom Ovar und den Beckengefäßen geschaffen werden.

Bei der transkutanen Punktion und den beiden Freihandpunktionsverfahren stellen punktionsunmögliche Situationen die Kontraindikationen dar. Die Punktion mit der Vaginalsonde sollte jedoch auch in ganz bestimmten Fällen vermieden werden, in denen eine Erreichbarkeit der Follikel gewährleistet, aber zu gefährlich wäre:

Erste Kontraindikation:
Undefinierte distanzierende Gewebsschichten zwischen Vaginalpol und Ovar dürfen nicht durchstochen werden. Auch transzervikale, transuterine oder darmperforierende Punktionen sind zu unterlassen.

Zweite Kontraindikation:
Niemals transvaginal punktieren, wenn ausgedehnte venöse Konvolute paravaginal, parametran oder im Mesosalpinxbereich nachweisbar sind. In einem solchen Fall ist der perurethralen Punktion oder notfalls sogar der laparoskopischen Punktion der Vorzug zu geben (vlg. auch Abb. 11.8).

11.4.3 Computersonographische dreidimensionale Beschreibung kritischer Vaskularisationsbilder im geplanten Punktionsgebiet (eigene Untersuchungen)

Die genannten Kontraindikationen gegen vaginalsonographisch geleitete Punktionen lassen sich relativieren, wenn eine genaue Beschreibung der nicht sicher definierten Strukturen bzw. der Gefäßsituation erreicht werden kann. Aufgrund neuer eigener Ergebnisse trägt die dreidimensionale computergesteuerte sonographische Schichtung der mittels Schallsonde komprimierten Gewebspartien zwischen Oberfläche der Vaginalwand und Follikeloberfläche präoperativ sehr schnell und einfach zur generellen Risikominderung bei vaginalsonographischen Punktionen bei (Wetzel et al. 1991).

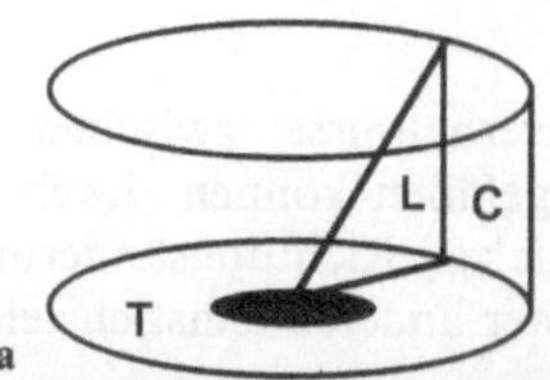

a

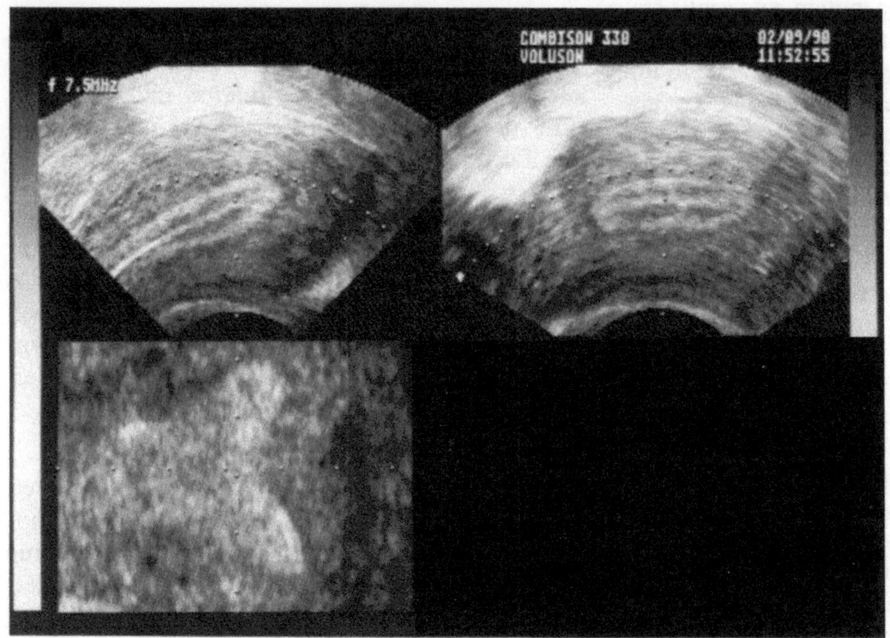

b

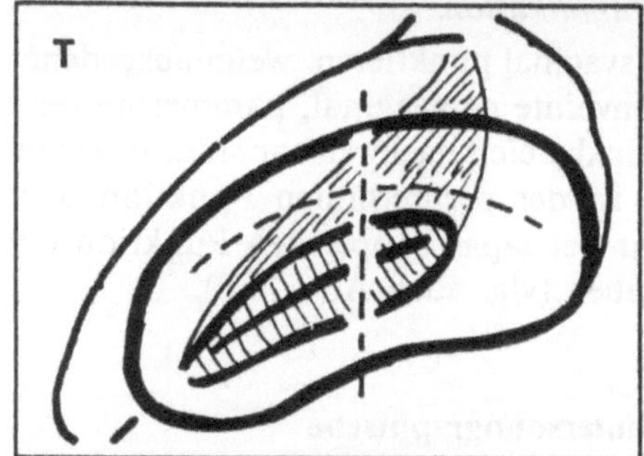

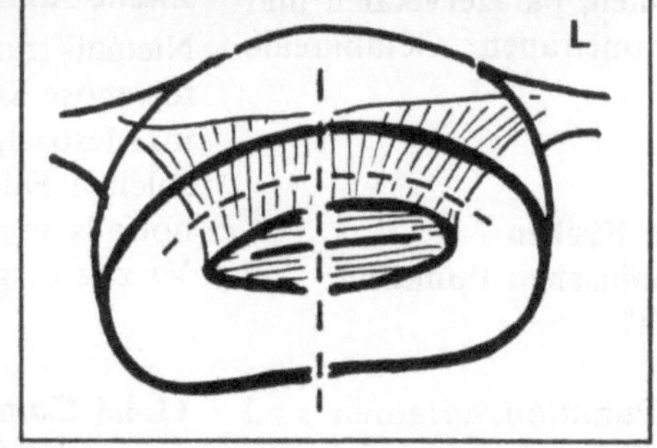

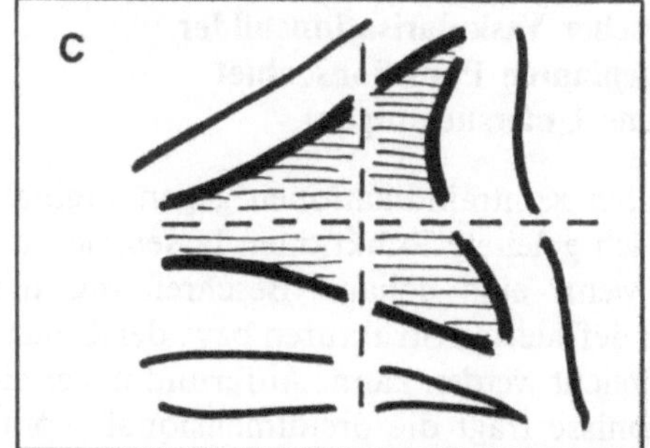

c

Abb. 11.6. a Voluson-Intrakavitärsonde (Rektalsonde). *T* Transversalschnitt, *L* Longitudinalschnitt, *C* „Aufsicht" oder C-Ebene. **b** Schnitte durch den Uterus. Im Bildbeispiel wurde mit der transversalen Impulsebene (T) ein Longitudinalschnitt durch den Uterus gelegt. Durch Verschieben der auf dem Kreisbogen senkrechten Referenzlinie im stehenden Bild T erscheinen in L die zugehörigen Longitudinalschnitte, durch entsprechendes Wandernlassen der Linie im stehenden Bild L erhält man dann die jeweils der Linienposition zugehörigen Transversalschnitte. Unabhängig vom jeweils abgerufenen T- oder L-Schnitt werden durch Wandern des Bogens alle Schichten in der dritten Ebene durchlaufen und im C-Schnitt dargestellt. Die senkrechte Linie in C ist die Referenzlinie zur Linie T und mit dieser beweglich, die Waagerechte die zur Linie in L. Im stehenden C-Bild ist damit die Position der Schnitte der dritten Ebene jederzeit definierbar. **c** Vereinfachtes Schema zu **b** zur Verdeutlichung von T-, L- und C-Ebene

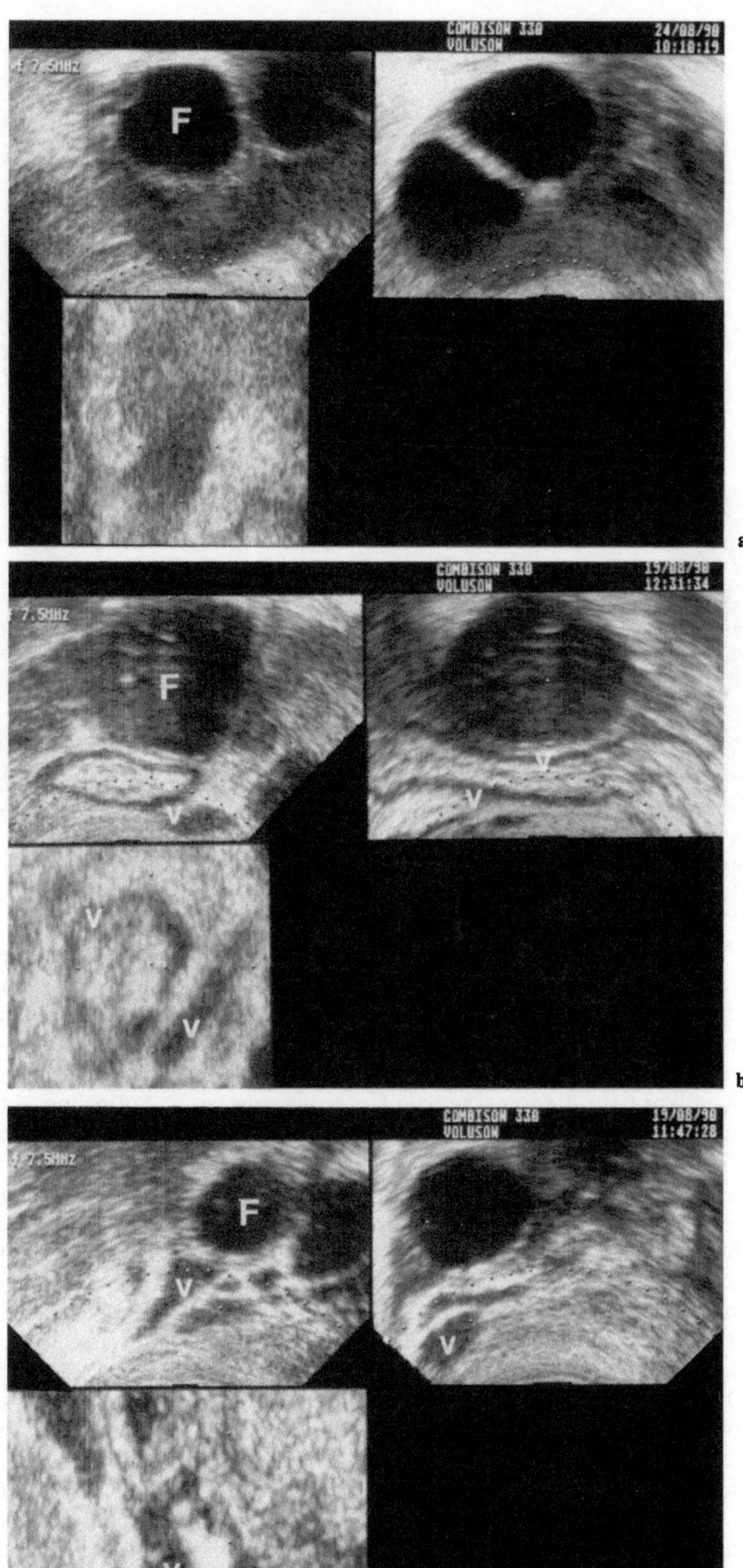

Abb. 11.7 a – c. Voluson-Vaskularisationsbilder im Punktionsgebiet. **a** Gefäßfrei. **b** Gefäßreicher, nicht komprimierbar, Gefäßdurchmesser <2 mm. **c** Gefäßreich, nicht komprimierbar, Gefäßdurchmesser bis zu 5 mm. *F* Follikel, *V* Gefäße

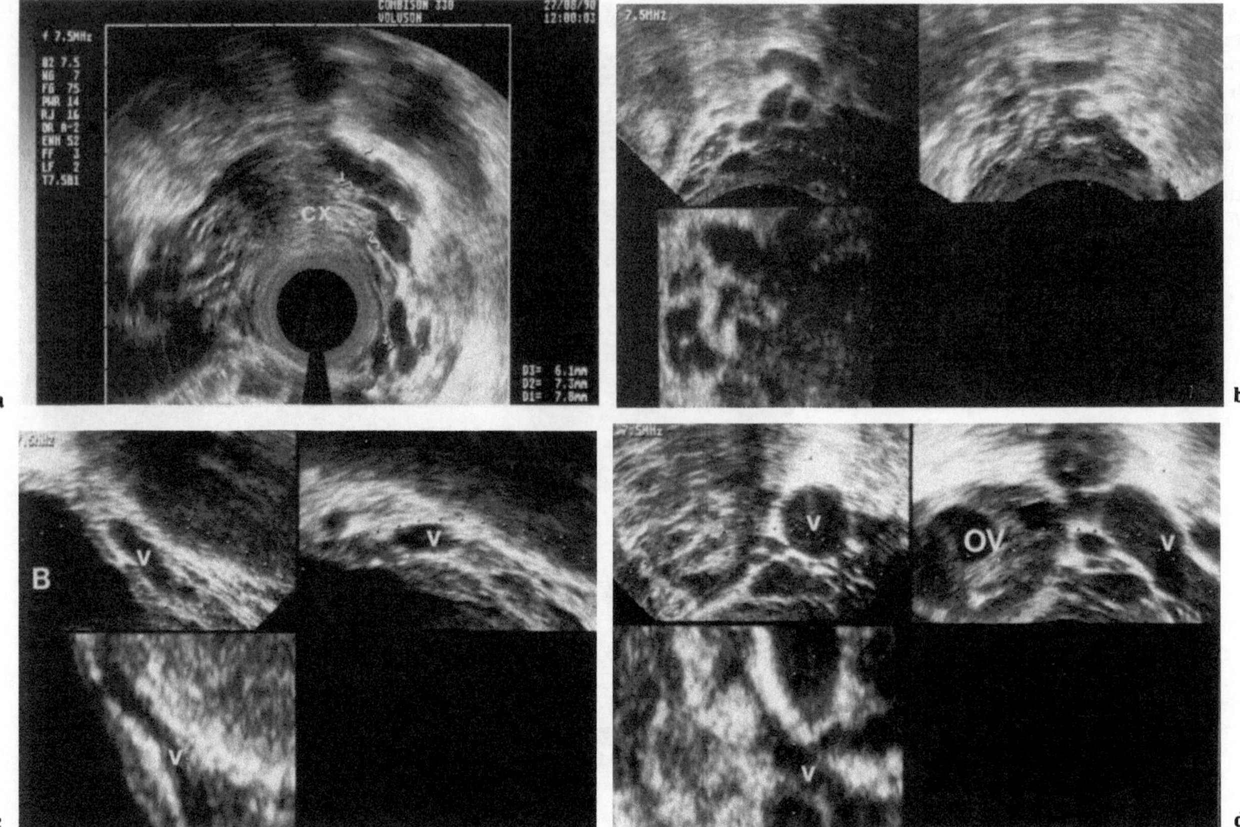

Abb. 11.8 a–d. Voluson. **a** Übersicht: Generalisierte Varikosis im kleinen Becken. **b** Paravaginal. **c** In der Blasenwand, *B* Blase, *V* Gefäße. **d** Im Ovarbereich (*OV*). Für IVF laparoskopische Follikelpunktion empfehlenswert

Die Untersuchungen wurden mit dem neuartigen sog. 3-D-Volumenschallverfahren, letztendlich einer sonographischen dreidimensionalen Computertomographie durchgeführt (Combison 330/3 D Voluson, Fa. Kretztechnik, Zipf, Österreich). Als Schallkopf für die transvaginale Untersuchung benutzten wir eine Voluson-Transrektalsonde VWR 177 AK (Abb. 11.6a), ferner wurde der Voluson-Abdominalschallkopf eingesetzt.

Im Real-time-Betrieb wird das anatomische Zielgebiet eingestellt, dann wird bei ruhiger Schallkopfhaltung auf Tastendruck hin vom Gerät automatisch ein Volumenscan um das Zielgebiet herum vorgenommen. Dabei wird die gesamte Information in den Volumenbildspeicher eingeschrieben. Die Bilder werden dreidimensional abgelegt, und zwar für die transversalen Schnitte (T-Ebene) 1024 echte Bilder, für die longitudinalen (L-Ebene) ebenfalls 1024 und für die „Aufsichts-Schnitte" (C-Ebene, im Falle des Abdominalschallkopfes Horizontalebene) 256 echte Bilder. Alle 3 zueinander senkrechten Schnittebenen können anschließend unabhängig voneinander und beliebig plaziert werden.

Läßt man eine bestimmte Ebene wandern, so wird deren Position innerhalb des Volumens durch Referenzlinien in den beiden anderen Schnittbildern angezeigt. Die C-Ebene stellt etwas unschärfer dar. In diese Ebene geht nicht nur die axiale und laterale Auflösung ein, sondern auch die Auflösung quer zur Scanebene.

Die benutzte intakavitäre Sonde ist für die transvaginalen Untersuchungen wegen ihrer Impulsrichtung nicht ganz ideal. Sie bringt trotzdem sehr weitgehende Information. Man muß allerdings beachten, daß die Bezeichnung der Ebenen sondenbezogen und nicht organbezogen ist. Ein Transversalschnitt durch den Uterus kann diesen z. B. transversal, longitudinal, diagonal oder horizontal schneiden, je nach Positionierung des kleinen Sondenkopfes. Ähnlich schwierig, da ebenfalls relativ bezüglich der Sondenposition, ist die Interpretation der Begriffe vorne – hinten, unten – oben (Abb. 11.6b u. c).

Vor Punktion kann mit diesem Verfahren entschieden werden, ob vaginalsonographisch unauffällige Schichten wirklich gefäßfrei sind, ob man

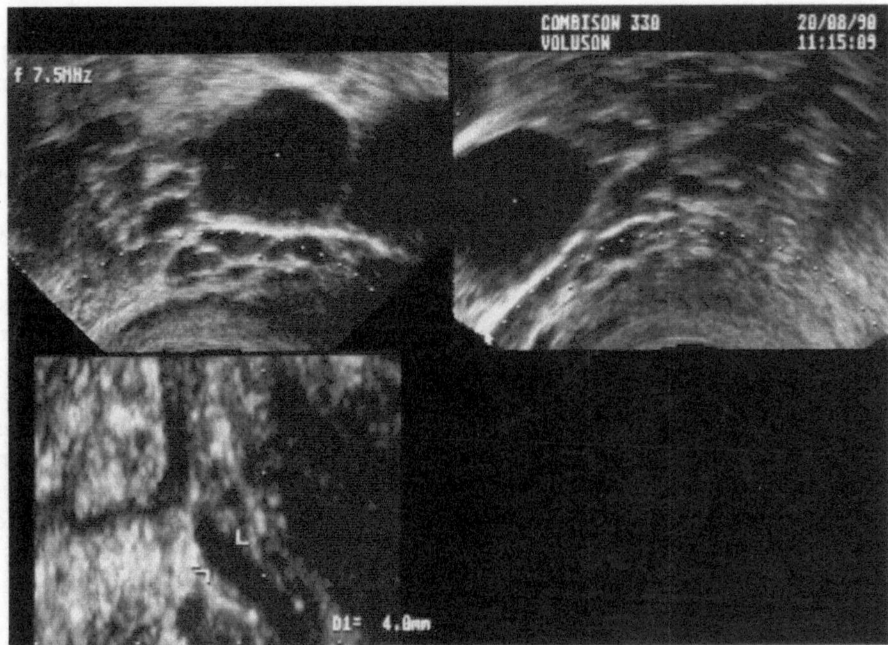

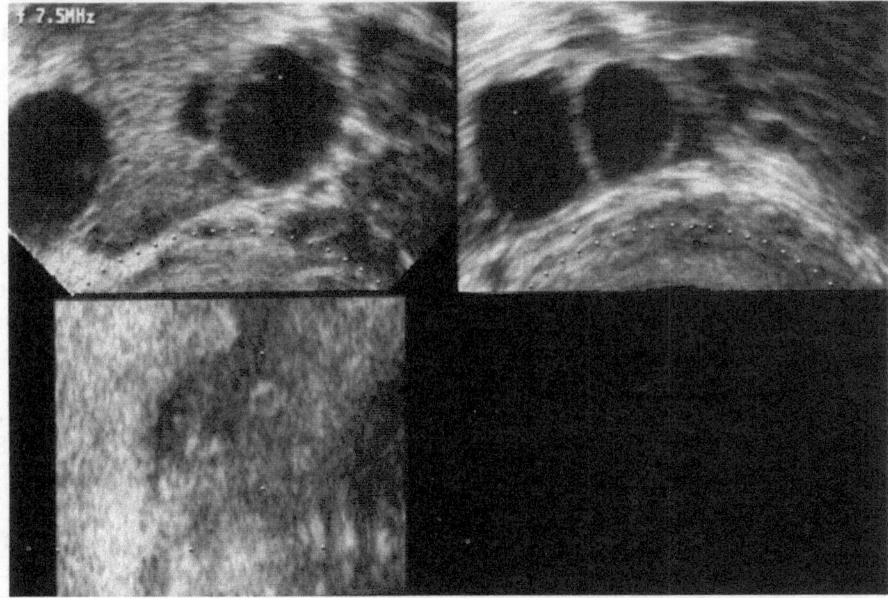

Abb. 11.9. Voluson. Umgehung eines gefäßreichen Punktionsgebiets durch veränderte Position und Kompression

durch bestimmte Positionierung des Schallkopfes erweiterte Gefäßkomplexe umgehen kann, und ob alternative Punktionsrouten sinnvoll und möglich sind.

Auch wenn die gängige Vaginalsonographie eine homogene Struktur der zu durchstechenden Schichten erwarten läßt, zeigt die dritte Dimension durchaus differente Gewebstexturen (Abb. 11.7). Mehr oder weniger gefäßreiche Flächen wurden bei 26 der bisher entsprechend untersuchten 35 Patientinnen unter hormonaler Stimulation beobachtet, womit sich auch die relativ hohe Zahl kurzdauernder Blutungen aus den vaginalen Punktionsstellen erklärt. Diese Blutungen sistieren allerdings immer auf kurzzeitige feste Kompression. Gefäßfreie Schichtungen sind seltener. Man kann zwischen gefäßreichen Arealen mit kleinlumigen (1–2 mm) und solchen mit großlumigeren Gefäßen unterscheiden. Ab 5 mm Durchmesser längerer venöser Gefäßabschnitte in diesem Gebiet sprechen wir von variköser Veränderung. Die Schichtdicke der Gefäßkomplexe spielt ebenfalls eine Rolle.

Die Punktion schmaler, komprimierbarer, auch gefäßreicher, jedoch nicht variköser Gewebsbrücken kann in jedem Fall bedenkenlos erfolgen. Schmale, nicht komprimierbare gefäßreiche Strukturen sollten ab einem Gefäßdurchmesser von deutlich mehr als 2 mm wenn möglich umgangen werden. Die Punktion breiterer gefäßreicher Schichten ist bei Nachweis großlumiger Gefäße besser zu unterlassen (Abb. 11.8).

Zonen verschiedenster Gefäßdichte und -qualität können sich im Paragebiet der Ovarien einundderselben Patientin finden, so daß Variationen der Stichrichtung oft schon ein Ausweg sind (Abb. 11.9). Mit einer demnächst wohl verfügbaren dreidimensional auflösenden Vaginalsonde mit Punktionsmöglichkeit wäre die Nadelposition bei schwierigem Punktionssitus jederzeit in ihren räumlichen Beziehungen zu kontrollieren.

11.4.4 Die Morbiditätsinzidenz der sonographischen Follikelpunktion

Die Diskussion der potentiellen Risiken darf nicht den Eindruck erwecken, als handele es sich hier um primär gefahrvolle Methoden. Allerdings sind Follikelpunktionen keine kurativ oder vital notwendigen Maßnahmen. Sie werden an gesunden Patientinnen vorgenommen. Maximale Sicherheitsvorkehrungen sind deshalb obligat.

Aus 1013 eigenen Punktionen resultierte eine kurzdauernde, spontan endende Hämaturie nach transkutaner Punktion und eine antibiotikapflichtige Zystitis nach perurethraler Punktion. Von einer Morbidität kann in diesem Zusammenhang nicht gesprochen werden. Kurzdauernde Blutungen aus den vaginalen Einstichstellen (in ca. 40% der transvaginalen Punktionen) sistieren immer ohne Intervention. Punktionsbedingte Infektionen des Kulturmediums wurden bisher nicht beobachtet.

Auch die Auswertung größerer Patientenkollektive ergibt entsprechend geringe Morbiditätsquoten (Feichtinger u. Kemeter 1986; Wikland et al. 1987; Michelmann et al. 1987; Howe et al. 1988; Wikland et al. 1989; Yuzpe et al. 1989; Sautter 1990), wobei Berichte über peritoneale Infektionen überwiegen (5/1609 Fälle, entsprechend 0,3%, Sautter 1990). Solche traten immer bei perioperativ nicht antibiotisch abgedeckten Patientinnen auf. Dies ist der Grund für die unsererseits durchgeführte perioperative einmalige Gabe von 6 g Optocillin i. v. Entsprechend sind die Punktionsauswertungsergebnisse von 53 deutschen IVF-Gruppen für 1991 (11/5928 Fällen, entsprechend 0,18%). Für die internistischen Grobnadelpunktionen wird fallbedingt ein etwas höheres und auch relevanteres kumulatives Morbiditätsrisiko von ca. 0,4% angegeben (Binder et al. 1988). Die verwendeten Nadeln liegen im Außendurchmesser zwischen 0,95 mm (Schneidebiopsiekanüle nach Otto, Fa. angiomed. Karlsruhe) und 2,3 mm Außendurchmesser (Vim-Silverman-Nierenkanüle) und damit in der Größenordnung der bei der IVF verwendeten Follikelpunktionsnadeln, die einen Außendurchmesser von 1,4 bis 1,8 mm haben.

Über vereinzelte Todesfälle im weiteren Zusammenhang mit der Anwendung der sonographischen Follikelpunktion wurde berichtet (keine zitierbare Literatur), wobei ein Kausalzusammenhang mit dem Verfahren zumindest nicht gesichert ist. Eine problembewußte und kritische Anwendung insbesondere der nun weitverbreiteten vaginalsonographischen Punktion sollte zur Erhaltung der bisher beobachteten niedrigen Morbiditätsquote beitragen.

11.5 Weitere sonographische Punktionen in Diagnose und Behandlung des unerfüllten Kinderwunsches: PFMT, DIPI, POST/IV-TPF, Follikelreduktion

Zur Behandlung der therapieresistenten ungeklärten Sterilität, der Sterilität bei Vorhandensein von Spermienantikörpern und der Sterilität aufgrund pathologischen Zervixfaktors oder aufgrund eines OAT-Syndroms stehen neben der intrakavitären (ICI, Deichert 1986) oder intrauterinen Insemination (IUI, Allen et al. 1985; Dodson et al. 1987; Kerin et al. 1984; Sunde et al. 1988) verschiedene Behandlungskonzepte zur Verfügung, für deren Anwendung mindestens ein funktionell intakter Eileiter vorhanden sein muß. Eine vorausgehende follikelstimulierende Behandlung ist in allen Fällen sinnvoll.

Diese Verfahren sind:

- die direkte intraperitoneale Insemination (DIPI, Forrler-Menard et al. 1986);
- der intraperitoneale Gametentransfer (peritoneal oocyte and sperm transfer POST, Mason et al. 1987, oder in vivo transperitoneal fertilization, IV-TPF, Lesec et al. 1989);
- der intratubare Gametentransfer (gamete intrafallopian transfer, GIFT, Asch et al. 1984);
- der intratubare Zygotentransfer (zygote intrafallopian transfer, ZIFT, Devroey et al. 1986), der Transfer im Pronukleusstadium (pronucleus

stage transfer, PROST, Yovich et al. 1988) und der intratubare Embryotransfer (tubal embryo stage transfer, TEST, Yovich 1988).

Neben der IUI ist die DIPI das am wenigsten invasive Verfahren.

Templeton wies 1982 eine bessere Prognose für Patientinnen mit ungeklärter Sterilität nach, wenn bewegliche Spermien im Ampullenbereich der Eileiter oder in der Peritonealflüssigkeit (PF) zu finden sind. Die PF gelangt über die Eileiter bis ins Cavum uteri (Pauerstein et al. 1975). PF ist ein zell- und eiweißhaltiges Exsudat, an dessen Bildung das aktive Ovar beteiligt ist. Für die peritoneale Endometriose wird von einigen Autoren eine spermieninaktivierende und oozytenschädigende Wirkung der PF diskutiert (Oak et al. 1985; Menard et al. 1990).

Eine prätherapeutische Austestung des durch Kuldozentese gewonnenen Exsudats mit einer Spermienpräparation des Partners (peritoneal fluid sperm motility test, PFMT) trägt zur richtigen Indikationsstellung bei (Menard et al. 1990). Deutlicher Motilitätsverlust der Spermien in der PF im Vergleich zum jeweils verwendeten Standardkulturmedium sollte auch bei intakten Eileitern primär zur Durchführung von IVF veranlassen.

Menard (1990) gibt für die DIPI eine Schwangerschaftsrate von 19%/Paar und 12%/therapierten Zyklus an. Bei schlechtem PMFT traten keine Schwangerschaften ein, ebenso nicht bei weniger als 1 Mio. Spermien in der Inseminationslösung. Die besten Resultate wurden mit initial hochmotilen Spermien und bei Spermienzahlen von 10 Mio. und mehr gesehen.

Als Grundmaxime der Sterilitätsbehandlung gilt, jegliche nicht unbedingt notwendige Traumatisierung zu vermeiden. Insofern ist die Frage berechtigt, ob die DIPI wirklich der IUI überlegen ist. Eine neue Studie (Hovatta et al. 1990) vergleicht die Therapieergebnisse aus der Behandlung von 61 Patientinnen mit IUI nach Stimulation mit Clomiphen und HMG und 63 Patientinnen nach DIPI und entsprechender Vorbehandlung. Die Indikationsstellungen sind ungeklärte Sterilität, Endometriose und OAT-Syndrom. Die Schwangeschaftsrate pro Therapiezyklus und pro therapiertes Paar war in beiden Gruppen nahezu identisch. Sie betrug für die DIPI 8,6 bzw. 23,8% und für die IUI 12,5 bzw. 31,1% (Unterschiede ohne statistische Signifikanz). Die Rate an Extrauteringraviditäten war in der Gruppe der ungeklärten Sterilitäten unter beiden Therapieformen erhöht, was nach Ansicht der Autoren auf einen nicht unerheblichen Anteil okkulter Tubenschädigungen verweist. Das Ergebnis dieser Studie ist insofern nicht verwunderlich, als bei entsprechend hoher Positionierung des Inseminationskatheters bei dem eingesetzten Injektionsvolumen von 0,5 ml die IUI letztendlich eine transtubare IPI ist. Mit zunehmender Übung gelingt die tubare Sondierung „blind", was den Pertubationseffekt bei der Insemination sichert.

Tabelle 11.9. Vereinfachte Durchführung von PFMT und DIPI/Follikelreduktion

Spermienpräparation[a] (Aufbewahrung des Ejakulats bei 37 °C)	
Für PFMT	Sofort nach Verflüssigung 2 Proben ansetzen: 1 ml Sperma + 3 ml F 10 (Fa. biochrom, Berlin) phosphatgepuffert mit 10% HSA (Human Serum Albumin, Fa. Behringwerke, Marburg), zentrifugieren für 10 min bei 200 · g, Überstand dekantieren. 1. Probe: Pellet überschichten mit 0,5 ml PF (37 °C), 2. Probe: Pellet überschichten mit F 10 (s. o.). Nach 1 h bei 37 °C Überstand abpipettieren. Beurteilung in Maklerkammer (Fa. Sefi Medical Instruments, Haifa). Weitere Kontrollen nach ca. 6, 12, 24, 48 h
Für DIPI	Wie unter PFMT. Überstand vollständig zur Insemination einsetzen Günstig sind ca. 5 – 10 Mill. progressiv mobile Spermien/0,5 ml Inseminationslösung. Bei Oligospermie ist Erhöhung des Inseminationsvolumens möglich, was weitere Zentrifugationsgänge erspart
Douglaspunktion (Vorgehensweise wie in Tabelle 4 beschrieben)	
„Blind"	Selbsthaltespekulum, sonogr. Punktionsnadel z. B. 26/1,4 (Fa. Männl, Wien), Kornzange (Punktionshilfe). Punktion bei 6 Uhr, ca. 1 cm unter Zervix, parallel zur Zervix
Vaginalsonographisch	Sonogr. Punktionsnadel. Für Follikelreduktion mehrere vorbereitete 20-ml-Einmalspritzen mit jew. ca. 5 ml F 10
Für PFMT	Falcon-Röhrchen 16 ml, ggf. vorbereitete 10- oder 20-ml-Einmalspritzen, ggf. Spülmedium F 10 (phosphatgepuffert). Punktat oder Spülflüssigkeit bis zur Testung ggf. Einfrieren bei – 20 °C
Für DIPI	Tuberkulinspritze 1 ml

[a] Bei OAT-Syndrom finden differenziertere Methoden der Spermienpräparation Anwendung: Percoll-Gradientenzentrifugation, Hyaluronsäure-swim-up, Glaswolle-Filtration

Die gesonderete DIPI über transvaginale Punktion findet bei uns im Rahmen einer notwendigen Follikelreduktion bei Patientinnen mit ovarieller Überreaktion zur Prophylaxe von Mehrfachbefruchtungen gelegentlich Anwendung (Tabelle 11.9). Ansonsten ist das Verfahren wohl entbehrlich, es sei denn, narbige Schäden im Zervixbereich erschweren eine Passage des Inseminationskatheters.

Follikelreduktionen erfolgen in der präovulatorischen Phase, also ca. 36 h nach HCG-Injektion bzw. 24–30 h nach deutlichem LH-Anstiegsbeginn im Serum, bzw. 12 h nach erfaßtem LH-Gipfel im Serum. 3 gute Follikel mit einem mittleren Durchmesser von über 1,8 cm werden belassen. Diese Follikel können anpunktiert werden, und das Punktat kann sofort in den Douglas entleert werden. Es erfolgt dann die gleichzeitige DIPI mit dem präoperativ erstellten Samenpräparat. Die Betreuung der Patientin erfolgt wie nach Follikelpunktion.

POST oder IV-TPF entsprechen in der Vorgehensweise der Kombination Follikelreduktion mit DIPI. Nach transabdominaler Punktion wird über Schwangerschaftsraten/Zyklus zwischen 7% und 20% berichtet (Mason et al. 1987; Lesec et al. 1989). Die transvaginale Punktion vereinfacht das Verfahren.

11.6 Sonographische Punktion funktioneller Zysten oder Retentionszysten

11.6.1 Probleme der Indikationsstellung

Klinisch diagnostizierte Ovarialblastome haben eine durchaus relevante und mit dem Alter der betreffenden Patientinnen zunehmende Malignitätsinzidenz. Sie liegt bei Frauen unter 30 Jahren bei ca. 3%, bei Frauen über 45 Jahren schon bei 15%. Andere Untersuchungen an Raumforderungen im Bereich der Ovarien, die auf Grund der präoperativen Dignitätsschätzung einer Operation zugeführt wurden, weisen bei Frauen unter 50 Jahren in 12% der Fälle ein Karzinom nach, bei Frauen über 50 Jahren in 48% (Sevelda et al. 1990). Andererseits sind klinisch als Adnextumoren imponierende Strukturen nur in der Minderzahl der Fälle Blastome (Mohr u. Sonntag 1981). In Unkenntnis der Vorgeschichte können insbesondere nach ovarieller Stimulationsbehandlung entstandene Luteinzysten und ihre Regressionsstadien zu weitgehenden therapeutischen Fehlentscheidungen verleiten.

Die Vaginalsonographie bietet eine genauere Strukturanalyse der betreffenden Adnextumore, das 3-D-Volumenschallverfahren erlaubt eine noch spezifischere Diagnostik und Lokalisation suspekter Abschnitte größerer Adnexbefunde. Vielen, insbesondere jüngeren Frauen, kann auf diese Weise eine Operation erspart bleiben.

Die diagnostische Vorentscheidung zur ambulant durchführbaren sonographischen Punktion sollte so weitreichend sein, daß diese nicht zum Vorläufer eines dann doch notwendigen operativen Eingriffs wird. Für die Patientin ist eine Traumatisierungsreduktion beabsichtigt, keine noch so geringfügige zusätzliche Belastung. Vor der Punktion sollte deshalb in den entsprechenden Fällen die Unterscheidung zwischen gutartigem zystisch-solidem Blastom und zystischem Neoplasma, funktioneller Zyste oder Retentionszyste z. B. im Rahmen einer Endometriose, Hydrosalpinx, Peritonealzyste, Parovarialzyste oder Abszeß versucht werden. Eine zweifelsfreie sonomorphologische Unterscheidung insbesondere zwischen gutartigem und bösartigem zystischem oder zystisch-solidem Tumor ist oft nicht möglich, weshalb sich dann doch die Operation als primär notwendig erweist. Eine Ausnahme bildet das einfache seröse Zystadenom der jüngeren Frau, welches eine sehr geringe Entartungstendenz aufweist. Überhaupt finden sich unter echoleeren Tumoren mit glatter Wandkontur bezogen auf alle Altersstufen nur in 5% der untersuchten Fälle Malignome (Moyle et al. 1983). Die Zytologie des Punktats maligner zystischer Blastome zeitigt allerdings in 75% der Fälle ein falsch-negatives Ergebnis (Kreutzer et al. 1988). Eine zusätzliche *gezielte* bioptische Punktion nicht sicher unsuspekt erscheinender Wandanteile der zystischen Blastome ergäbe wahrscheinlich zytologisch eindeutigere Befunde (vgl. 11.7.3). In allen anderen genannten Situationen ist eine therapeutische Punktion mitunter auch zur Konsolidierung der ovariellen Prognose und Funktion fast immer sinnvoll.

Die versehentliche Punktion eines Abszesses oder eines Malignoms birgt ebenfalls keine relevanten Risiken (Munell et al. 1957; Berg u. Robbins 1962; Engzell et al. 1971; Popp 1990), wie ja auch die Erfahrungen anderer Fachgebiete vermuten ließen (Übersicht bei Binder et al. 1988). Die Gefahr der Induktion einer relevanten hämatogenen oder lokalen Tumorzellaussaat wird unter 11.7.3 besprochen.

11.6.2 Methodik

Für die Vorbereitung und Durchführung der Grobnadelpunktion von Zysten gelten die gleichen Vor-

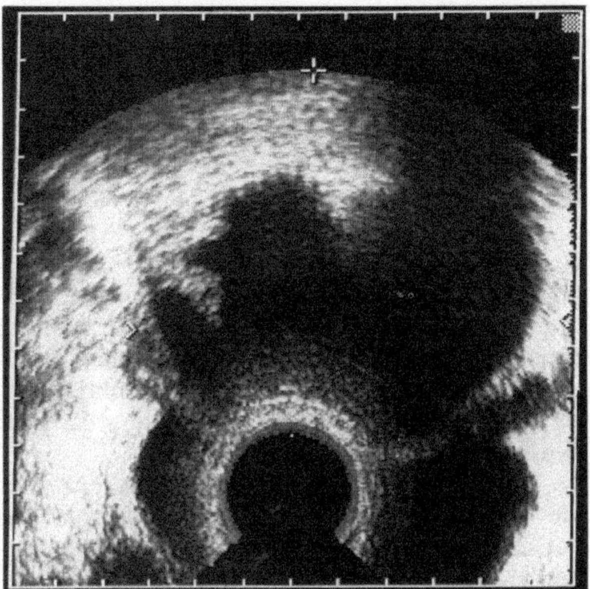
a

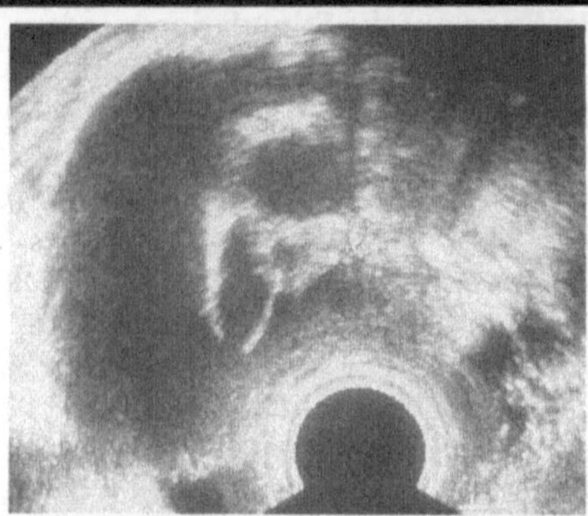
b

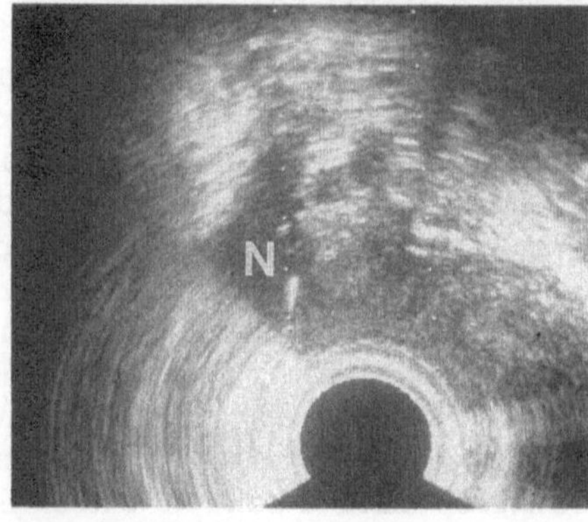

c

Abb. 11.10 a–c. Vaginalsonographische Beurteilung von Adnextumoren (Auswertung s. Tabelle 11.10)

Tabelle 11.10. Vaginalsonographische Beurteilung von Adnextumoren. Anwendungsbeispiele zu Abb. 11.10 ***(Entscheidungsbeeinflussende Kriterien in Fettdruck)***

---

1. Anwendungsbeispiel zu Abb. 11.10a
Patientin ***Jhg. 1931***. Keine Operationen. Seit 2 Wochen Schmerzen im linken Mittel- und Unterbauch. Prall elast./***derber Tumor*** füllt gesamtes kleines Becken aus. CA-12-5-Ag 15 kU/l. LR 1981

Uterus 7 cm lang, a.-p.-Durchmesser 2,8 cm, ***Endometrium atrophisch***. Im kleinen Becken 10 × 8,6 cm großer Tumor. Keine sichere Organ- oder Seitenzuordnung möglich. ***Äußere Begrenzung*** zur Blase hin glatt, ***zur Tiefe gänzlich unabgrenzbar. Innere Kontur*** z. T. glatt, ***z. T. uneben, inhomogene papilläre Strukturen***, etwas echovermehrt. Innenstruktur echofrei, z. T. echoarm, Echoqualität dann verwaschen. Somit größtenteils zystisch, einkammrig, ***Kammerwandung z. T. verdickt, inhomogen***. Dorsale Schallverstärkung. Keine freie Flüssigkeit, keine auffällig veränderten Organoberflächen (z. B. Darm)

Auswertung: ***Operation angeraten***

Histologie: gut differenziertes Zystadenokarzinom des linken Ovars

---

2. Anwendungsbeispiel zu Abb. 11.10b und c
Patientin ***Jhg. 1961. 3 Laparotomien*** wegen Kinderwunsch/Endometriose, ***zuletzt vor 1 Jahr***. Bd. Adnexe in situ ***2mal laparoskop. Follikelpunktion***. Seit Wochen etwas zunehmende diffuse Beschwerden im Unterbauch. ***Prallelastischer*** Tumor im kleinen Becken. CA-12-5-AG 35 kU/l. DHEAS erhöht. Standardgerinnungswerte im Normbereich

Uterus 7 cm lang, a.-p.-Durchmesser 3,5 cm. ***Endometrium proliferiert***. 8,7 × 6 cm großer Tumor, keine sichere Organ- oder Seitenzuordnung.
Nach außen hin z. T. schlecht, z. T. gar nicht abgrenzbar. Innere Kontur z. T. glatt, z. T. uneben. Innenstruktur größtenteils echofrei, nach medial echovermehrt und echodicht, inhomogen. Echoqualität peripher verwaschen. Gesamtbild stark inhomogen.
Somit größtenteils zystischer Befund, Kammerwandung z. T. verdickt, inhomogen. Dorsale Schallverstärkung, stellenweise geringe Schallauslöschung

Auswertung: Sonographische Punktion möglich, Malignität aufgrund der Vorgeschichte (nicht aufgrund der Sonographie) sehr unwahrscheinlich. 180 ml bräunlich-trübe Flüssigkeit (Hydrosalpinx/Endometriose), 2mal 10 ml gelblich klare Flüssigkeit (Follikel o. Follikelzyste. E 2 nicht bestimmt)

Verlauf: Rezidiv innerhalb 2 Monaten. Laparotomie, Salpingektomie rechts, Teilovarektomie rechts. Histologie: Fibrose der Tube mit tuboovariellen Verwachsungen. Zahlreiche Siderophagen. Follikelzysten

---

aussetzungen und Regeln wie für die Follikelpunktion. Aufgrund der Größe der in Frage stehenden Befunde ist die Punktion technisch einfacher und noch ungefährlicher.

11.6.3 Entscheidungskriterien für eine therapeutisch sinnvolle Punktion pathologischer Adnexbefunde

Durch angemessene Vorabselektion sollten nur therapeutisch hilfreiche oder zumindest diagnostisch sinnvolle Punktionen zur Ausführung gelangen. Wir versuchen diesem Anspruch mit Hilfe eines Auswertungsschemas gerecht zu werden (beispielhafte Anwendungen s. Abb. 11.10 und Tabelle 11.10).

Eine sichere sonographische Differenzierung und Dignitätsbestimmung ist sehr schwierig. Es sei auf die auch mit Hilfe der Anamnese nicht immer eindeutige Unterscheidung zwischen serösem Zystadenom, Follikelzyste, Luteinzyste oder Peritonealzyste verwiesen, ebenso auf die ähnlichen Echostrukturen von muzinösem Zystadenom, Endometriosezyste, eingebluteter Lutealzyste oder Abszeß.

Die Auswertung mündet nicht in eine Diagnose, sondern in die Entscheidung zwischen 3 Handlungsmöglichkeiten:

- dem kontrollierten Zuwarten,
- der sonographischen Punktion und
- der laparoskopischen Abklärung oder der Operation.

Generell gilt auf der Grundlage vaginalsonographischer Voruntersuchungen, daß schlechte Abgrenzung zur Umgebung, wechselhafte Wand- und Innenkontur und stark inhomogene Innenstruktur malignitätsverdächtig sind. Eine Punktion vor der hier notwendigen Operation würde der Patientin wahrscheinlich keinen Schaden zufügen, sie aber nur zusätzlich belasten. Echoleere oder homogen echoarme Befunde mit dünner Wandung und glatter Innenkontur können, wenn dies angezeigt ist, therapeutisch punktiert werden. Auch bei diesen Befunden muß man sich aber klar vergegenwärtigen, daß es zwar Kriterien gibt, die eine Malignität wahrscheinlicher machen, aber keine Kriterien, die eine Malignität sicher ausschließen. Anamnestische Angaben, Bestimmung von Tumormarkern, zytologische und ggf. hormonelle Untersuchung des Punktats und Verlaufskontrollen nach Punktion können die Gefahr einer Fehlbewertung erheblich mindern. Inwieweit auch der Pulsatility Index (PI) bei der Farbdoppleruntersuchung hier weiterhilft wird sich zukünftig zeigen (Weiner et al. 1992).

11.7 Weitere diagnostische und therapeutische Punktionen der Adnexe und des Peritonealraums

11.7.1 Entzündliche Prozesse

Sowohl Folgezustände von Entzündungen wie Peritonealzysten und Hydrosalpingen als auch akute eitrige Prozesse wie Pyosalpinx, Douglasabszeß oder Tuboovarialabszeß können ohne Auftreten relevanter Komplikationen sonographisch punktiert, gespült oder drainiert werden (Aboulghar et al. 1990; Noshe et al. 1987; Popp 1990).

Wie funktionelle Zysten oder Retentionszysten des Ovars, so kann auch eine Hydrosalpinx in Therapiezyklen mit ovarieller Stimulation die sonographische Verlaufskontrolle erschweren und die ovarielle Reaktion auf die Stimulation mindern. Inwiefern hier eine direkte mechanische Behinderung der Follikelexpansion eine Rolle spielt (Molloy et al. 1987) oder eine indirekte Wirkung über eine Verschlechterung der Mikrozirkulation (McComb u. Delbeke 1984), wird diskutiert. Andere Autoren hingegen bestreiten solche störenden Effekte (Karande et al. 1990), wir neigen jedoch zur erstgenannten Ansicht. Die unter Stimulation mitunter beobachtete Volumenzunahme einer Saktosalpinx/Hydrosalpinx (Hill et al. 1986) kann zu einer druckbedingten Entleerung bauchhöhlenwärts, in seltenen Fällen jedoch auch in Richtung Cavum uteri führen. Letzteres wäre z. B. nach erfolgtem Embryotransfer deletär. Vor weitergehenden reproduktionsmedizinischen Maßnahmen sollte deshalb die Beseitigung einer vorhandenen Hydrosalpinx angestrebt werden. Im Rahmen der IVF ist die Entleerung auch notfalls noch zusammen mit der Follikelpunktion möglich. Anschließende kurzfristige und auch längerfristige Kontrollen des Punktionssitus sind obligat. Aktive Erreger sind in einer Hydrosalpinx nur bei ca. 6% der Fälle nachweisbar (Aboulghar et al. 1990), so daß eine längerzeitige Antibiotikagabe nach Punktion entbehrlich ist. Wir geben einmalig zum Punktionszeitpunkt 6 g Optocillin und 80 mg Refobacin i. v. und sahen nach 28 eigenen Hydrosalpinxpunktionen noch keine konsekutive entzündliche Reaktion. 26 Punktate waren wäßrig-klar, eines viskös-klar und ein weiteres viskös/bräunlich-trüb. In allen Fällen ergab die bakteriologische Untersuchung keinen Anhalt für Infektiosität.

Gegen die Punktion gut zugänglicher Abszesse im kleinen Becken spricht von der Logik her nichts.

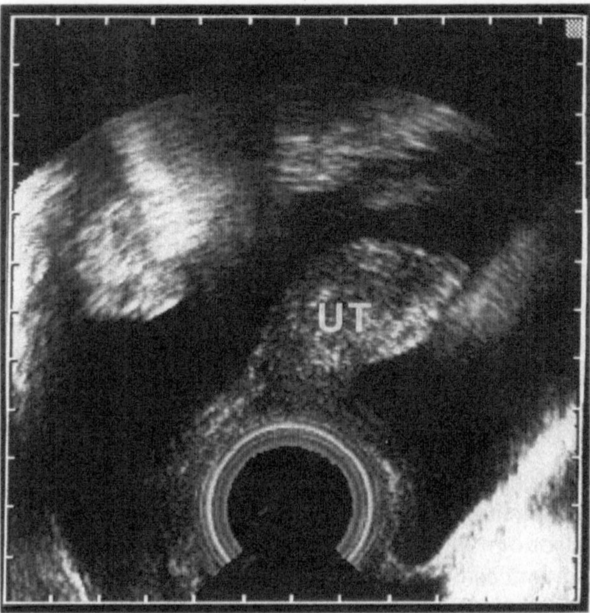

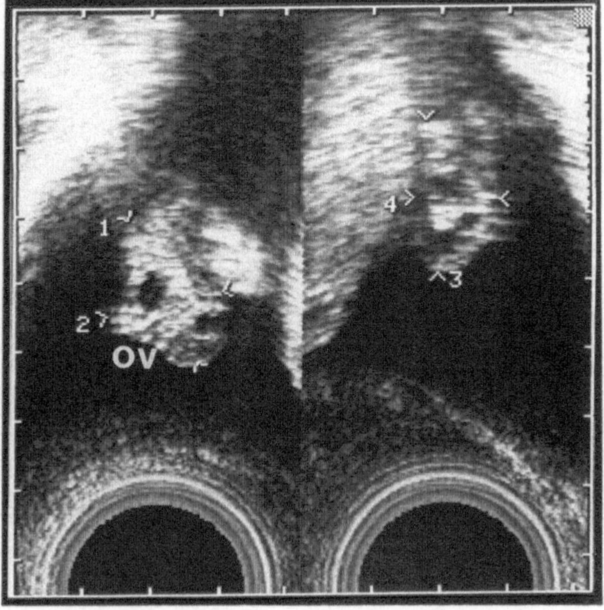

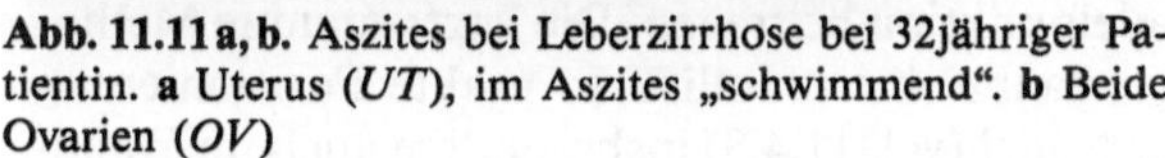

Abb. 11.11 a, b. Aszites bei Leberzirrhose bei 32jähriger Patientin. **a** Uterus (*UT*), im Aszites „schwimmend". **b** Beide Ovarien (*OV*)

Vereinzelte Publikationen liegen vor (Aboulghar et al. 1990; Nosher et al. 1987; Popp 1990). Bei Gewinnung purulenten Punktats ist die Vorgehensweise wie unter und nach operativer Behandlung zu gestalten. Durch die Kombination sonographischer Abszeßpunktion und Abszeßdrainage mit längerzeitiger parenteraler antibiotischer Behandlung ist möglicherweise eine Organerhaltung in Fällen möglich, in denen die Laparotomie zwangsläufig zu einer Adnektomie führen müßte. Solche sonographischen Abszeßpunktionen sind allerdings wohl nur unter stationären Bedingungen vertretbar.

11.7.2 Diagnostische Douglaspunktionen außerhalb der Reproduktionsmedizin

Die Gewinnung von Peritonealflüssigkeit aus dem Douglas-Raum zu diagnostischen Zwecken ist ein altes Verfahren, meist wurden Blindpunktionen ausgeführt, was bei größeren Flüssigkeitsmengen nicht schwierig ist.

Die vaginalsonographische Punktion erlaubt eine sicherere und exaktere Positionierung der Nadel. Für Patientenvorbereitung und Methodik gelten die Hinweise in 11.3.

Akzeptierte Indikationen für die Durchführung einer diagnostischen Douglaspunktion sind:

- Aszitespunktion (Abb. 11.11), bei Tumorverdacht kombiniert mit Spülzytologie,
- Differentialdiagnose Zystenruptur – EUG bei akuten Schmerzereignissen,
- Differenzierung zwischen entzündlichem Erguß und Hämatom bei postoperativen Komplikationen nach Laparotomie und die
- Abklärung von vermehrten Flüssigkeitsansammlungen nach stattgehabter Follikelpunktion oder anderweitiger Adnexpunktion, speziell zum Ausschluß einer intraabdominalen Blutung.

11.7.3 Die diagnostische Feinnadelpunktion

Diagnostische Punktionen solider und malignomverdächtiger Organbefunde auch unter abdominalsonographischer oder rektalsonographischer Kontrolle sind in anderen Fachgebieten etablierte Verfahrensweisen. Anwendung finden elastische „Feinnadeln" (z. B. Chiba-Nadeln, Außendurchmesser 0,7 oder 0,95 mm, Fa. angiomed, Karlsruhe), Biopsiekanülen (Schneidebiopsiekanüle nach Otto, 0,95 mm, Fa. angiomed) und Stanzen (z. B. Tru-Cut-Nadel, 2,2 mm). Für Feinnadelpunktionen ist die Benutzung einer Aspirationspistole (z. B. Fa. Cameco) hilfreich.

Feinnadelpunktionen zeigen bei richtiger Indikationsstellung eine zu vernachlässigende Morbiditätsinzidenz (Otto 1983 a, b, Binder et al. 1988). Kontroverse Diskussion besteht bezüglich:

- der Gefahr der Verschleppung von Tumorzellen in den Stichkanal mit konsekutiver Implantationsmetastasierung oder der lymphogenen oder hämatogenen Metastasierung (Berg et al. 1962; Engzell et al. 1971; Munell et al. 1957; Popp 1990),
- des prozentualen Anteils falsch-negativer Befunde (falsch-positive Befunde sind selten, die Angaben liegen zwischen 0,3 und 6,3%, Kreutzer et al. 1988; Binder et al. 1988), ferner
- der Wertigkeit des richtig-positiven Befundes, also der Korrelation zwischen zytologischer und histologischer Aussage (Sevin 1986; Herzog 1988).

Untersuchungen über die Möglichkeit der Tumorzellverschleppungen durch Punktion sind zahlreich (Sprenger 1984). Eine relevante hämatogene Metastasierung konnte weder retrospektiv in vivo noch experimentell (Eriksson 1984) nachgewiesen werden. Fornari et al. (1989) und Weiss et al. (1988) berichten über jeweils 2 Stichkanalmetastasen nach Auswertung von 10766 (!) bzw. 66397 (!) Punktionen. Eine Übersicht über den Stand der entsprechenden (nichtgynäkologischen) Literatur zu diesem Thema findet man bei Günter et al. (1992).

Die Gefahr, eine Metastasierung zu induzieren, ist also sicherlich gering. Allerdings sollten auch wieder nur diagnostisch wirklich unentbehrliche Feinnadelpunktionen durchgeführt werden. Die Punktion primär malignomverdächtiger Befunde im kleinen Becken bedeutete in vielen Fällen eine zusätzliche Traumatisierung der Patientin, die sich sowieso der Operation unterziehen muß. In diesem Zusammenhang muß überlegt werden, ob das durch Punktion gewonnene Präparat überhaupt die Histologie des Operationspräparats ersetzen kann (Herzog 1988). Da die Traumatisierungsreduktion im Vordergrund stehen sollte, bieten sich Befunde zur zytologischen Abklärung an, bei denen alle Indizien für eine Benignität sprechen oder auch maligne Befunde, die erwartungsgemäß nicht operativ anzugehen sind. In der Gynäkologie wären mit Hilfe der Vaginalsonographie douglasnahe endometrioseverdächtige Herde punktierbar, in der Onkologie douglasnahe Rezidive oder zur Therapieeffektkontrolle auch Malignome nach Bestrahlung oder Chemotherapie.

Die Anzahl der falsch-negativen Befunde nach Feinnadelpunktionen wird zwischen 6,6% und 29% angegeben (Binder et al. 1988). Für den gynäkologischen Bereich werden von Sevin (1986) eine Spezifität für die primäre Diagnose von Beckentumoren von 97,9% und eine Gesamtverläßlichkeit der Dignitätsbestimmung von 94,5% genannt. Die Zahlen erscheinen optimistisch. Für zystische Befunde muß man in ca. 30% der Malignome mit falsch-negativem Befund rechnen (Kreutzer et al. 1988). Falsch negative-Befunde erhält man durch

- übermäßige Blutaspiration,
- Punktion fibrosierter Pararegionen des Tumors,
- Punktion des fibrosierten oder nekrotischen Zentrums des Tumors,
- falsche Technik (der in Frage stehende Herd wird nicht fächerförmig und in mehreren Ebenen durchpunktiert) oder
- Fehlpunktion infolge mangelnder Abgrenzung oder mangelnder Abgrenzbarkeit des Befundes.

Da fehlplazierte Punktionen die Hauptursache für falsch-negative Befunde sind, dürften die Vaginalsonographie und erst recht die sonographische dreidimensionale Computertomographie zu einer erheblichen Optimierung des Verfahrens der Feinnadelpunktion beitragen. Die letztgenannte Methode erlaubt eine räumlich so exakte Positionierung der Nadel (vgl. 11.4.3) insbesondere auch im Wandbereich zystischer Befunde, daß Fehlpunktionen wie bei „blindem“ oder abdominalsonographischem Vorgehen auszuschließen sind.

Eine bessere Anpassung der Punktionsnadeln an die Bedürfnisse der neuen Verfahren wird weitere Fortschritte bringen.

Literatur

Aboulghar MA, Mansour RT, Serour GI, Sattar MA, Awad MM, Amin Y (1990) Transvaginal ultrasonoic needle-guided aspiration of pelvic inflammatory cystic masses before ovulation induction for in vitro fertilization. Fertil Steril 53:311

Allen NC, Herbert CM, Maxson WS, Rogers BJ, Diamond MP, Wentz AC (1985) Intrauterine insemination: a critical review. Fertil Steril 44:569

Asch RH, Ellsworth LR, Balmaceda JP, Wong PC (1984) Pregnancy following translaparoscopic gamete intrafallopian transfer. Lancet II:1034

Bang J, Northeved A (1972) A new ultrasonic method for transabdominal amniocentesis. Am J Obstet Gynecol 114:599

Berg JW, Robbins GF (1962) A late look at the safety of aspiration biopsy. Cancer 15:826

Berger LA, Osborne DR (1982) Treatment of pyogenic liver abscesses by percutaneous needle aspiration. Lancet I:132

Binder T, Swobodnik W, Wechsler JG et al. (1988) Sonographisch geführte Fein- und Grobnadelpunktion im abdominalen und retroperitonealen Raum. Dtsch Med Wochenschr 113:43

Chayen B, Rifkin MD (1987) Cephalocentesis-Guidance with an endovaginal probe and endovaginal needle placement. J Ultrasound Med 6:221

Cohen J, Avery S, Campbell S, Mason B, Riddle A, Sharma V (1986) Follicular aspiration using a syringe suction system may damage the zona pellucida. J Vitro Fertil Embryo Transfer 3:224

De Crespigny CH L, Robinson HP, Quinn M, Doyle L, Ross A, Cauchi M (1985) Ultrasound-guided fetal blood transfusion for severe rhesus isoimmunization. Obstet Gynecol 66:529

Deichert U, Klafki M, Brechnitz G, Daume E (1986) Vorteile der ultraschallgeführten hohen intrakavitären Insemination (ICI). In: Hansmann M (Hrsg) Ultraschalldiagnostik. Springer, Berlin Heidelberg New York Tokyo

Dellenbach P, Nisand I, Moreau L, Feger B, Plumere C, Gerlinger P (1985) Transvaginal sonographically controlled follicle puncture for oocyte retrieval. Fertil Steril 44:656

Devroey P, Braeckmans P, Smitz J et al. (1986) Pregnancy after translaparoscopic zygote intrafallopian transfer in a patient with sperm antibodies. Lancet I:1329

Dodson WC, Whitesides DB, Hughes CL, Easley HA, Haney AF (1987) Superovulation with intrauterine insemination in the treatment of infertility: a possible alternative to gamete intrafallopian transfer and in vitro fertilization. Fertil Steril 48:411

Egarter CH, Husslein P (1988) Behandlung der Tubargravidität durch lokale und systemische Applikation von Prostaglandin – Erste Erfahrungen. Geburtshilfe Frauenheilkd 48:361

Engzell U, Eposti PL, Rubio C (1971) Investigation on tumor spread in connection with aspiration biopsy. Acta Radiol 10:385

Eriksson O, Hagmar B, Ryd W (1984) Effects of fine-needle aspiration and other biopsy procedures on tumor-dissemination in mice. Cancer (Ptutact) 54:73

Feichtinger W, Kemeter P (1984) Laparoscopic and ultrasonically guided follicle aspiration for in vitro fertilization. J In Vitro Fertil Embryo Transfer 1:244

Feichtinger W, Kemeter P (1986) Transvaginal oocyte retrieval using a transvaginal sector scan probe combined with an automated puncture device. Hum Reprod 1:21

Feichtinger W, Kemeter P (1987) Conservative treatment of ectopic pragnancy by transvaginal aspiration under sonographic control and methotrexate injection. Lancet I:382

Fornari F, Civardi G, Cavanna L, Di Stasi M, Rossi S, Sbolli G, Buscarini L (1989) The Cooperative Italian Study Group: Complications of ultrasomically guided fine-needle abdominal biopsy. J Gastroent 24:949

Forrler (Menard) A, Dellenbach P, Nisand I, Moreau L, Cranz C, Clavert A, Rumpler Y (1986) Direct intraperitoneal insemination in unexplained and cervical infertility. Lancet I:916

Forrler (Menard) A, Badoc E, Moreau L, Nisand I (1986) Direct intraperitoneal insemination: first results confirmed. Lancet I:1468

Ghirardini G, Popp LW, Gualerzi C, Spreafico L, Fochi F, Agnelli P (1986) Chorionskopische und vaginosonographisch gezielte Trophoblastbiopsie. In: Popp LW (Hrsg) Gynäkologische Endosonographie. Klemke, Quickborn, S 133–144

Gleicher N, Fridberg J, Fullan N, Giglia RV, Mayden K, Kesky T, Siegel I (1983) Egg retrieval for in vitro fertilization by sonographically controlled vaginal culdocentesis. Lancet 2:50

Goldberg BB, Pollack HM (1973) Ultrasonic aspiration-biopsy transducer. Radiology 108:667

Grannum PA, Copel JA, Plaxe SC, Scioscia AL, Hobbins JC (1986) In utero exchange transfusion by direct intravascular injection in severe erythroblastosis fetalis. N Engl J Med 314:1431

Günter E, Grabenbauer G, Cidlinsky T, Heyder N, Hahn EG (1992) Stichkanalmetastase nach sonographisch gezielter Punktion einer mesenterialen Lymphknotenmetastase bei Pancoast-Tumor. Dtsch Med Wochenschr 117:88

Herrmann J, Thomas E (1986) Transabdominal chorionic villus sampling as an office procedure. Lancet I:747

Herzog RE (1986) Feinnadelaspiration in der gynäkologischen Onkologie. Gynäkologe 19:122

Hill GA, Herbert CM, Fleischer AM, Webster BW, Maxson WS, Wenz AC (1986) Enlargement of hydrosalpinges during ovarian stimulation protocols for in vitro fertilization and embryo replacement. Fertil Steril 45:883

Hobbins JC, Grannum PA, Romero R, Reece EA, Mahoney MJ (1985) Percutaneous umbilical blood sampling. Am J Obstet Gynecol 152:1

Holm HH, Kristensen IK, Rasmussen SN, Northeved A, Barlebo H (1972) Ultrasound as a guide in percutaneous puncture technique. Ultrasonics 10:83

Hovatta O, Kurunmäki H, Tiitinen A, Lähteenmäki P, Koskimies A (1990) Direct intrperitoneal or intrauterine insemination and superovulation in infertility treatment: a randomized study. Fertil Steril 54:339

Howe RS, Wheeler C, Mastroianni jr L, Blasco L, Tureck R (1988) Pelvic infection after transvaginal ultrasound-uided ovum retrieval. Fertil Steril 49:726

Karande VC, Scott RT, Jones GS, Muasher SJ (1990) Nonfunctional ovarian cysts do not affect ipsilateral or contralateral ovarian performance during in-vitro-fertilization. Hum Reprod 5:431

Kerin JP, Peek J, Warnes GM, Kirby C, Matthews CD, Cox LW (1984) Improved conception rate after intrauterine insemination of washed spermatozoa from men with poor quality semen. Lancet I:533

Kreutzer G, Schaarschmidt A, Beyatli Ü (1988) Zystisches Neoplasma oder Retentionszyste des Ovars? Gynäkol Prax 12:481

Lenz S, Lauritsen JG (1982) Ultrasonically guided percutaneous aspiration of human follicles under local anesthesia: a new method of collecting oocytes for in vitro fertilization. Fertil Steril 38:673

Lesec G, Mankes H, Hardy R, Richard E et al. (1989) Invivo transperitoneal fertilization. Hum Reprod 4:521

Mason B, Sharma V, Riddle A, Campell S (1987) Ultrasound-guided peritoneal oocyte and sperm transfer (POST). Lancet 1:386

McComb P, Delbeke L (1984) Decreasing number of ovulation in the rabbit with surgical division of the blood vessels between the fallopian tube and ovary. J Reprod Med 29:827

Menard A (1986) Liquide peritoneale et fertilite – insemination intraperitoneale par culdocentese. These, Paris

Menard A, Wittemer C, Moreau L, Dellenbach P (1990) Evaluation and preparation of spermatozoa for direct intraperitoneal insemination. In: Acosta AA et al (eds) Human Spermatozoa in Assisted Reproduction. Williams & Wilkins, Baltimore, pp 292–306

Michelmann HW, Tinneberg HR, Weisner D, Mettler L (1987) Die transvaginale ultraschallkontrollierte Follikelpunktion im Rahmen der menschlichen In-vitro-Fertilisation. Geburtshilfe Frauenheilkd 47:619

Mohr HJ, Sonntag A (1981) Zur Epidemiologie der Ovarialtumoren. Vortrag auf dem 2. Internat. Symposium der Sektion Gynäkolopathologie der Dtsch. Ges. für Pathol. und für Gynäkol. und Geburtshilfe, Heidelberg

Molloy D, Martin M, Speirs A et al (1987) Performance of patients with a „frozen pelvis" in an in vitro fertilization programm. Fertil Steril 47:450

Moyle JW, Rocheste D, Sider L (1983) Sonography of ovarian tumors: predictibility of tumor type. Am JR 141:985

Munell EW, Jacox HW, Taylor HC (1957) Treatment and prognosis in cancer of the ovary. Am J Obstet Gynecol 74:1187

Muscato JJ, Haney AF, Weinberg JB (1982) Sperm phagocytosis by human peritoneal macrophages: a possible cause of infertility in endometriosis. Am J Obstet Gynecol 144:503

Nosher JL, Winchman HK, Needell GS (1987) Transvaginal pelvic abscess drainage with US guidance. Radiology 165:872

Oak MK, Chantler EN, Williams CAV, Elstein M (1985) Sperm survival studies in peritoneal fluid from infertile women with endometriosis and unexplained infertility. Clin Reprod Fertil 3:297

Otto R, Deyhle P (1980) Guided puncture under real-time sonographic control. Radiology 134:784

Otto R, Hauri D, Meier J, Wellauer J (1982) Perkutane ultraschallgeleitete Nephrostomie unter permanenter Sicht. RöFö 6:137, 619

Otto RC (1983a) Indikationen zur ultraschallgezielten Feinnadelpunktion unter permanenter Sicht. 1. Diagnostische Punktionen. Ultraschall 4:72

Otto R CH (1983b) Indikationen für ultraschallgezielte Eingriffe unter permanenter Sicht. 2. Therapeutische Punktionen. Ultraschall 4:83

Parsons J, Booker M, Goswamy R et al. (1985) Oocyte retrieval for in vitro fertilization by ultrasonically guided needle aspiration via the urethra. Lancet 1:1076

Pauerstein CJ, Hodgeson BJ, Young RJ, Chatkoff ML, Carlton AE (1975) Use of radioactive micropheres for studies of tubal ovum transport. Am J Obstet Gynecol 122:655

Popp LW (1990) Vaginosonographisch gezielte Punktion (2). Gynäkol Prax 14:79

Sautter TH (1990) Transvaginalsonographie. Hippokrates, Stuttgart

Seeds JW, Bowes jr WA (1986) Ultrasound-guided fetal intravascular transfusion in severe rhesus immunization. Am J Obstet Gynecol 154:1105

Sevelda P, Vavra N, Schemper M, Salzer H (1990) Prognostic factors for survival in Stage I epithelial ovarian carcinoma. Cancer 65:2349

Sevin BU (1986) Feinnadelaspiration in der gynäkologischen Onkologie. Gynäkologe 19:116

Smidt-Jenssen S, Hahnemann N (1984) Transabdominal fine needle biopsy from chorionic villi in the first trimester. Prenat Diagn 4:163

Sprenger E (1984) Risiko der Metastasierung bei Feinnadelpunktionen. Pathologe 5:275

Sunde A, Kahn J, Molne K (1988) Intrauterine insemination. Hum Reprod 3:97

Tanaka T, Hayashi H, Kutsuzawa T, Fujimoto S, Ichinoe K (1987) Treatment of ectopic pregnancy with methotrexate: a report of sucessfull case. Fertil Steril 37:851

Templeton AA, Mortimer D (1982) The development of a clinical of sperm migration to the site of fertilization. Fertil Steril 37:410

Timor-Tritsch IE, Baxi L, Peisner DB (1989) Transvaginal salpingocentesis: A new technique for treating ectopic pregnancy. Am J Obstet Gynecol 160:459

Weiner Z, Thaler I, Beck D, Rottem S, Deutsch M, Brandes JM (1992) Differentiating malignant from benign ovarian tumors with transvaginal color flow imaging. Obstet Gynecol 79:159

Weiss H, Düntsch U, Weiss A (1988) Risiken der Feinnadelpunktion – Ergebnisse einer Umfrage in der BRD. Ultraschall 9:121

Weitzel H (1987) Chorionzottenbiopsie. Geburtshilfe Frauenheilkd 47:145

Wetzel V, Detter F, Wetzel E (1987) Comparison between ultrasonically guided transabdominal follicle puncture and ultrasonically controlled combined perurethral-transvesical and transvaginal freehand puncture. Vth World Congress on IVF, Norfolk. Programm Supplement, The American Fertility Society, Birmingham, p 123

Wetzel V, Wetzel E, Detter F (1988) Ovarian stimulation for IVF: HMG versus HMG/Buserelin following Buserelin preliminary treatment. IVth Meeting of the European Society of Human Reproduction and Embryology, Barcelona. IRL Press, Oxford, p 5

Wetzel V, Wetzel E, Detter F (1990) Auswertung 4jähriger Erfahrungen mit unterschiedlichen Methoden der sonographischen Follikelpunktion in einem ambulanten IVF-Programm. Möglichkeiten und Risiken der verfahren unter Berücksichtigung der jeweiligen topographisch anatomischen Gegebenheiten. Ultraschall Klin Prax 5:62

Wetzel V, Wetzel E, Detter F (1991) 3D-Volumensonographie. TW Gynäkol 6:372

Wikland M, Nilsson L, Hansson R, Hamberger L, Janson PO (1983) Collection of human oocytes by the use of sonography. Fertil Steril 39:603

Wikland M, Enk L, Hammarberg K, Nilsson L (1987) Use of a Vaginal Transducer for Oocyte Retrieval in an IVF/ET Program. J Clin Ultrasound 15:245

Wikland M, Hamberger L, Enk L, Nilsson L (1989) Technical and clinical aspects of ultrasound guided oocyte recovery. Hum Reprod 4:79

Yovich LJ, Yovich JM, Edirisinghe WR (1988) The relative chance of pregnancy following tubal or uterin transfer procedures. Fertil Steril 49:858

Yuzpe AA, Brown SE, Casper RF, Nisker J, Graves Gillian, Shatford L (1989) Transvaginal, ultrasound-guided oocyte retrievalfor in vitro fertilization. J Reprod Med 34:937

12 Sonstige sonographisch gesteuerte Techniken

12.1 Die intrauterine Insemination unter Ultraschallkontrolle

U. Deichert

In der Behandlung steriler Paare sind die Oligoasthenoteratozoospermie und der pathologische Zervixfaktor in ca. 30%–40% bzw. 8% für den unerfüllten Kinderwunsch verantwortlich. Zur Therapie wurde jahrzehntelang die homologe Insemination über die Portiokappe durchgeführt. Die Ergebnisse waren unbefriedigend. Aufgrund der erheblichen Prostaglandinnebenwirkungen wurden Spermainjektionen ins Cavum uteri nur selten vorgenommen. Erst die Trennung der Spermien vom Seminalplasma und die Spermienwaschung im physiologischen Medium, wie sie durch die In-vitro-Fertilisationstechnik eingeführt wurde, ermöglichten die hohe intrakavitäre Insemination. Die Durchführung der Katheterinsemination hoch ins Cavum uteri kann durch folgende anatomische Besonderheiten erschwert werden:

1. Steil flektierter Uterus:
   - steile Anteflexio,
   - steile Retroflexio.
2. Zervixstenose:
   - postentzündlich,
   - mechanisch durch voluminöse Ovula Nabothi,
   - Status nach Kaustik,
   - Status nach Konisation.

Diese anatomischen Bedingungen und narbigen Veränderungen begünstigen die Bahnung einer Via falsa, so daß zur Vermeidung von weiteren Traumatisierungen notgedrungen intrazervikal oder intravaginal statt intrakavitär inseminiert wird.

Negative Auswirkungen auf die Implantation können entstehen durch:

1. Verletzung des Endometriums bei falscher bzw. heftiger Katheterführung ins Cavum uteri,
2. vorzeitige Dezidualisierung durch Katheterreizung (Dallenbach-Hellweg et al., 1988).

Vorgehen zur Vermeidung von Verletzungen

Durch die Ultraschallkontrolle modifizierten wir unsere Inseminationstechnik. In spontanen oder stimulierten Zyklen erfolgt die Überwachung durch Follikelausmessung, semiquantitative LH-Messungen im Urin und – falls notwendig – Östradiolbestimmungen im Serum (s. Kap. 5). Die Inseminationen erfolgen am Tag des spontanen LH-Anstieges oder am Tage nach HCG-Gabe. Zur Insemination kommt die Patientin mit gefüllter Blase. Die im Medium aufbereitete Spermasuspension (Lopata et al. 1976) wird über den Bourn-Hall-Katheter (oder einen anderen Plastikkatheter, z. B. Cook) mit der Tuberkulinspritze aufgezogen. Die Portio wird mit dem Selbsthaltespekulum eingestellt. Der Weichkatheter des Bourn-Hall-Katheterbestecks wird direkt vor der Insemination bis zur Spitze der Hohlsonde zurückgezogen. Die Hohlsonde wird in den Zervikalkanal eingeführt und unter Ultraschallkontrolle vorgeschoben (Abb. 12.1 a). Nach Passage des inneren Muttermundes wird nur der Innenkatheter weiter vorgeschoben, bis er im Ultraschallbild den Fundus erreicht hat (Abb. 12.1 b). Alternativ kann bei gut geöffneter Zervix auch ein einfacher Plastikkatheter (Cook) unter Ultraschallsicht direkt bis zum Fundus vorsichtig hochgeschoben werden. Die Spermiensuspension wird nun langsam injiziert (Abb. 12.1 c). Danach wird der Katheter langsam (mit der Hohlsonde beim Bourn-Hall-Besteck) herausgezogen (Abb. 12.1 d), das Cuzco-Spekulum entfernt und unter Spiegeleinstellung wird fakultativ eine Portiokappe zur Abdichtung des Zervikalkanals eingelegt und mit dem restlichen aufgearbeiteten Sperma gefüllt. Die Patientin bleibt anschließend 20 min in Rückenlage, danach entleert sie die Blase. Am nächsten Tag wird die Ovulation nach sonographischen Kriterien überprüft. Hat die Ovulation stattgefunden, so erfolgt nun unmittelbar postovulatorisch eine Reinsemination in gleicher Weise. Diese Methode liefert folgende Vorteile:

1. Durch die gefüllte Blase wird ein flektierter Uterus gestreckt, und der Zervikalkanal und das Corpus uteri werden in die Führungslinie gebracht.

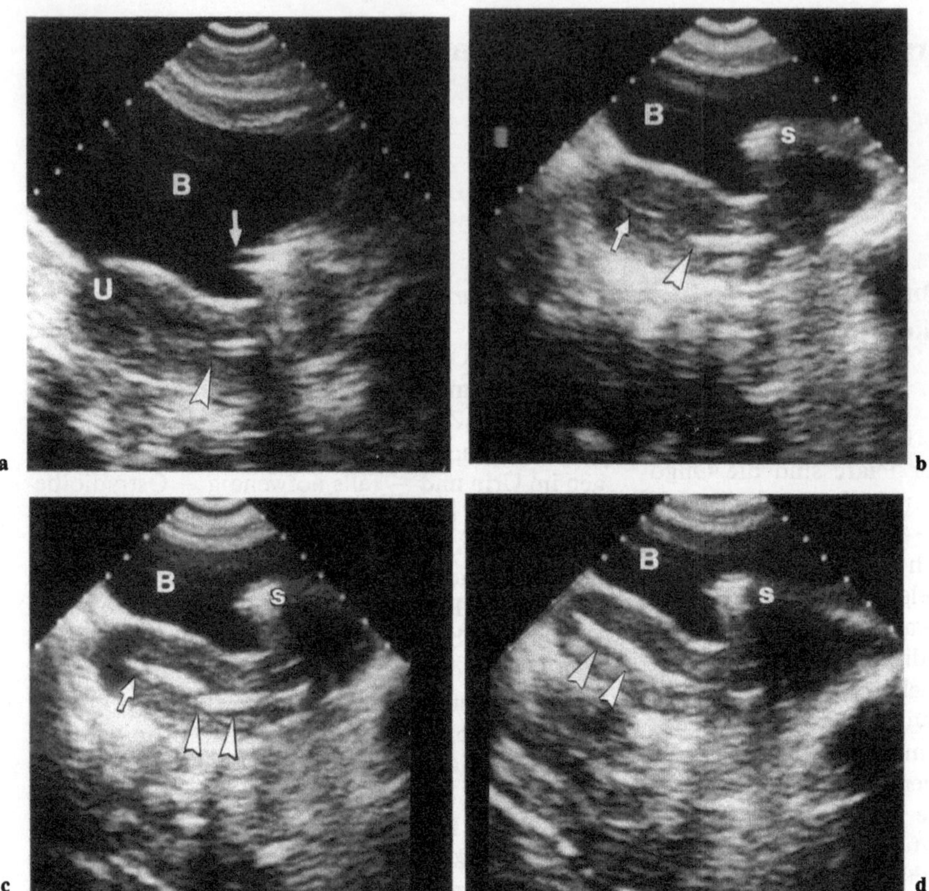

Abb. 12.1 a–d. Ultraschallgeführte hohe intrauterine Insemination. *U* Uterus, *B* Harnblase, *S* Spekulum. **a** Einführen der Plastikhohlsonde (➤) des Bourn-Hall-Kathetersets bis über den inneren Muttermund; **b** Einführen des Innenkatheters (→) durch die Hohlsonde bis zum Fundus uteri; **c** Injektion der Spermasuspension (→); **d** Spermadepot (➤) im Cavum uteri nach Entfernung des Inseminationskatheters

2. Das Führen der Sonde bzw. des Katheters durch den Zervikalkanal kann sonographisch überprüft und eine Via falsa bei Zervixstenose vermieden werden.
3. Das Überwinden des inneren Muttermundes wird im Ultraschall gesehen, und die Plazierung der Hohlsonde oder des Plastikkatheters wird kontrolliert, so daß bei noch vorhandener leichter Flexio ein Einbohren der Sondenspitze ins Endometrium vermieden wird. Ist die Passage des inneren Muttermundes technisch nicht möglich, verwenden wir eine härtere Sonde, die Hohlsonde des Monash-Embryotransferkatheters oder eine Metallhohlsonde. Vor allem bei letzterer ist zur Vermeidung von Traumatisierungen eine Ultraschallkontrolle nützlich. Das anschließende Nachschieben des Inseminationskatheters durch die Plastikhohlsonde und das Erreichen des Fundus uteri mit der Katheterspitze ist im Ultraschall feststellbar, so daß ein zusätzliches Weiterschieben des Weichkatheters mit Umbiegen am Fundus und retrogradem Weg (beim Bourn-Hall-Katheter) vermieden wird.

Die Erfolgsrate bei intrauterinen Inseminationen liegt in der Literatur je nach Indikation zwischen 8%, 17% und 35% (Allen et al. 1985; Francavilla et al. 1985). Bei anatomischen Besonderheiten kann die hohe intrakavitäre Insemination durch Ergänzung der Ultraschallführung technisch erleichtert und verbessert werden.

12.2 Bedeutung der Sonographie für verschiedene Verfahren des Gameten- und Embryotransfers und für die morphologische Beschreibung der Eileiterwandung

V. Wetzel

12.2.1 Theoretische Grundlagen

Die „baby-take-home-rate"[1] nach IVF und anderen invasiven Maßnahmen der Reproduktionsmedizin wird als unbefriedigend empfunden. Der Erfolg

[1] Rate ausgetragener Schwangerschaften.

aus einem solchen vielschichtigen und sensiblen Behandlungsverfahren ist multifaktoriell bedingt, weshalb alle Einzelkomponenten ständig kritisch hinterfragt werden müssen. Dieser Sachverhalt steht einer weitergehenden Standardisierung der Einzelschritte des Verfahrens entgegen. Insofern ist es nicht verwunderlich, daß auch die Durchführung des Gameten- und Embryotransfers Modifikationen unterliegt. Diese Modifikationen beziehen sich sowohl auf die Transfermethode als auch auf den Zielort des Transfers und das Transferobjekt.

Im Gegensatz zum GIFT (gamete intrafallopian transfer, Asch 1984) erhält man bei PROST (pronuclear stage tubal transfer, Yovich 1988), TEST (tubal embryo stage transfer, Yovich 1988) oder ET (embryo transfer) auch Informationen über die Samenzell-Eizell-Interaktion.

Der Embryotransfer wird bei der klassischen IVF-Patientin mit Eileiterdefekt transzervikal intrauterin und ohne Sichtkontrolle vorgenommen.

Man rechnet mit einer hohen Verlustrate transferierter Embryonen durch Reflux in den Zervikalkanal. Eine sonographische Bestätigung des Absetzungsortes hoch im Cavum uteri kann einen solchen Verlust nach oder auch bedingt durch Retraktion des Katheters nicht sicher ausschließen. Durch transmuralen transuterinen Transfer sollte die Passage des Zervikalkanals umgangen werden. Verschiedene Versuche unter laparoskopischer und sonographischer Kontrolle wurden publiziert (Leeton u. Kerin 1984; Webster 1986; Parsons et al. 1986; Lenz 1987). Nur Parsons berichtet über eine Schwangerschaft aus dieser für die Patientin traumatisierenden und damit vom Denkansatz her nicht sinnvollen Vorgehensweise.

Die neueste Variation ist die transvaginal-transzervikale intratubare Aussetzung der Gameten, Pronukleistadien oder Embryonen (TV-GIFT, TV-PROST, TV-TEST). Dieser hohe Transferort macht einen Reflux in die Zervix unwahrscheinlicher, allerdings droht bei Injektion von mehr als 30–50 µl ein Verlust der Embryonen intraabdominalwärts. Außerdem scheint das Tubenmilieu für die frühen Embryonalstadien günstiger zu sein (Yovich et al. 1988).

GIFT, ZIFT (zygote intrafallopian transfer, Devroey 1986), PROST und TEST wurden anfangs laparoskopisch durchgeführt. Der Erfolg transzervikaler Sondierungs- und Rekanalisationsmaßnahmen des proximalen Tubenostiums (Platia u. Krudy 1985; Confino et al. 1986; Thurmond et al. 1987; Daniell u. Miller 1987) gab sicherlich den Anstoß für erste Versuche, diese Verfahren von der aufwendigen und traumatisierenden Laparoskopie zu entkoppeln. Jansen und Anderson (1987, 1988) führten die Verfahren erstmals unter sonographischer Kontrolle aus. Die Tendenz geht auch hier zu weiterer Vereinfachung, nämlich der „blinden" Sondierung des Tubenostiums, was mit Übung oft mehr oder weniger leicht gelingt und häufig von einer typischen kurzen, leichten lokalisierten Schmerzempfindung seitens der Patientin bestätigt wird (Bauer 1990).

12.2.2 Kritische Anmerkungen zur Indikationsstellung für intratubare Transferverfahren

Etliche der obengenannten Autoren berichten inzwischen über relativ gute Erfolgsquoten aus der Anwendung dieser modifizierten Transferweisen. Die vorgestellten Patientenzahlen sind naturgemäß klein. Eine Wiedergabe der Ergebnisse würde den Rahmen dieses Artikels sprengen.

Der intratubare Transfer setzt das Vorhandensein mindestens einer durchgängigen und funktional intakten Tube voraus. Für die Behandlung in Frage kommen also andrologisch bedingte und ungeklärte Sterilitäten. Es muß zweierlei bedacht werden. Einmal werden diese Patientinnen gar nicht so selten spontan oder in Therapiepausen schwanger, die Erfolgsbeurteilung ist somit auch bei korrekter und nicht zu großzügiger Indikationsstellung schwierig. Zum anderen finden sich unter den ungeklärten Sterilitäten sicherlich funktionelle Tubenstörungen (Rösch u. Thurmond 1990) und auch solche mit anatomischem Korrelat, das unseren heutigen Standarduntersuchungsverfahren entgeht.

Eine durchgängige und grobmorphologisch einwandfreie Tube muß nicht unbedingt auch eine funktionell gesunde Tube sein (Uher et al. 1990). Hinweis auf eine mögliche mangelnde funktionelle Qualität der morphologisch einwandfrei erscheinenden Tuben gibt schon die nicht unerhebliche Zahl spontan eintretender Schwangerschaften in engem zeitlichen Zusammenhang mit pertubierenden diagnostischen Verfahren. Ein „Aquadissektionseffekt" spielt wahrscheinlich dabei eine Rolle. Im eigenen Kollektiv sahen wir in 16 Monaten 20% (8 von 40 Patientinnen mit Kinderwunsch zwischen 2 bis 9 Jahren Dauer) klinische Schwangerschaften nach Laparoskopie mit Pertubation und *unauffälligem* Tubenbefund. Transportuntersuchungen mit ^{99m}Tc-markierten Humanalbumin-Mikrosphären von der Zervix in den Douglas zeigen Abweichungen zu HSG- und Laparoskopie-Ergebnissen. Von 86 Fällen mit nachgewiesen offenen Tuben zeigten

9 keine Passage, von 9 Fällen mit sicher verschlossenen Tuben zeigten immerhin 4 trotzdem eine Passage (Uher 1990). Auch die erwähnte Falloposkopie weist in 37% der gemäß HSG und Laparoskopie unauffälligen und durchgängigen Tuben intramurale Veränderungen („endotubal disease") auf, die zu verminderter Schwangerschaftsrate führen (Marconi et al. 1992). Die Erklärung für diese Beobachtungen ist einfach. Die Routineverfahren der Tubendiagnostik erlauben keine Aussage über die innere Oberfläche und die Wandstruktur der Tuben. Oberfläche und Wandstruktur sind jedoch mit funktionsbestimmend. Auch intramurale Alterationen wie entsprechend gelegene Endometrioseherde sind laparoskopisch oft nicht sicher zu erfassen, führen aber zu mitunter auch variablen Funktionseinschränkungen.

Weitergehende diagnostische Entwicklungen sind sicher notwendig, um das Patientenkollektiv dieser Methoden genauer zu definieren.

Betrachtungsverfahren der Endosalpinx über Laparoskopie (Marconi et al. 1992) und hysteroskopisch geleitete Verfahren (Kerin et al. 1990, 1992) sind seit Jahren in Entwicklung und Gebrauch. Mit der neuesten Entwicklung, der transzervikalen Mikrofalloposkopie über Optikapplikation mit Eversionskatheter entfällt sogar die Hysteroskopie als Hilfsmittel für das Aufsuchen des Tubenostiums (Bauer et al. 1992).

Die in der Gefäßdiagnostik schon genutzte intravaskuläre Sonographie (Crowley et al. 1989; Gussenhoven et al. 1989; Pandian 1989; Werner et al. 1990, 1991) mit sehr dünnen (4,3–6,5 F) Hochfrequenzultraschallkathetern (20–35 MHz) ist modifiziert als intratubare Sonographie anwendbar, wodurch Informationen über den Aufbau und die pathologischen Veränderungen der Tubenwand verfügbar werden.

12.2.3 Erste Ergebnisse der intratubaren Anwendung intravasaler Hochfrequenzultraschallkatheter in vivo und in vitro (Wetzel 1992)

Aufbau und Funktion intravasaler Ultraschallkatheter

Entsprechende mechanische Systeme werden von den Firmen Intertherapy, Boston, Scientific/Diasonics und CVIS/Krauth angeboten, ein elektrisches System (phased array) von Endosonics.

Wir benutzen das *CVIS INSIGHT Ultrasound System* (Cardiovascular Imaging Systems Inc., 595 North Pastoria Ave., Sunnyvale, CA 94086; in Deutschland vertrieben über Firma A. Krauth, Hamburg). Das System besteht aus einem hochauflösenden Real-time-Hochfrequenzsonographiegerät, Modell I-5002, zur Bildverarbeitung und Auswertung. Dieses ist verbunden mit einer externen elektromechanischen Kontrolleinheit (Motor), Modell MD 3B, die über eine Winde im zentralen Lumen des Katheters einen Spiegel antreibt (13 U/s). Der Spiegel sitzt in einem Winkel von 45 Grad dergestalt vor einem fixierten Transducerkristall, daß die Echos in einem Winkel von 90 Grad abstrahlen. Spiegel und Kristall sind in die Spitze eines Einwegkatheters mit Perfusionssystem (Intravascular Ultrasound Imaging Catheter 30 MHz, No. C1006, 4,3 French, Länge 135 cm) integriert. Ein Vorteil des rotierenden Spiegels im Vergleich zu anderen Systemen ist der in den Katheter verlagerte „Ringdown-Effekt".

Das 360-Grad-Bild ist in 256 Sektoren unterteilt. Die Bildaufbaufrequenz beträgt 7,7 kHz, die maximale axiale Auflösung 0,07 mm, die laterale Auflösung 0,20 mm und die maximale Eindringtiefe ca. 4 mm.

Feind Nr. 1 des Systems ist Luft. Eine dauernde Perfusion des zur Spitze hin offenen kleinen Raums zwischen Spiegel, Kristall und Katheterhülle ist obligat. Bei mangelhafter, nicht kontinuierlicher Perfusion erscheinen ausschließlich Ringartefakte. Als Perfusions- und damit Transmissionsmedium benutzten wird physiologische Kochsalzlösung.

Methodik der intratubaren Anwendung des Ultraschallkatheters

Die mit maximal 5 ml Spritzen zu bewerkstelligende Dauerperfusion des Systems ist umständlich. Insbesondere während des Spritzenwechsels führt die unterbrochene Umspülung des Kristalls zum Zusammenbruch des Bildaufbaus. Die Schaffung einer kontinuierlichen Perfusionsgelegenheit ist ein für diese Anwendung noch zu meisterndes technisches Problem.

Oberflächen stellen sich nur dar, wenn sie an Flüssigkeit grenzen. In den kapillaren Spalträumen des Genitaltrakts (es handelt sich im Grunde nicht um Lumina) fehlt diese Flüssigkeitsschicht zwischen Katheterhülle und Gewebsoberfläche.

Zwei Lösungswege wurden in vivo für die transzervicale Anwendung (8 Patientinnen) beschritten:

Zur Zervixpassage des Ultraschallkatheters, zur Flüssigkeitsauffüllung des Cavum uteri und zur Perfusion der Tuben wurde ein hinter der Spitze

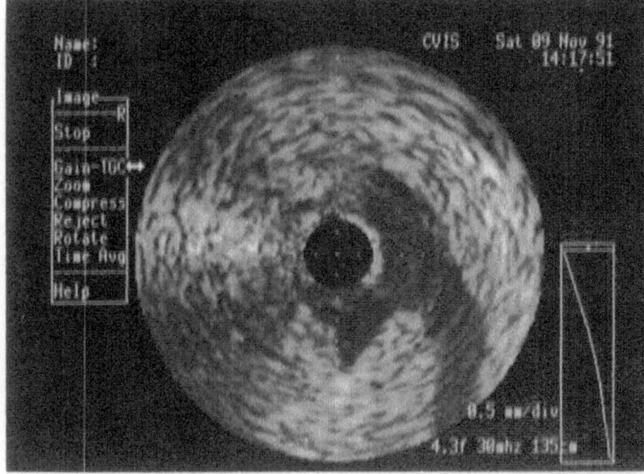

a

b

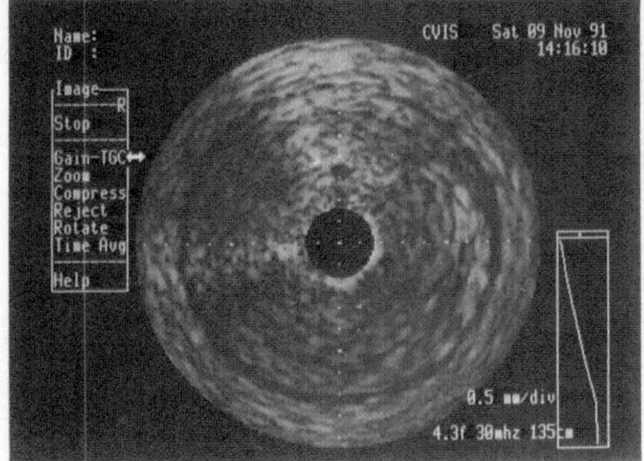

c

Abb. 12.2 a – c. Transvaginal-transzervikale Katheterplazierung in vivo. **a** Tubenwinkelbereich. Typisch, in allen untersuchten Fällen beobachtet, die dachförmige Gewebestruktur. Aufdehnung von Kavum und Tubenlumen ausschließlich durch Perfusionsflüssigkeit aus Katheterspülung. **b** Tubenabgang etwas distalwärts dargestellt. **c** Übergang intramuraler Tubenanteil zu freier Tube. Die äußere dünne Flüssigkeitsschicht, die transtubar in den Bauchraum gelangt, ermöglicht die Abgrenzung der Tubenoberfläche vom angrenzenden Gewebe

blockierbarer 9-F-Angiographieführungskatheter mit aufgesetztem Y-Stück mit Schleuse und Injektionsmöglichkeit eingesetzt. Der Ballon sollte den zervikalen Flüssigkeitsreflux verhindern. Die Einführung eines Vaginalschallkopfs zur Kontrolle der Katheterlage im Tubenwinkelbereich ist möglich. Die Länge des Angiographiekatheters ist etwas hinderlich. Schwankende Innendurchmesser der Angiographiekatheter ließen eine Einführung der 4,3 F-Sonographiesonde nicht immer sicher zu.

Während die notwendige Flüssigkeit in dieser Konstellation über Angiographiekatheter und Ultraschallkatheter zugeführt wird, erfolgt die Flüssigkeitsapplikation ausschließlich durch den Ultraschallkatheter, wenn man, was ungleich preisgünstiger ist, zur Zervixpassage nur eine einfache IUP-Führungshülse benutzt, die nach Plazierung des Ultraschallkatheters aus dem Zervikalkanal zurückgezogen wird. Durch den Flüssigkeitsabfluß in Richtung Tuben und Zervix sind die Zeiträume, in denen ein brauchbares Bild entsteht kurz. Eine Videodokumentation ist in beiden Fällen obligat, die Abbildungen können aus dem Replay erstellt werden.

Die äußere Oberfläche der Tube ist nur abgrenzbar, wenn auch intraabdominal eine dünne Flüssigkeitsschicht die Tuben umgibt. Insofern erwies sich eine transtubare Applikation von mindestens 40 ml unverzichtbar, größere Volumina sind günstiger (Abb. 12.2 c, 12.3 a, b, d und 12.4).

Auch Versuche hysteroskopisch gesteuerter Katheterapplikation unter kontinuierlicher Flüssigkeitsperfusion wurden unternommen.

Bei offenem Bauch (2 Patientinnen) wurde im Rahmen tubenchirurgischer Maßnahmen der Katheter durchs Fimbrienende eingeführt. Hierzu wurde das kleine Becken mit einem ausreichenden Volumen physiologischer Kochsalzlösung aufgefüllt und so die notwendige äußere Abgrenzung der Tubenwandung bewerkstelligt (Abb. 12.3 a – d).

Analog wurde bei den transzervikalen In-vitro-Versuchen vorgegangen (4 OP-Präparate). Das Uterus-Tuben-Operationspräparat wurde in Flüssigkeit untersucht.

Erste Ergebnisse

Der prinzipielle Nachweis der transzervikalen Anwendbarkeit des Verfahrens zur Tubendiagnostik ist geführt. In 5 von 8 Fällen gelang die Sondierung des intramuralen Tubenabschnitts, in 1 von 8 Fällen die Isthmuspassage. Der hohe Preis der Einmalkatheter und die Fragilität des kleinen mechanischen Schallkopfes verbieten ein Vorschieben auch gegen

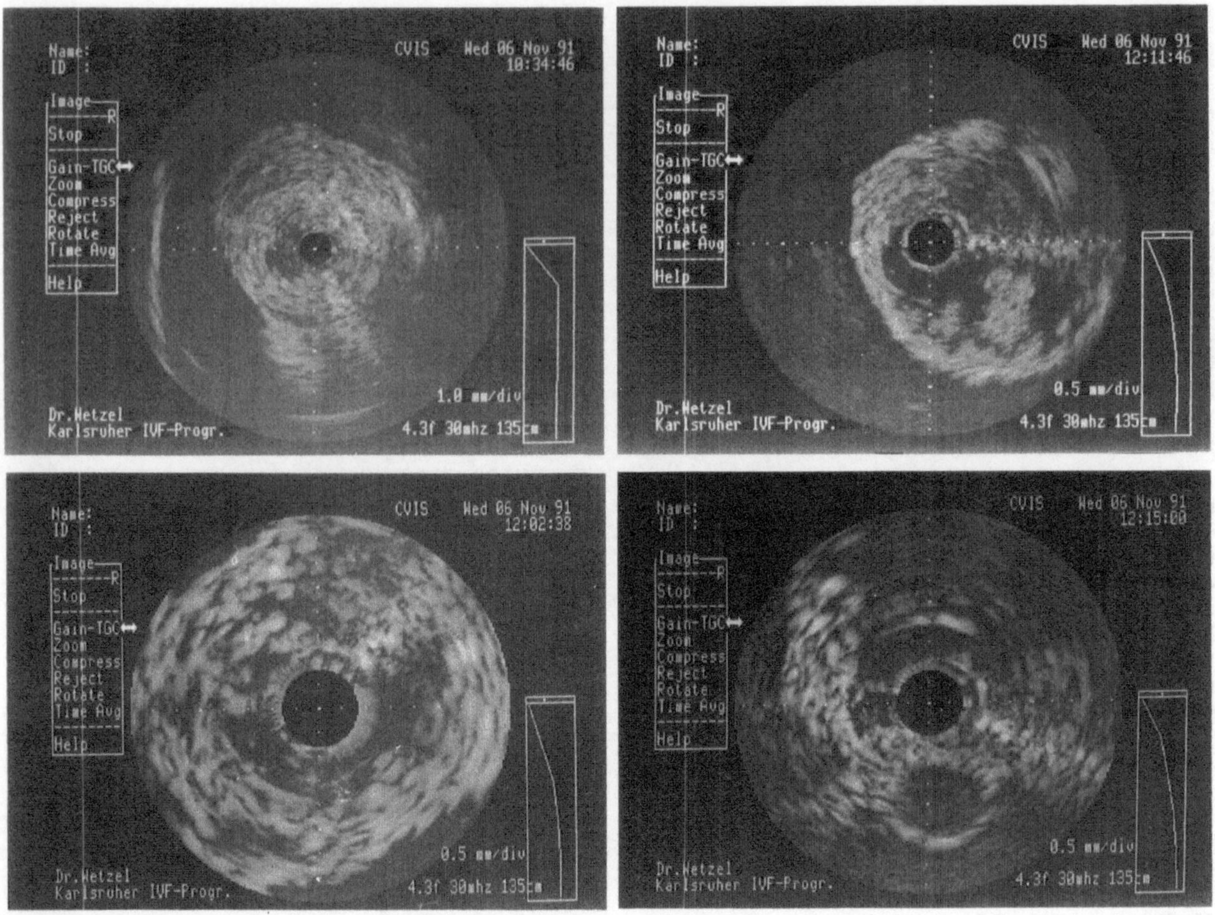

a b c d

Abb. 12.3 a–d. Transabdominal-transampulläre offene Katheterplatzierung in vivo. Kleines Becken mit Kochsalzlösung aufgefüllt. **a** Stenotisch alteriertes Fimbrienende, stark reduzierte innere Oberfläche. **b** Morphologisch normales Fimbrienende, aufgedehnt durch Perfusion. **c** Dasselbe Fimbrienende bei geringerer Perfusion. Deutlich erscheint die durch multiple Schleimhautfalten vergrößerte innere Oberfläche. **d** Hydatide auf Tubenwandung im ampullennahen Bereich

kleinsten Widerstand. Die Katheter sind für intravasale Untersuchungen konzipiert, eine extrem weiche Katheterspitze ist zur Vermeidung von Gefäßwandperforationen obligat. Stabilere und elastische Spitzen wären aber für eine Erleichterung der Tubenpassage notwendig. Dünnere Katheter erleichtern sicherlich die Sondierung; solche mit ca. 3 F Durchmesser sind demnächst verfügbar. Auch ohne Isthmuspassage sind reproduzierbare Aussagen über Wandaufbau und Wandtonus bis zum mittleren Tubenbereich möglich (s. Abb. 12.2 a–c und Anhang zum Kap. 12.2 Abb. I–IV). Da der Genitaltrakt mit relativ geringer Flüssigkeitsmenge perfundiert wird, unterbleibt eine unphysiologische Aufdehnung des gesunden Tubenlumens, wie man sie von den pertubierenden Verfahren kennt. Ver-

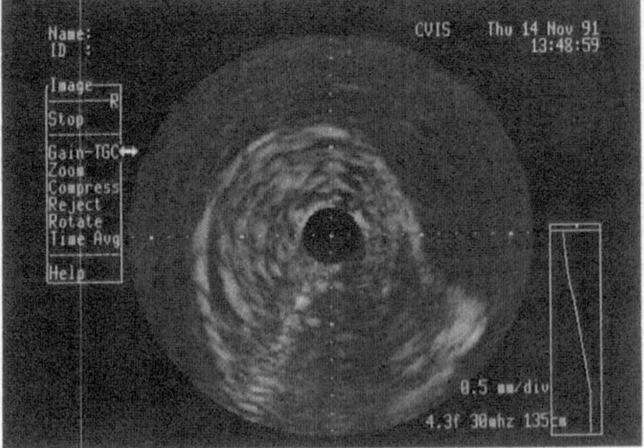

Abb. 12.4. Transampullärer Zugang in vitro. Ödematös veränderte Tubenwandung. Flüssigkeitssaum zwischen Peritoneum und muskulären Wandanteilen

mehrte Dilatierbarkeit ist hier ein Zeichen für veränderte Wandeigenschaften. Bei ausreichender intraabdominaler Flüssigkeitsmenge gelingt eine peritoneale Abgrenzung der Tubenwand (s. Abb. 12.2c). Bei 3 der untersuchten Patientinnen bestand eine Hydrosalpinx (Anhang zum Kap. 12.2 Abb. IV). Einmal gelang durch Sondierung und Perfusion mit dem Ultraschallkatheter die Eröffnung. Bei einer weiteren Patientin erfolgte im gleichen Untersuchungsgang eine transtubare Insemination. Diese resultierte in einer intakten Schwangerschaft. Die Darstellung des Fimbrientrichters und der distalsten Tubenabschnitte gelang bisher nur transabdominal (s. Abb. 12.3a–d) und bei den Operationspräparaten (s. Abb. 12.4). Eine Differenzierung zwischen Endosalpinx und Myosalpinx ist nicht möglich, Unterbrechungen der Homogenität des Wandaufbaus wie Ödeme, Hydatiden, Endometrioseherde, Gefäßquerschnitte sind jedoch darstellbar.

12.3 Die Bedeutung der Sonographie für die transvaginalen Transferverfahren und die transtubare Insemination (TTI)

Im Umgang mit Gameten und Embryonen ist jede Störung des optimalen Milieus zu vermeiden. Längerdauernde Manipulationen können durch Lichteinwirkung, Temperaturabfall und veränderten pH-Wert oder ansteigende Osmolarität schädigend einwirken. Bezüglich des Embryotransfers gilt demzufolge, daß das einfachste und schnellste Verfahren, welches den geringsten apparativen Aufwand verlangt, das beste ist.

Der spätere *intrauterine Embryotransfer* wird erheblich erleichtert, wenn während einer Periodenblutung eine Sondierung der Zervix und des Cavum uteri erfolgt. Ein gelegentlich etwas komplizierter transzervikaler Weg wird dann im Ernstfall keine Überraschung darstellen, außerdem weiß man, ob die Portio mittels Kugelzange angehakt werden muß. Die ebenfalls schon vorbestimmte Sondenlänge ist meist etwas größer als der sonographisch ermittelte Wert im Uteruslängsschnitt von der Portio zum Fundus, weil die Sonde seitlich in den Tubenwinkel abweicht. Bei Vorhandensein dieser Informationen sind für den Routinetransfer sonographische Kontrollen entbehrlich. Bei sehr problematischer Zervix oder sehr steiler, nicht ausgleichbarer Anteflexio oder Retroflexio uteri stellt die abdominalsonographische Kontrolle der Führungskatheterplazierung allerdings eine wenn auch etwas umständliche Hilfe dar.

Die Tubensondierung gelingt oft spontan mit herkömmlichen Transfersystemen. Für die gezielte Tubensondierung, egal ob TTI oder TEST, verwenden wir zwei unterschiedliche Systeme. Es sind dies der Labotect-Führungskatheter, Außendurchmesser 1 mm, mit flexiblem Endstück, Nr. 1020 F mit zugehörigem Transferkatheter, Außendurchmesser 0,6 mm, Nr. 1030 R, und das dreiteilige „Jansen Intratubal Transfer Set“ (W. Cook, Australien, Nr. KJITS 1000), bestehend aus einer elastischen, sich im Endbereich nach Führungsstabentfernung abbiegenden Teflonführungskanüle (5,5 F) und einem 2- bis 3-F-Teflontransferkatheter. Beide Systeme versuchen der Gegebenheit entgegenzukommen, daß die Eileiter im mehr oder weniger spitzen Winkel nach lateral und dorsalwärts die Gebärmutter verlassen. Beim Jansen-System dringt manchmal schon der Führungskatheter in die Tube ein, idealerweise sollte dieser jedoch nur fest im Tubenwinkel plaziert werden. Der Transferkatheter kann dann vorgeschoben werden. Die Patientin empfindet die Passage des Tubenostiums als lokalisierten leichten Schmerz mit nachfolgender Mißempfindung, die mitunter anhält, solange der Katheter in situ verbleibt.

Beim TV-TEST ist es sinnvoll, zuerst einen leeren Katheter zu plazieren und diesen dann gegen den gefüllten Katheter auszutauschen. Die Plazierung des leeren Katheters kann bei voller Blase unter abdominalsonographischer Kontrolle erfolgen, die Anwendung der dreidimensionalen sonographischen Computertomographie (3-D-Volumenschall, Voluson, Combison 330, Fa. Kretz-Technik, Zipf, Österreich) erlaubt eine zweidimensionale Prozeßkontrolle und eine allerdings erst nach Bildarretierung mögliche und somit retrospektive dreidimensionale Lagekontrolle. Eine Anwendung der Vaginalsonde ist bei liegendem Führungskatheter umständlich. Das Spekulum muß erst entfernt werden, und durch Einführung der Vaginalsonde wird der Führungskatheter leicht versehentlich verschoben. Im übrigen ist der plazierte Katheter sowieso nur schlecht sonographisch zu lokalisieren. Die Transrektalsonde des 3-D-Volumenschallgerätes ist diesbezüglich leichter vaginal applizierbar, da das nur etwas geschlossene und nach auswärts gezogene Entenschnabelspekulum in situ verbleiben kann (Abb. 12.5).

In jedem Fall vermeiden wir vorsichtshalber die Anwendung des 5- bis 7,5-MHz-Ultraschalls bei und nach Embryotransfer. Bei der TTI kann auf Grund der größeren Flüssigkeitsmenge manchmal direkt nach Insemination die erfolgte intraabdominale Entleerung nachgewiesen werden (Abb. 12.6).

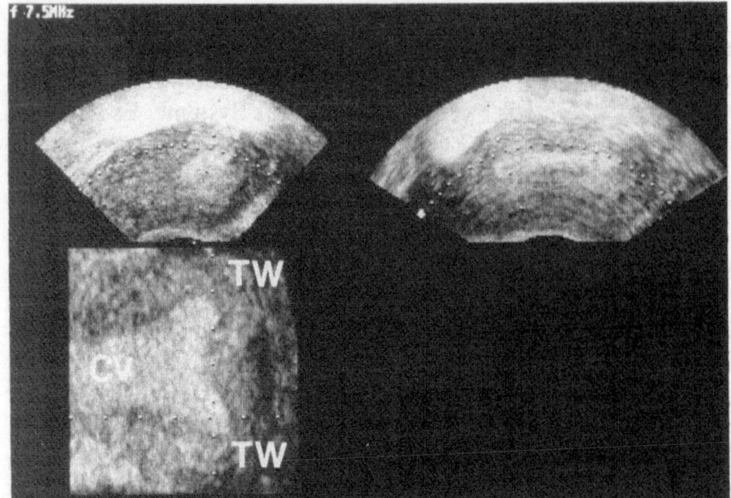

a

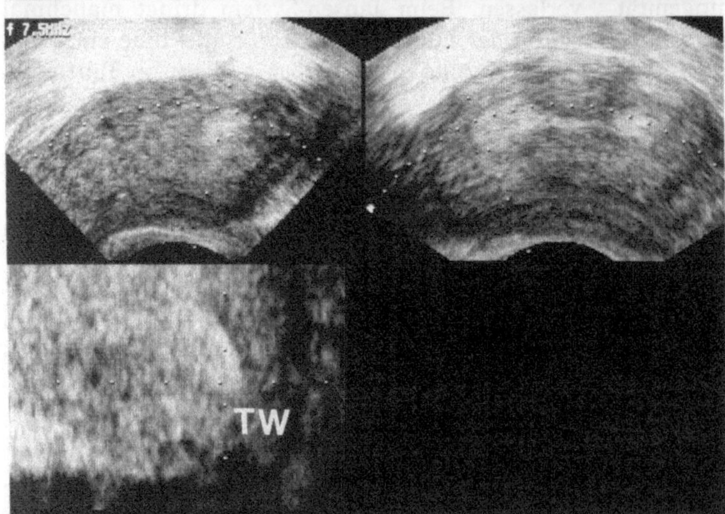

b

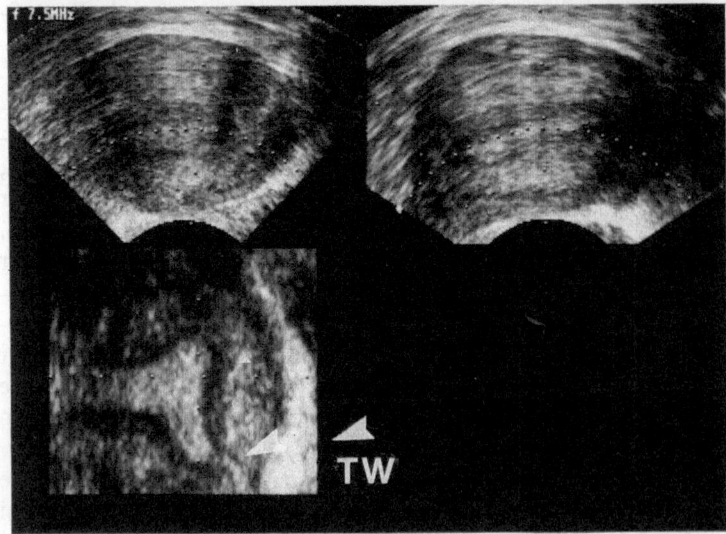

c

Abb. 12.5a–c. Voluson (3D-Verfahren): Darstellung des Tubenwinkelbereiches (*TW*) in verschiedenen Schnittebenen. Oberfläche des Cavum uteri (*CV*)

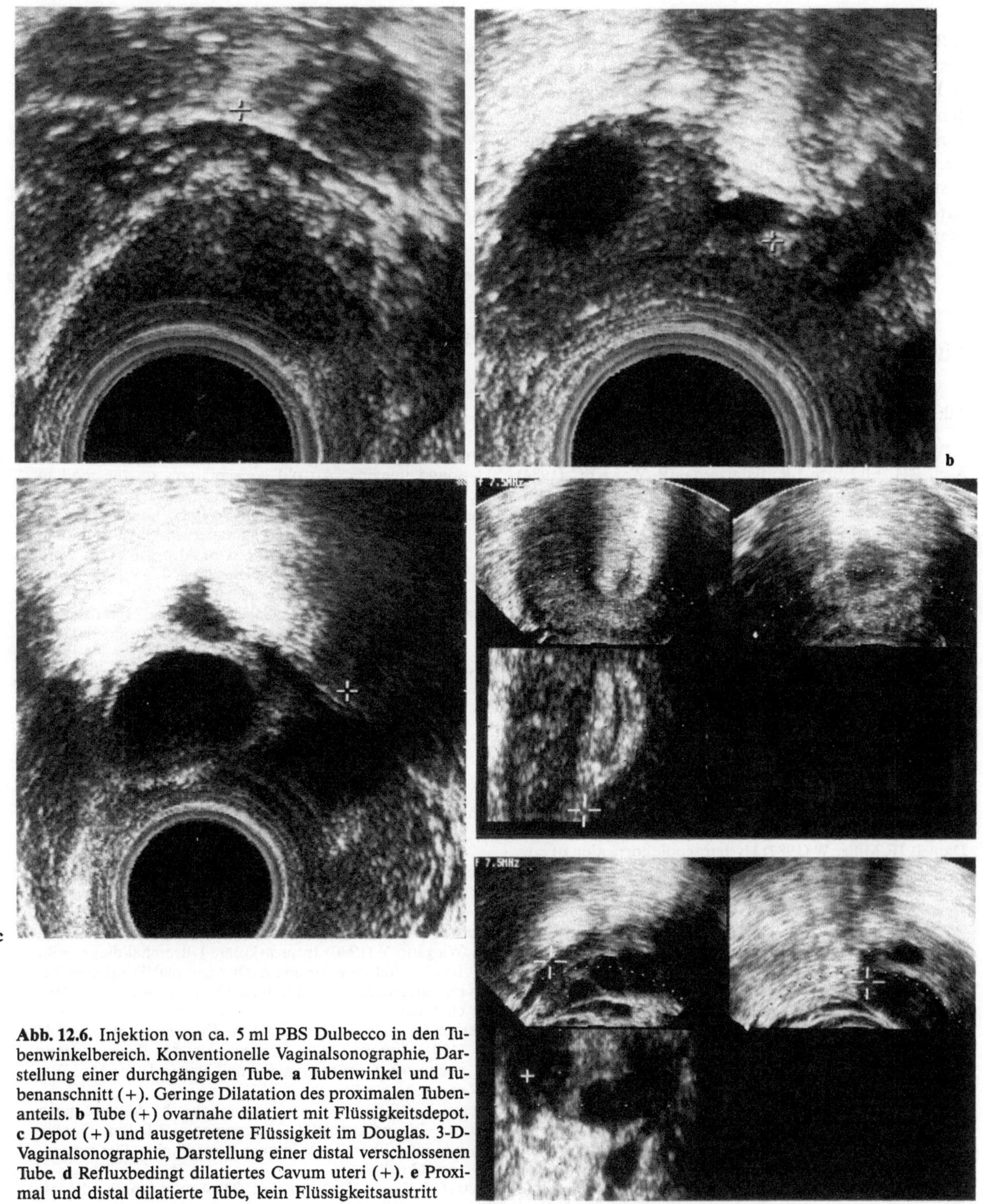

Abb. 12.6. Injektion von ca. 5 ml PBS Dulbecco in den Tubenwinkelbereich. Konventionelle Vaginalsonographie, Darstellung einer durchgängigen Tube. **a** Tubenwinkel und Tubenanschnitt (+). Geringe Dilatation des proximalen Tubenanteils. **b** Tube (+) ovarnahe dilatiert mit Flüssigkeitsdepot. **c** Depot (+) und ausgetretene Flüssigkeit im Douglas. 3-D-Vaginalsonographie, Darstellung einer distal verschlossenen Tube. **d** Refluxbedingt dilatiertes Cavum uteri (+). **e** Proximal und distal dilatierte Tube, kein Flüssigkeitsaustritt

Abschließend muß nochmals betont werden, daß die Anwendung der Sonographie für die hier besprochene therapeutische Tubensondierung zwar in bestimmten Situationen hilfreich sein kann, in den meisten Fällen aber entbehrlich ist. Die unkomplizierteste Vorgehensweise ist auch hier die beste. Ein schneller intrauteriner Transfer birgt zudem bestimmt größere Erfolgsaussichten als ein nicht auf Anhieb gelingender transvaginaler intratubarer Transfer.

Literatur

Allen NC, Herbert CM, Maxson WS, Rogers BJ, Diamond MP, Wentz AC (1985) Intrauterine insemination: a critical review. Fertil Steril 5:569–580

Asch RH, Ellsworth LR, Balmaceda JP, Wong PC (1984) Pregnancy following translaparoscopic gamete intrafallopian transfer. Lancet II:1034

Bauer O, Van der Ven H, Diedrich K, Al-Hasani S, Krebs D, Gembruch U (1990) Preliminary results on transvaginal tubal embryo stage transfer (TV-TEST) without ultrasonic guidance. Hum Reprod 5:553

Bauer O, Dietrich K, Bacich S, Knight C, Lowery G, van der Ven HH, Werner A, Krebs D (1992) Transcervical access and intra-luminal imaging of the fallopian tube in the non-anaesthetised patient; preliminary results using a new fallopian access technology. Human Reprod (im Druck)

Confino E, Fridberg J, Gleicher N (1986) Transcervical balloon tuboplasty (TBT). Fertil Steril 46:963

Crowley RJ, von Behren PL, Couvillon jr DE, Mai DE, Abele JE (1989) Optimized ultrasound imaging catheters for use in the vascular system. Int J Card Imag 4:145

Dallenbach-Hellweg et al. GebFra

Daniell JF, Miller W (1987) Hysteroscopic correction of cornual occlusion with resultant term pregnancy. Fertil Steril 48:490

Devroey P, Braeckmans P, Smitz J et al. (1986) Pregnancy after translaparoscopic zygote intrafallopian transfer in a patient with sperm antibodies. Lancet I:1329

Francavilla F, Catignani P, Romano R, Fabrini A (1985) Treatment of infertile couples by intrauterine artificial insemination homologous (AIH)) of motile sperm. Acta Europaea Fertil 4:411–415

Gussenhoven WJ, Essed CE, Frietman P, Mastik F, Lancee C, Slager C, Serruys P, Gerritsen P, Pieterman H, Bom N (1989) Intravascular echographic assessment of vessel wall characteristics. A correlation with histology. Int J Card Imag 4:105

Jansen RPS, Anderson JC (1987) Cathetherization the human fallopian tubes from the vagina. Lancet II:309

Jansen RPS, Anderson JC, Sutherland PD (1988) Nonoperative embryo transfer to the fallopian tube. N Engl J Med 319:288

Kerin JF, Daykhovsky L, Segalowitz J, Surrey E, Anderson R, Stein A, Wade M, Grundfest WS (1990) Falloposcopy: a microendoscopic technique for visual exploration of the human fallopian tube from the uterotubal ostium to the fimbria using a transvaginal approach. Fertil Steril 54:390

Kerin JF, Williams DB, San Roman GA, Pearlstone AC, Grundfest WS, Surrey ES (1992) Falloposcopic classification and treatment of fallopian tube lumen disease. Fertil Steril 57:731

Kerin JF (1992) Nonhysteroscopic falloposcopy: a proposed method for visual guidance and verification of tubal cannula placement for endotuboplasty, gamete and embryo transfer procedures. Fertil Steril 57:1133

Lenz S, Leeton J, Rogers P, Trounson A (1987) Transfundal transfer of embryos using ultrasound. J Vitro Fertil Embryo Transfer 4:13

Leeton J, Kerin J (1984) Embryo transfer. In: Jones H, Jones G, Hodgen G, Rosenwacks Z (eds) Clinical in vitro fertilization. Williams Willkins, Baltimore, p 117

Lopata A, Patullo MJ, Chang A, James B (1976) A method for collecting motile spermatozoa from human semen. Fertil Steril 6:677–684

Marconi G, Auge L, Sojo E, Young E, Quintana R (1992) Salpincoscopy: systematic use in diagnostic laparoscopy. Fertil Steril 57:742

Pandian NG (1989) Intravascular and intracardiac ultrasound imaging. An old concept, now on the road to reality. Circulation 80:1091

Parsons J, Wilson L, Campbell S (1986) Uterine surgical transfer under untrasound guidance. In: Shan Ratnam S & Lim Su Min (eds) Handbook of Abstracts. 12th Word Congress on Fertility and Sterility. Teoh Eng Soon, Photoart Printers, Singapore

Platia MP, Krudy AG (1985) Transvaginal fluoroscopic recanalization of a proximally occluded oviduct. Fertil Steril 44:704

Rösch J, Thurmond AS (1990) Fluoroscopic fallopian tube recanalization for treatment of infertility. Workshop on Retrograde Tubal Catheterization, Paris (Oral Presentation)

Thurmond AS, Novy MJ, Uchida BT, Rösch J (1987) Fallopian tube obstruction: selective salpingography and recanalization. Radiology 163::511

Uher J, Rypacek F, Presl J (1990) Transport of novel ovum surrogates in the human fallopian tube: a clinical study. Fertil Steril 54:278

Webster J (1986) Embryo replacment. In: Fishel S, Symonds M (eds) In vitro fertilisation past present future. IRL Press, Oxford, p 127

Werner GS, Corovic D, Buchwald A, Sold G, Kreuzer H, Wiegand V (1990) Intravaskuläre Ultraschalldiagnostik. In-vitro-Befunde vor und nach Angioplastik bei peripherer arterieller Verschlußkrankheit. Dtsch Med Wochenschr 115:125

Werner GS, Sold G, Buchwald A, Kreuzer H, Wiegand V (1991) Intravaskuläre Sonographie der Koronargefäße nach perkutaner luminaler Angioplastie. Dtsch Med Wochenschr 116:81

Wetzel V (1992) Zwei neue sonographische Anwendungen zur Tubendiagnostik: Transvaginale 3-D-Sonographie und intratubare Hochfrequenzsonographie. Der Frauenarzt 33:699

Wetzel V, Wetzel E, Detter F (1992) Anwendung kardiovaskularer Hochfrequenzultraschallkatheter zur Eileiterdiagnostik in vitro und in vivo. Vortrag 49. Kongreß Dtsch Gesellschaft Gyn Geburtsh Abstraktband: 122

Yovich LJ, Yovich JM, Edirisinghe WR (1988) The relative chance of pregnancy following tubal or uterin transfer procedures. Fertil Steril 49:858

13 Frühschwangerschaft

13.1 Intrauterine Gravidität

V. DUDA

13.1.1 Vorbemerkung

Die Ultraschalldiagnostik in der Frühschwangerschaft erfordert die Klärung folgender Fragen:

1. Lassen sich Hinweiszeichen auf eine Schwangerschaft finden?
2. Kann eine Aussage über den Sitz der Schwangerschaft getroffen werden?
3. Lassen sich Zusatzinformationen (quantitatives HCG, Palpationsbefund) mit dem Ultraschallbefund in Übereinstimmung bringen?
4. Wie sicher bzw. genau kann eine Aussage zum Schwangerschaftsalter gemacht werden?
5. Finden sich Anhaltspunkte für eine Mehrlingsgravidität?
6. Gibt es prognostisch zu wertende Hinweise auf den weiteren Schwangerschaftsverlauf?
7. Welche Möglichkeiten bestehen, um embryonale Fehlentwicklungen bei sonst unauffälliger Schwangerschaftsanlage zu diagnostizieren?
8. Ist es möglich, bereits in der Frühschwangerschaft Probleme zu erkennen, die sich erst im weiteren Verlauf der Schwangerschaft oder bei Geburt in klinisch relevanter Weise stellen?

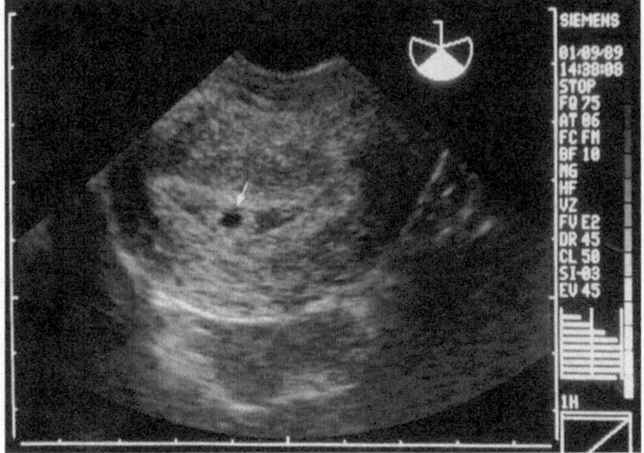

Abb. 13.1. Exzentrisch, d. h. in der ventralen Endometriumschicht gelegene Chorionhöhle (→) mit echodichtem Ring und Auflockerung des Endometriums als Reaktion auf die Einnistung bei guter Erkennbarkeit des Mittelechos; HCG: 1450 mIE/ml (1. IRP)

Anmerkung zum Schwangerschaftsalter: Entgegen anderslautender Empfehlungen der Kommission für Statistik der WHO (1967), des Zweiten Europäischen Kongresses für Perinatale Medizin (1970) und des FIGO Subcommittee on Perinatal Epidemiology and Health Statistics (1984) wird das Schwangerschaftsalter in der deutschsprachigen Literatur häufig noch mit der Zahl der laufenden und nicht wie im angloamerikanischen Sprachraum mit der Zahl der vollendeten Wochen angegeben (Holländer 1989). Auch die folgenden Ausführungen beziehen sich auf die *laufenden* Schwangerschaftswochen, wenn sie nicht ausdrücklich anders gekennzeichnet sind!

13.1.2 Fruchtblasennachweis

Bereits 1958 beschrieben Donald et al. eine sonographisch gesehene intrauterine „Ringstruktur" als Zeichen einer Frühschwangerschaft. Bis heute hat sich an dieser Beobachtung nichts geändert. Mit der Darstellung eines 2–3 mm großen Trophoblasten in einem sekretorisch hoch aufgebauten Endometrium wird eine entsprechende Ringstruktur als frühester sonographischer Nachweis einer intrauterinen Schwangerschaft gewertet. Das hochaufgebaute Endometrium läßt durch seine homogendichte Echostruktur oft die Darstellbarkeit des Mittelechos vermissen. Dadurch kann die Suche nach kleinsten, in einer der beiden Endometriumlagen (also exzentrisch) sitzenden Fruchtbläschen durchaus problematisch sein.

Selten genug ist die Darstellung so zweifelsfrei, daß auch ohne zusätzliche Angaben oder Beobachtungen die Diagnose einer intrauterinen Frühschwangerschaft allein aus der Darstellung der winzigen Chorionhöhle gelingt (Abb. 13.1). Gerade bei Fruchtblasengrößen um 2 mm ist neben der frequenzabhängigen Darstellbarkeit (Abb. 13.2) eine Verwechselungsmöglichkeit mit nicht schwangerschaftsbedingten kleinsten Zysten im Endometrium zu beachten (Abb. 13.3 und 13.4). Hier können die Beobachtung der quantitativen HCG-Werte oder letztendlich auch Verlaufsbeobachtungen hilfreich

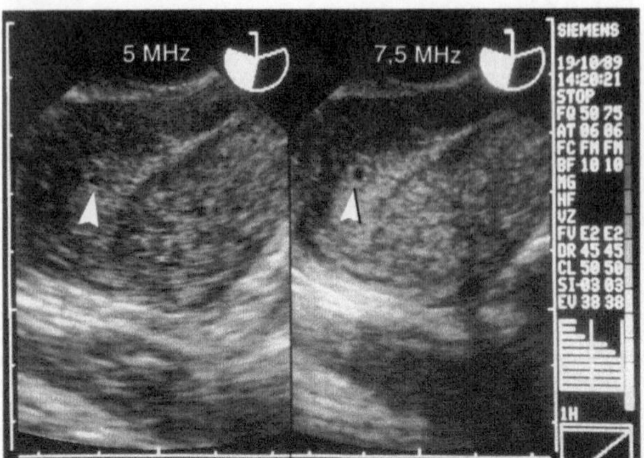

Abb. 13.2. Intrauterine Frühschwangerschaft, HCG: 1400 mIE (1. IRP), mit unterschiedlicher Abgrenzbarkeit der Chorionhöhle (➤) je nach benutzter Untersuchungsfrequenz (*links* 5 MHz, *rechts* 7,5 MHz)

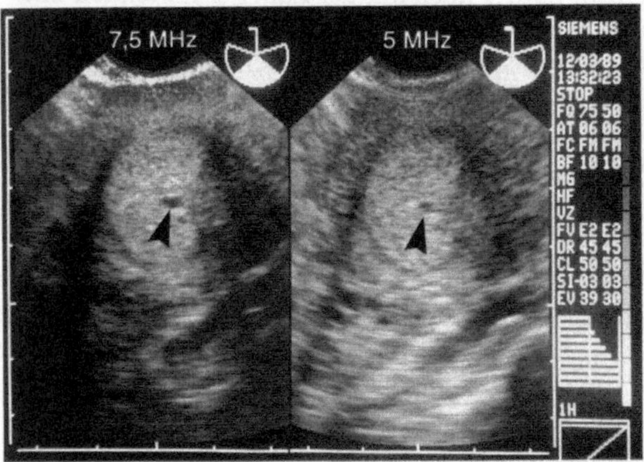

Abb. 13.3. Als intrauterine Chorionhöhle fehlinterpretierte Endometriumzyste (➤, *links* 7,5 MHz, *rechts* 5 MHz) bei später nachgewiesener extrauteriner Gravidität, HCG: 2160 mIE/ml (1. IRP)

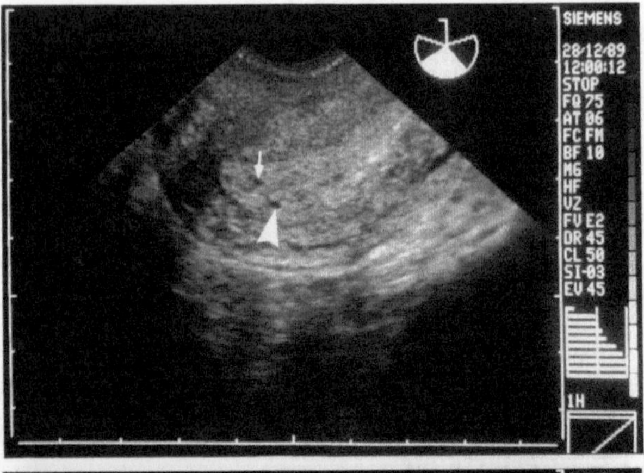

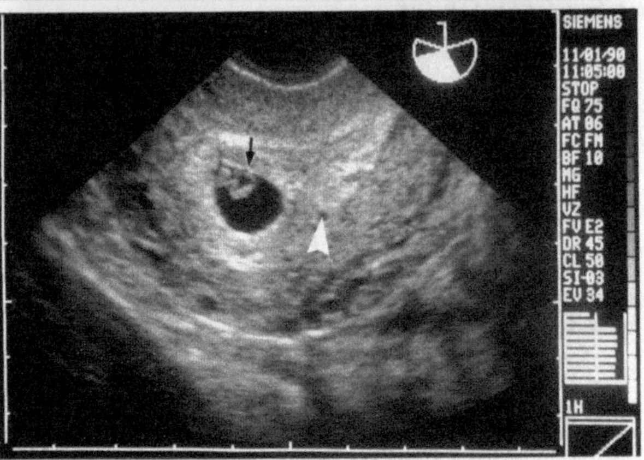

Abb. 13.4. a, b. In der rechnerisch 5. SSW p.m. durchgeführte Sonographie zum Schwangerschaftsnachweis. **a** 2 winzige exzentrisch gelegene Bläschen etwa gleicher Größe, HCG (nach der Sonographie erhalten): 212 mIE/ml (1. IRP). **b** 14 Tage später zeigt sich immer noch das winzige Bläschen im Hinterwandbereich (➤), während sich im Vorderwandbereich die Fruchtblase entwickelt hat

sein. Ab einem HCG-Wert von 750 mIE (SIS: 2nd International Standard) bzw. 1000 mIE (1. IRP: 1st International Reference Preparation) wird heute die Darstellbarkeit einer intrauterinen Fruchtblase bei einer Einlingsgravidität gefordert. Bei Mehrlingsgraviditäten gilt diese Forderung allerdings nicht! Dies kommt überein etwa mit dem 30.–31. Tag p. m., also der Zeit unmittelbar nach Ausbleiben der erwarteten Regelblutung. Bis vor kurzem war es üblich, bei unklarem sonographischem Befund und fehlender Abortsymptomatik eine Kontrollsonographie nach Ablauf einer Woche anzusetzen. Mittlerweile können aber auch kurzfristige Kontrollen nach 3–4 Tagen schon eine endgültige Aussage zur Wachstumsdynamik ermöglichen (Abb. 13.5). Die Zuordnung des Chorionhöhlendurchmessers zum Schwangerschaftsalter gelingt in der Frühschwangerschaft mit der Vaginalsonographie sehr gut. Es läßt sich mit einer Genauigkeit von ±4 Tagen bestimmen. Die Bedeutung dieser Messung ist allerdings in den Hintergrund getreten, da bereits ab der 6. Schwangerschaftswoche die Scheitel-Steiß-Länge (SSL/CRL) bestimmt werden kann, die mit der Genauigkeit von ±3 Tagen besser abschneidet. Gegen Ende der Embryonalperiode wird die CRL dann abgelöst vom biparietalen Durchmesser (Gloning 1989).

13.1.3 Dottersack

Mit der Darstellung des Dottersacks in der als Chorionhöhle angesprochenen Ringstruktur ist der endgültige Nachweis einer Fruchtanlage erbracht.

Während der „primäre Dottersack" am 9. Entwicklungstag des Embryos entsteht und vermutlich

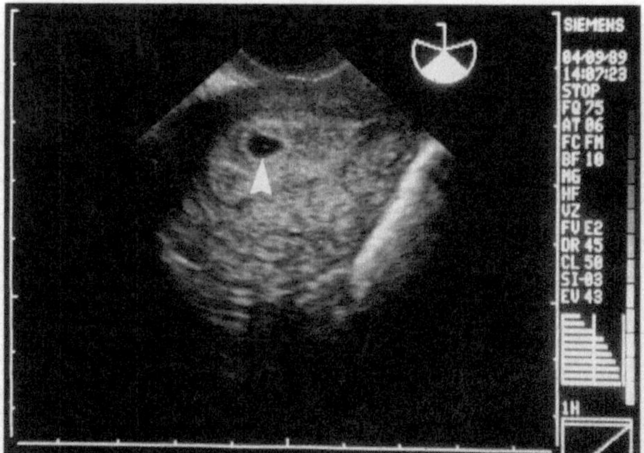

a

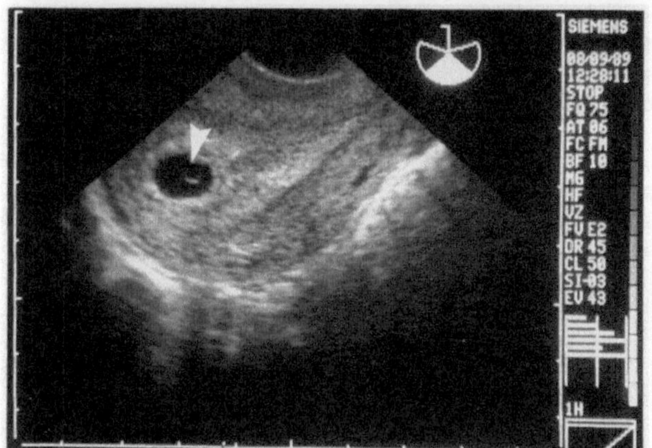

b

Abb. 13.5 a, b. Wachstumsdynamik der Fruchtblase in der Frühschwangerschaft. **a** Ausgangssituation: kleine intrauterine Fruchtblase mit fraglichem Dottersackecho (➤). **b** Kontrolle nach 4 Tagen: Die Fruchtblase ist deutlich gewachsen, der Dottersack (➤) ebenfalls eindeutig abgrenzbar

Ernährungsfunktionen übernimmt, bildet sich etwa am 13. Entwicklungstag der dann auch sonographisch nachweisbare „sekundäre Dottersack". In der Wand des Dottersacks bilden sich Zellen, die über die Dottergangsgefäße in die embryonale Leber wandern und dort die Erythropoese steuern. Während der 4. Entwicklungswoche (≙ 6. SSW) erfolgt auch die Anlage des embryonalen Gastrointestinaltrakts unter wesentlicher Mitbeteiligung des Dottersacks. Im Laufe der 11. Entwicklungswoche (≙ 13. SSW) kommt es schließlich zur Regression des Dottersacks.

In der Regel ist der (sekundäre) Dottersack zwischen der 6. und 11. SSW sonographisch mit einer Größe von 4–5 mm darstellbar. Kleinere oder hydropisch vergrößerte Dottersäcke mit Durchmessern über 6–7 mm bedeuten eine ungünstige Prognose für die Schwangerschaft, auch bei positiver Herzaktion (Rempen 1988; Funk et al. 1989).

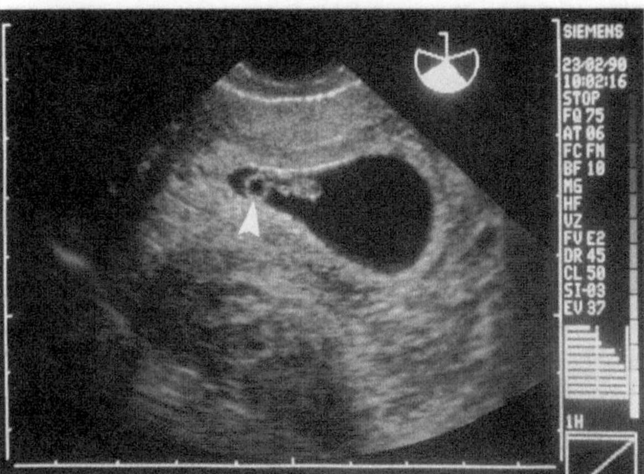

Abb. 13.6. In der tropfenförmigen Chorionhöhle liegt der kreisrunde Dottersack (➤) direkt neben dem kleine Embryo

Abb. 13.7 a, b. Dottersack und kranialer Embryopol. **a** der gemeinsame Hirnventrikel (*) zeigt sich direkt neben dem etwas runderen Dottersack (➤). **b** Der in diesem Fall längliche Dottersack (➤) neben dem Embryo (*) kann auch mit einem zweiten Embryo verwechselt werden!
▼

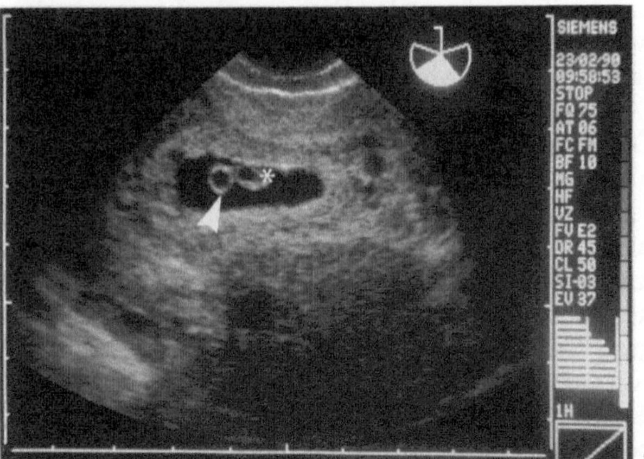

a

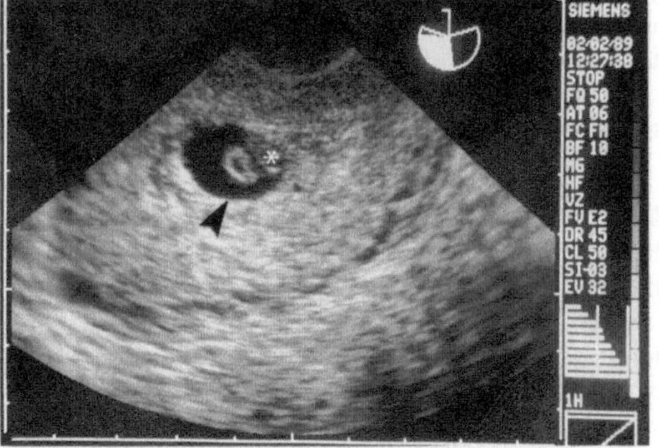

b

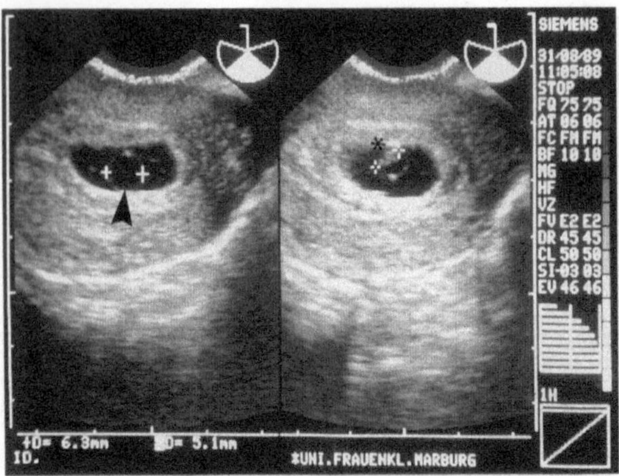

Abb. 13.8. Hydropischer Dottersack (➤), der größer als die Amnionhöhle ist, die sich anhand des darin zu sehenden kleinen Embryos (*) identifizieren läßt, bei einem verhaltenen Abort

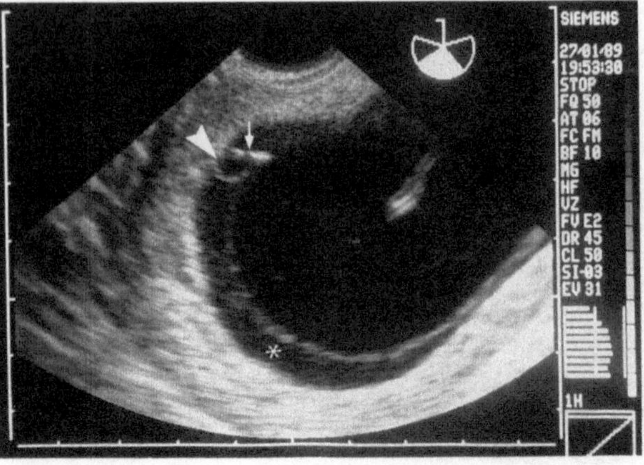

Abb. 13.9. In der 12./13. SSW durch die höhere Echogenität ausgezeichneter extraamnialer Raum (*) mit Dottersack (➤) und Ductus vitellinus (→)

Während anfangs nur die distale Dottersackwand als strichförmiges Echo in der kleinen Chorionhöhle auszumachen ist (Abb. 13.5 a), zeigt sich bald danach ein kreisrundes Gebilde (Abb. 13.5 b), das zunächst dicht beim Embryo liegt (Abb. 13.6). Durch diese unmittelbare Nachbarschaft ergeben sich einige diagnostische Probleme. Der Dottersack kann mit dem kranialen Embryonalpol verwechselt werden, der durch den zu dieser Zeit noch gemeinsamen Ventrikel ebenfalls bläschenförmig erscheint (Abb. 13.7). Die zweite Ringstruktur, mit der der Dottersack verwechselt werden kann, ist die Amnionhöhle (Abb. 13.8). Vor übereilten Rückschlüssen auf den Schwangerschaftsverlauf aus sonographischen Dottersackdarstellungen im Einzelfall muß gewarnt werden! Bei der Messung solch kleiner Gebilde ist naturgemäß der Meßfehler sehr groß. Auch die beschriebene Wachstumsdynamik von 3 mm auf 6 mm Durchmesser bedeutet zwar letztendlich eine Verdopplung der Größe, ist aber bei Meßfehlern von 1 (−2) mm nur bedingt verwertbar. Es müssen daher stets andere Beobachtungsparameter mit herangezogen werden, wenn der Dottersack Auffälligkeiten zeigt.

13.1.4 Amnionhöhle

Zwischen der 7. und der 11. SSW läßt sich neben dem auch in dieser Zeit nachweisbaren Dottersack in der Chorionhöhle auch die Amnionhöhle abgrenzen. Mit zunehmender Schwangerschaftsdauer dehnt sich die Amnionhöhle aus, drängt den stets extraamnial liegenden Dottersack vom Embryo weg, und gegen Ende der Embryonalphase liegen

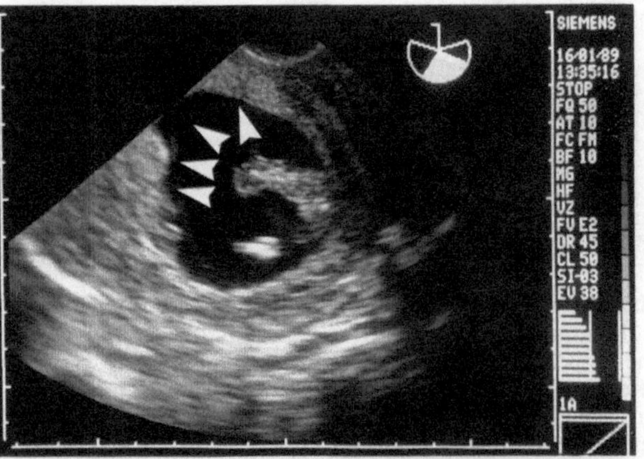

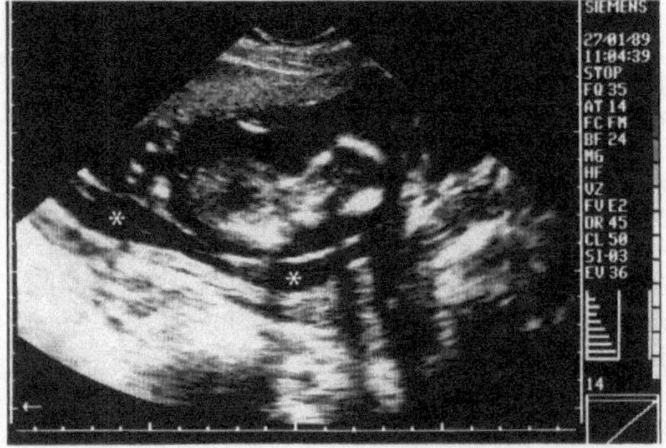

Abb. 13.10. a Imkomplette Anlagerung des Amnions an das Chorion (➤), **b** sekundäre Ablösung des Amnions vom Chorion durch eine Blutung (*)

Amnion- und Chorionhaut schließlich aneinander. Der durch den Dottersack eindeutig definierbare extraamniale Raum zeigt sich mit seinem anders zusammengesetzten Inhalt meist echodichter als die Amnionhöhle (Abb. 13.9). Im Verlauf der frühen Fetalperiode kann es rein sonographisch schwierig sein, eine noch inkomplette Anlagerung des Amnionblattes an die Chorionhaut von einer blutungsbedingten sekundären Ablösung zu differenzieren (Abb. 13.10). Hier hilft dann aber meist die klinische Symptomatik (in Form von Blutungen nach außen) weiter. Da mit dem Auftreten der Amnionhöhle im Sonogramm auch die CRL meßbar wird, hat die Biometrie dieses Raumes ähnlich wie die der Chorionhöhle nur bei gestörter Embryonalentwicklung im Rahmen der Kontrolle der Wachstumsdynamik eine Aussagekraft.

13.1.5 Herzaktion

Noch bevor der Embryo in Einzelheiten darstellbar wird, zeigt sich als Ausdruck seiner Vitalität die Herzaktion, die ab dem 22. Entwicklungstag (36. Tag post menstruationem) einsetzt (Terinde u. Kozlowski 1988).

Während 1967 Kratochwil u. Eisenhut noch über erste Herzaktionsnachweise im Ultraschall ab dem 32. Tag post conceptionem (≙46. Tag p. m.) berichten, ist man mit der heute verfügbaren Technik fast schon in der Lage, die Herzaktion mit ihrem Einsetzen nachzuweisen. Der 36.–38. Tag p. m. wird in Einzelfällen angegeben, der 39. Tag ist keine Seltenheit und der 42.–44. Tag (≙7. SSW/1.–3. Tag) wird als Routinenachweisgrenze für embryonale Herzaktionen eingestuft.

Es kann also bereits bei einem 3–4 mm großen Embryo eine Herzaktion erwartet werden, und ab 5–6 mm CRL wird sie obligatorisch gefordert (Abb. 13.11). Obwohl mütterliche Gefäßpulsationen das Bild auch störend überlagern können, sind sie bei simultaner Darstellung der führende Beweis für die Echtheit der fetalen Herzaktion (Abb. 13.11 und 13.12). Embryonale Gefäßpulsationen sieht man gelegentlich aus der Nabelschnur (Abb. 13.12). Da die embryonale Herzfrequenz von unter 100 Schlägen/min auf bis zu 180 Schlägen/min in der 9. SSW ansteigt, um sich dann zwischen 120–160 einzupendeln, können ganz früh Verwechslungen mit dem mütterlichen Puls vorkommen. Viele Frauen reagieren auf die nervliche Anspannung während der Ultraschalluntersuchung mit einer Pulsfrequenzerhöhung ihrerseits! Wenn dann in unmittelbarer Nähe des Embryos ein mütterliches uterines Gefäß pulsiert (Abb. 13.13), kann es leicht

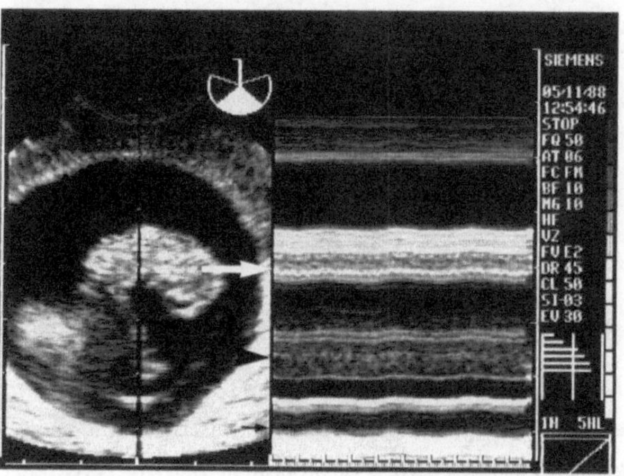

Abb. 13.11. Herzaktion in der 5. SSW bei einer CRL von 5 mm (➤), mütterliche Gefäßpulsationen überlagen das Bild (⇉)

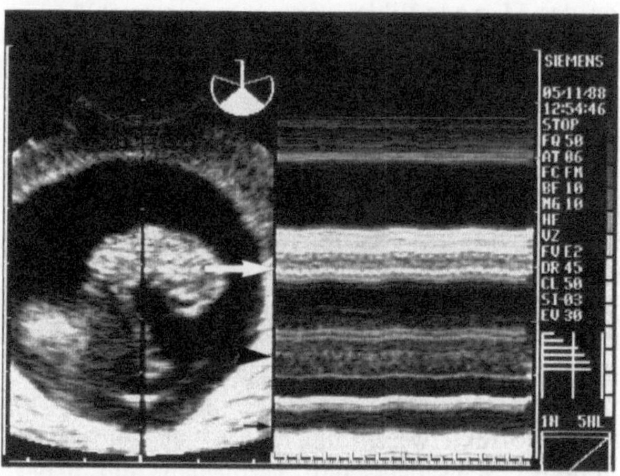

Abb. 13.12. Simultane Darstellung von embryonalen Herzaktionen (—➤), Nabelschnurpulsationen (➤) und mütterlichen Gefäßpulsationen (→)

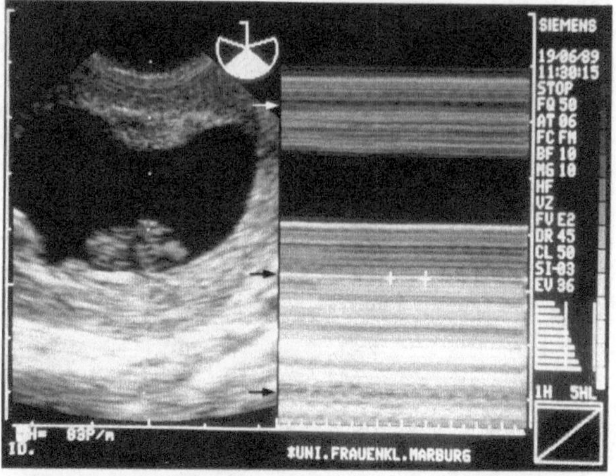

Abb. 13.13. Abgestorbener Embryo mit Vortäuschung einer Herzaktion durch mütterliche Puslationen (→)

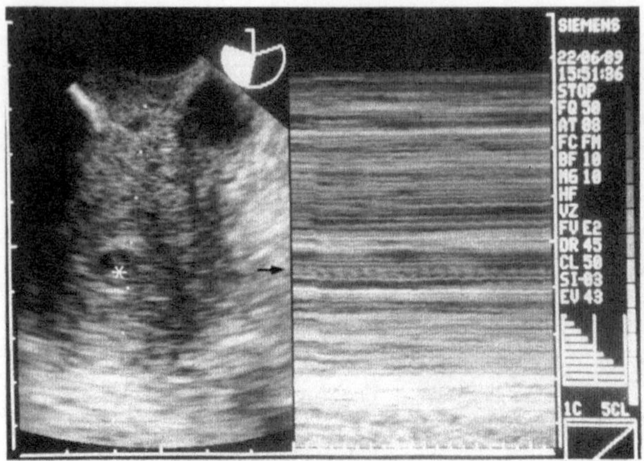

Abb. 13.14. Kollabierte Fruchtblase in der 10. SSW bei (noch) vitalem Embryo (*), erkenntlich an positiver Herzaktion (→)

zu Fehlinterpretationen kommen. Das synchrone Mitlaufen mütterlicher Pulsationen in anderen Tiefen des M-mode-Bildes kann hier zur Aufklärung des Sachverhalts beitragen.

Es ist üblich, beim Nachweis embryonaler Herzaktionen von einer „intakten Schwangerschaft" zu sprechen. Der Begriff „intakt" ist jedoch definitionsbedürftig. Die embryonalen Herzaktionen sind an sich ein prognostisch günstiges Zeichen, da nur in 10% der Schwangerschaften, bei denen ein Vitalitätsnachweis geführt werden kann, später noch ein Abort eintritt (Häckelöer u. Hansmann 1976). Prognostisch ungünstig bei positiver Herzaktion ist ein tiefsitzendes Chorion frondosum oder eine Oligohydramnie (Terinde u. Kozlowski 1988). Korrekterweise sollte man daher den Begriff „intakte" Schwangerschaft vermeiden und lieber von einem „vitalen" Embryo sprechen (Abb. 13.14).

13.1.6 Normale Embryonalentwicklung Scheitel-Steiß-Längen-Messung

Die sonographische Nachweisbarkeit des Embryos beginnt mit der Darstellung eines 2–3 mm großen ovalären Gebildes. Es läßt sich zunächst nur durch seine Herzaktion einwandfrei als Embryo identifizieren. Im Verlauf der Embryonalentwicklung nimmt das winzige „Echopünktchen mit pulsatilem Element" rasant an Größe und Form zu. Sehr deutlich zeigt sich diese Entwicklung am Wachstum der SSL, der Scheitel-Steiß-Länge (engl. CRL: crown-rump length). Beträgt sie in der 8. SSW noch etwa 1 cm, so erreicht sie gegen Ende der Embryonalperiode in der 12./13. SSW etwa 5 cm. Dieses dynamische Wachstum erlaubt eine gute Zuordnung der gemessenen SSL zum Schwangerschaftsalter mit einer Abweichung von nur ±3 Tagen. Die mit hochauflösenden Vaginalschallköpfen ermittelten Werte für die SSL liegen bis zur 12. SSW 1–4 mm unter den mit abdominellen Ultraschallgeräten ermittelten Normwerten (Degenhardt et al. 1988). Diese Werte dürften der „natürlichen" Embryogröße entsprechen. Sie liegen zwar immer noch 2–3 mm über den embryologisch ermittelten Werten (O'Rahilly 1979), doch können diese Unterschiede durch die fixationsbedingten Schrumpfungen erklärt werden (Drum u. O'Rahilly 1977) (Tabelle 13.1).

Die ersten belegbaren Anwendungen von Scheitel-Steiß-Längen-Messungen, allerdings beim Erwachsenen, finden sich in den „Anatomischen Skizzen" von Leonardo da Vinci in Form der „Sitzhöhe". Ebenso alt wie die Methode sind aber leider auch die dabei auftretenden Probleme des Abgreifens dieser Meßstrecke. Ebenso wie der Mensch bei

Tabelle 13.1. Scheitel-Steiß-Längen-Messungen (Angaben in mm)

Abgeschlossene SSW	Embryologie CRL in mm	Abdominalultraschall			Vaginalultraschall		Anhaltswert
		Robinson 1973 (erstmals!)	Drumm u. O'Rahilly 1977	Hansmann et al. 1979 unbekanntes SS-Alter (bekanntes SS-Alter)	Degenhardt et al. 1988	Rempen 1987	
4+1–7	0,2–1,5						
5+1–7	1,5–4,5				2–5	≦2,5	
6+1–7	4–7	5–10	5–10	6–10 (7–11)	6–9	≦5	
7+1–7	7–11	10–18	10–17	11–15 (11–15)	10–13	≦10	≧10
8+1–7	11–16	18–25	17–24	16–21 (16–22)	14–19	≦19	
9+1–7	17–27	25–32	24–32	22–28 (22–29)	20–27	≦28	≧20
10+1–7	≙27	32–43	32–41	29–37 (29–39)	28–37	≦38	≧30
11+1–7		43–55	41–53	38–48 (40–52)	38–50	≦50	≧40
12+1–7		55–66	53–64	50–63 (53–65)	51–62	≦55	≧50

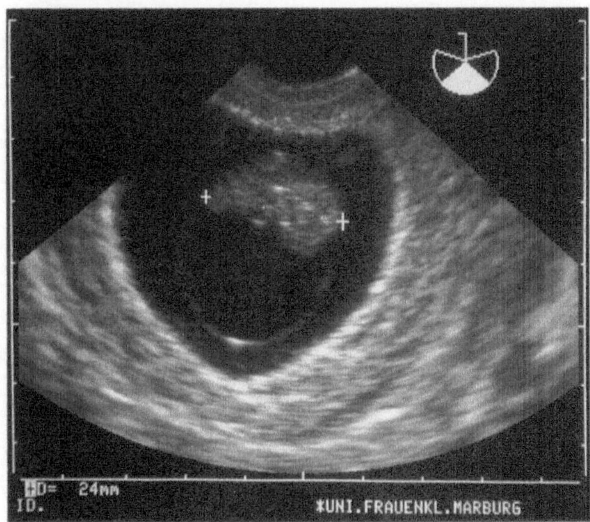

Abb. 13.15. Exakter Abgriff der Scheitel-Steiß-Länge (24 mm)

Leonardo aufrecht sitzt, so sollte auch der Embryo in Streckhaltung gemessen werden. In gekrümmter Haltung ermittelte Werte sind nicht exakt genug und müssen zumindest als solche erkenntlich gemacht werden. Die Meßpunkte sind am Oberrand des kranialen und am Unterrand des kaudalen Embryonalpols zu plazieren (Abb. 13.15). Dazu ist eine exakte Abbildung der embryonalen Längsachse erforderlich. Der häufigste Fehler, gerade bei Verwendung weniger gut auflösender Ultraschallgeräte, ist die Einbeziehung des Dottersacks in die Messung (Abb. 13.16). Auch die Verwendung sehr gut auflösender Schallköpfe befreit den Untersucher nicht von diesem Problem. In genau umgekehrter Weise kann der sich erst im Laufe der 10. SSW teilende gemeinsame Hirnventrikel (Timor-Tritsch et al. 1988) als Dottersack fehlinterpretiert werden (Abb. 13.17).

a

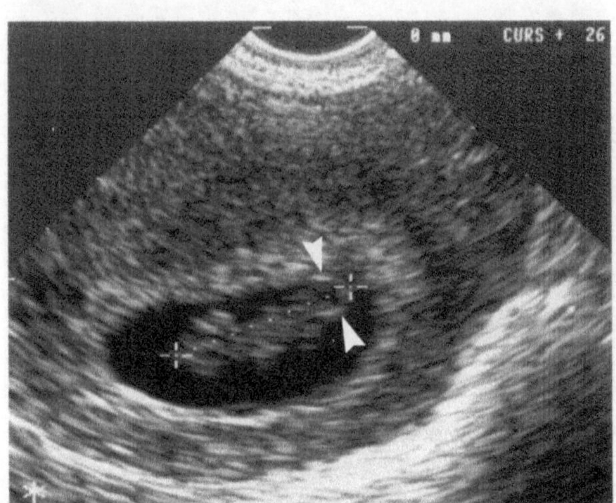

b

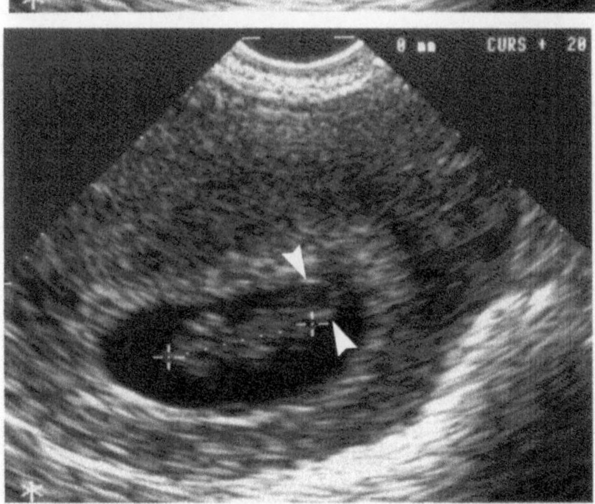

Abb. 13.16 a, b. Die Einbeziehung des Dottersacks (➤) in die Scheitel-Steiß-Längen-Messung (**a**) bringt eine Ungenauigkeit von 6 mm; (**b**) korrekte Messung

a

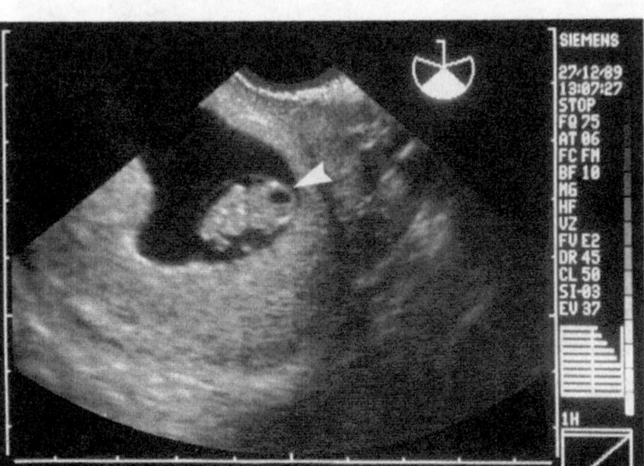

b

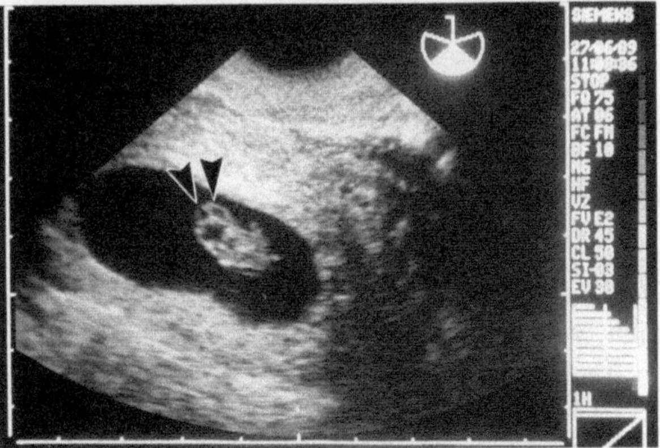

Abb. 13.17. a Bei einer SSL von 18 mm noch gemeinsamer Hirnventrikel (➤), der bei oberflächlicher Betrachtung mit dem Dottersack verwechselt werden kann; **b** gerade als geteilt erkennbare Hirnventrikel bei einer SSL von 20 mm (➤)

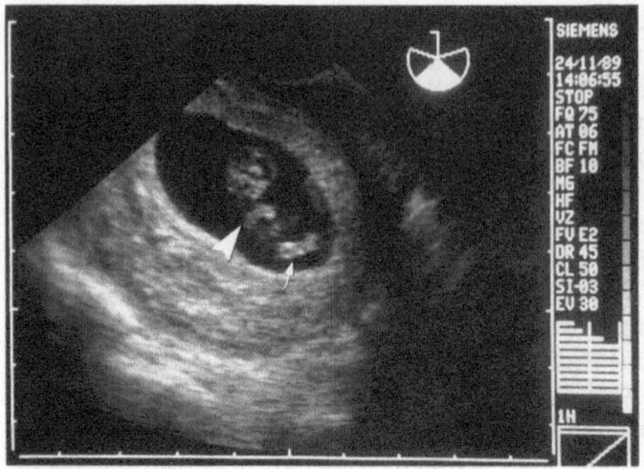

Abb. 13.18. Ende der laufenden 9., Anfang der 10. SSW sind Bewegungen der gut zu erkennenden Extremitäten schon zweifelsfrei nachzuweisen (➤ Arm, → Bein)

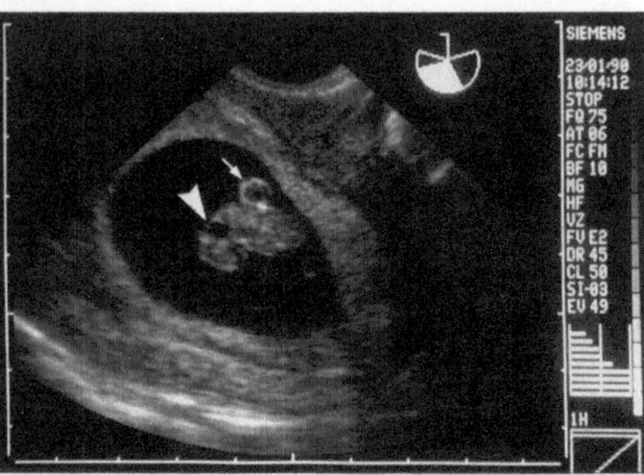

Abb. 13.20. Pseudohydrozephalus (gemeinsamer Hirnventrikel) (➤) und Pseudomeningozele im thorakolumbalen Bereich (Dottersack) (→) in der 9. SSW

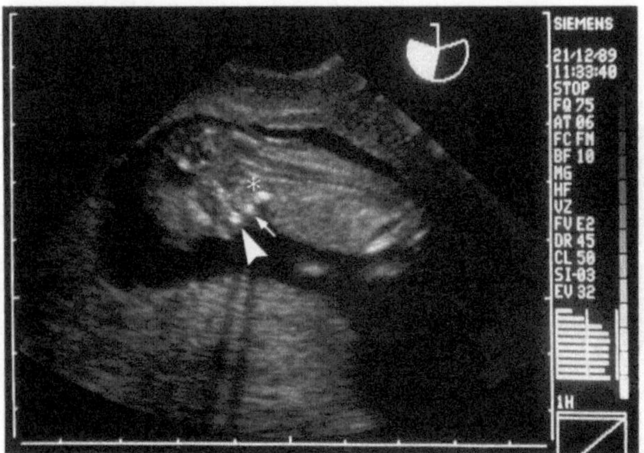

Abb. 13.19. Darstellung der Wirbelsäule und früher Ossifikationszentren in der 12. SSW (➤ Maxilla, → Mandibula, * Klavikula)

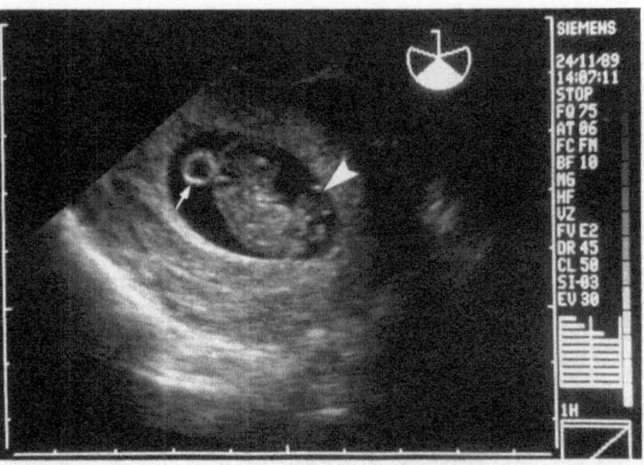

Abb. 13.21. Pseudoenzephalozele (Dottersack) (→) und Pseudoomphalozele (physiologischer Nabelbruch) (➤) in der 9./10. SSW

Erste Rumpfbewegungen lassen sich in der 9. SSW nachweisen (Timor-Tritsch et al. 1988; Krone et al. 1989). Extremitätenbewegungen treten etwa eine Woche später in Erscheinung (Abb. 13.18).

Während sich bereits in der 8. SSW p. m. die Spina vertebralis andeutungsweise erkennen läßt, zeigt sie sich gegen Ende der Embryonalperiode in allen Einzelheiten (Abb. 13.19).

Die frühesten Ossifikationsbereiche lassen sich im Gebiet der Maxilla, Mandibula und Klavikula erkennen (Abb. 13.19), wo sie ab der 10. SSW auftreten (Krone et al. 1989). Im Gegensatz zu der ab der 13. SSW regelmäßig nachweisbaren Magenblase stellt sich die Harnblase am Ende der Embryonalperiode nur in Einzelfällen dar (Krone et al. 1989).

13.1.7 Fehlbildungsdiagnostik in der Embryonalperiode

Durch die hochauflösende Vaginalsonographie ergeben sich vielfältige neue Einblicke in die menschliche Embryonalentwicklung. Neben den normalen Entwicklungsabläufen lassen sich auch Fehlentwicklungen eher diagnostizieren. Gerade auf diesem Sektor muß aber eindringlich vor übereilten Diagnosen gewarnt werden. Es ist zu vermeiden, daß aus Unkenntnis über die normale Entwicklung Fehldiagnosen gestellt werden.

Der „Störfaktor" Dottersack wurde bereits bei der Scheitel-Steiß-Längen-Messung erwähnt. Auch auf dem Gebiet der Fehlbildungsdiagnostik kann er Anlaß zu Verwechslungen mit Meningozelen ge-

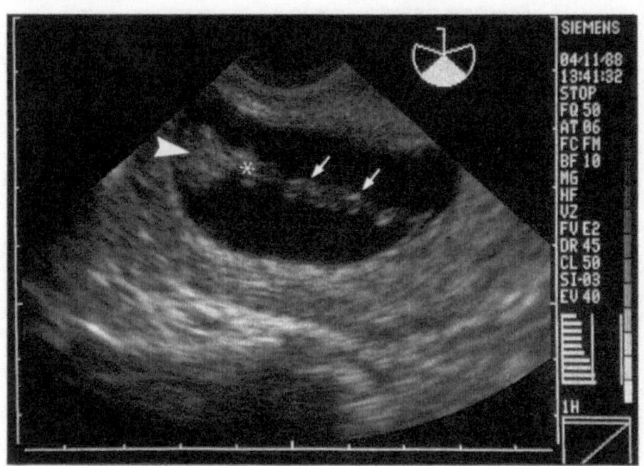

Abb. 13.22. Physiologischer Nabelbruch (*) zwischen Thoraxquerschnitt (➤) und Nabelschnur (→)

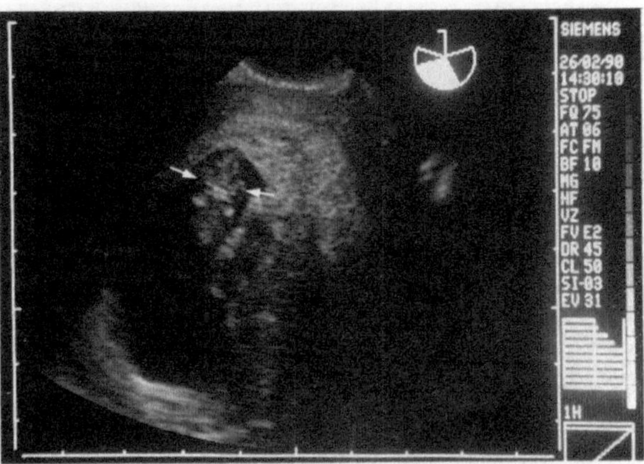

Abb. 13.24. Laterale Halszysten (→) in der rechnerisch 13. SSW bei einem Embryo mit einer CRL von 16 mm ≙ 9. SSW

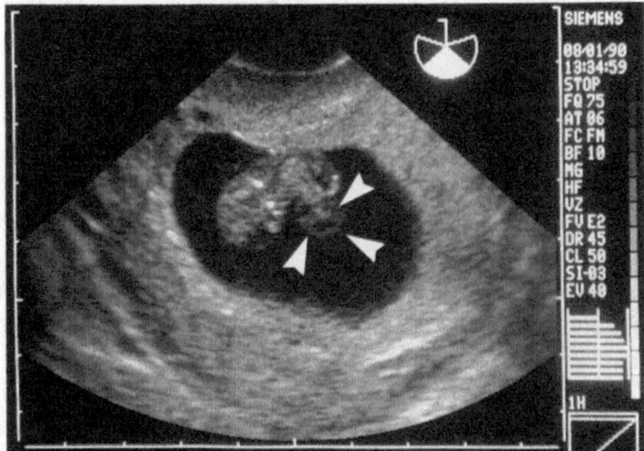

a

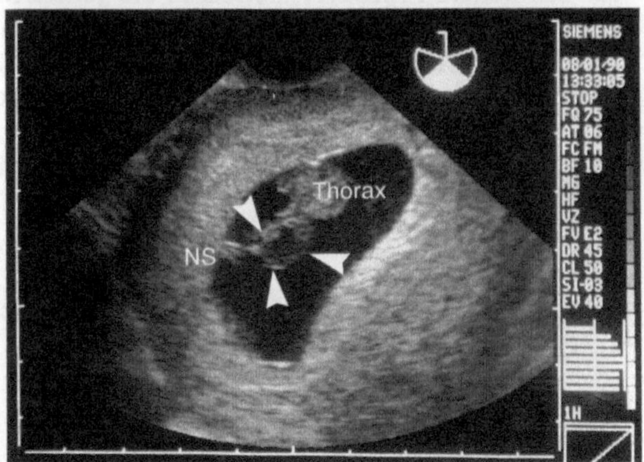

b

Abb. 13.23 a, b. Omphalozele (➤) im Längs- (**a**) und Querschnitt (**b**) in der 10. SSW bei partieller Trisomie 20

ben. Nicht selten wird zur „Absicherung" der einen vermuteten Fehlbildung die Entdeckung einer zweiten „Begleit"-Fehlbildung herangezogen (Abb. 13.20 und 13.21). Der von der 8.–10. SSW an erkennbare gemeinsame Hirnventrikel kann als Hydrozephalus fehlgedeutet werden ebenso wie der etwa ab der 10. SSW an der vorderen Bauchwand auftretende 5–7 mm große physiologische Nabelbruch, der sich in der 12. SSW spontan wieder zurückbildet (Timor-Tritsch et al. 1988) (Abb. 13.22), häufig fälschlicherweise als pathologisch angesehen wird. Echte Bauchwandbrüche lassen sich, wie auch im weiteren Schwangerschaftsverlauf, oft nur bei Darstellung in 2 verschiedenen Raumebenen eindeutig charakterisieren (Abb. 13.23). Die am häufigsten aus der Embryonalperiode beschriebene Fehlbildung fällt unter den Begriff „Nackenödem" (Voigt u. Faschingbauer 1989; Rottem et al. 1989), obwohl gerade dünnwandige laterale oder dorsale Halszysten oft nur mit Mühe erkannt werden können (Abb. 13.24 und 13.25).

Die Diagnose, eines Anenzephalus ist wesentlich leichter zu stellen, wenngleich selbst dabei die Verwendung ungeeigneter Untersuchungsmethoden zur Fehldiagnose führen kann (Abb. 13.26).

Auch eine gegen Ende der Embryonalperiode auffallende übermäßige Füllung der kindlichen Harnblase muß kein zwingendes Hinweiszeichen auf eine Fehlbildung sein (Abb. 13.27).

Die Beantwortung der Frage, ob es sich bei auffälligen Befunden in der Embryosonographie wirklich um Mißbildungen handelt, ist mitunter schwierig und macht es dann sehr problematisch, aus solchen Befunden klare klinische Konsequenzen abzuleiten.

Bei Schwangeren im Alter zwischen 35 und 39 Jahren enden 4%–5% aller Schwangerschaften in der 8.–11. SSW in einem Spontanabort (Holzgreve u. Miny 1987). Dabei liegt den Spontanaborten und verhaltenen Aborten (missed abortion) in etwa 60% eine chromosomale Anomalie zugrunde

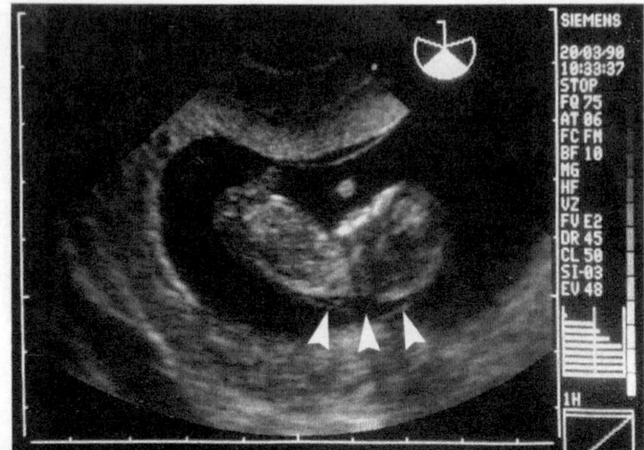

a

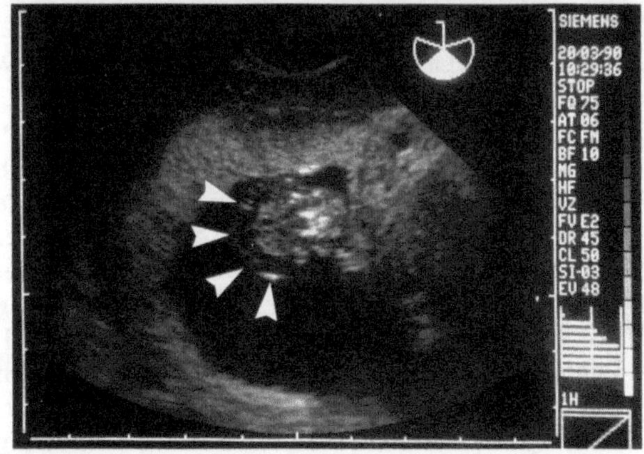

b

Abb. 13.25 a, b. Nackenödem bei einem Embryo (10./11. SSW), Z. n. Interruptio in der Vorschwangerschaft bei einem Fetus mit Verdacht auf Noonan-Syndrom. **a** Längsschnitt: die Zystenmembran (➤) läßt sich von der Amnionhaut dadurch differenzieren, daß sie sich mit dem Embryo bewegt, **b** Querschnitt im Halsbereich

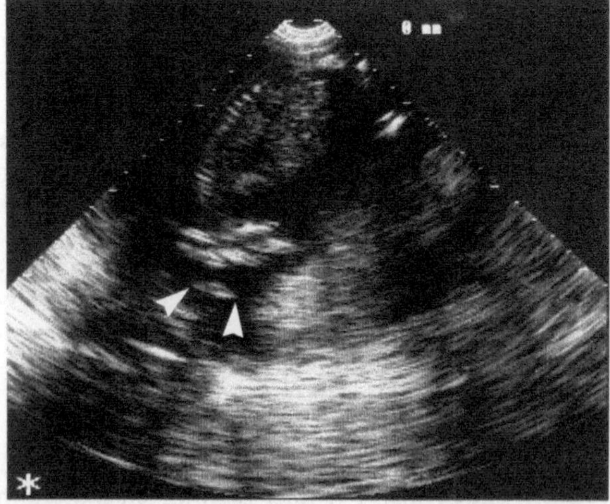

Abb. 13.26. In der anamnestisch 12. SSW erstelltes Vaginalsonogramm mit einem „Pseudoanenzephalus" (➤) durch unzureichendes Auflösungsvermögen bei einem Fetus entsprechend der 20. SSW

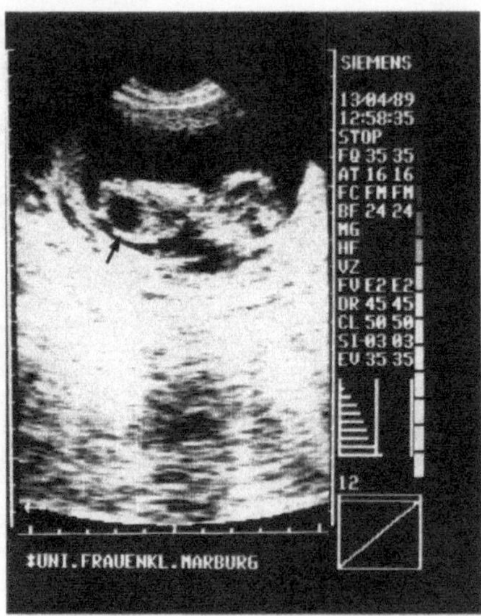

Abb. 13.27. Übermäßige Harnblasenfüllung (→) bei einem Embryo ≙ 13./14. SSW, Ewards-Syndrom

(50% Trisomien, 25% Monosomien, 15% Triploidien, 5% Tetraploidien, 3%–5% Strukturaberrationen). Nur 3%–5% dieser chromosomalen Störungen sind familiär bedingt, während der Rest spontan auftritt (Göcke et al. 1985).

Man kann also davon ausgehen, daß beim Vorliegen von Fehlbildungen ein Großteil der Schwangerschaften spontan abortiert wird.

Zur Abklärung sonographisch entdeckter Fehlbildungen am Embryo oder zur Entscheidungshilfe für das weitere Prozedere bietet sich die genetische Untersuchung mittels Chorionzottenbiopsie an (CVS, chorionic villi sampling). Je nach Lage des Chorion frondosum kann hier von vaginal oder ab-

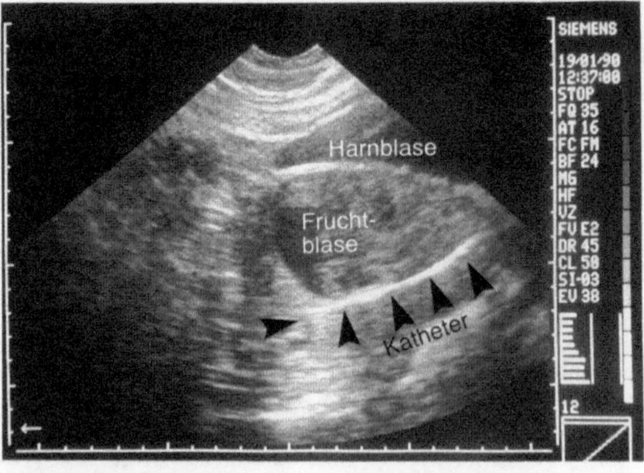

Abb. 13.28. Katheterlage bei CVS in der 9. SSW

dominal Zottenmaterial gewonnen werden, das Aufschluß über das Genom des Embryos ermöglicht (Abb. 13.28). Diese Untersuchung ist etwa ab der 8./9. SSW möglich. Bei auffälligen genetischen Befunden, die mittels CVS erhoben wurden, muß der Tatsache Rechnung getragen werden, daß das Genom des Trophoblasten nicht unbedingt dem des Embryos entsprechen muß. Daher sollten solche Befunde im weiteren Schwangerschaftsverlauf per Amniozentese abgesichert werden.

13.1.8 Frühschwangerschaft und Intrauterinpessar (IUP)

Schwangerschaften können sowohl nach unbemerktem Verlust des IUP („Lost-IUP-Syndrom“) als auch bei korrekt sitzendem IUP auftreten. Die Versagerquote liegt für IUP bei 0,5–5 (∅ 1–3) ungewollten Schwangerschaften in 1200 Behandlungsmonaten. Dabei existieren Unterschiede bei den einzelnen Fabrikaten und auch die Liegezeit spielt hier eine Rolle. Meistens kann nach Eintritt einer Schwangerschaft nicht mehr differenziert werden, ob das IUP bereits bei der Einnistung disloziert war oder erst durch die wachsende Fruchtanlage seine Position verändert hat. Problematisch ist das Auftreten einer intrauterinen Schwangerschaft bei liegendem IUP. Beläßt man das IUP in situ, so kommt es im Vergleich zu normalen Schwangerschaften mit einem 3mal so hohen Risiko zum Abort, d. h. in etwa 50% der Fälle. Durch frühzeitige IUP-Extraktion läßt sich die Abortrate auf 20%–25% senken (Tauber u. Nohlen 1984). Neben der Erhöhung der Abortrate findet sich auch ein erhöhtes Risiko für Früh- und Totgeburten. Während sich das Abortrisiko bei Entfernung des IUP bis zur 12. SSW um den Faktor 4, danach aber nur noch um den Faktor 2 senken läßt, verringert sich die Frühgeburtsrate um das 5-, die Totgeburtenrate um das 2fache nach IUP-Extraktion (Krieglsteiner 1984).

Zur Fragestellung des Verhaltens beim Eintritt einer Schwangerschaft unter liegendem IUP gibt es eine offizielle Bekanntgabe der Arzneimittelkommission der deutschen Ärzteschaft in Zusammenarbeit mit dem Bundesgesundheitsamt aus dem Jahre 1978:

1. Bei gesicherter intrauteriner Schwangerschaft sollte das IUP sofort entfernt werden. Die Patientin ist darauf hinzuweisen, daß es dabei häufiger zum Abort kommt.
2. Kann das IUP wegen nicht mehr sichtbaren Markierungsfadens nicht gezogen werden, ist die Entfernung notfalls unter Opferung der Frucht durchzuführen. Der Versuch einer sonographischen Lokalisation sollte gemacht werden.

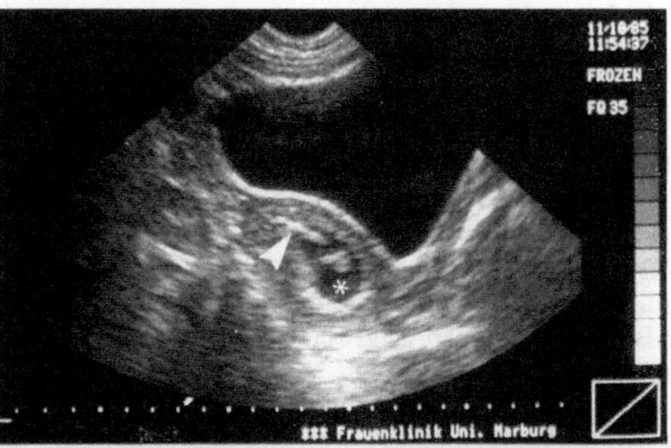

a

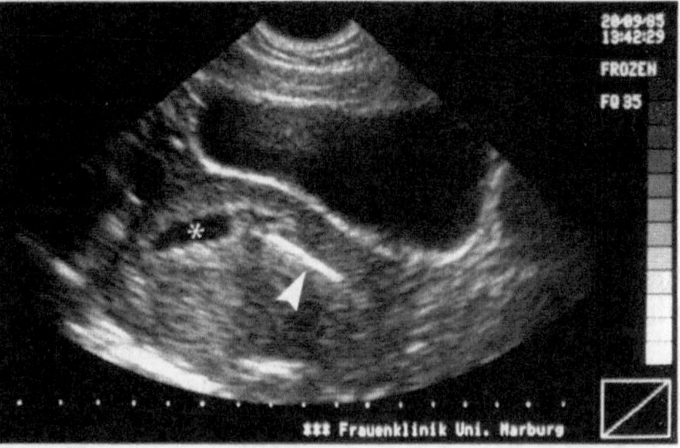

b

Abb. 13.29. a IUP (➤) kranial der Fruchtanlage (*), **b** IUP (➤) kaudal der Fruchtanlage (*)

3. Besteht die Patientin trotz eingehender Risikoaufklärung auf einer Belassung des Pessars und einer Fortsetzung der Schwangerschaft, so ist auch ohne Anzeichen eines drohenden Abortes besonders sorgfältig auf Frühzeichen einer lokaluterinen bzw. allgemeinen Infektion zu achten.

Die seinerzeit noch vorsichtig geäußerte Forderung nach der sonographischen Lokalisation des IUP ist heute Routine geworden. Allein die Aussage, ob ein IUP kranial oder kaudal der Fruchtanlage sitzt, ermöglicht eine viel gezieltere Aussage zum Abortrisiko durch die Extraktion (Abb. 13.29).

Nach den vorliegenden Indikationen zur Interruptio und den allgemeinen medizinischen Erkenntnissen ist die Empfehlung zur IUP-Entfernung beim Eintritt einer Schwangerschaft allerdings nicht gleichzusetzen mit einer Empfehlung oder gar einer Indikation zum Schwangerschaftsabbruch. Hierfür liegt kein Grund vor, zumal es auch nach umfangreichen Untersuchungen nicht gelungen ist, einen Beweis für die Teratogenität von IUP zu erbringen (Schweppe 1983) und in großer Zahl über komplikationslose Schwangerschaftsverläufe bei belassenem IUP berichtet wurde.

13.1.9 Adnex- und Uterustumoren in der Frühschwangerschaft

Ein „physiologischer Adnextumor" ist das Corpus luteum in graviditate, das sich oft zystisch umwandelt und Durchmesser bis über 5 cm erreichen kann! Der Schwangerschaftsgelbkörper ist einkammerig und meist von einem echodichten Ring umgeben. Dieser wird mit zunehmender Größe dünner. Bei Einblutungen zeigt das zystische Zentrum schleierartige Binnenechos.

Bei entsprechender Regelanamnese, aufgelockert zu palpierendem Uterus und tastbarem Adnextumor muß es sich allerdings nicht immer um ein Corpus luteum bei normaler intrauteriner Schwangerschaft handeln (Abb. 13.30a). Differentialdiagnostisch sind z. B. eine Extrauteringravidität oder aber auch Luteinzysten bei einer Blasenmole zu beachten (Abb. 13.30b, c). Bei größeren Corpora lutea kann es durchaus zu Beschwerden kommen, die von mehr oder weniger heftigen Spannungsschmerzen bis hin zum „akuten Abdomen" z. B. bei Stieldrehungen reichen können. In solchen Notfällen ist zumindest eine diagnostische Laparoskopie nicht zu umgehen. Jenseits der 9.–10. SSW ist der Gelbkörper nicht mehr zur Erhaltung der Schwangerschaft notwendig und könnte bei nötig werdenden Operationen folgenlos entfernt werden. Vor der 10. SSW ist dagegen bei der Entfernung des Gelbkörpers mit dem Absterben der Schwangerschaft zu rechnen.

Das Auftreten anderer Adnextumoren während der Schwangerschaft ist eher selten (Abb. 13.31). Die Wirkung der Schwangerschaft auf die Tumorbiologie ist meist unklar. Auch der Verlauf ist nicht vorhersehbar. Die Patientinnen sollten umfassend aufgeklärt werden. Die Entscheidung über das Prozedere kann nur im Einzelfall getroffen werden. Sie muß sowohl unter dem Aspekt der Wachstumstendenz des Tumors nach kurzfristigen Kontrollsonographien als auch in Abhängigkeit von der Dringlichkeit des Kinderwunsches gefällt werden. Bei solchen Entscheidungen stellt das Ende des 1. Trimenons im Hinblick auf die bis dahin sicher erloschene Gelbkörperfunktion und die teratogene Wirkung von Medikamenten bzw. Narkosemitteln eine anerkannte Grenze dar.

Beobachtet man Myomanlagen in einem graviden Uterus (Abb. 13.32), dann sollten stets die Größe, der Sitz und eventuelle Wachstumstendenzen protokolliert werden. Prinzipiell können sich Myome sowohl in der Frühschwangerschaft als auch in der Spätschwangerschaft als Störfaktoren auswirken. Während sie in der Frühschwangerschaft ein

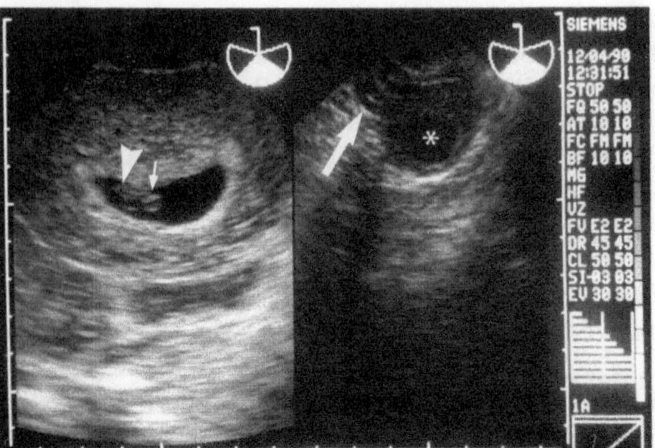

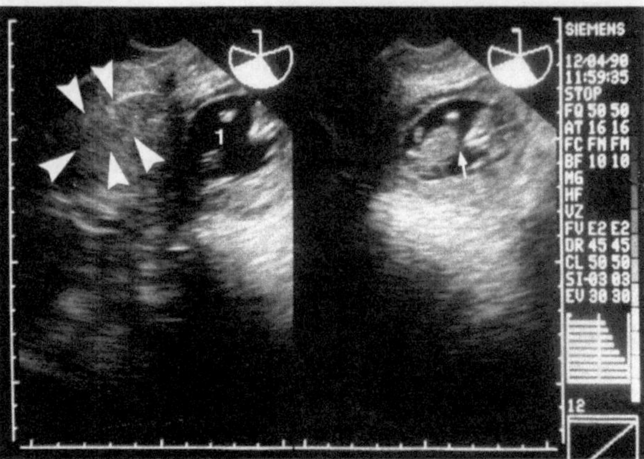

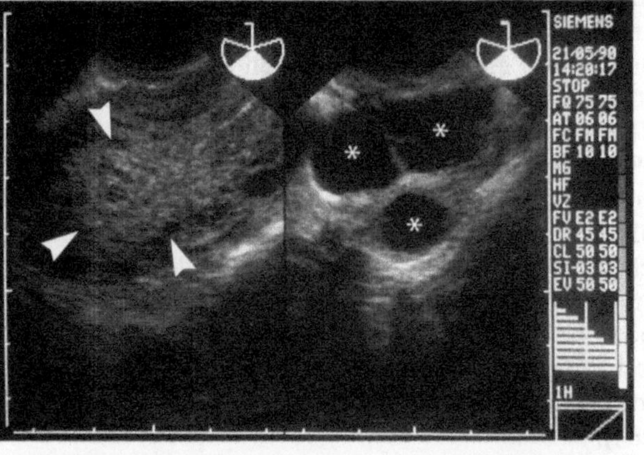

Abb. 13.30. a *Links:* Intrauterine Frühschwangerschaft mit Embryo (►) und Dottersack (→), *rechts:* das linke Ovar mit zuführenden Gefäßen (▬►) und Corpus luteum cysticum (*) in graviditate mit relativ schmalem echodichtem Ring. **b** *Links:* antevertierter, durch einen „Douglastumor" (*1*) gestreckt erscheinender Uterus mit hohem Endometrium (►); *rechts:* Douglastumor ≙ extrauterine Fruchtanlage mit einem vitalen Embryo entsprechend der 11./12. SSW (→). **c** Invasive Blasenmole (*links*, ▬►) mit Luteinzysten (*rechts*, *)

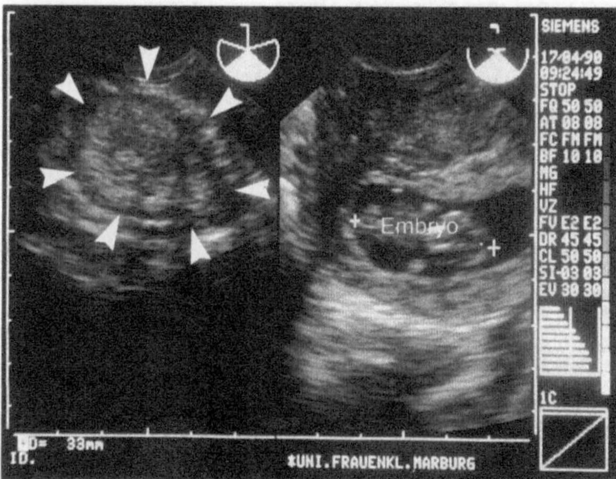

Abb. 13.31. Intrauterine Fruchtanlage. *Rechts* Embryo von 3,3 cm CRL; *links* hyperreflektiver ovaler Tumor mit kapselartigem Rand (►►) (Histologie: Dermoid)

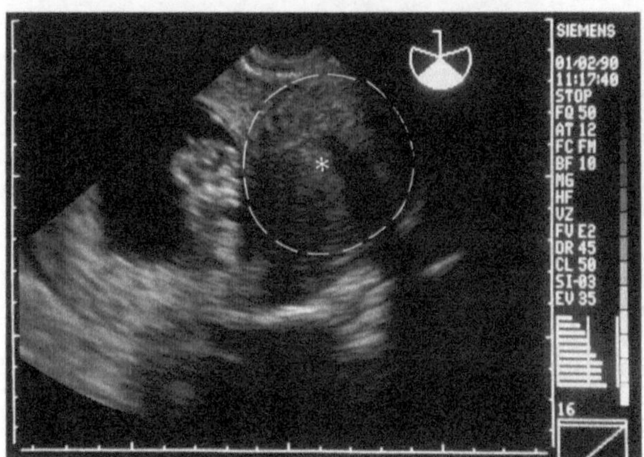

Abb. 13.32. Embryo (12./13. SSW) „schaut" auf ein zervikal gelegenes Myom (*)

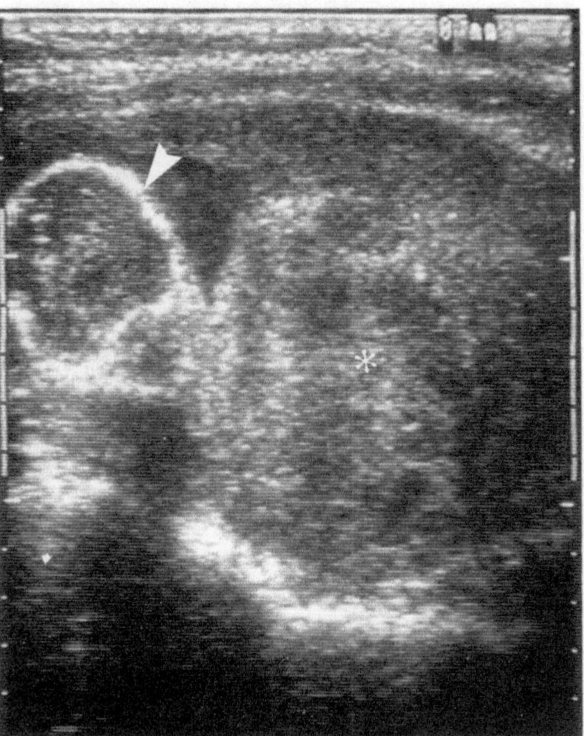

Abb. 13.33. Fetaler Kopf (►) neben einem im 1. und beginnenden 2. Trimenon rasch gewachsenen, den Fetus beengenden Tumor (*) mit irregulärer Binnenstruktur; Feinnadelpunktion in der 17./18. SSW (Myomzellen); unter konservativem Vorgehen Verbesserung der Platzverhältnisse für den Fetus und Wachstumsstillstand des Tumors, Partus am Termin per Sectio bei pathologischem CTG, Myomenukleation (gänseeigroßes Leiomyom)

erhöhtes Abortrisiko bedeuten, können sie unter der Geburt mitunter eine koordinierte Wehentätigkeit verhindern oder sogar zum Geburtshindernis für eine Spontanentbindung werden. Schließlich können sie selbst im Wochenbett noch zu Rückbildungsstörungen des Uterus führen.

Akut auftretende Schmerzen in der Schwangerschaft bei bekannten Myomen können auch einmal ein Hinweis auf Erweichungsvorgänge sein. Findet sich dann ein irregulär gestalteter Uterustumor mit positiver Wachstumstendenz in einer Situation, die eine Abklärung erforderlich macht, in der eine Entbindung aber noch nicht möglich ist, so kann in Einzelfällen eine zytohistologische Abklärung per Feinnadelpunktion hilfreiche Hinweise geben (Abb. 13.33).

Bei Patientinnen mit Schwangerschaftswunsch und mehr als 3 großen Myomen oder Myomen mit submukösem oder zervixnahem Sitz kann vor Planung der Schwangerschaft die Entfernung der Myome empfohlen werden. Unter Umständen bietet sich dabei eine präoperative GnRH-Therapie an. Ein Status nach Myomenukleation stellt keine grundsätzliche Indikation zur Beendigung der Schwangerschaft per Sectio caesarea dar. Man wird sich allerdings bei der Geburtsleitung, gerade wenn es bei der Myomentfernung zu größeren Kavumeröffnungen gekommen sein sollte, ähnlich verhalten wie bei einem Status nach Sectio. Praktisch bedeutet das eine großzügig zu handhabende Sectiobereitschaft bei protrahiertem Geburtsverlauf (wegen des erhöhten Risikos für eine Uterusruptur) sowie die Verpflichtung zur manuellen Nachtastung des Uteruskavums postpartal, um eine unbemerkt gebliebene Uterusruptur auszuschließen.

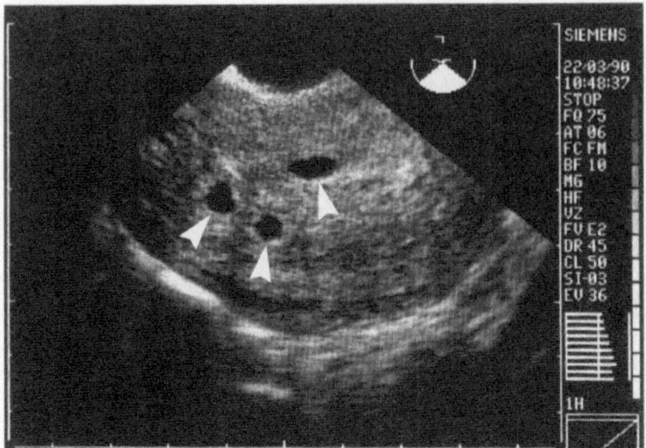

Abb. 13.34. In der rechnerisch 6. SSW 3 kleine Fruchtblasen von 7, 5 und 5 mm Durchmesser (➤); aus der Anamnese spontane Gemini bekannt, jetzt spontan eingetretene Drillingsanlage noch ohne abgrenzbaren Inhalt

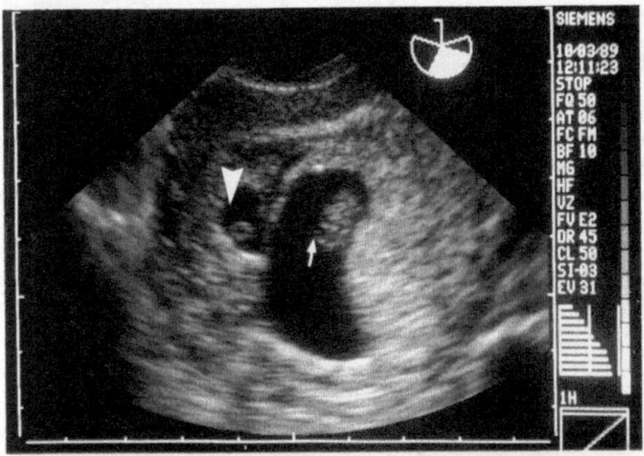

a

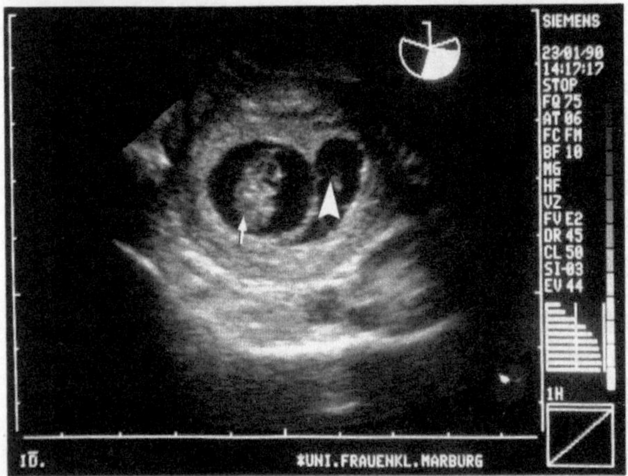

b

Abb. 13.35 a, b. Unterschiedlich große Fruchtblasen. **a** *Links* klein mit Dottersack (➤), *rechts* größer mit Embryo (→); **b** *links* mit großem vitalen Embryo (→) (≙9. SSW), *rechts* mit kleinem Embryo (≙6. SSW) ohne Vitalitätszeichen (➤)

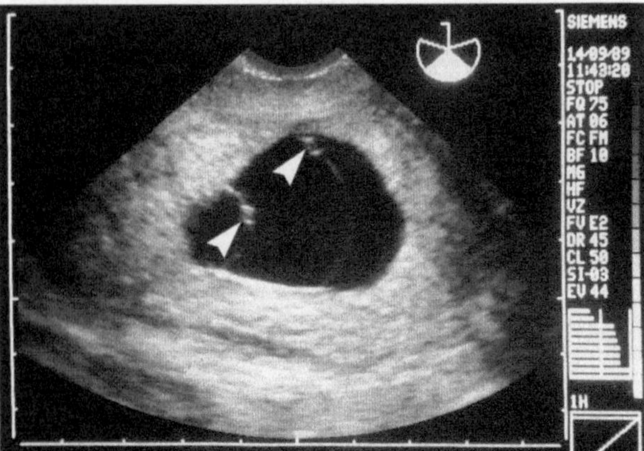

a

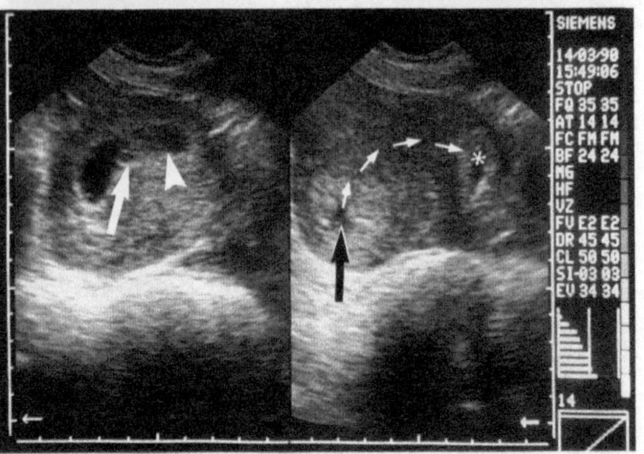

b

Abb. 13.36. a Missed abortion bei Geminianlage: in der Chorionhöhle links kleinere und zentral größere Amnionhöhle mit je einem kleinen Dottersack rechts-lateral oben (➤). **b** Uterus bicornis: *links* intakte Gravidität (≙8. SSW) mit Embryo (➤) und Dottersack (➡), *rechts* zeigt sich in dem anderen Horn eine aus ihrem Bett (→) in die Zervix abgerutschte Fruchtblase (*) kurz vor der Abortierung

13.1.10 Mehrlingsanlagen im 1. Trimenon

Erst mit dem Einsatz der Sonographie wurde bekannt, daß viele Blutungen in der Frühschwangerschaft durch partiell abortierte Mehrlingsanlagen hervorgerufen werden. Daneben ist auch das Phänomen der „Resorption" eines Teils einer Mehrlingsanlage ohne Blutung unter dem Begriff „vanishing twin" bekannt. Es empfiehlt sich daher, bei sicherem Nachweis mehrerer Fruchtblasen in utero (Abb. 13.34), deren weiteres Wachstum zu verfolgen. Da subchoriale Hämatome mitunter das Vorliegen zusätzlicher Fruchtblasen vortäuschen können, sollte der Nachweis eines Dottersacks und/oder eines Embryos in jeder der Fruchtblasen für die Diagnose „Mehrlingsgravidität" gefordert werden (Abb. 13.35). Ungleich große Chorionhöhlen bei einer Mehrlingsgravidität bedeuten nicht immer eine schlechtere Prognose für die kleinere. Bei ungleich großen Embryonen trifft dies im 1. Trimenon allerdings meist zu, wenn es sich nicht um einen Meßfehler handelt! Das aus dem 2. und 3. Trimenon bekannte fetofetale Transfusionssyndrom und andere Ursachen für eine diskordante Größenentwicklung bei Mehrlingen haben im 1. Trimenon letale Auswirkungen für den mangelhaft entwickelten Embryo. Gerade auf dem Gebiet der Mehrlingsdiagnostik können dank der Sonographie unnötig lange Hospitalisierungen, aber auch voreilige Abortkürettagen vermieden werden (Abb. 13. 36).

13.1.11 Abortdiagnostik

Während die Rate unbemerkt abgehender Aborte in der ganz frühen Schwangerschaftsphase auf 30% – 40% geschätzt wird, liegt sie für registrierbare Spontanaborte etwa um 10% – 20% (Distler 1990). Ohne vorausgegangenen Abort in der Anamnese liegt das statistische Risiko für eine Fehlgeburt bei 5% – 8%; bei vorausgegangenem Abort erhöht sich das Risiko allerdings je nach Studie und auch wohl Anzahl der Aborte auf 10% – 20% (Distler 1990).

Vor dem Einsatz der Sonographie in der Abortdiagnostik waren es rein klinische Aspekte, die eine Unterscheidung zwischen einem Abortus imminens, incipiens oder incompletus ermöglichten. Unsicherheiten in der Zuordnung und prognostischen Einschätzung konnten nur durch längere Verlaufsbeobachtungen kompensiert werden. Die Einführung der abdominalen Ultraschalltechnik brachte bereits wesentliche Einblicke in das Abortgeschehen und verläßliche Kriterien für die Absicherung der Diagnose. Begriffe wie „blighted ovum" und „missed abortion" wurden im wahrsten Sinne des Wortes anschaulich gemacht.

Die hochauflösende Vaginalsonographie brachte die Abortdiagnostik noch einen Schritt weiter. Der Begriff „blighted ovum", der im deutschen Sprachgebrauch unter „Abortivei", „Windei" oder mißverständlich auch „Windmole" bekannt ist, muß sicherlich besser übersetzt werden. Die „im Keim erstickte" Schwangerschaft läßt häufig doch noch einen winzigen embryonalen Pol erkennen (Abb. 13.37), wenn das Auflösungsvermögen ausreicht. Das von der abdominalen Sonographie bekannte „Aborthinweiszeichen" eines stark reflektierenden linearen Echos in einer sonst leeren Fruchtblase kann vaginalsonographisch sicher als Wand der sich regressiv verändernden Amnionhöhle dargestellt werden (Abb. 13.38a). In diesem Zusammenhang soll auf die Verwechslungsmöglichkeit einer kleinen Amnionhöhle mit einem hydropischen Dottersack (Abb. 13.38b) hingewiesen werden.

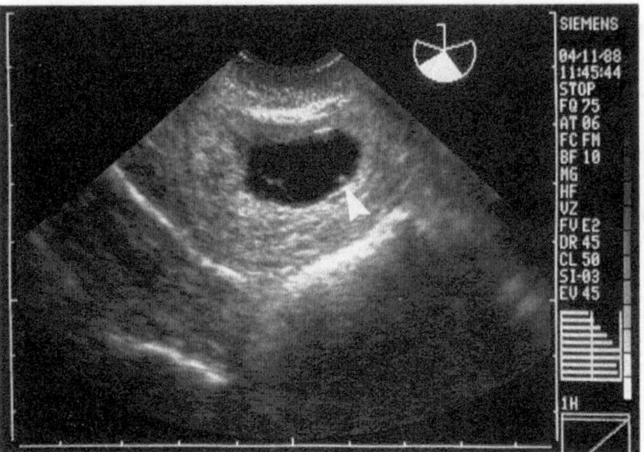

Abb. 13.37. Winziger embryonaler Pol (➤) bei 7.5-MHz-Vaginalsonographie in einem „blighted ovum"

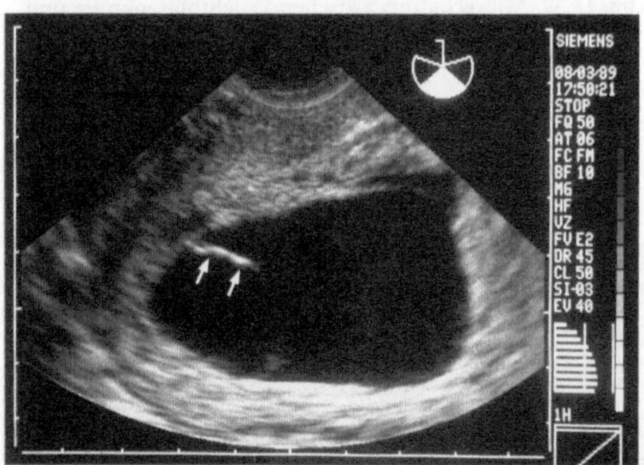

a

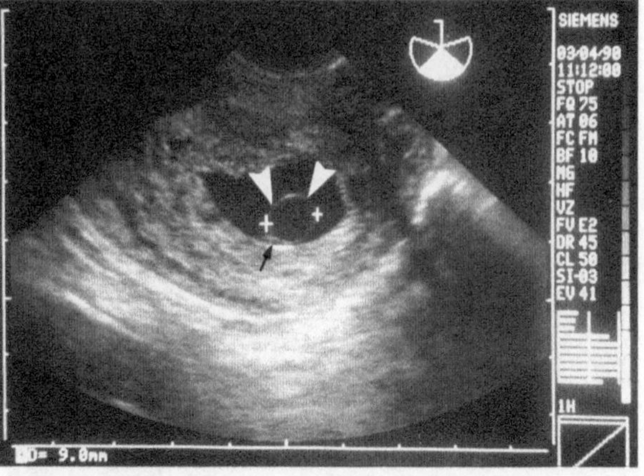

b

Abb. 13.38. **a** Regressiv veränderte Amnionhöhle mit stark echogebender Vorderwand (→), **b** hydropischer Dottersack in einem „blighted ovum" (➤) mit winzigem embryonalem Echo (→)

Für die sonographische Abortdiagnostik steht der Nachweis einer „zeitgerecht entwickelten intakten" Gravidität im Mittelpunkt des Interesses. Da

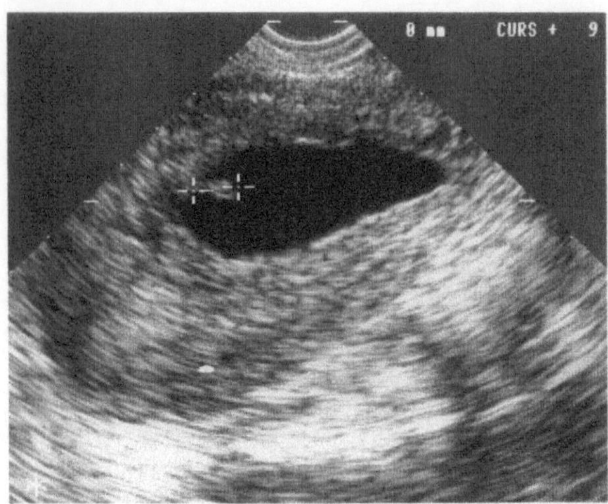

Abb. 13.39. Mißverhältnis zwischen Fruchtblasengröße und einem 9 mm großen Embryo ohne Herzaktionen

bis zu 20% der Schwangeren nicht in der Lage sind, verwertbare Angaben zum exakten Gestationsalter zu machen (Terinde u. Kozlowski 1988), ist schon die Frage nach der „zeitgerechten Entwicklung“ häufig genug ein großes Problem. Der Begriff „intakt“ schließlich ist auch nicht glücklich gewählt, da diese Frage nie sicher zu beantworten ist. Hier wäre eher ein „Vitalitätsnachweis“ abzufragen. Zu diesem Themenkomplex fordern Terinde u. Kozlowski (1988) den vaginalsonographischen Nachweis eines Embryos ab einem mittleren Fruchtblasendurchmesser von ≧2,5 cm. Während Timor-Tritsch et al. (1988) Herzaktionen als Vitalitätszeichen ab einer CRL von 5–6 mm verlangen, muß nach Terinde u. Kozlowski (1988) bei Darstellbarkeit eines Embryos generell auch die Herzaktion nachweisbar sein. Da hier wieder die verwendete Technik die Nachweisgrenze beeinflußt, können beide Aussagen nur bedingt verwertet werden! Fossum et al. korrelierten 1988 die vaginalsonographisch ermittelten Herzaktionsnachweise zu HCG-

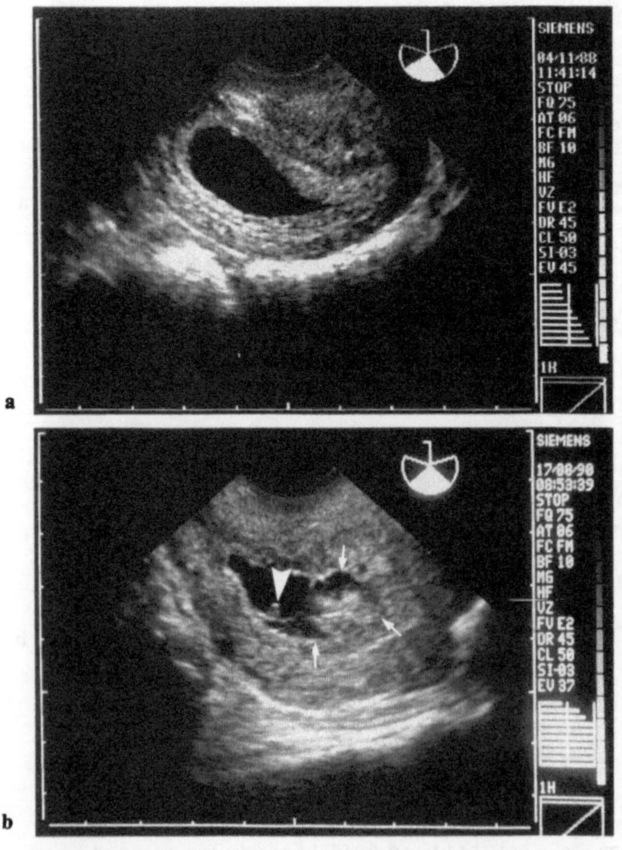

Abb. 13.40. **a** Nach kaudal spitzzipflig ausgezogenes „blighted ovum“. **b** Total entrundete Fruchtblase (≙6. SSW) mit winzigem Embryo (CRL: 4 mm) (➤) ohne Herzaktionen, Hämatom kaudal (→)

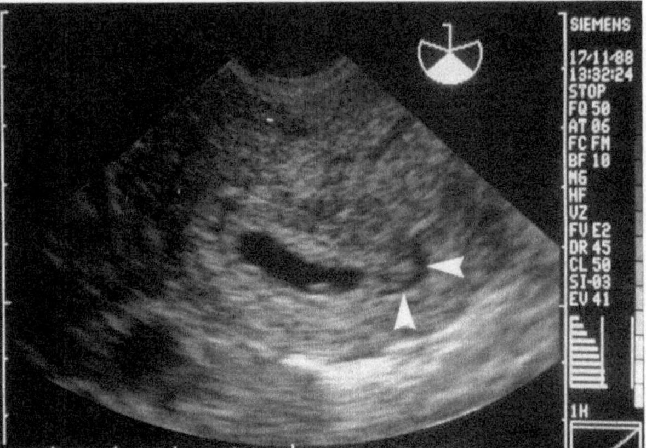

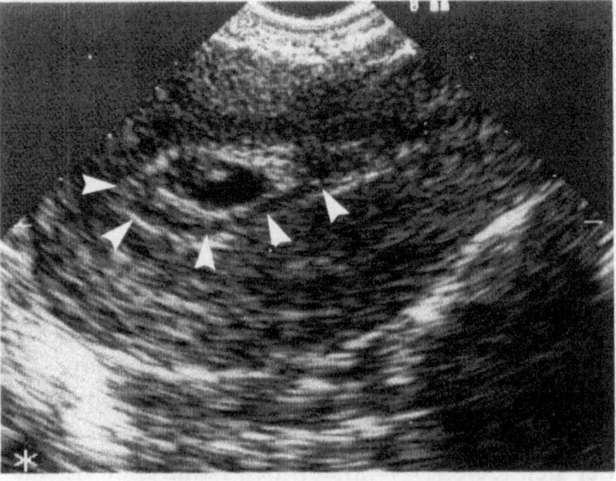

Abb. 13.41. **a** Schmale Blutungsstraße bei Abortus incipiens (➤), **b** deutliche Blutungsstraße um eine kleine Abortivfrucht herum (➤)

Werten mit Diskriminationsbereichen von etwa 17000±4000 mIE (1st IRP) bzw. 13000±3000 mIE (2nd IS). Der Nachweis oder das Fehlen der Herzaktion ist im Bezug zu den HCG-Werten – bei Einlingsschwangerschaften! – oder einer bekannten Gestationsdauer der ausschlaggebende Aspekt der sonographischen Abortdiagnostik. Daneben gibt es unter anderem noch folgende zusätzliche Hinweiszeichen auf ein Abortgeschehen, die allerdings in ihrer prognostischen Bedeutung unsicher sind:

- Mißverhältnis zwischen Fruchtblasengröße und Embryo (Abb. 13.39),
- spitzzipflige (Abb. 13.40a) oder totale (Abb. 13.40b) Entrundung der Fruchtblase,
- „Blutungsstraßen" bzw. intrauterine Hämatome (Abb. 13.41),
- Erkennbarkeit von Kontraktionen und Fruchtblasenverformungen während der Ultraschalluntersuchung (Abb. 13.42),
- „abgerutschte" Fruchtanlagen (Abb. 13.43).

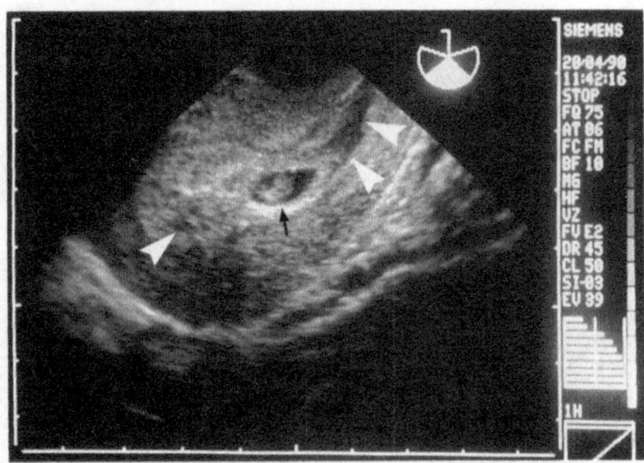

Abb. 13.43. In die Zervix abgerutschte Fruchtblase (→) kurz vor der spontanen Abortierung; (➤) Fruchtblasenbett, (➤) Blutungsstraße

13.1.12 Trophoblastfehlanlagen

Bei den Fehlentwicklungen des Trophoblasten im 1. Trimenon stehen im Sonogramm zystische Veränderungen im Vordergrund. Diese finden sich typischerweise bei genetischen Störungen wie der Triploidie (Abb. 13.44a), aber auch bei Blasenmolen (Abb. 13.44b).

Die „klassische Blasenmole" mit vergrößertem, sehr weich zu palpierendem Uterus, „Schneegestöberbild" im Ultraschall und hohem HCG-Titer ist in dieser Kombination einfach zu diagnostizieren. Schwieriger wird die sonographische Diagnostik bei den sog. „Partialmolen", bei denen nur ein Teil des Trophoblasten molig degeneriert ist. In einzelnen Fällen hilft dann weder die HCG-Bestimmung weiter, noch kann ein solches Bild im Sonogramm von Einblutungen differenziert werden (Abb. 13.45). Bestätigt sich der sonographische Verdacht auf eine Blasenmole histologisch oder zeigt sich der Befund einer Blasenmole ohne vorherige Verdachtsmomente nach einer Kürettage, so sollten auf jeden Fall sorgfältige Beobachtungen des HCG-Wert-Verlaufs und Kontrollsonographien angeschlossen werden. Dabei sind sonographisch sowohl auffällige Kavumstrukturen (Abb. 13.46a) als auch myometrane Veränderungen zu beobachten (Abb. 13.46b). Bei malignen Blasenmolen bzw. Chorionkarzinomen sind zusätzlich noch Lebersonographien zum Nachweis oder Ausschluß von metastasenverdächtigen Herdbefunden indiziert.

a

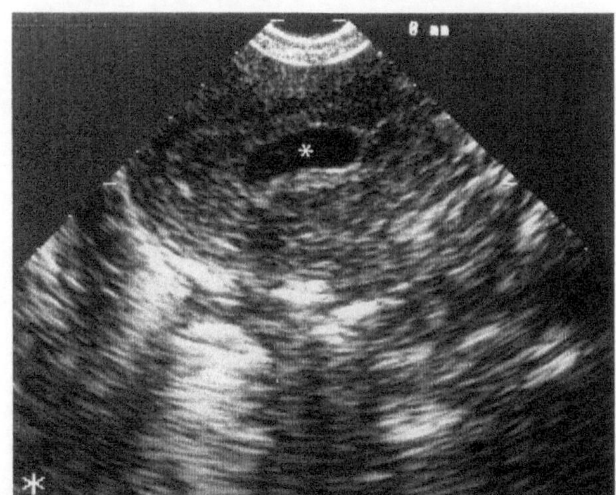

b

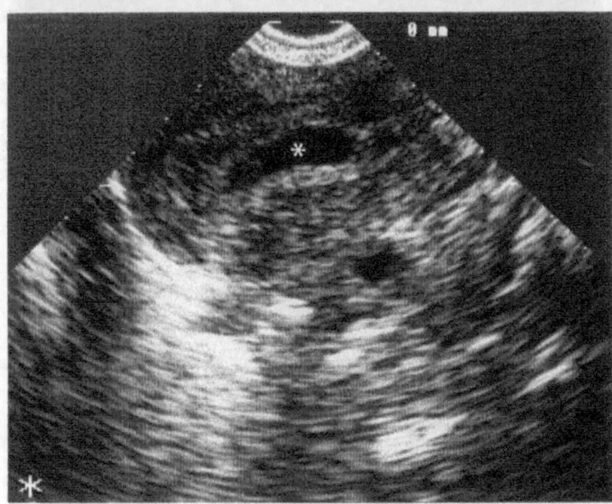

Abb. 13.42 a, b. Während einer Ultraschalluntersuchung beobachtete Verformung der Fruchtblase (*) **a** vor und **b** während der Kontraktion

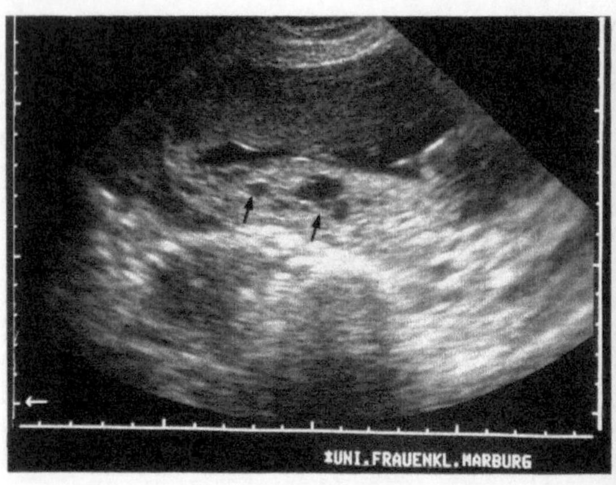

a

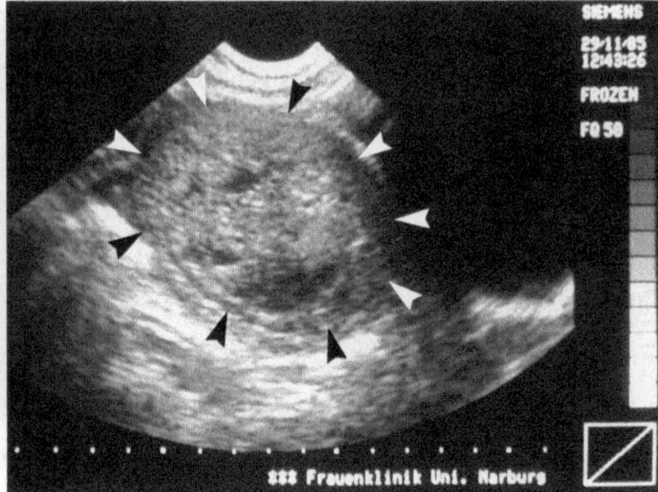

b

▲

Abb. 13.44. **a** In der rechnerisch 18. SSW findet sich ein abgestorbener Embryo ≙ der 11. SSW neben einer zystisch aufgelockerten Placenta (→); Placentapunktion: Triploidie (69, XXX). **b** Blasenmole: Partiell zystisch aufgelockertes „Schneegestöber"-Bild im Uterus (➤)

Abb. 13.45. **a** Partialmole. HCG: 852 mIE/ml. Rundliche zystische Anteile (*). **b** Eingebluteter Abort, keine molige Degeneration, HCG: 9640 mIE/ml. Mehr irreguläre zystische Anteile (*)

▼

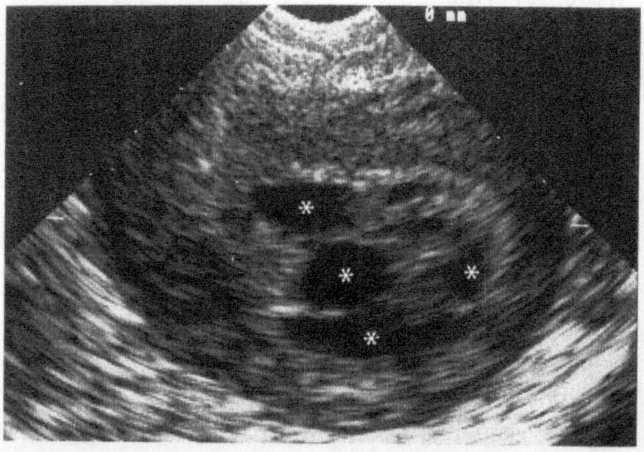

a

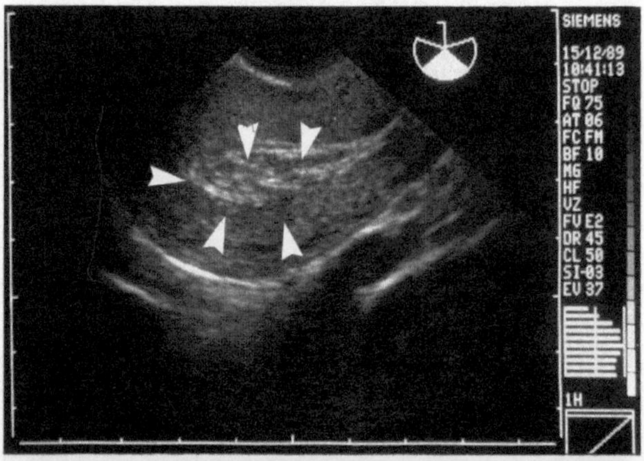

b

a

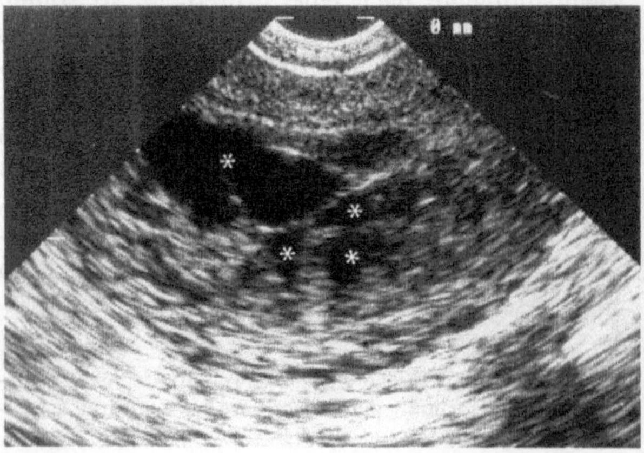

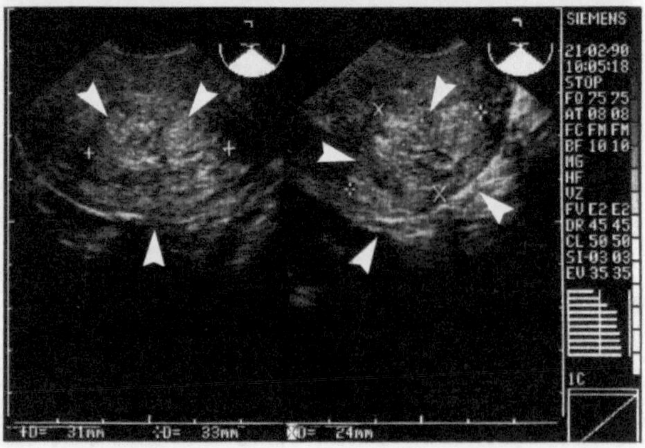

b

Literatur

Bernaschek G, Deutinger J, Kratochwil A (1989) Endosonographie in obstetrics and gynecology. Springer, Berlin

Bonilla-Musoles F, Pardo G, Sampaio M, Pellicer A, Simon C, Strasser J (1989) Vaginale Endosonographie bei extrauteriner Gravidität. Ultraschall 10:215–221

de Crespigny L (1988) Early diagnosis of pregnancy failure with transvaginal ultrasound. Am J Obstet Gynecol 159:408–409

Degenhardt F (1987) Kontrolle von Frühschwangerschaften durch Vaginalsonographie. Z Geburtshilfe Perinatol 191:96–98

Degenhardt F, Böhmer S, Behrens O, Mühlhaus K (1988) Transvaginale Ultraschallbiometrie der Scheitel-Steiß-Länge im ersten Trimenon. Z. Geburtshilfe Perinatol 192:249–252

Degenhardt F, Böhmer S, Laabs A (1989) Vaginalsonographische Ermittlung des Fruchtsackquerschnittes in der Frühschwangerschaft. Z Geburtshilfe Perinatol 193: 68–71

Distler W (1990) Spontanabortrisiko und reproduktionsmedizinische Anamnese. Dtsch Med Wochenschr 115/41: 1574

Donald I, Mac Vicar J, Brown TG (1958) Investigation of abdominal masses by pulsed ultrasound. Lancet I:1188–1194

Drum JE, O'Rahilly R (1977) The assessment of prenatal age from the crown-rump length determined ultrasonically. Am J Anat 148:555–560

Fossum GT, Davajan V, Kletzky OA (1988) Early detection of pregnancy with transvaginal ultrasound. Fertil Steril 49:788–791

Funk A, Eichenberg S, Sohn C (1989) Transvaginale Sonographie: Die differentialdiagnostische Bedeutung des sekundären Dottersackes in der Frühschwangerschaft. Z Geburtshilfe Perinatol 193:178–182

Gloning KP (1989) Sonographische Diagnostik in der Frühschwangerschaft. S. 32–50

Göcke H, Schwanitz G, Muradow I, Zerres K (1985) Pathomorphologie und Genetik in der Frühschwangerschaft. Pathologe 6:249–259

◄ **Abb. 13.46. a** 3 Wochen nach Abortkürettage mit histologischem Befund einer Blasenmole ohne Anhalt für invasives Wachstum war der präoperative HCG-Wert von 53 900 nur bis auf etwa 1000 mIE/ml gefallen. Auch im Sonogramm auffälliges Kavumecho (➤), das sich bei der Rekürettage als Blasenmolenrest, wiederum ohne invasives Wachstum, erwies. Postoperativ jetzt schneller Abfall des HCG. **b** Anläßlich einer Abortkürettage bei auffälliger Sonographie und mit 828 000 mIE exzessiv hohem HCG Befund einer Blasenmole mit atypischen Zellen. 5 Tage nach der Operation HCG auf 31 600, weitere 5 Tage später auf 6630 mIE/ml gefallen. Danach entzog sich die Patientin einer weiteren Behandlung und stellte sich erst knapp 4 Wochen später wieder vor; das HCG lag jetzt bei 11 800 mIE/ml, das Sonogramm erbrachte einen auffallend echodichten Bezirk im Uterushinterwandbereich (*siehe Meßkreuze*) und die Rekürettage den Befund eines Chorionkarzinoms

Goldhofer W, Merz E (1985) Extrauteringravidität: Sonographische Kriterien und ihre klinische Wertigkeit. Ultraschall 6:194

Hackelöer BJ, Hansmann M (1976) Ultraschalldiagnostik in der Frühschwangerschaft. Gynäkologe 9:108

Hansmann M, Schuhmacher H, Foebus J (1979) Ultraschallbiometrie der fetalen Scheitel-Steiß-Länge in der ersten Schwangerschaftshälfte. Geburtsh Frauenheilk 39:656–666

Holländer H-J (1989) Apropos. Anfragen aus der Praxis. Ultraschall in Klin Prax 4/4:224

Holzgreve W, Miny P (1987) Chorionzottendiagnostik. Edition Medizin, Weinheim

Jung H (1989) Zur embryo-fetalen Schmerzempfindlichkeit. Der Frauenarzt 7:707–710

Kobayashi M, Hellmann LM, Fillisti LP (1969) Ultrasound: an aid in the diagnosis of ectopic pregnancy. Am J Obstet Gynecol 103:1131

Kratochwil A, Eisenhut L (1967) Der früheste Nachweis der fetalen Herzaktion durch Ultraschall. Gebfra 27:176–180

Krieglsteiner P (1984) Zur Vermeidung von MP-Komplikationen. In: Breckwoldt M (Hrsg) Empfängnisverhütung – Bewertung verschiedener Methoden aus heutiger Sicht. Med Wiss Buchreihe, Schering AG, Berlin, S 45–51

Krone S, Wisser J, Strowitzki T (1989) Anatomie des menschlichen Embryos im vaginalsonographischen Bild. Ultraschall Klin Prax 4:205–209

Lübke F, Focke E, Torabi-Tillig EH (1989) Wandel in der Diagnostik und Therapie der Extrauteringravidität. Geburtshilfe Frauenheilkd 49:172–178

Mall FP (1907) On measuring human embryos. Anat Rec 6:129

Menton M, Pfeiffer KU, Neeser E (1988) Die sonographische Diagnostik der Extrauteringravidität. Geburtshilfe Frauenheilkd 48:715–719

Müller JEA, Hacker I, Terinde R, Kozlowski P (1986) Wandel von Diagnostik und Therapie der Extrauteringravidität mit besonderer Bewertung des Ultraschalls. Geburtshilfe Frauenheilkd 46:221–227

O'Rahilly R (1979) Early human development and the chief sources of information on staged human embryos. Eur J Obstet Gynecol Reprod Biol 9/4:273–280

Rempen A (1987) Vaginale Sonographie der intakten Gravidität im ersten Trimenon. Geburtshilfe Frauenheilkd 47:477–482

Rempen A (1988) Der embryonale Dottersack bei gestörter Frühschwangerschaft. Geburtshilfe Frauenheilkd 48: 804–808

Reuss A, Pijpers L, Van Swaaij E, Johoda MG, Wladimiroff JW (1987) First trimester diagnosis of recurrent cystic hygroma using a vaginal ultrasound transducer. Eur J Obstet Gynecol Reprod Biol 26:271–273

Robinson HP (1973) Sonar measurement of fetal crown-rump length as means of assessing maturity in first trimester of pregnancy. Br Med J 4:28–31

Robinson HP (1975) The diagnosis of early pregnancy failure by sonar. Br J Obstet Gynecol 82:849–856

Rottem S, Bronshtein M, Thaler I, Brandes JM (1989) First trimester transvaginal sonographic diagnosis of fetal anomalies. Lancet 25:444–445

Schurz B, Wenzl R, Eppel W, Sögregi G, Reinold E (1989 a) Frühdiagnose der Tubargravidität mit der Vaginosonographie. Geburtshilfe Frauenheilkd 49:649–652

Schurz B, Wenzl R, Eppel W, Manavi M, Reinold E (1989b) Vergleich zwischen transabdominaler und transvaginaler Sonographie bei der Extrauteringravidität. Ultraschall 10:222–225
Schweppe K-W (1983) Das Mißbildungsrisiko bei Gravidität trotz liegenden Intrauterinpessars ist nicht erhöht. Gyne 4:7–8
Shapiro BS, Cullen M, Taylor KJW, De Cherney AH (1988) Transvaginal ultrasonography for the diagnosis of ectopic pregnancy. Fertil Steril 50:425–429
Sydow P, Lisse K, Wilken T, Pfüller B (1989) Vaginalsonographie zur Diagnostik der frühen Schwangerschaft. Zentralbl Gynäkol 111:453–460
Tauber PF, Nohlen M (1984) Alternative: IUP. In: Breckwoldt M (Hrsg) Empfängnisverhütung – Bewertung verschiedener Methoden aus heutiger Sicht. Med Wiss Buchreihe, Schering AG, Berlin, S 35–43
Terinde R, Kozlowski P (1988) Ultraschalldiagnostik der gestörten Frühgravidität. Gynäkologe 21:210–219
Timor-Tritsch IE, Farine D, Rosen MG (1988) A close look at early embryonic development with the high-frequency transvaginal transducer. Am J Obstet Gynecol 159: 676–681
Voigt HJ, Faschingbauer C (1989) Pränatale Diagnostik mit Hilfe der Vaginalsonographie. Ultraschall Klin Prax 4:199–204

13.2 Extrauteringravidität

R.K. Goswamy

13.2.1 Vorbemerkungen

Die ektopische oder extrauterine Gravidität (EUG) ist die Hauptursache der maternalen Mortalität in Großbritannien und war bis vor kurzem eine der am schwersten faßbaren Diagnosen in der gynäkologischen Praxis. Mit dem Aufkommen moderner Untersuchungsmethoden und neuer Bildtechniken wie der transvaginalen Sonographie und des Colour-flow-Mappings sind wir wohl am Anfang einer neuen Ära der Behandlung der EUG.

Über annähernd 78400 Fälle mit EUG wurden den Centers of Disease Control in den USA 1985 berichtet (MMWR), wobei sich eine Prävalenz von 1 auf 66 Schwangerschaften ergab. Faktoren, die zu dieser hohen Inzidenz beitragen, sind u. a. der Einsatz von IUDs („intrauterine devices“, Intrauterinpessare), operative Eingriffe an den Tuben, vermehrte Infektionen im kleinen Becken aufgrund von Non-barrier-Methoden der Empfängnisverhütung, ovulationsauslösende Medikamente sowie der multiple Embryo- oder Gametentransfer bei In-vitro-Fertilisation (IVF) und *gamete intrafallopian transfer* (GIFT, Gametentransfer in die Eileiter).

Die Laparoskopie zur Diagnose und Therapie der EUG führte in den letzten 10 Jahren zu einer früheren Diagnosestellung, wobei man an einigen Kliniken in 10% der Fälle Eileiterrupturen fand (DeCherney et al. 1979).

Der frühe Nachweis der EUG ist von Bedeutung für die Reduktion von Mortalität und Morbidität – sowie für die Erhaltung der Tubenfunktion und damit der Fertilität.

Die vaginale Ultraschalluntersuchung ist hierbei für das frühe praktische Vorgehen wesentlich. Ich bin überzeugt, daß die Vaginosonographie bei allen Schwangerschaften, bei denen ein erhöhtes Risiko für eine EUG besteht, in über 90% der Fälle eine Ruptur verhindern kann. Durch konsequente Anwendung dieser Untersuchungstechnik können wir nicht nur eine große Zahl von mütterlichen Todesfällen verhindern, sondern auch unseren Patientinnen zur Erhaltung ihrer Fertilität verhelfen.

Das Risiko der EUG ist bei Frauen mit Sterilitätsanamnese um das 5fache erhöht, und für Fälle mit IVF schwankt es zwischen 3% und 15%. Das Risiko bei GIFT liegt sogar bei 20%–30%, wenn ein Eileiter verlegt ist oder entfernt wurde.

Daher würde wahrscheinlich die Anzahl von Fehldiagnosen oder Rupturen erheblich reduziert werden, wenn man alle Frauen, die unter eine der zuvorgenannten Risikokategorien fallen, auf diese Gefahr hinweisen und innerhalb von 2 Wochen nach der ausbleibenden Menstruation vaginosonographisch untersuchen würde.

13.2.2 Frühdiagnose

Hormonassay

Mit dem HCG-Assay lassen sich sehr niedrige Konzentrationen dieses für die Frühdiagnose einer EUG wichtigen Hormons im Blut bestimmen. Ascheim u. Zondek entwickelten 1928 einen Urinassay zur Schwangerschaftsdiagnose; schnelle quantitative Testkits liefern inzwischen eine Sensitivität, die weit höher liegt als bei den älteren Methoden, so daß die Diagnose einer Embryoimplantation schon 2 Tage nach dem Ereignis in utero möglich werden kann.

Mehrere Untersucher berichteten, daß die HCG-Spiegel im peripheren Blut bei der EUG niedriger sind als bei lebensfähigen intrauterinen Schwangerschaften (Pittaway 1986; Kadar 1987, 1988). Eigene Erfahrungen hierzu wurden beim

Jahresmeeting der European Society of Human Reproduction and Embryology in Barcelona 1988 vorgetragen. Die mitgeteilten Werte von unterschiedlichen Untersuchern schwanken aufgrund unterschiedlicher Referenzstandards, die von jedem einzelnen herangezogen werden. Für erwähnenswert halte ich, daß die HCG-Spiegel bei EUG konstant niedriger liegen als bei intrauteriner Schwangerschaft. Jedoch sind die HCG-Werte bei intrauterinen Schwangerschaften ebenfalls niedriger, wenn sich vaginosonographisch eine Blutung hinter der Implantationsstelle darstellen läßt.

Kadar et al. (1981) beschrieben als nützliche Hilfe, daß die mittlere Verdopplungszeit für HCG bei der normalen Gravidität 1,98 Tage, bei pathologischer intrauteriner Schwangerschaft über 3 Tage betrage. Unter diesem Aspekt wird wahrscheinlich bei 13% der EUG die Diagnose um 48 h verspätet gestellt.

Progesteron findet als Marker bei den Patientinnen mit IVF- oder GIFT-Behandlung Verwendung. Der Serumprogesteronspiegel liegt am Tag 15 nach Follikelpunktion bei EUG signifikant niedriger als bei intrauteriner Schwangerschaft. Der mittlere Progesteronspiegel bei intrauteriner Gravidität beträgt 60 ng/ml im Vergleich zu 20 ng/ml bei EUG. Hier kann bei Patientinnen, die sich den genannten Verfahren unterzogen haben, der Progesteronwert einen ersten Hinweis darauf geben, daß die Schwangerschaft nicht normal verlaufen könnte, so daß eine frühe vaginale Ultraschalluntersuchung indiziert ist. Nach Milwidsky et al. (1977) liegen bei EUG niedrigere mittlere Progesteronwerte vor als bei *nicht intakter intrauteriner* Schwangerschaft; diese Werte wiederum sind niedriger als bei *intakter intrauteriner* Gravidität.

Die diagnostische Unsicherheit biochemischer Tests bei alleiniger Anwendung läßt sich durch Kombination mit der zeitlich vernünftig geplanten Ultraschalluntersuchung weitgehend beheben.

Vaginale Ultraschalluntersuchung

Voraussetzungen für ein aussagekräftiges Ergebnis bei der Vaginalsonographie sind eine gute Kenntnis der Beckenanatomie und kritisches Bewußtsein. Der Zeitpunkt der Untersuchung ist in Fällen mit IVF oder GIFT ebenfalls bedeutsam.

Die Ultraschalluntersuchung sollte m. E. nach Lagerung der Patienten auf dem gynäkologischen Stuhl erfolgen; das Gesäß sollte so am Rande des Untersuchungsstuhls plaziert sein, daß eine genügend große Abwinklung der Vaginalsonde möglich ist.

Die Eileiter befinden sich lateral am Uterus, normalerweise zwischen Gebärmutter und der seitlichen Beckenwand. Der Verlauf der Tuben kann geschlängelt sein, Tubenanteile können hierbei dorsal vom Uterus, kranial oder sogar anteuterin lokalisiert sein. Frühere Eingriffe im kleinen Becken oder prädisponierende Erkrankungen für die Extrauteringravidität können vorausgegangen sein, so daß daher das ganze kleine Becken vaginalsonographisch auf den Sitz einer EUG abzusuchen ist. Extrauteringraviditäten außerhalb des kleinen Beckens sind extrem selten und werden mit der vaginalen Ultraschalluntersuchung nicht nachweisbar sein. Ovarialschwangerschaften machen weniger als 1% aller derartigen ektopischen Schwangerschaften aus.

Die Frequenz der verwendeten Ultraschallsonde ist von Bedeutung. Schallköpfe mit 7 MHz Frequenz besitzen eine Eindringtiefe von etwa 5 cm; Strukturen, die weiter vom Schallkopf entfernt liegen, werden undeutlich. Ein Schallkopf mit 7 MHz ist ausgesprochen gut zur Abbildung von Strukturen innerhalb von 4 cm Entfernung geeignet. Bei der Suche nach einer EUG bringt ein Schallkopf mit größerer Eindringtiefe (Frequenz: 5 bzw. 3,5 MHz) eine bessere Übersicht über die Beckenanatomie. Ist der Uterus retroflektiert, kann die Distanz zwischen Schallkopf und Eileitern mehr als 10 cm betragen. Durch Hin- und Herbewegen des Schallkopfs kann man dann das gesamte kleine Becken sorgsam nach einer EUG absuchen.

Der Zeitpunkt der Ultraschalluntersuchung zum Nachweis einer EUG ist wichtig, wenn man die Diagnose allein über die Vaginosonographie stellen möchte. Eine Untersuchung zum frühen Nachweis einer EUG bei Frauen, die spontan oder in vivo und ohne Ovulationsauslösung konzipiert haben, kann erfolgen, sobald der Verdacht auf eine Schwangerschaft besteht. Eine intrauterine Fruchthöhle ist innerhalb von 2 Tagen nach ausgebliebener Menstruation erkennbar (Abb. 13.47), der Dottersack innerhalb von 5 Tagen. Dieser frühe Nachweis der Strukturen in der Fruchthöhle hilft bei der Unterscheidung eines leeren (Pseudogestations-) Sacks, den man bei EUG sieht, von einer normalen Schwangerschaft in utero (Abb. 13.48).

Wenn die HCG-Spiegel und niedrige Progesteronwerte auf die Möglichkeit einer EUG bei Frauen hinweisen, die eine hormonelle Stimulationstherapie, IVF oder einen GIFT erhalten haben, sollte man am Tag 25 post ovulationem bzw. nach Follikelpunktion den Vaginalschall durchführen. In diesem Stadium kann man schon fetale Herzbewegungen sehen. Die Bedeutung des Nachweises von feta-

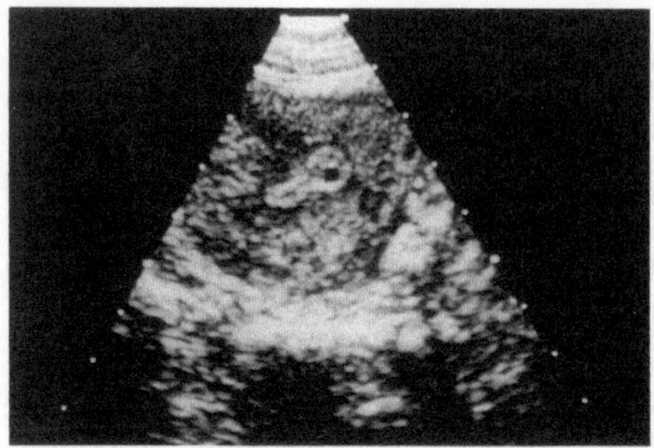

Abb. 13.47. Intrauterine Fruchtblase 4 Wochen und 1 Tag nach der letzten Menstruation

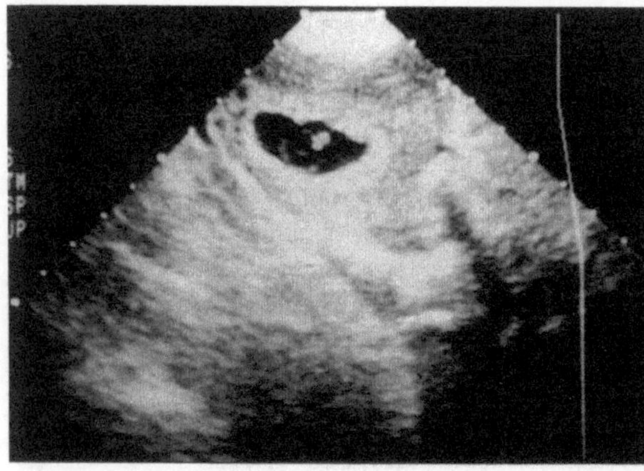

Abb. 13.48. Intrauterine Fruchtblase 5 Wochen nach der letzten Menstruation. Der Dottersack ist deutlich zu sehen, das fetale Echo stellt sich hyperreflektiv dar

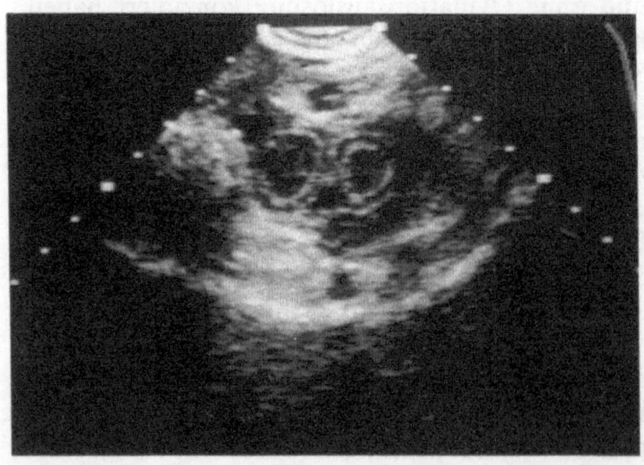

Abb. 13.49. Mehrere Corpora lutea bei einer Patientin nach In-vitro-Fertilisations-Behandlung. Solche Corpora lutea können leicht mit einer Extrauteringravidität verwechselt werden. Im Uterus zeigt sich hier jedoch eine Fruchtblase

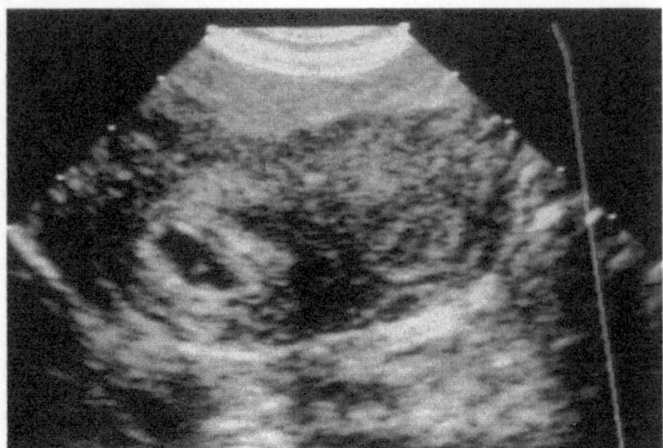

Abb. 13.50. Uterus bicornis mit intrauteriner Schwangerschaft im rechten Horn und Dezidua-Echo im linken. Man beachte die Myometriumechos um die Fruchtblase herum als Unterscheidungsmerkmal von einer Extrauteringravidität mit interstitiellem Sitz

len Herzbewegungen für die EUG-Behandlung unter Ultraschallkontrolle wird in Abschn. 13.2.4 erläutert.

Zur definitiven Diagnostik der EUG durch den Vaginalschall muß man zunächst eine Fruchthöhle außerhalb des Cavum uteri identifizieren. Die Fruchthöhle erscheint als eine echoreiche, ringförmige Struktur mit einem echofreien Areal im Innern. Es ist wichtig, daß diese Formation von einer Corpus-luteum-Zyste differenziert wird, besonders in einem überstimulierten Ovar, in dem man echoreiche Ringe sieht.

Es sei noch einmal betont, daß EUG im Ovar extrem selten vorkommen. Zur Diagnose einer Ovarialschwangerschaft muß man embryonale Strukturen wie Dottersack und fetale Herzbewegungen erkennen können. Einfache ringförmige Strukturen im Ovar sind in Abb. 13.49 dargestellt. Hat man eine Fruchthöhle lokalisiert, müssen die Anteile im Inneren genauestens auf das Vorhandensein eines Dottersacks, des Embryonalpols und fetaler Herzbewegungen untersucht werden.

Nur wenn embryonale Strukturen gesehen werden, kann die definitive Diagnose einer EUG gestellt werden. Sieht man sie nicht, hängt es von der HCG-Serumkonzentration und dem Fehlen einer intrauterinen Gravidität ab, die Verdachtsdiagnose einer anembryonischen EUG zu stellen. Die Bedeutung dieser Diagnose und ihre Umsetzung in der klinischen Praxis werden in Abschn. 13.2.4 besprochen.

Mit Vorsicht sollte man die Diagnose einer kornualen oder interstitiellen EUG stellen und dabei an einen Uterus bicornis denken, der in einem Horn eine intrauterine Schwangerschaft und im an-

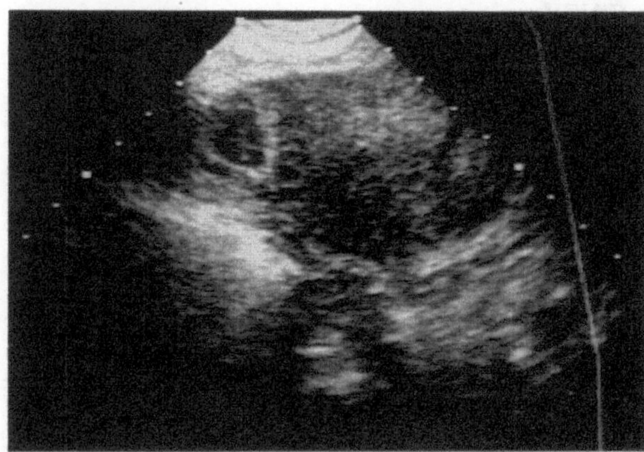

Abb. 13.51. Interstitielle Extrauteringravidität. Die Dezidua ist verdickt, und lateral von der Fruchtblase gibt es kaum Myometrium

deren eine Deziduareaktion zeigt (Abb. 13.50). Man beachte, daß eine intrauterine Schwangerschaft von einem echoarmen Myometriumsaum umgeben ist, während es bei der interstitiellen EUG (Abb. 13.51) kein solches US-Phänomen lateral der Fruchthöhle gibt.

Trotz aller genannten Hinweise kann man auch im Vaginalschall eine EUG übersehen. Dies kann vorkommen, wenn der Uterus eine Fruchthöhle mit Strukturen wie sog. Dottersackresten enthält. Das Bild eines Koagulums innerhalb des Pseudogestationssacks ähnelt sehr demjenigen bei einem inkompletten oder imminenten Spontanabort. In diesen Fällen wird eine Abrasio das Vorliegen von Chorionzotten bestätigen und die Diagnose einer EUG ausschließen. Das Fehlen von Chorionzotten macht die Überprüfung der HCG-Spiegel einige Tage nach der Abrasio notwendig. Wenn die HCG-Werte ansteigen, sollte man erneut schallen, um nach einer EUG zu suchen. Wenn man die nicht findet, wird die Laparoskopie durchgeführt, um zur definitiven Diagnose zu verhelfen.

Flüssigkeit im Douglas-Raum läßt sich bei EUG nicht immer nachweisen; andererseits ist das Vorhandensein von Douglasflüssigkeit ohne Koagula oder echoreiche Areale kein sicherer Hinweis auf eine EUG. Nach meiner Auffassung wird dieser Befund ungerechtfertigterweise überbewertet, und mit einer sorgfältigen vaginalen Ultraschalluntersuchung sollten fast alle EUG, möglichst noch vor der Tubarruption, zu diagnostizieren sein.

Der Gebrauch des Colour-flow-Mappings und der Dopplertechnik zur Diagnose der EUG wurde in Kap. 7 beschrieben. Meiner Meinung nach ist die Dopplersonographie zum Nachweis einer EUG nicht notwendig; eine Einsatzmöglichkeit könnte die Überwachung von EUG nach konservativer Therapie sein, was noch weiter zu untersuchen ist.

13.2.3 Diagnostisch relevante Aspekte

(V. DUDA)

Bei steigenden Inzidenzraten steht heute für die Extrauteringraviditäten die früher so hohe mütterliche Letalität nicht mehr im Vordergrund (Menton et al. 1988). Vorrangig ist jetzt vielmehr die frühzeitige Diagnose, um möglichst noch tuben- bzw. fertilitätserhaltend therapieren zu können.

Die Sonographie spielt dabei eine größere Rolle als je zuvor. Unklare Palpationsbefunde, die sich z. B. bei schmerzhaftem Corpus luteum und intrauteriner Gravidität (s. Abb. 13.30a) oder unilateraler Gravidität und Uterusdoppelbildungen (Abb. 13.52) ergeben können, sind mit der Ultraschalltechnik rasch zu klären.

Der Ausschluß einer Extrauteringravidität läßt sich durch den Nachweis einer intrauterinen Schwangerschaft mit relativ hoher Sicherheit führen, denn die Koinzidenz von extrauteriner und intrauteriner Schwangerschaft beträgt nur etwa 1 : 30000.

Der direkte Nachweis einer Extrauteringravidität durch die Darstellung eines vitalen Embryos außerhalb des Uterus (Abb. 13.53, s. auch Abb. 13.30b) gelingt nur in 2%–4% der Fälle (Tabelle 13.2).

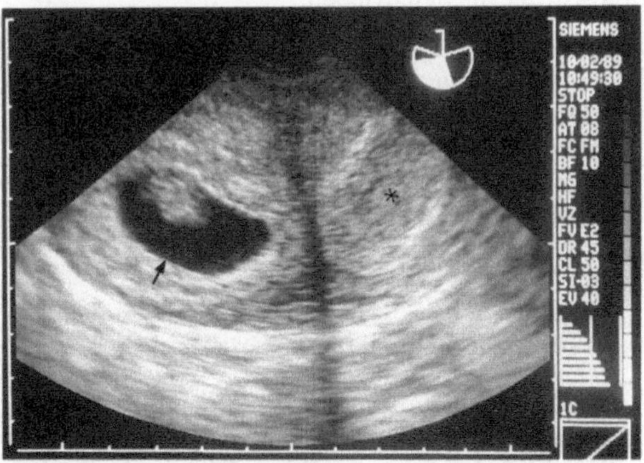

Abb. 13.52. Uterus bicornis mit Fruchtanlage im rechten Horn (→) und hoch aufgebautem Endometrium kontralateral (*)

Tabelle 13.2. Sonographische Befunde bei Extrauteringraviditäten (EUG)[a]

US-Kriterien / Untersucher, Jahr, n	Goldhofer u. Merz 1985 25 [%]	Menton et al. 1988 192 [%]	Lübke et al. 1989 195 [%]	Schurz et al. 1989 19 [%]	Bonilla-Musoles et al. 1989 12 [%]	Müller et al. 1985 170 (*nicht* bestätigter US-Verdacht auf EUG!) [%]
Intakte EUG	4	2	3	–	25	0
Fehlende IUG	96	89	91	100	100	30
IUG (+EUG!)	–	1	–	–	–	–
Pseudogestationssack	20	10	–	7	42	–
Adnextumor	68	34	53	95	50	44
Flüssigkeit im Douglas	52	33	–	21	17	4

[a] Literatur: S. 301 – 302.

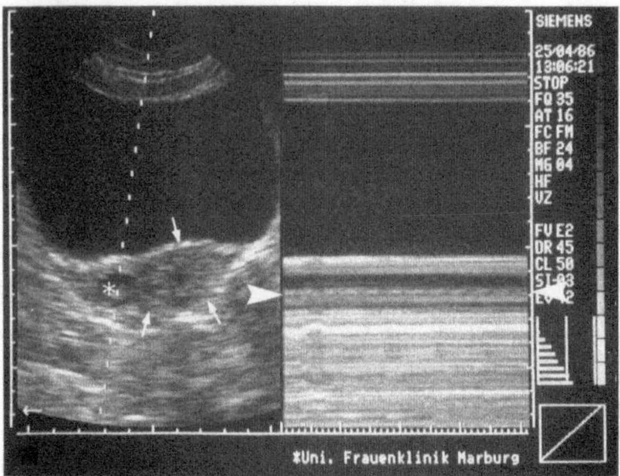

Abb. 13.53. Herzaktionsnachweis im M-mode-Bild (*rechter Bildteil*, ➤) in einer Fruchtanlage (*) lateral vom Uterus (→)

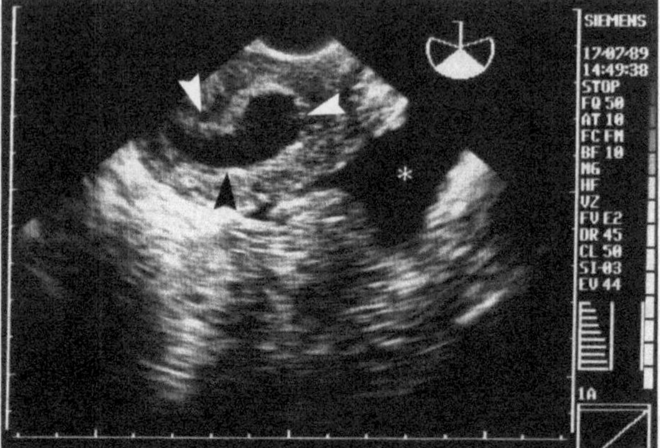

a

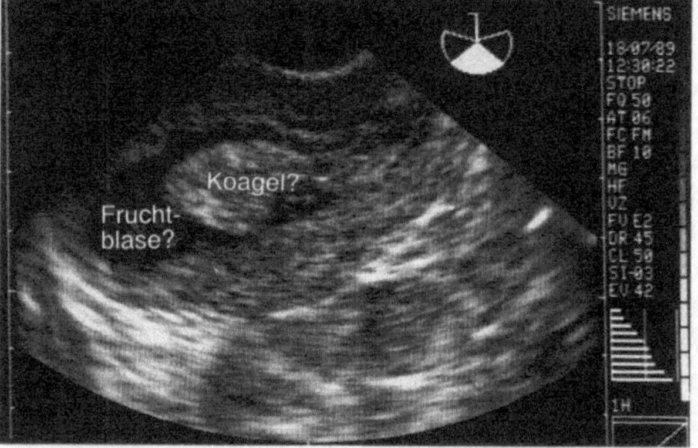

b

Abb. 13.54 a, b. Unterbauchschmerzen und leichte uterine Blutung in der rechnerisch 9. SSW bei einer Patientin mit chronisch rezidivierenden Adnexitiden. **a** Aufnahmesonogramm: Verdacht auf intrauterines „blighted ovum" ≙ 8. SSW (mittlerer Durchmesser der vermeintlichen Fruchtblase (➤) 3 cm!) und freie Flüssigkeit im Douglas (*), die schon aus den Voruntersuchungen anläßlich der Adnexitiden bekannt war. Am Tag nach der Aufnahme starke Blutung. Präoperatives Sonogramm (**b**): Verdacht auf eingeblutete Fruchtanlage. 3 Tage nach der daraufhin durchgeführten Abortkürettage Eintreffen des histologischen Befunds „dezidualisiertes Endometrium und reichlich Koagel, kein Anhalt für embryonale oder Trophoblastanteile". Der HCG-Wert ist nicht abgefallen, nach wie vor ziehende Unterbauchschmerzen. Bestätigung der Extrauteringravidität per Laparoskopie und konsekutiver Laparotomie

Alle anderen Beobachtungen können nur als indirekte Hinweise auf eine Bauchhöhlenschwangerschaft gelten. Die sonographischen Kriterien für eine Extrauteringravidität wurden bereits 1969 von Kobayashi et al. beschrieben:

- extrauterine Herzaktionen,
- Fehlen einer intrauterinen Gravidität,
- Vergrößerung des Uterus,
- diffuse intrauterine Echos,
- unregelmäßige, schlecht abgrenzbare Adnexbefunde.

In der Folgezeit sind dazugekommen:

- intrauteriner Pseudogestationssack,
- Flüssigkeit im Douglas (unspezifisch!).

Der Pseudogestationssack entsteht durch den schwangerschaftsbedingten längeren Progesteronstimulus auf das Endometrium. Dieser als Dezidualisierung bezeichnete Vorgang vollzieht sich wie bei der intrauterinen Schwangerschaft. Allerdings findet sich bei der Extrauteringravidität im bis 5 cm im mittleren Durchmesser großen Dezidualsack keine Fruchtanlage, sondern vom Endometrium gebildetes Sekret oder Blut. Während die Chorionhöhle von einem asymmetrischen echodichten Ring, der Trophoblastanlage, umgeben ist, erscheint das den Pseudogestationssack umgebende Endometrium zwar ebenfalls echodicht, aber symmetrisch. Auch bei ausreichender sonographischer Erfahrung können größere Pseudogestationssäcke dennoch differentialdiagnostische Probleme aufwerfen (Abb. 13.54). Das Fehlen einer intrauterinen Schwangerschaft ist der prozentual gesehen häufigste Ultraschallbefund bei einer Extrauteringravidität (s. Tabelle 13.2), wenn es sich nicht um einen der seltenen Fälle einer Koinzidenz von extra- und intrauteriner Schwangerschaft handelt. Gerade bei unklarem Gestationsalter taucht in diesem Zusammenhang aber auch immer wieder die Frage auf, ob überhaupt schon eine intrauterine Fruchtanlage im Sonogramm erwartet werden kann. Die Beantwortung ist durch die quantitative Bestimmung möglich. Während mit der abdominellen Sonographie die Diskriminationsgrenze zum Nachweis einer intrauterinen Einlingsschwangerschaft bei 6000 mIE (1st IRP) bzw. 4500 mIE (SIS) lag, wurde sie für die hochauflösende Vaginalsonographie bei 1000 mIE (1st IRP) bzw. 750 mIE (SIS) gefunden (Jansen u. van Os 1989). Finden sich HCG-Werte jenseits dieser Grenzen ohne Anhalt für eine intrauterine Gravidität, so muß eine extrauterine Schwangerschaft unbedingt ausgeschlossen werden. Da besonders bei bestimmten Kollektiven wie Patientinnen mit Sterilitätsbehandlung, aber auch sonst stets Geminianlagen mit in Betracht gezogen werden müssen, sollte bei sonstiger Symptomlosigkeit und negativem Palpationsbefund durchaus ein Wert von 2000 mIE (1st IRP) abgewartet werden.

Das zweithäufigste „sonographische Korrelat" der Extrauteringravidität ist der zystisch-solide Adnextumor, der je nach Studien in 34%–95% der Fälle zu beobachten ist (s. Tabelle 13.2). Die Vaginalsonographie erlaubt eine zunehmende Sicherheit in der Organzuordnung solcher Tumoren. Entweder kann der Tumor als aufgetriebene Tube identifiziert werden (Abb. 13.55), oder er zeigt sich zumindest abgrenzbar vom Uterus und den Ovarien (Abb. 13.56). Dabei ist zu konstatieren, daß etwa 97% aller Extrauteringraviditäten in der Tube angesiedelt sind, davon 61% im ampullären Teil, und nur 3% extrauterin und extratubar liegen (Lübke et al. 1989). Der Schwangerschaftsgelbkörper kann dabei erfahrungsgemäß sowohl auf der Seite der Extrauteringravidität als auch kontralateral liegen!

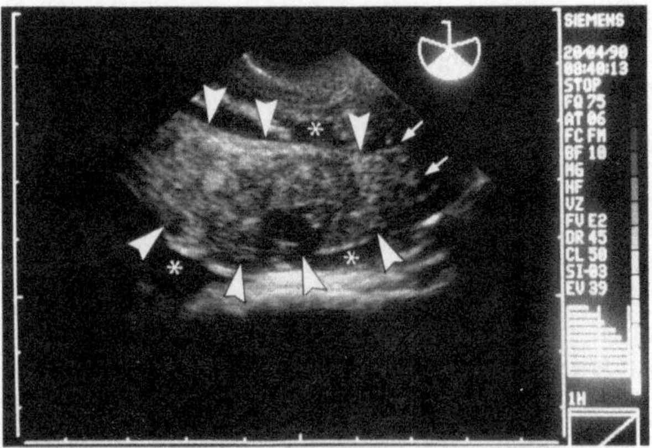

Abb. 13.55. Tubarabort in der rechnerisch 5. SSW. Stark aufgetriebene Tube mit irregulärer Binnenstruktur, der Fimbrientrichter (→) schwimmt wie die ganze Tube (➤) in freier Flüssigkeit (Blut) (*)

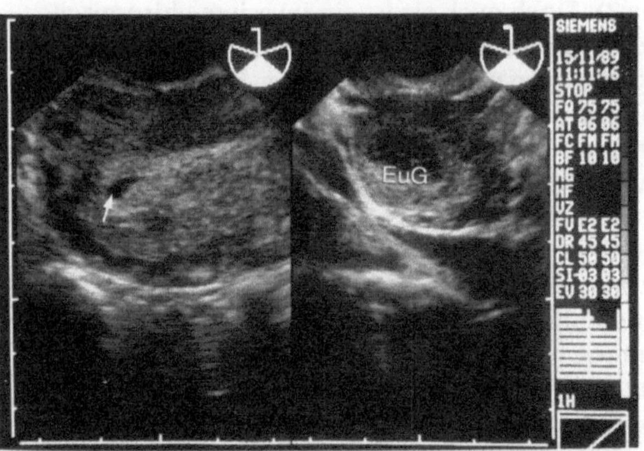

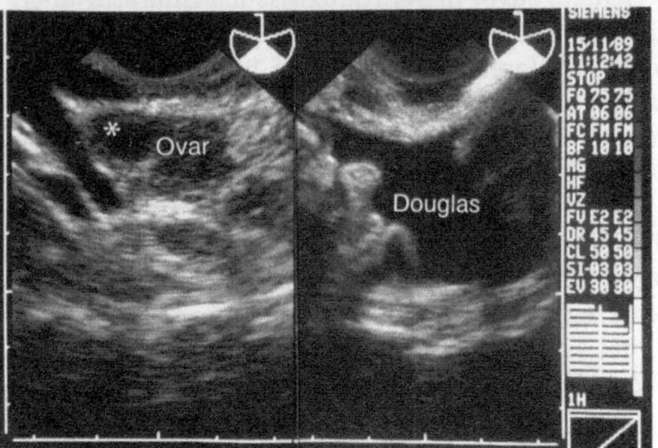

Abb. 13.56. a *Links:* kleiner Pseudogestationssack (→); *rechts:* 3,6×2,2 cm großer solid-zystischer Adnextumor rechts ≙ EUG-Korrelat. **b** *Links:* rechtes Ovar neben dem Tumor mit Corpus luteum in graviditate (*); *rechts:* freie Flüssigkeit im Douglas

13.2.4 Gegenwärtige ultraschallgeleitete Therapiemöglichkeiten

Die Behandlung der EUG hat sich im letzten Jahrzehnt mit dem Aufkommen der laparoskopischen Chirurgie dramatisch verändert. Lawson Tait beschrieb als erster 1884 die Therapie der EUG durch Salpingektomie. Alle 5 Fälle, über die er berichtete, waren rupturierte EUG. Bis zu jenem Zeitpunkt wurden EUG abwartend behandelt, und die Mortalitätsrate lag bei 69% (Parry 1876).

Im Jahre 1953 berichtete Stromme erstmals über die Salpingotomie und über die konservative Chirurgie der EUG. Mehrere andere konservative Eingriffe zum Erhalt der Tube wurden erprobt, so etwa das Auspressen der Fimbrien, die Segmentresektion und die Salpingostomie; die Autoren sind zu zahlreich, um sie alle in diesem Kapitel aufzuzählen.

Die Entwicklung der laparoskopischen Chirurgie vor und nach Tubarruptur hat die konservative Behandlung der EUG revolutioniert (Reich et al. 1987). Doch auch sie ist ein invasives chirurgisches Verfahren; und man findet viele Fälle, wo laparoskopisch operiert wurde, dieser Eingriff aber nie durchgeführt worden wäre, wenn man das HCG überwacht und parallel dazu die vaginale Ultraschalldiagnostik vorgenommen worden wäre. Reich et al. (1987) erläutern im einzelnen 17 Fälle mit EUG, in denen endoskopisch eine Salpingektomie, partielle Salpingektomie, Fimbrienexpression oder eine Salpingotomie durchgeführt wurden. 4 von 6 Frauen mit Kinderwunsch, die sie mehr als 6 Monate weiter betreuten, hatten anschließend eine normale intrauterine Schwangerschaft. Bruhat (1982) berichtete zuvor in der französischen Literatur über die laparoskopische Technik und wies ebenfalls auf deren erfolgreiche Anwendung hin. Semm (1979) hatte noch früher die laparoskopische Salpingotomie als eine Therapie der rupturierten EUG dargestellt.

Die nichtinvasive Behandlung der EUG wurde ebenfalls für eine gewisse Zeit propagiert. Hierzu zählte die abwartende Haltung mit Überwachung der HCG-Spiegel und Untersuchung des Beckens (Lund 1955). In dieser Arbeit wurde ein Anteil von über 57% der Patientinnen angegeben, bei denen die EUG spontan resorbiert wurde. Hierzu gilt zu bedenken, daß diese EUG, die zu einem Tubarabort führten, nie diagnostisch durch andere Hilfsmittel abgeklärt wurden. Weiter unten in diesem Abschnitt kann ich die Befunde von Lund anhand einer Serie bestätigen, die mit Hilfe des Vaginalschalls und der HCG-Spiegel überwacht wurde.

Über Methotrexat berichteten als erste Li u. Hertz (1956), die seine Wirksamkeit bei der Behandlung der Trophoblasterkrankung erkannten. Die erste Fallstudie in der englischen Literatur stammt von Tanaka et al. (1981), die Methotrexat oral zur Behandlung der EUG anwandten. Seitdem berichteten zahlreiche Untersucher über den Einsatz von Methotrexat zusammen mit Folsäuresubstitution, um die systemischen Nebenwirkungen dieser Therapie zu vermindern.

Mehrere Untersucher sammelten Erfahrungen im Gebrauch der laparoskopisch kontrollierten Injektion von Substanzen direkt in die Eileiter oder die Fruchthöhle. Diese Substanzen waren Prostaglandin (Husslein et al. 1989), Methotrexat (Ichinoe et a. 1987) und, in letzter Zeit, hyperosmolare Glukose (Lang et al. 1990).

Alle chirurgischen Maßnahmen machten jedoch die Laparoskopie erforderlich. Feichtinger u. Kemeter (1987) applizierten Methotrexat unter vaginaler Ultraschallkontrolle direkt in den extrauterin gelegenen Fruchtsack. Sie schlugen diese Methode zur Behandlung der nichtrupturierten EUG vor und postulierten, daß man dieselbe Technik zur Behandlung intrauteriner Windeier oder bei *missed abortion* anwenden sollte.

Im Jahre 1987 entwickelte ich ein vereinfachtes Schema zur Behandlung der EUG, da die Inzidenz der EUG anzusteigen schien, vor allem bei Frauen unter IVF-Therapie.

Dieses Schema beruht auf der Überwachung der HCG- und Progesteronspiegel und dem Einsatz der Vaginalsonographie zur Differenzierung der intrauterinen von der extrauterinen Gravidität. Für die Behandlung der EUG spielten Faktoren wie das Vorliegen oder Fehlen fetaler Herzbewegungen beim ektopen Embryo und das gleichzeitige Vorliegen einer intrauterinen Schwangerschaft eine wichtige Rolle.

Bei allen IVF-Schwangerschaften wurden bei den Patientinnen an den Tagen 15, 20 und 25 nach Follikelpunktion HCG und Progesteron bestimmt. Wenn der Verdacht auf eine EUG aufgrund der niedrigen Hormonwerte bestand, wurde am Tag 25 nach Follikelpunktion eine Ultraschalluntersuchung durchgeführt. Wenn ein solcher Verdacht nicht vorlag, wurde diese Untersuchung bis zum Tag 30 oder 35 nach Follikelpunktion aufgeschoben.

Das Therapieschema der diagnostizierten EUG lautete wie folgt:

1. Fetale Herzbewegungen vorhanden, HCG ansteigend – laparoskopischer Eingriff;
2. keine fetalen Herzbewegungen, HCG ansteigend – ultraschallgeleitete Injektion;
3. keine fetalen Herzbewegungen, HCG fallend – abwartendes Verhalten (s. unten);
4. EUG, fetale Herzbewegungen im ektopen Embryo sichtbar – ultraschallgeleitete Injektion;
5. EUG, keine fetalen Herzbewegungen im ektopen Fetus – abwartendes Verhalten.

Mit der Anwendung dieses Schemas wurden folgende Resultate bei EUG erzielt:

- spontane Auflösung: 24 (52,7%),
- Methotrexatinjektion: 1 (2,2%),
- laparoskopischer Eingriff: 11 (23,9%),
- Kaliumchloridinjektion: 7 (15,2%),
- Laparotomie: 3 (6,52%),
- gesamt: 46.

Interessanterweise lösten sich mehr als 50% der EUG spontan auf. Dies waren Patientinnen, bei denen in der Vaginalsonographie keine fetalen Herzbewegungen nachzuweisen waren und die HCG-Spiegel alle 3–5 Tage kontrolliert wurden, bis sie negativ wurden.

Bei der einen Patientin, die eine ultraschallgeleitete Methotrexatinjektion erhielt, waren ansteigende HCG-Werte sowie fehlende fetale Teile im vaginalen Ultraschallbild zu verzeichnen. Die Injektion wurde am Tag 40 nach Follikelpunktion vorgenommen. Die Patientin klagte 1 Woche später über Schmerzen. Der Gynäkologe am Heimatort entschloß sich zur Operation. Bei der Laparotomie war kein Blut in der Bauchhöhle, die EUG wurde durch Fimbrienexpression entfernt. Meiner Meinung nach hätte sich diese EUG unter weiterer abwartender Haltung aufgelöst. Diese Patientin litt unter den Nebenwirkungen von Methotrexat, wobei sie in den darauffolgenden 3 Wochen über Anorhexie, Übelkeit und Haarausfall klagte.

Von den 7 Patientinnen, die eine ultraschallgeleitete Kaliumchloridinjektion in den ektopen Embryo erhielten, zeigten 6 zusätzlich eine intrauterine Schwangerschaft. Diese außergewöhnlich hohe Inzidenz der heterotopen Schwangerschaft trug zur ersten wirklichen Reduktion der EUG unter Anwendung dieses Medikaments bei. Die Wahl von Kaliumchlorid gegenüber Methotrexat erfolgte, um eventuelle teratogene Effekte auf die intrauterine Gravidität zu vermeiden. Alle 6 Patientinnen trugen ihre intrauterine Schwangerschaft normal aus.

Die 7. Patientin zeigte bei der vaginalen Ultraschalluntersuchung eine interstitielle Gravidität. Sie unterzog sich nach 2 abgelaufenen EUG einer bilateralen Salpingektomie. Hierbei wurden die kornualen Anteile der Tuben mit Diathermie koaguliert, um bei der nächsten IVF eine interstitielle Schwangerschaft zu vermeiden. Trotz dieser Maßnahme kam es bei ihr doch zur interstitiellen Gravidität. Konventionell wäre die chirurgische Entfernung eines Teils des Uterus gerechtfertigt gewesen, was ihre spätere Fertilität wohl eingeschränkt hätte. Wir entschieden uns daher zur Kaliumchloridinjektion unter Ultraschallkontrolle. Kaliumchlorid wurde dem Methotrexat vorgezogen, um Nebenwirkungen, die die anderen Patientinnen (s. oben) erfahren hatten, zu vermeiden. Die Serum-HCG-Spiegel wurden alle 2 Tage nach dem Eingriff bestimmt. Die Werte stiegen zunächst nicht weiter, doch 10 Tage später kam es zu einem Anstieg des HCG-Spiegels, weitere 2 Tage darauf wurde die Patientin aufgrund eines akuten Abdomens in die Notfallambulanz gebracht. In der Ultraschalluntersuchung fanden sich die Zeichen einer intraperitonealen Blutung. Bei der Laparotomie sah man im Uterushorn ein kleines Loch. Durch diese Perforation wurde die EUG herausgepreßt, der Uterus wurde dann mit einer Einzelnaht verschlossen. Obwohl man, technisch betrachtet, diesen Fall als Versagen der Injektionsbehandlung unter Ultraschallkontrolle ansehen müßte, glaube ich, daß wir der Frau durch die Umgehung der Operation, die zu einem Verlust eines beträchtlichen Uterusanteils geführt hätte, geholfen haben. Diese Patientin bekam anschließend nach IVF-Therapie eine intrauterine Schwangerschaft.

Bei den 3 Patientinnen, die laparotomiert wurden (s. oben), waren die Tuben für die laparoskopische Versorgung unzugänglich. Alle 3 Fälle lagen zeitlich im ersten Jahr der Studie, d. h. vor dem Einsatz der ultraschallgeleiteten Injektion; falls sie in letzter Zeit behandelt worden wären, wäre diese Injektionstechnik meiner Meinung nach die richtige Therapie für diese Patientinnen gewesen.

Einige Aspekte sollte man bei den geschilderten Therapiemöglichkeiten beachten:

Erstens, daß über 50% der EUG spontan verschwinden, wobei diese Studie die 35 Jahre alten Daten von Lund bestätigt. Ich kenne keine andere Studie, die diese Resultate zeigt.

Zweitens kann die ultraschallgeleitete Injektion zur Behandlung der EUG eingesetzt werden, obwohl die Zahlen bis jetzt noch zu klein sind, um weitere Schlußfolgerungen zu ziehen.

Drittens ist wahrscheinlich die Laparotomie als Therapie der EUG nur auf sehr wenige Fälle beschränkt.

Viertens wurde in allen Fällen, die mit der ultraschallgeleiteten Injektion behandelt wurden, eine Abnahme der abdominellen kolikartigen Schmerzen spätestens 1 Woche nach der Injektion verzeichnet. Vaginalsonographisch sah man mit Ausnahme eines Falles keinen Anhalt für eine intraperitoneale Blutung. Allerdings gab es Anzeichen für eine Blutung innerhalb des Tubenlumens, die Fruchthöhle stellte sich dabei in der Mitte des Lumens dar. Diese Beobachtung weist auf die Pathogenese des Tubaraborts hin. Nach der Injektion führt der zugrundegehende Embryo zur Ablösung des Trophoblasten von der Tubenwand. Dies löst die intratubare Blutung aus. Der entstehende Schmerz wird wahrscheinlich durch die Aufweitung der Tube und durch Tubenkontraktionen verursacht. Die allmähliche Resorption des Tubeninhalts erfolgt dann über einen Zeitraum von 3–4 Wochen. Dies war in allen Fällen mit Eileiterschwangerschaft der Fall, die sich nach der ultraschallgeleiteten Injektion auflösten.

13.2.5 Zukunftsaspekte zur Therapie

Die zukünftige Behandlung der EUG beinhaltet noch viele unklare Aspekte, doch zeichnet sich schon jetzt ab, daß wir vor dem Einsatz weniger invasiver Techniken stehen.

Die Dopplersonographietechniken werden bereits zum Nachweis von extrauterinem Trophoblastengewebe eingesetzt. Dennoch berichtet Kurjak (1990), daß bei 2 von 9 Fällen mit bestätigter EUG sich im Farbdoppler nicht der für den Trophoblasten typische Flow nachweisen ließ. Ich möchte meinen, daß man, falls in diesen Fällen eine HCG-Bestimmung erfolgt wäre, herausgefunden hätte, daß der Trophoblast nicht mehr lebensfähig war. Meiner Ansicht nach kann das Colour-flow-Mapping, ein Luxus, den sich allerdings nur wenige Kliniken leisten können, so effektiv zur Überwachung der Trophoblastenaktivität genutzt werden wie die HCG-Bestimmung heute. Mit dem Verkauf von kostengünstigeren Geräten würden mehr Abteilungen Zugang zu dieser Technik erhalten, und ihr Einsatz zur Überwachung der EUG würde sich weiter verbreiten.

Aus meiner Sicht ist die laparoskopische Medikamenteninjektion in die EUG bereits durch die ultraschallgeleitete Injektion verdrängt worden. Anhänger der Laparoskopie argumentieren, daß sie die Injektionen unter direkter Sicht vornehmen, doch die Mitteilungen dieser Untersucher zeigen, daß sie 15–20 ml Glukose in den Eileiter injizieren. Ich möchte behaupten, daß es sich bei dieser Technik um eine blinde Technik handelt; denn man kann dabei die Nadelspitze nur sehen, wenn sie in den Eileiter eingestochen wird. Die Substanz wird nicht in die Fruchthöhle, sondern in die Tube injiziert. – Sonographisch läßt sich die Nadelspitze innerhalb der Fruchthöhle abbilden; anschließend sind für die genaue Plazierung der Substanz nur 1–2 ml Flüssigkeit erforderlich.

Egal ob man hyperosmolare Glukose, Salzlösung, Kaliumchlorid, Methotrexat oder Prostaglandine injiziert, die Resultate scheinen vergleichbar günstig zu sein. Die beste Substanz muß noch gefunden werden. Die Entwicklung von Thermalnadeln könnte es ermöglichen, auf die Injektion von Substanzen ganz zu verzichten. Denkbar wäre es, Mikrowellen oder einen starken Ultraschallstrahl – parallel mit einem Bildwandler – genau in die EUG zu richten, wodurch jegliche Injektion unnötig werden würde.

Die zukünftige Behandlungstechnik bei EUG wird sich noch herausstellen. Allerdings dürfte die Vaginalsonographie hierzu mehr beitragen, als die Laparoskopie oder andere Techniken es in der Vergangenheit vermochten.

Literatur

Ascheim, Zondek (1961, 1928) Manual of pregnancy testing. In: Hoe EH (ed) Pregnancy testing. Little Brown, Boston

Bruhat MA, Manhes H, Mage G et al. (1982) Traitement par coelioscopique de la grossesse extrauterine. ACTA Med Rom 20:398

DeCherney A, Kase N (1979) The conservative surgical management of unruptured ectopic pregnancy. Obstet Gynecol 54:451

Feichtinger W, Kemeter P (1987) Conservative treatment of ectopic pregnancy by transvaginal aspiration under sonographic control and Methotrexate injection. Lancet I:381–382

Husslein P, Fitz R, Pateisky N, Egarter C (1989) Prostaglandin injection for termination of tubal pregnancy: Preliminary results. Am J Perinat 6/2:117–120

Ichinoe K, Wake N, Shinkai N, Shiina Y, Miyazaki Y, Tanaka T (1987) Nonsurgical therapy to preserve oviduct function in patients with tubal pregnancies. Am J Obstet Gynecol 156:484–487

Jansen CAM, van Os HC (1989) Human Reproduction 4,8:858–868

Kadar N, Romero R (1982) A method for screening for ectopic pregnancy and its indications. Obstet Gynecol 58:156

Nadar N, Romero R (1987) HCG determinations in early pregnancy. Fertil Steril 47:722

Kadar N, Romero R (1988) Serial human chorionic gonadotrophin measurements in ectopic pregnancy. Am J Obstet Gynecol 158:1239

Kobayashi M, Hellmann LM, Fillisti LP (1969) Ultrasound: an aid in the diagnosis of ectopic pregnancy. Am J Obstet Gynecol 103:1131

Kurjak A, Zalud I, Alfirevic Z, Jurkovic D (1990) The assessment of abnormal pelvic blood flow by transvaginal color and pulsed doppler. J Ultr Med Biol, 16/5: 437

Lawson Tait R (1884) Five cases of extrauterine pregnancy operated upon at the time of rupture. Br Med J 1:1250

Lang PF, Weiss PAM, Mayer HO, Haas JG, Honigl W (1990) Conservative treatment of ectopic pregnancy with local injection of hyperosmolar glucose solution or prostaglandin-F2α: a prospective study. Lancet I:78–80

Li MC, Hertz R, Spencer DB (1956) Effect of Methotrexate therapy on choriocarcinoma and chorioadenoma. Proceedings Soc Exp Biol Med 93:361

Lübke F, Focke E, Torabi-Tillig EH (1989) Wandel in der Diagnostik und Therapie der Extrauteringravidität. Geburtshilfe Frauenheilkd 48:715–719

Lund J (1955) Early ectopic pregnancy: Comments on conservative management. J Obstet Gynaecol Br Emp 62:70

Milwidsky A, Adoni A, Segal S (1977) Chorionic gonadotrophin and progesterone levels in ectopic pregnancy. Obstet Gynecol 50:1945

MMWMR (1988) Ectopic Pregnancy – United States, 1984 and 1985. MMWMR 7:637

Parry JS (1876) In Extrauterine pregnancy: Its causes, species, pathologic anatomy, clinical history, diagnosis, prognosis, and treatment. Lea and Febiger, Philadelphia

Pittaway D (1986) Diagnosis of ectopic pregnancy. Obstet Gynecol 68:440

Reich H, Freifeld ML, McGlynn F, Reich E (1987) Laparoscopic treatment of ectopic pregnancy. Obstet Gynecol 69:275–279

Semm K (1979) New methods of pelviscopy for myomectomy, ovariectomy, tubectomy, and adnexectomy. Endoscopy 2:85

Stromme WB (1953) Salpingotomy for tubal pregnancy: Report of a successful case. Obstet Gynecol 1:472

14 Sonographische Differentialdiagnostik auffälliger Befunde im kleinen Becken

V. DUDA

Die Sonographie als schnittbildgebendes Verfahren hat durch die technischen Innovationen der letzten Jahre eine so große Verbesserung in der Organdarstellung erfahren, daß ein Vergleich von Sonogrammen mit anatomischen bzw. pathoanatomischen Schnitten mühelos gelingt. Solche „naturgetreuen" Abbilder führen leider immer wieder dazu, der Sonographie histologische Diagnosen abzuverlangen, eine absolut unberechtigte Forderung! Die tägliche Praxis zeigt dagegen, daß die moderne Sonographie eher als Weichensteller für differentialdiagnostische Überlegungen zu sehen ist.

Die Sonographie von komplexen Befunden hängt sowohl von der zur Verfügung stehenden Technik als auch von der Erfahrung des Untersuchers ab. Diese beiden Faktoren beeinflussen die Durchmusterung ebenso wie die dann folgende Dokumentation eines für „repräsentativ" gehaltenen Tumoranschnitts. So sind Befunde bei einfachen Sachverhalten wie z. B. einer glatt begrenzten, völlig echofreien Ovarialzyste gut reproduzierbar, bei entsprechend komplexeren Befunden aber oft sehr divergierend. Eine zum Teil nur unbewußt Einfluß nehmende Rolle spielt dabei noch die Möglichkeit, dynamische Effekte in eine Real-time-Untersuchung mit einzubeziehen, z. B. die Verschiebung von Organgrenzen oder die Komprimierbarkeit von Tumoren. Dieser „sonopalpatorische Effekt" findet dann seinen Niederschlag beispielsweise in primär unverständlichen und aus dem statischen Befund nicht nachvollziehbaren Sonomorphologiekriterien wie dem eines „teigigen" Adnextumors.

Die folgenden Tabellen wollen hier eine Hilfestellung leisten: Ausgehend von sonographisch auffälligen Befunden bzw. Leitsymptomen im kleinen Becken, wird eine grobe differentialdiagnostische Einteilung versucht. Die angegebenen unterschiedlichen Ursachen spiegeln dabei sicherlich nur partiell das Spektrum der möglichen Differentialdiagnosen wider. Sie zeigen aber, daß die meisten Befunde in vielerlei Hinsicht erklärt werden können und abgeklärt werden müssen (Tabellen 14.1 – 14.3).

Ganz besonders gefordert wird differentialdiagnostisches Denken, wenn es sich bei der sonographisch entdeckten Auffälligkeit um ein nur sekundär mit der eigentlichen Erkrankung zusammenhängendes Phänomen handelt, wie z. B. die „freie Flüssigkeit im kleinen Becken" (Tabelle 14.4).

Noch komplizierter kann die Differenzierung von sonographischen Befunden werden, wenn eine Befundkonstellation wie die des „Kokardenphänomens" (hier: echodichtes Zentrum mit echoarmem Randsaum) Kenntnisse in verschiedenen Fachgebieten (innere Medizin, Urologie, Gynäkologie und nicht zuletzt auch Anatomie) erfordert (Tabelle 14.5).

Die größte Verantwortung kommt aber dem Ultraschall zu, wenn es nicht nur darum geht, bestimmte Befunde zu differenzieren, sondern wenn in einer klinischen Notfallsituation die Sonographie entscheidenden Einfluß auf das weitere Prozedere nehmen kann (Tabelle 14.6). Die Gynäkologen wie Chirurgen und Internisten gleichermaßen bekannteste Situation in diesem Zusammenhang dürfte wohl die Differentialdiagnose zwischen einer akuten Adnexitis und einer akuten und perforierten Appendizitis sein. Durch eingehende Untersuchungen und Erfahrungen auf diesem Gebiet ließ sich von internistisch-chirurgischer Seite her die Rate der überflüssigen Laparotomien speziell bei den für die Adnexitis in Frage kommenden Frauen mit einem Alter zwischen 20 und 40 Jahren von etwa 28 auf 13% senken! Betont werden muß, daß bei der klinischen Einweisungsdiagnose „Verdacht auf Appendizitis" der Katalog der endgültigen Diagnosen sehr weit gefächert ist und die Einweisungsdiagnose auch nur in ca. 23% bestätigt wird. Während die häufigsten Differentialdiagnosen aus dem Bereich „Lymphadenitis, Ileitis, Enteritis" kommen (zusammen über 50%), stellen gynäkologische Erkrankungen nur etwa 7% (Schwerk 1989).

Tabelle 14.1. Sonographische Differentialdiagnostik: *Zystischer Tumor im kleinen Becken*

Ursachen	Harnblase	Harnblasendivertikel	Ovarialzyste	Paraovarialzyste/ Peritonealzyste	Kystom	Dermoidzyste	Saktosalpinx
Weiterführende sonographische Zeichen	Urethra, Uretereinmündungen, Jetphänomen	Zusammenhang mit der Blase	Iliakale od. ovarielle Gefäße, Ovarialparenchymsaum; Ovar getrennt darstellbar	Ipsilaterales Ovar von dem Befund zu trennen	Septierung od. Kammerung, solide Anteile	Solide Anteile, besonders randständige Zapfen, Spiegelbildungen	Ovar getrennt davon darstellbar, längliche Grundstruktur, geknickter Verlauf, kein Dopplerflow
Ergänzende bzw. weiterführende andere Untersuchungen	Befundänderung nach Miktion (evtl. Katheter!)	Zystoskopie	Spontane Rückbildung bei Kontr. (= funktionelle Zyste), Hormontherapieerfolg	Bei Kontr. keine spontane Rückbildung; Hormontherapie ohne Erfolg	CT, Infusionsurogramm	CT, Infusionsurogramm, evtl. Röntgen (Abdomenleeraufnahme)	HKSG
Abbildung		3.3	3.4, 3.6 s. auch Kap. 6.1	14.1 s. auch Kap. 6.1	6.28	6.27	14.2; 6.53 s. auch Kap. 9

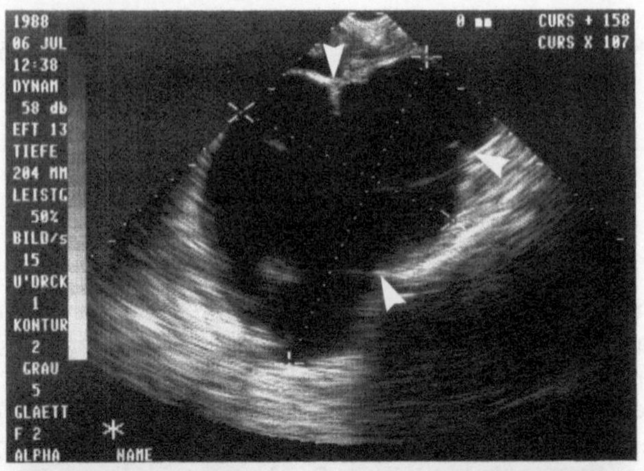

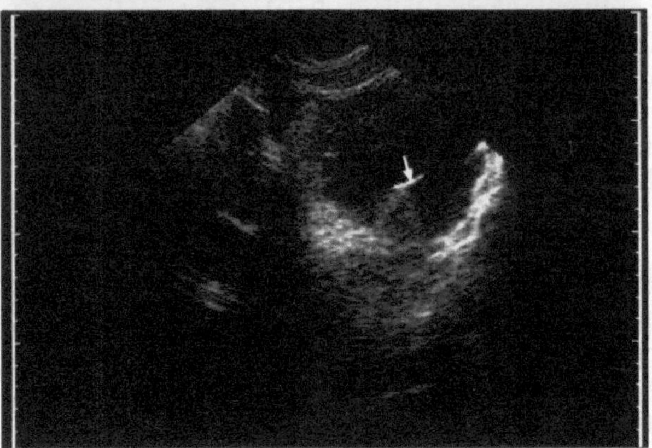

Abb. 14.1 a, b. Peritonealzyste. **a** Zirka 16×11 cm großes, polyzyklisch begrenztes Gebilde mit angedeuteten Septierungen (➤). **b** Derselbe Tumor mit liegender Punktionsnadel (→) nach Aspiration von 450 ml seröser Flüssigkeit

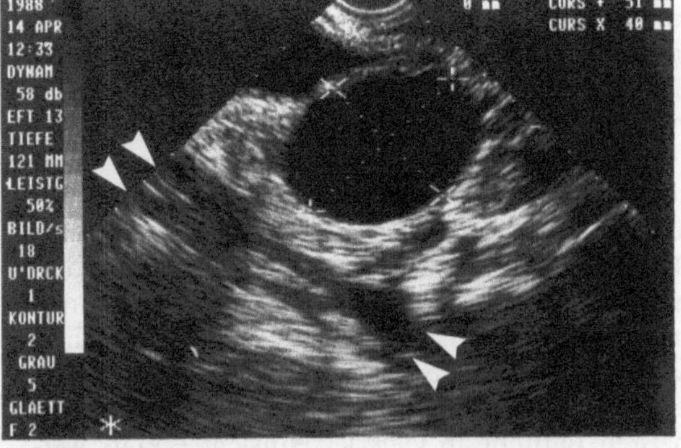

Abb. 14.2. Stielgedrehte Hämatosalpinx unter dem klinischen Bild eines „akuten Abdomens"; bei rundlicher, glatt begrenzter Struktur im Sonogramm in der Nähe der iliakalen Gefäße (➤) zunächst als stielgedrehte Ovarialzyste angesprochen

Tabelle 14.2. Sonographische Differentialdiagnostik: *Solider Tumor im kleinen Becken*

Ursachen	Myom	Ovarialtumor	Eingeblutete Zyste etc.	Tumorrezidiv	Lymphknoten (-metastasen)
Weiterführende sonographische Zeichen	Zusammenhang mit dem Uterus, schalenartiger Aufbau, Verkalkungen	Iliakale od. ovarielle Gefäße, Parenchymsaum, Ovar nicht getrennt davon darstellbar	Spontane Rückbildung bei Kontr. (= funktionelle Zyste); zyklusbedingte Veränd. (Endometriose?)	Meist keine Organzuordnung möglich	Eher glatt begrenzt mit homogenen Binnenechos, Auftreten entlang von Gefäßen
Ergänzende bzw. weiterführende andere Untersuchungen	HKSG, Hysteroskopie (submuköse Myome), Laparoskopie (gestielte Myome)	CT, Infusionsurogramm, Zysto-/Rektoskopie, Tumormarker	Erfolg oder Mißerfolg bei Hormontherapie, HCG	Tumormarkeranstieg	Tumormarkeranstieg
Abbildung	14.3; s. Kap. 9	14.4; 6.25; 6.26	14.5; 6.31	14.5b	

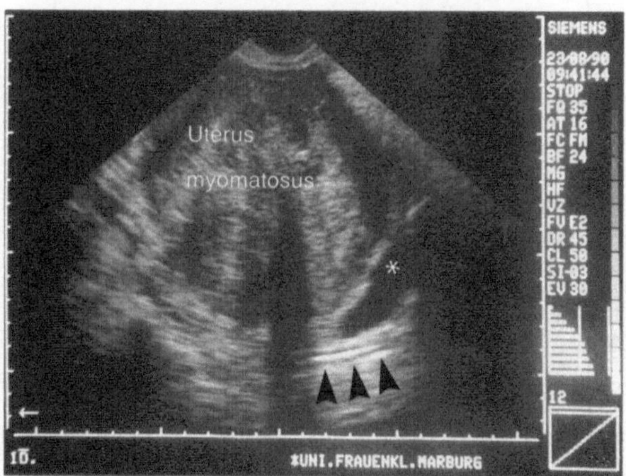

Abb. 14.3. Von abdominal sonographierter, kranial der Harnblase (*) und des Vaginalechos (➤) gelegener, mehrknolliger, inhomogen gestalteter großer Uterus myomatosus

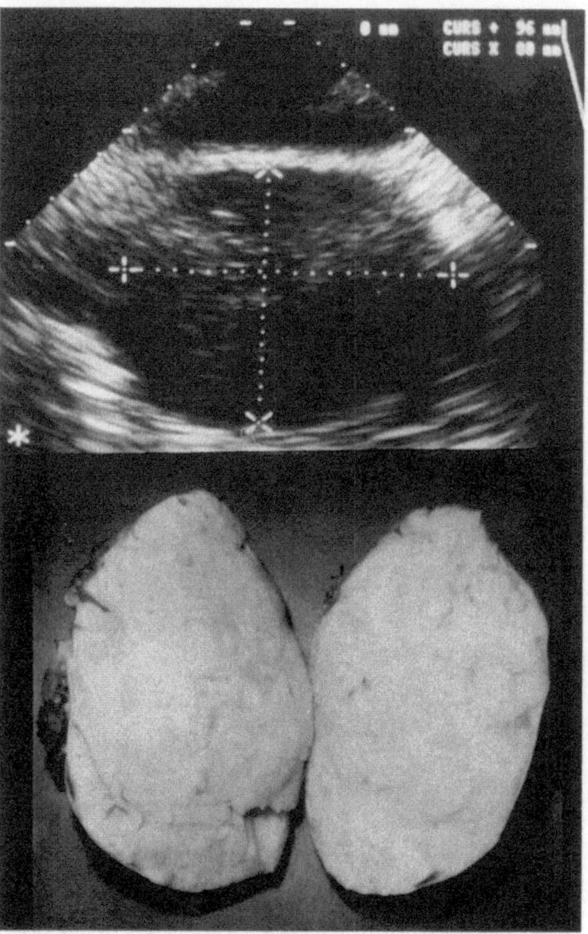

Abb. 14.4. 9,6×8 cm großes Ovarialfibrom nebem dem Uterus mit eher homogenen Binnenechos, das trotz fehlender Darstellbarkeit des ipsilateralen Ovars und ohne nachweisbaren direkten Zusammenhang mit dem Uterus als gestieltes Myom angesehen wurde (*oben:* Sonogramm, *unten:* aufgeschnittenes Operationspräparat)

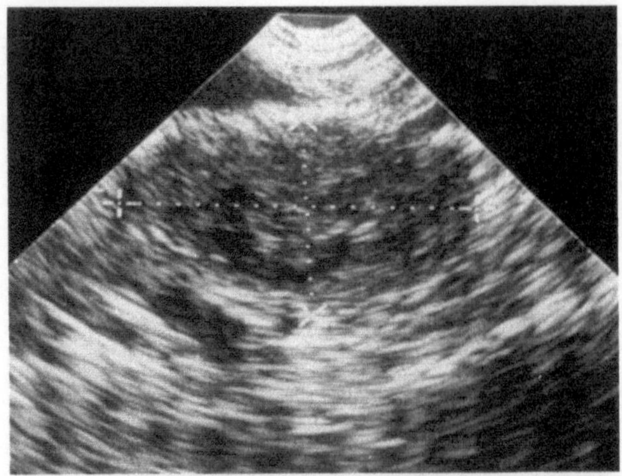

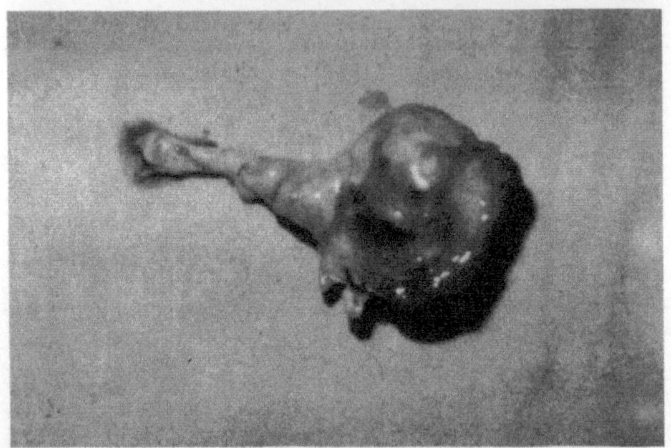

a

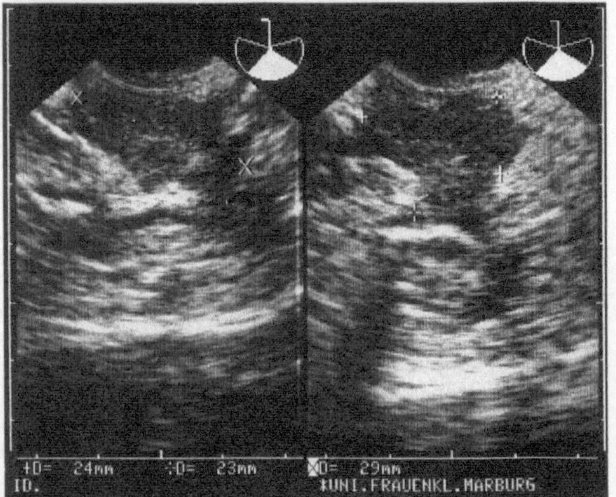

b

Abb. 14.5. a Als vergrößertes Ovar interpretierter solider Adnextumor, der sich pathohistologisch als alter Tubarabort erwies (*oben:* Sonogramm, *unten:* Operationspräparat); das neben dem Tumor gelegene normale Ovar war aufgrund der fehlerhaften Verdachtsdiagnose erst gar nicht sonographisch dargestellt bzw. entdeckt worden. **b** Scheidenstumpfrezidiv nach Korpuskarzinom

Tabelle 14.3. Sonographische Differentialdiagnostik: *Zystisch-solider Tumor im kleinen Becken*

Ursachen	Weiterführende sonographische Zeichen	Ergänzende bzw. weiterführende andere Untersuchungen	Abbildung
Ovarialtumor	Iliakale od. ovarielle Gefäße, Parenchymsaum, Ovar nicht getrennt davon darstellbar	CT, Infusionsurogramm, Zysto-/Rektoskopie, Tumormarker	3.5; 6.27 – 6.31
Endometriose	Meist keine Organzuordnung möglich, eher homogene Binnenechos; Verlaufskontrollen im Zyklus	Zyklusabhängige Schmerzen, Laparoskopie, Beeinflussung durch med. Therapie	6.24b
Regressiv verändertes Myom	Zusammenhang mit dem Uterus		6.48, 6.49
Entzündlicher Konglomerattumor	Ovar und Tube nicht voneinander abgrenzbar, freie Flüssigkeit im Douglas, verstärkte Gefäßzeichnung	Positives Entzündungslabor, Ansprechen auf Antibiotika	6.54, 6.57
(Inkarzerierte) Darmschlinge	Peristaltik, Haustrierungen, Kokardenphänomen	Ileussymptomatik, Abdomenleeraufnahme	14.6
Stielgedrehter Tumor	Bizarre Binnenechos (nicht obligat)	Anamnese (akutes Schmerzereignis)	14.7
Extrauteringravidität	Keine intrauterine Fruchtblase bei hohem Endom., Adnextumor, freie Flüssigkeit im Douglas, extraut. Herzaktion	HCG-Titer, Hb/HKT	13.5
(Aorten-)aneurysma	Zusammenhang mit großen Gefäßen, positiver Dopplerflow	Angiographie	14.8

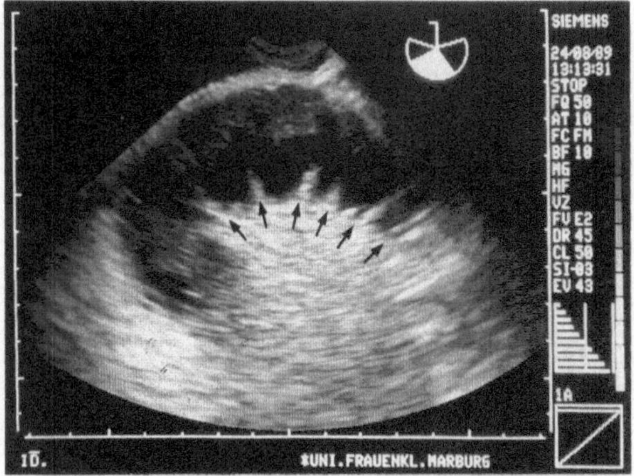

Abb. 14.6. Inkarzerierte Darmschlinge mit zystischem Inhalt und deutlichen Haustrierungen, die wie partielle Septen erscheinen (→)

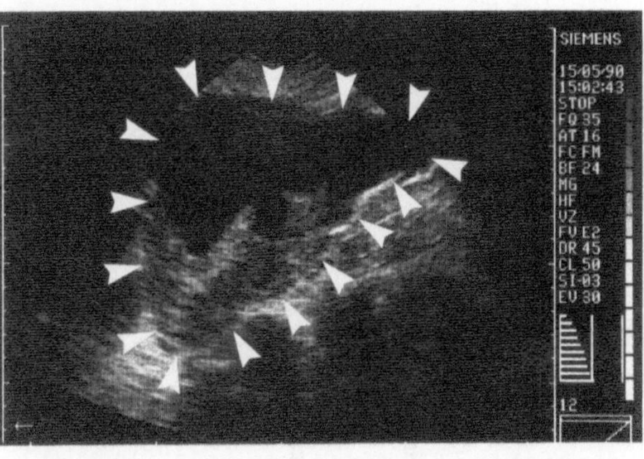

Abb. 14.8. Von abdominal sonographierter, bizarrer zystisch-solider Mittelbauchtumor (➤), der sich im weiteren Verlauf als Aortenaneurysma erwies

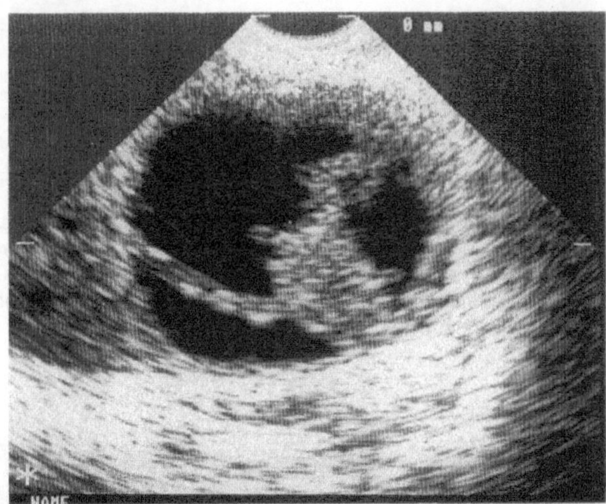

a

b

Abb. 14.7 a, b. Stielgedrehte Ovarialzyste in der 15. Schwangerschaftswoche unter dem klinischen Bild eines „akuten Abdomens". **a** „Känguruhphänomen", **b** „Schneemannphänomen" als Ausdruck des bunten sonographischen Bildes solcher Tumoren

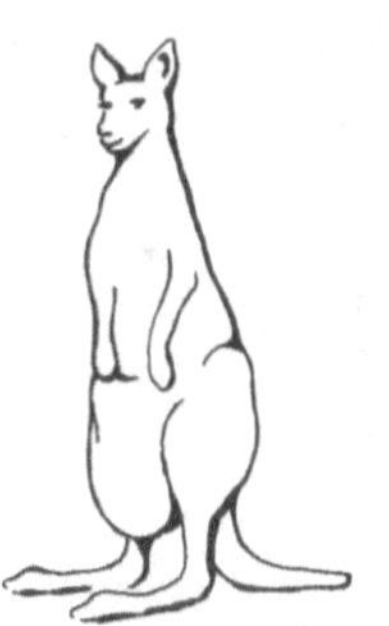

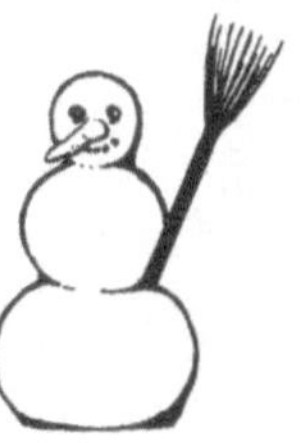

Tabelle 14.4. Sonographische Differentialdiagnostik: *Freie Flüssigkeit im kleinen Becken*

Ursachen	Rupturierte Zyste (Zystenflüss. Blut)	Gutartiger Ovarialtumor (Aszites)	Bösartiger Tumor (Aszites)	Extrauteringravidität (Blut)	Adnexitis (Exsudat, Pus)	(Perforierte) Appendizitis (Exsudat, Pus, Blut)	Z. n. Operation (Spülflüssigkeit, Blut)	Hormonelle Überstimulation
Weiterführende sonographische Zeichen	Zystenbalg, Corpus luteum und hohes Endometrium	Tumornachweis	Tumornachweis, Peritonealkarzinose, Lebermetastasen	Kein Anhalt für Intrauteringrav., EUG-Korrelat	Konglomerattumor	Darstellbare Appendix (Kokarde), keine Peristaltik, Kotstein, Abszesse, extraintestinales Gas, lokale Lymphkn.	Kurzfristige Verlaufskontr.	Ovarialzysten
Ergänzende bzw. weiterführende andere Untersuchungen	Zyklusanamnese, Hormonstatus	Zytologie o. B.	Zytologie Pap V	HCG pos., Hb, HKT	Positives „Entzündungslabor", Appendizitisausschluß!	Leukozyten >13000, Temp. >38 °C, Temp.-Diff. rekt./axill. >0,5 °C	Hb, HKT	Hb, HKT, Gerinnung, Serumeiweiß, weiteres s. Tabelle 5.9
Abbildung	14.9		3.15	13.54, 13.55	6.56	14.10		5.58 – 5.61

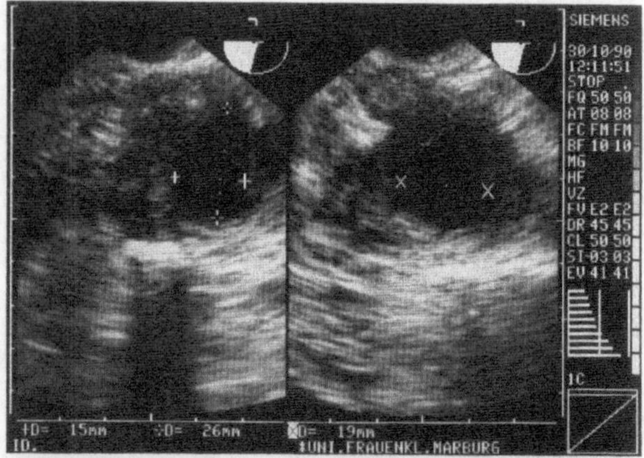

a

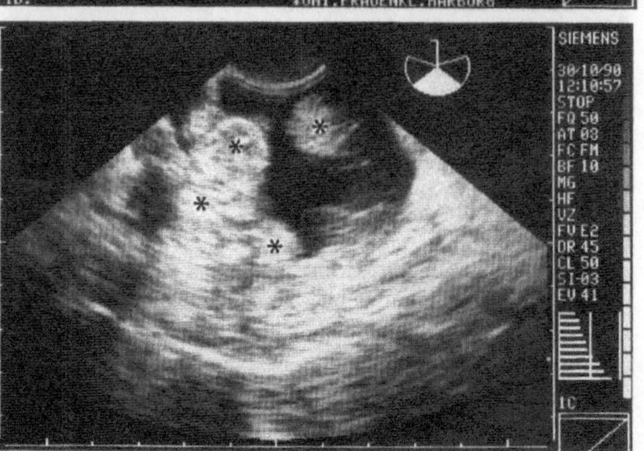

b

Abb. 14.9 a, b. Eine vorher sonographisch diagnostizierte, etwa 5 cm große prall-runde Zyste rupturiert spontan unter dem klinischen Bild eines akuten Abdomens. **a** 2,6×1,9×1,5 cm großer Restzystenbalg, **b** freie Flüssigkeit zwischen Darmschlingen (*)

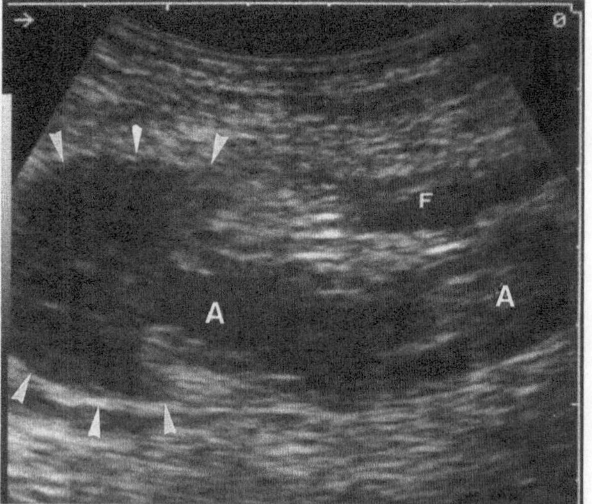

Abb. 14.10. Längsschnitt des Appendix (*A*) bei akuter Appendizitis mit Perforation (➤) im Bereich der Appendixspitze und freier Peritonealflüssigkeit (*F*)

Tabelle 14.5. Sonographische Differentialdiagnostik: *Kokardenphänomen* (hier: echodichtes Zentrum, echoarmer Rand)

Ursachen	Darmschlinge	Muskulatur	Beckenniere	Teilweise verkalktes Myom	Dermoid	Stielgedrehter Tumor (peripheres Ödem)
Weiterführende sonographische Zeichen	Rundlicher od. ovaler Querschnitt, aber längs nicht abgrenzbar, Peristaltik, Haustrierung	Überprüfung der Schnittebene, bds. symmetrischer Befund	Niere in loco typico nicht darstellbar	Zusammenhang mit dem Uterus	Ovar nicht getrennt davon abgrenzbar	Anhalt für Ovarialtumor oder gestieltes Myom oder Saktosalpinx
Ergänzende bzw. weiterführende andere Untersuchungen	Kontr. (evtl. nach Abführmaßnahmen)		Anamnese: Transplantat!?, Infusionsurogramm	Röntgen: Abdomenleeraufnahme	Röntgen: Abdomenleeraufnahme	Anamnese: akutes Schmerzereignis
Abbildung	14.11, 14.15	3.26b (4)	14.12	6.22a, c	6.25	14.2, 14.13; vgl. Kap. 6

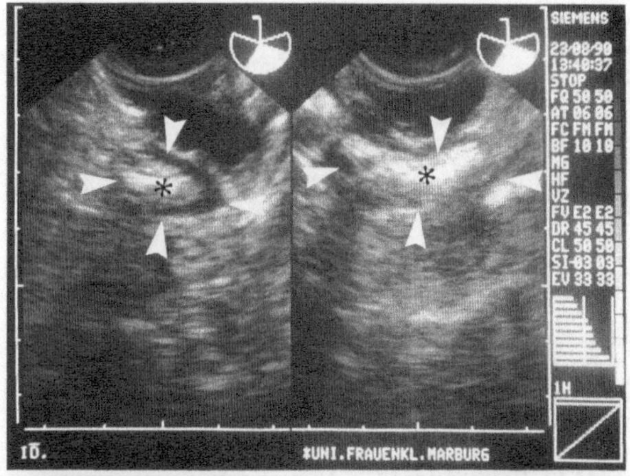

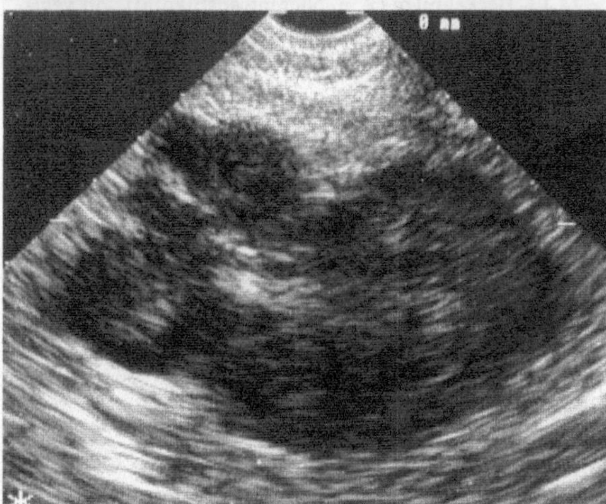

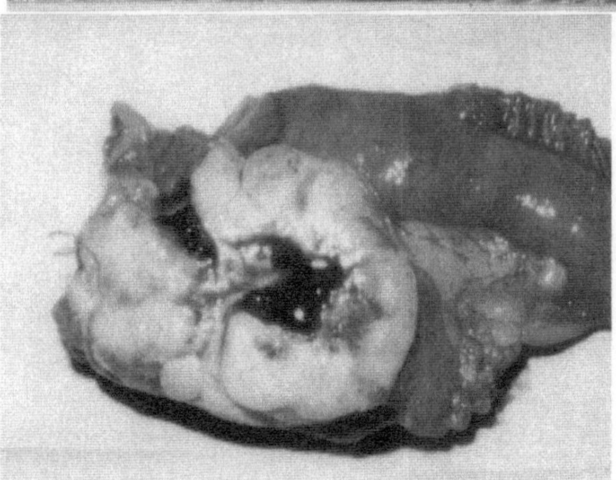

Abb. 14.11. a *Links:* Querschnitt, *rechts:* Längsschnitt einer normalen Darmschlinge mit echoreicher Darmfüllung (*) und echoarmer Darmwand (➤). **b** *Oben:* Sonogramm, *unten:* Operationspräparat eines Dickdarmkarzinoms

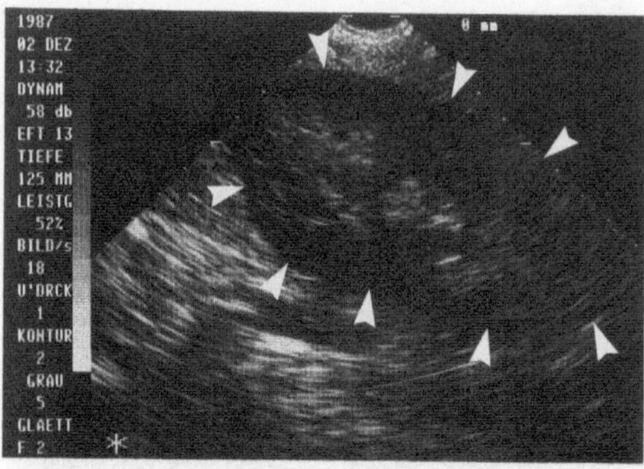

Abb. 14.12. Beckenniere (Z. n. Nierentransplantat) von vaginal geschallt, mit echodichtem Nierenbecken und echoarmem Nierenparenchym (➤)

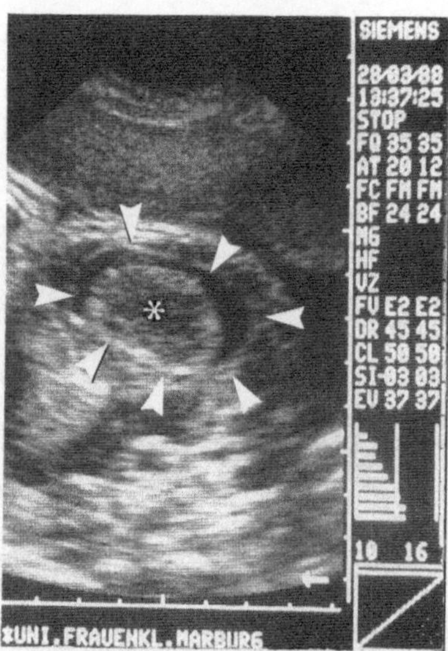

Abb. 14.13. Intrauterin geschallter fetaler Unterbauchtumor mit echodichtem Zentrum (*), echoarmem Saum und feiner, wiederum echodichter Kapsel (➤). Postpartal erwies sich dieser Tumor als intrauterin stielgedrehte Ovarialzyste, die eine Ovarektomie bei dem Neugeborenen unumgänglich machte

Tabelle 14.6. Sonographische Differentialdiagnostik: *Klinisch akutes Abdomen*

Ursachen	Stieldrehung	Tumorruptur	Rupturierte Extrauteringravidität	Inkarzerierung	Akute Appendizitis
Sonographische Zeichen	Zystisch-solider Tumor, evtl. hyporeflektiver (ödematöser) Saum	Tumor- bzw. Resttumornachweis, freie Flüssigkeit	Freie Flüssigkeit, zystisch-solider Adnextumor, intrauterin kein Anhalt für eine Gravidität	Starre aufgeweitete oder abgeknickte Darmschlingen ohne oder mit Pendelperistaltik, Haustrierungen	Darstellbare Appendix (Kokarde), keine Peristaltik, Kotstein, Abszesse, extraintestinales Gas, lokale Lymphknoten
Ergänzende bzw. weiterführende andere Untersuchungen	Anamnese: akutes Schmerzereignis	Anamnese: heftiger Schmerz, danach zunächst Besserung der z. T. schon vorher bestandenen Schmerzen	HCG, Hb, HKT	Anamnese: Stuhlunregelmäßigkeiten, Erbrechen; Röntgen: Abdomenleeraufnahme	Leukozyten >13000, Temp. >38 °C, Temp.-Diff. rekt./axill. >0,5 °C
Abbildung	14.7, 14.13		13.54, 13.55	14.14	14.15

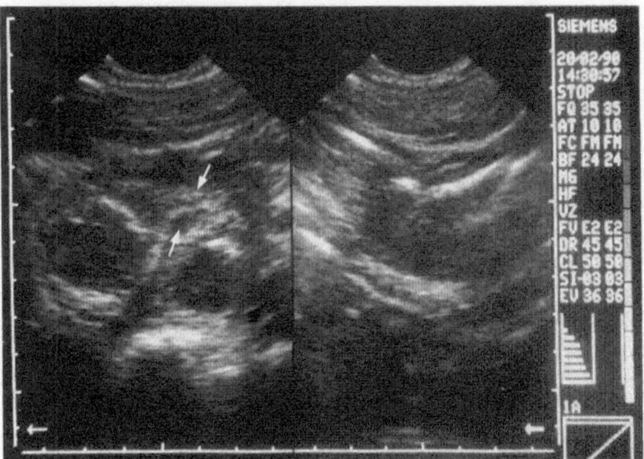

Abb. 14.14. Unter dem klinischen Bild des „akuten Abdomens" geschallte, abgeknickte (→) Darmschlinge mit proximal und distal des Knicks gelegenem Darmanschnitt mit echoarmem Zentrum und echoreichem Rand; auf der rechten Bildhälfte der weniger instruktive korrespondierende Längsschnitt; intraoperativ zeigte sich hier eine inkarzerierte Darmschlinge bei einer Appendektomienarbenhernie

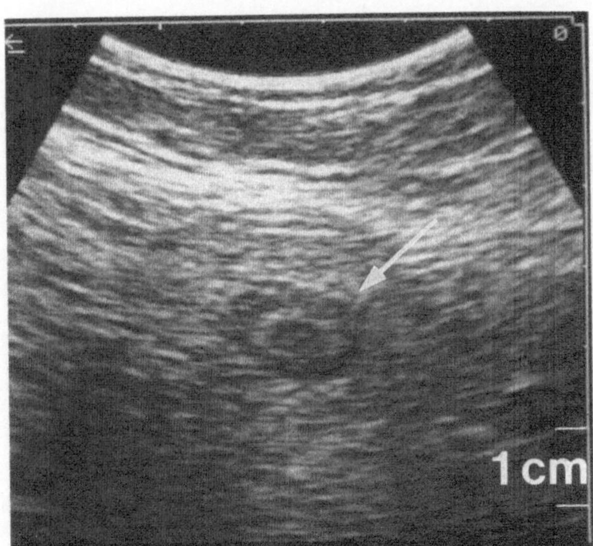

Abb. 14.15. Querschnitt durch den Appendix bei „akuter Appendizitis" mit typischer „Target"-Konfiguration durch unterschiedliche Echogenität der entzündlich transformierten Wandschichten (⟶). (Die Abb. 14.10 und 14.15 verdanken wir Herrn Prof. Wolf B. Schwerk, Zentrum für Innere Medizin der Philipps-Universität Marburg)

Literatur

Rode G (1990) Vaginalsonographie: Wertigkeit der Methode für die Abklärung von Adnexprozessen einschließlich der Auswertung als Untersuchungsmodalität für ein mögliches „Ovarial-Screening". Inaugural-Dissertation, Marburg

Schillinger H (1986) Ultraschalldiagnostik. In: Pfleiderer A (Hrsg) Maligne Tumoren der Ovarien. Enke, Stuttgart, S 35–51

Schwerk WB, Wichtrup B, Maroske D, Rüschoff J (1988) Sonographie bei akuter Appendizitis. Dtsch Med Wochenschr 113:493–499

Schwerk WB (1989) Notwendiges und Entbehrliches bei der Diagnose der akuten Appendizitis. Verh der Dtsch Ges Inn Med 95:193–197

Schwerk WB, Wichtrup B, Rüschoff J, Rothmund M (1990) Acute and perforated appendicitis: current experience with ultrasound-aided diagnosis. World J Surg 14: 271–276

15 Mammadiagnostik

V. DUDA

15.1 Fibrös-zystische Mastopathie

Die weibliche Brust ist ein Organ, das nicht nur altersbezogenen (Abb. 15.1), sondern auch zyklusbedingten Veränderungen unterworfen ist. Die prämenstruell bei vielen Frauen durch östrogenbedingte Wassereinlagerungen hervorgerufenen Spannungsbeschwerden sind hinlänglich bekannt. Allerdings lassen sich diese Prozesse bisher nicht sonographisch erfassen.

Ultraschallmäßig gut nachvollziehbar sind dagegen die z. T. ebenfalls zyklischen Einflüssen unterworfenen Veränderungen, die als fibrös-zystische Mastopathie bezeichnet werden. Charakterisiert sind sie durch fibrotische Veränderungen in der Umgebung mehr oder weniger stark ausgeweiteter Milchgänge. Sekretabflußbehinderungen führen dabei zur Ektasie der terminalen Milchgangsabschnitte. Dies erklärt das Auftreten polyzyklischer oder septierter Zysten bis hin zu Zystenkonglome-

Abb. 15.1. **a** Stark schallabsorbierender Drüsenkörper (*D*) der Frau unter 40 Jahre (ca. 20%), **b** homogen dichter Drüsenkörper der Frau zwischen 40 und 50 (ca. 40%), **c** teilinvolvierter Drüsenkörper der Frau über 50 (ca. 35%), **d** Involutionsmamma der alten Frau (ca. 5%). (Die Altersangaben sind lediglich als Richtwerte anzusehen, es kann sich eine Involutionsmamma gelegentlich auch schon bei einer Frau zwischen 20 und 30 Jahren finden!)

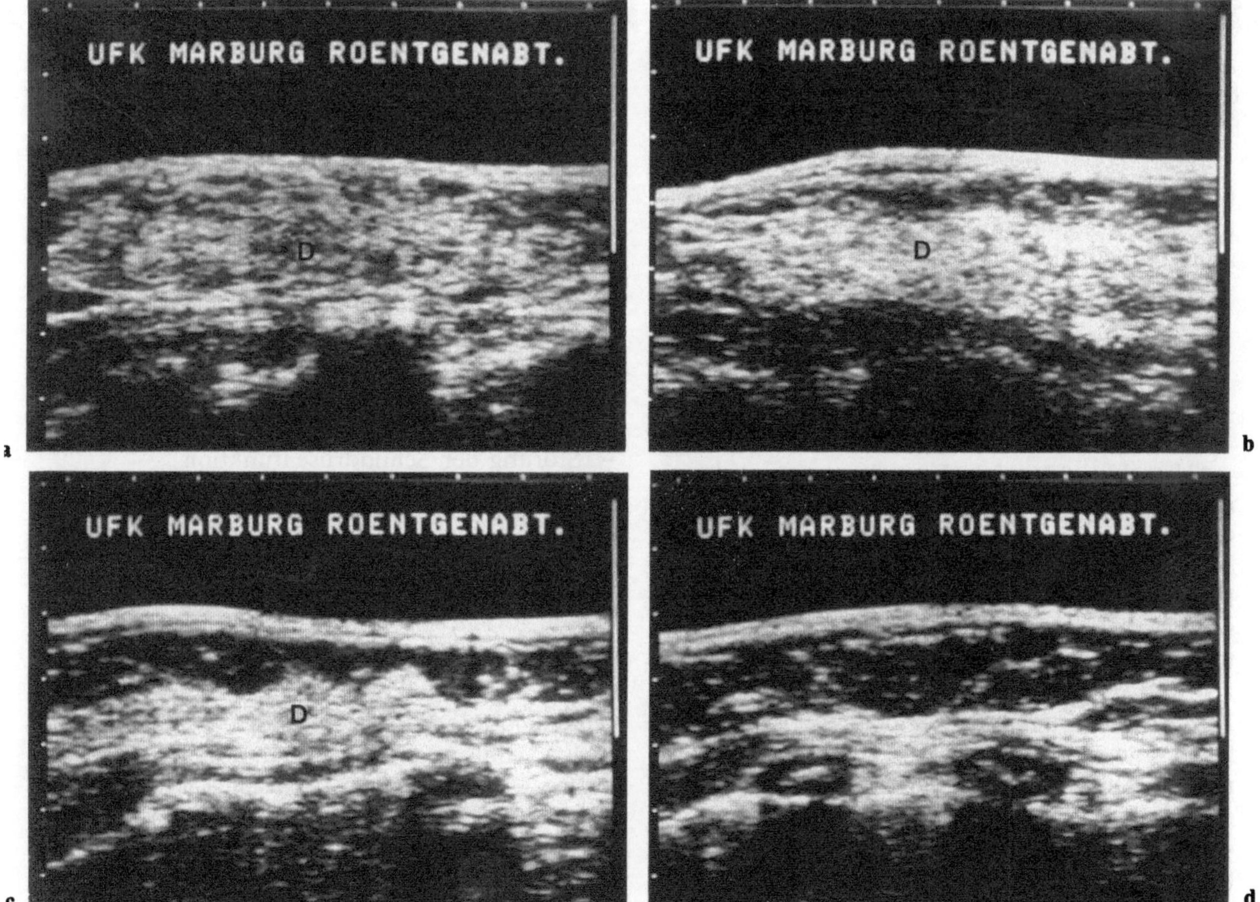

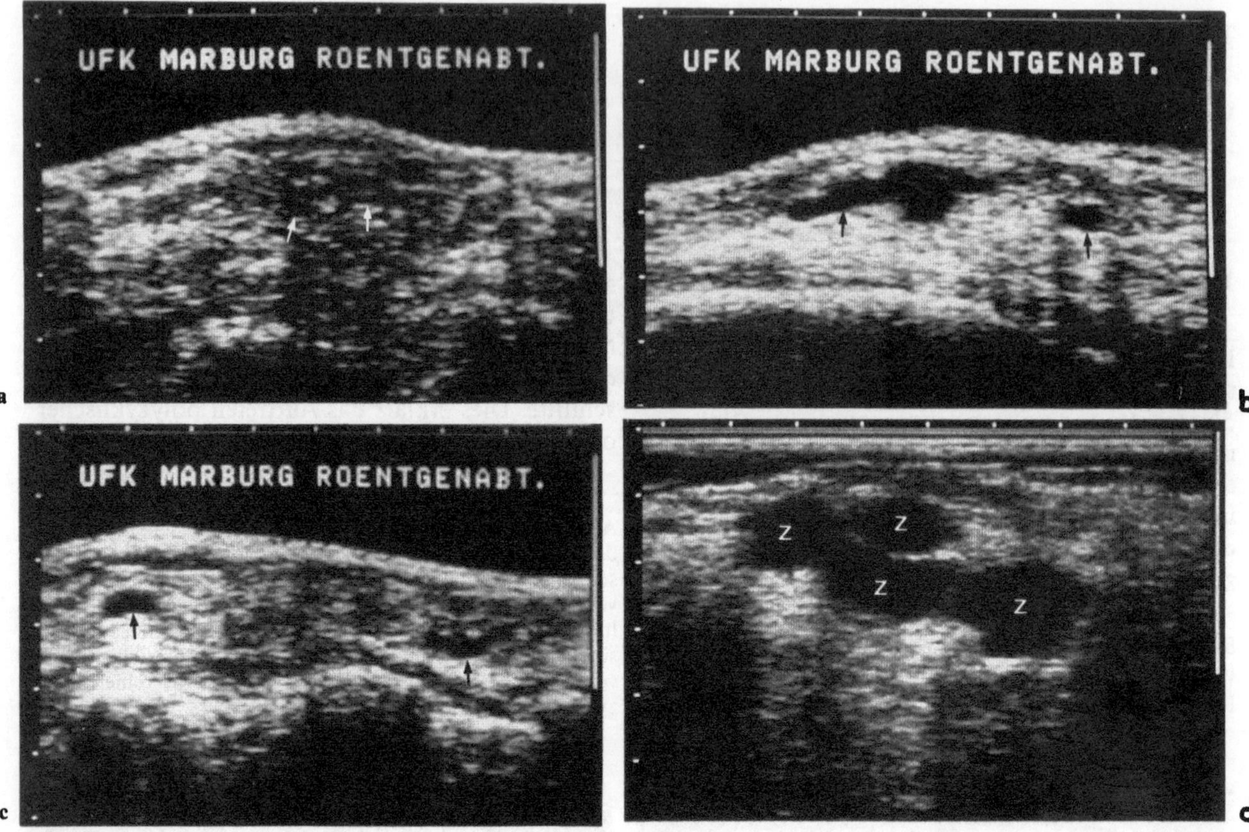

Abb. 15.2. **a** Duktales Muster (→), **b** Duktektasien (→), **c** kleinzystische Veränderungen (→), **d** großzystische Veränderungen (*Z*)

raten, wenn entsprechend benachbarte Gänge betroffen sind. Sonographisch läßt sich das Erscheinungsbild stufenweise staffeln über

- das duktale Muster (Abb. 15.2a),
- Duktektasien (Abb. 15.2b) und
- kleinzystische Veränderungen (Abb. 15.2c)
- bis hin zu größeren Mammazysten (Abb. 15.2d).

Ursächlich für solche Veränderungen scheint eine bei den betroffenen Patientinnen bestehende Östrogen-Progesteron-Dysbalance zu sein, bei der es zu einem Östrogenüberschuß zuungunsten des Progesterons kommt. Es wird beschrieben, daß etwa 2 Drittel der Mastopathiepatientinnen anovulatorische Zyklen oder Corpus-luteum-Insuffizienzen aufweisen (Vorherr 1988). Mastopathische Brustdrüsenveränderungen finden sich daher gehäuft prämenopausal und bei Patientinnen mit Sterilitätsproblemen. Die gute Ansprechrate von progesteronhaltigen Medikamenten oder solchen, die allgemein dem Östrogenstimulus entgegenwirken (z. B. Gonadotropinhemmer oder GnRH-Analoga), sprechen für diese These. Als endokrine Dysregulationen, die die Entstehung gutartiger Brusterkrankungen begünstigen, werden angesehen:

- Progesteronmangel,
- Östrogenüberschuß (endogen oder exogen),
- SHBG-Mangel oder verminderte Bindungskapazität des sexualhormonbindenden Globulins,
- Prolaktinerhöhung,
- Störung der Schilddrüsenfunktion (Schindler 1988).

15.2 Mammazysten

Untersucht man Patientinnen mit Mammazysten über 1 cm Durchmesser, so zeigt sich eine Häufung bei den 40- bis 55jährigen Frauen. Es können aber auch sowohl unter 20- als auch über 80jährige betroffen sein. Die Zysten finden sich mit 55,5% etwas häufiger links- als rechtsseitig. Dabei ist allerdings das Auftreten von Zysten als systemische Erkrankung anzusehen. Es sind meist beide Seiten be-

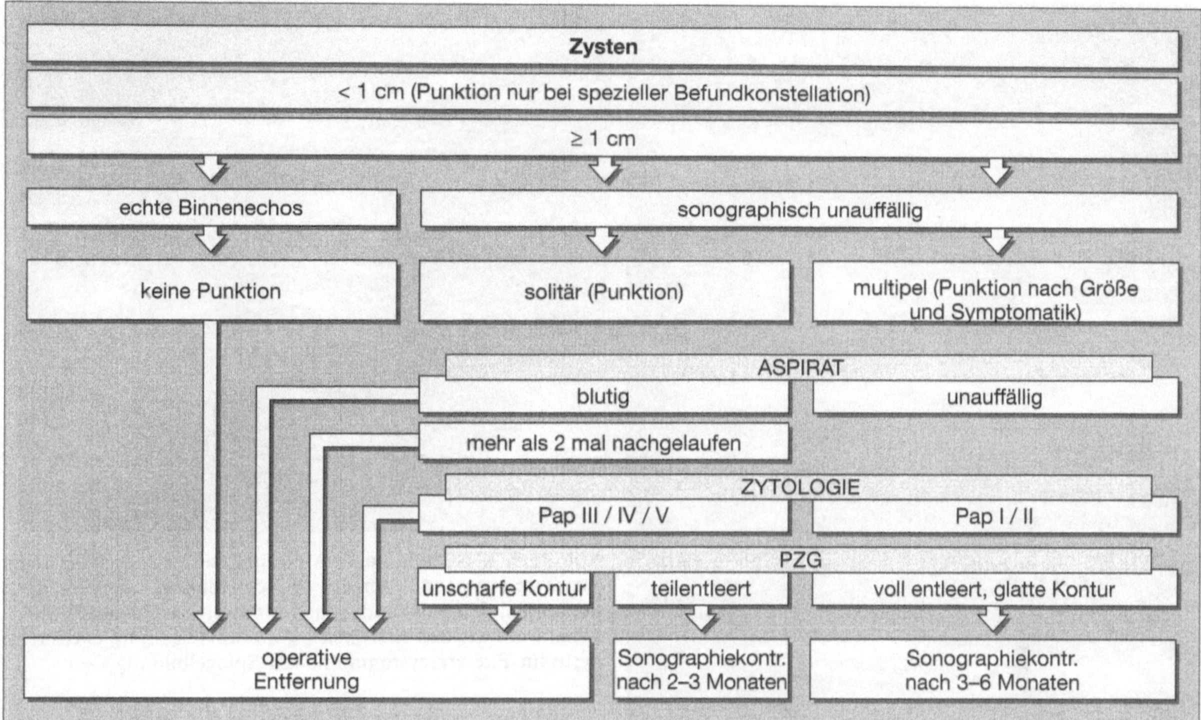

Abb. 15.3. Vorgehen bei der sonographisch gesteuerten Mammazystenpunktion

troffen, zumal wenn es sich um multiple Zysten handelt. 2- bis 3mal so häufig finden sich multiple Zysten im Vergleich zu sog. Solitärzysten. Der mittlere Durchmesser von Mammazysten liegt bei etwa 2 cm, wobei auch immer wieder einmal Befunde von über 5 cm gesehen werden. Die mittlere Tiefe, vom Oberrand der Kutis bis zum Oberrand der Zyste gemessen, beträgt 1,2 cm (0,2–3,0 cm Streubreite).

Der Zysteninhalt ist sowohl von der Konsistenz als auch von der Farbe her sehr unterschiedlich. Die Farbpalette reicht von wasserklar über gelblich bis hin zu grünlichen und bräunlichen Tönungen, ohne Rückschlüsse auf die Benignität zuzulassen. Lediglich blutige Zysteninhalte sind primär suspekt, wenn es sich nicht um eine punktionsbedingte frische Einblutung handelt. Da intrazystische Karzinome sehr selten sind (<0,2%; Fournier 1989), wird der Effekt der zytologischen Untersuchung nichtblutiger Punktate immer wieder diskutiert, gehört aber bisher zum routinemäßigen Vorgehen.

Das typische sonographische Erscheinungsbild der einfachen Mammazyste ist der glatt begrenzte, areflektive Rundherd mit distaler Pseudoschallverstärkung. Häufig genug kommt es zu weniger typischen Darstellungen, wenn sich die lateralen Konturen nur flau abgrenzen lassen oder Streuechos aus der Umgebung bzw. periphere Anschnitte echte Binnenstrukturen vortäuschen. Ebenso ist der Ausprägungsgrad der Schallverstärkung nicht nur vom Zystendurchmesser, sondern auch vom Inhalt, der Tiefe der Zyste im Drüsenkörper sowie dem Echoverhalten in der Umgebung der Zyste abhängig.

Die Therapie der Wahl bei einfachen Mammazysten ist die ultraschallkontrollierte Punktion (Abb. 15.3) mit anschließender Luftfüllung als Nachlaufprophylaxe und Voraussetzung für eine konsekutiv durchzuführende Pneumozystographie. So können „Nativmammogramme" eingespart und darüber hinaus der durch die bessere Transparenz im Bereich der luftgefüllten Zyste hervorgerufene „Fenstereffekt" ausgenutzt werden. Obwohl es Vorschläge gibt, nur etwa 50% des abgesaugten Flüssigkeitsvolumens wieder nachzufüllen (Barth 1977; Fournier 1989), ohne daß dies näher begründet würde, empfehlen wir eine annähernd vollständige Wiederauffüllung. Ein gewisser Teil der Luft entweicht direkt nach der Insufflation über den Stichkanal, und die unvermeidbare Kompression bei der nachgeschalteten Pneumozystographie begünstigt gerade bei unvollständiger Auffüllung das direkte Nachlaufen. Auf diese Weise entstehen auch die primär erstaunlichen Fälle, bei denen die Pneumozystographie nur eine Teilentleerung zeigt, obwohl die Sonographie eine vollständige Entleerung hatte erwarten lassen.

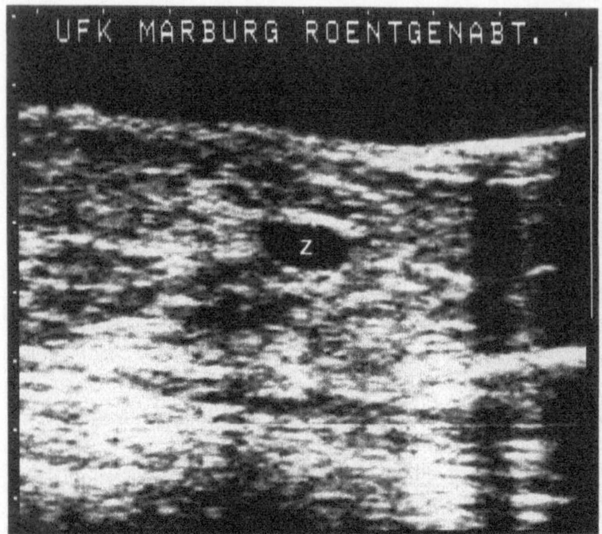

a

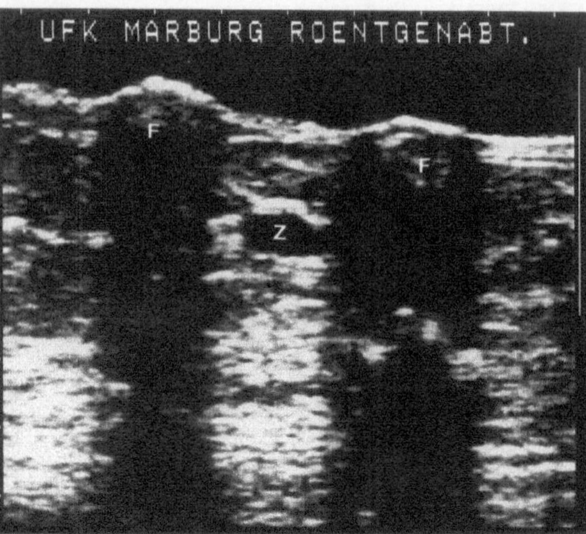

b

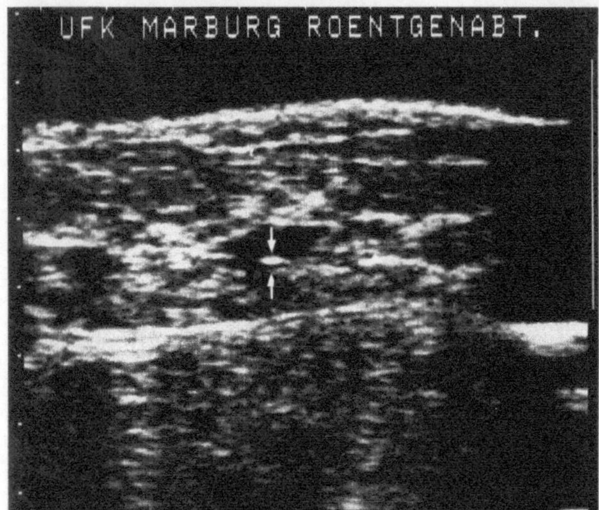

c

Abb. 15.4. a Nichtpalpable Mammazyste (*Z*), **b** Fixierung der Zyste zwischen 2 Fingern (*F*), **c** Nadelspitze (→) im Zystenlumen, **d** unvollständig entleerte Zyste im Pneumozystogramm mit kleinen Bläschen (→), **e** unvollständig entleerte Zyste im Pneumozystogramm mit Spiegelbildung (→)

Ergibt sich aus der zytologischen Untersuchung des Punktats ein auffälliges Ergebnis oder handelt es sich um ein blutiges Aspirat, so sollte der Zystenbalg operativ entfernt werden. Auch Zysten, die mehr als 2mal nachgelaufen sind, sollten exstirpiert werden. Zysten mit sonographisch nachweisbaren echten Binnenstrukturen sollten primär operativ entfernt werden, da eine Punktion unter Umständen dem Operateur beim Auffinden des Zystenbalgs unnötige Probleme schafft, während sich die intakte Zyste einfacher darstellen und entfernen läßt.

Die Frage, ab welcher Größe Mammazysten überhaupt punktiert werden sollten, läßt sich pauschal nicht beantworten. Eine solitäre Zyste wird man beispielsweise bereitwillig ab einem Durchmesser von 1 cm aufwärts punktieren, während man sich bei einer Mamma mit multiplen Zysten eher auf die größeren Zysten oder die besonders druckdolenten beschränken wird. – Bei kleinen Zysten von 0,5 – 1 cm Durchmesser kann es sowohl technisch schwierig werden, die Zysten auf Anhieb zu treffen, als auch differentialdiagnostisch, sie von kleinen soliden Prozessen zu unterscheiden, gerade wenn sich weder ein palpatorisches noch ein mammographisches Korrelat finden läßt. In diesen Fällen bleibt häufig nur die kurzfristige sonographische Kontrolle als ultima ratio.

Da Zysten in der Regel gut gegen das angrenzende Gewebe verschoben werden können, werden sie gelegentlich bei einer Punktion verfehlt, und es entsteht der falsche Eindruck, es handele sich vielleicht doch um einen soliden Tumor. Es empfiehlt sich daher, gerade auch nichtpalpable Zysten (Abb. 15.4a) vor der Punktion unter Ultraschallsicht mit 2 Fingern zu fixieren (Abb. 15.4b). Die Nadel mit dem ersten Einstich korrekt im Zystenlumen zu plazieren (Abb. 15.4c) gelingt so in der Regel problemlos.

Die der sonographisch gesteuerten Zystenpunktion und Luftfüllung angeschlossene Pneumozysto-

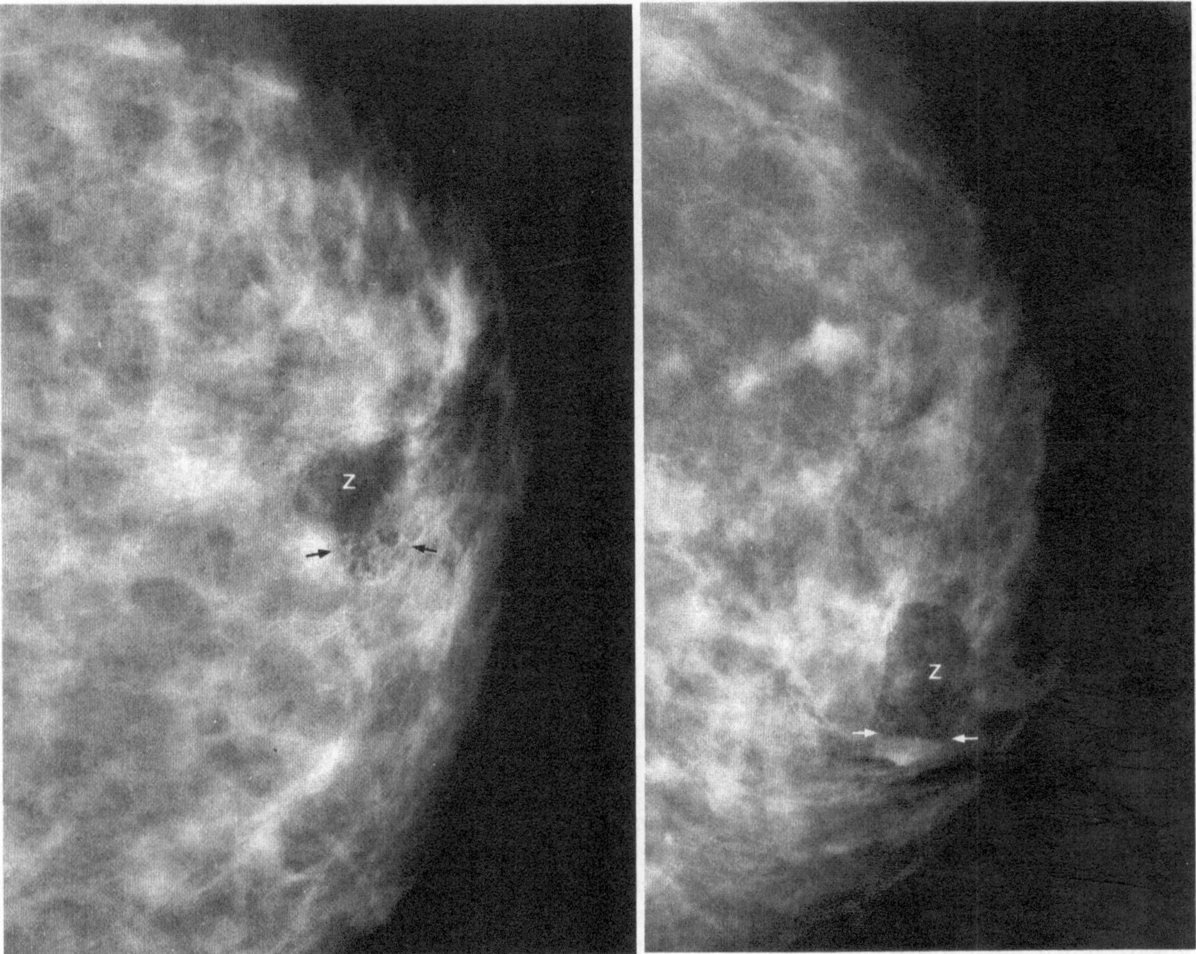

graphie ist stets sinnvoll. Auch wenn die Zyste vor der Punktion sonographisch völlig unauffällig war (Abb. 15.4a) und der vollständige Entleerungszustand am Ende der Punktion sonographisch dokumentiert wurde, können sich – besonders bei sehr zähem Zystensekret – durchaus pneumozystographisch noch Schaumbläschenbilder oder kleine Spiegel zeigen (Abb. 15.4d, e), die dann ein potentielles Nachlaufen unter einem weniger verdächtigen Aspekt erscheinen lassen. Der Wert des Fenstereffekts, der schon Erwähnung fand, rechtfertigt bei bekannten Zystenpatientinnen oder bei klinischem Verdacht auf das Vorliegen einer Zyste in jedem Fall den primären Einsatz der Sonographie und den Verzicht auf Nativmammogramme zugunsten der Pneumozystogramme!

Nach einer Zystenpunktion mit unauffälliger Pneumozystographie und einem zytologischen Auswertungsergebnis des Aspirats entsprechend Pap I/II kann – bei bekannter Zystenanamnese – die nächste Kontrollsonographie nach 6 Monaten anberaumt werden. Handelt es sich um die erste Zystenpunktion bei einer Patientin oder um unvollständig entleerte Zysten, so sollte bereits nach 2–3 Monaten kontrolliert werden, da sich nach etwa 2 Monaten 80% der punktierten Zysten vollständig zurückgebildet haben (Barth 1977). Bei auffälliger Pneumozystographie, blutigem Aspirat ohne iatrogene Ursache oder einem zytologischen Ergebnis entsprechend Pap III, IV oder V sollte die operative Entfernung durchgeführt werden. Es ist stets zu beachten, daß Zystenpatientinnen ein Risikokollektiv darstellen, bei dem es ein 2- bis 3fach erhöhtes Brustkrebsrisiko zu berücksichtigen gilt (Fournier 1989). Auch wenn die Mastopathie selbst ein Karzinomrisiko darstellt, ist der psychologische Effekt beim Diagnostiker nicht minder zu beachten. Zu leicht geht man bei altbekannten Zystenpatientinnen davon aus, es könne sich auch im weiteren Verlauf immer wieder nur um Zysten handeln, was die Aufmerksamkeit anderen Befunden gegenüber mitunter sehr beeinträchtigen kann!

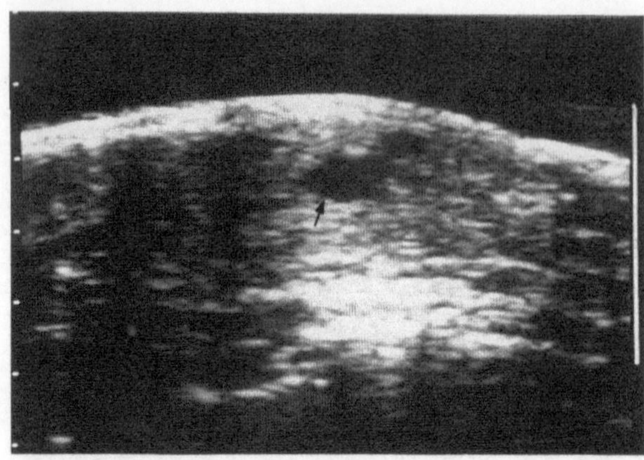

Abb. 15.5. Infizierte juvenile Zyste (→)

Juvenile Mammazysten

Eine Sonderform der Mammazysten stellen die meist in der Pubertät klinisch manifest werdenden „juvenilen Zysten“ dar, Aufweitungen aberrierender Milchgänge, die keinen Anschluß an das allgemeine Milchgangssystem der Brustdrüse besitzen. Das Erkrankungsbild ist sehr typisch, da diese Zysten neben ihrem entwicklungsbedingten Auftreten in einem sonst für Zysten ungewöhnlichen Alterskollektiv auch noch durch ihre Neigung zu entzündlichen Einschmelzungen auffallen (Abb. 15.5).

Auf das sonographische Erscheinungsbild von gutartigen soliden Mammatumoren und Mammakarzinomen soll hier nicht näher eingegangen werden, zumal auf diesem Sektor ausreichend einschlägige Literatur zur Verfügung steht (s. Hackelöer et al. 1989).

15.3 Laktation

Prinzipiell mit den bei der Mastopathie auftretenden sonographischen Bildern vergleichbare Befunde können erhoben werden, wenn sich die weibliche Brust im Zustand der Laktation befindet. Auch hier treffen wir auf das beschriebene „duktale Muster“. Diesmal aber reiht sich im gesamten Drüsenkörper eine Milchgangsstruktur an die andere. Es entsteht ein eher homogenes Bild (Abb. 15.6a), das die sonst so inhomogene Strukturierung von Drüsen-, Binde- und Fettgewebe weitgehend vermissen läßt und sich nach dem Stillen je nach Entleerungszustand eher fleckig verdichtet (Abb. 15.6b). Im Falle eines Milchstaus können sich die Milchgänge massiv erweitern (Abb. 15.7a) oder sogar Galaktozelen (Milchzysten) entstehen (Abb. 15.7b). Die Mammasonographie ist somit im Wochenbett bei entsprechenden Beschwerdebildern die diagnostische Methode der Wahl. Klinisch wie mammographisch sind die laktierenden Drüsenkörper für eine suffiziente Beurteilung in der Regel zu dicht. Milchstaubilder oder der Verdacht auf eine abszedierende Mastitis puerperalis sind somit nur sonographisch ausreichend erfaßbar.

Abb. 15.6a, b. Mamma lactans. a Vor dem Stillen homogener Drüsenkörper (*D*), b nach dem Stillen fleckig verdichtet (→)

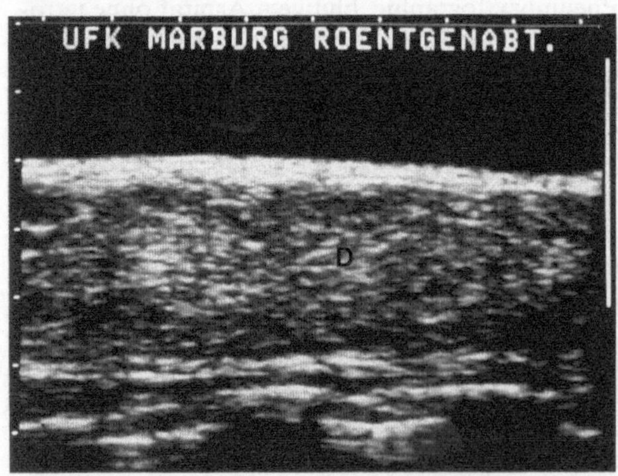

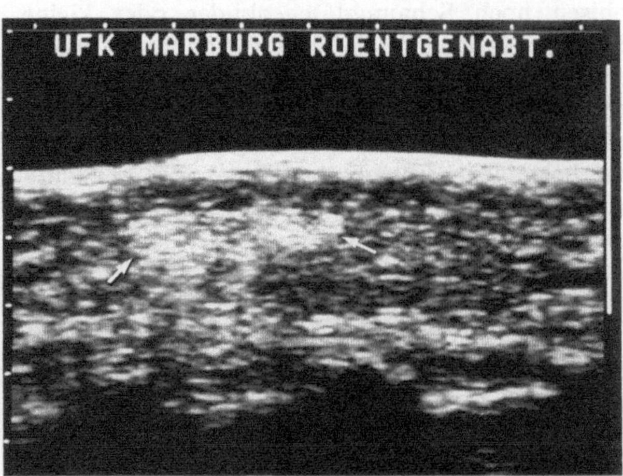

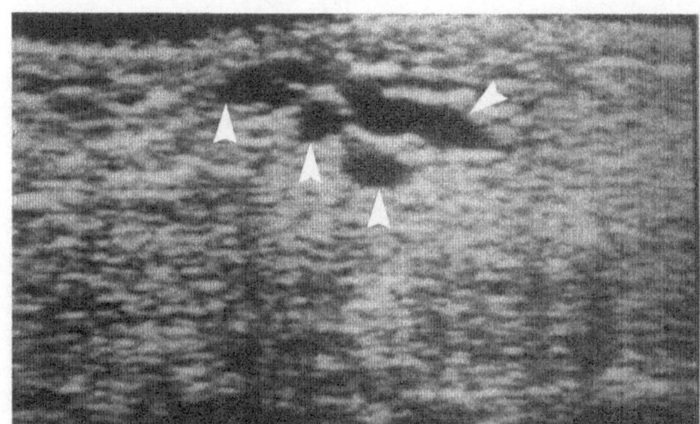

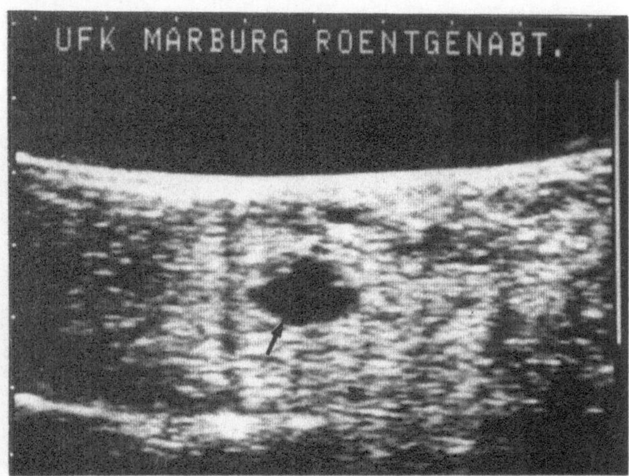

Abb. 15.7. **a** Milchstau. Deutlich erweiterte Milchgänge (➤); **b** Galaktozele (→)

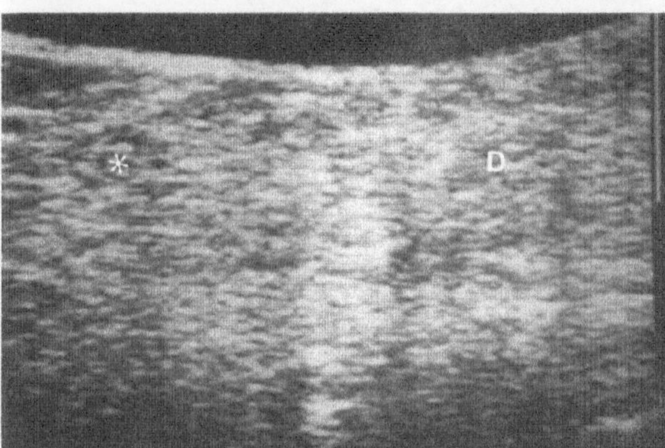

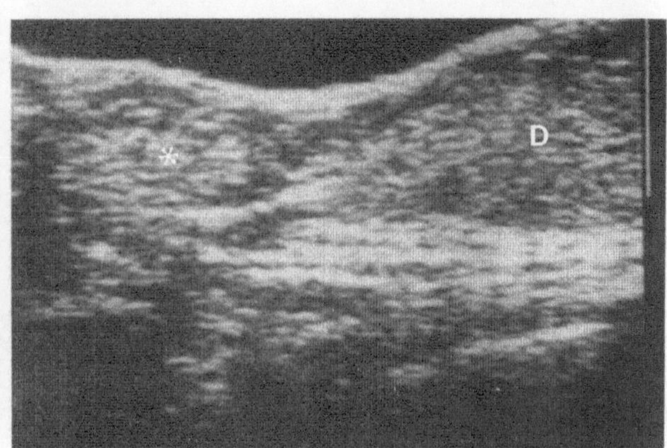

Abb. 15.8. **a** Axillares Drüsengewebe (*) mit direktem Kontakt zum Hauptdrüsenkörper (*D*); **b** axillar versprengtes Drüsengewebe ohne Kontinuität zum Hauptdrüsenkörper (*D*)

Eine weitere gute Entscheidungshilfe bietet der Ultraschall bei der Beurteilung von axillar ektopem Drüsengewebe in der Laktationsphase, wenn die Notwendigkeit des sekundären Abstillens diskutiert werden muß. Zeigt sich ein kontinuierliches Übergehen des Drüsenkörpers in den axillaren Fortsatz mit mäßigen Milchgangserweiterungen, so kann unter Anleitung zum Ausstreichen der entsprechenden Partien weiter gestillt werden (Abb. 15.8a). Läßt sich eine solche Kontinuität allerdings nicht nachweisen (Abb. 15.8b), so muß bei entsprechender Symptomatik doch abgestillt werden. Palpation und Sonographie sollten sich dabei – wie so oft – in bewährter Weise ergänzen!

Literatur

Barth V (1977) Atlas der Brustdrüsenerkrankungen. Enke, Stuttgart

Fournier D von, Junkermann H, Krapfl E, Anton HW, Stolz W, Heep J (1989) Überblick über Therapieformen gutartiger Brusterkrankungen. Gynäkologe 22:246–254

Hackelöer BJ, Duda V, Lauth G (1989) Ultrasound mammography. Springer, New York Berlin Heidelberg London Paris Tokyo

Ludwikowksi B (1991) Die Rolle der Sonographie bei der Führung von Feinnadelpunktionen bei zystischen und soliden Mammaveränderungen in Austestung gegen röntgenmammographisch kontrollierte Punktionen. Inaugural-Dissertation, Marburg

Sonographisch geführte Mammapunktionen (unveröffentlichte Ergebnisse)

Schindler AE (1988) Gutartige Brusterkrankungen durchaus rückbildungsfähig. Gyne Extra 9:69–75

Vorherr H (1988) Gutartige Brustveränderungen – Was ist in praxi zu tun? In: Beller FK, Graeff H, Seitzer D (Hrsg) Gegensätzliche Auffassungen in der Geburtshilfe und Gynäkologie. H.U.F.-Verlag, Mülheim

Abb. 15.5 a. [illegible] (a+b), [illegible]

Abb. 15.6 a. [illegible] Drüsengewebe (a) mit direktem Kontakt zum Mamillenzentrum (2). b [illegible] Drüsengewebe ohne Kontinuität zum Mamillenzentrum (1)

Eine weitere gute Entscheidungshilfe bietet der Ultraschall bei der Beurteilung von axillär ektopem Drüsengewebe in der Laktationsphase, wenn die Notwendigkeit des [illegible] Abstillens diskutiert werden muß. Zeigt sich ein kontinuierliches Übergehen des Drüsenkörpers in den axillären Fortsatz mit [illegible] Milchgangserweiterungen, so kann eine Anleitung zum Ausstreichen der entsprechenden Partien weiter gestellt werden (Abb. 15.6 a). Läßt sich eine solche Kontinuität allerdings nicht nachweisen (Abb. 15.6 b), so muß bei entsprechender Symptomatik doch abgestillt werden. Palpation und Sonographie sollten sich dabei – wie so oft – in bewährter Weise ergänzen.

Literatur

Barth V (1979) Atlas der Brustdrüsenerkrankungen. Enke, Stuttgart

[illegible] D von, Jellinghaus H, [illegible], Anton HW, [illegible] (198[illegible]) Über [illegible] Drüsenformen [illegible]. Gynäkologe 22:[illegible]–236

[illegible] B, Dudy V, [illegible] (1989) Ultraschall [illegible]. New York Berlin Heidelberg London Paris Tokyo

[illegible] (199[illegible]) Die Rolle der Sonographie bei der Führung von [illegible] bei stillenden Müttern [illegible]. [illegible], Marburg

[illegible] (unveröffentlicht)

[illegible] AH (1983) [illegible]. Gynäkologe [illegible]

[illegible] (1988) [illegible] In: [illegible] (Hrsg) [illegible] Aufgaben in der Geburtshilfe und Gynäkologie. [illegible]

16 Andrologische inguinoskrotale Ultraschalluntersuchung

H. Bartels

16.1 Vorbemerkungen

Die Ultraschalldiagnostik wird in der gynäkologischen Fertilitätssprechstunde – wie in anderen medizinischen Disziplinen – als „verlängerter Arm" des Untersuchers angesehen und so praktiziert. Vielfach bedeutet Basisfertilitätsdiagnostik jedoch Miteinbeziehung des Partners, d. h. im speziellen Fall der weiblichen Fertilität also auch des Mannes. Dafür können allgemeine Kenntnisse der andrologischen Sonographie hilfreich und wertvoll sein, um die weitere Diagnostik einzugrenzen bzw. entscheidend zu bahnen. Entsprechend ist dieser Beitrag der andrologischen Sonographie angelegt, wie es auch dem Konzept dieses Buches entspricht.

16.1.1 Abgrenzung

Nicht zur Basisdiagnostik gehört die spezielle endosonographische Untersuchung der Samenblasen und der Prostata – z. B. beim Verdacht einer mangelhaften Sekretionsleistung dieser Drüsen. Die Gründe dafür nämlich können so vielfältig und die sonographische Interpretation kann so differenziert sein, daß für derartige Fragestellungen ein spezielles uro-andrologisches Konsil eingeholt werden wird. Dabei ist neben der Klinik des Patienten die Morphologie bildgebender Verfahren in gleicher Weise zu berücksichtigen wie der infektiologische und immunologische Befund.

Gleiches, nämlich Hinzuziehung eines Andrologen oder Urologen mit entprechendem Schwerpunkt, gilt, wenn Anamnese und körperliche Untersuchung des Mannes Hinweise auf eine ejakulatorische oder eine erektile Dysfunktion ergeben sollten. Letztere nämlich ist u. a. zunächst Domäne der Dopplersonographie mit schneller und sicherer Beurteilbarkeit der Durchblutungsverhältnisse des Penis, vor allem bei Einsatz der Pharmakodiagnostik (Prostaglandin E, Papaverin). Danach kann die Kavernosographie und Kavernosometrie zum Nachweis venöser Lecks, anderer Schwellkörperanomalien und evtl. Plaques bei vermuteter Induratio penis plastica (I. p. p.) zum Einsatz kommen. Diese technischen, aber mit großem Einfühlungsvermögen durchzuführenden – auch invasiven – Maßnahmen überschreiten den Rahmen der Basisuntersuchung; jedoch ist die eventuelle Indikation dazu durch sorgfältige Anamnese und körperliche Untersuchung schon beim ersten Kontakt mit dem Patientenpaar zu stellen.

16.1.2 Voraussetzungen, Patientenvorbereitung

Wie bei jeder anderen US-Untersuchung müssen gerade auch bei der Frage der männlichen Fertilität die Anamnese und klinische Untersuchung Voraussetzung sein. Es ist fast trivial zu bemerken, daß Zeit und Behutsamkeit, Takt und Rücksicht für diesen überaus sensiblen Bereich des Patienten unerläßlich sind; muß er sich dabei doch innerlich und äußerlich entblößen, mit Aufgabe seiner Anonymität im Intimbereich. Der Arzt und seine Umgebung haben die Voraussetzungen zu erfüllen, damit die Konsultation so ergiebig wie möglich sein kann.

Anamnese

Möglichst wenig auffällig für den Patienten wird sich die Erhebung der Anamnese an einer Art Checkliste orientieren, etwa wie in den Tabellen 16.1 – 16.5 angegeben.

Jede Frage kann einen Hinweis zur Kausalgenese einer Infertilität geben, selbst wenn sie dem Patienten ersichtlich unwichtig erscheinen mag. Frühere Epididymitiden z. B. – meist Chlamydien- oder E.-coli-bedingt – können gänzlich vergessen und doch schnell eruierbare Ursache einer eventuellen Oligozoo- oder gar Azoospermie sein.

Klinische Untersuchung

Die nachfolgende klinische Untersuchung kann schon die Anamnese mit einbeziehen. Sie wird allgemein den Gesamthabitus (Gewicht, Fett-Muskel-Verteilung), den Behaarungstyp, die Schilddrüsenregion, die Brustregion (Lipomastie oder echte Gynäkomastie), die Blutdruckwerte und vor allem

Tabelle 16.1. Familienanamnese

1. Stoffwechselerkrankungen
2. Endokrine Erkrankungen
3. Neurologische Erkrankungen
4. Erb- oder chromosomale Erkrankungen (z. B. Zystennieren)
5. Kinderzahl der Geschwister
6. Geschwisterzahl der Eltern

Tabelle 16.2. Eigene Erkrankungen

1. Infektionskrankheiten, z. B. Neigung zu Urethritiden, Prostatitiden, Epididymitiden, Harnwegsinfekten, Mumps, Tbc
2. Venerische Erkrankungen
3. Neurologische Erkrankungen (Rückenmark-, Bandscheibenerkrankungen, Neuropathien, multiple Sklerose)
4. Gefäßerkrankungen, Hypertonie
5. Stoffwechselerkrankungen
6. Endokrine Erkrankungen (Diabetes, Schilddrüse, Nebennieren)

Tabelle 16.3. Soziale Anamnese

1. Rauch- und Trinkgewohnheiten
2. Beruf (früher, jetzt, Streß, Hitze, sitzend, stehend)
3. Frühere Partnerschaften
4. Allgemeine und spezielle sexuelle Gewohnheiten
5. Sport (Art, Intensität)

Tabelle 16.4. Operationen oder instrumentelle Eingriffe

1. Leistenhoden
2. Leistenbruch (direkt/indirekt)
3. Hydrozele
4. Funikulozele
5. Varikozele
6. Hodentorsion
7. Hodentumor
8. Katheterisierungen
9. Röntgenuntersuchungen der Urogenitalorgane
10. Zystoskopien
11. Tiefe Harnleitersteinoperationen
12. Gefäßoperationen

Tabelle 16.5. Traumen des Urogenitalbereichs

1. Akut, evtl. mit Hämatozele (Quetschung, Kompression)
2. Chronisch-larviert (exzessives Radfahren, Reiten, Leistungssport)
3. Röntgenstrahleneinwirkung
4. Hitzeeinwirkung

Narben im Unterbauch- und Inguino-genitalbereich zu beachten haben. Speziell wird nach Hautaffektionen im urogenito-perinealen Bereich, enger Vorhaut, meatus urethrae-Dislokation, Plaques im Schwellkörperverlauf (I. p. p.) zu sehen und zu tasten sein. In den Leistenregionen wird man größere Lymphdrüsen, Veränderungen des äußeren Leistenrings beim Anspannen der Bauchpresse, den Samenleiterverlauf (derb, zart oder perlschnurartig) sowie den Plexus pampiniformis (Valsalva-Manöver im Stehen) registrieren. Wichtig ist weiterhin der Palpationsbefund der individuell unterschiedlich, aber immer empfindlichen Skrotalinhalte. Die Größe der Hoden kann mit einem Orchidometer verglichen werden (Normalwerte der Hodenvolumina jederseits 12–20 ml); die Konsistenz soll elastisch-teigig, fast daumenballenartig sein. Der normale Nebenhoden läßt sich nicht immer unmittelbar und sicher abgrenzen, was auch nicht erzwungen werden soll. Wichtig dagegen ist der Ausschluß einer Vergrößerung oder Induration des Nebenhodens. Zum Schluß der klinischen Untersuchung wird man die Dammregion ansehen und abtasten (Knie-Ellenbogen-Lage) und schließlich die digitorektale Untersuchung der Prostata mit oder auch ohne Prüfung des Bulbokavernosusreflexes vornehmen. Durch die Aufforderung, wie zum Stuhlgang zu drücken, öffnet sich der Sphincter ani; so wird das Einführen des gleitfähig gemachten, behandschuhten Fingers weniger unangenehm, wenn sicher keine Analfissur vorliegt. Die digitorektale Untersuchung kann, falls indiziert, zur gleichzeitigen Gewinnung von Prostataexprimat genutzt werden.

Erst nach solcher Vorbereitung sind die Voraussetzungen erfüllt für eine aussagefähige andrologische Basissonographie im Sinne des „verlängerten Armes“ des Untersuchers.

16.2 Technik

Die so wertvolle Eigenschaft der US-Technik, parenchymatöse Organe ohne jedes Hilfsmittel in beliebigen Schnittebenen abbilden zu können, prädestiniert die Skrotalinhalte geradezu für die Sonographie, sind sie doch durch ihre Lage besonders leicht ohne störende Zwischenschichten der Schallapplikation zugänglich. Es gibt kein vergleichbares technisches Verfahren für diese Anwendung, das so viele Vorteile in sich vereint.

Fast alle herkömmlichen B-Bild-US-Geräte ermöglichen auch die sonographische Untersuchung der Leisten und Skrotalinhalte. Normale 5-MHz-Schallköpfe mit einer Vorlaufstrecke (z. B. Proxonkissen) eignen sich am besten für die praxisrelevante Basisuntersuchung. Manche Geräte lassen sich auf 6 MHz umstellen, was gelegentlich durch eine etwas höhere Auflösung die Information verbessern kann. Small-part-Schallköpfe mit 7,5 MHz

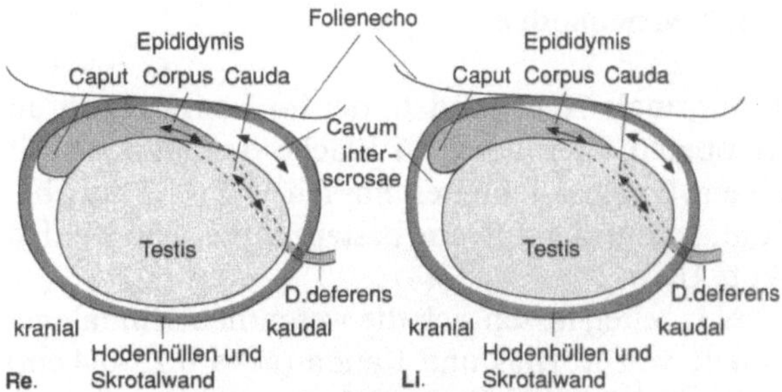

Abb. 16.1. Beispiel einer Handskizze. Der Skrotalinhalt wird so gehalten, daß kranial links und kaudal rechts zur Darstellung kommt. Der Nebenhoden verläuft normal von kraniolateral nach dorsokaudal, so daß der gesamte Nebenhoden fast nie in einer Ebene erkennbar wird

oder gar 10 MHz, können direkt aufgesetzt werden und die Detailauflösung noch weiter erhöhen. Die berührungslose skrotale Sonographie in der Wasserbox als Vorlauf hat den gravierenden Nachteil, daß palpierte fragliche Auffälligkeiten nicht ins Schnittbild manipuliert werden können. Deswegen wird diese elegante Applikationstechnik, die ursprünglich für die berührungsfreie Diagnostik bei Hodentumorverdacht zur Vermeidung manueller Tumorzellverschleppung entwickelt wurde, kaum noch genutzt. Bei Verwendung einer Vorlaufstrecke wird zusätzlich zum Hautkontakt Gel zwischen Schallkopf und Vorlauf eingegeben.

Zur Untersuchung sitzt der Arzt dem liegenden Patienten rechtsseitig gegenüber, mit jederzeit möglichem Blickkontakt. Wenn die rechte Hand den Schallkopf führt, kann die linke das Skrotum anheben und den zu untersuchenden Teil locker fixieren. So wird zunächst der rechte und danach der linke Skrotalinhalt in verschiedenen Ebenen durchgemustert, wobei jede tast- oder sichtbare Auffälligkeit manuell bestmöglich ins Schnittbild gebracht und dokumentiert wird. Zusätzlich zum fotografierten Monitorbild gehört eine Markierung in eine einfache Handskizze (Abb. 16.1) und schließlich eine kurze Befundbeschreibung.

Eine Handskizze ist deswegen wichtig, weil es noch keine verbindliche Vereinbarung der Bildanordnung gibt. Meistens aber ist linksseitig auf dem Bild der obere und entsprechend rechts der untere Hodenpol dargestellt, also die elipsoide Längsachse um etwa 90° gedreht. Nur selten wird es sinnvoll sein, einen höherfrequenten Schallkopf einzusetzen, weil eine geringfügig verbesserte Detailerkennbarkeit nur für bestimmte Fragestellungen wichtig sein kann, oft aber eher verwirrt, d. h. die Interpretation spekulativer machen kann.

16.3 Der normale Skrotalinhalt im sonographischen Bild

Auch bei unauffälliger Palpation des Skrotalinhaltes ist dessen bildliche sonographische Dokumentation für den Patienten, die Partnerin und auch den Arzt überzeugender und beruhigender als eine lediglich verbale Befundaussage eines noch so erfahrenen Untersuchers. Außerdem kann ein aktueller Normalbefund bei späteren Untersuchungen für einen Vergleich wichtig werden.

16.3.1 Skrotalwand

Die einzelnen Schichten der Skrotalwand, nämlich die Haut und die Tunica dartos sowie die Hodenhüllen – Peri- und Epiorchium und ebenso die Tunica albuginea – sind ohne interlaminäre Flüssigkeit im einzelnen nicht differenzierbar, sondern in einem kompakten Echosaum enthalten.

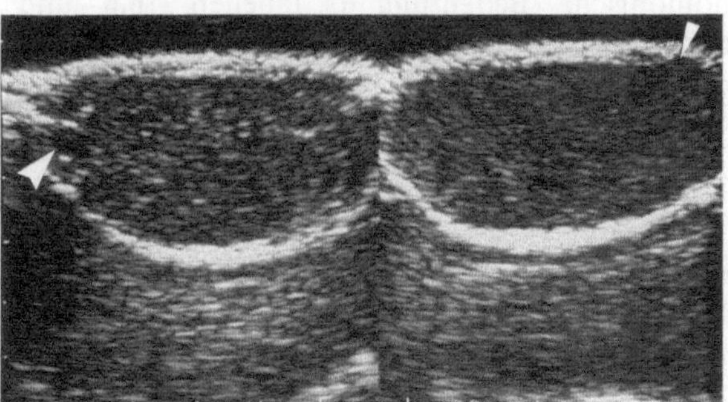

a

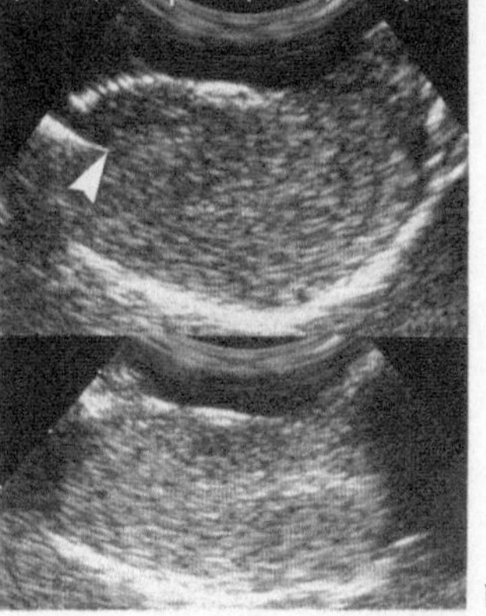

b

Abb. 16.2 a, b. Normale Hoden bds., Längsschnittbilder. **a** 5 MHz, **b** 7,5 MHz. Die Hodenhüllen sind im kompakten ovalären Echosaum enthalten und nicht differenzierbar. Im Nebenhodenkopf der rechten Seite, der dem oberen Hodenpol ohne erkennbare Grenzschicht aufliegt, erkennt man eine kleine Zyste (➤). Das homogene Strukturmuster der Hoden entspricht dem eines parenchymatösen Organs mit läppchenartigem Aufbau. Im kaudalen Anteil der Kapsel des linken Hodens Echoschwingen (➤) (s. auch Abb. 16.6 b)

16.3.2 Hoden

Das Hodenparenchym setzt sich mit geringerer Echostruktur regelmäßig gut vom Hüllenmantel ab (Abb. 16.2). Es ist in allen Ebenen überaus homogen. Septen können die lobuläre Kompartimentierung erkennen lassen. Sehr feine Aussparungen im Parenchym korrelieren mit Venenlumina und evtl. Tubulusretentionen. Fibrotische Innenanlagerungen der Tunica albuginea können sog. Echoschwingen (s. Abb. 16.2) verursachen, die ihrerseits infolge verminderter Schalltransparenz Aussparungen oder Erweichungen im Hodenparenchym vortäuschen können. Der Hoden selbst kann sonographisch volumetriert werden, jedoch ist der abschätzende Vergleich mit dem Orchidometer meistens nicht ungenauer, weswegen die Manipulation des empfindlichen Hodens unter dem Schallkopf nicht unnötig verlängert werden wird. Die Hodengröße variiert individuell erheblich, jedoch haben nur die Extreme und Seitendifferenzen meistens eine pathognomonische Bedeutung (s. Tabellen 16.6 und 16.7).

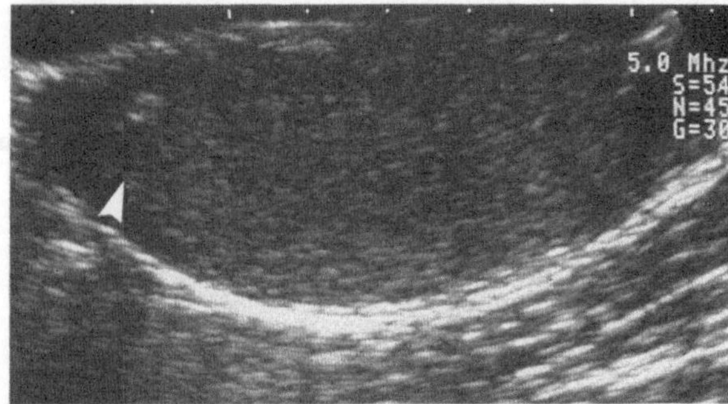

a

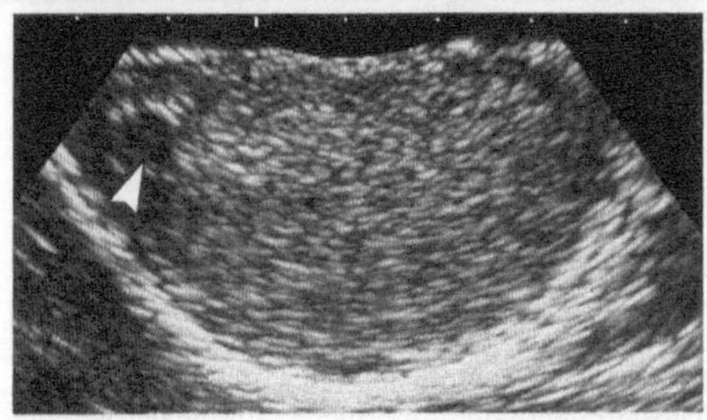
b

Abb. 16.3 a, b. Der Nebenhoden (NH) kann wegen seiner dorsolateralen Lage und des schrägen Verlaufs nicht in toto dargestellt werden. Das sonographische Strukturmuster des normalen NH unterscheidet sich kaum vom Hodenparenchym. Hier lassen kleine zystische Veränderungen den NH-Kopf vom oberen Hodenpol abgrenzen (➤). **a** 5 MHz, **b** 7,5 MHz, Längsschnittbilder

16.3.3 Nebenhoden

Der normale Nebenhoden, der im Längsschnitt an der oberen laterodorsalen Fläche des Hodens mit seinem Caput als breitestem Teil (1,2 – 1,5 cm) beginnt, kann hier oft am besten dargestellt werden (Abb. 16.3).

Nur selten lassen sich die wesentlich schmaleren Anteile von Korpus und Kauda (etwa 0,2 – 0,4 cm) in die gleiche Schnittebene bringen; sonst immer nur anteilsweise im Verlauf der laterodorsalen Hodenfläche. Die Darstellung und Abgrenzung des nicht vergrößerten Nebenhodens ist deswegen schwierig, weil die Grenzflächen ineinander überzugehen scheinen, da bei fehlender Interposition kein wesentlicher Impedanzunterschied besteht. Gleich wie, veränderte Nebenhoden lassen sich immer gut darstellen! Die Samenstranggebilde sind im Normalfall sonographisch unergiebig.

16.4 Der palpatorisch auffällige Skrotalinhalt im sonographischen Bild

Die besondere Bedeutung der Skrotalsonographie ergibt sich aus der Möglichkeit, vom Patienten selbst oder vom Untersucher ertastete Auffälligkeiten zu objektivieren und zu identifizieren, wobei häufig der sonographische Befund im Kontext mit anderen das ausschlaggebende Kriterium für die Diagnose sein kann.

16.4.1 Hydrozele

Die nichtgekammerte Hydrozele verbessert die Darstellbarkeit des Hodens durch eine zusätzliche liquide Vorlaufstrecke (Abb. 16.4 a).

Die prallelastische Hydrozele kann einfacher diaphanoskopisch diagnostiziert werden, jedoch verhindert das „Wasserkissen“ oft die sichere Palpation des Hodens selbst. Deswegen kann bei positiver Diaphanoskopie eine Veränderung von Hoden und Nebenhoden nur sonographisch ausgeschlossen werden, was nötig ist, weil eine auch blande Hydrozele durchaus symptomatisch sein kann (morphologische Anomalie, schwelende Entzündung, scheinbares Bagatelltrauma, Hodentumor). Die gekammerte Hydrozele (Abb. 16.4 b, c), entsprechend abgegrenzten multilokulären Flüssigkeitsansammlungen, weist auf eine stattgehabte oder noch schwelende Entzündung oder auch auf eine frühere Blutung hin.

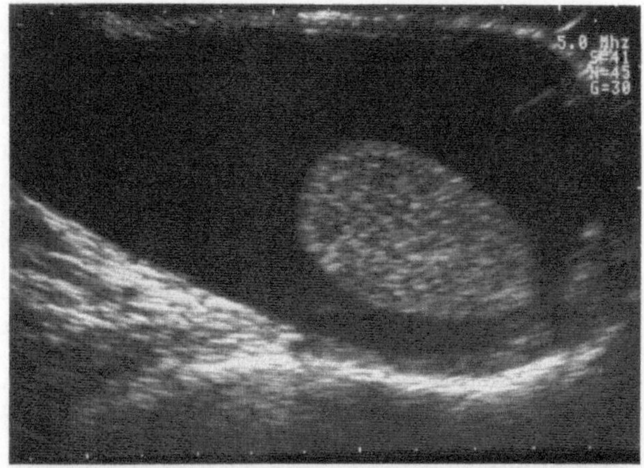

a

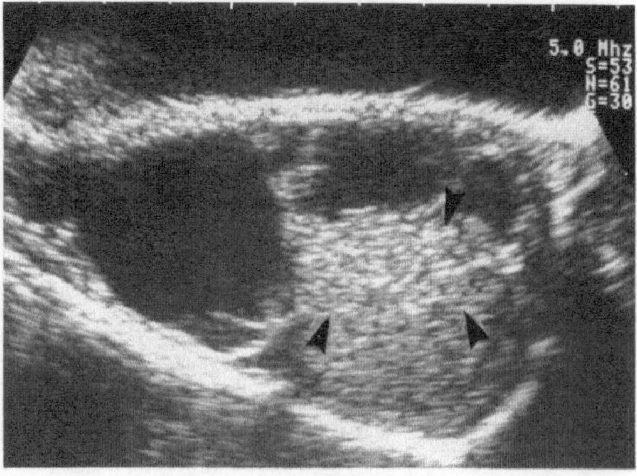

b

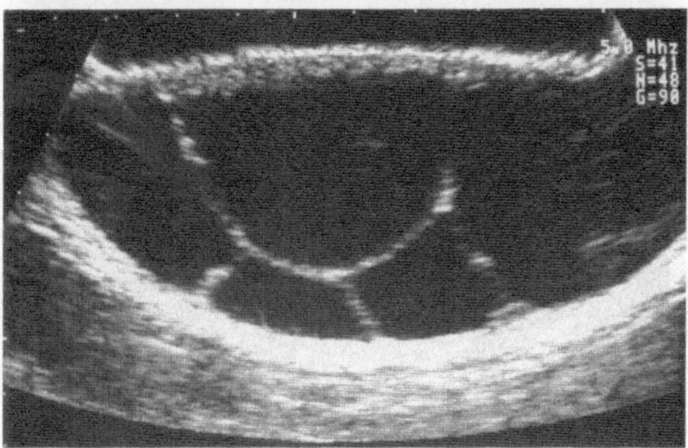

c

Abb. 16.4. **a** Hydrozele einkammrig und **b, c** gekammert. **a** Eine große Flüssigkeitsmenge befindet sich zwischen Epi- und Periorchium. Epiorchium und Tunica albuginea sind nicht als Grenzschicht zu differenzieren. Der peripher begrenzende Echosaum enthält das Periorchium und die Tunica dartos, die Skrotalhaut und das Folienecho des Schallkopfes, **b** Die gekammerte Hydrozele ist oft Ausdruck einer früher abgelaufenen intraskrotalen Entzündung, meist einer Epididymitis. Der echoreiche NH (➤) und die 3 Kammern drängen den Hoden selbst ganz an den Rand. **c** Wabenartig gekammerte ältere Hydrozele. Die Echostrukturen in den Waben sind Artefakte. Der Hoden selbst liegt nicht in dieser Schnittebene

16.4.2 Hodenhüllen

Die kompakte intraskrotale Masse ohne jede palpatorische Differenzierbarkeit ist eine besondere Domäne der Sonographie. Wenn es sich nicht um einen großen soliden Hodentumor handelt, sind großflächige, schwammig-ödematöse bis fibrotisch-derbe kompakte Hodenhüllen für solche nicht durchtastbaren und auch nicht diaphanoskopierbaren Konglomerate verantwortlich (Abb. 16.5).

Regelmäßig findet man bei solcher Veränderung der Hodenhüllen Flüssigkeitsansammlungen infolge reizbedingter Trans- oder Exsudation. Immer kann sonographisch bei derartigen Konglomeraten der Hoden oder Nebenhoden abgegrenzt und so – was besonders wichtig ist – zwischen testikulärer und extratestikulärer Ursache unterschieden werden (Abb. 16.6).

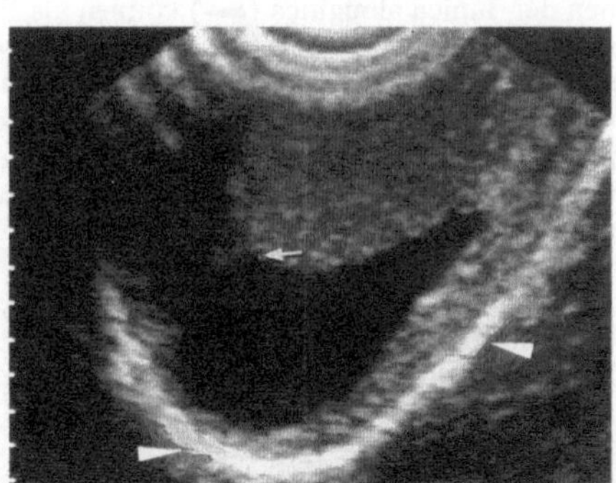

a

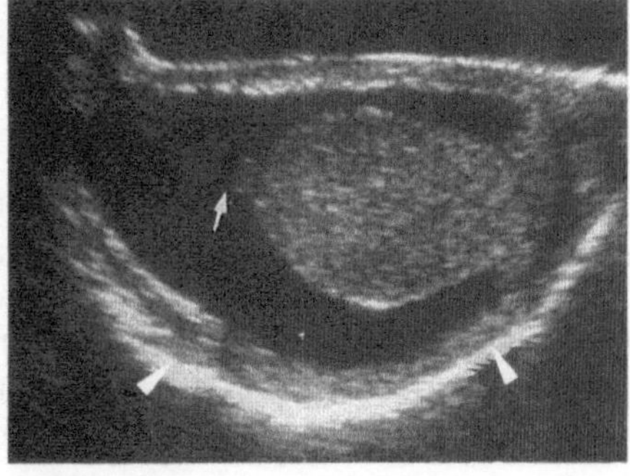

b

Abb. 16.5 a, b. Derbes Skrotalkonglomerat als Folge fibrotisch umgewandelter Hodenhüllen (➤), meist postentzündlich bedingt. Die Schichten der Skrotalwand und Hodenhüllen lassen sich nicht differenzieren. Wichtigste, nur sonographisch erhältliche Information: Normale Hoden. Die → zeigen auf gestielte indurierte Hydatiden, die nur bei ihrer Torsion, meist im Kindesalter, Krankheitswert bekommen ►

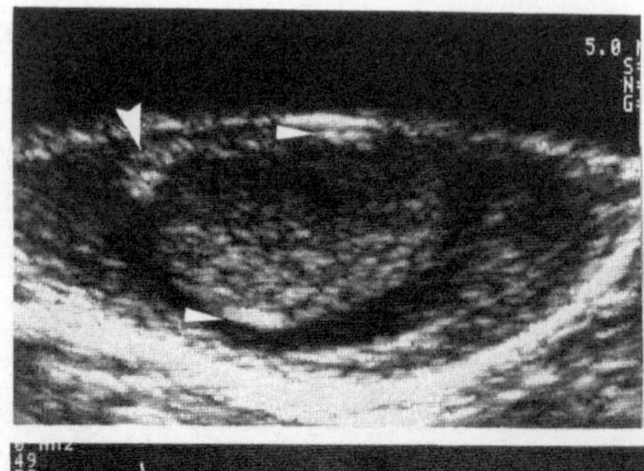

a

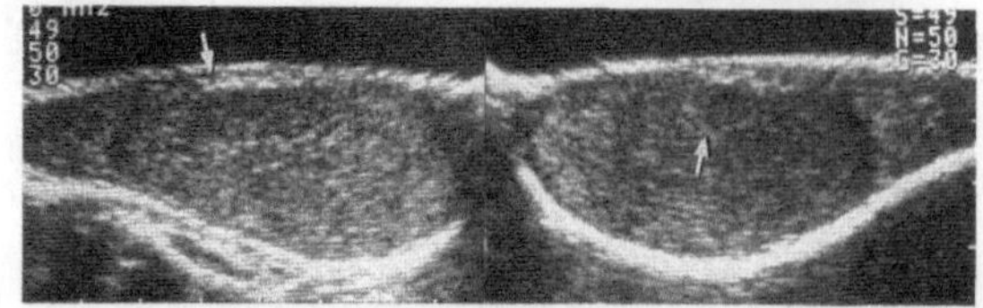

b

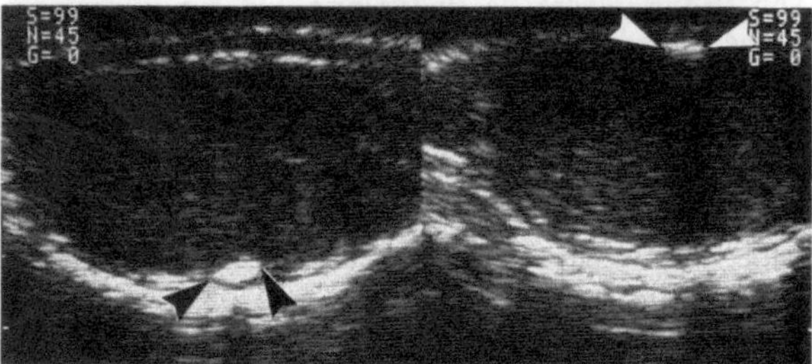

c

Abb. 16.6. a Ödematöse Hodenhüllen als Folge einer zurückliegenden traumatischen oder nicht sicher zu klärenden Irritation. Sie entsprechen palpatorisch einer leicht teigig-ödematösen Masse des vergrößerten Skrotums ohne wesentliche Schmerzempfindung. Der Hoden selbst ist durch einen schmalen Flüssigkeitsmantel von den Hüllen separiert. Der echoreichere NH-Kopf (➤) entspricht einer älteren postentzündlichen Induration. Auch die dichten Echoformationen der Tunica albuginea (▬►) können als Entzündungsfolge interpretiert werden. **b** Sog. Schwingen (→) sind schalenartige fibrotische Verdickungen der Tunica albuginea des Hodens. Sie bedingen durch Verminderung der Schalltransparenz echoärmere Aussparungen, die nicht mit einer Parenchympathologie (Tumor, fokale Entzündung) verwechselt werden dürfen. **c** Fokale, derb-fibrotische Verdickung der Tunica albuginea mit fast steinähnlichem Aussehen (➤), mit breitem Auslöschungsphänomen. *Links:* SK-Applikation von ventral, *rechts:* von dorsal. Palpatorisch sind solche letztlich harmlosen Indurationen nicht von Tumoren (z. B. Spitze des Eisbergs eines Hodentumors) zu unterscheiden

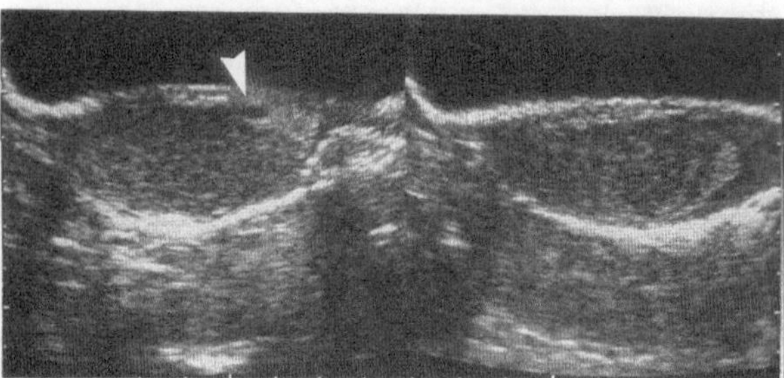

Abb. 16.7. Embryonale Residuen sind Ursache kleiner, oft palpatorisch derber, auch schmerzempfindlicher Erhabenheiten (➤) auf der Tunica albuginea des Hodens. Nur nach derartiger sonographischer Identifizierung können diese Veränderungen als harmlos und ohne Krankheitswert eingestuft werden

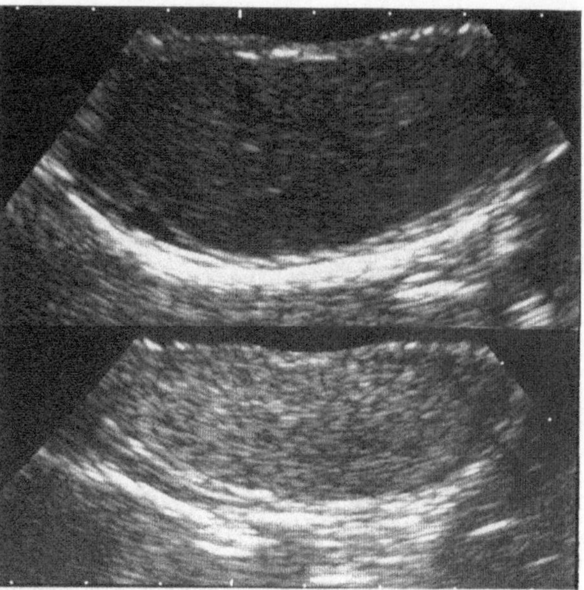

Abb. 16.8. Akute Orchitis (*oben*) vs. kaum beteiligtem Hoden (*unten*). 7,5-MHz-Längsschnitte. Das entzündete Parenchym vergrößert den Hoden und vergröbert die Auflösung durch Exsudation. Die Bilder sind am besten zusammen mit der Klinik des Patienten zu interpretieren

16.4.3 Hoden

Embryonale Restanteile

Gelegentlich tastet vor allem der aufgeklärte Patient eine ihn beunruhigende, etwa glasstecknadelkopfgroße, derbe, oft auch schmerzhafte Erhabenheit verschiedener Lokalisation über der glatten Hodenoberfläche. Der Arzt kann den Tastbefund bestätigen und sonographisch diese Induration sofort identifizieren als kleine, zystische, extratestikuläre Auflagerung ohne besonderen Krankheitswert (Abb. 16.7).

Es handelt sich dabei um einen zystisch veränderten embryonalen Restanteil extratestikulär auf der Tunica albuginea. Diese einfache Möglichkeit der Identifikation kann von großer psychischer Bedeutung für einen stigmatisierten Patienten sein und erübrigt immer eine probatorische Freilegung zum Ausschluß etwa eines Hodentumors.

Akute Orchitis/Mikrolithiasis

Die postpuberale akute Orchitis hat meistens eine virale Genese bei kurzfristiger Infektanamnese. Der Hoden ist schmerzhaft und, entzündlich bedingt, größer als die nicht oder weniger betroffene Seite. Sonographisch erklärt sich die Größendifferenz aus dem aufgelockerten, deutlich flaueren Strukturmuster, das den Kriterien der akuten Entzündung entspricht (Abb. 16.8).

Manchmal werden dem Untersucher Strukturmuster auffallen, die ausgeprägt in der Peripherie, aber auch nach zentral hin sehr intensive „Echo-Pixel" erkennen lassen. Dieser Befund wird als Mikrolithiasis des palpatorisch unauffälligen Hodens bezeichnet und entspricht am ehesten verhärtetem Tubularusinhalt oder abgestoßenen Zellkonklusionen (Abb. 16.9).

Ob diesem Befund zur Frage der Fertilität Bedeutung zukommt, kann noch nicht sicher gesagt werden; es handelt sich um eine Veränderung, die erst durch die Sonographie bekannt wurde.

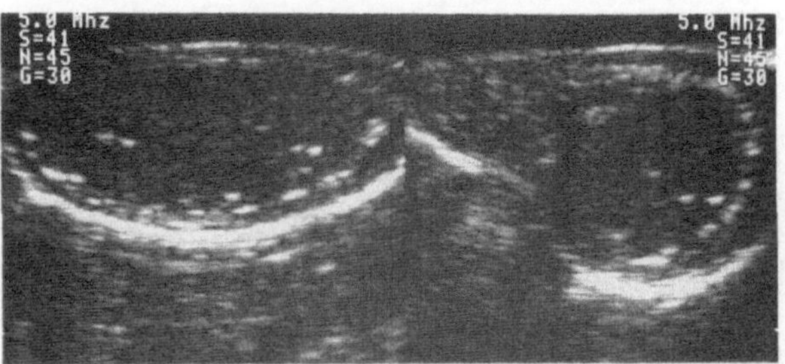

Abb. 16.9. Der sog. testikulären Mikrolithiasis können zystisch erweiterte Tubuli seminiferi mit kalzifiziertem Inhalt zugrunde liegen. Die Assoziation mit einer Neigung zur Torsion (langes Mesorchium) ist wohl zufällig. Ein sicherer Krankheitswert kommt diesem nur sonographischen Befund bislang nicht zu

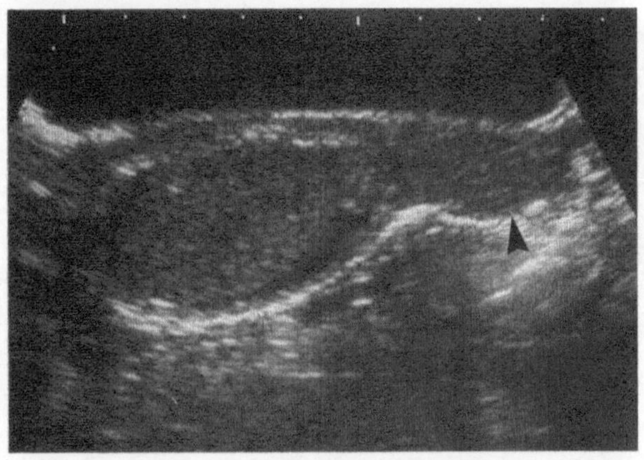

Abb. 16.10. Der einseitig kleine Hoden links (➤) vs. rechts; 14jähriger Patient, kein anamnestischer Hinweis. Am ehesten kommt für den normal deszendierten, aber sehr kleinen Hoden eine primäre Hypoplasie in Betracht

Der „kleine" Hoden

Bei viraler Zerstörung des germinativen Epithels resultiert als Dauer- und Endzustand ein erheblich verkleinerter Hoden mit einem dichten Hüllenechosaum. Bindegewebssepten, z. T. verdichtete, können die lobuläre Anordnung noch erhalten erscheinen lassen. Das unterschiedlich dichte intratestikuläre Strukturmuster wirkt noch homogen; der Befund kann nur mit Hilfe der Anamnese und palpatorisch interpretiert werden, weil spezifische sonographische Kriterien fehlen. Das gilt generell für kleine Hoden, deren Genese überaus vielfältig sein kann und vom Klinefelter-Syndrom bis zur aseptischen Nekrose des Hodens im Zustand nach einer hämorrhagischen Infarzierung bei nicht behandelter Hodentorsion reicht (Tabellen 16.6 und 16.7; Abb. 16.10–16.15).

Der „kleine" Hoden, ein- oder beidseitig, kann sonographisch also nur konstatiert werden. Zur Genese oder zur Frage einer evtl. Restfunktion kann die Sonographie keine weiteren Hinweise geben.

Tabelle 16.6. Häufigste Ursachen merklicher Größendifferenzen der Hoden

1. Zustand nach Operationen
   - Leistenbruch indirekt/direkt
   - Leistenhoden (zu später Deszensus)
   - Erhaltungsversuch nach Torsion
   - andere inguinoskrotale Eingriffe
2. Verzögerter Deszensus (hormonell behandelt oder auch nicht)
3. Unbehandelte Hodentorsion, aseptische Hodennekrose
4. Zustand nach schweren Entzündungen (überwiegend einseitige Orchitis, Epididymoorchitis, Tbc)
5. Primäre Hypoplasie oder Dysplasie
6. Zustand nach schweren einseitigen Traumen
7. Längerbestehende Varikozele

Tabelle 16.7. Häufigste Ursache *beiderseits* „kleiner Hoden"

1. Postinfektiös mit beiderseitiger Destruktion des germinativen Epithels
2. Beiderseits verzögerter Deszensus mit oder ohne Behandlung
3. Chromosomalbedingte Erkrankungen, z. B. Klinefelter-Syndrom
4. Zustand nach beiderseitigen Operationen
5. Zustand nach beiderseitigen Torsionen
6. Zustand nach Androgendeprivation o. a., Androgen/Östrogen-Imbalance

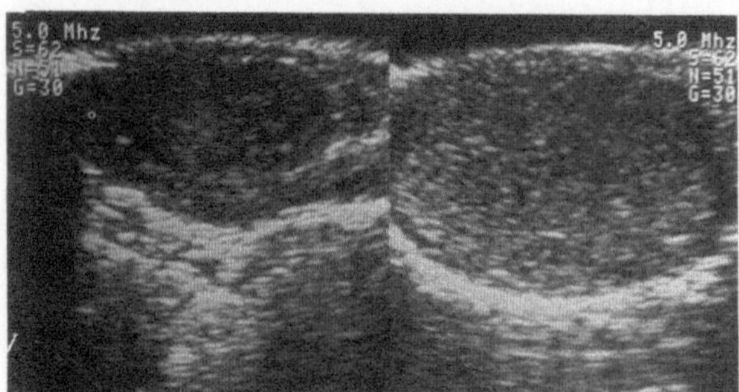

Abb. 16.11. Zustand nach Leistenbruch-OP rechts vor 1 Jahr. Kompensatorisch hypertrophierter linker Hoden bei fast atrophischem, sehr echoflauen rechten Hoden. Ursache der Seitendifferenz ist eine postoperative hochgradige Mangeldurchblutung

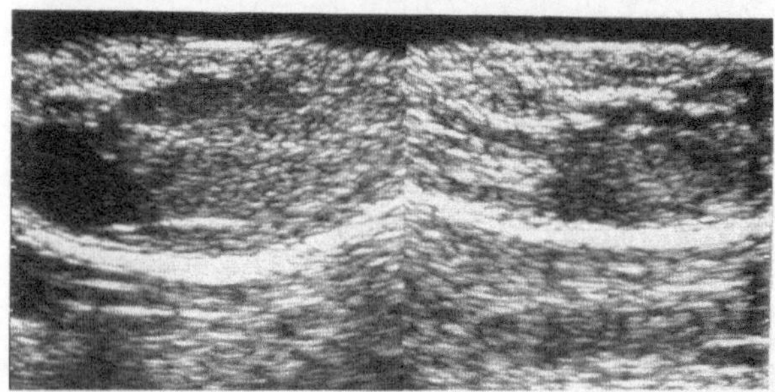

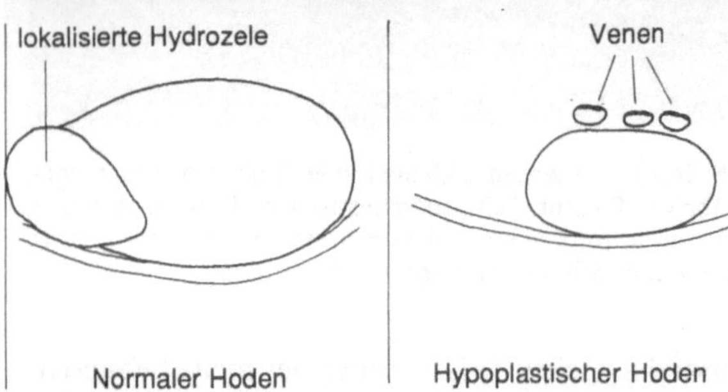

Abb. 16.12. Linksseitig kleiner Hoden. Z. n. versuchter Umstechung und Unterbindung direkt im Bereich des Plexus pampiniformis bei Varikozele. Um den höchst dystrophen Hoden erkennt man noch Anschnitte ektatischer Venen. Die lokale Behandlung der Varikozele ist eine untaugliche Methode. Der rechte Hoden ist normal, mit kleiner lokalisierter Hydrozele

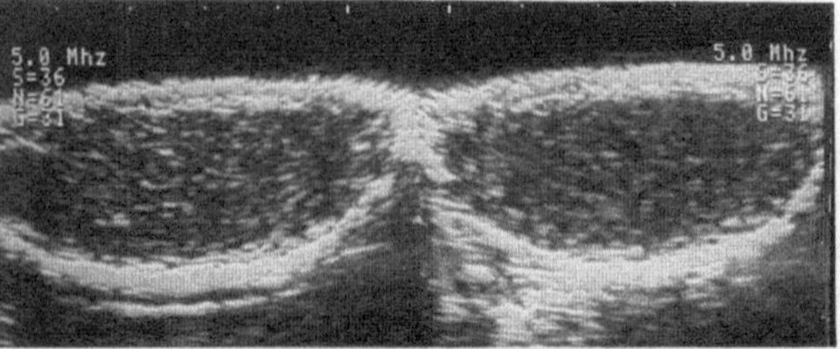

a

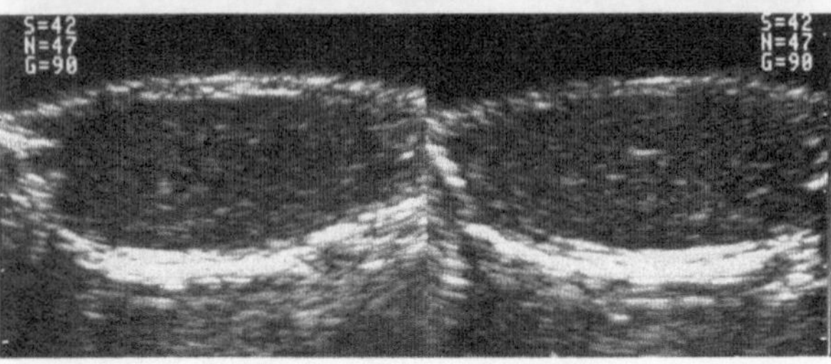

b

Abb. 16.13 a, b. Z. n. operativer Orchidolyse und -pexie bds. Bei beiden Patienten (**a** 28 Jahre, **b** 18 Jahre) ist im Alter von 10 Jahren die Orchidolyse u. Orchidopexie vorgenommen worden. Das Volumen beider Hoden liegt bei beiden Patienten unter 10 ml. Homogene, aber grobe Echobinnenstruktur. Beide Patienten haben ein hochgradiges OTA-Syndrom

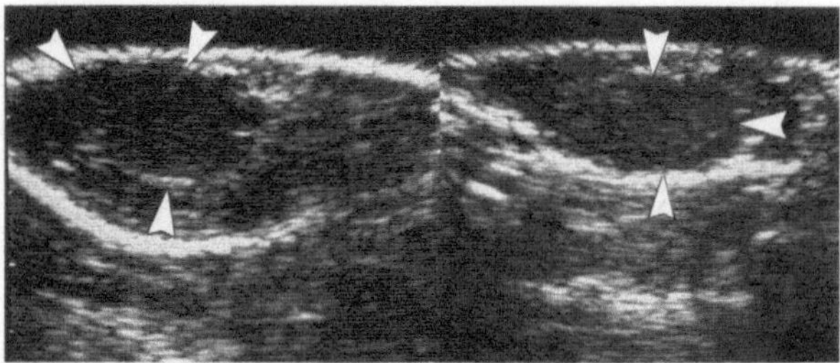

a

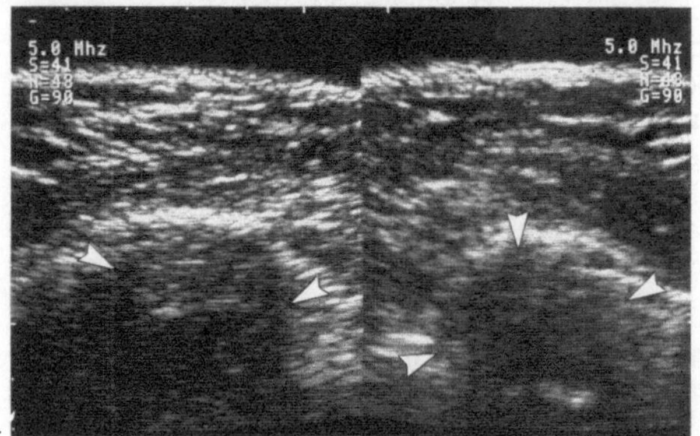

b

Abb. 16.14 a, b. Klinefelter-Syndrom. **a** Bds. sehr kleine, grobstrukturierte, aber echoflaue Hoden (→) bei 26jährigem Patienten. Testosteron an der untersten Normgrenze. **b** Deutlich erkennbarer Brustdrüsenkörper (➤) bei nur geringer klinischer Gynäkomastie

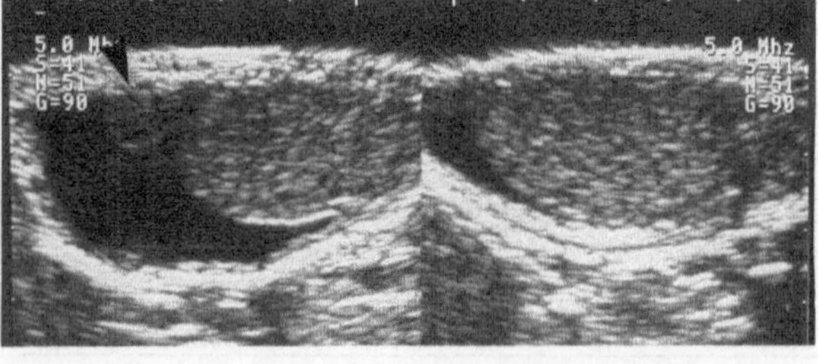

Abb. 16.15. Nach 5jähriger Behandlung mit 200–100 mg Cyproteronacetat tägl. zwar kleine, aber im Strukturmuster kaum auffällige Hoden. Im rechten Skrotalfach fällt die Reizhydrozele und ein Anschnitt eines indurierten NH-Kopfes (➤) auf

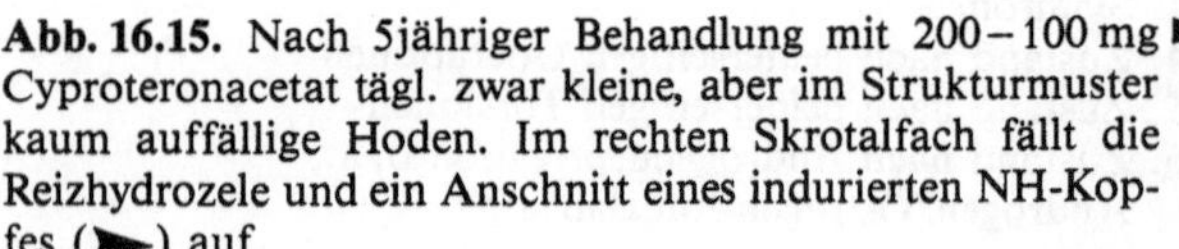

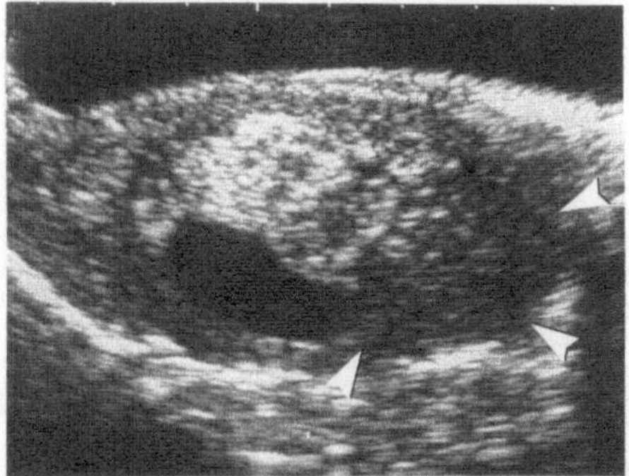

a

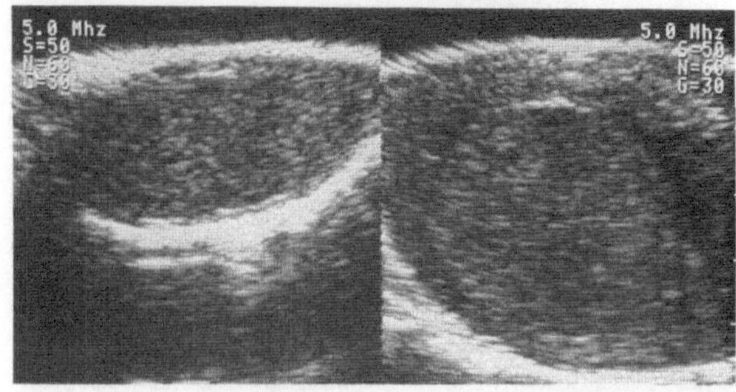

b

Abb. 16.16 a, b. Hodentorsion mit hämorrhagischer Infarzierung von Hoden und NH. Typisch ist das bunte Strukturmuster mit Reizerguß, dichten Hodenhüllen und Nebenhoden sowie dem sehr flauen Strukturmuster des Hodens selbst (➤). **a** Kurzfristig eingetretene Torsion, **b** etwas länger bestehende Torsion

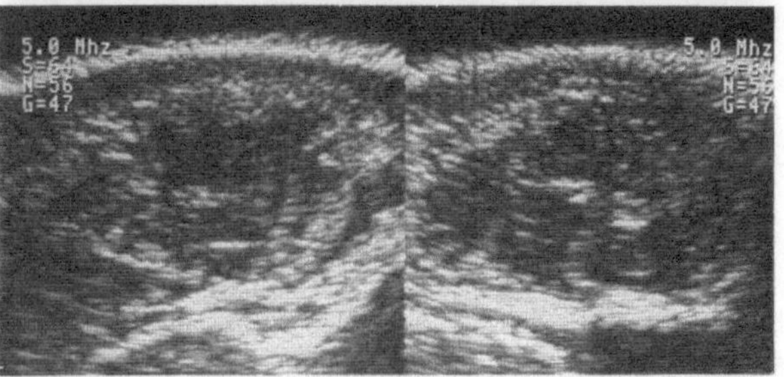

a

b

Abb. 16.17 a, b. Ältere Hodentorsionen. **a** Etwa 1 Woche zurückliegende Torsion des linken Hodens im Vergleich zur normalen rechten Seite. Homogenes Konglomerat im linken Skrotalfach als Zeichen gleichförmiger blutiger Imbibierung des Inhaltes. **b** Noch aseptische Nekrose des „atrophisierenden verdämmernden" Skrotalinhalts. Unbehandelte, vor Wochen eingetretene Torsion. Nicht selten erzwingt im Verlauf eine „sterile Entzündung" mit trockener Perforation der Skrotalwand die operative Abtragung

Hodentorsion

Die Hodentorsion ist ein akut schmerzhaftes Ereignis, das schon intrauterin bis hin zum 40. Lebensjahr auftreten kann. Kaum je wird ein so erkrankter Patient in eine Fertilitätssprechstunde kommen, dennoch sind Fakten über diese nicht so seltene Erkrankung wichtig zu wissen: Häufiger „trainiert" der Hoden die Drehung um seine Aufhängung mit jeweils schneller spontaner Retorsion, was eine unterschiedlich lange, flüchtige Schmerzsymptomatik verursacht. In der Anamnese sollte beim Symptom „Hodenschmerzen" gezielt nach solchen Schmerzsensationen gefragt werden. In der Hälfte der Fälle ist das Mesorchium am kaudodorsalen unteren Hodenpol auch auf der Gegenseite lang, so daß ein derart torsionsbereiter Hoden präventiv fixiert werden sollte. Die Diagnose der kurz zuvor eingetretenen Hodentorsion wird dopplersonographisch durch fehlende arterielle und venöse Strömungsgeräusche im Vergleich zur kontralateralen Seite sicher gestellt. Gleichzeitig kann dadurch eine Hydatidentorsion, die ein ähnliches klinisches Bild bedingen kann, abgegrenzt werden. Das B-Bild der *akuten Hodentorsion* imponiert durch eine vielfältige Vermehrung des Skrotalinhaltes. Sehr echoreiche Anteile lassen sich von flaueren und liquiden Formationen abgrenzen als Korrelat der schweren hämorrhagischen Infarzierung mit auch blutiger Inhibierung der Hodenhüllen (Abb. 16.16).

Wichtiger als für den akuten Torsionsverdacht, dessen Diagnosestellung die sofortige manuelle oder meist operative Retorsion indiziert, ist das sonographische B-Bild für die schon Tage oder Wochen bestehende, jetzt eher weniger schmerzhafte *ältere Hodentorsion.* Sie verursacht ebenfalls noch eine erhebliche Vermehrung des Skrotalinhaltes und erfordert bei oft unklarer Anamnese zusätzliche differentialdiagnostische Erwägungen, wie etwa eine subakute Entzündung, einen Hodentumor oder auch ein zunächst nicht beachtetes Trauma. Die exakte Anamnese kann dabei wichtiger als die wenig ergiebige Palpation sein, die bei Rötung der Skrotalhaut eine teigige Masse ohne weitere Differenzierbarkeit konstatiert. Dopplersonographisch sind bei inzwischen eingetretener Hyperämie durchaus Strömungsgeräusche nachweisbar. Das B-Bild jedoch kann den Befund klären: Auch der

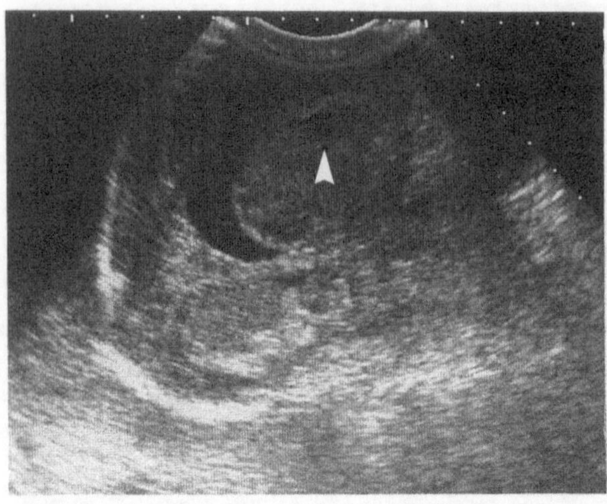

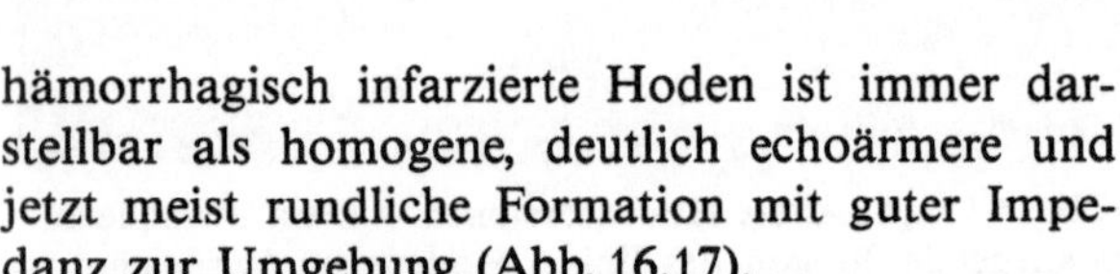

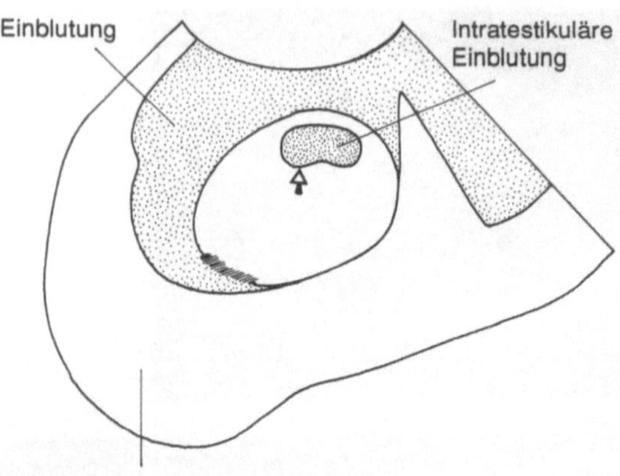

Abb. 16.18. Schweres mechanisches Hodentrauma mit Blutkompartiment und diffus imhibierten Hodenhüllen, auch intratestikuläre Einblutung

hämorrhagisch infarzierte Hoden ist immer darstellbar als homogene, deutlich echoärmere und jetzt meist rundliche Formation mit guter Impedanz zur Umgebung (Abb. 16.17).

Ein Neoplasma, das immer den Hoden selbst betrifft und ihn durch infiltratives Wachstum geradezu aufbraucht, scheidet deswegen beim beschriebenen sonographischen Bild der Torsion aus.

Hodentrauma

Der sonographische Befund eines schweren Hodentraumas ist durch die blutinbibierten Hodenhüllen und evtl. Kompartimente mit Blut oder Koageln charakterisiert, unter Aussparung des meist ausweichenden Hodens selbst (Abb. 16.18 und 16.19).

Leichtere Traumen, etwa durch mechanische Irritationen verschiedenster Genese bedingt, können in ödematös geschwollenen Hodenhüllen ein sonographisches Korrelat haben (s. Abb. 16.6a).

Wichtig ist vor allem, bei entsprechendem Befund auch an ein unbemerktes, für den Patienten scheinbar bedeutungsloses Trauma zu denken (Abb. 16.20).

Solche Befunde sind bei meist unsicherer Anamnese manchmal nur durch exploratorische operative Freilegung von einem Hodentumor wirklich sicher abzugrenzen.

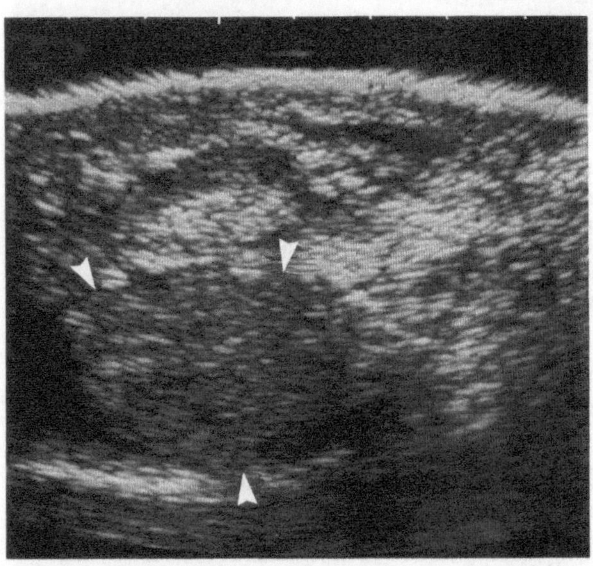

Abb. 16.19. Z. n. Hydrozyelen-OP. Massive inhomogene Transsudation der Hodenhüllen. Der Hoden (➤) selbst dagegen ist gänzlich unbeeinträchtigt

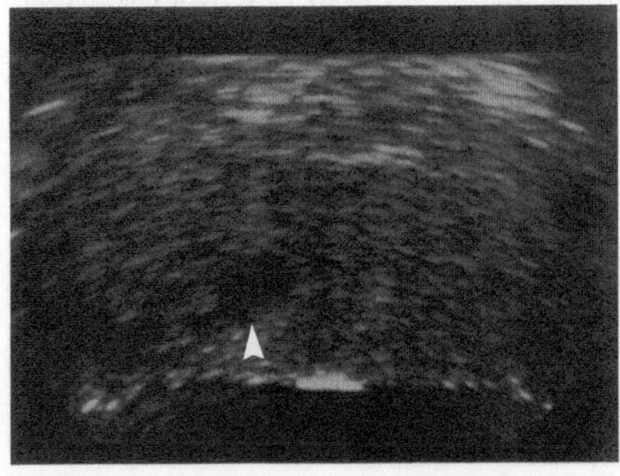

Abb. 16.20. Echoarme Aussparung, umgeben von normalem Hodenparenchym. Anamnestisch erschien ein Bagatelltrauma möglich. Nur durch die operative Freilegung war zu klären, daß es sich um eine kleine, separierte Parenchymeinblutung (➤) handelte

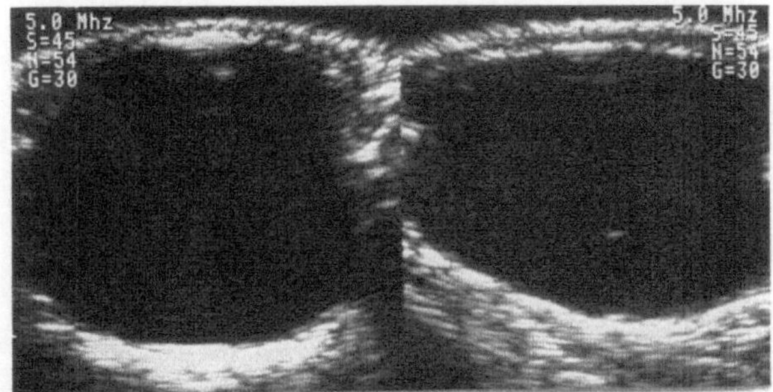

a

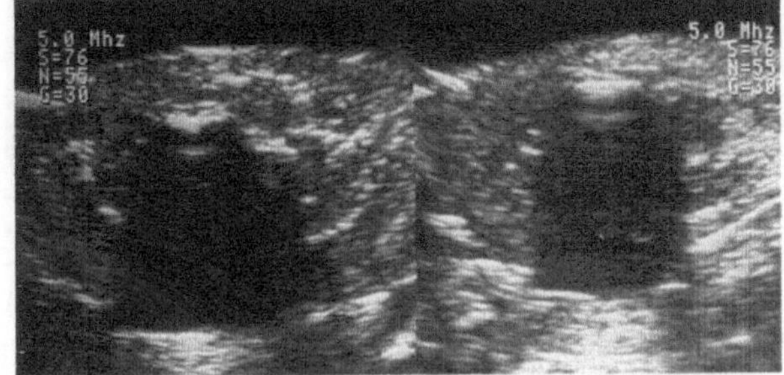

b

Abb. 16.21 a, b. Hodenprothesen beidseits. **a** Z. n. Ablatio testis bds. wegen bds. Hodentumoren bei 30jährigem Patienten. Völlig echofreie Formation mit einzelnen Reverberationsartefakten. **b** Z. n. Ausräumen des Hodenparenchyms bds. unter Belassung der Tunica albuginea, in die eine Kinderhodenprothese eingelegt wurde. 60jähriger Patient, plastische Orchiektomie wegen eines T_4-Prostata-Ca.

Hodenprothese

Die Behandlung der Tage alten Hodentorsion kann nur die Ablatio sein. Unbehandelt führt die hämorrhagische Infarzierung, wenn es nicht doch zur Infektion kommt, im Verlauf von Monaten über das Bild der aseptischen Nekrose zum kleinen narbigen Skrotalinhaltrest ohne jede Funktion. Die Behandlung des Hodentraumas erfolgt konservativ; im Falle gröberer Einblutungen jedoch durch die Ausräumung des Hämatoms, evtl. mit Revision einer Ruptur der Tunica albuginea. Nur selten wird die Schädigung durch eine Einblutung, z. B. bei Patienten unter Marcumar, so stark sein, daß die Ablatio unerläßlich wird. In jedem Falle einer Ablatio, aus welchem Grund auch immer, wird man dem Patienten die Hodenprothese anbieten. Sie wird nach Größe und Konsistenz der verbliebenen Seite entsprechend ausgewählt. Sie ist nur sonographisch vom normalen Hoden auf den ersten Blick zu unterscheiden, nämlich durch die völlig echolose, glattwandige Formation mit evtl. Reverberationsartefakten (Abb. 16.21).

Die Hodenprothese kann eine wichtige psychologische Hilfe sein, besonders und am häufigsten bei Patienten, denen wegen eines Tumors oder nach einer Torsion ein oder beide Hoden abgetragen werden mußten.

Hodentumor

Abgesehen von seltenen Ausnahmen, wie Zysten, reifen Teratomen, Leydig-Zelltumoren, Dermoidzysten und abgegrenzten kleinen Hämatomen (s. Abb. 16.20) handelt es sich bei intratestikulären Raumforderungen fast immer um hochmaligne Keimzelltumoren, seltener auch um eine Manifestation von lymphoretikulären Blastosen im Hoden oder Metastasierungen. Der Altersgipfel solcher Patienten liegt in einer Zeitspanne, während der die Frage der Fertilität die größte Bedeutung bekommen kann, nämlich zwischen 20 und 30 Jahren. Der Hodentumor verursacht oft keinerlei Schmerzen. Häufiger fällt dem Patienten, je nach Sensibilität, ein Schweregefühl und evtl. eine ertastete Verhärtung im oder am Hoden auf. Der erfahrene Arzt kann nach der Palpation einen ziemlich eindeutigen Verdacht haben, bewiesen indes wird die intratestikuläre Raumforderung durch die Sonographie (Abb. 16.22–16.24).

Die im Vergleich zum übrigen Parenchym echoärmere, leicht unregelmäßig begrenzte Aussparung ist ein schnell auffindbares, zuverlässiges Kriterium; dieses kann ein palpatorisches Korrelat haben,

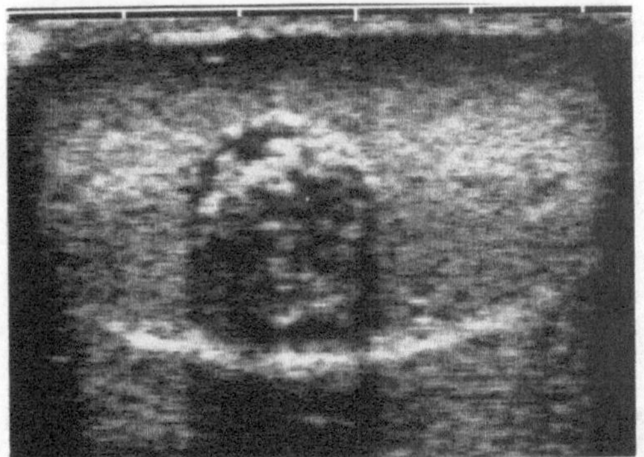

a

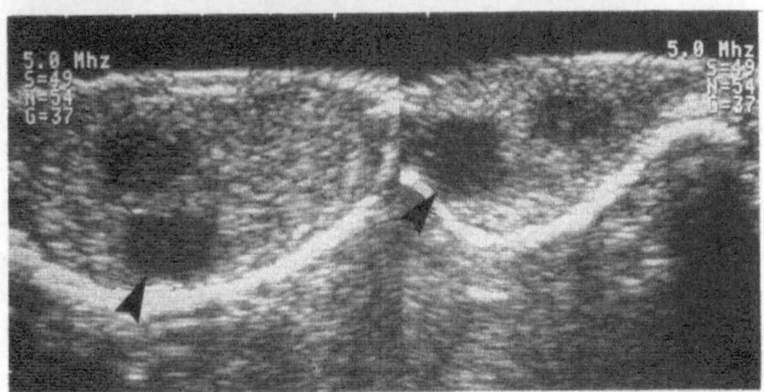

b

Abb. 16.22 a, b. Hodentumor: Epidermoidzyste. Das Trias: Kapselartige Angrenzung, Abträufphänomen und angedeutete Verkalkungen muß an diese seltene benigne Raumforderung denken lassen. Konsequenz: Hodenerhaltende Auslösung des Tumors. **b** Hodentumor. 2 kleinere, echoärmere, inhomogen konturierte Aussparungen im nicht vergrößerten Hoden im Längs- und Querbild. Nur die randständige Läsion ist als oberflächliche Induration zu tasten (➤)

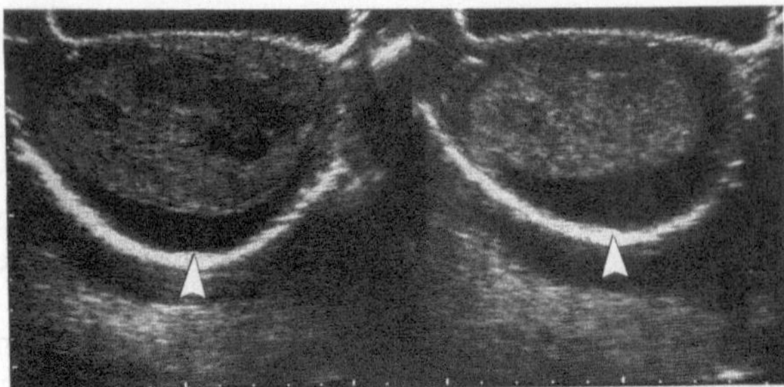

Abb. 16.23. Hodentumor. Polyzyklisch begrenzte, z. T. randständige diffuse Masse im nicht vergrößerten Hoden. Sofortige sichere sonographische Diagnose. Kleine Reizhydrozele (➤)

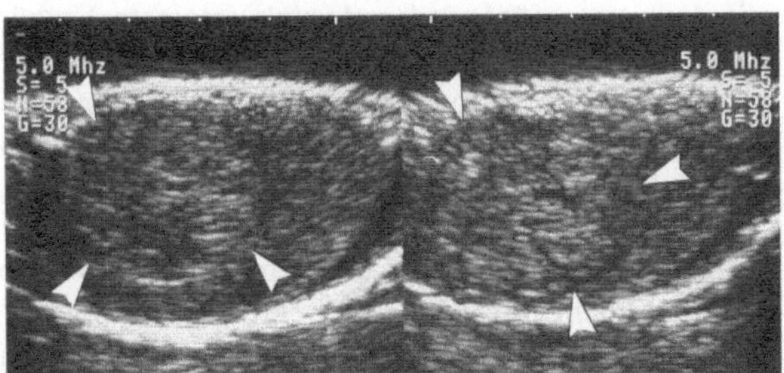

Abb. 16.24. Metastase eines Nierenzell-Ca. im Z. n. transperitonealer Tumornephrektomie 2 Jahre zuvor. Erst auf den 2. Blick erkennt man die große solide Raumforderung von vermehrter Echostruktur (➤)

a, b

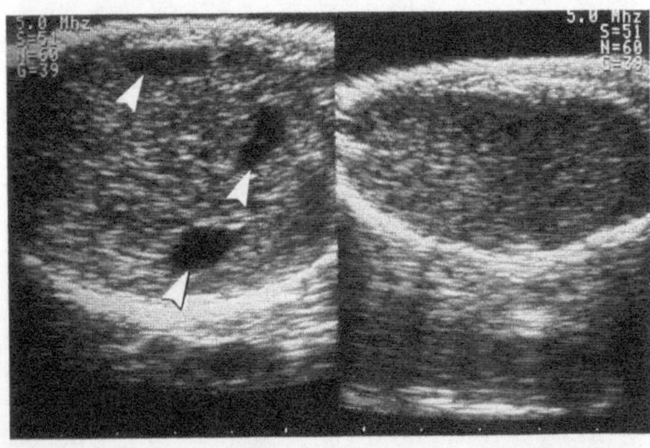

Abb. 16.25 a, b. Hodentumor. Grobstrukturierte Vergrößerung des rechten Hodens (**a**) mit liquiden Aussparungen (➤) im Vergleich zum normalen linken Hoden (**b**): eine sonographische Anhiebsdiagnose mit sofortiger Indikation zur operativen Ablatio

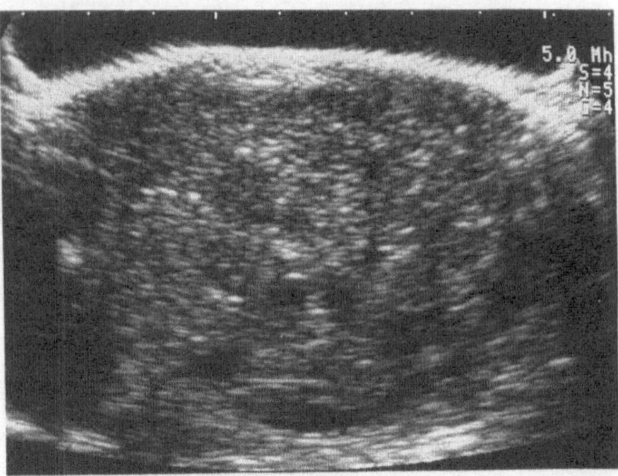

Abb. 16.26. Hodentumor. Kompakte inhomogene Tumormasse ohne erkennbares Restparenchym. Zentrale Einschmelzungsherde. Palpatorisch liegt eine derb-kinderfaustgroße Masse ohne jede Differenzierungsmöglichkeit vor (Oberrand mit cm-Markierung)

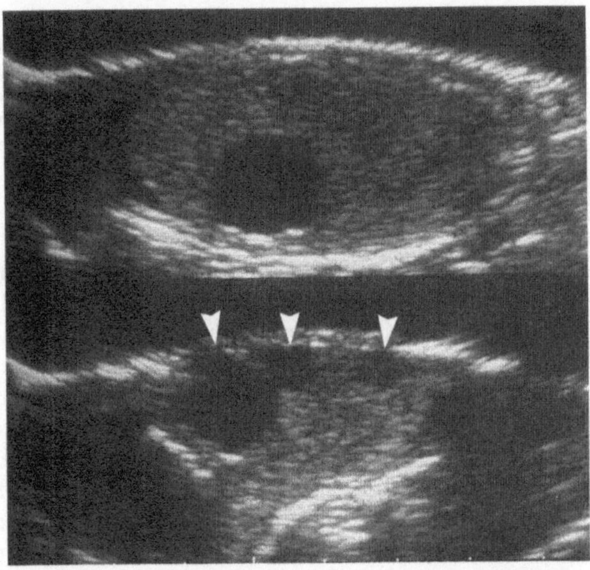

Abb. 16.27. Intratestikuläre Zysten, *oben* im Längs-, *unten* (➤) im Querschnitt dargestellt. Selten, meistens ein Zufallsbefund. Kein Krankheitswert, wenn die Zystenkriterien sicher erfüllt sind; nur bei auftretender Symptomatik oder Größenzunahme Indikation zur operativen Zystenauslösung oder Entdeckelung

aber nicht obligat, wenn nämlich umgebenes Parenchym eine Durchtastung des Konsistenzunterschiedes verhindert. Solche Aussparung kann das Hodenschnittbild quantitativ unterschiedlich durchsetzen, manchmal fast ohne jeden Anteil noch normalen Parenchyms. Bei fortgeschrittenen Tumoren entspricht der gesamte Skrotalinhalt einer kompakt-soliden Masse mit Hinweisen auf zentrale Einschmelzungs- und Erweichungsherde infolge zentraler Ernährungsstörungen (Abb. 16.25 und 16.26) des Tumors.

Eine solche Masse übertrifft den kontralateralen Hoden größenmäßig erheblich. Es sei hier bemerkt, daß sich in bis zu 5% der Fälle von Hodentumoren auch im kontralateralen Hoden ein Tumor entwickeln kann. Diese Möglichkeit der *t*estikulären, *i*nterepithelialen *N*eoplasie (tin) erfordert evtl.

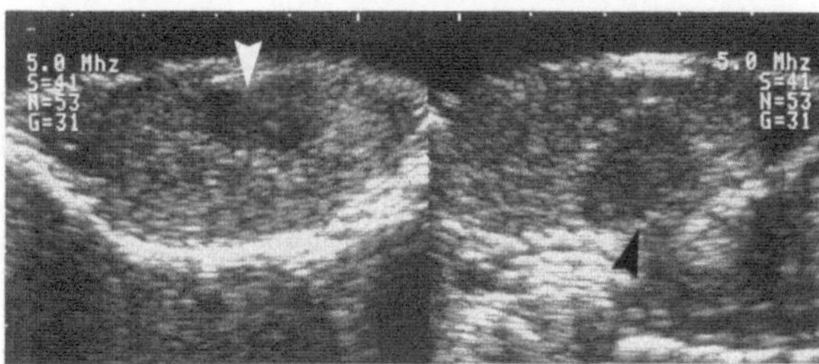

Abb. 16.28. Tumorentwicklung in einem retinierten Hoden, der im Alter von 10 Jahren operativ ins Skrotalfach gebracht worden war. 22jähriger Patient, Hoden etwas kleiner, aber sonst unauffälliges Strukturmuster. Der Tumor (➤) grenzt sich deutlich gegen das Parenchym ab. Er konnte jetzt von dem Patienten frühzeitig selbst ertastet werden (s. Text)

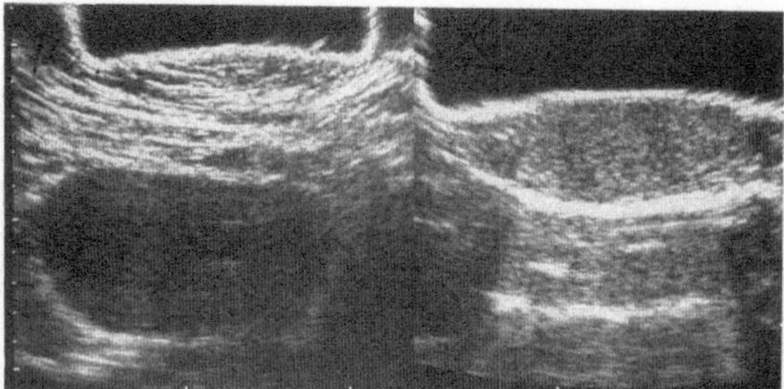

a

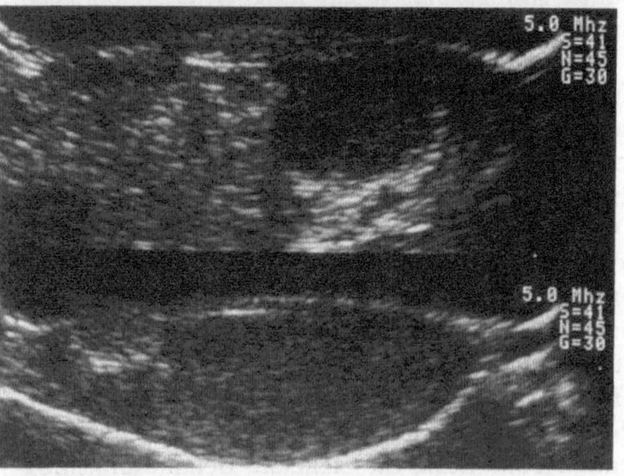

b

Abb. 16.29 a, b. Hodendystrophie rechts, 41jähriger Patient. **a** Bei straffem, kleinen Skrotum liegt der linke Hoden orthotop. Die rechte Hodenanlage liegt subfaszial hoch oben im Bereich des inneren Leistenringes als kompakte, typisch echoflaue, gut abgrenzbare Masse. **b** Das wahre Größenverhältnis wird nach der Orchidolyse und Orchidopexie erkennbar: Der wenig konsistente Hoden (*oben*) ist nur gut halb so groß wie die linke Seite (*unten*). Der übrige Skrotalinhalt entspricht den postoperativ geschwollenen Hodenhüllen. Der vormals dystope Hoden hat sicher noch eine endokrine Funktion

den simultanen Ausschluß von Carcinoma-in-situ-Zellen im Hodenbiopsat der gesunden Seite und/oder die lebenslange Eigenkontrolle durch den Patienten.

Auch unter dem Bild einer symptomatischen Hydrozele oder einer gleichzeitigen Epididymitis kann sich ein Hodentumor verbergen (Bartels 1987; Jaramillo et al. 1989). Die Sonographie hat die frühe Erkennung von Hodentumoren stark verbessert und operative probatorische Freilegungen zur Diagnosestellung sehr selten gemacht.

Hodentumoren sind nicht verwechselbar mit testikulären Zysten; letztere sind immer echofrei, glatt begrenzt und erfüllen die Zystenkriterien. Sie sind jedoch nur sonographisch von Hodentumoren zu unterscheiden und sind öfter auch Zufallsbefunde (Abb. 16.27).

Ektope/dystope/dysplastische Hoden

Neben u. U. erheblich beeinträchtigter Funktion haben dystope Hoden eine deutlich höhere maligne Potenz als orthotope. Deswegen muß unter allen Umständen ihre Exploration und sichere Diagnostik angestrebt werden (Abb. 16.28).

Mit Hodenektopie wird eine Lage im femoral-perinealen Bereich und selten unter der Penisschafthaut verstanden. Am häufigsten aber findet man eine Ektopie oberhalb des äußeren Leistenringes, um dessen Oberrand der Hoden epifaszial nach kranial verlagert ist. Ektopien erfordern die primäre operative Lagekorrektur.

Dystope Hoden sind im Verlauf des embryonalen Deszensus verblieben und müssen dort gesucht

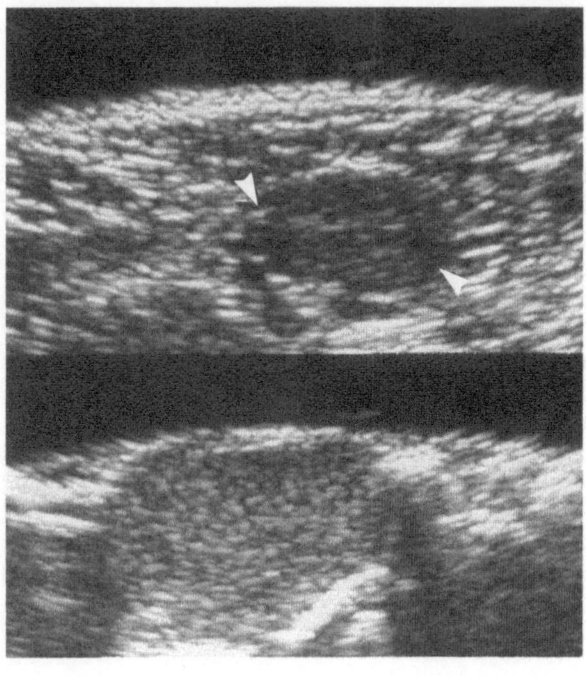

Abb. 16.30. Hodendystopie rechts, 18jähriger Patient. Hoch in der Leiste epifaszial gelegener Hoden (➤), der nur sonographisch, nicht palpatorisch nachzuweisen war. Der vorgeschädigte Hoden zeigt die typischen Kriterien: Wesentlich kleiner, echoflauer und gröber strukturiert als die normale linke Seite (*unten*)

werden. Lassen sie sich nicht tast- oder sichtbar machen, spricht man von Kryptorchismus. Solche Hoden sind meist primär dysplastisch, d. h. von veränderter Gewebs- und damit Funktionsqualität, und entwickeln sich zudem unter unphysiologischen Bedingungen. Diese Umstände bedingen ihre erwähnte höhere Entartungsneigung. Solche Hoden müssen deswegen lokalisiert werden, was vor allem im Leistenbereich, manchmal auch im Unterbauch sonographisch gut möglich ist (Abb. 16.29 und 16.30).

Derartige Hoden sind immer kleiner und echoärmer im Strukturmuster, im Vergleich zur normal deszendierten Seite. Ist eine sonographische Lokalisation nicht möglich, besteht in jedem Alter die Indikation zum CT- und im Zweifelsfall zum NMR-Darstellungsversuch. Beide Verfahren können erfolgreich sein (Jaramillo et al. 1989) ebenso die laparoskopische Pelveoskopie. Vom Ende des 2. Lebensjahres an besteht in jedem Alter die Indikation zur Behandlung des retinierten Hodens. Falls eine Hormontherapie (GnRH) erfolglos bleibt, und ab dem 10. Jahr primär, ist die operative Orchidolyse und Orchidopexie die sicherste Behandlungsmöglichkeit. Ziel soll es sein, den Hoden spannungsfrei ins Skrotalfach zu verlagern, wo eine physiologische Entwicklung und eine lebenslange Eigenkontrolle durch den aufgeklärten Patienten am besten gewährleistet ist.

Wird eine bildgebende Darstellung einer Kryptorchie nicht möglich, sollte eine Laparoskopie und ggf. auch eine operative Exploration erfolgen, und zwar ebenfalls in jedem Alter. Die sehr seltene Hodenaplasie kann immer nur eine Ausschlußdiagnose sein. Bei der operativen Behandlung des dystopen Hodens ist ein Erhaltungsversuch um jeden Preis nicht immer sinnvoll, da sich die germinative Funktion solcher Hoden selten wegen der meist starken Vorschädigung normalisiert. Der nur kosmetische Erhalt solcher Hodenanlagen kann für eine volle germinative Funktionsentfaltung des meist kompensatorisch hypertrophierten kontralateralen Hodens eher ungünstig und bremsend sein, wofür eine humorale Beeinflussung durch die dystope Anlage diskutiert wird. Die Indikation zur Entfernung solcher dysgenetischer Hoden muß von Fall zu Fall gestellt werden, in Abhängigkeit von den Gesamtumständen. Eine Entfernung beseitigt aber gleichzeitig einen Risikofaktor, da auch in höherem Alter durchaus noch eine maligne Entartung erfolgen kann.

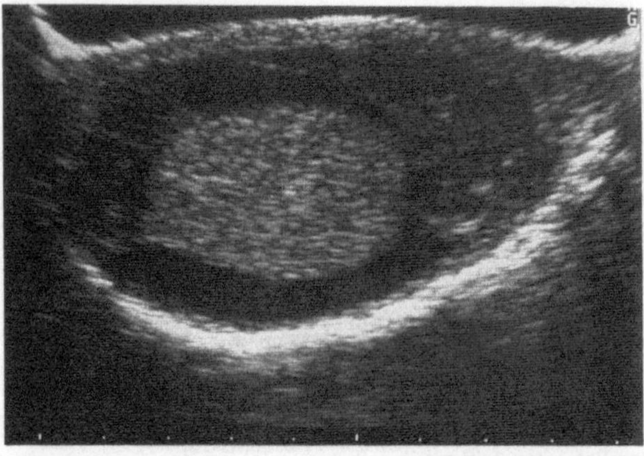

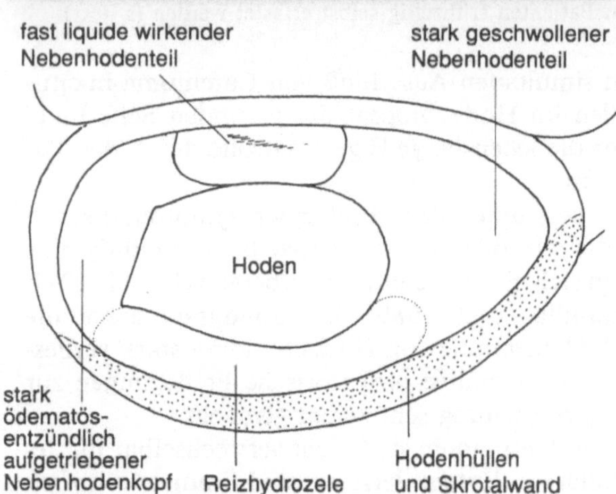

Abb. 16.31. Akute Epididymitis. Ödematöse Schwellung von Nebenhoden und Hodenhülle bedingen das inhomogene, flaue, z. T. liquide wirkende Strukturmuster. Der Hoden selbst ist in den Entzündungsprozeß nicht einbezogen, was nur sonographisch sofort entschieden werden kann

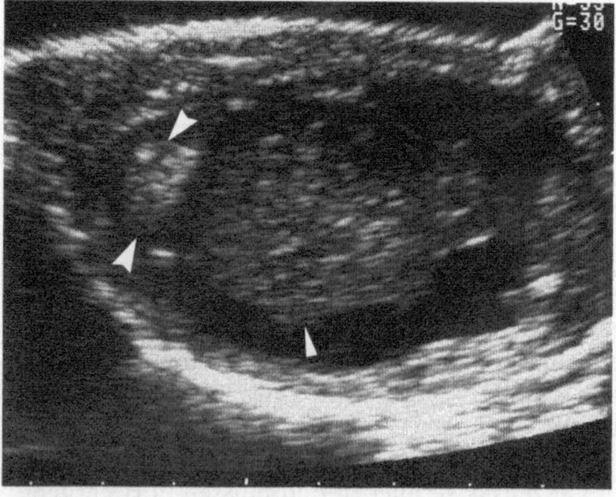

Abb. 16.32. Subakute Epididymitis. Im Entzündungsverlauf verdichtet sich der NH (►); die Reizexsudation kann zunehmen, ebenso die Dichte und Kompaktheit der Hodenhüllen und der Skrotalwand. Die Tunica albuginea des Hodens wird stellenweise imprimiert (►), jedoch noch kein Übergriff auf das Hodenparenchym

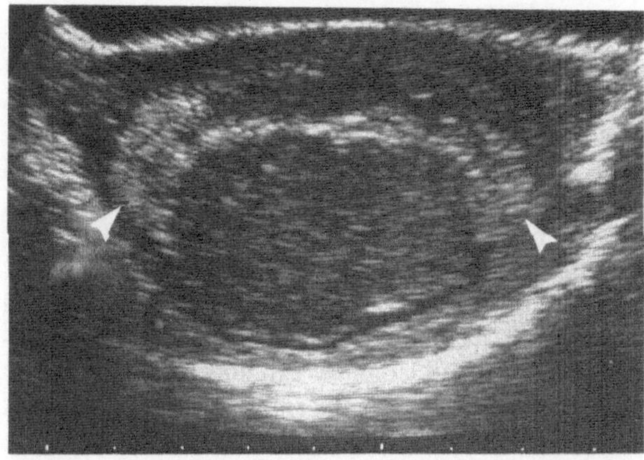

Abb. 16.33. Subchronische Epididymitis. Kopf- und Schwanzanteile des verdichteten NH (➤) sind dargestellt. Gute Abgrenzung gegenüber dem unauffälligen Hoden, was ebenfalls nur sonographisch sicher ausgesagt werden kann. Schon fast völlige Resorption des vorbestehenden Reizergusses

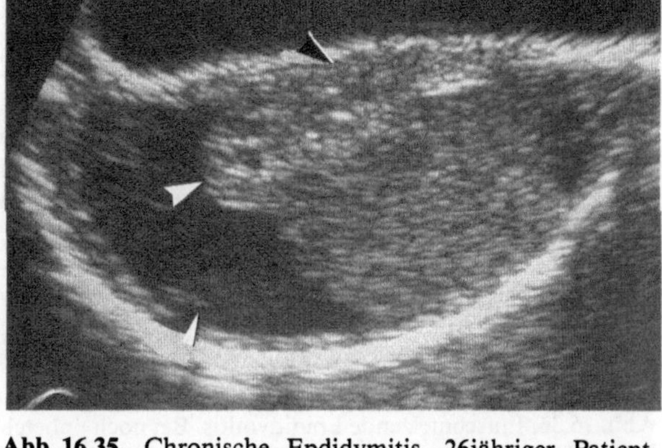

Abb. 16.35. Chronische Epdidymitis, 26jähriger Patient. Narbige Umwandlung des NH (➤), der kompakt dem Hoden aufliegt. Hydrozelenbildung mit Fibrinexsudationen (➡)

a

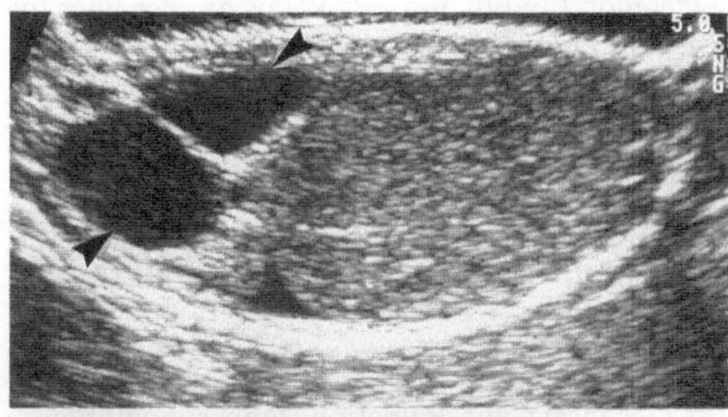

b

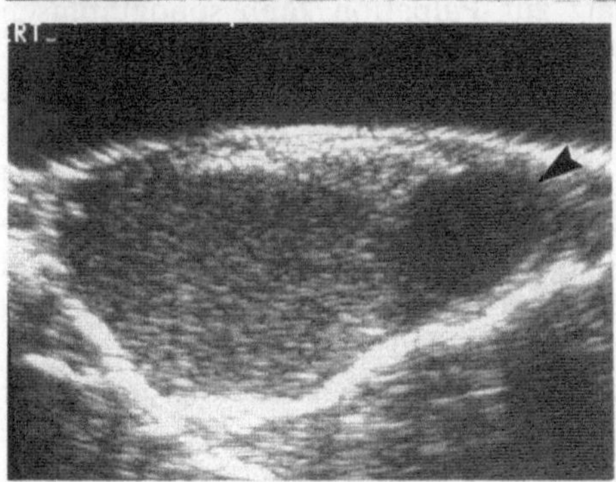

Abb. 16.34a, b. Spermatozelen (➤) im Kopf- (**a**) und Schwanzbereich (**b**). Nur durch Spermatozoennachweis im Aspirat läßt sich die sonographische Verdachtsdiagnose bestätigen. Die leicht unregelmäßige Wandung und das ganz flaue Strukturmuster sprechen sonographisch gegen Nebenhodenzysten

16.4.4 Nebenhoden

Die sonographische Möglichkeit, extra- von intratestikulärer Lokalisation sicher unterscheiden zu können, wird besonders bei den zahlreichen palpatorisch unsicheren Nebenhodenaffektionen wertvoll.

Akute Epididymitis

Die akute Epididymitis wird klinisch diagnostiziert, weil oft alle klassischen Zeichen der Entzündung, nämlich Rötung, Schwellung, Schmerzen, Überwärmung und eingeschränkte Funktion zusammentreffen. Dopplersonographisch unterscheiden laute hyperämische Geräusche den Befund sofort von der klinisch manchmal ähnlich imponierenden Torsion. Häufigste Erreger der akuten Epididymitis sind Chlamydien und E.-coli-Keime (Abb. 16.31).

Aber auch sonographisch kann die ödematöse, inhomogene Schwellung des Nebenhodens fokal oder insgesamt bei zunächst verminderter Echogenität gut erkannt und vom Hoden selbst sicher abgegrenzt werden. Beim Verlauf ins subakute Stadium bildet sich die Schwellung mit nun zunehmender Echogenität zurück.

Chronische Epididymitis

Wichtiger für die Fertilität des Patienten ist der sonographische Nachweis eines chronischen Stadiums einer Epididymitis mit fokaler oder totaler fibrotischer Umwandlung des komplizierten Nebenhodenkanälchensystems (Abb. 16.32 und 16.33).

Die chronische Epididymitis, vor allem auch im Korpus- und Kaudaanteil, bedeutet Transportbehinderung der Samenzellen und kann bei beiderseitiger Erkrankung oder Einzelhoden Ursache einer Azoospermie sein (Abb. 16.34).

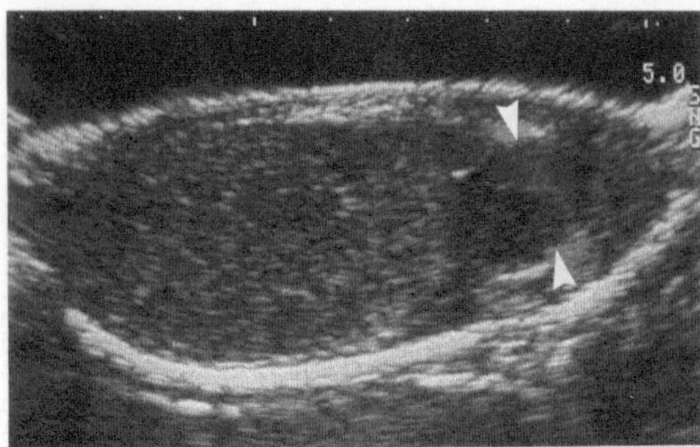

Abb. 16.36. Einschmelzende Epididymitis. Bei noch unbeteiligtem Hoden zentrale Liquidisierung (➤) im stark verdichteten NH-Schwanzbereich. Der sonographische Befund kann nur im Kontext der Klinik des Patienten interpretiert werden

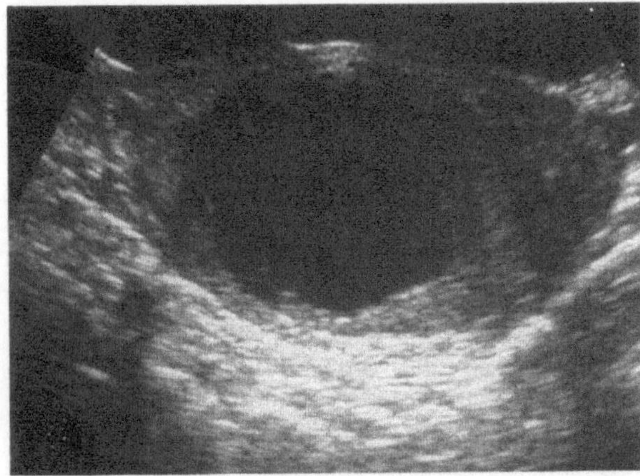

Abb. 16.37. Epididymoorchitis. Fortschreitende schnelle Einschmelzung des Hodenparenchyms, das nur noch randständig erkennbar ist. Irreparable Schädigung des Hodenparenchyms läßt die Indikation zur Ablatio leicht stellen. Abwehrgeschwächter Diabetiker

Auch ein Spermagranulom oder eine Spermatozele kann Folge fokaler Obstruktion sein. Sonographisch ist die kolbige, echoreiche Auftreibung des Nebenhodens mit oft unscharfer Abgrenzung gegen die häufig verdickten Hodenhüllen das Korrelat für eine palpierte derbe Induration (Abb. 16.35).

Zum Übergreifen des entzündlichen Prozesses auf den Hoden selbst kann es bei reduzierter Abwehrlage (konsumierende Erkrankungen, Diabetes), vor allem bei älteren Patienten kommen. Solche Epididymoorchitiden sind sonographisch schon recht frühzeitig vermutbar: Bei Migration der echoarmen Einschmelzungsformation in die Hodenfigur (Abb. 16.36 und 16.37).

Das klassische Beispiel für eine chronisch-progrediente Epididymitis ist die Urogenital-Tbc, an die jede isolierte, sehr derbe Nebenhodeninduration auch heute noch denken lassen muß, da diese Erkrankung mit vieljähriger Latenz nach der Primäraffektion auftreten kann. Im typischen Fall läßt der Samenleiter perlschnurartig Tuberkulome ertasten, als Zeichen der kanalikulären deszendierenden Ausbreitung vom urogenitalen Grenzbereich der prostatischen Harnröhre her.

Aber auch chronisch entzündliche Nebenhodenprozesse unspezifischer Genese neigen zur Exazerbation mit einem unterschiedlich abortiven Bild der primär akuten Entzündung. Der überaus ungünstige Einfluß solcher Entzündungen für Reifung und Motilität der Spermatozoen im Nebenhoden ist unbestritten (Fair 1979; Urry 1981; Weidner 1987). Eventuell kommt es entzündungsbedingt zu einer verminderten Sekretion von Carnithin und Glycerolphosphorylcholin (GPG) im Nebenhoden. Gelegentlich resultiert entzündungsbedingt eine schwere Oligozoospermie (Weidner 1987). Einige Autoren sehen die therapieresistente chronisch-rezidivierende Epididymitis als Fokus an, der über die Prostata auch die gesunde Seite gefährdet, so daß eine Indikation zur Epididymektomie eher großzügig in solchen Fällen zu stellen ist, zumal der Spermatozoentransport aus der kranken Seite fast immer gestört ist (Erpenbach et al. 1988; Fair 1979). Die Fertilität wird duch die einseitige Epididymektomie nicht verschlechtert (Lorigan et al. 1989).

Zystische Nebenhodenveränderungen

Im Gegensatz zur Palpation kann sonographisch eine derbwandige zystische Nebenhodenlokalisation von einer chronischen Epididymitis sicher abgegrenzt werden (s. Abb. 16.34 und 16.35). Zystische Nebenhodenveränderungen sind häufig und kommen als einfache solitäre oder auch gekammerte Zysten vor, aber auch als Spermatozelen (s. Abb. 16.34) und zystische Degeneration des ganzen Nebenhodens (Abb. 16.38).

Die sonographische Differenzierung gegenüber Entzündungsprozessen hat höchst-praktische Bedeutung, weil z. B. eine antibiotische Therapie nur im letzteren Falle sinnvoll sein würde. Vor jeder Behandlung einer palpatorischen Nebenhodenauffälligkeit wird deswegen die Ultraschalluntersuchung unerläßlich. Eine sekundäre Störung der Spermatogenese als Nebenwirkung einer antibiotischen Therapie sollte zudem nicht außer acht gelassen werden (Urry 1981).

Nebenhodentumoren

Nebenhodentumoren, wie etwa Adenomatoidtumore, Fibrome und andere Neubildungen des Bin-

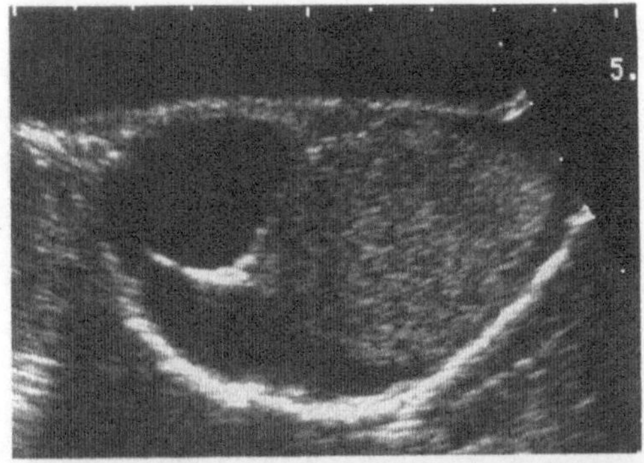

a

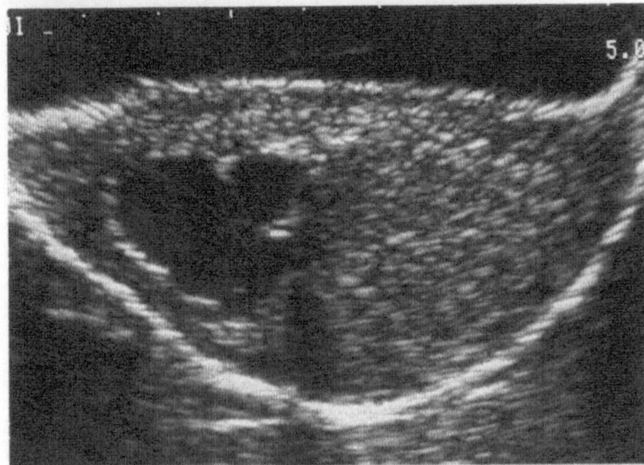

b

Abb. 16.38 a, b. Nebenhodenzysten. Nur sonographisch ist die Abgrenzung vom Hoden ganz eindeutig möglich. Diese Zysten können solitär (**a**), gekammert oder polyzyklisch (**b**) konturiert sein. Kein bekannter Krankheitswert. Abtragung der Zysten nur im Falle einer Symptomatik oder bei schneller Größenzunahme

degewebes sind selten und immer gutartig. Natürlich gibt es auch Sarkome, aber als Raritäten.

16.5 Varikozele

In der Fertilitätssprechstunde gehören zu den dankbarsten Möglichkeiten die Diagnostik und besonders auch die Therapie der Varikozele. Sie tritt überwiegend linksseitig auf und entspricht einer unterschiedlich ausgeprägten Ektasie des Venenkonvolutes um den Samenstrang, des Plexus pampiniformis, der linksseitig über die V. testicularis rechtwinklig in die V. renalis mündet. Liegt der Varikozele eine (meist habituelle) venöse Klappeninsuffizienz zugrunde, entleert sich der Plexus im Liegen (idiopathische V.); liegt dagegen eine Kompression der V. testicularis vor, z. B. ein Tumor im kleinen Becken oder in der Niere, bleibt der Plexus auch im Liegen gefüllt (symptomatische V.). Das Ausmaß der Ektasie kann höchst unterschiedlich sein, so daß Graduierungen von I bis IV vorgeschlagen wurden. Die Minderung der Samenqualität korreliert aber nicht mit dem Ausmaß der Venektasien. Obwohl der linke Hoden im Falle einer ausgeprägten Varikozele kleiner als der rechte zu tasten ist, sind in Hodenbiopsaten die Befunde von rechts und links gleichartig verändert, nämlich verminderte Spermatogenese und Abstoßung einiger unreifer Elemente der Entwicklungsreihe (Belker 1981). Es gibt also histologisch keine Seitenunterschiede bei nur einseitiger Varikozele (meist links).

Im Spermiogramm fällt neben einer Oligozoospermie und einer verminderten Motilität eine erhöhte Anzahl sog. Tapered-Zellen und unreifer Formen (stress pattern) auf (Lunenfeld u. Glezermann 1981). Die ausgeprägte Varikozele läßt sich im Stehen auf den ersten Blick diagnostizieren. Das Venenkonvolut steht krampfaderartig hervor und hängt in das Skrotalfach hinein (Stadium IV). Etwas weniger ausgeprägte Ektasien sind als wurmartig zu ertasten und ebenfalls eindeutig (Stadium III); bei etwas geringerer Ausprägung kann ein einziger Valsalva-Versuch den venösen Rückströmungsschub im Samenstrangverlauf sofort ertastbar machen (Stadium II). Manchmal jedoch sind mehrere Valsalva-Manöver erforderlich, um wirklich sicher zu sein (Stadium I).

Die Dopplersonographie kann den venösen Reflux gut hörbar machen und optisch dokumentieren (Abb. 16.39). Im Ultraschall-B-Bild kann das serpiginöse Venenkonvolut im tiefen Samenstrangbereich und im Skrotalfach selbst in Form wurmartiger, z. T. geschichteter Aussparungen sichtbar gemacht werden (Abb. 16.40).

Wegen der Unabhängigkeit der Fertilitätsminderung vom Varikozelengrad sind besonders auch die subklinischen Venektasien bedeutsam in Anbetracht der guten therapeutischen, wenn auch invasiven Möglichkeiten. Es wurden sogar Verbesserungen der Samenqualität bei subfertilen Männern beschrieben, wenn die V. testicularis ligiert wurde, obwohl präoperativ eine Varikozele überhaupt nicht nachweisbar war (Fog-Andersen et al. 1975). Diese Beobachtung läßt Zweifel aufkommen, ob die klinische Diagnostik wirklich alle Varikozelen erfassen kann.

Die Behandlung durch die perkutane transfemorale Sklerosierung der V. testicularis in Lokalanästhesie unter Bildwandlerkontrolle oder aber durch die antegrade Sklerosierung vom Samenstrang aus mit nur minimaler Strahlenbelastung nach Tauber (1988) erreicht Verbesserungen der präoperativen Spermiogramme je nach Autor von

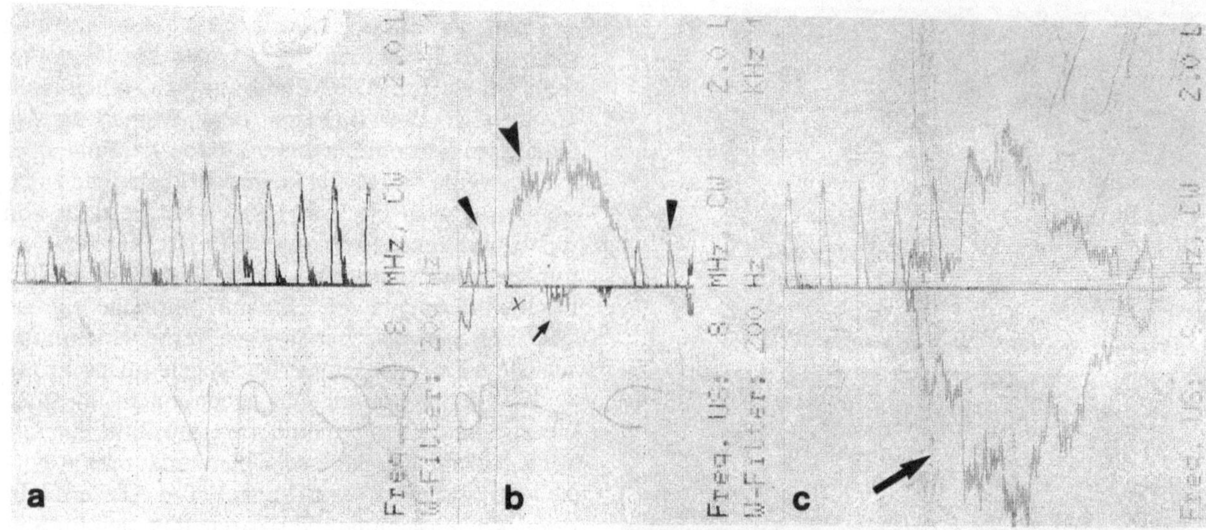

Abb. 16.39 a–c. Bidirektionale Dopplersonographie zur Dokumentation einer Varikozele. Gefäße des Funiculus spermaticus links, 20jähriger Patient, 8-MHz-Dopplersonde. **a** Arterielle Pulsationen über dem Samenstrang. **b** Bei nur leichtem Anspannen der Bauchpresse kräftiges, niederfrequentes, venöses Refluxgeräusch (➤) in die gleiche Richtung wie die Arterien (➤), also venös-retrograd. Nach zentral nur leises Turbulenzgeräusch (→). **c** Bei starkem Pressen verstärktes Refluxgeräusch in Richtung der Arterien und sehr starkes Turbulenzgeräusch im venösen Konvolut (⟶). Rückgang der Geräusche mit Beendigung des Valsalva-Manövers

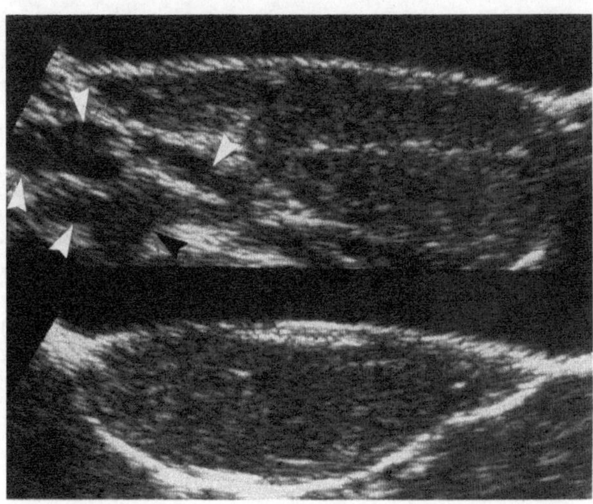

Abb. 16.40. Varikozele links. Außerhalb von Hoden und Nebenhoden Anschnitte von weiten, unregelmäßig geformten Aussparungen (➤), die den ektasierten gefüllten Venenanteilen des Plexus pampiniformis entsprechen. Das Hodenstrukturmuster selbst läßt die Läppchenstruktur des Parenchyms gut erkennen. Zum Vergleich unten der unauffällige rechte Skrotalinhalt

50–80% nach einem Zeitraum von 3–6 Monaten und angestrebte Schwangerschaften in bis zu 50% (Belker 1981). Die offene operative Unterbindung der V. testicularis (z. B. nach Bernardi) wird wegen des erheblich höheren Aufwandes nur noch in Einzelfällen durchgeführt. Wegen der reichlichen Anastomosevarianten im venösen System ist eine Persistenz der Varikozele nach erfolgter Sklerosierung oder Unterbindung der V. testicularis nicht selten und wird von 6–37,5% angegeben (Rifkin et al. 1984). Das Behandlungsergebnis kann jeweils einige Tage nach der Intervention dopplersonographisch gut kontrolliert werden. Im positiven Fall darf kein Preßstrahlgeräusch mehr nachweisbar sein, während die Venektasien im B-Bild erst später, auch im Stehen, gänzlich kollabiert sind. Ist eine Verbindung zum Plexus pampiniformis bestehen geblieben (persistierendes Preßstrahlgeräusch), wird anhand einer Phlebographie eine weitere gezielte Unterbindung oder Obturation der entsprechenden Kollateralen erforderlich. Wirkliche Rezidive einer Varikozele, etwa durch Rekanalisation, sind dagegen kaum denkbar.

16.6 Beurteilung und Zusammenfassung

Die skrotale Sonographie als „verlängerter Arm" des Untersuchers hat zur Klärung der Makromorphologie und damit auch der Funktion der wichtigsten Reproduktionsorgane in der Fertilitätssprechstunde einen hohen Stellenwert bekommen. Sie kann alle Vorteile dieses technischen Verfahrens für die Basisuntersuchung des Mannes nutzen. Diese sind:

1. Unmittelbare Durchführbarkeit durch den gleichen Arzt im Anschluß an die körperliche Untersuchung ohne zusätzlichen größeren Aufwand.
2. Ohne zusätzliche Vorbereitung des Patienten erfolgt nichtinvasiv die unmittelbare Klärung aufgefallener Palpationsbefunde (= Visualisierung der Palpation).
3. Häufige Aufdeckung von Zufallsbefunden.
4. Sofort verfügbare Aussage und Interpretationsmöglichkeit dem Patienten gegenüber.
5. Festlegung weiterer morphologischer oder funktioneller Untersuchungsverfahren bzw. therapeutischer Maßnahmen.

Die Ergiebigkeit der andrologischen Sonographie kann erheblich sein, wobei auch ein Ausschluß einer makromorphologischen Pathologie für den Fertilitätsstatus im Zusammenhang bedeutsam ist. Bei der Vielzahl nachweisbarer pathologischer Veränderungen läßt sich im Kontext mit der Anamnese und dem klinischen Untersuchungsbefund häufig die Ursache klären und der Krankheitswert beurteilen. Die Fertilitätssprechstunde erfordert in jedem Fall einen erfahrenen, verständnisvollen und behutsamen Arzt, und das gilt in gleicher Weise für die Sonographie des männlichen Teils des Patientenpaares. Die Befunde müssen zurückhaltend, jedoch angemessen interpretiert werden, denn nur so lassen sich unnötige Verinnerlichungen beim Patienten vermeiden, andererseits aber notwendige Maßnahmen rechtfertigen.

Hinter so häufigen, subjektiv wie objektiv unsicheren Palpationsbefunden der Leistenregion und vor allem der Skrotalinhalte können sich fertilitätsrelevante Veränderungen verbergen, die sich oft sofort durch die Sonographie klären lassen. Dabei ist die sichere Abgrenzbarkeit extra- gegenüber intratestikulär von besonderer Bedeutung. Einfache dopplersonographische Untersuchungen können im Zusammenhang differentialdiagnostische Erwägungen klären helfen.

Insgesamt trägt die andrologische Sonographie zur Vereinfachung der Fertilitätsdiagnostik bei. Sie kann manchen invasiven Eingriff bis hin zur operativen Exploration erübrigen, andererseits aber eine Indikation dazu zielgerichtet stellen.

Literatur

Bartels H (1987) Das akute Scrotum im sonographischen Bild. Ultraschall Klin Prax 2:26–32

Belker MA (1981) The varicocele and male infertility. The Urol Clin North Am 8:41–51

Coleman BG (1988) Genitourinary ultrasound. Igaku-Shoin Medical, New York

Da Rugna D (1980) Neue Aspekte in der Andrologie, Diagnostik und Therapie. Script Andrologische Fortbildungstagung der Univ. Frauenklinik, Basel, S 65–85

Erpenbach K, Reis M, Pust RA, Göller T (1988) Die Epididymektomie: Eine sinnvolle Operationsmethode. Fertilität 4:65–70

Fair WR (1979) A reappraisal of treatment in chronic bacterial prostatitis. J Urol 121:437

Fog-Andersen P, Nielsen NC, Rebbe H (1975) The effect on fertility of ligation of the left spermatic vein in men without clinical signs of varicocele. Acta Obstet Gynicol Scand 54:29

Heite HJ, Wokalek H (1980) Männerheilkunde. Fischer, Stuttgart

Jaramillo D, Perez-Afayde A, Littlewood Tele R (1989) Sonography of testicular microlithiasis. Urol Radiol 11:55–57

Lorigan JG, Shirkhoda A, Dexeus FH (1989) CT and MR Imaging of malignant germ cell tumours of the undescended testis. Urol Radiol 11:113–117

Ludvik W (1967) Andrologie. Thieme, Stuttgart

Lunenfeld B, Glezermann M (1981) Diagnose und Therapie männlicher Fertilitätsstörungen, Bd 2. Grosse, Berlin

MacLeod J (1965) Seminal cytology in the presence of varicocele. Fertil Steril 16:735

Müller HJ (1980) Genetische Aspekte der männlichen Infertilität. Script Andrologische Fortbildungstagung der Univ. Frauenklinik, Basel, S 45–64

Rifkin MD, Kurtz AB, Pasto ME et al. (1984) The sonographic diagnosis of focal and diffuse infiltraiting intrascrotal lesions. Urol Radiol 6:20–26

Tauber R, Weizert P, Pfeiffer KJ, Huber R (1988) Verh Ber Dtsch Ges Urol 40:239–240

Thon WF, Gall H, Danz B, Bähren W (1989) Percutaneous sclerotherapy of idiopathic varicocele in childhood. J Urol 141:913–915

Urry LR (1981) Pathophysiologic principles of male infertility. Urol Clin North Am 8:3–15

Weidner W (1987) Urogenitale Infektionen und Fertilitätsstörungen. Script 4. Fort- und Weiterbildungsseminar der Dtsch Ges f Urol, Stuttgart

Weiske H (1987) Operative Therapie der Fertilitätsstörungen. Script 4. Fort- und Weiterbildungsseminar der Dtsch Ges f Urol, Stuttgart

Anhang zu Kapitel 12.2

V. WETZEL

Beispielhafte Dokumentationen transzervikaler intratubarer Hochfrequenzultraschalluntersuchungen mit vaginalsonographischer Kontrolle der Katheterlage.

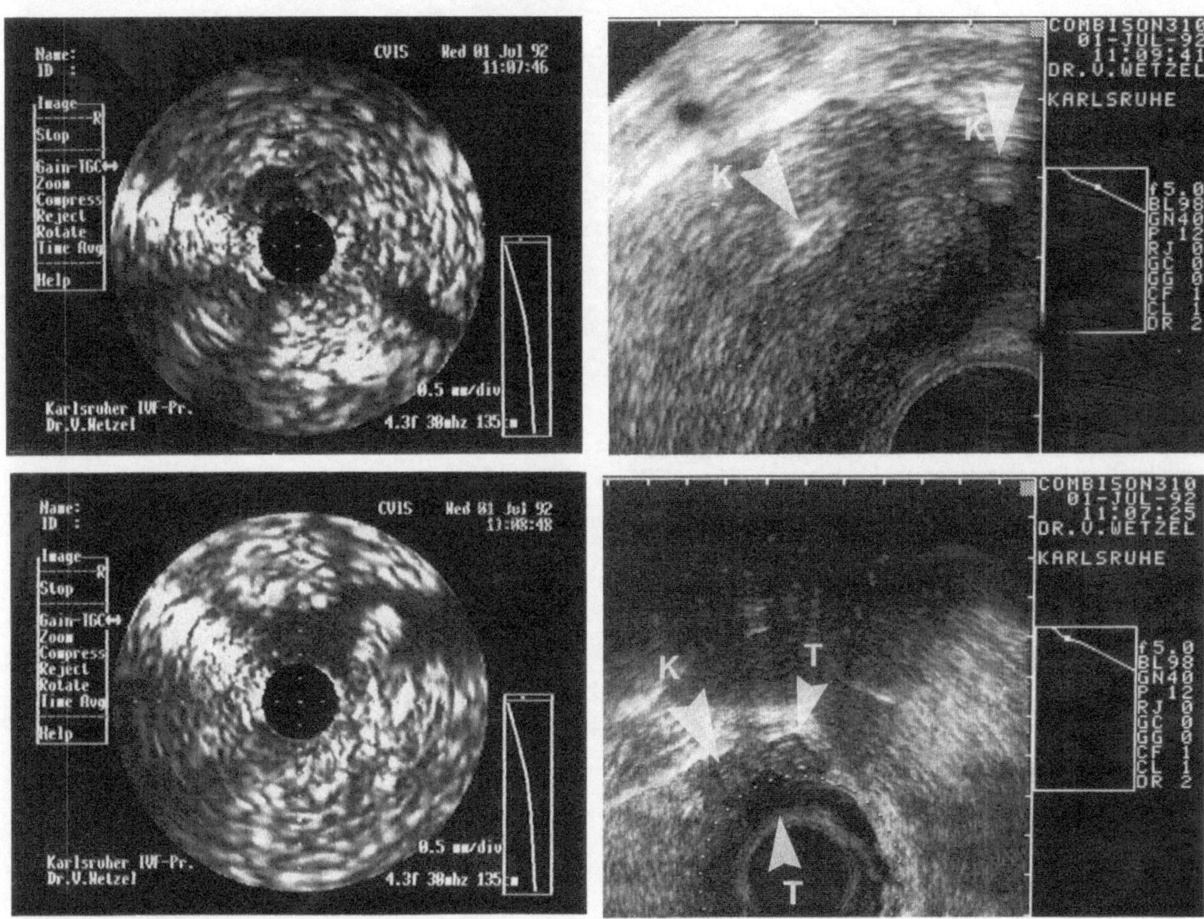

Abb. I. Dargestellt ist die intramurale Struktur einer über ihren gesamten Verlauf hin massiv geschädigten Tube, oben mit geringer, unten mit stärkerer Perfusion. Auffällig sind vermehrte Dilatierbarkeit und untypische Struktur (es fehlt die „Dachstruktur" und der bogenförmige Verlauf des normalen intramuralen Tubenabschnitts). Die Vaginalsonographie zeigt oben die Katheterposition *K* ➤, unten die zum Teil nur gering, zum Teil deutlich erweiterten Tubenabschnitte *T* ➤

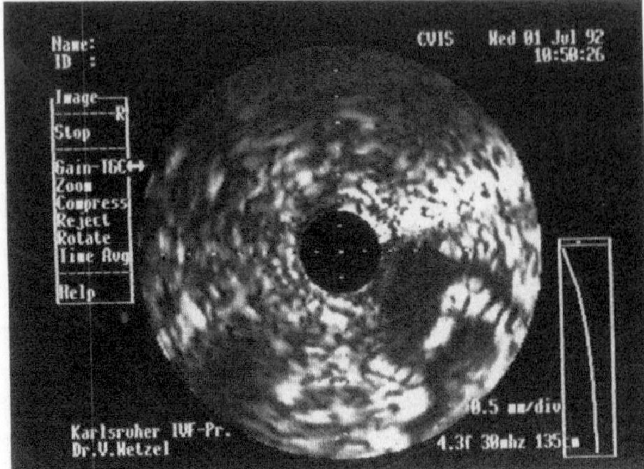

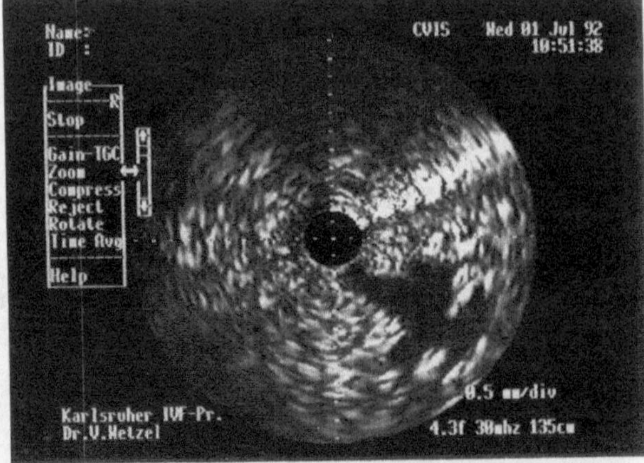

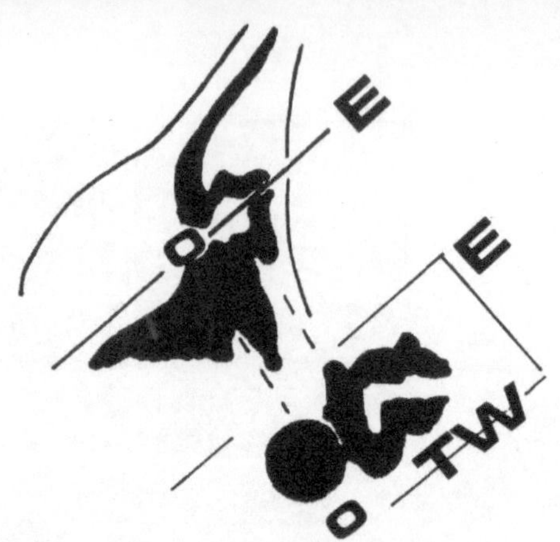

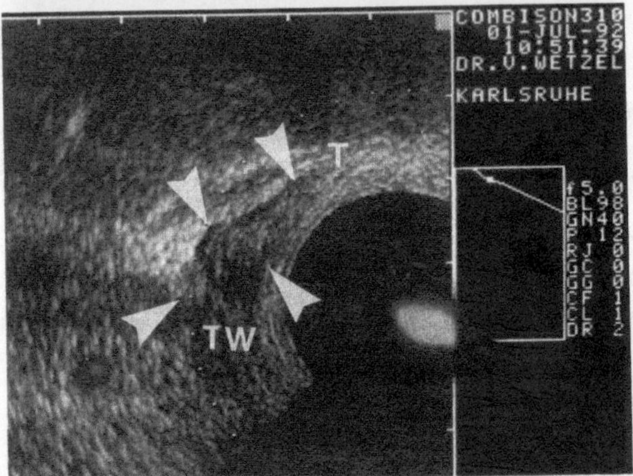

Abb. II. Von derselben Patientin wird ein etwas kavumfernerer Abschnitt unter starker Perfusion dargestellt. Die Lumendilatation ist vaginalsonographisch gut zu sehen, *TW* ➤ bezeichnet den Tubenwinkel, *T* ➤ den weiteren Tubenverlauf. Die Schemazeichnung verdeutlicht die Lage des sonographischen Schnittes, *o* bezeichnet die Katheterposition, *E* die Schnittebene bzw. Projektionsebene

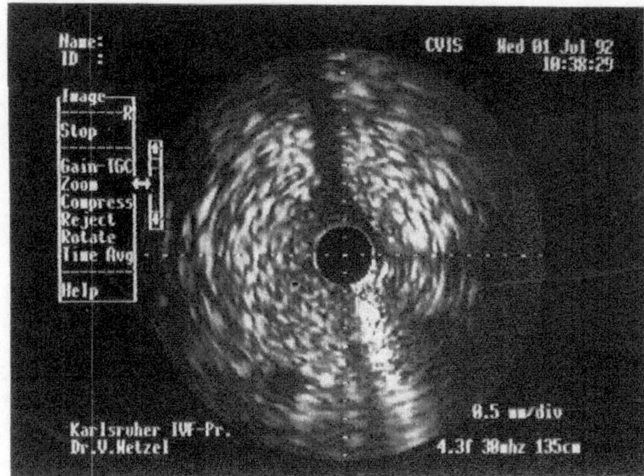

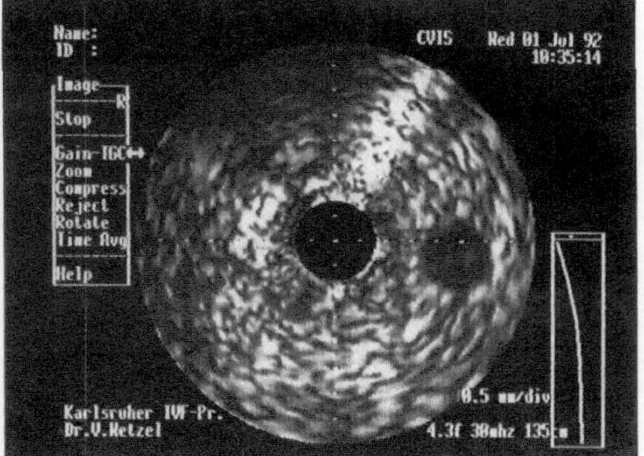

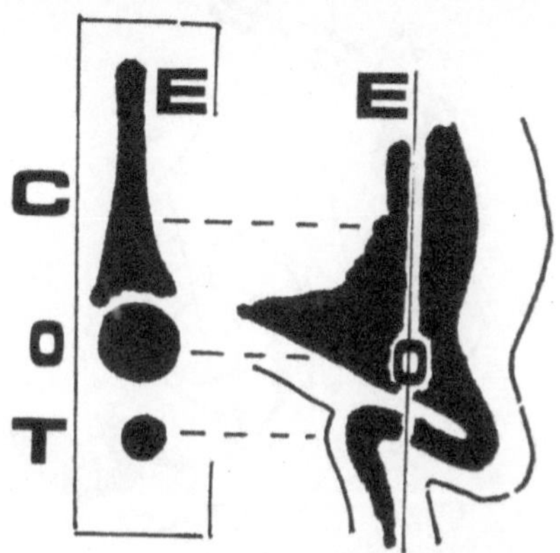

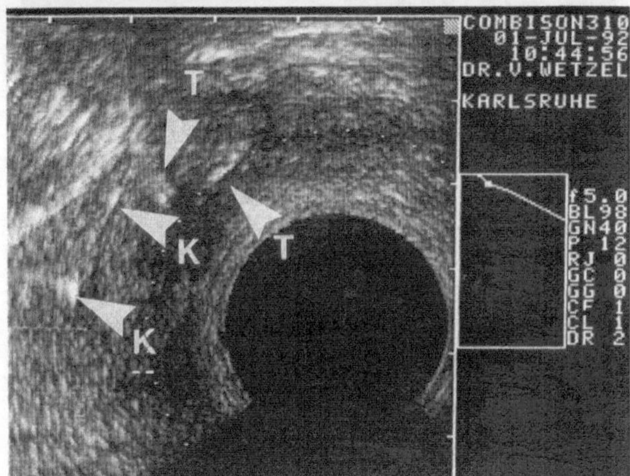

Abb. III. Bei derselben Patientin schließt sich ein durch Perfusion nur gering dilatierbarer Abschnitt an. Das vaginalsonographische Bild bestätigt die Katheterposition im Tubenwinkel. Auf der Schemazeichnung ist *C* das Kavum, *T* ein Tubenquerschnitt

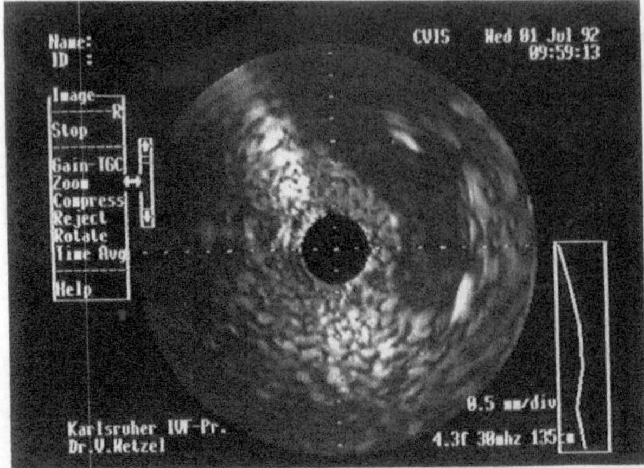

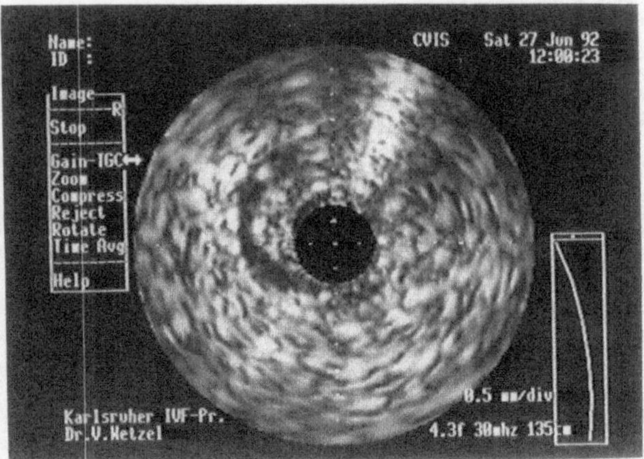

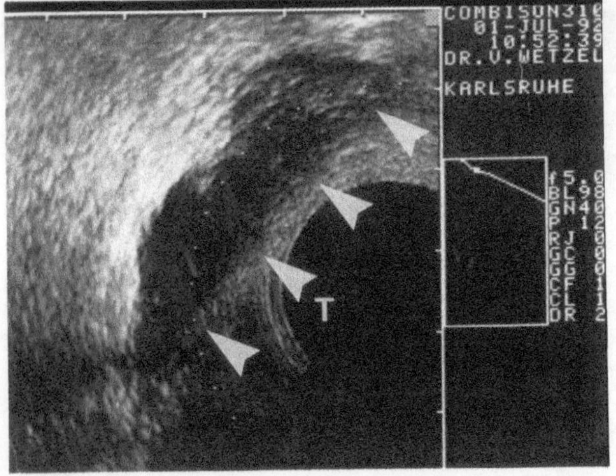

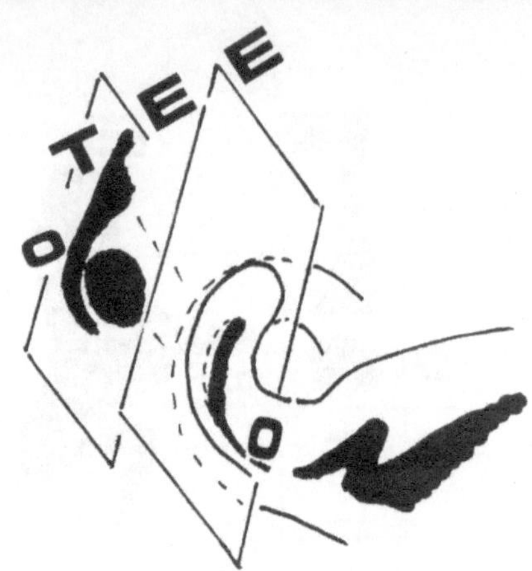

Abb. IV. Links bei einer anderen Patientin die Darstellung eines hydrosalpinxartig erweiterten mittleren Tubenabschnitts, darunter das zugehörige vaginalsonographische Bild, *T* ➤ ist die erweiterte Tube. Zum Vergleich rechts der Befund bei einer weiteren Patientin mit normalem mittleren Tubenabschnitt, tangential und längs getroffen, wie das Schema zeigt. Selbst mit größerer Perfusionsmenge ist keine wesentliche Dilatation zu erreichen

Sachverzeichnis